Rheumatoide Arthritis

Mit freundlicher Empfehlung
überreicht durch

Hoechst Marion Roussel
Deutschland GmbH

Meiner Frau
Annika Charlotta
gewidmet

Rheumatoide Arthritis
Diagnose und Therapie

Wolfgang Miehle

Mit einem Beitrag von Josef Zacher

2., überarbeitete Auflage

141 Abbildungen, davon 9 in Farbe
118 Tabellen

1999
Georg Thieme Verlag
Stuttgart · New York

Anschriften

Dr. med. Wolfgang Miehle
Leitender Arzt der Reha-Klinik Wendelstein der BfA
Rheumazentrum – AHB
Kolbermoorer Str. 56
D-83043 Bad Aibling

Priv.-Doz. Dr. med. Josef Zacher
Chefarzt der Orthopädischen Klinik
Klinikum Berlin-Buch
Hobrechtsfelder Chaussee 96
D-13125 Berlin

Die Deutsche Bibliothek – CIP-Einheitsaufnahme

Miehle, Wolfgang: Rheumatoide Arthritis : Diagnose und Therapie / Wolfgang Miehle. Mit einem Beitr. von Josef Zacher. – 2., überarb. Aufl. – Stuttgart ; New York : Thieme, 1999
1. Aufl. u. d. T.: Miehle, Wolfgang: Chronische Polyarthritis

Die 1. Auflage erschien 1994 unter dem Titel
Chronische Polyarthritis
bei Eular Verlag, Basel

Rüdigerstraße 14
D-70469 Stuttgart
(http://www.thieme.de)

Printed in Germany

Zeichnungen: Christiane und
Dr. Michael von Solodkoff, D-69151 Neckargemünd

Satz: Mitterweger Werksatz GmbH, D-68723 Plankstadt
Druck und Verarbeitung: Universitätsdruckerei
H. Stürtz AG, D-97080 Würzburg

ISBN 3-13-112392-3 1 2 3 4 5 6

Wichtiger Hinweis: Wie jede Wissenschaft ist die Medizin ständigen Entwicklungen unterworfen. Forschung und klinische Erfahrung erweitern unsere Erkenntnisse, insbesondere was Behandlung und medikamentöse Therapie anbelangt. Soweit in diesem Werk eine Dosierung oder eine Applikation erwähnt wird, darf der Leser zwar darauf vertrauen, daß Autoren, Herausgeber und Verlag große Sorgfalt darauf verwandt haben, daß diese Angabe **dem Wissensstand bei Fertigstellung des Werkes** entspricht.

Für Angaben über Dosierungsanweisungen und Applikationsformen kann vom Verlag jedoch keine Gewähr übernommen werden. **Jeder Benutzer ist angehalten,** durch sorgfältige Prüfung der Beipackzettel der verwendeten Präparate und gegebenenfalls nach Konsultation eines Spezialisten festzustellen, ob die dort gegebene Empfehlung für Dosierungen oder die Beachtung von Kontraindikationen gegenüber der Angabe in diesem Buch abweicht. Eine solche Prüfung ist besonders wichtig bei selten verwendeten Präparaten oder solchen, die neu auf den Markt gebracht worden sind. **Jede Dosierung oder Applikation erfolgt auf eigene Gefahr des Benutzers.** Autoren und Verlag appellieren an jeden Benutzer, ihm etwa auffallende Ungenauigkeiten dem Verlag mitzuteilen.

Vorwort

Vier Jahre nach der Erstauflage wird die Monographie „Rheumatoide Arthritis – Diagnose und Therapie" in der zweiten Auflage vorgelegt. In dieser Zeit hat sich vor allem die medikamentöse Therapie deutlich verändert. Eine große Zahl wissenschaftlicher Untersuchungen hat Kenntnisse um die Kombinationstherapie erweitert. Zielgerichtete Therapiestrategien (targeted approach) sind möglich geworden, und neue Behandlungsformen sind von der experimentellen Therapie in den Überlappungsraum „experimentelle Behandlung/Wechsel zu anerkannter Therapie" gerückt. Eine vollständige Wende bahnt sich bei den nichtsteroidalen Antiphlogistika an. Wird es bald nur noch hochselektive Cyclooxygenasehemmer 2 geben?

Das Kapitel „Operative orthopädische Therapiestrategien" wurde von Priv.-Doz. Dr. J. Zacher völlig neu konzipiert und erweitert, das Kapitel „Medikamentöse Therapie" – hart am Wind der Entwicklungen segelnd – ausgetauscht.

Das Bild der rheumatoiden Arthritis hat sich in den letzten Jahren gewandelt. Die einst als „benigne" eingestufte Erkrankung ist zwar nicht zu einer „malignen" geworden, aber die Wertung ihrer Negativeinflüsse auf die Lebensqualität der Patienten, die Verkürzung der Lebenszeit und die Schwierigkeiten der Behandlung haben sich verändert. Neben dem Hauptziel dieses Buches, die erfolgreiche Behandlung der rheumatoiden Arthritis, wurden teamorientierte Therapiekonzepte erarbeitet, die den Langzeitverlauf der rheumatoiden Arthritis erträglich gestalten.

Bad Aibling, im Frühjahr 1999 *Wolfgang Miehle*

Inhaltsverzeichnis

10 Medikamenten-, Immun- und Radiotherapie 135

11 Physiotherapie 199

12 Konservative orthopädische Therapie und Ergotherapie 209

13 Operative orthopädische Therapiestrategien bei der rheumatoiden Arthritis 215

J. Zacher

1 Nomenklatur, Synonyma, Definition

Der sprachlich leichtfertige Umgang mit den vorgeschalteten Begriffen „Rheuma“ und „rheumatisch“ sorgte schon immer für Verwirrung und entdifferenziert dort, wo Präzision nötig wäre. So kennen wir den „Rheumatee“ (aus der Getränkeindustrie), die „Rheumadecke“ (nicht alles, was unter einer Rheumadecke liegt, ist auch rheumatisch) oder aber in der Irisdiagnostik die „Rheumawölkchen“ (Abb. 1.**1**). Begriffe wie „Rheumatismus verus“ (rheumatisches Fieber) oder „Rheumatismus nodosus“ wurden schon lange auf dem Altar wissenschaftlich-terminologischen Fortschritts geopfert. Schwieriger ist der Umgang mit dem modernen Vokabular, das Adjektive wie... rheumatica, rheumatisch oder rheumatoid nützt. Eine rheumatische Polyarthritis ist demnach rheumatischer als nicht mit dieser verbalen Auszeichnung bedachte Krankheitsbilder dieses Formenkreises!

Besonders schwierig gestaltet sich in einer immer mehr auf die englische Sprache ausgerichteten Wissenschaft der Umgang mit dem Adjektiv „rheumatoid“. Die Bezeichnung „rheumatoid arthritis“ gilt weltweit – mag es auch noch so unsinnig sein, eine Arthritis, d. h. eine Erkrankung der Gelenke, als rheumaähnlich zu bezeichnen. Seit wir um die Ätiologie des „rheumatischen Fiebers“, die Streptokokken wissen, ist der Ausdruck „primär chronische Polyarthritis“ nicht mehr zu nützen, auch nicht unter der Prämisse, daß das p in der Abkürzung pcP als progredient ausgesprochen wird; nicht alle chronischen Polyarthritiden verlaufen progredient. Im Augenblick werden im deutschsprachigen Raum die Bezeichnung „chronische Polyarthritis“ (cP) und zunehmend – wegen des Zugangs zur angelsächsischen Literatur – „rheumatoide Arthritis“ (RA) verwendet.

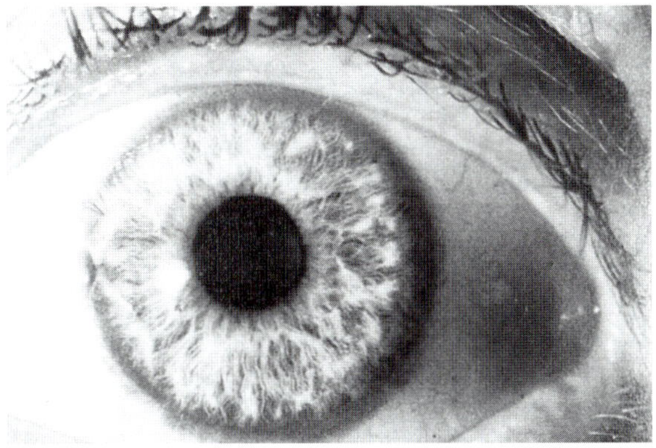

Abb. 1.1 **„Rheumawölkchen“.** Vollbild einer Iris mit ihren typischen rheumatischen Ausprägungen, den Rheumawölkchen (aus Schischegg, R. M.: Der Rheumatismus in der Naturheilpraxis. Sommer, Teningen 1991).

> Die rheumatoide Arthritis (RA) ist eine entzündliche systemische Bindegewebserkrankung unklarer Ätiologie und teilerforschter Pathogenese. Sie manifestiert sich überwiegend an den Gelenken, involviert aber – als Systemerkrankung – auch Sehnenscheiden, Schleimbeutel, Gefäße, Augen, seröse Häute und innere Organe.

2 Geschichte

In Europa wurde die RA vor dem Ende des 18. Jahrhunderts nicht beschrieben (1046). Am 3. August 1800 stellte Augustin Jakob Landré-Beauvais in seiner Dissertation mit dem Titel „Doit-on admettre une nouvelle espèce de goutte sous la dénomination de goutte asthénique primitive?" eine Krankheit vor, die unserer RA entspricht (638). William Heberden (1802) wies in seinem Buch „Commentaries on the history and cure of diseases" auf Arthritiden hin, die weder eine Gicht noch einen akuten Gelenkrheumatismus darstellen (465).

„The pains are less violent than in the common gout, though the swellings are much greater: but the remarkable circumstance is the great and lasting feableness which they occasion; so that the limbs have been more weakened by them in two years than they usually are even by severe fits of the regular gout in twenty."

Etwa ein halbes Jahrhundert später präsentierte Jean Martin Charcot eine Doktorarbeit mit dem Titel „Etudes pour servir à l'histoire de l'affection décrite sous les noms de goutte asthénique primitive, nodosités des jointures, rhumatisme articulaire chronique" (202).

Er führte aus, daß sich die Beschwerden der RA meist langsam und zuerst in den kleinen Gelenken einstellen, daß die Patienten vor allem frühmorgens über ein Gefühl der Steifigkeit in den Fingern klagen. Die Verdickung der Fingergrundgelenke wirkt polsterartig, die Finger sehen spindelförmig aus. Betroffene Gelenke sind überwärmt und werden druckempfindlich. Ihre Beweglichkeit ist eingeschränkt, der Faustschluß unvollkommen.

Der Begriff „rheumatoid arthritis" erscheint zum erstenmal in einer von Sir Alfred B. Garrod (1876) veröffentlichten Monographie mit dem Titel „Treatise on Gout" (383). Sir Garrods Sohn, A. E. Garrod, unterschied eine primäre von einer sekundären rheumatoiden Arthritis, die sich aus dem akuten Gelenkrheumatismus entwickelt.

Die RA trat nach Erkenntnissen der Paläontologie erstmals (>1500 Jahre vor Christus) bei Indianern auf, die am Green River, im westlichen zentralen Kentucky, westlich des Tennessee-Flusses und im Nordwesten von Alabama und Tennessee lebten (946). Von diesem Ursprungsgebiet, so eine interessante Hypothese, wurde sie von einwandernden Franzosen, Engländern, Spaniern und Holländern nach und nach in die angrenzenden Gebiete der „Neuen Welt" (Ohio, Kentucky, Mississippi, die Woodlands) (1249), und danach in die „Alte Welt" gebracht. Diese Entwicklung läßt eine übertragergebundene (z. B. Mikroorganismen oder Allergene) Verbreitung vermuten (947).

3 Ätiologie und Pathogenese

Ätiologie

Viele Teilerkenntnisse und -vermutungen um die Ursachen der RA führten bisher (noch) nicht zum Wissen um ihre Ätiologie. Mit Sicherheit entsteht die RA *polyätiologisch.*

> Autoimmunität, genetische und infektiöse Induktion manifestieren sich in Autoimmunphänomenen, die mit Immunprozessen der RA assoziiert sind.

Autoimmunhypothese

CD4+-T-Helferzellen sind im Blut und in der Synovialis meist deutlich vermehrt, in der Synovia und in Synovialiseluaten vermindert. *CD8+-T-Suppressor-/zytotoxische Subpopulationen* dagegen sind im Blut und der Synovialis deutlich vermindert, in der Synovia und Synovialiseluaten vermehrt: Dementsprechend ist der *immunregulatorische Quotient* im Blut und in der Synovialis normal oder erhöht (160), in der Synovia und den Synovialiseluaten normal oder erniedrigt. Das Verhältnis von CD4+- zu CD8+-Lymphozyten in der Synovialis liegt zwischen 4 und 14:1 (140). Diese Dysregulation des Immunsystems bei der RA ist jedoch nicht konstant – eine Normalisierung durch Medikamente ist möglich, führt aber häufig nicht zu entsprechenden klinischen Korrelaten.

> Eine globale Dysregulation des Immunsystems bzw. eine Verminderung der mobilisierbaren Suppressor-T-Zellen scheint bei der RA nicht vorzuliegen (333).

Autoimmune Reaktionen auf dem T- und B-Zell-Niveau gegenüber *IgG* und *Kollagen*, die die Synovialis einbeziehen, sind die eindrücklichsten Phänomene der RA. Polyklonale Aktivatoren von B-Lymphozyten induzieren die *Rheumafaktorensynthese.* Diese Induktion gelingt sowohl in den B-Zellen Gesunder als auch von Patienten mit rheumatoider Arthritis. Der Unterschied ist allerdings sowohl quantitativ als auch qualitativ (S.71). Die Persistenz der Rheumafaktorensynthese spricht dafür, daß bei der RA eine *persistierende Antigenstimulation* und *T-Zellabhängigkeit* zur Synthese der Rheumafaktoren (RF) führen (333).

Genetische Induktion

30% monozygoter *Zwillingspaare* zeigen im Gegensatz zu 5% Dizygoten eine Krankheitskonkordanz. Die RA kommt bei Verwandten ersten Grades von Patienten zwischen 3- bis 5mal häufiger vor als bei Verwandten von Gesunden (654). Vor allem schwere RA-Verläufe treten familiär gehäuft auf (136, 653). Jedoch kommen die meisten RA-Fälle sporadisch vor – ohne positive Familienanamnese!

Mit Hilfe homozygoter Typisierungszellen wurde HLA-Dw4 bei 54% im Gegensatz zu 16% bei Gesunden gefunden. Später wurde HLA-DR4 auf serologischem Weg in 70% gegenüber 25% bei Gesunden nachgewiesen (1090). Die Zahl ist besonders bei Kaukasiern und aus Europa stammenden Nordamerikanern sehr hoch. HLA-DR4-Träger dieser Bevölkerungsgruppen haben im Vergleich zu Nicht-HLA-DR4-Trägern ein um das *4- bis 7fach erhöhtes relatives Risiko* an einer RA zu erkranken (639). Beschrieben ist die Assoziation schwerer Verlaufsformen und extraartikulärer Manifestationen mit HLA-DR4 (814, 816). HLA-DR4-negative RA-Patienten weisen HLA-DR1 signifikant häufiger auf (797). Auch fand sich HLA-DR1 bei Familienuntersuchungen häufig statt HLA-DR4 (1054). HLA-DR1 ist mit einem diskret *erhöhten relativen Risiko von etwa 2* verknüpft, eine (mild verlaufende?) RA zu entwickeln.

MHC-Molekül-Abschnitte, die eine sehr ähnliche oder dieselbe Aminosäureanordnung besitzen, werden *gemeinsame Epitope* genannt. Die für die Funktionsspezifität wichtigen Teile dieser Epitope besitzen gemeinsame Strukturdeterminanten und liegen im Bereich der Antigenbindungsstelle (602). Die Untersuchung zellulär definierter Subtypen von HLA-Dw4 ergab, daß HLA-Dw4 und HLA-Dw14 mit der RA assoziiert sind (636, 637). Diese unterschiedlichen HLA-DR4-Allele werden durch unterschiedliche Aminosäuresequenzen zwischen den Positionen 70–74 („dritte hypervariable Region") differenziert. Vergleichende Sequenzanalysen zeigten, daß die Abschnitte Glutamin (Q) – Lysin (K)/ Arginin (R) – Arginin (R) – Alanin (A) – Alanin (A) = Q K R R A A mit der RA assoziiert sind (414, 695a, 797). Sie disponieren, unabhängig von der serologischen Spezifität und bei verschiedenen Rassen vorhanden, zur RA und finden sich in 55–90%, bei RF-positiven/erosiven Verläufen bei nahezu allen Patienten (795, 1226, 1250). Die HLA-DR4-Familie verwandter DRB1-Sequenzen besteht aus DRB1* 0401, 0403, 0404, 0407 und 0408. Die RA ist bei Weißen mit DR4 (Dw) (DRB1* 0401) sowie Dw14 (DRB1* 0404 und 0408) verknüpft. Von drei HLA-DRB1-Allelen (DRB1* 0101, 0102 und 0103) ist HLA-DRB1* 0101 mit der RA assoziiert. Die heterozygote Kombination DRB1* 0401/0404 beinhaltet die größten Risiken, eine (schwerverlaufende) RA zu entwickeln (815). Aminosäuresequenzen, die gleiche oder ähnliche Abfolgen haben, bestehen in den Positionen *(37, 57, 67)*, 70, 71, 72, 73, 74 (und *86*). Ein vermutetes arthritogenes Peptid könnte sich bevorzugt an diese Epitope ankoppeln, die mit der RA assoziiert sind. Eine andere Erklärung (wie z. B. auch für HLA-B27 und Spondylitis ankylosans angenommen (976)) ist die des „molekularen Mimikry". Zwischen den Aminosäuresequenzen des DRB1*-Allels und den Antigensequenzen des Pathogens bestehen Ähnlichkeiten, die die RA-Induktion erlauben. DRB1-Epitope könnten letztlich das T-Zellrezeptor-Repertoire modifizieren (17).

HLA-DRB1*-Allele

HLA-DR1 (Dw1), HLA-DR4 (Dw4) und HLA-Dw14.2 haben eine homologe Aminosäuresequenz der dritten hypervariablen Region des HLA-DRB1-Gens (die lymphozytenaktivierende Determinante). Bestimmte Abschnitte dieser HLA-DRB1-Allele (DRB1* 0401/0404/0408 und HLA-DRB1* 0101) sind mit der RA assoziiert. Homozygote Patienten neigen zu Gelenkdestruktionen und viszeralen Manifestationen (1226). Die genetische Disposition zur RA wird durch mehrere identische Strukturdeterminanten vermittelt, die auch gemeinsam den jeweiligen Verlauf der RA und dessen Schwere festzulegen scheinen (407). Die Kombination Dw4/Dw14 birgt ein 48,5faches Risiko, eine RA zu entwickeln, die Kombinationen Dw4/Dw1 und Dw14/Dw14 ein 21,7- bzw. 15,2faches und die Kombinationen Dw4/Dw4-Dw14/Dw1 ein 14,7- bzw. 8,1faches Risiko. Dw4/kein Dw1, kein Dw4 sowie Dw14/kein Dw1, kein Dw4 haben immerhin noch ein relatives Risiko von 5,6 bzw. 4,3; alles im Vergleich zu nicht-Dw1- bzw. Dw4/nicht-Dw1, nicht-Dw4-Genotypen, deren Risiko bei 1 liegt (813).

Infektiöse Induktion

Diphteroide Bazillen, Clostridien und unterschiedliche Mykoplasmentypen wurden als potentiell bakteriell ätiologisch untersucht. Es ist jedoch nicht bewiesen, daß sie in lebender Form für die Ätiologie (oder die Auslösung der Autoimmunität) der RA verantwortlich gemacht werden können. Jedoch könnte ein „heat shock protein" von *Escherichia coli* – E. coli dnaJ –, das eine Aminosäurehomologie zu einem Teil von HLA-DRB1* 0401 aufweist, via Shared epitope und T-Lymphozyten zur autoimmunen (pseudoinfektiösen) Pathogenese der RA beitragen, wie das auch bei einer Reihe anderer Heat-shock-Proteine bakteriellen, viralen und parasitären Ursprungs diskutiert wird (1004).

Für den Fall einer *Virusätiologie* der RA wurden Picornaviren, parvovirusartige Erreger, das Zytomegalievirus und viele andere Viren untersucht. Auch hier ist eine ätiologische Rolle nicht gesichert. Von besonderem Interesse ist der *Epstein-Barr-Virus (EBV)*, ein DNA-Virus der Herpesgruppe. Für eine ätiologische Rolle des EBV-Virus spricht, daß die Quantität der Antikörper gegen EBV-induzierte zelluläre Antigene und die Zahl EBV-infizierter B-Lymphozyten bei der RA erhöht, die Zahl EBV-induzierter B-Zellen-Proliferationen durch regulatorische T-Lymphozyten dagegen deutlich erniedrigt ist (333). In diesem Zusammenhang ist auch von Interesse, daß die angesprochene homologe Aminosäuresequenz der dritten hypervariablen Region der HLA-DRB1-Allele auch auf einem „Heat-shock-Protein" von E. coli (s. o.) und auf dem EBV-Protein gp110 exprimiert ist (16, 17, 948). Jedoch manifestieren nicht alle RA positive serologische Reaktionen gegen EBV. Nur bei 30% der RA lassen sich EBV-induzierte Antigene in der Synovialis objektivieren. Auch könnten hohe Antikörpertiter gegen EBV-Antigene als Resultat einer defekten T-Zellantwort gegenüber EBV-infizierten B-Zellen interpretiert werden. Die RA mindert die antivirale Immunabwehr! Zusammenfassend ist die ätiologische Rolle von EBV bei der RA nicht gesichert (110, 1175). Dagegen ist die ätiologische Bedeutung *unterschiedlicher Viren* bei einzelnen Patienten wahrscheinlich.

Pathogenese

Was auch immer die eigentliche(n) Ursache(n) der RA ist (sind) (Geschlecht, Altersdisposition, virale Induktion, hormoneller Status, genetische Prädisposition, Traumata usw.) (Abb. 3.**1**):

> Die ersten Symptome einer systemischen Entzündung manifestieren sich in der Synovialis. Die Pathogenese der RA ist eine Abfolge von Interaktionen zwischen mononukleären Phagozyten, T-Lymphozyten und B-Zellen, die dann die lokale Antikörperproduktion stimulieren.

Initial erweiterte Venolen und kleine Arteriolen sowie Endothelzellschwellungen usw. erhöhen die *Gefäßpermeabilität:* Fibrinogen, mononukleäre Zellen und polymorphkernige Leukozyten treten aus.

In dieser Phase führen *Adhäsionsmoleküle* und *Leukozytenrezeptoren* zu einem intensiven Kontakt zwischen Leukozyten und Endothel, der Voraussetzung für die Migration der Leukozyten in den extravasalen Raum ist. So ist bei der RA beschrieben, daß eine größere Zahl von CD11a, b/CD18-Leukozyten-Rezeptoren exprimiert sind und daß es eine erhöhte Expression von Endotheladhäsionsmolekülen (E-Selectin) gibt (234). Auf RA-Makrophagen und den Deckzellen der Synovialis, auch auf RA-Fibroblasten sind CD31 und CD44 vermehrt exprimiert (534). In der Phase der frühen Chronifizierung vermehren sich synoviale Deckzellen vor allem durch *T-Lymphozyten-reiche Leukozyteninfiltrate*: Zellen

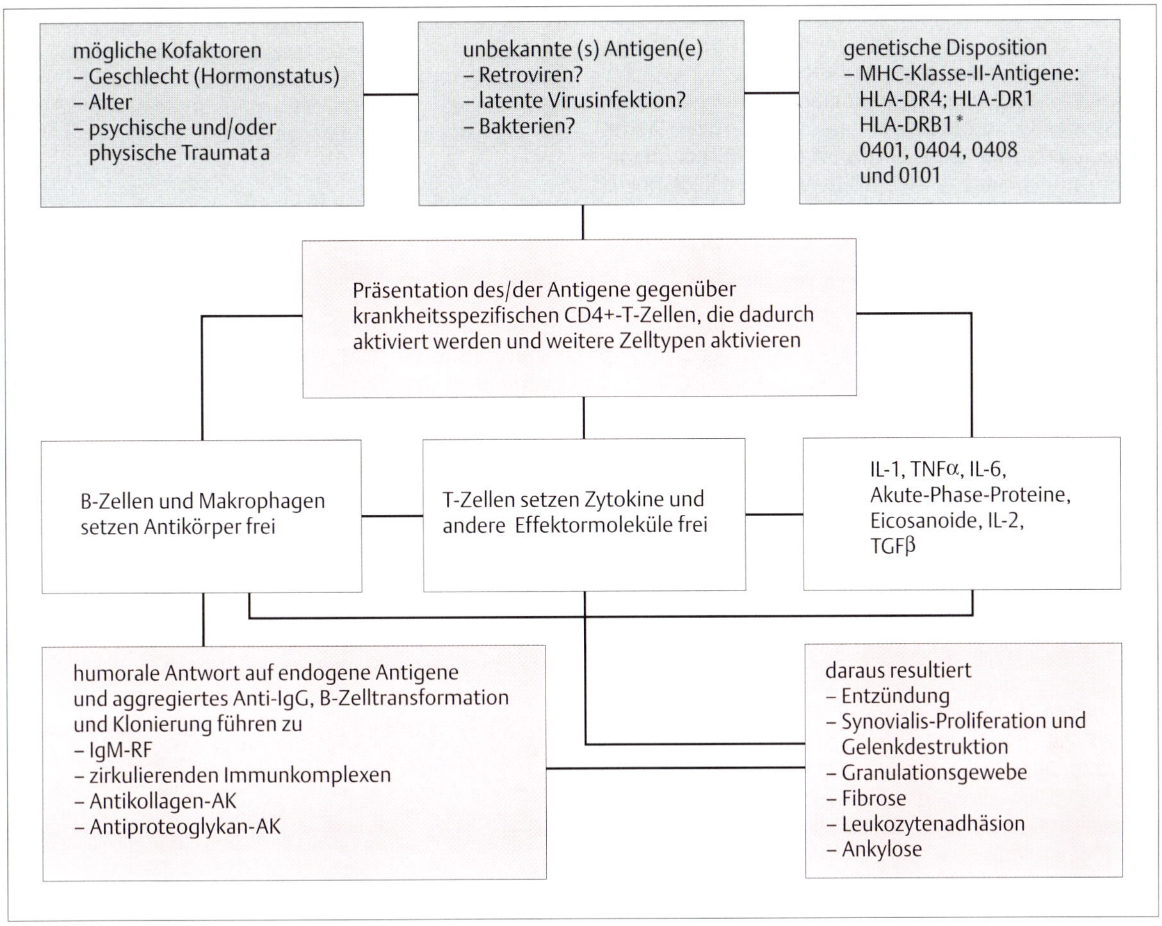

Abb. 3.1 **Pathogenese der rheumatoiden Arthritis.**

der Makrophagenlinie und T-Lymphozyten erhalten Kontakt. Zelluläre Immunreaktionen in der Synovialis spielen eine wichtige Rolle.

Ein bestimmter Zelltyp der Synovialis weist morphologisch Aspekte einer *transformierten Zelle* auf (329). Kontaktiert dieser Zelltyp Knorpel- und Knochenmatrix, entsteht bereits in einem frühen (noch nicht entzündlichen?) Stadium eine Knorpel- und Knochenerosion. Im weiteren Verlauf entwickelt sich ein gefäßreicher Pannus mit mononukleärer Zellinfiltration und löslichen Mediatorstoffen, die dann die Entzündung perpetuieren.

Um das invasive Verhalten der Zellen der Synovialmembran zu untersuchen, wurde die *Onkogenexpression* dieses Zelltyps analysiert (1147). Ausgehend von der Annahme, daß Protoonkogene die normale Zellproliferation und -differenzierung der Zelle regulieren, wurden mit monoklonalen Antikörpern gegen spezifische Sequenzen der Onkogene Myb, Myc, Ras und Fo deren Expression in der Synovialis bei früher RA untersucht. Sie wurden in 70–85% aller Patienten gefunden. Man folgerte daraus, daß diese Überexpression eine *Gewebezerstörung* bewirkt. Erst danach wird der chronische Entzündungsprozeß ausgelöst, der durch z. B. Lymphokinproduktion und Immunproliferation aufrechterhalten wird.

Antigene der zellulären Autoimmunität der RA umfassen natives und aggregiertes *IgG*, natives und denaturiertes *Kollagen* sowie *Kollagenpeptide* und *Knorpelproteoglykane*. IgG funktioniert als Antigen. IgG ist bei der RA ungewöhnlich glykolysiert. Bei bis zu 60% aller RA-Fälle (14% bei Gesunden) fehlt in den Kohlenhydratgruppen vom Fc-Teil des IgG die terminale Galactose. Dieser Defekt könnte die Konfiguration des Fc-Teils verändern und das Molekül dadurch autoantigener machen (140). Die zelluläre Autoimmunität gegenüber Proteoglykanfraktionen des Gelenkknorpels und gegen das für gesunden Gelenkknorpel und Kollagen Typ I und III spezifische Kollagen Typ II wird als sekundäres Phänomen der Gelenkdestruktion interpretiert.

Sensibilisierte *T-Zellen*, die *T-Zellen-Transformation* und das geänderte Verhältnis der *T-Helfer-* zu den *T-Suppressorzellen* induzieren gelenkständige Autoimmunreaktionen. *Zytokine* werden vermehrt produziert (z. B. Interleukin-1, Tumornekrosefaktor).

Die RA-Synovialis bildet größere Mengen von IgG, IgA und IgM. *Rheumafaktoren* vom IgG- und IgM-Typ werden in den Plasmazellen der RA-Synovialis synthetisiert. Die zirkulierende Zahl von *B-Lymphozyten* ist bei seropositiven RA höher als bei Gesunden. Die zur Synthese von IgM-RF vorprogrammierten B-Lymphozyten expandieren, spezifisch stimuliert, in vivo im extravaskulären Raum. Auch werden Antikörper gegen Antikollagen und gegen natives oder denaturiertes Kollagen Typ II in der RA-Synovialis synthetisiert.

Der grundlegende interzelluläre Immunkomplex in der Synovialis seronegativer und seropositiver RA ist ein *IgG-RF-IgG-Komplex*. Er aktiviert das Komplementsystem und bindet in seropositiven Fällen IgM-Rheumafaktoren. Gelenkständige, aber auch zirkulierende Immunkomplexe spielen bei der RA eine wesentliche pathophysiologische Rolle (333).

> Eine postulierte Antigen- oder Immunreaktion folgt möglicherweise einer unspezifischen Stimulation, die – über das Blutgefäßsystem – den gesamten Organismus trifft.

Als Ort des Geschehens bietet sich das *Gelenk* an. Aus Kapillaren und Venolen austretende Plasmaproteine und Leukozyten können ohne weitere Barriere in die Synovia eindringen und dort zurückgehalten werden. Der *Gelenkknorpel* bindet Immunkomplexe. Knorpel- und gelenknahe Knochen bilden stabile Depots potentieller Autoantigene. Rheumafaktorenproduzierende B-Lymphozyten scheinen im Gelenk wichtige antigenpräsentierende Zellen zu sein und aktivieren möglicherweise T-Zellen auf unterschiedliche Art.

Große Bedeutung haben, wie schon erwähnt, die Phasen der *Vasodilatation* (Prostaglandine, Thromboxan A_2, Leukotrien C4, D4-E4, Komplementspaltprodukte C3a, C5, Histamin usw.), der *erhöhten Vasopermeabilität* (Prostaglandine, Leukotriene, Serotonin, Histamin, Bradykinin, Plättchen-aktivierender Faktor (PAF) usw.) und der *Chemotaxis* (Lymphokine, IL-1, Tumornekrosefaktor (TNF), Fibrinpeptide usw.).

> Die Pathogenese der RA ist durch Exsudation und Zellrekrutierung, -differenzierung und -proliferation, Gelenkdestruktion sowie durch Fibrosierungs- und Reparationsprozesse charakterisiert. Bei manifester RA werden insbesondere Immunglobulin G und dessen Spaltprodukte sowie gewisse Epitope, Kollagene und Proteoglykane zu endogenen Antigenen, die die lokale Immunreaktion unterhalten (333).

Zwischen zirkulierenden Immunkomplexen und *extraartikulären Manifestationen* der RA besteht eine positive Korrelation. Eine zentrale Rolle in der Entstehung extraartikulärer Manifestationen spielt die *Vaskulitis*. Die Präsenz zirkulierender IgG-Rheumafaktoren, von IgM7S-Rheumafaktoren, IgM-Rheumafaktoren und von IgE-Rheumafaktoren ist hochsignifikant mit der Vaskulitis im Rahmen der RA assoziiert. Die Pathogenese der *Rheumaknoten* hängt einerseits mit mechanischer Irritation, andererseits mit der Vaskulitis zusammen. *Serositiden* (Pleura- und Perikardergüsse) sind zum einen Folge von Rheumaknoten, zum anderen Folge lokaler Immunkomplexreaktionen, ähnlich denjenigen in RA-Synovialitiden.

Da *Sehnenscheiden* und *Bursen* wie die Synovialis strukturiert sind, verlaufen entzündliche und auch immunologische Prozesse darin ähnlich.

RA-Pathogenese

Ein(ige) Antigen(e) wird (werden) in Anwesenheit bestimmter Klasse-II-MHC-Antigene krankheitsspezifischen CD4+-T-Zellen präsentiert. Durch diesen Mechanismus erfolgt die Aktivierung der CD4+-T-Zellen. Im Anschluß daran werden weitere Zelltypen aktiviert, darunter Makrophagen, B-Zellen, andere T-Zellen und Synovialzellen. Diese Zellen können nach Aktivierung Zytokine, Wachstumsfaktoren, Antikörper und abbauende Enzyme als Effektormoleküle freisetzen. Ausgelöste entzündliche Veränderungen führen z. B. zur Synovialitis und letztlich zur Gelenkdestruktion (Abb. 3.1).

4 Pathologische Anatomie

Die RA involviert die Synovialis, den hyalinen Knorpel der Gelenkoberflächen, subchondralen Knochen, Faserknorpel der Menisken sowie Sehnen und Bursen (767).

Der Entzündungsprozeß beginnt mit *Veränderungen* an den *synovialen Blutgefäßen*. Makroskopisch ist die Entzündung in frühen Phasen durch ödematöse Auflokkerung und Hyperämie des Gelenkkapselgewebes gekennzeichnet. Die gesteigerte *Permeabilität der Gefäßwandungen* erlaubt die Extravasation von Fibrinogen. Während in frühen Phasen der RA nur wenige Lymphozyten vorkommen und Plasmazellen häufig fehlen, dominieren später um die Blutgefäße herum gruppierte T-Lymphozyten, die kleine Follikel bilden (601, 1005). Frühzeitig *proliferieren Synovialdeckzellen* und andere Zellen der Synovialis. Aus einer ein bis drei Zellagen breiten Deckzellschicht entwickelt sich durch die gesteigerte Zellproliferation eine mehrreihige Lage, die oft aus hypertrophierten Synoviozyten besteht (768). Sowohl Typ-A- (makrophagenähnlich) als auch Typ-B-Synoviozyten (fibroblastenähnlich) sind vermehrt (161). Die tieferen Schichten der Synovialis sind zellreich. Perivaskulär und in Follikeln finden sich vor allem CD4+-T-Zellen, CD8+-T-Zellen und Makrophagen.

> Viele Zellen sind aktiviert. T-Zellen tragen zu etwa 50% HLA-Klasse-II-Antigene (häufig HLA-DQ) (68). CD11a, CD11b und TNF-Rezeptoren sind deutlich vermehrt exprimiert (253), IL-2-Rezeptoren dagegen nicht (695).

Das *Pannusgewebe* zerstört die Gelenke (1166, 1212). Im fortgeschrittenen Stadium der Erkrankung wird der Knorpel von einem gefäßreichen Granulationsgewebe, unter dem schon schwere Knorpeldefekte vorliegen können, bedeckt. Nach Durchbrechung der Kortikalis des Knochens dringt ein gleichartiges *vaskularisiertes Granulationsgewebe* auch in den subchondralen Markraum vor. Unter Zerstörung des Knochens, in dessen Resorptionslakunen Osteoklasten liegen, breitet sich dieses Granulationsgewebe im subchondralen Markraum aus. Häufig bahnt es sich seinen Weg an der Grenze zwischen hyalinem Knorpel und knöcherner

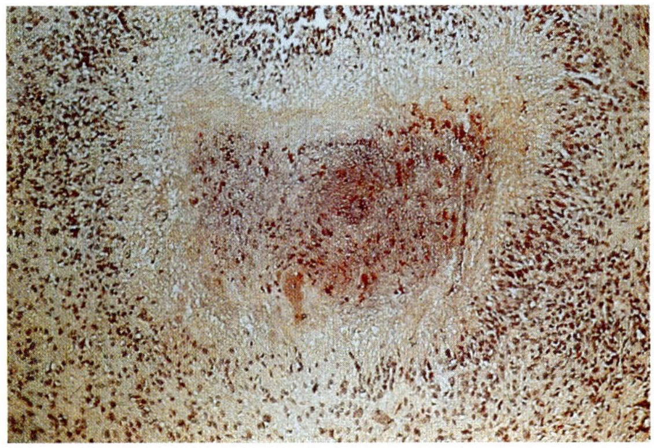

Abb. 4.1 **Rheumaknoten.** Histologische Struktur eines Rheumaknotens bei rheumatoider Arthritis: Residuen zerfallener neutrophiler Granulozyten (rote Zytoplasmaanfärbung) im Zentrum des Rheumaknotens, in der Peripherie ein Saum aus palisadenförmig angeordneten Bindegewebszellen (aus Mohr, W.: Gelenkkrankheiten. Thieme, Stuttgart 1984).

Tabelle 4.1 Klinische Wertigkeit der pathohistologischen Befunde (geordnet nach klinischer Diagnose [355])

Klinische Diagnose	Pat.-zahl	Histologie schafft Diagnose	Histologie macht Diagnose wahrscheinlicher	Histologie bestätigt Diagnose	Histologie schließt DD aus	Histologie bringt keinen Beitrag zur Klärung	Histologie klinisch nicht nachvollziehbar	Therapie beeinflußt	Therapie nicht beeinflußt
RA, RF+	45			37 (82%)		6 (13%)	2 (5%)		45 (100%)
RA, RF–	25		6 (24%)	14 (56%)	1 (4%)	4 (16%)		3 (12,5%)	22 (88%)
RA, unklar	7		5 (71%)		1 (14,5%)	1 (14,5%)		1 (14,5%)	6 (85,5%)
Juvenile Arthritis	8		2 (25%)	6 (75%)				1 (12,5%)	7 (88%)
Arthritis unklarer Genese	14	1 (7%)	2 (14%)		6 (43%)	5 (36%)		4 (29%)	10 (71%)

Deckplatte (765, 766, 767). Das Pannusgewebe, das sich an der Knorpeloberfläche und im subchondralen Markraum ausbreitet, umschließt den Gelenkknorpel zangenartig (328). Die Zellen in der Pannus-Knorpel-Grenzregion sind mit Enzymen ausgestattet, die sowohl die Proteoglykane als auch die dem Knorpel Form verleihenden kollagenen Fasern abbauen können (449).

Sehnen sind vaskularisiert, das Sehnengleitgewebe überzieht mit seinem inneren Blatt die Sehnen. Die RA kann schon früh zu Sehnenveränderungen führen. Häufig erkranken die gemeinsamen *Sehnenscheiden* der Fingerstrecker. Pathologische Veränderungen sind denen des Gelenkkapselgewebes vergleichbar. Makroskopisch ist das Sehnenscheidengewebe verdickt. Histologisch kann in charakteristischen Fällen eine villöse Hyperplasie des synovialen Gewebes vorliegen. Unter der verbreiterten Synovialzellschicht haben sich unterschiedlich dichte entzündliche zelluläre Infiltrate aus Lymphozyten und Plasmazellen angesammelt (767).

Auch *Bursen*, häufig z.B. die Bursa olecrani, können erkranken. Die Wandveränderungen der Bursen entsprechen denen des Gelenkkapselgewebes (830).

Die *Häufigkeit der Rheumaknoten* wird unterschiedlich beurteilt (S. 31). Sie entstehen meist an druckbelasteten Körperregionen. Pathogenetisch liegt ihnen eine Vaskulitis zugrunde. Sie bestehen lichtmikroskopisch aus einer zentralen fibrinoiden Nekrose, die von einem palisadenförmigen Zellwall umgeben wird (Abb. 4.**1**).

Eine *noduläre interstitielle Myositis* – herdförmige Zellinfiltrate liegen im Endo- oder Perimysium, meist in der Umgebung kleinerer Blutgefäße- ist eine charakteristische Begleiterkrankung der RA und kommt bei etwa 70% aller Patienten vor (90). Sie setzen sich aus Lymphozyten und Plasmazellen zusammen; die umgebenden Muskelfasern sind oft degenerativ verändert.

Welchen Stellenwert haben pathohistologische Befunde für Diagnose, Differentialdiagnose und Beeinflussung der Therapie? Pathognomonische Befunde gibt es mit wenigen Ausnahmen nicht. Eine nosologische Zuordnung ist nur in seltenen Fällen möglich (Tab. 4.**1**) (355).

5 Epidemiologie

Epidemiologische Untersuchungen beruhen auf Kriterienkatalogen (S. 105), die die Diagnose RA erlauben. Unterschiedliche klinische, radiologische, serologische und immunologische Kriterien sowie die (meist unterschiedliche) Einschätzung der jeweiligen Untersucher gehen in diese diagnostische Kriterien ebenso ein wie die weite bzw. enge Auslegung der nosologischen Entität RA. Trotz methodologischer Schwierigkeiten, die RA durch Kriterien zu definieren (S. 107), ergibt sich über die weltweit durchgeführten Studien ein epidemiologisch homogenes Bild, falls marginale Verläufe ausgeklammert werden.

Die *Prävalenz* der rheumatoiden Arthritis beträgt in Westeuropa und in den Vereinigten Staaten ca. 1% der Bevölkerung (81, 193, 475, 652). Das bedeutet, auf deutsche Verhältnisse (671) übertragen, bei ca. 80 Millionen Einwohnern 800000 rheumatoide Arthritiden. Die Prävalenz der RA nimmt mit steigendem Alter zu und erreicht bei Männern und Frauen über 55 Jahren etwa 2%. Die jährliche Inzidenz der RA liegt zwischen 35 und 65 neu auftretenden Fällen pro 100000.

Meist manifestiert sich die RA zwischen dem 35. und 45. Lebensjahr. Sie kann jedoch auch früher oder später entstehen (118, 1237). Pimaindianer zeigen eine hohe Prävalenz und Inzidenz der RA (93), Japaner eine seltene (1040), und Untersuchungen in Afrika beweisen das Vorkommen der RA dort (82, 760). Die RA kommt unabhängig vom Längen- oder Breitengrad oder klimatischen Bedingungen (kalt/warm) *überall* in der Welt etwa *gleich häufig* vor (81, 245, 489, 570).

> Die weltweit homogene Prävalenz spricht dafür, daß die Ätiologie der RA an einen Umgebungsfaktor gekoppelt ist, der weltweit vorkommt.

Es steht fest, daß die RA in den *niedrigeren sozialen Klassen* häufiger vorkommt als in den höheren (24); wahrscheinlich haben schwere und ungünstige körperliche Arbeiten damit zu tun. Auch Umweltfaktoren, Lebensstandard, Bildungsgrad und häufige Infekte werden in diesem Zusammenhang diskutiert (475).

Schon vor 10 Jahren gab es die Hypothese, daß die rheumatoide Arthritis als vermutlich viral verursachte Erkrankung wie alle chronisch infektiösen Krankheiten epidemiologischen Schwingungen folgt. „Hypothesis: That rheumatoid arthritis will disappear" (147). Epidemiologische Untersuchungen eines Kollektivs zwischen 1950 und 1975 zeigten einen ausschließlich die Frauen betreffenden ausgeprägten Rückgang der RA (671). In einer neueren Untersuchung, die die Jahre zwischen 1976 und 1978 erfaßte, sank die Inzidenz der RA um 7,5 Fälle pro 100000 pro Jahr (1053).

Auch die schweren Verläufe scheinen weniger häufig aufzutreten (7, 94). Erklärungsversuche der Abnahme von Inzidenz und Schwere der RA sind noch spekulativ; zum einen erweitert sich der Formenkreis der mit *HLA-B27-assoziierten seronegativen* Polyarthritiden durch das diagnostische Instrumentarium von Jahr zu Jahr (1053), zum anderen können *Kontrazeptiva* – auch wenn ihr Einfluß kontrovers diskutiert wird (461, 541, 672, 1084) – Entwicklung und Verlauf der RA bei Frauen, nicht jedoch ihre Inzidenz beeinflussen (1054).

6 Klinik

Prodromalsymptome

Wochen, Monate, manchmal Jahre vor dem Beginn der RA können Prodromalsymptome bestehen. Sie sind vieldeutig und diagnostisch allein nicht beweisend. Auch können sie Vorzeichen vieler anderer Krankheiten sein. Die Bedeutung von Prodromi ist unterschiedlich (Tab. 6.**1**). So erhärten eine neu aufgetretene Hyperhidrosis palmaris, Tenosynovialitiden „ohne Grund" oder die rasche Ermüdbarkeit in Zusammenhang mit frühen Symptomen der RA wie dem „klinisch-stumm entstandenen" Ellbogenstreckdefizit, den flüchtigen Temporomandibulargelenkschmerzen oder einer längeren Morgensteife den frühdiagnostischen Verdacht.

In ansteigender Häufigkeit finden sich

- vasomotorische Störungen (Akrozyanose, Cutis marmorata, Blaßwerden einzelner Finger, Schmerzen beim Eintauchen der Hände in kaltes Wasser usw.),
- Appetitlosigkeit und Gewichtsabnahme,
- nicht eindeutig auf die Gelenke zu beziehende diffuse Muskel-Sehnen-Schmerzen (auch Bursitiden bzw. Tenosynovialitiden können Prodromi darstellen),
- eine vermehrte Schweißneigung (insbesondere und meist neu Hyperhidrosis palmaris),
- Parästhesien,
- gelegentlich subfebrile Temperaturen,
- ein allgemeines Krankheitsgefühl,
- rasche Ermüdbarkeit und Kraftlosigkeit.

Für die Sicherung des Zusammenhangs mit der RA ist die *Dauer* dieser Prodromalsymptome von Interesse. Bestanden vor Auftreten der ersten Gelenkbeschwerden Appetitlosigkeit, Fieber, Müdigkeit, Gewichtsabnahme, Schwächegefühl, Kältegefühl in den Händen, Kribbeln und Einschlafen der Hände, Verstimmungszustände, starkes Schwitzen? Traten diese Symptome länger oder kürzer als vier Wochen vor dem Gelenkschmerz auf?

Tabelle 6.1 Prodromalsymptome der rheumatoiden Arthritis

Sehr häufig
– rasche körperliche und geistige Ermüdbarkeit – allgemeines Krankheitsgefühl – anamnestisch: Sehnenscheidenentzündungen ohne Grund – neu aufgetreten: Hyperhidrosis palmaris
Häufig
– flüchtige Arthralgien – flüchtige Temporomandibulararthralgien – Parästhesien – Morgensteife – positives Gaenslen-Zeichen – Akrozyanose, Cutis marmorata – Appetitlosigkeit
Weniger häufig/seltener
– Blaßwerden einzelner Finger – flüchtige Myalgien – Gewichtsabnahme ohne Grund

Frühe rheumatoide Arthritis

Anamnese. Die Frühdiagnose der RA kostet den Arzt Zeit. Mitentscheidend ist die Anamnese, die zur Diagnose 60–70% beiträgt. In weiteren 10–20% sichern die körperliche Untersuchung und zu etwa 10% technische Untersuchungen die Verdachtsdiagnose. Schwierigkeiten führen häufig zu wenig aussagekräftigen Diagnosen wie z. B. „Polyarthritis" oder „undifferenzierte Arthritiden".

Fragen nach einer RA, einer Psoriasis, einer Spondylitis ankylosans bzw. einem systemischen Lupus erythematodes bei Blutsverwandten des Patienten berücksichtigen den *genetischen Aspekt* der RA-Ätiologie. Fragen nach früheren *Infektionen* zielen auf eine mögliche infektiöse Auslösung.

Stehen Gelenke im Mittelpunkt, so ist zu objektivieren, ob sich berichtete Rötungen, Schwellungen, Schmerzen, Überwärmung und Funktionseinschränkungen eindeutig auf das Gelenk beziehen lassen. Wenn nicht, beginnt die Suche nach in anderen Geweben lokalisierten Ursachen. Beziehen sich Symptome dagegen auf Gelenke, muß die *Arthralgie* als subjektive Gelenksymptomatik von der objektivierbaren der *Arthrose* und/oder der *Arthritis* getrennt werden. In frühen Phasen der RA stehen die Schilderungen des Patienten häufig in keinem Verhältnis zu den Entzündungserscheinungen am Gelenk.

Wichtig ist die *Akuität des Beginns*, korrelierend mit oder losgelöst von der Topographie betroffener Ge-

Tabelle 6.2 Initiale Gelenkmanifestation bei der rheumatoiden Arthritis (in % auf- oder abgerundet) nach verschiedenen Autoren

	248 (992)	1219 (1188)	780 (112, 1193)	408 (746)		
Fingergelenke (MCP, PIP)	36	34	39	MCP PIP	18 28	46
Handgelenke	13	14	16		16	
Kniegelenke	14	15	15		7	
Sprunggelenke	12	14	12		8	
Zehengrundgelenke (MTP)	8	9	7		9	
Schultergelenke	10	8	7		3	
Ellbogengelenke	2	2	2		3	
Hüftgelenke	2	3	2		1	
Sonstige (Kiefer, DIP, HWS, ZMG, ZEG)	4	1	4		6	

lenke. In etwa 60% aller Fälle beginnt die RA langsam und schleichend, überwiegend symmetrisch an Fingergrund- und -mittelgelenken bzw. (häufig symptomarm, S. 42) Zehengrundgelenken. Nach den kleinen Gelenken an Händen und Füßen werden im weiteren Verlauf, von peripher nach zentral, auch die mittleren und großen Gelenke involviert. In absteigender Reihenfolge erkranken am häufigsten Finger-, Knie-, Hand-, Sprung-, Schulter-, Zehen-, Ellbogen- und Hüftgelenke (Tab. 6.**2**).

Auch ein *oligartikulärer asymmetrischer Beginn*, der möglicherweise persistiert, ist zu beachten. Bei immerhin ca. 40% aller Patienten beginnt die RA atypisch: in 15–22% akut, manchmal mit subfebrilen Temperaturen. Die Symptome entwickeln sich dann innerhalb von 1–2 Tagen.

Differentialdiagnostisch schwierig einzuordnen ist der *monartikuläre Krankheitsbeginn*, dessen Häufigkeit zwischen 5 und 16% der Fälle liegt. Der weitere Verlauf entscheidet: Einen Monat nach Beginn der RA ließ sich eine Monarthritis in 7%, nach einjähriger Dauer der monartikulären Phase in etwa 2% der Fälle beobachten (563). Initial monarthritisch erkranken Knie-, Schulter- und Handgelenk am häufigsten.

Selten sind rheumatoide Arthritiden anfangs ausschließlich durch Tenosynovialitiden, Bursitiden oder Myalgien geprägt.

> Als Krankheitsbeginn ist der Zeitpunkt zu bewerten, zu dem anamnestisch sichere Angaben über polyartikulär symmetrische oder monoartikulär rezidivierende Beschwerden eruiert werden können.

Drei einzelne Schübe müssen sich anamnestisch abgrenzen lassen. Die Akuität des Beginns wird mit der Frage festgestellt: „Wie lange nach den ersten Gelenkschmerzen traten bleibende Gelenkschwellungen auf?" Sofort, nach weniger als 1 Monat, zwischen 1 und 2 Monaten, nach 3–4 oder 5–6 Monaten oder erst nach dem 6. Monat? Akute Anfangssymptome, mon- oder oligartikulär asymmetrische bzw. unilaterale Gelenkerkrankung bzw. das ausschließliche Erkranken großer Gelenke erlauben die Diagnose eines *atypischen Beginns*. Bei Frauen erkranken initial Fingergrund- und -mittelgelenke häufig, große und mittelgroße Gelenke selten. Bei Männern erkranken die Knieglenke häufig zuerst, erst dann folgen die Fingergelenke.

Die *Gelenktopographie* gibt meist den Ausschlag. Eine symmetrisch die Hand-, Finger-, eventuell auch noch die Metatarsophalangealgelenke (S. 42) einbeziehende Arthritis ist wegweisend. An der Hand werden vor allem die Metakarpophalangealgelenke II und III, das proximale Interphalangealgelenk III und das Handgelenk selbst initial betroffen.

Immer ist der Zusammenhang von Gelenk und Steife, Schmerz und Hitze anamnestisch und anatomisch zu sichern. Ein Schwellungsgefühl der Hände bedeutet nicht immer Schwellung oder Gelenkschwellung! Schwellungen müssen von Schmerzen unterschieden werden. Beim Erfragen der *Schwellungsart* muß man hartnäckig sein; nicht selten signalisiert der Patient mit einer vage parallel zur dorsalen Handfläche wischenden Bewegung, daß „alles geschwollen war". In diesem Fall hilft nur das gezielte Nachfragen von Gelenk zu Gelenk. Auch der zeitliche Ablauf der Schwellungen ist wesentlich. Zuerst: Wieviele Gelenke waren betroffen? Dann: Traten die Schwellungen innerhalb von 2–3 Stunden, über Nacht oder innerhalb einer Woche auf (Tab. 6.**3**)?

Diffuses morgendliches Unbehagen darf nicht generell als *Morgensteife* interpretiert werden. Als erstes ist festzuhalten, wann der Patient gewöhnlich aufsteht; die *Dauer* der Morgensteife bezieht sich auf die danach folgende Zeit (Tab. 6.**4**). Wann legt sich diese Steife? Löst sie sich nur langsam – über den Zeitraum von einer Stunde oder mehr –, ist immer der gesamte Zeitraum vom Aufwachen bis zum Ende der Steife anzugeben. Nicht selten beschreiben Patienten, daß „diese Be-

Tabelle 6.**3** Wichtige Fragen bei initialer rheumatoider Arthritis

- War jemand in der blutsverwandten Familie gelenk- und/oder wirbelsäulenkrank?
- Litt jemand in der Familie unter Hautkrankheiten?
- Hatten Sie (wann, flüchtig, häufig) Augenentzündungen?
- Litten Sie (wann, flüchtig, häufig) unter Harnwegsinfektionen?
- Litten Sie (wann, flüchtig, häufig) unter Hauterkrankungen?
- Litten Sie (wann, flüchtig, häufig) unter Durchfällen?
- Hatten Sie (häufig, selten, wann) Fieber? Wenn ja, bitte genau beschreiben.
- Hatten Sie je Schmerzen und/oder Schwellungen in Sehnenscheiden (wo), Fersen und Kaugelenken?
- Verschlechtern oder verbessern sich Ihre Schmerzen durch Bewegung?
- Wie war ganz genau die Art Ihres Gelenkbefalls?

Tabelle 6.**4** Morgensteife und rheumatoide Arthritis (n = 654)

Dauer der Morgensteife (min)	**Patienten (n)**	**%**	**Gruppen %**
≤40	218	33,3	33,3
41–80	239	36,5	54,7
81–120	119	18,2	
>120	78	12	12

schwerden den ganzen Tag andauerten", meinen damit aber, daß sie sich jedesmal nach einer Ruhepause während des Tages steif fühlen.

> Die Morgensteife erfaßt fast alle Patienten und ist besonders nach Ruhe ausgeprägt. Ihre Dauer spiegelt das Ausmaß der Synovialitis wider.

Wie schon formuliert, ist genau zwischen vagen Angaben über eine schlechte Anlaufphase, z. B. bei Fingerpolyarthrosen, und der meist über eine Stunde andauernden Morgensteife der RA zu unterscheiden.

Gelenkschmerzen entstehen bei allen unter einer Synovialitis leidenden Patienten und können anfangs während der Ruhephase des Patienten lediglich diskret auftreten. Die typischen Schmerzen der RA setzen sich zusammen aus Schmerz in Ruhe, nachts, aus Startschmerz am Beginn einer Bewegung, aus dann flüchtigem Bewegungs- und letztlich Belastungs- bzw. Ermüdungsschmerz. Der Patient mit RA ist ein *schmerzgeplagter Mensch* (Tab. 6.**5**).

Flüchtige Schmerzen in den Kiefergelenken, die den Patienten zum Zahnarzt führten, signalisieren häufig als Frühsymptome erkennbare Temporomandibulararthritiden. Schmerzen von Sehnen und Sehnenscheiden oder durch Sehnenscheidenentzündungen provozierte periphere Kompressionssyndrome wie das häufige Karpaltunnelsyndrom bzw. das seltenere Tarsaltunnelsyndrom müssen erfragt werden. (Entzündungsbedingte) Gelenkschmerzen werden dem Patienten besonders *nachts*, in Ruhe, als Entzündungsschmerz bewußt.

Bei fehlendem Ruheschmerz, entsprechendem fortgeschrittenen Alter und anamnestischer Möglichkeit einer Arthrose ist zwischen dem Anlaufschmerz und dem erst später entstehenden Ermüdungsschmerz einerseits, der Dauer des zeitlichen Intervalls zwischen beiden Schmerzarten (zur Einschätzung der Schwere der Arthrose) andererseits und dem persistierend vorhandenen Entzündungsschmerz zu differenzieren. Schmerzen in besonderen anatomischen Regionen wie der Fersenschmerz, der tiefsitzende Kreuzschmerz oder Schmerzen in der *Schulter* und *Beckengürtelmuskulatur* dienen ebenso der Zuordnung zu einer Diagnose wie die Frage, ob und wodurch sich die Schmerzen provozieren lassen.

Vom Patienten berichtete *Funktionseinbußen* sind zu registrieren. Eine vor Krankheitsbeginn nicht vorhandene Hyperhidrosis palmaris, eventuell verknüpft mit Parästhesien, einer diskreten trophischen Störung der Haut über und an den blassen Gelenken (manchmal aber auch als ein Palmarerythem auftretend) sind weitere Teile des „Diagnosepuzzles".

Jede *Monarthritis/monartikuläre Arthralgie* bereitet diagnostische Schwierigkeiten. Auch die häufigere *pauci-* bzw. *oligartikuläre Arthritis* ist „nicht typisch", darf aber ebenso wie die Erkrankung distaler Interphalangealgelenke nicht dazu verführen, an der möglichen Diagnose RA vorbeizugehen.

> Frühe diagnostische Hinweise können ohne Überlastung entstandene Tenosynovialitiden, flüchtige Kiefer- und Kaugelenksschmerzen bzw. ein schmerzlos entstandenes Streckdefizit im Ellbogengelenk geben.

Das breite Spektrum der Vorfeldfragen bei vermuteter früher RA spiegelt die initiale Notwendigkeit zur umfangreichen Differentialdiagnose wider. Gefragt wird nach

- Photosensitivität, Schmetterlingserythem, Raynaud-Symptomatik, Alopezie, Urtikaria, Zeckenbißfolgen (Haut);
- Konjunktivitis, Iritis, trockenen Augen, Mundtrokkenheit (Augen, Sicca-Symptomatik);
- der Art der Schmerzen;

Tabelle 6.**5** Der Patient mit RA ist ein Schmerzpatient (n = 654)

Bewegungsschmerz Gelenke	97,8%
Belastungsschmerz Gelenke	89,7%
Nachtschmerz Gelenke	87,5%
Startschmerz Gelenke	87,2%
Ermüdungsschmerz Gelenke	85,6%
Ruheschmerz Gelenke	84,2%
Nackenschmerz Wirbelsäule	76,4%
Muskel-Sehnen-Schmerz Bewegung	76,0%
Schmerzen der Schultergürtelmuskulatur	74,5%
Kauschmerz	48,5%
Muskel-Sehnen-Schmerz in Ruhe	43,2%

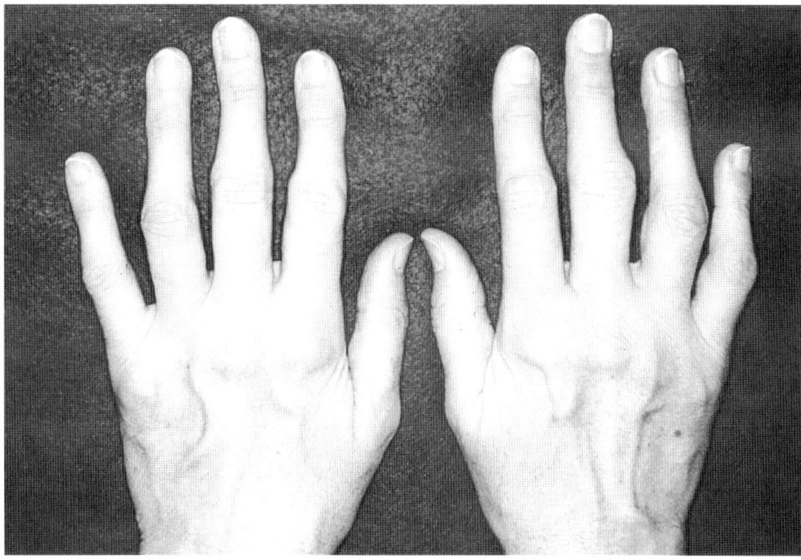

Abb. 6.1 **Spindelförmige Schwellung der proximalen Interphalangealgelenke der Hand.** 41jährige Frau.

- Parästhesien, Muskelschwächen und -schmerzen (neurologische und muskuläre Beschwerden);
- initialer Gelenktopographie.

Inspektion. Schon die Inspektion erlaubt es manchmal, anamnestische Aussagen zu verifizieren. Trophische Störungen der Haut, Form der Schwellungen, mögliche muskuläre Atrophien bzw. schon bestehende Fehlstellungen (meist ist die Streckung der betroffenen Gelenke eingeschränkt) sind ebenso wichtig wie die im Initialstadium meist fehlenden „Rheumaknoten". Abzugrenzen sind Synovialhernien als Kapseldefekte, die durch eine Synovialitis verursacht sind. *Schwellungen* sind über den Fingermittelgelenken spindelförmig konfiguriert (Abb. 6.**1**) und den Fingergrundgelenken II und III meist dorsal lokalisiert. Die bei einer Faust entstehende Fingergrundgelenkkontur ist verstrichen: nivelliertes *Knöchelprofil* (Abb. 6.**2**). Durch eine Synovialitis des Radiokarpalgelenks bzw. der nicht seltenen Sehnenscheidenentzündungen der Extensoren wirkt das Handgelenk teigig, verstrichen, mollig. Inspektionsbefunde der Haut wie Photosensitivität, Schmetterlingserythem, Psoriasis, Raynaud-Symptomatik bzw. Urtikaria oder im weitesten Sinn vaskulitische Phänomene ebenso die Folge von Zeckenbissen an der Haut erfordern bereits initial differentialdiagnostische Anstrengungen.

Ein objektiviertes oder berichtetes *Sicca-Syndrom* von Augen und Mund stellt eine Brücke zur großen Gruppe der „Overlap-Syndrome" dar oder weist den Weg zu Ausschlußdiagnosen (z. B. primäres Sjögren-Syndrom). Die objektivierte bzw. vom Patienten geschilderte chronisch rezidivierende *Konjunktivitis* kann diagnostisch ebenso wie *Iritiden* bzw. *Ulzerationen* der Mundschleimhaut die Richtung geben.

Palpation. Die Palpation kann weitere entscheidende Aufschlüsse zeigen.

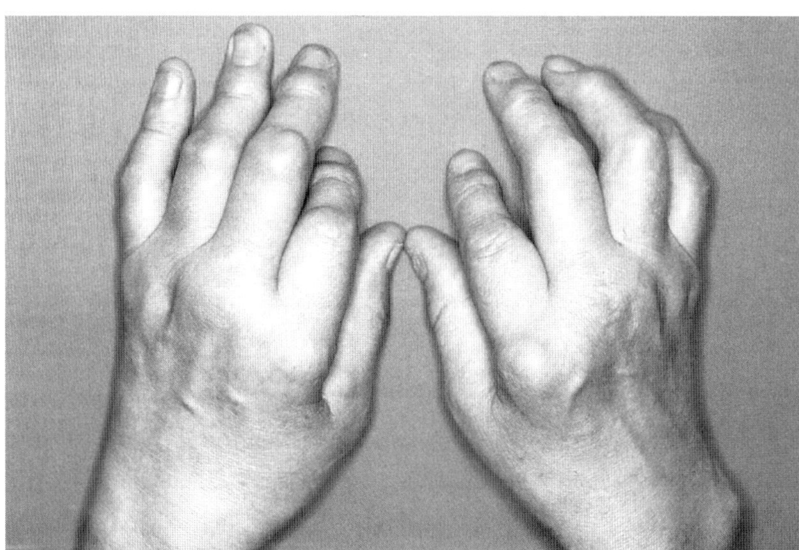

Abb. 6.2 **Entzündung der Metakarpophalangealgelenke II, III (IV) beidseits.** 52jährige Frau. Die Entzündung führt zur Nivellierung der Kontur zwischen diesen Gelenken.

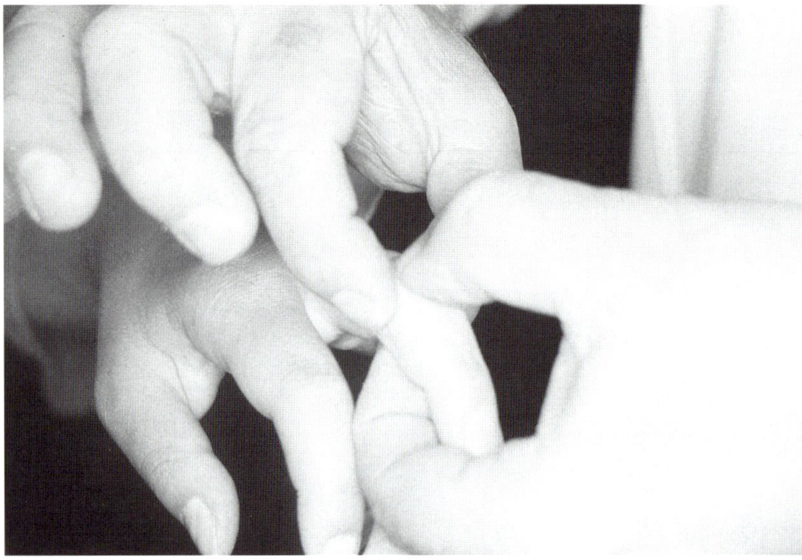

Abb. 6.3 **Palpation eines proximalen Interphalangealgelenks der Hand.** Seitliche Fixierung, Palpation von dorsal.

Weiche sulzig-schwammige und/oder fluktuierende *Schwellungen* sind für die RA typisch (Abb. 6.**3**). Abzugrenzen sind halbharte bzw. zunächst weich zu tastende, unter der Oberfläche dann derber werdende Schwellungen (im ersten Fall initiale Fingerpolyarthrose, im zweiten typischer Tastbefund der Arthritis psoriatica). Bei 49,3% von 654 untersuchten RA-Patienten waren zwischen 11 und 30 Gelenke druckschmerzhaft (Tab. 6.**6**) (746). Vermeidet ein Patient den Händedruck (das Gaenslen-Zeichen), ist auch das ein diagnostischer Hinweis (Abb. 6.**4**). Der Querkompressionsschmerz nach Druck an den Vorfüßen ist vom vertikalen Druckschmerz im Rahmen der Morton-Erkrankung abzugrenzen. Die Palpation der palmaren Weichteile der Fingergrundgelenke bei halb gebeugten Fingern, *Pinch-Test*, läßt eine Synovialitis der Sehnenscheiden der Fingerbeuger diagnostizieren.

Tabelle 6.**6** Druckschmerzhafte Gelenke bei rheumatoider Arthritis (Ritchie-Index) (n = 654)

Ritchie-Index Zahl schmerzhafter Gelenke	Patienten (n)	%	Gruppen %
≤10	300	45,9	45,9
11–≤20	226	34,6	49,3
21–≤30	96	14,7	
31–≤50	32	4,8	4,8

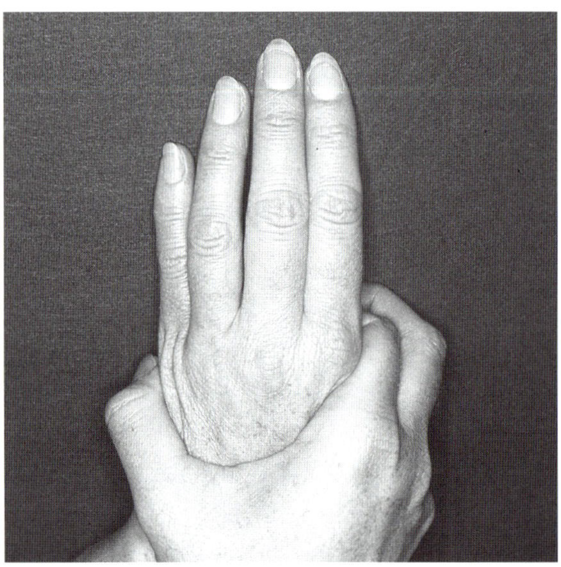

Abb. 6.4 **Gaenslen-Zeichen.** Der diagnostische Händedruck. Durch den Querdruck entzündlich erkrankter Metakarpophalangealgelenke (und analog am Fuß der Metatarsophalangealgelenke) entsteht Schmerz.

Funktionsprüfungen. Im Rahmen der gemischten Palpation/Funktionsprüfungen ist zu entscheiden, ob ein Endphasen- oder ein Bewegungsschmerz besteht, ob sich eine kapsuläre Verhärtung tasten läßt, ob betroffene Gelenke fühlbar reiben und knarren, ob sich subkutane Knoten, Synovialhernien oder Tenosynovialitiden sowohl der Extensoren als auch der Flexoren an der Hand nachweisen lassen.

Die muskuläre Steife der Hand und der dort betroffenen Gelenke sowie der daraus resultierende Kraftverlust sind durch den sogenannten *Gripping-Test* zu objektivieren.

Gripping-Test

Bei einem Blutdruckmeßgerät wird ein Manschettendruck von 20 mmHG eingestellt. Der Patient darf die Quecksilbersäule nicht beobachten können. Er drückt dann mit dem freien, nicht durch einen Tisch oder die andere Hand unterstützten Arm mit jeder Hand dreimal so fest wie möglich zu. Notiert wird das Mittel der jeweils höchsterreichten Werte für jede Hand. Häufig ist die grobe muskuläre Kraft der Hand bereits früh auf unter 100 mmHG vermindert.

Global ist die Beweglichkeit der Metakarpophalangeal-, der proximalen Interphalangeal- und der distalen Interphalangealgelenke durch den Fingerkuppen-Hohlhand-Abstand zu ermitteln. Als Bezugslinien dienen entweder die distale oder die proximale Hohlhandfalte.

Früh pathologisch ausfallende Funktionsprüfungen (Präzisions- und Feingriffe sowie Kraftgriffe (S. 24) sind aufschlußreich (Tab. 6.**7**).

Ein (auch nur) diskret pathologischer Funktionsstatus, verknüpft mit einer morgendlichen Steife der Gelenke über eine Stunde, einer objektivierten Kraftlosigkeit der Hände und dem häufigen passiven palmaren Flexionsschmerz (Abb. 6.**5**) des Handgelenks sind frühdiagnostisch aussagekräftig.

Bildgebende Verfahren. Da die definitive Diagnose „rheumatoide Arthritis" nur mit enstprechendem radiologischem Befund möglich ist, ist die Suche nach *frühen röntgenmorphologischen Zeichen* eine der wichtigsten Aufgaben der Frühdiagnose. Frühzeichen sind Weichteilschwellungen. Die Suche nach knöchernen Frühzeichen mit der *Lupe* beinhaltet Kollateralphänomene (z. B. subchondraler Knochenschwund) und polyarthritische Direktzeichen (Grenzlamellenverdünnung bis -schwund, Arrosionen). Meist kann die Gruppe der Patienten mit RA mit progressiven radiologischen Verläufen bereits 12 Monate nach RA-Beginn definiert werden (S. 48). Veränderungen an den Metatarsophalangealgelenken lassen sich früher und häufiger objektivieren als an den Radiokarpal-, Metakarpophalangeal- und proximalen Interphalangealgelenken.

Die *Sonographie* erfaßt deutlich entzündliche Weichteilveränderungen, die nicht palpabel sind oder die die Palpation nicht genügend gut differenzieren kann, z. B. an der Hüfte, der Schulter, aber auch an der Hand. Ergüsse des Glenohumeralgelenks lassen sich z. B. bereits ab 5 ml als echofreie Formation nachweisen. Auch Initialstadien einer Koxitis können sonographisch deutlich dargestellt werden.

Tabelle 6.7 Funktionsprüfungen (Auswahl)

➤ Kraftgriffe – Hakengriff – Zylindergriff – Hammergriff	➤ Präzisionsgriffe – Spitzgriff – Schlüsselgriff
➤ Fingerkuppen-Hohlhand-Abstand ➤ Griffstärke ➤ Faustschluß	➤ Knopftest ➤ Gehzeit
➤ Health Assessment Questionnaire (HAQ) ➤ Modified HAQ (MHAQ) ➤ Arthritis Impact Measurement Scale (AIMS) ➤ Functional Status Index (FSI) ➤ Bewegungsfunktionsindex nach Keitel (BFT)	

Effektivität der Sonographie

Im Vergleich von klinischen zu sonographischen Untersuchungen waren sonographisch nur 10% der untersuchten Schultergelenke unauffällig. Dagegen zeigten 50% der klinischen und radiologischen Untersuchungen normale Befunde (1026). Frühveränderungen der Hüftgelenke sind häufig symptomarm und klinischen Untersuchungen nicht/schwer zugängig. Die Sonographie der Hüftgelenke sollte zur diagnostischen Routine gehören.

Die *Magnetresonanztomographie* ermöglicht die frühe Objektivierung von Weichteilreaktionen und knöchernen Erosionen. Diffuse oder fokale Schäden des hyalinen Knorpels lassen sich erkennen.

Auf die frühdiagnostische Relevanz anderer bildgebender Verfahren (z. B. der Computertomographie, der Szintigraphie, der Thermographie usw.) wird in den jeweiligen Kapiteln (S. 66) hingewiesen. Zur frühen Diagnosefindung können diese Verfahren häufig nicht beitragen; sie sind zwar sehr sensitiv, aber ebenso unspezifisch.

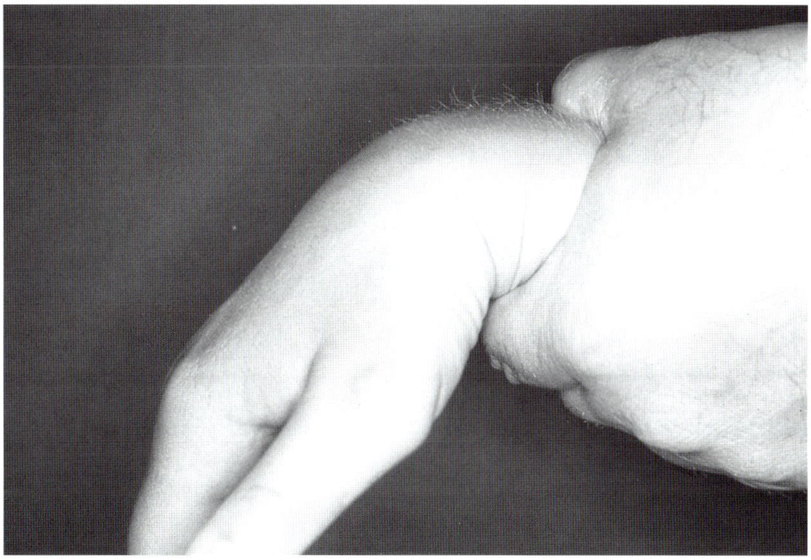

Abb. 6.5 **Der frühe palmare Flexionsschmerz am Radiokarpalgelenk.**

Laboruntersuchungen. *Unspezifische Entzündungszeichen* (Blutsenkungsgeschwindigkeit, quantitativ bestimmtes CRP, Thrombozyten, Veränderungen der Elektrophoresefraktionen) helfen, „entzündlich/nicht entzündlich" zu differenzieren. Weisen sie eine Entzündung nach, sind sie dennoch diagnostisch nicht richtungsweisend für die RA, da sie unspezifisch sind.

Der Nachweis des *IgM-Rheumafaktors* ist, abhängig von der gefundenen Quantität, diagnostisch (und prognostisch?) hilfreich. Ein initial hoher Rheumafaktortiter, verknüpft mit der einen oder anderen anamnestischen Aussage (Morgensteife länger als 60 Minuten; flüchtige Kaugelenkschmerzen) bzw. einem objektivierten Befund (Ellbogenstreckdefizit; Tenosynovialitis), erhöht die Wahrscheinlichkeit einer initialen RA. Mit „diagnostischer Zurückhaltung" sind dagegen niedrigtitrige (unspezifische?) Rheumafaktormengen zu bewerten. Immer ist zu bedenken, daß sich bei 4–8% aller gesunden Menschen als eine nicht-RA-spezifische Syntheseleistung der B-Lymphozyten IgM-Rheumafaktoren nachweisen lassen, daß mit zunehmendem Alter der RF-Nachweis häufiger wird und daß im Verlauf vieler anderer Krankheiten IgM-Rheumafaktoren entstehen können (Tab. 6.**8** und S. 71).

Kontrovers wird in den letzten Jahren der Wert von *RF-Isotypen* diskutiert. Lassen sich initial nachgewiesene IgG- bzw. IgA-Rheumafaktoren, als krankheitsspezifische Syntheseleistung der B-Lymphozyten interpretiert, frühdiagnostisch werten?

Das in der Diagnostik von *Spondarthritiden* (Spondylitis ankylosans, Arthritis psoriatica usw.) sowie für die Vermittlung *reaktiver Arthritiden* wichtige HLA-B27 hat in der Frühdiagnose der RA noch kein entsprechendes Pendant. Das mit einem 6fach höheren Risiko der RA-Entstehung verbundene HLA-DR4 findet sich auch in 20–25% der gesunden Bevölkerung und hat allenfalls einen marginalen diagnostischen Stellenwert.

Tabelle 6.**8** Häufigkeit des Rheumafaktors (Übersicht)

Allgemeine Verteilung
Von je 100 – gesunden Menschen sind 4–8 RF-positiv – Patienten mit adulter RA sind 70–80 RF-positiv – Patienten mit juveniler rheumatoider Arthritis sind 10–15 RF-positiv
Abhängigkeit des RF-Vorkommens vom Alter (S. 71)
von 100 gesunden – 30jährigen sind 6 RF-positiv – 40jährigen sind 8 RF-positiv – 50jährigen sind 10–15 RF-positiv – 60jährigen sind 16–20 RF-positiv
Rheumafaktor auch bei nichtrheumatologischen Krankheiten möglich (S. 71)
z. B. bei – Lebererkrankungen (Leberentzündung) – Herzinfarkt – akuten Virusinfektionen

> Dagegen ist der Versuch, HLA-B27 nachzuweisen, bei jeder initialen, diagnostisch noch nicht klaren Mon-, Pauci- oder Oligarthritis – auch bei Polyarthritiden von diagnostischer Relevanz. Gelingt es doch über diesen Nachweis, die wachsende Zahl an reaktiven Arthritiden (durch Yersinien, Salmonellen usw. verursacht) in die differentialdiagnostischen Überlegungen einzubeziehen.

Es erscheint jedoch möglich, daß die Bestimmung unterschiedlicher HLA-DRB1*-Allele einen frühdiagnostischen Stellenwert hat: 208 Arthritiskranke wurden HLA-typisiert. 42,8% dieser Patienten litten unter einer rheumatoiden Arthritis, 57,2% unter einer „undifferenzierten Arthritis". Die Nachweishäufigkeit von DRB1* 01 bei seronegativen „undifferenzierten Arthritiden" war im Vergleich zum Nachweis von DRB1* 04 von früh diagnostizierten, auch seropositiven rheumatoiden Arthritiden signifikant erhöht (813).

Auch die Suche nach *antinukleären Antikörpern (ANA)* sollte zum Screening bei unklaren Gelenkschwellungen und -schmerzen gehören. Ihr Nachweis ab einer gewissen Titerhöhe (≥1:160 bzw. 1:320) kann für die weitere Diagnostik die Weichen stellen: systemischer Lupus erythematodes, Mixed connective tissue disease, progressive systemische Sklerose?

Initiale Gelenktopographie. Die „grobe" Topographie des Gelenkbefalls sowie Arthritiden einiger für bestimmte Diagnosen bezeichnender Schlüsselgelenke können initial bereits differentialdiagnostische Weichen stellen. So kennzeichnet auch heute (immer noch) das *Großzehengrundgelenk* die Arthritis urica. *Sprunggelenksarthritiden* müssen an eine akute (Löfgren-Syndrom) oder chronische Sarkoidose denken lassen. Persistierende Schwellungen ausschließlich in den Metakarpophalangealgelenken II und III (einer oder beider Hände) legen den Verdacht auf eine Hämochromatose-Arthropathie nahe. Bei Spondylitis ankylosans erkranken vor allem *stammnahe Gelenke* wie Hüften, Schultern, Kniegelenke. *Distale Interphalangealgelenke* sind das Markenzeichen der Arthritis psoriatica. Sie sind in der Mehrzahl aller RA-Verläufe überhaupt nicht involviert, können jedoch bei vielen Patienten schmerzen. Das Wissen um den letztlich seltenen Befund einer Arthritis der distalen Interphalangealgelenke (<15%) darf den diagnostischen Weg zur rheumatoiden Arthritis jedoch nicht blockieren. Die Verteilung des Gelenkbefalls ausschließlich „zugunsten" *gewichttragender Gelenke* spricht für ein Reiter-Syndrom.

Verlauf und Voraussagewerte der frühen RA. Das früheste Symptom einer RA ist vielleicht die *undifferenzierte Synovialitis*. Verlaufsbeobachtungen dieser Stadien zeigen, daß sich daraus nur zu einem Drittel eine RA entwickelt (802, 1013, 1270). Fünfzig Patienten mit RA, die die ARA-Kriterien einer RA in den ersten 6 Monaten ihrer Krankheit erfüllten, wurden nach 5 Jahren nachuntersucht: 10% waren symptomlos, 10% ließen einen schweren Verlauf objektivieren; der Rest verlief protrahiert, schubweise, progressiv (709).

Die *jährliche Inzidenz* entzündlicher Gelenkerkrankungen liegt bei Patienten über 16 Jahren bei 2,18‰, die einer gesicherten RA bei 0,42‰. HLA-B27-Träger entwickeln fast 4mal häufiger Arthritiden als Nichtträger (517). Viele der seronegativen Mon-, Olig-, und Polyarthritiden entwickeln sich bei HLA-B27-Trägern (960). Die zunehmende Differenzierung von Spondarthritiden, reaktiven Arthritiden und anderen, zunächst als rheumatoide Arthritis diagnostizierten Gelenkerkrankungen verändert die Epidemiologie der RA. Je länger seronegative Polyarthritiden untersucht und beobachtet werden, um so häufiger stellt sich heraus, daß die Patienten unter anderen, zum Teil nicht identifizierbaren rheumatischen Erkrankungen leiden (517, 519).

Die Diagnostik der frühen RA ist häufig eine intensive differentialdiagnostische Aufgabe. Einige zur *Differentialdiagnose* anregende Symptome sind Fieber (Typ?), „reine" Arthralgien, flüchtige Raynaud-Symptome, Augen- und Hautmanifestationen sowie das Erkranken distaler Interphalangealgelenke.

Viele *internistische Erkrankungen* können eine RA perfekt nachahmen, so z.B. die Gelenkschwellungen vor oder im Verlauf einer Hepatitis-B-Infektion oder paraneoplastische Arthritiden (S. 131). Da *erste Röntgenzeichen* bei rheumatoiden Arthritiden immer innerhalb der ersten 2 Jahre nach Krankheitsbeginn sichtbar werden (375) und der *hochtitrige Rheumafaktor* für die Frühdiagnose (wieder) einen größeren diagnostischen Stellenwert bekommt (6, 890), ist verständlich, daß einige Autoren zur frühen Diagnose der RA den Rheumafaktornachweis und typische radiologische Erosionen fordern. Das widerspricht jedoch einem langjährigen therapeutischen Postulat: Die Therapie mit langsamwirkenden Antirheumatika (LAR) soll vor den ersten radiomorphologischen Zeichen der RA beginnen.

Die meisten Voraussagewerte für den weiteren Verlauf einer RA, entscheidend sowohl für die frühe Diagnostik als auch in der Wahl der Therapie, werden kontrovers diskutiert.

Tabelle 6.**9** Diagnostische Kriterien der sehr frühen rheumatoiden Arthritis

Dauer der Arthritis 0–6 Monate	
Schleichend	1
Subakut, akut	3
Symmetrische Polyarthritis	1
Oligartikulär	2
Pauciartikulär, monartikulär	3
Dauerschmerz	2
Intervall-, Anlauf-, Belastungsschmerz	3
Typische Gelenktopographie	1
Atypische Gelenktopographie	3
Typische, systemische Prodromi	2
Atypische Prodromi	3
Temporomandibulararthralgien	2
Schmerzloses Streckdefizit im Ellbogen	2
Beginnende Hyperhidrosis palmaris	2
Karpal-/Tarsaltunnelsyndrom	2
Sehnenscheidenentzündungen	2
BSG 40–60 mm/Std.	2
BSG >60 mm/Std.	2
BSG 25–40 mm/Std., BSG <25 mm/Std.	3
CRP >3 mg/dl	2
CRP <1 mg/dl	3
RF >100 IU/ml	2
RF 40–100 IU/ml	3
RF nicht nachweisbar	3
HLA-DRB-1*-Allele nachweisbar	2
HLA-B27 nicht nachweisbar	2
Ergußanalyse	2
>5000 Granulozyten	2
<5000 Granulozyten	3
Overlap-Symptome	3
Sicca-, Raynaud-Syndrom, Fieber, ANA usw.	3
Radiologische Frühzeichen	1
Gelenktopographische pathologische Szintigraphie und/oder Thermographie	3
ACR-Kriterien	2

1 = höchste Wertigkeit
2 = hohe Wertigkeit
3 = niedrige Wertigkeit (cave Differentialdiagnose)

> Schleichender Beginn einer symmetrischen Polyarthritis mit systemischen Prodromi, anamnestisch flüchtigen Temporomandibulargelenkarthritiden, einem schmerzlos entstandenen Streckdefizit im Ellbogen und anamnestischen Sehnenscheidenentzündungen helfen die Diagnose zu sichern.

Senkungsbeschleunigungen zwischen 40 und 60 mm/Std., ein CRP >3 mg/dl, ein initial hoher IgM-RF-Titer (>100 IU/ml), bereits früh auftretende *Overlap-Symptome* (Sicca, antinukleäre Antikörper usw.) sowie *radiologische Frühzeichen* stellen weitere frühe diagnostische Entscheidungskriterien dar (Tab. 6.**9**).

Im weiteren Verlauf führen klinische, humorale und radiologische sowie auch immunologische Entscheidungsparameter zur Einschätzung des pathogenetischen Profils der RA. In dieser Phase steigt die diagnostische Sicherheit, auch durch die wachsende Möglichkeit des Ausschlusses „RA-ähnlich bis -gleich" beginnender anderer Krankheiten (Tab. 6.**10**).

Tabelle 6.**10** Diagnostische Kriterien der frühen rheumatoiden Arthritis

- Dauer der Arthritis 7–12 Monate
- In diesen Monaten können die Entscheidungsparameter (Tab. 6.9) der
  - klinischen
  - humoralen
  - radiologischen
  - immunologischen

  Ebenen bereits
  - zur Einschätzung des pathogenetischen Profils der RA
  - zur Einschätzung des möglichen prospektiven Verlaufs der RA (Subset?)
  - zur Beurteilung des möglichen Spontanverlaufs zur Komplettierung der Ausschlußdiagnostik (reaktive, B27-getriggerte Arthritiden usw.)

  führen

Tabelle 6.**11** Entscheidungskriterien der frühen rheumatoiden Arthritis für Diagnose und Therapie mit LAR

➤ Dauer der Arthritis 13–24 Monate
➤ Bis dahin intensiv symptomatische Therapie (NSA, Glucocorticoide, Kryotherapie, andere balneologische und antientzündliche Therapieformen) und konsequent funktionserhaltende Krankengymnastik Jetzt ist es meist möglich, Verlaufstypen* festzulegen: – Typ I keine Therapie mit LAR – Typ II weiteres Beobachten (noch) keine Therapie mit LAR – Typ III Therapie mit MTX, Sulfasalazin, Leflunomid, parenteralem Gold usw. (als Mono- oder Kombinationstherapie) – Typ IV Kombinationstherapie mit MTX, Cyclosporin A, Hydroxychloroquin, Azathioprin usw. (+ NSA, + wenn nötig Glucocorticoiden) + immer Krankengymnastik

* Diese Verlaufstypen stellen ein grobes Raster dar und sind nicht als festgelegte RA-Typen zu interpretieren.

RA-Typen

Typ I ist RF-negativ, zeigt einen milden pauci- bis oligartikulären Verlauf mit niedrigem unspezifischem Entzündungsprofil. Dieser Verlauf kann bereits durch „Miniremissionen" gekennzeichnet sein. Im Beobachtungszeitraum entwickeln sich keine radiologischen Zeichen und kein Funktionsverlust. Dieser Verlauf ist nicht immunologisch geprägt. HLA-DRB1-Allele (DRB1* 0401/0404/0408-DRB1* 0101) sind nicht nachzuweisen.
Auch *Typ II* ist (noch) RF-negativ. Er verläuft zwar ohne längere Remissionen, aber mild protrahiert und oligartikulär mit niedrigem unspezifischem Entzündungsprofil. Im Beobachtungszeitraum entwickeln sich diskrete radiologische Zeichen wie Arrosionen und eine juxtaartikuläre Osteoporose. Es entsteht kein Funktionsverlust! Eine immunologische Prägung ist angedeutet (z. B. ANA ≤1:80; eventuell partielles Sicca-Syndrom). Einzelne HLA-DRB1*-Allele mit niedrigen prospektiven Risiken (z. B. DRB-1* 0101 oder DRB1* 0401) können nachgewiesen werden.
Typ III läßt den Rheumafaktor initial nachweisen (≤100 IU/ml). Er beginnt symmetrisch, verläuft schleichend mit einem deutlichen unspezifischen Entzündungsniveau und hat im Beobachtungszeitraum keine beschwerdefreien Phasen. In dieser Zeit entstehen Erosionen, Gelenkspaltverschmälerungen sowie ein zwar mäßiger, aber faßbarer Funktionsverlust. Die immunologische Prägung nimmt zu (z. B: ANA ≥1:320; komplettes Sicca-Syndrom). Die HLA-DRB1*-Allele sind heterozygot oder in Kombination (z. B. DRB1* 0404 und/oder DRB1* 0401) nachweisbar.
Typ IV hat einen initial hochtitrig nachweisbaren Rheumafaktor (≥100 IU/ml). Neben dem homozygoten Nachweis von Dw14/Dw14 oder der Kombination Dw4/Dw14 (S. 3 f) lassen auch eine persistierend hohe Entzündungsaktivität, eine polyartikulär symmetrische Synovialitis sowie ein im Overlap-Spektrum deutlich zunehmend immunpathologisch geprägter Verlauf ohne jede (auch kurze) Remission ein ausgeprägtes Destruktionspotential voraussagen. Radiologisch finden sich ausgeprägtere Zeichen als beim Typ III mit bereits destruierendem Charakter. Viszerale Manifestationen (z. B. Vaskulitis) sind frühmanifest. Die Funktion ist deutlich gemindert.

Ein Verlauf, der durch die aufgeführten Charakteristika gekennzeichnet ist, läßt jenseits des 13. Monats keine diagnostische Unsicherheit mehr. Zu diesem Zeitpunkt kann bereits krankheitsadäquat therapiert werden (Tab. 6.**11**).

Für den weiteren Verlauf (unter Umständen auch schon etwas früher) gewinnen Funktionsaussagen immer größere Bedeutung.

Bewegungsfunktionstest

In einem Bewegungsfunktionstest werden bei 24 Einzelbewegungen ganze Funktionsketten von Gelenken geprüft. Die maximale Punktzahl bei ungehinderter Bewegung beträgt 100 (52 für die obere, 48 für die untere Extremität), so daß das Ergebnis ein Richtwert für die prozentuale Bewegungsbehinderung des Gesamtorganismus ist (567) (S. 87).

Im Gegensatz zu früheren Funktionsklassifikationen, die ärztliche Einschätzungen darstellen, nützen die heute am häufigsten eingesetzten Methoden zur Festlegung der Funktionskapazität die Eigenbeurteilung des Patienten. Am häufigsten werden der Health Assessment Questionnaire (HAQ; [1246]), der Modified Health Assessment Questionnaire (MHAQ; [870]), die Arthritis Impact Measurement Scales (AIMS; [728]) und der Functional Status Index (FSI) eingesetzt.

Tests zur Eigenbeurteilung

Im HAQ werden ebenso wie im MHAQ die Möglichkeiten zu täglichen Abläufen bzw. deren Eingeschränktsein abgefragt (Anziehen, Aufstehen, Essen, Spazierengehen, tägliche Hygiene, die Möglichkeiten des Öffnens von Türen usw.). Der HAQ ist von 0–3 (und der MHAQ von 1–4) graduiert. Das Stadium 1 signalisiert, daß bei den täglichen Abläufen eine diskrete Einschränkung besteht. Das Stadium 2 bedeutet bereits eine schwerere Einschränkung und/oder die Notwendigkeit, sich in einigen Bereichen unterstützen zu lassen. Im Stadium 3 ist Unterstützung durch andere notwendig (S. 87 f).

Zusammenfassung

Die Frage nach *Blutsverwandten* des Patienten berücksichtigt den genetischen Aspekt der RA-Ätiologie.

Krankheitsbeginn ist der Zeitpunkt, zu dem anamnestisch sichere Angaben über polyartikuläre symmetrische oder monartikuläre rezidivierende Beschwerden eruiert werden können.

Besonders genau ist die *Morgensteife* bzw. ihre Dauer zu hinterfragen, spiegelt sie doch das Ausmaß der (vermuteten) Synovialitis wider.

Muskelatrophien sind selten frühe Zeichen der RA. Auch die Histologie läßt sich in der Frühdiagnostik nahezu nie nützen. Das gilt häufig auch für die Analyse der Synovia: Zum einen wird die Synovia überwiegend aus entzündeten Kniegelenken gewonnen, die initial nur in einem kleinen Prozentsatz aller Fälle erkranken,

Tabelle 6.12 Charakteristika des entzündeten Gelenks

Synovialitis
- am schmerzfreiesten in neutraler Gelenkposition - Bewegungseinschränkungen und -schmerzen in allen Ebenen/Richtungen - Schwellung der Gelenkkapsel - Erguß - Gelenkspalt und -kapsel druckempfindlich - Überwärmung
Tendosynovialitis
- Schonhaltung der Gelenke - eingeschränkte Beweglichkeit - sehnenspezifischer Bewegungsschmerz - umschriebene Schwellung und Druckschmerz
Arthritis
- pathologische Gelenkkontur - Krepitus - Funktionsminderung

zum anderen ist die Analyse des Ergusses meist unspezifischer Natur.

Bestehen gelenkbezogene Beschwerden, ist zu klären, ob es sich um eine Arthralgie, eine Arthritis bzw. eine Arthrose handelt oder aber ob in anderen Geweben lokalisierte Ursachen für die Beschwerden des Patienten verantwortlich sind (Tab. 6.**12**). Ein langsamer und *schleichender Beginn* mit *typischer Gelenktopographie* (symmetrisch an Fingergrund- und -mittelgelenken) ist vom oligartikulären asymmetrischen, atypischen, unter Umständen monartikulären Beginn zu differenzieren.

Bei Frauen erkranken initial Fingergrund- und -mittelgelenke häufig. Bei Männern sind es initial häufig die Kniegelenke, erst dann folgen die Fingergelenke.

Auch die *Schmerzart* (Ruheschmerz, insgesamt Entzündungsschmerz) ist von großer Bedeutung. Anamnestisch eruierbare flüchtige Temporomandibulargelenkschmerzen, vorangegangene „grundlose" Sehnen- und Sehnenscheidenentzündungen bzw. ein peripheres Kompressionssyndrom wie das Karpaltunnelsyndrom liefern weitere Zuordnungsmöglichkeiten. Dazu zählen auch eine vorher nicht bestehende Hyperhidrosis palmaris bzw. ein schmerzlos entstandenes Streckdefizit im Ellbogen.

Spindelförmige *Schwellungen* der Fingermittelgelenke, ein nivelliertes Knöchelprofil durch Entzündung der Fingergrundgelenke bei der Inspektion werden durch die typischen weich-sulzig-schwammigen und/oder fluktuierenden Schwellungen bei der Palpation ergänzt.

Der frühe *Kraftverlust der Hände*, früh (wenn auch nur diskret) pathologisch ausfallende Funktionsprüfungen (Präzisions-, Kraftgriffe) und der häufige passive palmare Flexionsschmerz des Handgelenks sind frühdiagnostisch aussagekräftig.

Radiomorphologische Zeichen (Weichteilschwellungen, Kollateralphänomene, frühe Arrosionen, Schwund der Grenzlamelle), *sonographisch objektivierte Synovialitiden* runden die Möglichkeit zur frühen Diagnose ab. Dazu zählen auch ein hohes Entzündungsprofil unspezifischer Entzündungszeichen und – seltener – ein initial *hoher Rheumafaktortiter.*

Gemeinsam mit hohen CRP-Werten (S. 67 f), dem frühen Funktionsverlust (S. 88), Anzahl und Art der Remissionen (S. 86) werden in jüngster Zeit auch Knochendichtemessungen (Osteoporoseentwicklung ja/nein) als wichtige „Outcome-Parameter" der frühen RA eingesetzt (307a).

Der Nachweis der zur RA disponierenden und/oder die prospektive Verlaufsart festlegenden *HLA-DRB1*-Allele* hat unterstützenden Wert. DW4 (DRB1* 0401) und Dw14 (DRB1* 0404 und 0408), auch Dw1 (DRB1* 0101) sind Indikatoren der *genetischen Empfänglichkeit* gegenüber einem *schweren Verlauf.* Das Risiko für Dw4 (DRB1* 0401)/Dw14 (DRB1* 0404 und 0408)-Träger, an einer RA zu erkranken/bzw. einen schweren Verlauf zu entwickeln, ist deutlich erhöht. Diese Erkenntnisse legen nahe, daß HLA-Typisierungen bei frühen rheumatoiden Arthritiden einen möglichen Voraussagewert haben. Patienten mit einer frühen RA, die Nichtträger von DRB1*04- bzw. DRB1*01-Allelen (bzw. deren Kombinationen) sind, haben nur einen 10- bis 20%ige Wahrscheinlichkeit, einen schweren Verlauf ihrer Krankheit zu entwickeln. Andererseits verlaufen 2/3 früher rheumatoider Arthritiden mit diesen Allelen schwer (796).

Gelingt der *Nachweis des HLA-B27*, weist das frühdiagnostisch den Weg zu einer intensiven Differentialdiagnose (z. B. reaktive Arthritiden). Besonderheiten des Verlaufs von HLA-B27-positiven rheumatoiden Arthritiden (z. B. häufiger Halswirbelsäulenbefall?) sind kontrovers beschrieben. Bei gesicherter RA scheint sich HLA-B27 jedoch – nicht prägend, eigene, z. B. dem Formenkreis der seronegativen Spondylarthritiden angehörende Manifestationen nicht phänisch werden lassend – „herauszuhalten".

Frühe *Überlappungssymptome* bzw. -befunde – seien es eine Sicca-Symptomatik, ein Raynaud-Syndrom, eine frühe Vaskulitis bzw. antinukleäre Antikörper – sind zu beachten. Neben der schon angesprochenen sehr wichtigen initialen Gelenktopographie ist auch die *altersbezogene Differentialdiagnostik* (bei jungen Patienten z. B. periphere Gelenkbeteiligung einer Sp. a., Reiter-Syndrom, reaktive Arthritiden; bei älteren Patienten z. B. Polymyalgie-Riesenzellarteriitis-[PMR-RZA-]Syndrom foudroyant-destruierend verlaufende Fingerpolyarthrosen bzw. Chondrokalzinose) hinzuziehen.

Besonders intensiv beobachtet werden müssen – entsprechende Konstellationen vorausgesetzt – als „rheumatoide Arthritis" beginnende Kollagenosen wie der systemische Lupus erythematodes, das Mixed connective tissue disease (MCTD), aber auch die progressive systemische Sklerose (S. 116). Diese Erkrankungen lassen sich häufig erst im weiteren Verlauf von der RA differenzieren.

Klinisches Vollbild

Wegen des systemischen Charakters stehen bei der rheumatoiden Arthritis Symptome und Entwicklung der *Polysynovialitis* im Vordergrund. Jedoch müssen *periartikuläre* (Bänder, Sehnen, Sehnenscheiden, Bursen) und *viszerale Manifestationen* (S. 30) ebenfalls beachtet werden.

Gelenke

Die *Palpation* der Fingergelenke erlaubt Rückschlüsse auf die Genese der zugrundeliegenden Krankheit. An den Fingermittelgelenken z. B. differenziert der von dorsal palpierende Finger des Arztes (Abb. 6.**3**, S. 14) zwischen weich-flukturierenden (Erguß, Synovialitis), pannös-federnden (Synovialitis) sowie pseudoderben (Synovialitis im Rahmen einer Arthritis psoriatica) und knöchernen Befunden (spätere Phase der Fingermittelgelenkpolyarthrose). *Schmerzhafte Punkte* an der Hand wie der Processus styloideus radii (Kollateralbandläsion) oder über dem Lig.-pisohamatum (Loge-du-Guyon-Syndrom) geben weitere Hinweise.

Wichtig ist auch der *diagnostische Händedruck*, der Kompressionsschmerz aller Fingergrundgelenke (Gaenslen-Zeichen; Abb. 6.**4**, S. 14).

Eine *asymmetrische Beschwielung* der Handinnenfläche ist Hinweis auf eine Funktionsstörung von Hand- und Fingergelenken. Die *Atrophie des Thenars* kann sowohl Ausdruck einer Medianuskompression als auch einer (sekundären?) Arthrose des Daumensattelgelenks sein (Abb. 6.**6**). Die globale Atrophie der Interdigitalmuskulatur kommt in fortgeschrittenen Stadien der RA häufig vor (748).

Schwellungen proximal des Karpaltunnels deuten auf eine Tenosynovialitis hin, die häufig eine Medianuskompression verursacht (Abb. 6.**7**). Die Schwellung des Handrückens entsteht meist durch eine Entzündung der Sehnen und Sehnenscheiden des M. extensor carpi ulnaris und des M. extensor digitorum communis (Abb. 6.**8**). Letztlich geht die Integrität des distalen Radioulnargelenks verloren. Das durch die proliferative Synovialitis des radioulnaren Gelenks gedehnte ulnare Kollateralband wird zerstört oder reißt. Das ulnare Köpfchen wird dorsal prominent. Häufig entstehen daraus das überbewegliche Ulnaköpfchen *(Klaviertastenphänomen)* und das *Caput-ulnae-Syndrom* (Abb. 6.**9**). Besonders oft sind auch die Sehnen des M. extensor pollicis longus und die gemeinsamen Sehnen des M. extensor digitorum communis sowie die Eigenstrecksehne des M. extensor digitus proprius V betroffen.

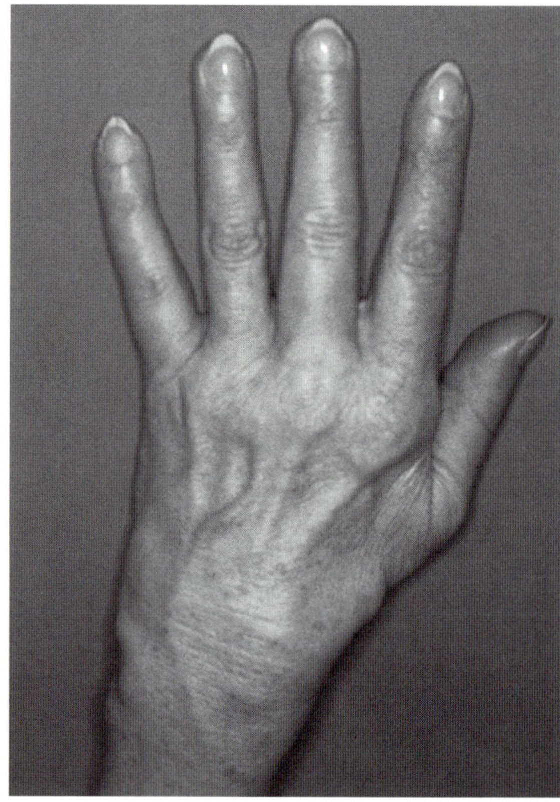

Abb. 6.6 **Ausgeprägte Atrophie des Thenars und der Mm. interossei.** 52jährige Frau.

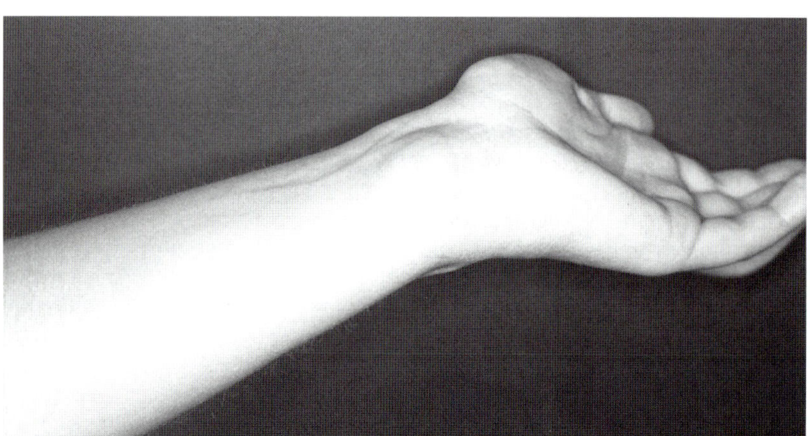

Abb. 6.7 **Proximale Schwellung der Handbeugesehnen.** 32jährige Frau.

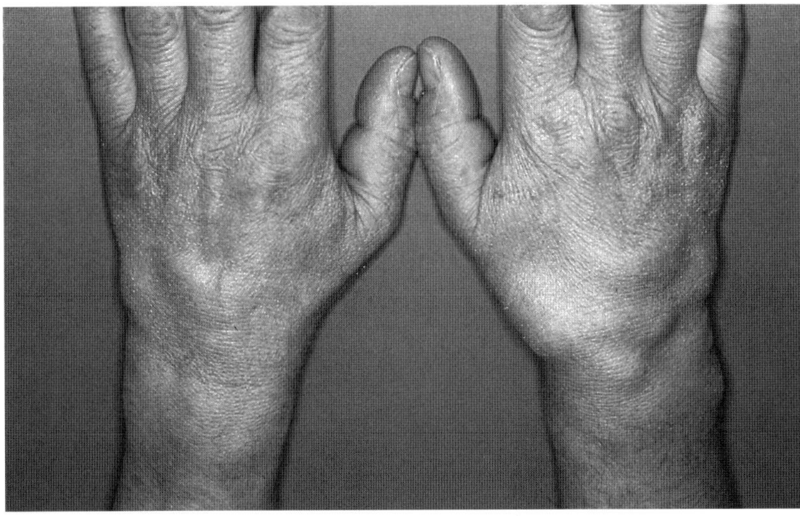

Abb. 6.8 **Strecksehnenschwellung am Handrücken.** 46jährige Frau.

Spontane *Rupturen der Fingerstrecksehnen* sind bei der RA nicht selten und kommen häufiger vor als die der Beugesehnen und auch der Handgelenkstrecker.

Schwellungen der Beugesehnen lassen sich manchmal noch weiter peripher an den Fingergrundgliedern erkennen. Eine *Entzündung der Sehnenscheiden der Flexoren*, besonders am 2., 3. oder 4. Beugerfach in der Hohlhand, findet sich in über der Hälfte aller Fälle (413). An der palmaren Seite des Handgelenks können sich palpierbare Synovialprotrusionen entwickeln. Da das dicke Lig. transversum der Dekompression erheblichen Widerstand entgegensetzt, führt die Entzündung der Flexoren nicht selten zum *Karpaltunnelsyndrom*. *Rupturen der tiefen Beugesehnen* verursachen einen Ausfall der aktiven Endgliedbeugung, eine Gleitstörung der Sehnen, insbesondere im Bereich des Hiatus der oberflächlichen Beugesehnen, und können je nach Art und Lokalisation zu Knopfloch- oder Schwanenhalsdeformationen führen.

Funktionell sind dem Handgelenk nicht nur das Radiokarpal- und distale Radioulnargelenk zugeordnet, sondern auch die Interkarpalgelenke. Dorsalextension und Palmarflexion geschehen zu mehr als 50% in der interkarpalen Gelenkreihe. Für die *Ulnardeviation der Langfinger* gibt es verschiedene Erklärungsmöglichkeiten. So kann eine Schwäche des M. extensor carpi ulnaris zur radialen Abweichung des Handgelenks führen, da die proximalen Karpalknochen sich ulnar, die distalen radial verschieben. Initial subluxiert die ulnare Seite des Karpus palmar. Die bewegliche Insertion des M. extensor carpi ulnaris schlüpft in eine lateral palmare Richtung. Der entstehende palmare Zug auf die Handwurzelknochen wird nur schwach von den Extensoren kompensiert. Es entstehen die relative Supination des Karpus und ein prominentes Ulnaköpfchen. Die MCP-Gelenke (meist I und II) deviieren ulnar – die Extensoren des radialen Karpus werden dominant. Etwa die Hälfte aller Patienten entwickeln nach 5–10 Jahren eine ulnare Deviation der Langfinger (Abb. 6.**10**; [418]).

Die physiologischen Handgewölbe werden durch die persistierende Entzündung zerstört. Ein transversaler Bogen (karpale Knochen) führt von der Basis des Thenars zur Basis des Hypothenars. Ein longitudinaler Bogen führt von diesem karpalen Bogen zu jeder Phalanx. Frühes Ödem und Schmerz, verknüpft mit Spasmen der Mm. interossei, resultieren im Verlust beider Bögen und lassen letztlich den *Eindruck einer flachen Hand* entstehen.

Etwa 20% aller Patienten entwickeln eine *Schwanenhalsdeformation* (134, 283), die durch die Überstreckung des proximalen Interphalangealgelenks und die

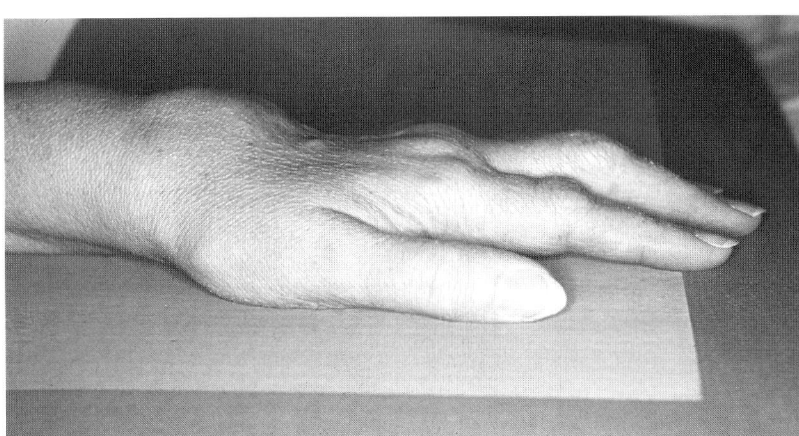

Abb. 6.9 **Caput-ulnae-Syndrom** (Klaviertastenphänomen). 39jährige Frau.

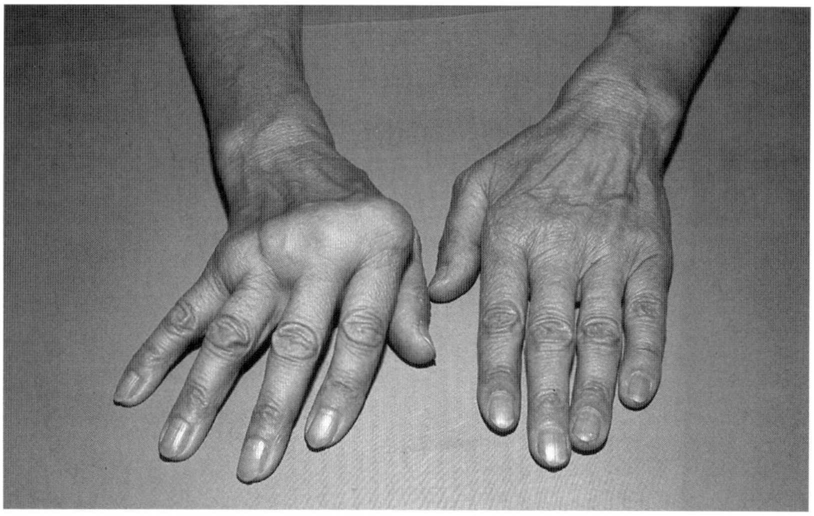

Abb. 6.10 **„Handskoliose" der adulten rheumatoiden Arthritis.** 42jährige Frau. Radialdeviation des Radiokarpalgelenks und ulnare Deviation der Langfinger der rechten Hand.

Beugung des distalen Interphalangealgelenks charakterisiert ist (Abb. 6.**11**). Ist die Schwanenhalsdeformation der Langfinger fixiert, bedeutet das „eine Katastrophe für die Handfunktion" (333). Faustschluß, Spitzgriff und das Ergreifen kleiner wie großer Gegenstände zwischen Hohlhand und Langfingern werden unmöglich. Die verhängnisvolle Funktionsstörung der Schwanenhalsdeformation muß deshalb frühzeitig erkannt und behandelt werden.

Die *Knopflochdeformität* (Abb. 6.**12**) ist durch die Beugestellung des proximalen Interphalangealgelenks und die Überstreckung des distalen Interphalangealgelenks charakterisiert. Funktionell wirkt diese Fehlstellung „weniger schlimm" als die des Schwanenhalses. Diese Deformation trifft den Daumen am häufigsten (über die Hälfte aller Patienten). Die Entzündung im Metakarpophalangealgelenk I führt über die gestreckte Gelenkkapsel zu einer knopflochähnlichen Deformation, die des Karpometakarpalgelenks I läßt eine palmare Subluxation bei gleichzeitiger Kontraktur des M. adductor pollicis entstehen. Als Folge der Adduktion des ersten Metakarpus, der Flexion des MCP-Gelenks und der Hyperextension des distalen Interphalangealgelenks entsteht die sogenannte *90/90-Deformität* (Abb. 6.**13**, Tab. 6.**13**).

Ist ein PIP-Gelenk schlecht beweglich, kann das an der Synovialitis dieses Gelenks oder an einer Synovialitis des MCP-Gelenks dieses Fingers liegen, die die intrinsische Muskulatur (Mm. interossei, Mm. lumbricales) verkrampft. Erreicht bei gestrecktem MCP-Gelenk die

Tabelle 6.13 Entwicklungen an der RA-Hand

Die Entzündung lockert die Bandstrukturen des Handgelenks (Kraftverlust). Beim Greifen entstehen – Palmarflexion – Radialabduktion
Gelockerte MCP-Gelenke subluxieren (Verlust des transversalen und longitudinalen Handgewölbes: flache Hand) bei aktiver Bewegung nach hinten unten. Bei Radialabduktion entsteht – Ulnardeviation der Langfinger
Im weiteren Verlauf entwickeln sich – Caput-ulnae-Syndrom – Schwanenhalsdeformation – Knopflochdeformation – 90/90-Deformität des Daumens – Atrophie der Interdigitalmuskulatur – Thenaratrophie – asymmetrische Beschwielung der Handinnenfläche

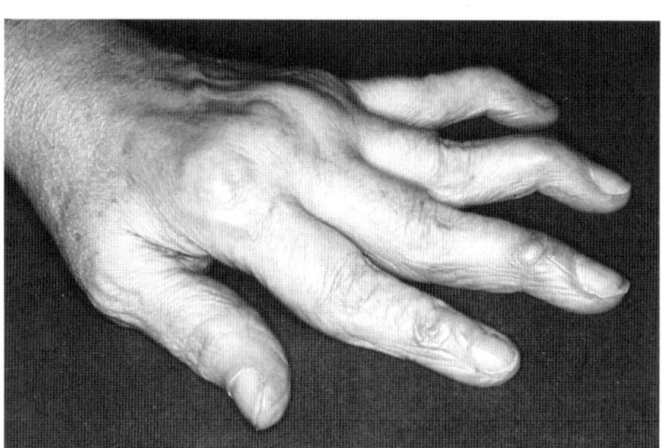

Abb. 6.11 **Schwanenhalsdeformation an allen Fingern der rechten Hand.** 48jährige Frau.

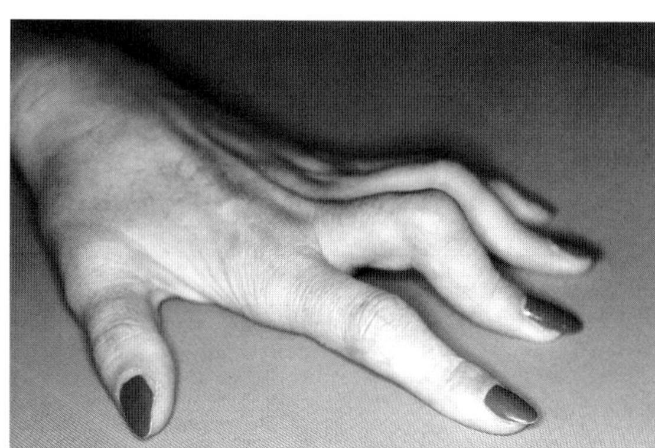

Abb. 6.12 **Knopflochdeformation.** 39jährige Frau.

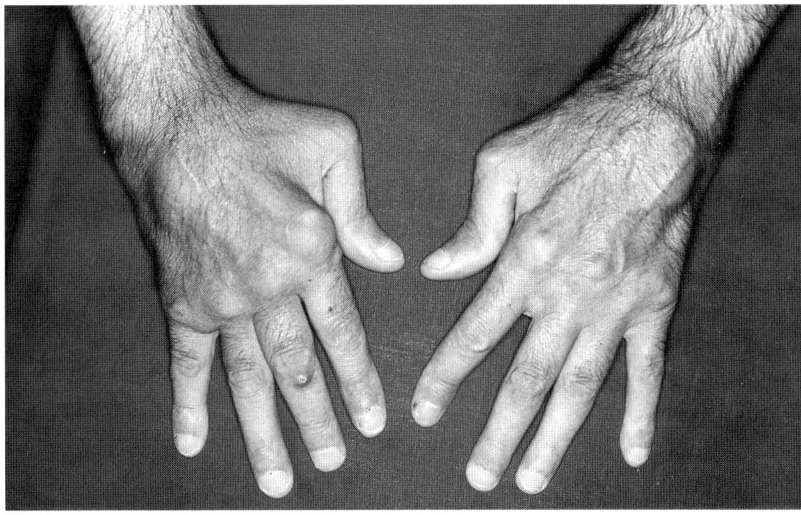

Abb. 6.13 **90/90-Deformität beider Daumen.** 41jähriger Mann.

Fingerspitze die palmare Handfläche, sind PIP- und DIP-Gelenke nicht erkrankt. Bei gebeugtem MCP-Gelenk sind die Mm. interossei und lumbricales entspannt. Jede Bewegungseinschränkung ist Zeichen einer Synovialitis im PIP. Kann dieses Gelenk jedoch frei gebeugt werden, ist die Ursache der spastische Tonus der Mm. interossei als Folge einer MCP-Synovialitis (Bunnel-Zeichen, Abb. 6.**14**). Wichtig sind auch andere Präzisionsgriffe wie der in seiner Funktion meist spät gestörte *Schlüsselgriff* (Daumenkuppe gegen die radiale Seite des Zeigefingers bis zum Mittelglied) und der früh in seiner Funktion beeinträchtigte *Spitzgriff* (Daumen gegen Fingerkuppen anderer Finger; Abb. 6.**15**). Von Bedeutung für das tägliche Leben des Patienten mit RA sind auch die sogenannten *Kraftgriffe*. Wir kennen den *Hakengriff* (z. B. eine Tasche tragen), den *Hammergriff* (einen Ham-

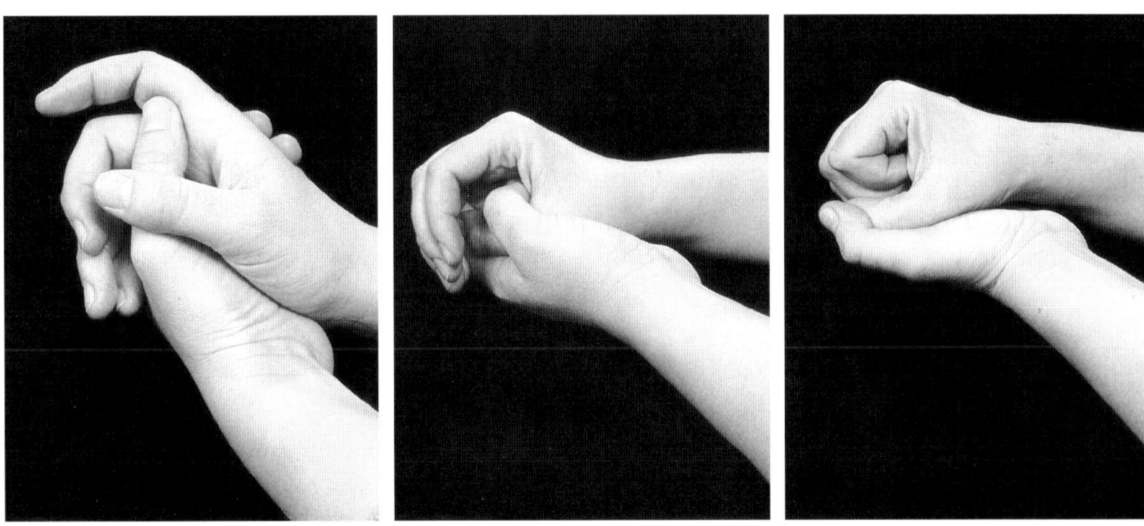

a b c

Abb. 6.14 **Bunnel-Zeichen.** Es differenziert Ursachen einer Bewegungseinschränkung des proximalen Interphalangealgelenks

a Bei gestrecktem Metakarpophalangealgelenk und normaler Beugung im proximalen Interphalangealgelenk liegen die Ursachen für eine mögliche Beugeeinschränkung im proximalen Interphalangealgelenk in keinem der drei Gelenke dieses Fingers

b Kann das proximale Interphalangealgelenk bei gestrecktem Metakarpophalangealgelenk nicht gebeugt werden, wird dieses gebeugt, um die kontrakten Mm. interossei zu entspannen. Eine Beugeeinschränkung des proximalen Interphalangealgelenks ist auf eine Synovialitis dieses Gelenks zurückzuführen

c Bei gebeugtem Metakarpophalangealgelenk und jetzt freier Beweglichkeit des proximalen Interphalangealgelenks ist die vorher objektivierte Beugeeinschränkung auf kontrakte Mm. interossei – als Folge des Synovialitis des MCP-Gelenks – zurückzuführen.

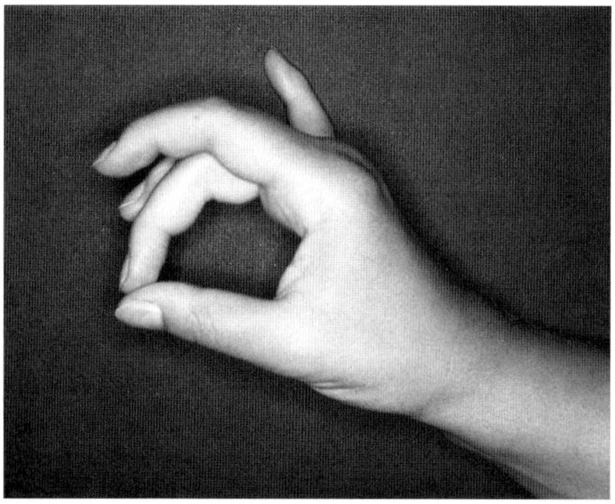
a

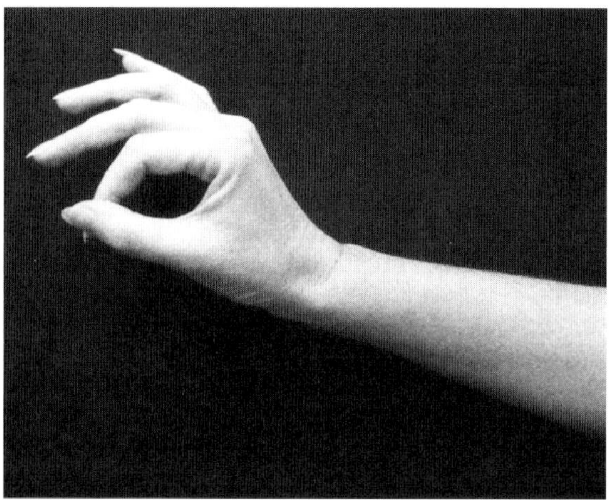
b

Abb. 6.**15** **Präzisionsgriffe der Finger.** 32jährige Frau
a Der Spitzgriff ist nur eingeschränkt möglich, da das Daumenendgelenk nicht gebeugt werden kann
b Beim Schlüsselgriff ist die Unfähigkeit, das Daumenendgelenk zu beugen, eher von Vorteil.

mer von der Tischoberfläche abheben) und den *Zylindergriff* (z. B. eine stehende Flasche vom Tisch wegnehmen).

Immer zu prüfen ist die Fähigkeit zum *Faustschluß.*

Beim *Knopftest* wird die Zeit gestoppt, in der ein Patient 5 Knöpfe auf- und wieder zuknöpfen kann.

Die *Gehzeit* wird ermittelt, indem z.B. die Zeit gestoppt wird, in der ein Patient 10 m zurücklegt (inklusive Aufstehen und Wiederhinsetzen aus/in einem/n Stuhl).

Nicht selten finden sich an den Sehnen Rheumaknoten, die die Finger schmerzhaft in eine Beugung zwingen.

Nur gering betroffen (<15%) sind im Verlauf der RA die distalen Interphalangealgelenke.

Der Patient bemerkt oft nicht, daß an seinem Ellbogen ein Streckdefizit entsteht. „Versteckte" Streckdefizite können sich bei Frauen entwickeln, die vor der Erkrankung das Ellbogengelenk überstrecken konnten und es bei der Untersuchung (vermeintlich) voll strekken können. Parallel dazu entwickelt sich eine Valgusabweichung im Gelenk. Erst später wird die Beugung behindert, was für die Funktion von wesentlich größerer Bedeutung ist. Knotige Verdickungen an der Streckseite des Gelenks wie auch des proximalen Unterarms haben ihre Ursachen in einer Bursitis oder auch in „Rheumaknoten". Da Humeroulnargelenk, proximales und distales Radioulnargelenk eine funktionelle Einheit darstellen, sind die beiden letzteren auch für die wichtige *Unterarmdrehung* verantwortlich (immer Pro- und Supination prüfen). Unter der Voraussetzung, daß Hand- und Schultergelenke desselben Arms nicht betroffen sind (was in der Praxis leider häufig nicht der Fall ist), können diese Gelenke – das Ellbogengelenk ist ein Verbindungsgelenk zwischen Hand und Schulter – manchmal den Verlust der Ellbogenbeweglichkeit kompensieren. Viele Patienten verlieren dennoch im Verlauf ihrer RA an Beweglichkeit, sie erreichen weniger als 60° Pronation und haben deshalb erhebliche Schwierigkeiten bei der Bewältigung täglicher Aktivitäten (35).

Die durch die RA verursachte Inaktivitätsatrophie resultiert häufig in der Abflachung der *Schulterkonturen.* Eine Synovialitis kann das Schultergelenk in Adduktion fixieren. Globale Funktionsprüfungen sind der *Hinterkopf-Nacken-Griff* und der *Schürzengriff* (Daumen-Vertebra-Prominens-Abstand messen!). Der Schmerz bei Druck auf den glenohumeralen Gelenkspalt signalisiert eine Omarthritis. Die Palpation des Akromioklavikulargelenks schmerzt. Diffuse muskuläre *Oberarmschmerzen* gehören häufig zur langdauernden Symptomatik der RA. Auch druckdolente Bursen bzw. die druckdolente Sehne des langen M. biceps im Sulcus bicipitalis sind häufig. Die Bursa subacromialis und die Rotatorenmanschette erkranken oft. Da meist alle Gelenkanteile in den Entzündungsprozeß involviert sind, fällt die Funktion vor allem bei der Abduktion und Rotation zum großen Teil aus. Etwa die Hälfte aller Patienten leidet unter Schulterschmerzen (447). Schwierigkeiten und Schmerz bei Abläufen des täglichen Lebens wie beim Anziehen, Kämmen usw. sind häufig. Nachts wachen die Patienten auf, wenn sie sich auf die erkrankte Schulter legen.

Der schmerzende *vertikale Druck* auf die Metatarsalköpfchen II–IV *(Morton's disease)*, selten ein Frühsymptom der RA (53), ist vom Schmerz bei horizontaler Kompression der Metatarsophalangealgelenke *(Gaenslen-Zeichen)* als für die RA pathognomonisch abzugrenzen. Häufig finden sich medial an der Seite des Großzehengrundgelenks Schwellungen, die eine Bursitis verursacht haben kann. Schmerzhafte Bewegungseinschränkungen im Metatarsophalangealgelenk I beeinträchtigen Gehleistung und Gangbild.

Zehengrundgelenke sind gewichttragende Gelenke. Eine persistierende Entzündung lockert die Bänder der intermetatarsalen Gelenke und wirkt sich auf den Vorfuß aus. Die plantare Subluxation der Metatarsalköpfchen zeigt sich in einer charakteristischen *Fußsohlenbeschwielung* (Abb. 6.**16**).

Im weiteren Verlauf können sich Hammerzehen, ein hallux valgus oder ein hallux rigidus bzw. ein Pes planovalgus am Rückfuß entwickeln (Abb. 6.**17**). Am *Vorfuß* unterscheidet man den dreieckigen Spreizfuß (ausgeprägter Hallux valgus und/oder rigidus und die Varusstellung des Digitus V) und den Windmühlenvorfuß (laterale Deviation der Zehen, die durch die Luxation

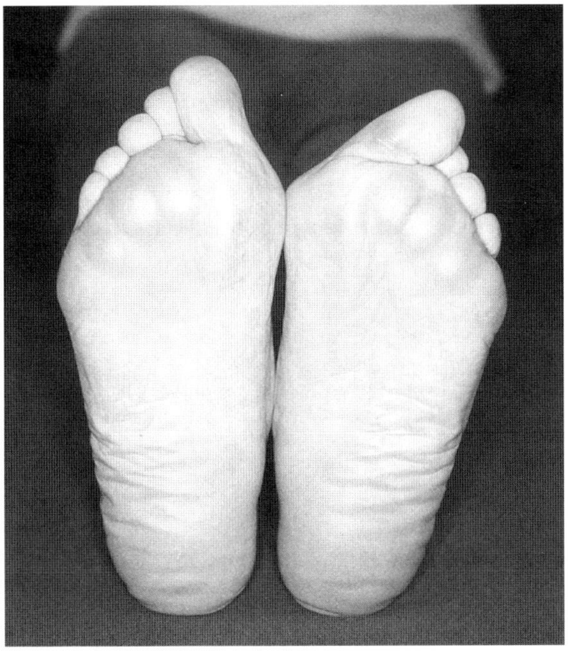

Abb. 6.16 **Charakteristische Fußsohlenbeschwielung.** 47jährige Frau. Die plantare Subluxation der Metatarsalköpfchen führt dazu.

der Grundphalangen gegen dorsal in den Grundgelenken verursacht ist (Abb. 6.**18**, Tab. 6.**14**).

Das *obere Sprunggelenk* erkrankt im Verlauf der RA meist erst sehr spät. Schwellungen vor und hinter dem Knöchel können sowohl von der Gelenkkapsel als auch durch Ergußbildung verursacht sein (Abb. 6.**19**). *Tenosynovialitiden* der retromalleolären Sehnenscheiden der Muskeln der Peronäusgruppe und der Extensoren – mehr wurstförmig, streckseitig durch das Lig. cruciatum sanduhrförmig eingeschnürt – entstehen im Verlauf der RA häufig. Die Stabilität des Sprunggelenks ist von den Bändern, die die Fibula mit der Tibia und diese beiden mit dem Talus verbinden, abhängig. Entzündliche Lockerungen dieser Bänder führen zur Inkongruenz, die nicht selten in *Valgusdeformationen* endet. Sehr wichtig ist es, Untersuchungen am oberen und unteren Sprunggelenk *unter Belastung* (im Stehen) durchzuführen. Besonders Bandinstabilitäten und Deformationen werden am entlasteten (im Liegen untersuchten) Fuß häufig nicht sichtbar.

Tabelle 6.14 Entwicklungen am RA-Fuß

- Plantare Subluxation der Metatarsophalangealgelenke
- Hallux valgus, Hallux rigidus, Hammerzehen
- Charakteristische Fußsohlenbeschwielung
- Dreieckiger Spreizfuß, Windmühlenvorfuß
- Pes planovalgus

Das oft erkrankte *subtalare Gelenk* kontrolliert die Eversion und Inversion des Fußes. RA-Patienten mit entzündeten subtalaren Gelenken verspüren beim Barfußgehen mehr Schmerzen, wenn sie auf ebenem Boden gehen. Nicht selten finden sich an der Achillessehne Rheumaknoten (Abb. 6.**20**).

Synovialitis und Erguß am *Knie* lassen sich einfach objektivieren. Kniegelenke sind in 60–80% aller Verläufe involviert. Fast nie läßt sich Rötung, häufig aber Überwärmung feststellen.

Untersuchungen des Knies müssen neben dem Bewegungsausmaß immer die *Stabilität* besonders berücksichtigen *(Untersuchung unter Belastung!)*. Auch die Beurteilung der Achse (Genua varum, valgum, Genu recurvatum) ist wesentlich. Frühe Zeichen einer Gonitis sind die Quadrizepsatrophie und der Verlust der vollen Streckung – zunächst funktionell, dann in Form einer fixierten Flexionskontraktur. Die Beugekontraktur im Kniegelenk ist häufig auch Folge der Streckhemmung

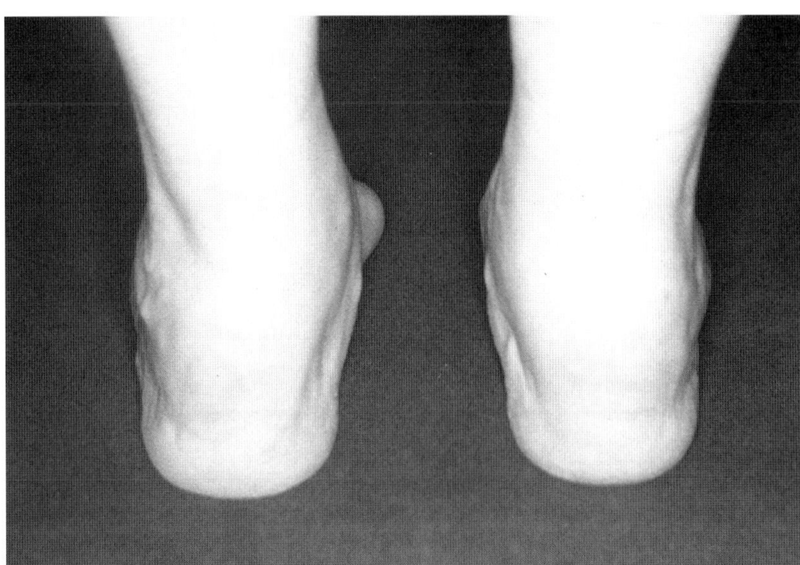

Abb. 6.17 **Beginnender Pes planovalgus.** 51jährige Frau.

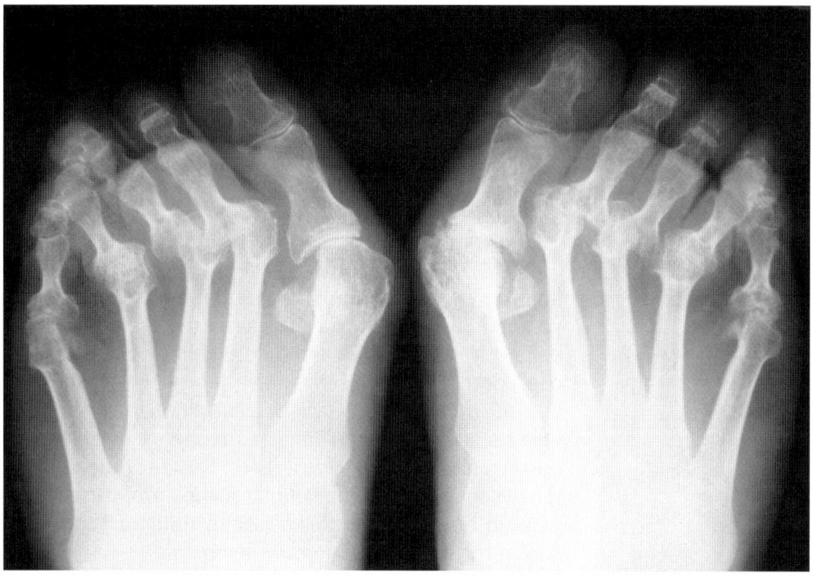

Abb. 6.18 **Windmühlenvorfuß.** 48jährige Frau. Die Luxation (rechts ausgeprägter als links) der Grundphalangen gegen dorsal führt zur lateralen Deviation der Zehen.

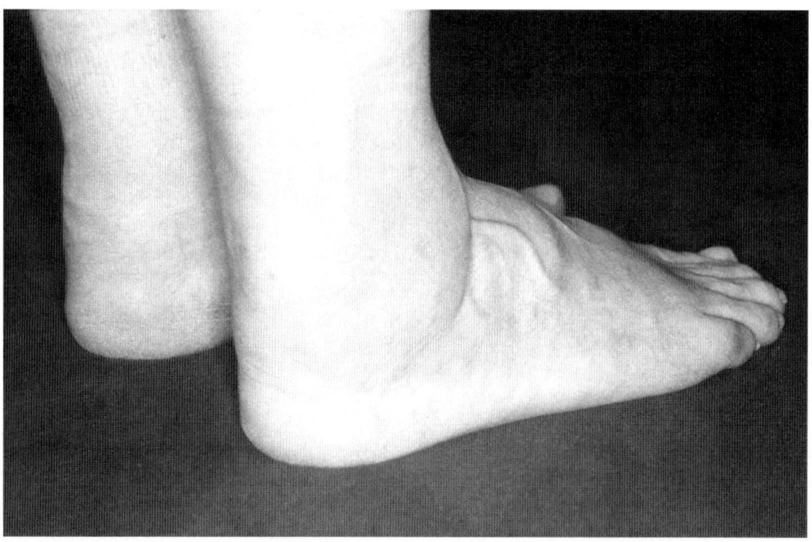

Abb. 6.19 **Sehnenscheidenentzündungen und Synovialitis des rechten oberen und unteren Sprunggelenks.** 51jährige Frau.

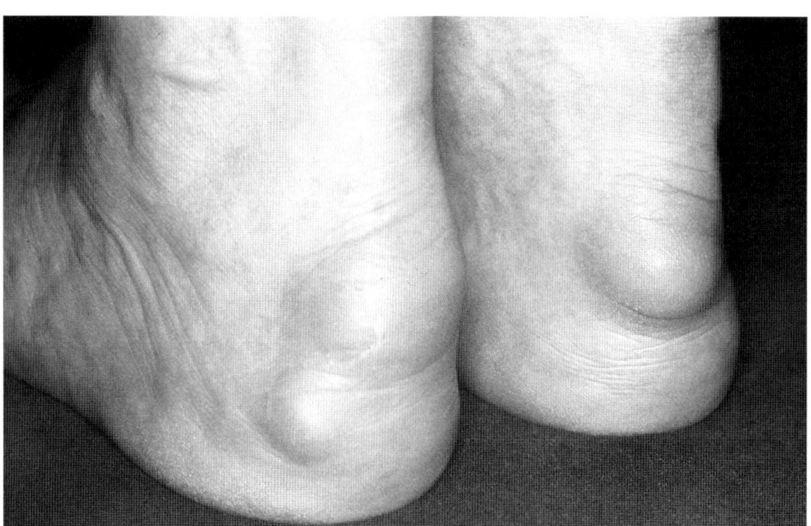

Abb. 6.20 **Rheumaknoten an beiden Fersen, über den Achillessehnenansätzen.** 56jährige Frau.

im Rahmen einer Meniskopathie, aber auch der Schonung (Kissen unter dem Knie!) im Rahmen einer Synovialitis.

Die ausschließlich *ventrale Schwellung* signalisiert die prä- bzw. infra- oder parapatellare Bursitis (Abb. 6.**21**). Ist das Knie global geschwollen, liegt der Verdacht auf einen Erguß im Rahmen einer systemischen Gelenkentzündung nahe. Die dorsal lokalisierte Schwellung stellt sich häufig als Baker-Zyste dar (Abb. 6.**22**).

Die Patienten haben Schwierigkeiten, vom Sitzen aufzustehen, Treppen abwärts zu steigen oder auch zu gehen. Die Synovialitis kann die Menisci, die Kreuzbänder (besonders das vordere), die lateralen und medialen Bänder zerstören und so eine Valgusdeformität verursachen.

Popliteal- und auch *Baker-Zysten* sind häufig. Einen Rückfluß der Synovia aus der Baker-Zyste in den ventralen Anteil des Kniegelenks gibt es nicht. Wird der intraartikuläre Druck sehr hoch, kann die Popliteralzyste abrutschen oder rupturieren (Abb. 6.**23**); ihre Flüssigkeit kann in den Unterschenkel oder seltener in den Oberschenkel fließen. Meist rupturiert die Zyste zwischen dem medialen Kopf des M. gastrocnemius und der Sehneninsertion des M. biceps. Die Symptome einer Baker-Zyste bzw. einer rupturierten Baker-Zyste können stark ausgeprägt sein. Eine intakte Zyste erschwert den Fluß oberflächlicher Venen zum oberen Teil des Fußes und verursacht so die Erweiterung der Venen oder ein Ödem. Die Ruptur mit nachfolgender Verteilung der Gelenkflüssigkeit in den Unterschenkel ähnelt einer

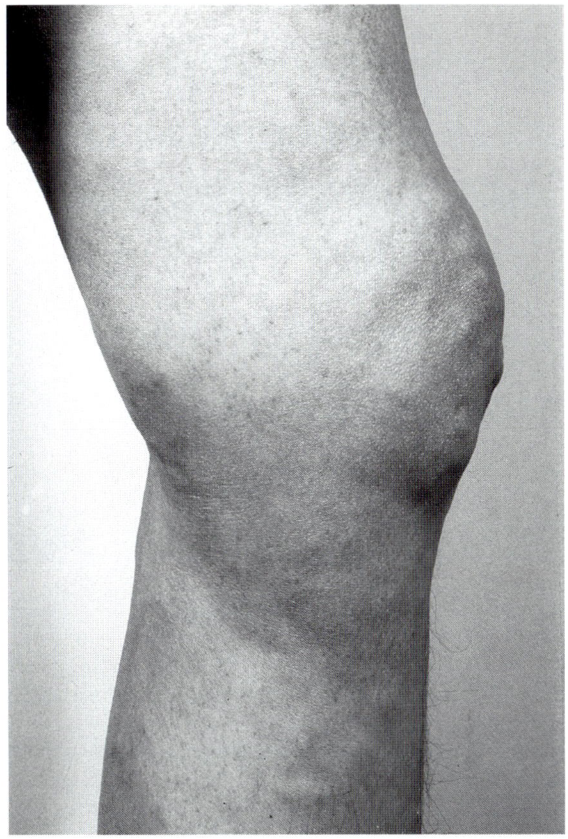

Abb. 6.21 **Ventrale präpatellare Schwellung am Knie.** 47jährige Frau.

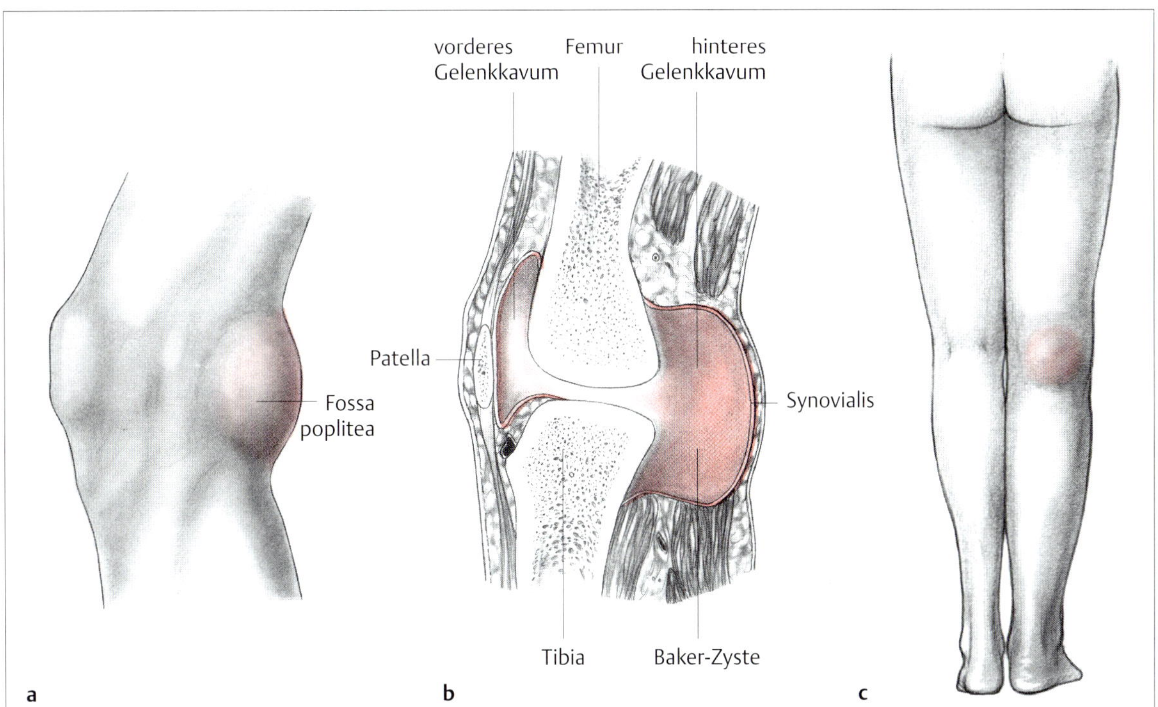

Abb. 6.22 **Baker-Zyste**
a Vorwölbung der Baker-Zyste in der Kniekehle
b Anatomie der Baker-Zyste
c Baker-Zyste im Stehen.

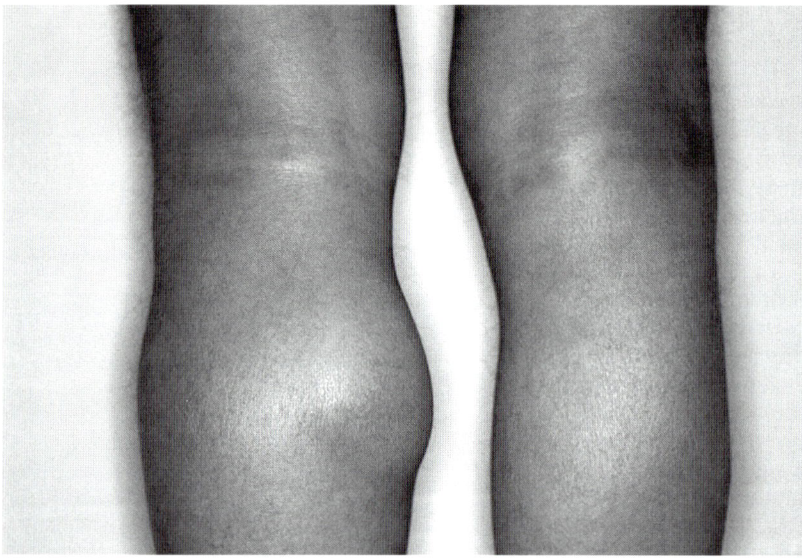

Abb. 6.23 **„Abgerutschte" Baker-Zyste.** 41jähriger Mann.

akuten Thrombophlebitis mit Schwellung, extremer Berührungsempfindlichkeit, Verhärtung, Rötung und auch Überwärmung. Ein Hämatom neben einem der Malleoli kann entstehen.

Das *Hüftgelenk* erkrankt im Frühverlauf in 1–5%, im weiteren Verlauf in 17–27% der Fälle, insgesamt wenig häufig. Die klinische Objektivierung einer Koxitis ist, wenn Schmerzen fehlen, oft schwierig. Schmerzen an der Außenseite der Hüfte sind meist Folgen einer Bursitis trochanterica und häufig mit einer Gehbehinderung verbunden. Sehr wichtig ist die radiologische Dokumentation. Wie alle gewichttragenden Gelenke entwikkelt der Femurkopf zystoide Aufhellungen. Wichtig für die Diagnose ist häufig die axiale Dislokation des Femurkopfes. Funktionell entwickelt sich zuerst eine Einschränkung der Innenrotation, der Extension und der Adduktion. Erst später werden die Außenrotation, Abduktion und die Flexion limitiert.

Halswirbelsäule

Die RA führt an der Halswirbelsäule manchmal zu einer abgeflacht erscheinenden *okzipitozervikalen Lordose*. Der Patient streckt den Kopf etwas nach vorne und beugt den Nacken, das Kinn liegt nahe am Sternum und kann nicht leicht angehoben werden.

Es besteht die Gefahr, daß bei der RA auftretende *Nackenschmerzen* als Symptome alterskorrelierter degenerativer Veränderungen interpretiert werden. Schmerzen im Hinterhauptkopfbereich, seltener Parästhesien in den Händen, Muskelschmerzen, Steifheit, muskuläre Schwäche (129, 142) stehen äußerst variablen neurologischen Symptomen gegenüber. Möglich sind Mißempfinden des Kopfes bei Flexion, wechselnde Bewußtseinsphasen, der Verlust der Sphinkterkontrolle, Dysphagien, Schwindel, Krämpfe, Hemiplegien, Nystagmus und auch periphere Parästhesien ohne den somatischen Hintergrund einer peripheren Nervenkompression. Einige dieser Symptome gehen von den komprimierten Aa. vertebrales aus.

Selten ist die Schädigung zervikaler Wurzeln mit retroaurikulären Schmerzen bis zu sensiblen Hautstörungen C2/C3.

An der Halswirbelsäule erkranken oft die atlantookzipitalen und atlantoaxialen Gelenke und Bänder (Tab. 6.**15**). Am häufigsten entsteht eine *ventrale atlantodentale Dislokation*. Patienten, die unter entsprechenden Beschwerden leiden und in der lateralen Halswirbelsäulenaufnahme eine ventrale atlantodentale Dislokation von mehr als 4 mm aufweisen, sollten nur dann Funktionsaufnahmen durchführen, wenn durch andere Aufnahme eine Fraktur des Dens oder eine schwerere atlantodentale Subluxation ausgeschlossen ist. Zur Objektivierung dieser Zustände sind computertomographische und magnetresonanztomographische Untersuchungen von großem Vorteil (S. 59).

Der *Atlas* kann auch nach dorsal „wandern" – ausschließlich dann, wenn der Dens frakturiert oder erheblich zerstört ist. Die vertikale Subluxation des Atlas

Tabelle 6.15 Manifestationen der RA an der Halswirbelsäule (Übersicht)

Art der Veränderung	Prozentuale Häufigkeit	Autoren
C0/C1/C2		
– ventrale atlantodentale Dislokation	25–40%	(247, 1100)
– vertikale Densimpression	0,9–3,7%	(479, 1073)
– dorsale Dislokation	selten	(232, 274)
– laterale Dislokation	selten	(162, 227)
C3–C7		
– Step-ladder-Dislokation	5–23%	(220, 704)
– Diszitis	7–12%	(367, 732)
– Zuspitzung des Processus spinosus des 7. Halswirbelkörpers	7–8%	(974, 986, 987)
– Osteoporose	43–82%	(142, 252, 274)

gegenüber dem Dens resultiert aus der Zerstörung der seitlichen atlantoaxialen Gelenke.

Symptome der Zerstörung verschiedener Halswirbelsäulenstrukturen hinken diesen Veränderungen nach. Entscheidend scheint die zeitgerechte Dokumentation, die auch die Gelenke zwischen Okziput und Atlas berücksichtigt. Sind diese Gelenke zerstört, wirkt sich der Hebelarm des Schädels ganz auf Atlas und Axis aus! Anteflexionsaufnahmen helfen festzustellen, ob sich die ventrale Distanz zwischen Atlas und Dens bei Flexion vergrößert: mobile ventrale atlantodentale Distanz.

> Die Situation aller Patienten mit mobiler ventraler atlantodentaler Distanz, engem Signalkanal und zerstörten Gelenken zwischen Okziput und Atlas ist über die Möglichkeiten des konventionellen Röntgens hinaus mit Hilfe einer CT bzw. eines MRT (letzteres vor allem präoperativ) zu klären.

Abhängig von den komprimierten anatomischen Strukturen sind Symptome objektivierbar. Die Kompression des Rückenmarks verursacht Pyramidenbahnzeichen wie muskuläre Schwäche, Inkontinenz, Hyperreflexie, Verlust des Sphinktertonus und Paresen. Die abrupte Flexion der Halswirbelsäule hat eine plötzliche, mit Parästhesien verbundene elektrische Sensation im Bereich der gesamten Wirbelsäule oder der Extremitäten (Lhermitte-Zeichen) zur Folge. Zeichen der vertebrobasilären Insuffizienz sind Ataxie, Vertigo und Nystagmus. Die vertikale Subluxation des Dens (pseudobasiläre Invagination) kann bulbäre Dysfunktionen verursachen wie Dyspnoe, Dysphagie, Dysphonie usw.

Am häufigsten treten als Symptome einer zervikalen Myelopathie Parästhesien und Taubheit der Extremitäten auf, oft eine strumpfförmige Verteilung und so eine periphere Neuropathie imitierend.

Auch die *Unkovertebralgelenke* sind mit Synovialis ausgekleidet. Eine Synovialitis dieser Gelenke kann auf Bandscheiben (Diszitis) und Wirbelkörper (Spondylitis) übergreifen. Die chronische Instabilität der Halswirbelsäule kann auch durch die Zerstörung der kleinen Zwischenwirbelgelenke (Spondylarthritis) initiiert werden, die zur Dislokation oder Subluxation der einzelnen Wirbelkörper untereinander, dem sogenannten Step-ladder-Phänomen, führt (Tab. 6.**15**). Druckschmerzhafte Dornfortsätze der Halswirbel sind Folge von Entzündungen an Bändern und/oder Bursen.

Besondere Gelenke

Ein Diskus, der dicht an die medialen und lateralen Pole der Kondylen fixiert ist, teilt das *Temporomandibulargelenk* in eine obere und untere Hälfte. Das Öffnen des Mundes umfaßt eine Kombination von Drehen und Gleiten. Das Nachvornegleiten der Mandibulaköpfchen geschieht im oberen Gelenkspalt, im unteren rotieren die Kondylen. Bewegungen der Kiefergelenke sollten symmetrisch ablaufen: beide Mandibulae in einer geraden Linie.

Nach dem projizierten Kopfschmerz ist der Temporomandibularschmerz der zweithäufigste *Gesichtsschmerz.* Er entsteht bei der Bewegung der Mandibulae, kann im Gelenk lokalisiert oder als zum Kopf, Nacken und Schultern ausstrahlend empfunden werden. Manchmal läßt sich direkt vor dem äußeren Gehörgang eine Schwellung erkennen: Das *Gesicht wird asymmetrisch!* Das Temporomandibulargelenk ist der Palpation auf verschiedene Weisen zugänglich. Der vor dem äußeren Gehörgang oder auch durch ihn auf den Mandibulaköpfchen liegende Zeigefinger spürt ihre Bewegung. Normalerweise ist die Mundöffnung groß genug, um Zeige- und Mittelfinger zwischen obere und untere Zahnreihe legen zu lassen. Der Abstand zwischen beiden Zahnreihen sollte 40–50 mm betragen. Mehr als 40 mm sind physiologisch (Abb. 6.**24**).

Das Temporomandibulargelenk erkrankt im Verlauf einer RA in zwischen 55 und 71% der Fälle (196, 317).

An den *Krikoarytenoidgelenken* ablaufende proliferative und exsudative Synovialitiden können zu den Knor-

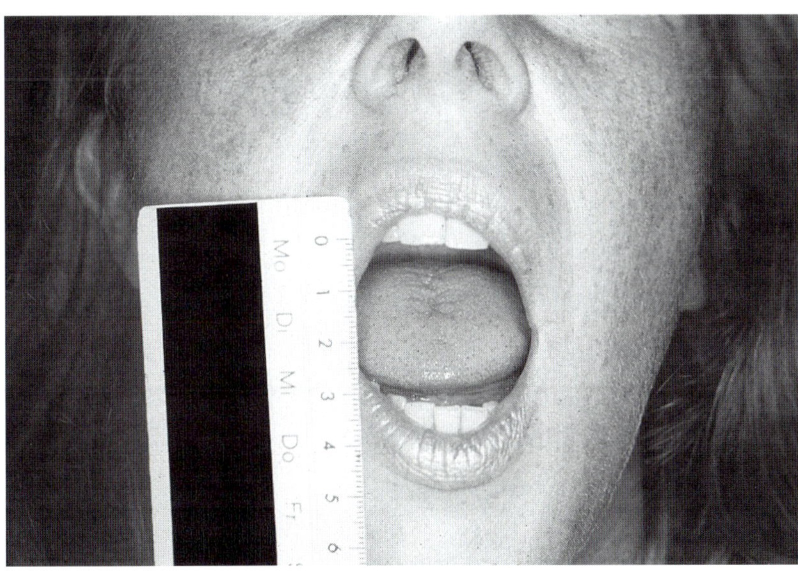

Abb. 6.24 **Abstand zwischen oberer und unterer Zahnreihe.** Er muß >40 mm betragen.

pelerosionen führen. Anfangs entwickelt sich *Heiserkeit*. Im weiteren Verlauf – möglicherweise führt eine Vaskulitis zu einer ischämischen Neuropathie, die dann Ursache der Störung der Kehlkopffunktionen ist (1248) – verlieren diese Gelenke ihre Beweglichkeit. Die in Mittellinie „zusammengehaltenen" Stimmbänder führen zu einem inspiratorischen Stridor. Patienten mit entsprechenden Symptomen sollen durch *indirekte Laryngoskopie* untersucht werden. CT-Untersuchungen haben in 54% der Fälle asymptomatischer Verläufe Krikoarytänoidarthritiden objektiviert (656).

Das *Sternomanubrialgelenk* ist relativ immobil. Seine Erkrankung im Rahmen der RA bleibt deshalb häufig ohne Symptome. In einigen Fällen entwickelt sich in diesem Gelenk eine Subluxation, die mit der gleichzeitigen Erkrankung der Halswirbelsäule verknüpft ist.

Auswirkungen der RA auf Knochen und Weichteile

Zwei Formen der *Osteopenie* entwickeln sich im Verlauf der RA: die periartikuläre und die diffuse.

Die *periartikuläre Osteoporose* ist Resultat lokaler Produktion von Prostaglandinen der E-Reihe, osteoklastenaktivierender Faktoren, von Tumornekrosefaktor und Interleukin-1, die alle die lokale Knochenresorption stimulieren.

Ein *diffus generalisierter Knochenverlust* entsteht bei (fast) allen Patienten, die unter einer chronisch aktiven Verlaufsform leiden – auch denen, die nie Glucocorticoide einnahmen. Als mögliche Ursachen werden Malnutrition, Immobilisation, Verlust anaboler Effekte der Androgene und Östrogene bei älteren Patienten und – via Entzündung – die exzessive und generelle persistierende katabole Stoffwechselsituation diskutiert. Diese Osteoporose führt häufig zu Streßfrakturen der Röhrenknochen. Am häufigsten ist die Fibula betroffen. Vor allem beim älteren RA-Patienten, der ohne adäquates anamnestisches Trauma über akute Beinschmerzen klagt, ist die Möglichkeit einer *Streßfraktur* zu bedenken.

Die klinisch dominierenden chronische *muskuläre Schwäche* und *Muskelatrophie* der RA entstehen durch die von der Krankheit erzwungene Immobilisation. *Myositiden* im Rahmen generalisierter Vaskulitiden sind selten und auf die lupoiden Formen der RA begrenzt. Interstitielle Myositiden, charakterisiert durch fokale Lymphozytenanhäufungen, verlaufen klinisch häufig stumm.

Viszerale Manifestationen

Wenn auch im Rahmen der RA Gelenksymptome eindeutig dominieren, erkranken dennoch häufig auch viszerale Organe und repräsentieren so den systemischen Charakter der Erkrankung (Tab. 6.**16**).

Rheumaknoten (S. 31) entwickeln sich bei seropositiven rheumatoiden Arthritiden. Häufig findet man sie über den Streckseiten der Arme und Ellbogen, besonders am Processus olecrani. Prädilektionsstellen sind all die Orte über Sehnen und Knochen, die besonderen Druckverhältnissen ausgesetzt sind (Tab. 6.**17**). Auch im Herzmuskelgewebe, im Perikard, in der Luftröhre, dem Lungen- und Pleuragewebe, der Milzkapsel, dem Peritoneum, in der Sklera usw. sind Rheumaknoten nachgewiesen worden (508), die gelenknah lokalisiert, häufiger Anlaß differentialdiagnostischer Überlegungen sind (Tab. 6.**18**).

Initial besteht eine Vaskulitis, die im weiteren Verlauf in eine festgelegte histologische Struktur übergeht. Ein nekrotisches Zentrum ist palisadenartig von Epitheloidzellen und dann von einer mit Lymphozyten und Plasmazellen infiltrierten Zone umgeben (Abb. 6.**25**).

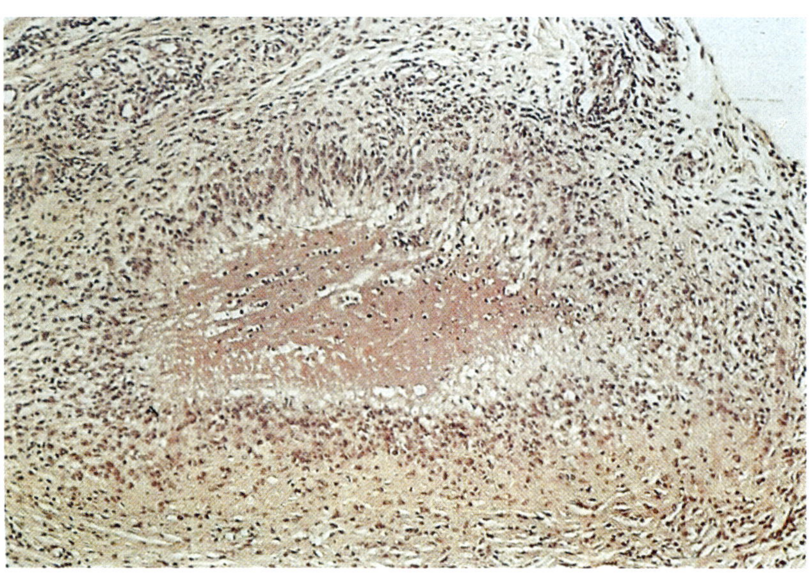

Abb. 6.**25** **Histologie eines Rheumaknotens.** In der zentralen fibrinoiden Nekrose finden sich Residuen zerfallener Zellkerne; die Nekrose wird umgeben von palisadenförmig angeordneten Bindegewebszellen (aus Mohr, W.: Gelenkkrankheiten. Thieme, Stuttgart 1984).

Tabelle 6.16 Organmanifestationen der rheumatoiden Arthritis

2–5% aller RA-Patienten zeigen eine klinisch objektivierbare Vaskulitis Davon...		Diese Vaskulitiden (100%) finden sich an folgenden Organsystemen (Mehrfachnennungen)		Autoptisch objektivierbar (– = keine Angaben)
Digitale Nekrose, Gangrän	1–2%	Haut	80–90%	–
Ischämische Ulzera (z. B. Bein)	selten			–
Rheumaknoten	15–30%			–
Milde, distale, vorwiegend sensorische Neuropathie	häufiger	Nervensystem peripher	50%	–
Mononeuritis multiplex	selten	Nervensystem zentral	10%	–
ZNS	selten			–
Pleuritis	<8%			>40%
Interstitielle Lungenfibrose	1–2%			10–50%
Bronchiolitis	selten	Lunge	10–20%	–
Pulmonale Hypertension	selten			–
Kaplan-Syndrom	selten			–
Perikarditis	3–10%	Herz	20–30%	11–50%
Myokarditis	selten			5–35%
Endokarditis	selten			6–60%
Koronare Angiitis	selten			15–20%
Keratoconjuncitivitis sicca	10–15%	Augen	20%	–
Episkleritis	0,17%			–
Skleritis	0,67%			–
Amyloidose (meist sekundär)	5–8%			6–11%
Papillennekrose	selten	Niere		3– 7%
Ulzerationen	selten	Gastrointestinaltrakt	<10%	–
Kolitis	selten	Muskulatur		–
Myositis	selten			–
Nichtvaskulitisch induziert				
Periphere Kompressionssyndrome	45%	Nn. medianus, tibialis usw.	häufiger	–
Zervikale Myelopathie C0/C1/C2	20–40%	Myelon, Medulla oblongata (Aa. vertebrales)	selten	–

Literatur s. Text.

Im Verlauf der RA lagern sich Immunkomplexe in der Intima der kleinen Gewebegefäße ab. Sie rufen dort unterschiedlich starke lokale entzündliche Reaktionen hervor, die teils von der Größe des betroffenen Gefäßes, teils von der Größe des präzipitierenden Komplexes abhängig sind: *Vaskulitiden*. Die Vaskulitis von Venolen und Arteriolen kann z. B. in charakteristischen kleinen Nagelfalzläsionen resultieren, die Vaskulitis größerer Gefäße führt zu einer ausgeprägten Lokalreaktion.

> Die meisten extraartikulären Erscheinungen der RA werden durch Rheumaknoten und Vaskulitiden hervorgerufen.

Tabelle 6.17 Lokalisation von Rheumaknoten (504, 508, 860)

Häufig (subkutan, an den Streckseiten der Gelenke, Sehnen und Sehnenscheiden)	
– Finger-, Ellbogengelenke	30–60%
– Handgelenke	8%
– Sprung-, Zehen-, Kniegelenke	1–2%
Selten (Kasuistiken)	
– Gelenkkapsel, Skelettmuskulatur, subchondraler Knochen, Wirbelkörper	
– Ohrmuschel, Nasenrücken, Larynx	
– Herz, Lunge, Pleura, Peritoneum, Milzkapsel	
– Augenlid, Auge, Sklera	
– Kopfhaut, Stimmbänder, Dura mater	

Vaskulitis

Gefäße, Augen, Herz, Lunge

Die Vaskulitis im Verlauf der RA kann als
- Teil der RA-Pathogenese,
- isolierte Fingervaskulitis,
- Vaskulitissyndrom bei RA interpretiert werden.

Frühe Veränderungen der Synovialis sind Schwellung und Transformation des Gefäßendothels, perivaskuläre Zellinfiltrationen, Thrombosen und interstitielles Ödem. Der Blutfluß in der Synovialis verringert sich

Tabelle 6.18 Differentialdiagnose gelenknaher Knoten

Bezeichnung	Lokalisation	Tastbefund/Klinik	Histologie/Labor	Krankheit
„Rheumaknoten"	subkutane Streckseiten der Gelenke (Tab. 6.17, Abb. 6.25)	weich, nicht druckschmerzhaft, rosinen- bis pflaumengroß	klassisch: nekrotisierende Vaskulitis/RF+ (meist hochtitrig)	RA (DD: SLE, PAN, Streptokokken-rheumatismus)
Heberden-Knoten	bilateral, distale Interphalangealgelenke; wenn unilateral: radialseits	initial weich und druckdolent; im Verlauf „knochenhart", kälte-, aber nicht druckempfindlich, reiskorngroß	anfangs hyaluron-säurehaltig/–	Fingerendgelenk-polyarthrose
Bouchard-Knoten	bilateral an den proximalen Interphalangealgelenken	initial weich und druckdolent, später hart, wenig verschieblich und druckempfindlich, linsengroß	–/–	Fingermittelgelenk-polyarthrose
Synovialprolaps	dorsolateral an den Fingermittelgelenken	weich, „wegschiebbar", nicht druckempfindlich, reiskorn- bis linsengroß	–/–	unspezifisch
Gichtknoten	subkutane Gelenkstreckseite, Ohrmuschel, Sehnenscheiden	wie erkaltetes Mus, weißgelblich, stecknadelkopf- bis golfballgroß	Harnsäurekristalle/ Hyperurikämie	chronische Gicht
Kalkknoten	Finger (DIP), subkutan, Sehnen, Muskulatur	hart, indolent, bei Entzündung schmerzhaft, weiß/ gelblich, reiskorn- bis linsengroß	–/ ANA+, Anti-Scl-70+, Anti-Zentromer+	PSS CREST (Dermatomyositis)
Knuckle pads	Fingermittelgelenke, subkutane Streckseiten	weiß, nicht druckempfindlich, flach, linsengroß	–/–	unspezifisch (z. B. Dupuytren), Zehen-/Fingergelenk-polstersyndrom
Tuberöse Xanthome	subkutan, in Sehnen (Achilles-, Patellarsehne), Finger, Ellbogen	weich, kaum druckempfindlich, erbsengroß	Fibroblasten, Histiozyten, Lipoid-tröpfchen/Hyperlipo-proteinämie II	familiäre Hypercholesterin-ämie
Ganglion (Synovialzyste, Hygrom)	an Gelenken und oberflächlichen Sehnen der Hand- und Fußrücken; an der Streckseite der Hand; gelenk- und sehnenscheidenbezogen	weich bis hart, gallertartig, nicht druckdolent; weich bis elastisch, nicht druckdolent, erbsengroß	mucinhaltig/–	unspezifisch

(126). B- und T-Lymphozyten erreichen die Gelenkhöhle durch Venolen. Sie lokalisieren sich perivaskulär und sind mit einer vaskulären Proliferation verknüpft (499). Das mikrovaskuläre Endothel der synovialen Blutgefäße, die erste Barriere gegen intrasynoviale Akkumulation von Serumproteinen, zeigt bei der RA eine erhöhte Permeabilität (1058). Die subklinische Vaskulopathie kann Teil der RA-Pathogenese werden!

Sehr typisch für die rheumatoide Arthritis ist die isolierte, oft mit periungualen Schäden einhergehende Vaskulitis der Finger, manchmal auch der Zehen (165).

Histologisch finden sich akute, subakute, subchronische und chronische Gefäßveränderungen, mit oder ohne Nekrose der Arteriolen und kleinen Arterien (87, 88). Rheumaknoten entstehen als schwere Form einer nekrotisierenden granulomatösen Vaskulitis (85). Die *Lebenserwartung* von RA-Patienten mit Vaskulitis gegenüber denen ohne Vaskulitis bzw. einem gesunden Referenzkollektiv ist signifikant vermindert (633, 1189).

Der *klassische RA-Patient mit einer Vaskulitis* ist ein Mann im späteren mittleren Lebensalter, der raucht und seit mehr als 10 Jahren krank ist. Frühere Behandlungen mit Glucocorticoiden oder langsamwirkenden Antirheumatika waren nicht erfolgreich. Rheumaknoten, Gelenkerosionen, Deformationen, ein meist hochpositiver Rheumafaktor und eine exsudative Synovialitis sind charakteristisch (1189). Weitere Laboruntersuchungen zeigen eine beschleunigte BSG, die Anämie, den schon erwähnten hochtitrigen Rheumafaktor (387), zirkulierende Immunkomplexe, ein erniedrigtes totales hämolytisches Komplement, erniedrigte C3-/C4-Spiegel und zu einem Drittel hohe Titer von Kryoglobulinen (998, 1211).

Klinisch wird die Vaskulitis meist durch *Hautmanifestationen* (ischämische Läsionen, Unterschenkelulzera, Hämorrhagien des Nagelbetts, Finger- und Zehenkuppennekrosen, Abb. 6.**26**, Abb. 6.**27**) diagnostiziert. Sie kann aber auch ohne Beteiligung der inneren Organe auftreten (86). Vaskulitiden verursachen *sensomotorische Polyneuropathien* (432). Die Häufigkeit von Vaskulitiden liegt bei etwa 5% aller RA-Fälle (512, 557). Autoptisch wird eine Häufigkeit von 10–12,4% beschrieben (86, 660). Vaskulitische Symptome unterschiedlich großer Arterien, die in weniger als 1% der Verläufe der RA manifest werden (387), lassen sich in häufige (wie periphere Sensibilitäts- und Motilitätsstörungen, Rheumaknoten, motorische Mononeuritis multiplex, Muskelschmerzen), in nicht häufig auftretende (wie Serositiden, Hautulzera oder Gangrän, Ischämien) bzw. in seltenere (wie Niereninsuffizienz, Proteinurie, Episkleritis bzw. Lungenfibrose) einteilen (332, 988).

Die Diagnose muß gesichert werden, wenn andere klinische Erklärungsmöglichkeiten fehlen und typische ischämische Ulzerationen sowie eine Mononeuritis multiplex vorliegen. *Angiographie* oder *Biopsie* (aus der Haut oder aus dem N. suralis) sowie die rektale Biopsie sind von Wert. Patienten mit dem klinischen Bild einer Vaskulitis hatten bei rektalen Biopsien in einem hohen Prozentsatz die histologischen Zeichen der Vaskulitis, verglichen mit RA-Patienten ohne Vaskulitis (1150). Ein *Hyperviskositätssyndrom* ist eine seltene Komplikation der RA, meist bei Patienten mit fortgeschrittener nodulärer Erkrankung auftretend, häufig verknüpft mit dem Felty-Syndrom. Zusätzlich entstehen eine Blutungsdiathese und ein Palmarerythem (369, 529). Neben der Vaskulitis als wichtigster systemischer Komplikation der RA treten auch *funktionelle Vasopathien* auf. Dazu zählt das auf S. 12 dargestellte Palmarerythem, die Akrozyanose, Livedo racemosa usw. und das Raynaud-Syndrom (Abb. 6.**28**).

Bei klinischem Verdacht auf ein *Raynaud-Syndrom* muß der Patient seine Hände flüchtig einem Eiswasserbad aussetzen. Während der Rückkehr zur normalen digitalen Temperatur bei nur 5% der Gesunden verzögert ist, zeigt sich, daß die Normalisierung der Temperatur bei 92% aller Patienten mit Raynaud-Syndrom über 20 Minuten andauert (881). Das Raynaud-Syndrom im Verlauf einer RA ist selten; es wird in 2,5–3,5% aller Fälle geschildert (175, 184).

Augenerkrankungen, die im engeren Sinn der RA zuzuordnen sind, sind die Episkleritis und die Skleritis, die immer mit einer Vaskulitis verknüpft sind (1010). Die *Episkleritis* als Entzündung der oberflächlichen Schichten der Sklera entwickelt sich in 0,17% aller RA-Fälle (591) (Tab. 6.**16**). Ein akut entstehendes „rotes Auge" (Tab. 6.**19**), schmerzlos oder nur leicht schmerzhaft, ist ihr „Markenzeichen". Sie limitiert sich – auch ohne Therapie – meist selbst und hinterläßt nur sehr selten Schäden oder entwickelt sich zu einer Skleritis. Flüchtige *Skleritiden* werden oft nicht diagnostiziert. Sie kommen in etwa 0,67% der RA-Fälle vor (591). Skleritiden entwickeln sich häufig, wenn die RA auch andere systemische Komplikationen hervorruft (508). Perforiert die Sklera, entsteht eine Skleromalacia perforans.

In bis zu einem Viertel aller Fälle wird die RA von einem sekundären *Sjögren-Syndrom* „begleitet" (Abb. 6.**29**). Die Sicca-Symptomatik führt in zwischen 5 und 25% der Fälle einer IgM-Rheumafaktor-positiven rheumatoiden Arthritis zu einer *Keratoconjunctivitis sicca*, die sich auch bei der juvenilen rheumatoiden Arthritis findet (Tab. 6.**19**).

Kardiale Manifestationen der RA sind selten. Sie lassen sich klinisch sehr schwer objektivieren oder bleiben für viele Patienten irrelevant (804). Erkranken können das Perikard, das Myokard und auch das Endokard. Die klinisch größte Relevanz hat die *Perikarditis*. Die Autopsie weist bei etwa 30% aller RA-Patienten histopatholo-

Tabelle 6.19 Differentialdiagnose des „roten Auges"

Akute Iritis
– meist einseitig; Lichteinfall schmerzt – ziliare Injektion – starke Schmerzen in der Tiefe des Auges – Sehstörungen, Photophobie, Tränenfluß – enge, manchmal unregelmäßige Pupille (hintere Synechien) – manchmal Fibrin/Eiteransammlung in der Vorderkammer (Hypopyon)
Konjunktivitis
– diffuse konjunktivale Injektion – Brennen, Trockenheit, Druck, Fremdkörpergefühl – morgens: verklebte Lider, Sehstörung wechselnden Grades durch Schleim auf der Hornhaut
Episkleritis
– oft asymptomatisch – diffus oder lokalisiert – glänzend-rote Entzündung unter der Bindehaut, einzelne Gefäße oft sichtbar – lokale Applikation von Adrenalintropfen verengt die Gefäße
Skleritis
– meist (schwere) Schmerzen – blaurote druckschmerzhafte Vorwölbung unter der Bindehaut – tiefe Gefäße verengen sich nicht auf Adrenalintropfen – keine Sekretion – nach Ausheilung: die Sklera ist transparenter und erlaubt die darunterliegende Chorioidea zu sehen

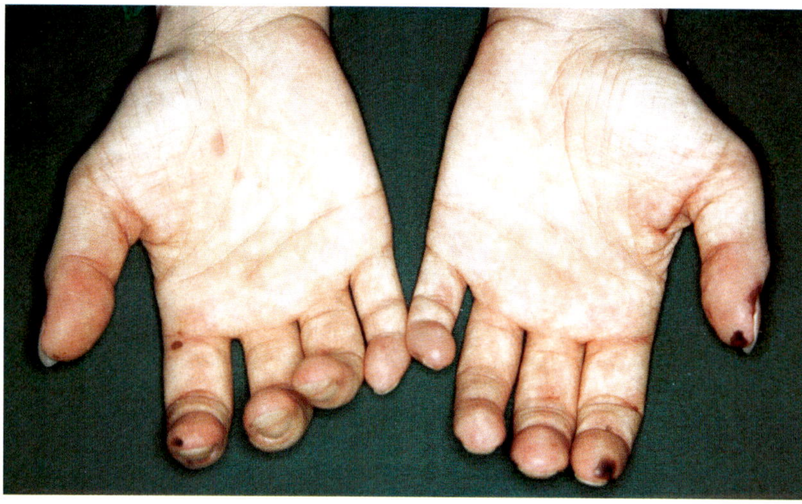

Abb. 6.26 **Vaskulitis an beiden Händen und den Fingern.** 29jährige Frau.

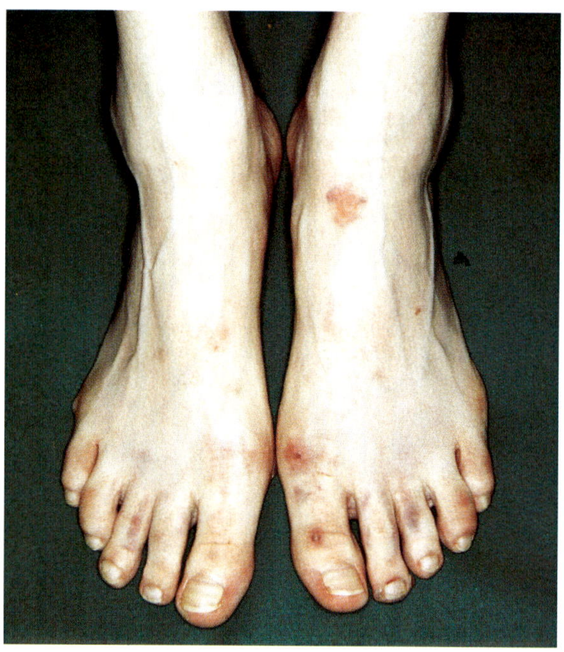

Abb. 6.27 **Vaskulitis an den Zehen und Vorfüßen.** 29jährige Frau.

gische Zeichen einer Perikarditis in Form alter Perikardadhäsionen nach (229). Auch sehr sorgfältige klinische Untersuchungen finden bei nur ca. 10% aller Patienten Anzeichen einer Perikarditis (580): Radiologische Befunde bzw. retrosternale Schmerzen und Reibegeräusche weisen auf eine Perikarditis hin. Die der klinischen Untersuchung überlegene Echokardiographie zeigt in bis zu 30% und mehr der Fälle ein pathologisch positives Ergebnis (Abb. 6.**30**). 50% der IgM-RF-positiven Polyarthritiker (mit Rheumaknoten) lassen echokardiographisch positive Befunde objektivieren (59). Ein begleitender Pleuraerguß ist häufig (542) (Abb. 6.**30**, 6.**31a**). Klappenveränderungen sind selten; Klappenläsionen finden sich ausschließlich bei seropositiven RA-Patienten nach einem Krankheitsverlauf von einigen Jahren. Deutlich weniger als 1% lassen sich klinisch objektivieren – autoptisch etwa 10% (229).

Selten verursacht die RA Erregungsleitungsstörungen des Herzens. Granulombildungen im Myokard in den entsprechenden Reizleitungsstrukturen können zu einen AV-Block führen (5).

Die anhaltende Aktivität der IgM-RF-positiven RA kann eine *Pleuritis* mit oder ohne Erguß nach sich zie-

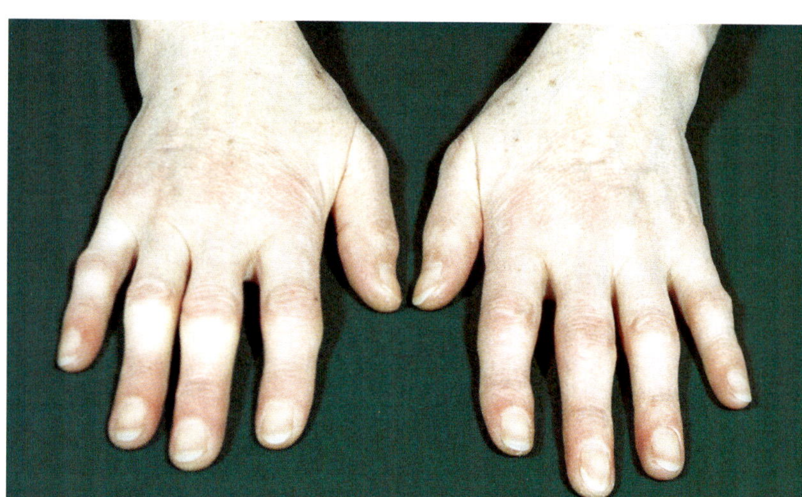

Abb. 6.28 **Raynaud-Syndrom beider Hände.** 49jährige Frau.

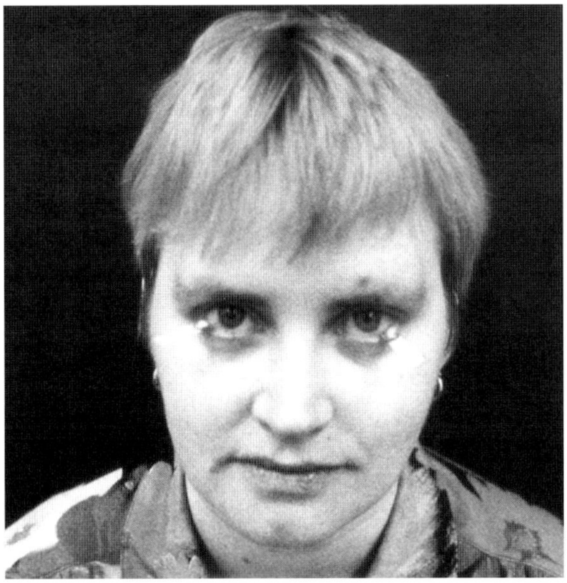

Abb. 6.29 **Schirmer-Test.** Gefaltete Filterpapierstreifen werden am Übergang vom mittleren zum äußeren Drittel des unteren Augenlides eingehängt. Sind sie nach 5 Minuten weniger als 10 mm lang naß, spricht das für eine verringerte Tränensekretion. Bei einer Norm von >15 mm/5 min sind <5 mm gesichert pathologisch.

hen. Sie kommt häufig vor und ist meist harmlos (intra vitam 2–25%; post mortem 40–70%). Die Pleuritis entwickelt sich subakut mit typischen Schmerzen und Fieber (Abb. 6.**31**). In der Pleuraflüssigkeit finden sich sogenannte Komet- oder auch Kaulquappenzellen, die für den Pleura- oder Perikarderguß im Rahmen der RA charakteristisch sind (229). Die jährliche Inzidenz neuauftretender Pleuraergüsse im Rahmen einer klassischen RA beträgt 0,34% bei Frauen und 1,54% bei Männern. Klinisch manifeste Pleuritiden mit Erguß sind immer durch Rheumaknoten bedingt (1088). Sie gelten als spezifisch. Pleuritis und Perikarditis können bei RA-Patienten sowohl mit als auch ohne Vaskulitis entstehen (1009). Die deutliche Diskrepanz zwischen Befunden im Leben und post mortem charakterisiert den asymptomatischen Verlauf. Auch werden offensichtlich pleurale Schmerzen durch gleichzeitig gegebene NSA hinreichend gelindert (991). Die Pleuritis kann vor, gleichzeitig oder nach den Synovialitiden auftreten. Der Pleuraerguß ist durch eine niedrige Glucosekonzentration gekennzeichnet, die – sie findet sich nur noch bei Tbc-Ergüssen – der Differenzierung gegenüber anderen Pleuraergüssen dient. Die Immunkomplexkonzentrationen im Pleuraerguß der RA sind signifikant höher als in anderen „rheumatischen Ergüssen". Die Lactatdehydrogenasewerte (LDH) sind massiv erhöht (Legende Abb. 6.**31**).

Seltener als die Erkrankung der Pleura ist die *interstitielle Pneumopathie* mit einem Vorkommen zwischen 1 und 2% der RA-Fälle (937). Synonyma: interstitielle Fibrose, fibrosierende Alveolitis, interstitielle Pneumonitis.

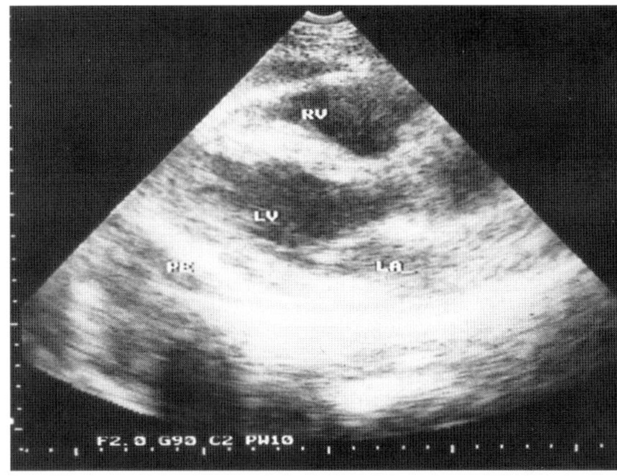

Abb. 6.30 **Perikarditis/Perikarderguß.** 41jähriger Mann. Nach knapp 2jähriger RA-Dauer im parasternalen Längsschnitt schmaler Perikarderguß über der linksventrikulären Hinterwand.

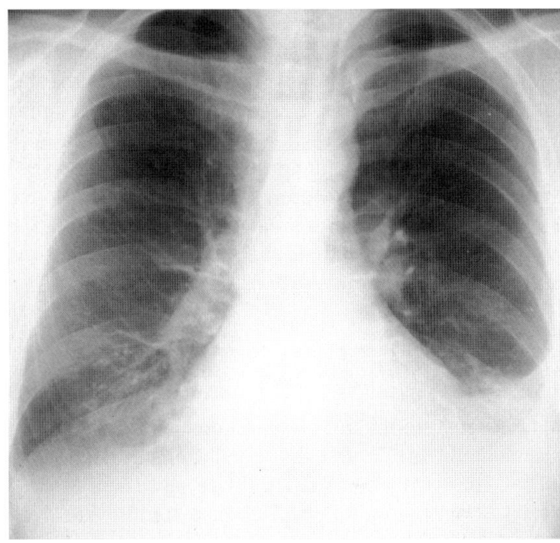

a

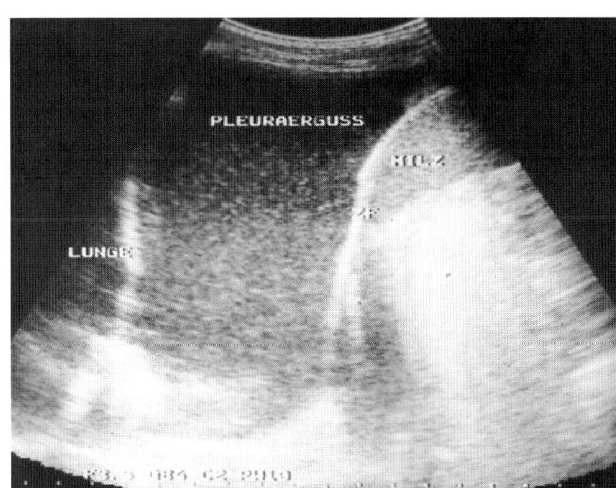

b

Abb. 6.31 **Pleuritis/Pleuraerguß.** Gleicher Patient wie in Abb. 6.**30**.

a Thorax p.-a. Beidseitiger Pleuraerguß, links ausgeprägter als rechts. Ergußanalyse: 82% Lymphozyten, 2400 Leukozyten, Latex-RF+, LDH 3270 (massiv erhöht), Glucose erheblich erniedrigt (0–0,20 g/l), zirkulierende Immunkomplexe mitteltitrig nachweisbar (36,60 μg/ml – Norm <14)

b Sonographie. Ausgedehnter linksseitiger Pleuraerguß.

Lungenfunktionsprüfungen zeigen eine gemischte obstruktiv restriktive Ventilationseinschränkung. Im Röntgenbild manifestiert sich die Fibrose als diffuse retikuläre Zeichnungsvermehrung in den beiden Lungenunterfeldern (Bienenwabe). Dyspnoe, Husten, Thoraxschmerzen, Rasselgeräusche und im späteren Verlauf Trommelschlegelfinger sind klinische Symptome; reduzierte Diffusion, Ruhe- und Arbeitsdyspnoe sowie eingeschränkte Vitalkapazität sind funktionelle Zeichen (333). Die Erkrankung der kleinen Bronchien ist durch peribronchioläre mononukleäre Zellinfiltrate gekennzeichnet. Die Mehrzahl dieser Patienten entwickelt schnell und gehäuft Bronchialinfekte, Pneumonien oder eine bronchospastische Hyperreaktivität (562).

Sehr selten sind pulmonale Rheumaknoten (0,3–0,6% aller Patienten). Aus radiologischer Sicht erschweren sie die Differentialdiagnose, da sie intrapulmonale Rundherde sind und Malignommetastasen gleichen. Sie sind uni- oder multifokal und liegen meist in der Lungenperipherie, mit Vorliebe in den Oberfeldern. Als *Kaplan-Syndrom* ist eine „rheumatische" Pneumokoniose bekannt. Das Nebeneinander von intrapulmonalen „Rheumaknoten" und einer Pneumokoniose bei Kohlenarbeitern wurde zum erstenmal von Kaplan 1935 (181) beschrieben. Im Röntgenbild lassen sich grobe knotige Verschattungen neben der kleinfleckigen Pneumokoniose objektivieren. Verlauf, Komplikationen und auch Behandlung des Kaplan-Syndroms müssen einmal die Grundkrankheit rheumatoide Arthritis und zum anderen die Pneumokoniose berücksichtigen.

Erkrankungen des Nervensystems

Das Nervensystem kann während des Verlaufs einer RA unterschiedlich erkranken. Die von der obersten Halswirbelsäule ausgehenden Einflüsse auf das Myelon (zervikale Myelopathie) sind ebenso häufig wie periphere Nervenkompressionssyndrome (N. medianus, N. tibialis). Seltener entstehen periphere (Poly-)Neuropathien auf dem Boden von Vaskulitiden und direkte ZNS-Affektionen.

Von der obersten Halswirbelsäule ausgehende Myelopathien

Pathogenese der HWS-Myelopathien

Zerstörungen des Dens, der Ligg. alaria, des Lig. transversum, entzündliche Mitreaktion von Bändern bzw. Bursen und von mit Synovialis ausgekleideten Gelenken der obersten und auch subaxialen Halswirbelsäule (Intervertebralgelenke, Unkovertebralgelenke) sowie Spondylodiszitiden führen zur Insuffizienz des Bandhalteapparates und daraus resultierend zu Dislokationen der einzelnen Wirbelkörper untereinander. Betroffene bzw. gefährdete Gebiete bzw. Strukturen sind das Foramen magnum, die Medulla oblongata, das Myelon, die Aa. vertebrales und – subaxial – die Bandscheiben, Intervertebral- und Unkovertebralgelenke.

Klinisch verlaufen diese Entzündungen häufig stumm. Meist besteht auch keine Korrelation des radiologischen (Röntgen, CT, MRT) zum klinischen Befund.

Die (stabile, mobile) *ventrale atlantodentale Dislokation* wird diagnostiziert, wenn der Abstand zwischen Atlas und Dens 3 mm überschreitet. Eine Distanz von über 6 mm signalisiert die Zerstörung des Lig. transversum. Werden 8–9 mm überschritten, sind auch die Ligg. alaria (S. 49 f) insuffizient. Am häufigsten sind retroorbitale, temporale und okzipitale Schmerzen. Je nach Ausprägung des Befunds können sich Parästhesien, Muskelschwächen, Paresen, eine Quadriplegie, ja sogar ein letaler Verlauf entwickeln. Ausgeprägte Sub- oder Dislokationen können bei Rotationsbewegungen die Blutzufuhr durch die Aa. vertebrales drosseln. Nystagmus, Schwindel, Bewußtseinsverluste und vorübergehende Sehverluste sind die Folge.

Bei 30 Patienten mit ventraler atlantoaxialer Dislokation zeigten sich häufig abnorme sensible evozierte Potentiale insbesondere bei Stimulation des N. medianus und des N. radialis. Auffallend waren abnorme Plantarreflexe (abgeschwächt, fehlend) dieser Patienten (936).

Die *vertikale Dislokation* oder pseudobasiläre Impression (Invagination) kann durch die Kompression lebenswichtiger autonomer Kerne in der Medulla oblongata sowie (je nach Befund) durch erhebliche Einengungen des Spinalkanals zu unterschiedlich ausgeprägten neurologischen Symptomen führen. Markkompressionen mit Doppelsehen, Parästhesien im Gesicht, an den Füßen, der Zunge, den Lippen, den Fingern, Ohrenklingen, passagere Tetraplegie, spontaner Klonus, Schwindel, Urininkontinenz und Harndrang sind in bis zu 10% der Fälle beschrieben (187, 299, 739).

Bei der pseudobasilären Impression steht die Spitze des Dens (cave Densosteolyse) bei Männern 8 mm, bei Frauen 10 mm über der McGregor-Linie (S. 50).

Bei der *lateralen Dislokation* zwischen Atlas und Dens – die Dislokation der Massae laterales um 2 mm ist Voraussetzung – fixiert der Patient meist den Kopf zur Seite des knöchernen Kollapses. Das Gesicht ist nach der gesunden Seite gerichtet.

Subaxiale Spondylarthritiden und *Spondylodiszitiden* verursachen häufig ein „klassisches" pseudoradikuläres Halswirbelsäulensyndrom. Besonders oft erkranken die Abschnitte C3/C4 und C4/C5. Polysegmentale Lockerungen führen zum radiologischen Bild der sogenannten Step-ladder.

Dornfortsatzosteolysen sind Ursache hartnäckiger Schmerzen an der Halswirbelsäule.

Periphere Nervenkompressionssyndrome

Karpaltunnelsyndrom (N. medianus)

Im Verlauf einer RA – manchmal als Frühsymptom (S. 17) – führen Tenosynovialitiden zu einer Vermehrung des Gleitrauminhalts des Karpaltunnels. Dadurch kommt es zu einer Kompression des N. medianus.

Führende Symptome sind nächtliche Schmerzen und/oder Parästhesien an der Beugeseite des Daumens

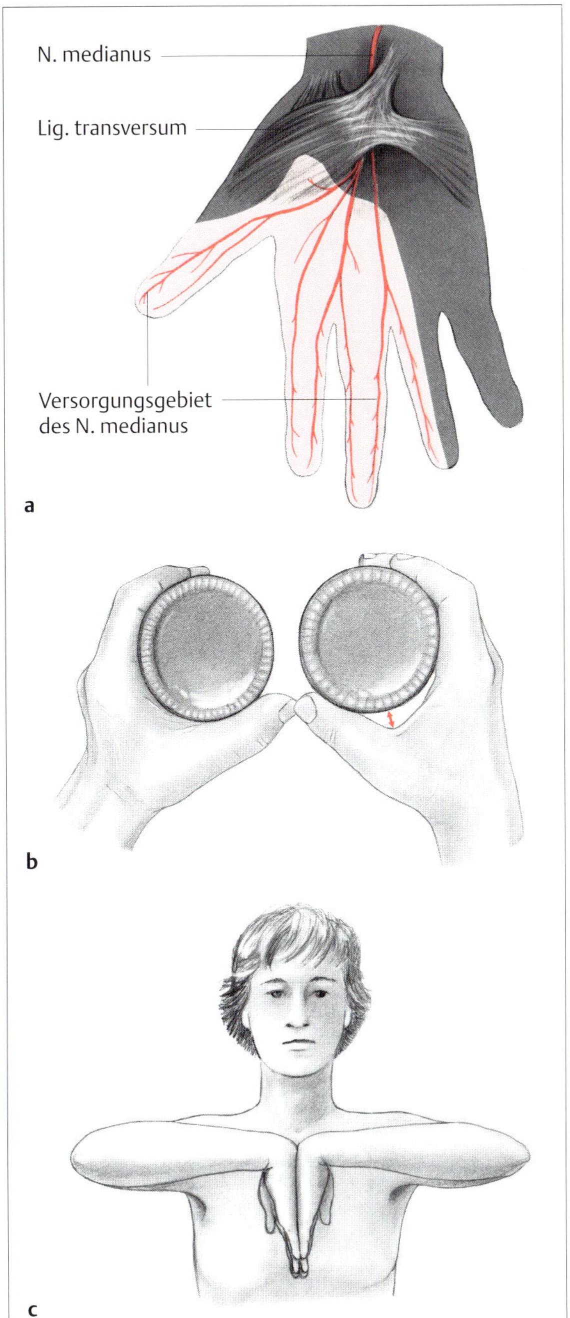

Abb. 6.32 **Karpaltunnelsyndrom**
a Anatomie des Karpaltunnels und des vom N. medianus versorgten Gebiets
b Flaschenzeichen. Beim durch ein Karpaltunnelsyndrom betroffenen Gebiet kommt es durch die motorische Schwächung dazu, daß sich die Interdigitalfalte der Flasche nicht mehr direkt anlegt (in der Abbildung rechts)
c Phalen-Zeichen. Die Rücken der gebeugten Hände werden für 60 Sekunden aneinandergepreßt. Dadurch können Symptome eines Karpaltunnelsyndroms provoziert werden.

bis einschließlich zur radialen Hälfte des Ringfingers, dem Medianusinnervationsgebiet (Abb. 6.**32a**). Brennen, Kribbeln, Pelzigkeitsgefühl und die Störung feiner manueller Arbeit begleiten diese Schmerzen. Später kann es zu einem Verlust der taktilen Gnosis und zu Daumenballenatrophien kommen. Die oft nächtlichen Schmerzen lassen sich durch Ausschütteln der aus dem Bett hängenden Hand bessern.

Im weiteren Verlauf steigern sich motorische Ungeschicklichkeit bzw. Kraftlosigkeit (Fallenlassen auch leichterer Gegenstände). Die Beugeseite des Handgelenks zeigt eine Schwellung, von der aus Schmerzen nach distal ins Innervationsgebiet, aber auch nach proximal bis hin zur Halswirbelsäule strahlen. Klinisch objektivierbar sind dann Schwäche und Atrophie des Thenars, ungenügende Abduktion und Opposition des Daumens (*Flaschenzeichen*, Abb. 6.**32b**), Schmerzauslösung durch Beklopfen des Medianus (*Hoffmann-Tinel-Zeichen*), Schmerzauslösung bei maximaler Handgelenksbeugung über eine Minute (*Hyperflexionstest* nach *Phalen*, Abb. 6.**32c**). Die Untersuchung zeigt eine Daumenballenatrophie. Die Gefühls- und Schweißsekretionsminderung sowie eine verbreiterte 2-Punkte-Diskrimination sind weitere Befunde. Diagnostische Beweise liefern das veränderte Elektroneuro- bzw. Elektromyogramm, die immer vor einer Operation durchzuführen sind (Tab. 6.**20**).

Tarsaltunnelsyndrom (N. tibialis)

Der Tarsaltunnel wird vom sich außen zwischen Fersenbein und Innenknöchel spannenden Retinaculum musculorum flexorum und innen vom Talus calcaneus und Innenknöchel gebildet. In ihm laufen die Sehnen der Flexorengruppen des Fußes und der N. tibialis. Seine Kompression – im Rahmen einer Tenosynovialitis – führt zu den Symptomen des Tarsaltunnelsyndroms (Abb. 6.**33**). Ameisenlaufen, Brennen, Mißempfindungen im gesamten Fußsohlenbereich sowie im Sektor der Beugesehnen der Zehen. Schmerzausstrahlung nach proximal, Verminderung der Schweißsekretion der Fußsohle (Tab. 6.**21**).

Andere Kompressionssyndrome (N. ulnaris, N. radialis)

Die Kompression des *N. ulnaris* in der Fossa cubitalis beruht auf einer sich extraartikulär auswirkenden Synovialitis des Ellbogengelenks. Auch eine ausgeprägte Bursitis (olecrani) kann den Ulnarnerv komprimieren. Die Kompression resultiert in einer Schwäche des M. flexor carpi ulnaris, der tiefen Fingerbeuger des 4. und 5. Fingers und der intrinsischen Muskulatur. Sensible Ausfälle erfassen das vom N. ulnaris versorgte Gebiet. Nur wenige Patienten erleiden im Laufe ihrer RA ein *radiales Kompressionssyndrom*. Die Streckseiten der 2 1/2 radialen Finger zeigen sensible oder motorische Ausfälle (Streckung im Handgelenk, in den Fingergrundgelenken II–IV, Daumenstreckung = Extensionsbehinderung von Hand und Fingern) (Tab. 6.**21**).

Tabelle 6.20 Diagnose des Karpaltunnelsyndroms (N. medianus) (Übersicht)

Anamnese
– RA, Handgelenktrauma, Rhizarthrose usw.
Schmerz
– ausgeprägte (oft nächtliche) Schmerzattacken im ganzen Arm; „Ausschütteln" des Arms bessert die Schmerzen
Untersuchungsbefunde
– motorische Ausfälle beim Opponieren des Daumens oder Beugen der radialen Finger – Sensibilitätsdifferenzen (betroffen sind die radiale Hälfte der Haut des Handgelenks und die radialen 3½ Finger)
Pathognomonische Zeichen
– Flaschenzeichen, Nagelzeichen – Schmerzprovokationsmöglichkeiten: Phalen-Test, Hoffmann-Tinel-Test
Elektroneurogramm/Elektromyogramm
– pathologische Nervenleitgeschwindigkeit bzw. Zeichen von motorischen Ausfällen
Röntgenuntersuchungen/Arthrosonographie
– Handgelenk in 2 Ebenen; die Hände d.-p., Spezialaufnahmen des Karpaltunnels – Tendosynovialitiden oberflächlicher und tiefer Beugesehnen in der Hohlhand

Periphere (Poly-)Neuropathie

Neben sekundären neurologischen Komplikationen entstehen bei der RA *vaskulitische Polyneuropathien*. Sie werden durch eine Immunkomplexvaskulitis der Vasa nervorum eines peripheren Nervenstammes hervorgerufen. Die sensomotorische Neuropathie, die *Mononeuritis multiplex*, ist selten. Sie beginnt perakut mit anfangs kurzen, rein sensorischen, sehr schmerzhaften Dysästhesien. Später entwickelt sich eine motorische Parese. Betroffen sind die Nn. peronaeus, tibialis, ulnaris und radialis (343). Klinisch zeigen sich ein Fallfuß oder eine Fallhand (432).

Häufiger ist die *distale sensorische Polyneuropathie*. Sie beginnt meist asymmetrisch und breitet sich später auf 2–4 Extremitäten aus. Anfangs bestehen brennende, elektrisierende, schmerzhafte Dysästhesien. Im weiteren Verlauf entwickeln sich Taubheitsgefühle und sockenförmige Hypästhesien bei herabgesetzten bis fehlenden Sehnenreflexen. Etwa 25% der erkrankten Patienten zeigen langanhaltende Remissionen (467, 828, 940).

Tabelle 6.21 Diagnose anderer Kompressionssyndrome (Übersicht)

Tarsaltunnelsyndrom (N. tibialis)
– Druckschmerz am kranialen, dorsalen Malleolus medialis über dem Retinaculum flexorum – Brennen, Mißempfindungen, Ameisenlaufen in der ganzen Fußsohle und den Beugesehnen der Zehen – Schmerzausstrahlung in den Unterschenkel – verminderte Schweißsekretion der Fußsohle
Supinatorschlitzsyndrom (N. radialis)
– Druckschmerz am Hiatus n. radialis zwischen den Streckern und Beugern des Oberarms – sensible Ausfälle: Streckseiten der 2½ radialen Finger – motorische Ausfälle: Streckung im Handgelenk, in den Fingergrundgelenken II–IV und Daumenstreckung = Extensionsbehinderung von Hand und Fingern
Ulnarisrinnensyndrom (N. ulnaris)
– Schmerzen, Parästhesien und Sensibilitätsausfälle im sensiblen Versorgungsbereich des N. ulnaris, distal der Kompressionsstelle – motorische Ausfälle: lange Flexoren des kleinen und Ringfingers, Mm. interossei und lumbricales, M. adductor pollicis sowie M. flexor pollicis brevis – Schnalzbewegung des Ringfingers ist unmöglich

Direkter ZNS-Befall

Drei charakteristische neuropathologische Bilder finden sich: Rheumaknoten, die Pachymeningitis oder Leptomeningitis und die Vaskulitis (76).

Haut, Leber, Nieren (Amyloidose)

Anders als bei anderen Bindegewebserkrankungen steht bei der RA die Haut nicht im Brennpunkt des Geschehens. Jedoch können Hautveränderungen als viszerale Symptome oder als „Overlap-Symptomatik" ebenfalls den systemischen Charakter dieser Krankheit widerspiegeln oder auch (häufiger) sekundär Folgen einer Therapie (Gold, D-Penicillamin usw.) sein. Am häufigsten finden sich Rheumaknoten (S. 30f) bei IgM-RF-positiven Patienten. Sie begleiten meist andere viszerale Manifestationen und kommen zu etwa 15–20% vor. Sie finden sich an den Streckseiten, oft in der Nähe von knöchernen Prominenzen. Möglicherweise spielt der lokale Druck für ihr Entstehen eine Rolle (z. B. an der proximalen Ulna und am Olekranon, den Knöcheln und dem Os sacrum). Rheumaknoten sind durch eine klassische Histologie gekennzeichnet (S. 31). Entweder es entwickeln sich einige *wenige, sehr große*, über Monate und Jahre gleichbleibende Knoten oder aber sehr *viele kleine Knoten*, die oft intrakutan liegen und die Epidermis perforieren. Die letzteren „kommen und gehen schneller" als die großen und korrelieren häufig mit der Aktivität der RA oder einer Vaskulitis (680).

Abb. 6.33 **Tarsaltunnelsyndrom**
a Anatomie. Vom Malleolus medialis bis zur Talusrolle und dem Kalkaneus sowie dem sich darüberspannenden Retinaculum flexorum wird der Tarsaltunnel gebildet. In ihm verläuft der N. tibialis
b Bereich der Parästhesien.

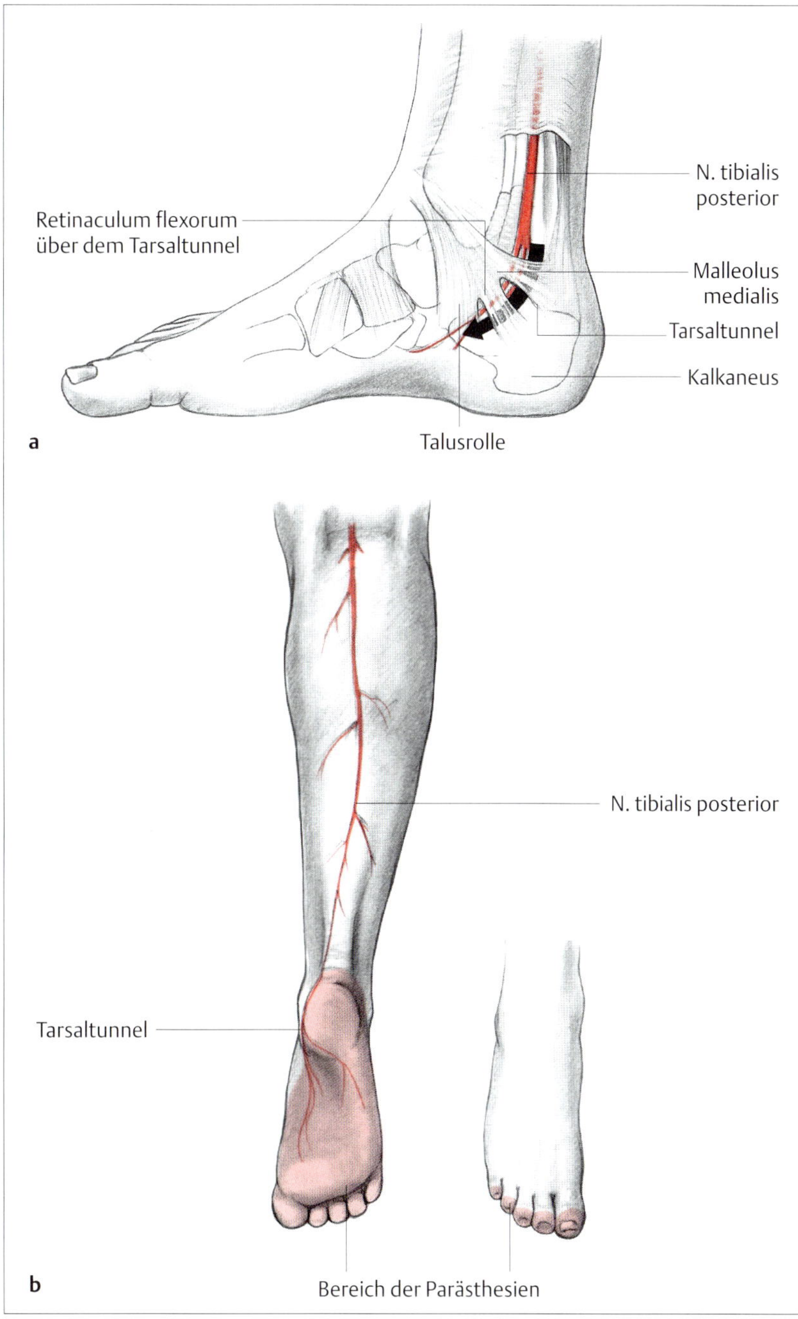

Die *Vaskulitis* erfaßt meist die kleinen Fingerarteriolen und führt zu periungualen und Nagelbettinfarkten. Das Bild einer urtikariellen Vaskulitis kann entstehen. Ulzerationen der Haut finden sich an den Unterschenkeln. Sie sind nicht selten und entstehen multifaktoriell. Neben Rheumaknoten und vaskulitischen Zeichen finden sich noch das Raynaud-Phänomen, das Palmarerythem, eine Psoriasis (in 3–5% aller rheumatoide Arthritis) und bei bestimmten Verlaufsformen charakteristische Ausschläge (885).

Die Frage, ob pathologische Laborwerte (Transaminasenerhöhung) und pathologische klinische Befunde (Hepatomegalie) Ausdruck der systemischen Miterkrankung der *Leber* im Verlauf der RA sind, ist allein schon deshalb von Bedeutung, um mögliche medikamenteninduzierte unerwünschte hepatobiliäre Wirkungen abzugrenzen. In einer auch heute noch gültigen und ausgezeichneten Übersicht wird die Hepatomegalie nicht als RA assoziiert beschrieben (906). Während bei einmaliger Untersuchung eine Erhöhung der alkalischen Phosphatase zum Teil abhängig von der Krankheitsaktivität der RA in zwischen 15 und 45% gefunden wird (366, 1099), zeigen Langzeitbeobachtungen über 6–10 Monate in 57% der Fälle lediglich passager erhöhte Werte. Es gelang, die Herkunft der alkalischen Phosphatase in Abgrenzung zur osteoblastären Aktivität als hepatogen festzulegen. Meist verbunden mit einer Zunahme der Aktivität der RA ist ein vorübergehender Anstieg der GOT, seltener auch der GPT. Diese Laborleberbefunde normalisieren sich bei zurückgehender Aktivität der RA (905, 906).

Dagegen gehört eine Leberbeteiligung zum *Felty-Syndrom*. Beobachtete histologische Besonderheiten (lymphozytäre Infiltration der Sinusoide und der Peroportalfelder, periportale Fibrose usw.) können als Verstärkung eines Krankheitsprozesses, wie er auch bei der RA häufig zu beobachten ist, interpretiert werden. Im Rahmen der juvenilen rheumatoiden Arthritis ist die Hepatomegalie stärker ausgeprägt. Die Lebergröße ist unmittelbar an die Aktivität der Grunderkrankung gebunden.

Nierenerkrankungen im Verlauf einer rheumatoiden Arthritis können primär der RA zuzuordnen sein, sekundär als RA-Folge entstehen und – nicht selten – therapieinduziert sein. Vaskulitiden der Niere im Verlauf der RA sind sehr selten. Dagegen führt die im Verlauf der RA nicht seltene sekundäre Amyloidose zu folgenden möglichen Nierenmanifestationen: Proteinurie, nephrotisches Syndrom, akutes bzw. chronisches Nierenversagen, hoher Blutdruck, renale Venenthrombose und renale tubuläre Defekte. Eine renale Amyloidose findet sich in etwa 5% aller RA-Fälle. Etwa 1/4 dieser Patienten entwickelt ein nephrotisches Syndrom (61). Die Häufigkeit der Amyloidose bei der RA liegt aufgrund von Obduktionsbefunden zwischen 10,5 und 16,5% (891, 1174).

Da die Proteinurie als erstes klinisches Zeichen der *Amyloidose* zu betrachten ist (323), führt die regelmäßige Urinuntersuchung zu einer frühen Diagnose. Allerdings treten Amyloidinfiltrationen der Nieren auch ohne Proteinurie auf. Das akute Nierenversagen im späteren Verlauf einer renalen Amyloidose kann Resultat eines interkurrierenden Infekts, durch Medikamente induziert sein oder nach einer chirurgischen Intervention zur Dehydration und renalen Venenthrombose führen. Die chronische Niereninsuffizienz ist bei allen renalen Amyloidosen unvermeidlich. Etwa 20–35% aller Amyloidosepatienten haben eine Hypertension.

Welche Laboruntersuchungen führen zur Diagnose der Amyloidose? Am wichtigsten ist die Untersuchung des Urins. Auch die Einmalapplikation einer i.v. Dosis von Dimethylsulfoxid (DMSO) kann bei der Suche nach Amyloidfibrillen im Urin hilfreich sein (910). Weitere Untersuchungen umfassen Nierenfunktionstests, Serumkreatininwerte, die Kreatinin-Clearance und die Nierenbiopsie.

Neben den oben beschriebenen renalen amyloidoseinduzierten Symptomen kann sich die Amyloidose der RA auch als Diarrhö bzw. Malabsorption durch Gewichtsverlust, eine Hepatosplenomegalie, Hypotension sowie ein Karpaltunnelsyndrom manifestieren. Diese Manifestationen sind jedoch sehr selten (1274).

Muskulatur, Knochen

Interstitielle Myositiden treten im Sinn fokaler Lymphozytenanhäufungen auf. Myositiden im Rahmen generalisierter Vaskulitiden sind selten und auf die lupoiden Formen der RA begrenzt.

Die im Verlauf einer RA entstehende (initiale) *juxtaartikuläre Osteopenie* hat ihre Ursache wahrscheinlich in der persistierenden Dysbalance verschiedener Zytokine (IL-l, TNFα). Dagegen ist die Entstehung der *diffusen Osteoporose* komplexer; persistierende oder „schubweise" Entzündung, Inaktivität, aber auch Therapie (Glucocorticoide) können dazu führen (S. 144).

Bildgebende Verfahren

Röntgen

Trotz neuer und hochauflösender bildgebender Verfahren ist die Bedeutung der Röntgenuntersuchung für die Diagnose der RA nach wie vor (und nicht nur in der Praxis!) sehr groß. Definitiv kann eine RA erst dann diagnostisch gesichert werden, wenn sich ihr zerstörender Prozeßcharakter im Röntgenbild manifestiert. Die (frühe) Diagnose der RA ist also auch eine radiologische Aufgabe (985).

Nach radiologischen Frühzeichen der RA muß mit der Lupe gesucht werden. *Kontrolluntersuchungen* einer destruierenden RA müssen durchschnittlich jährlich, bei aggressiverem Verlauf in kürzeren Abständen durchgeführt werden. Auch nach der Einteilung von Larsen (1976) (647) steht eine „ungewisse Frühphase" (mit eventuell reversibler periartikulärer Schwellung, gelenknaher Osteoporose und leichter Gelenkspaltverschmälerung) einer „definitiven" Frühphase (mit Erosionen und deutlicher Gelenkspaltverschmälerung) gegenüber.

Die *Progression* der RA anhand radiologischer Kriterien zu beurteilen ist allerdings schwierig. Jede Progression ist bei jedem Patienten gesondert zu sehen; auch verläuft sie nicht über die gesamte Zeit hinweg konstant! Zudem folgen radiologische Veränderungen zeitlich den sich im Gelenk abspielenden pathologischen Vorgängen nach.

In den folgenden Abschnitten werden frühe Gelenk- und Weichteilzeichen (Aufnahmeart, Suche nach Prädilektionsstellen), späte Manifestationen der RA, radiologische Verlaufsvarianten und radiologische Zeichen an der Halswirbelsäule und selten betroffenen Gelenken sowie an Weichteilen dargestellt.

Frühe Veränderungen

Proximale Interphalangealgelenke (PIP), Metakarpophalangealgelenke (MCP) und Radiokarpalgelenk

Aufnahmetechniken (Strahlengang) – dargestellte Areale/Veränderungen:

Dorsopalmar (d.-p.): Gelenkspaltverschmälerung, Osteoporose.

Seitlich: distale Ulna und Radius.

Semisupiniert (palmodorsal; 45° mit stark gespreizten Fingern: Ballfangtechnik): dorsoradiale Nørgaard-Erosionen, Os pisiforme, Os triquetrum.

Semiproniert (dorsopalmar; Zitherspieltechnik): Gelenkspaltbreite, Processus styloideus radii, Os scaphoideum.

Intraartikulär gibt es keine eigentliche Kortikalis im Sinn einer knöchernen Kompakta. Man spricht von der Grenzlamelle, die aus der Verschmelzung der spongiösen Grenzschicht des Knochens mit der inneren verkalkten Schicht des Gelenkknorpels entsteht (266).

Das Intervall zwischen entstehender Synovialitis und radiologischer Manifestation des zerstörenden Prozesses beträgt 4–8 und >12 Monate. Am kürzesten ist dieser Zeitraum an den Finger- und den Zehengrundgelenken.

Erosionen entstehen an „bare areas" (Umschlagfalten) durch Druck (Muskulatur) oder Sehnenscheidenentzündungen. Schwund bzw. die Verdünnung der Grenzlamelle und/oder der subchondralen Knochentextur führen zur Unschärfe der Gelenkkontur.

Am besten betrachtet man zunächst die Aufnahme beider Hände „mit Abstand": So werden Seitenunterschiede bemerkt, die bei zu großer Nähe verlorengehen. Danach werden die Weichteilkonturen beurteilt. Abschließend beginnt – mit der Lupe – die Suche nach frühen knöchernen Veränderungen.

Weichteilveränderungen der PIP (meist spindelförmig) und MCP sind frühe Zeichen. Sie entstehen durch erguß- bzw. proliferationsbedingte Volumenzunahme von Gelenkkapseln, Sehnen und Sehnenscheiden und lassen sich mit der 3-Ebenen-Weichteilstrahltechnik (z. B. am Radiokarpalgelenk) gut darstellen (Strahlengang: dorsopalmar; palmodorsal – 25° radial angehoben –, seitlich radioulnar).

Die normale d.-p.-Technik erfaßt häufig pathologische Weichteilvergrößerungen

- an der Gelenkkapsel zwischen Processus styloideus radii und Skaphoid und
- an der Sehnenscheide des M. extensor carpi ulnaris, an der schmalsten Stelle des Ulnakopfes;

in der p.-d. um 25° radial angehobenen Aufnahme

- an der Gelenkkapsel an der schmalsten Stelle lateral vom Ulnakopf und
- an der Gelenkkapsel zwischen Processus styloideus radii und Skaphoid.

Die Möglichkeit, Erosionen zu erfassen, erhöht sich durch die 3-Ebenen-Weichteilradiographie an den Fingern gegenüber der d.-p.-Aufnahme um das Doppelte (353, 354).

Die *frühe gelenknahe Osteoporose* der RA erfordert die Unterscheidung zwischen einer periartikulär paraphlogistischen Spongiosararefizierung und einem vorgetäuschten optischen Distanzphänomen (985). Kapselschwellungen verdichten den Weichteilmantel im Gelenkbereich und können dadurch die Knochenbezeichnung undeutlicher machen.

Distale Interphalangealgelenke zeigen in 15–20% der Fälle Erosionen (437).

An der distalen Endphalanx I entstehen Erosionen im Ansatzbereich des M. extensor pollicis longus (Abb. 6.**34a, d**).

An den *proximalen Interphalangealgelenken*, besonders am PIP III, entwickeln sich an den „bare areas" – ausgeprägter am proximalen Gelenkanteil – Arrosionen und Erosionen (Abb. 6.**34a, c**).

An den *Metakarpophalangealgelenken*, besonders an MCP II und III, entstehen früh Grenzlamellenverdünnungen, -unterbrechungen, Arrosionen und Erosionen von MCP-Köpfchen und Grundphalanxbasen (Abb. 6.**34a, b**), dort dorsoradial (Nørgaard; cave: in der 45°-Supinationstechnik nimmt methodenbedingt die geometrische Unschärfe durch die Vergrößerung des Objekt-Film-Abstands zu). Auch können mögliche physiologische Aufhellungen der dorsoradialen Ecken der Basen der Grundphalangen fehlinterpretiert werden (353, 354). Dorsopalmar (d.-p.; Ballfangtechnik) können sich in einzelnen Handwurzelknochen zystoide Aufhellungen entwickeln.

Am *Radiokarpalgelenk* werden als Prädilektionsstellen der Recessus praestyloideus, das untere radioulnare Kompartment und das distale Ulnaende unterschieden.

Sehnenscheidenentzündungen des M. extensor carpi ulnaris verursachen Erosionen des distalen Ulnaendes bzw. des proximalen Processus styloideus ulnae (Abb. 6.**35a, b**; 6.**36**). Der Processus styloideus radii und die radiale Seite des Skaphoids sind „bare areas". Dorsal und palmar können Erosionen entstehen. Am Os triquetrum und Os pisiforme (Abb. 6.**36**) entstehen früh Erosionen am medialen proximalen Anteil des Os triquetrum und im „Gelenk" zwischen Os pisiforme und Os triquetrum (semiproniert, d.-p.; Zitherspieltechnik).

Ellbogengelenk

Anterior-posterior, seitlich.

Zu unterscheiden sind der humeroradiale und humeroulnare Gelenkspalt. *Frühmanifestationen* sind die gelenknahe Demineralisation, unspezifische lamelläre periostale Knochenneubildungen (Abb. 6.**37**, S. 44), arrosive Enthesitiden am Ansatz der Trizepssehne und an den Humerusepikondylen sowie kleine osteophytäre Reaktionen am Radiusköpfchen oder am Koronoidfortsatz der Ulna.

Glenohumerales Gelenk, Humeruskopf

Anterior-posterior, axiale Aufnahme, eventuell innen- bzw. außenrotierte a.-p.-Aufnahme.

Randusuren an der oberen Kontur des Collum anatomicum, arrosive Konturzeichnung und subchondrale Strukturstörungen sind Frühzeichen der glenohumoralen Arthritis (Abb. 6.**38**).

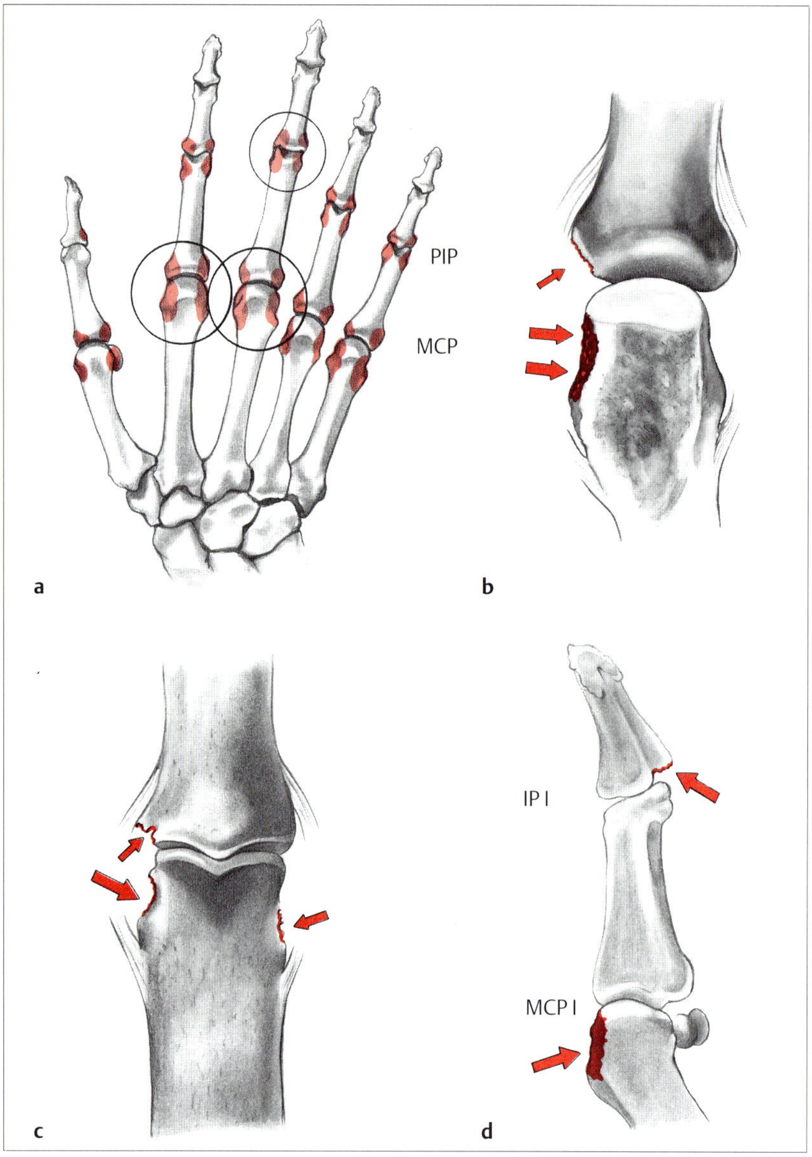

Abb. 6.**34** **Frühe radiologische Zeichen der rheumatoiden Arthritis an der Hand**
a Überblick. Prädilektionsstellen früher radiologischer Zeichen der RA. Metakarpophalangealgelenke, proximale Interphalangealgelenke, Interphalangealgelenk I. Kreise: MCP II und III, PIP III
b Das Metakarpophalangealgelenk ist sowohl am Köpfchen des Os metacarpale als auch an der Basis der Grundphalanx – dort an den „bare areas" – betroffen
c Auch am proximalen Interphalangealgelenk, insbesondere in dessen proximalem Abschnitt, sind die „bare areas" betroffen
d Frühe Veränderungen am Daumengrundgelenk und Interphalangealgelenk I.

Akromioklavikulares Gelenk (AC-Gelenk)

Anterior-posterior.

Das AC-Gelenk ist häufiger verändert als das glenohumerale Gelenk. Früh finden sich Weichteilschwellungen über den AC-Gelenken und subchondrale Erosionen besonders am distalen Klavikulaende.

Metatarsophalangealgelenke (MTP), Interphalangealgelenke (IP)

Dorsoplantar, eventuell im umgekehrten Strahlengang; nach medial gekippt schräg, seitlich.

Der Patient sieht und spürt Veränderungen an den Händen früher als an den Zehengelenken. Sein Arzt beachtet meist die Hände, die Visitenkarte des Patienten mit RA, aufmerksamer als die Füße. MTP-Gelenke sind „asymptomatische" Gelenke; häufig finden sich radiologische Zeichen trotz Schmerzfreiheit (bei Monarthritis Vorfüße röntgen).

> Frühzeichen zeigen sich an den Metatarsophalangealgelenken oft vor Veränderungen an den Hand- und Fingergelenken.

Besonders häufig betroffen sind die Zehengrundgelenke III und vor allem V (mit dem klassischen Ausbreitungsmuster von lateral nach medial). Die Mittelfußköpfchen der Zehengrundgelenke sind früher und deutlicher arthritisch verändert als die korrespondierenden Grundgliedbasen. Zystoide Aufhellungen in Basen und Köpfchen können bei bestimmten Verläufen Frühzeichen darstellen.

An den medialen Seiten der Köpfchen der Ossa metatarsalia I–V (Ausnahme das MTP-V-Köpfchen, dort auch die laterale Seite) entwickeln sich Schwellungen (zystische) Erosionen, subchondrale Aufhellungen, später auch Gelenkspaltverschmälerungen (Abb. 6.**39**). Die Zehen I–IV deviieren fibular, jedoch nicht der 5. Zeh! Auch die Sesambeine können „mitreagieren". Nicht selten sind Erosionen und Usuren am proximalen Inter-

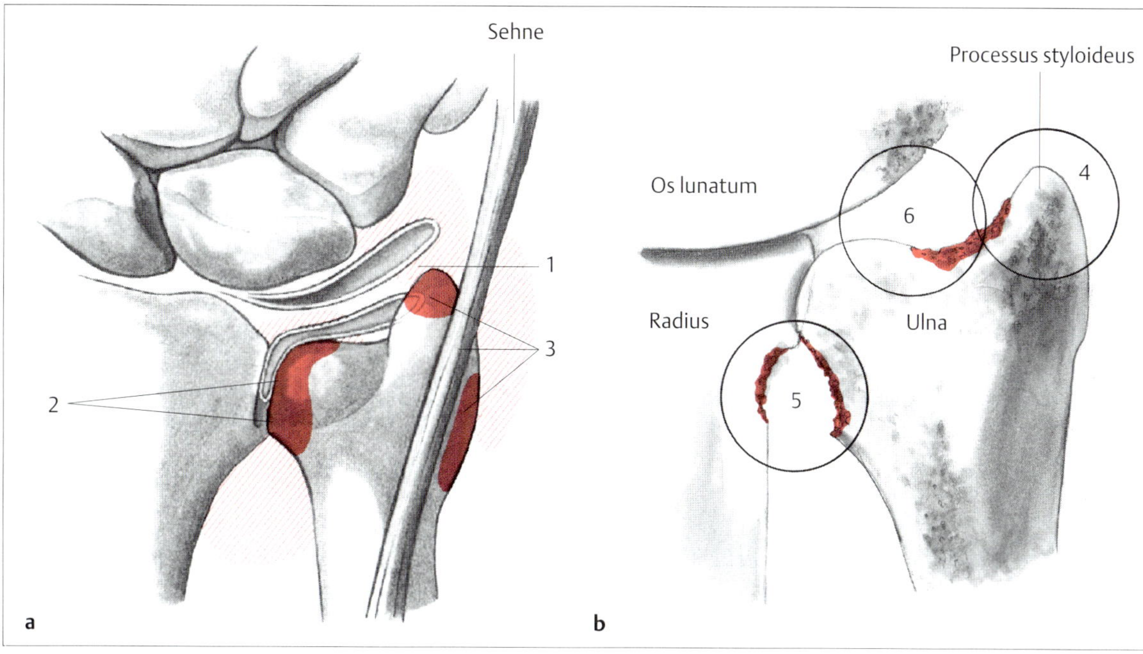

Abb. 6.35 **Frühe Veränderungen der rheumatoiden Arthritis im karpoulnaren Gelenkanteil**
a Betroffen sind der Recessus praestyloideus (1), das proximale radioulnare Kompartment (2) und das distale Ende der Ulna, der Processus styloideus ulnae sowie der M. extensor carpi ulnaris (3)
b Betroffen sind der Processus styloideus ulnae (4), das proximale radioulnare Kompartment (5) und das distale Ende der Ulna (6).

phalangealgelenk V beidseits. Das Köpfchen der Grundphalanx I erkrankt vor allem medial.

Am Interphalangealgelenk I reagiert vor allem die proximale Phalanx. Flache, lange Erosionen entstehen am medialen Teil dieser Phalanx (Abb. 6.**39**). Kleine Erosionen können sich ebenfalls medial an der distalen Phalanx entwickeln. Proximale und distale Interphalangealgelenke der anderen Zehen zeigen (wenn) nur diskrete Zeichen der Arthritis.

Tarsometatarsalgelenke, Os cuboideum, Os naviculare, distale Teile von Talus und Kalkaneus

Seitlich, in Aufsicht.

Die Tarsometatarsalgelenke (Lisfranc-Linie) erkranken häufig ebenso wie das Talokalkaneonavikulargelenk (der obere Teil der Chopart-Linie) und das Gelenk zwischen Os cuneiforme und Os cuboideum (der untere Teil der Chopart-Linie).

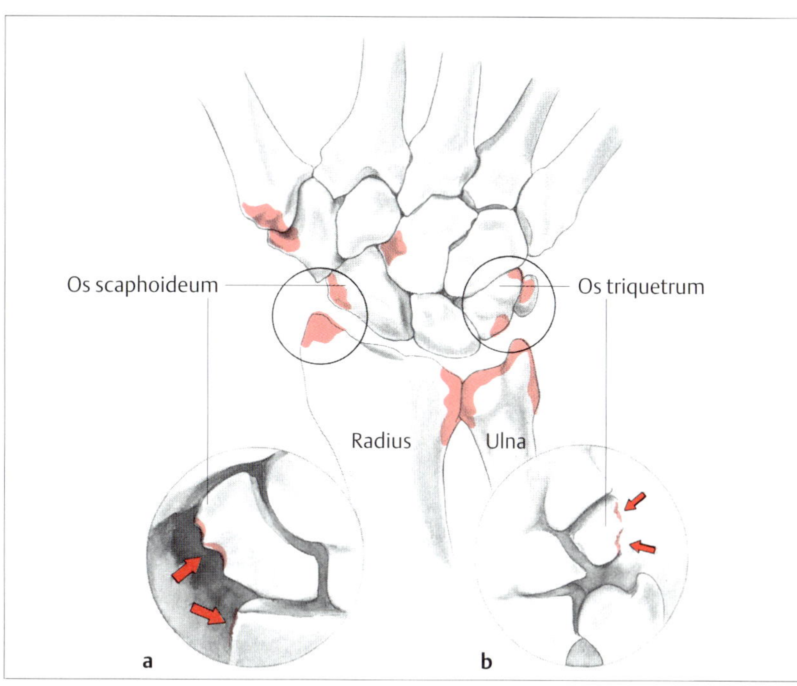

Abb. 6.36 **Frühe Zeichen der rheumatoiden Arthritis an Radius, Os scaphoideum und Os triquetrum**
a Erosionen am distalen Radiusende und am Os scaphoideum
b Erosionen am Os triquetrum.

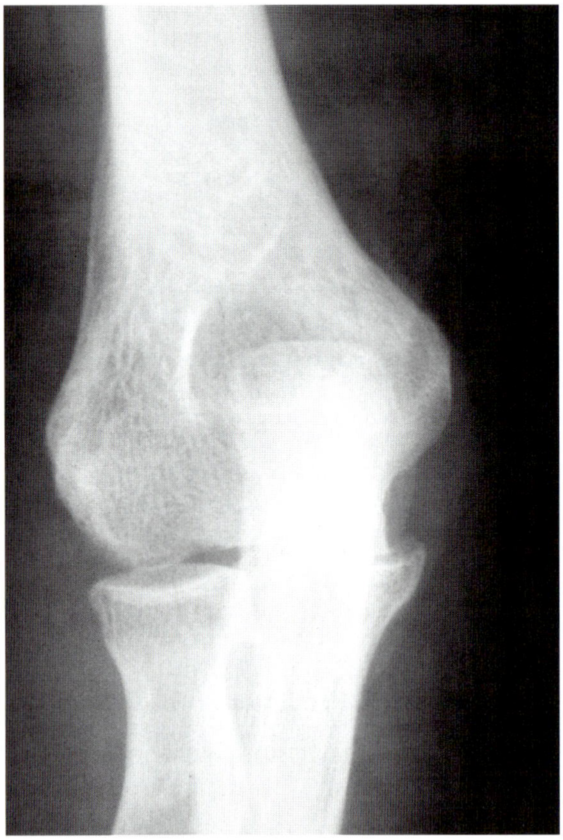

Abb. 6.37 **Frühe Kubitalarthritis.** 38jährige Frau. Arrosive enthesitisähnliche Konturveränderungen am lateralen Humerusepikondylus.

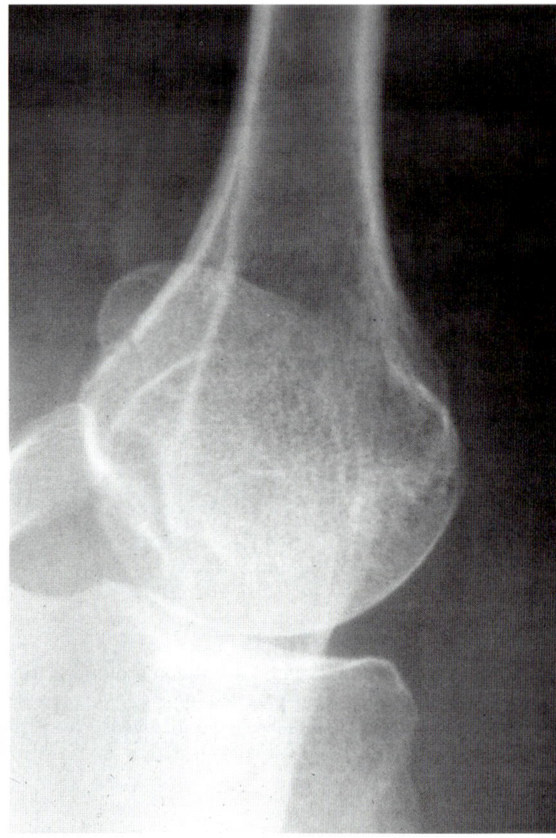

Abb. 6.38 **Frühe glenohumerale Arthritis.** 51jährige Frau. Axiale Aufnahme der Schulter. Unterbrechung der Grenzlamelle mit zarter Usur am Humeruskopf bei 9 Uhr.

Talokrurales und subtalares Gelenk, Kalkaneus

Seitlich, in Aufsicht.

Das subtalare Gelenk zeigt im späteren Verlauf (nach Weichteilschwellungen) eine kollaterale Osteoporose und Gelenkspaltverschmälerung. Am Kalkaneus finden sich die radiologischen Zeichen der klinischen Achillobursitis (Abb. 6.**40**).

Kniegelenk (femorotibiale Gelenke, femoropatellares Gelenk)

Anterior-posterior, seitlich.

Poplitealzysten und *Ergüsse* im oberen Rezessus zwischen Quadrizepssehne und Femur stellen sich früh in den seitlichen Aufnahmen dar. Die *subchondrale Strukturabschwächung* der Femurkondylen – häufig ventral unterhalb der Patella – verkörpert ein ebenso frühes Destruktionszeichen wie die Konturarrosionen medial und lateral an den Femurkondylen. Da die RA häufig zu Valgusdeformationen führt, ist zu beachten, daß die Gelenkspaltverschmälerung nicht immer konzentrisch erscheint.

Frühzeichen finden sich auch an den Rändern des Gelenks (Abb. 6.**41**). Typisch ist der Bi- oder Trikom-

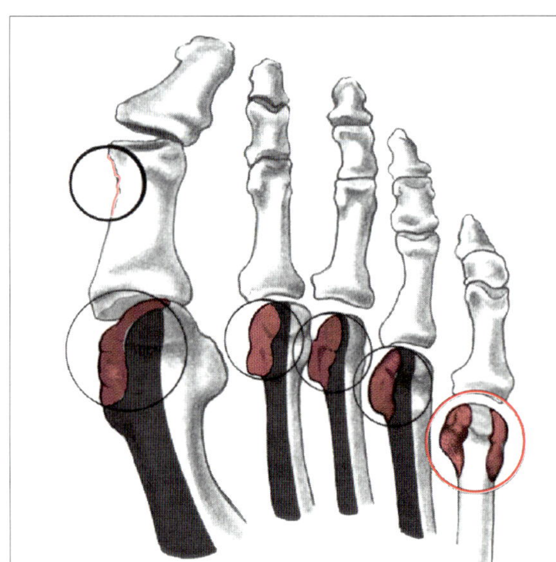

Abb. 6.39 **Metatarsophalangeal- und Interphalangealgelenk(e).** Die Kreise markieren frühe Veränderungen an den Metatarsophalangealgelenken I–IV medial und V medial und lateral sowie dem medialen Köpfchen der Grundphalanx I (Interphalangealgelenk I).

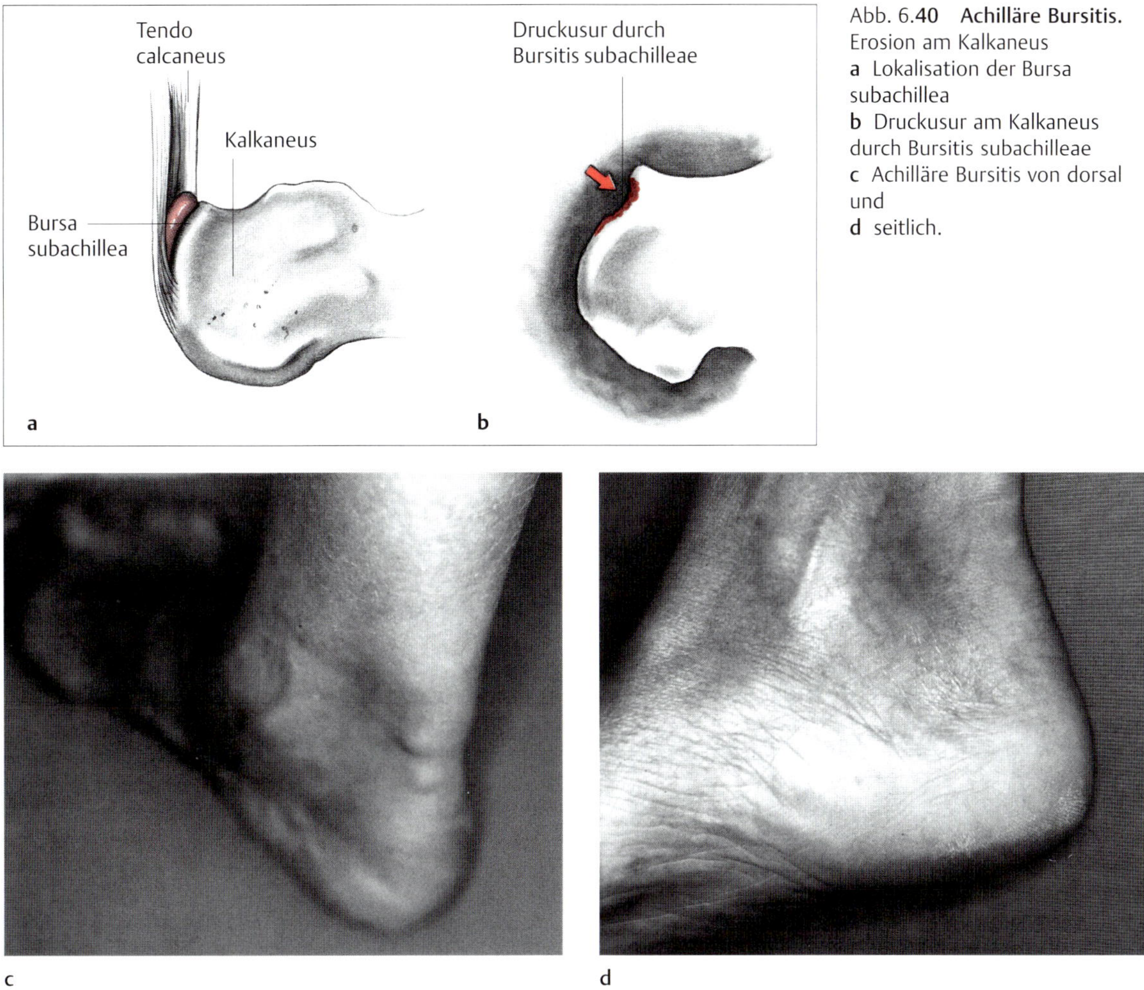

Abb. 6.**40** **Achilläre Bursitis.** Erosion am Kalkaneus
a Lokalisation der Bursa subachillea
b Druckusur am Kalkaneus durch Bursitis subachilleae
c Achilläre Bursitis von dorsal und
d seitlich.

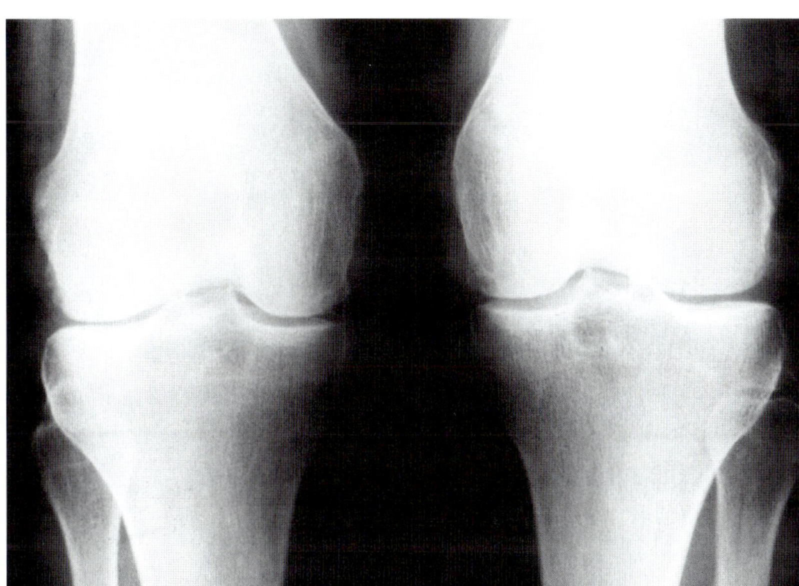

Abb. 6.**41** **Gonitis.** 53jährige Frau. Zystoide Aufhellungen am medialen Titibaplateau und korrespondierenden Femurepikondylus. Mediale Gelenkspaltverschmälerung beidseits.

partmentbefall. Eine Aufnahme im Stehen ist deshalb weniger aussagekräftig als bei der Arthrose. Es entstehen Gelenkspaltverschmälerungen, randständige Erosionen, subchondrale Zysten und im weiteren Verlauf eine Valgusstellung.

Hüftgelenke

Beckenübersicht, Lauenstein.

Früh finden sich konzentrische Gelenkspaltverschmälerungen und zystoide Aufhellungen am Übergang von Knorpel zu Knochen bei 2 Uhr (Collum anatomicum). Der mediozentrale Gelenkspalt ist anfangs häufiger als der obere Gelenkanteil verschmälert.

Letztlich führen die konzentrische Gelenkspaltverschmälerung, das Fehlen ausgeprägter Osteophyten und des (auch nur angedeutet vorhandenen) „Hängemattenphänomens" zur Diagnose Arthritis.

Verlauf der frühen RA im Röntgen

Bei 90 bzw. 78 Patienten, die bei Beginn einer prospektiven radiologischen Untersuchung nicht länger als 1 Jahr an einer RA erkrankt waren, wurden der Karpus, die Radiokarpal-, Metakarpophalangeal-, proximalen Interphalangeal- und Metatarsophalangealgelenke beurteilt (470, 826).

51 (65%) von 78 in die Untersuchung aufgenommenen Patienten zeigten zu Beginn der Untersuchung keine Erosionen an Händen und Metatarsophalangealgelenken. Nach 12monatigem Verlauf waren noch 32 (41%), nach 24monatigem Verlauf noch 29 (28%) erosionsfrei. Zusätzliche Erosionen entwickelten sich nach 24 Monaten in 29% der Fälle an den Metatarsophalangealgelenken, gegenüber nur 3% der Hand- und Fingergelenke (826).

70% (n = 63) von 90 Patienten zeigten nach 3jährigem Verlauf Arrosionen, Erosionen, Gelenkspaltverschmälerungen an Händen und Vorfüßen. Diese Patientengruppe konnte radiologisch bereits nach 1jährigem Verlauf charakterisiert werden. Nach einem Jahr zeigten 30% keine Erosionen bzw. Gelenkspaltverschmälerungen (470).

> Die radiologische Progression ist in den ersten beiden Jahren am stärksten ausgeprägt und verlangsamt sich danach (139, 470, 648).

In Frühphasen zeigt sich die radiologische Progredienz – zwischen dem 6. und 18. Monat – am deutlichsten an den Metatarsophalangealgelenken (470, 762, 826).

Für eine *frühe radiologische Diagnose* der RA kann daraus gefolgert werden:

- Die Gruppe der RA-Patienten mit progressiven radiologischen Verläufen kann bereits 12 Monate nach RA-Beginn definiert werden (470).
- Veränderungen an den Metatarsophalangealgelenken lassen sich früher und häufiger objektivieren als an den Radiokarpal-, Metakarpophalangeal- und proximalen Interphalangealgelenken (826).

Wir unterscheiden *erosive* von *nicht erosiven* und *zystoiden* Verlaufsformen. Gelenknahe zystoide Aufhellungen können in etwa 10% aller Fälle sowohl Frühzeichen einer RA sein als sich auch – symmetrisch werdend – über Jahre als einzige Röntgenmanifestation objektivieren lassen als zystoide Verlaufsformen der RA (Abb. 6.**42**). Sie manifestiert sich wie die erosive Form an den Metatarsophalangeal-, Metakarpophalangeal-, proximalen Interphalangeal-, Radiokarpalgelenken und am Karpus. Ihre Progredienz ist langsamer, der Rheumafaktor findet sich seltener, und Männer scheinen häufiger zu erkranken als bei den erosiven Verläufen. Der Verlauf dieser RA scheint milder zu sein (270). Eine Extremvariante ist die rapid mutilierende osteolytische Verlaufsform (selten des frühen, meist des späteren Verlaufs; Abb. 6.**43**).

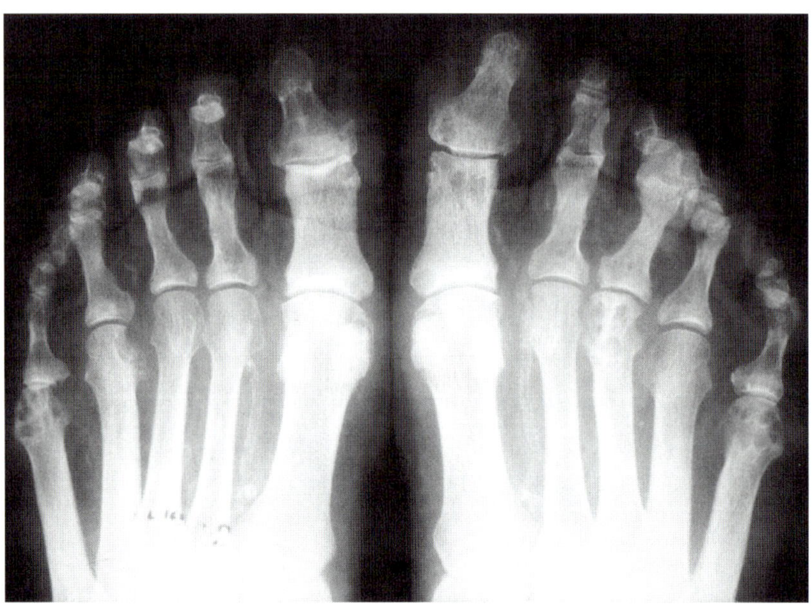

Abb. 6.42 **Zystoide Verlaufsform der rheumatoiden Arthritis.** 51jähriger Mann, RA seit 6 Jahren. Beide Vorfüße d.-p. Multiple kleine und mittlere zystoide Aufhellungen in den Köpfchen der Ossa metatarsalia III, (IV), V rechts und I, (III), V links. Zystoide Aufhellungen auch in den distalen Anteilen der Grundphalanx I beidseits.

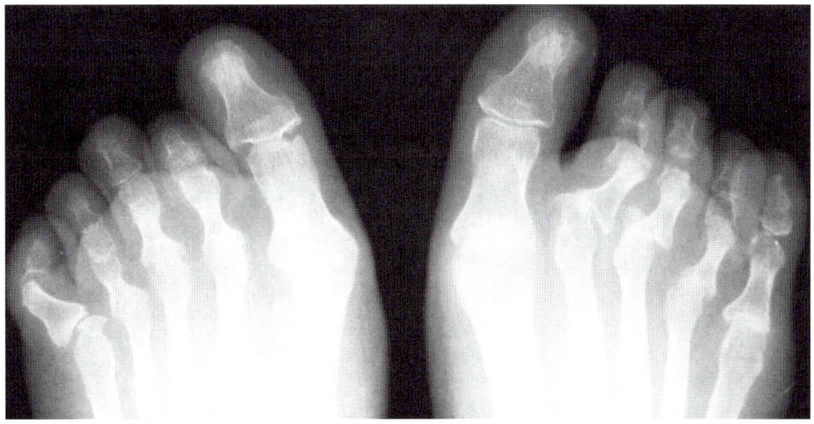

a

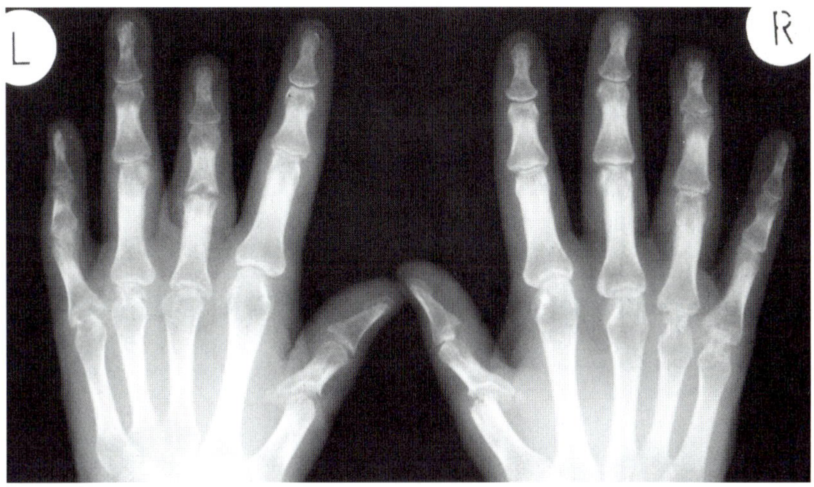

b

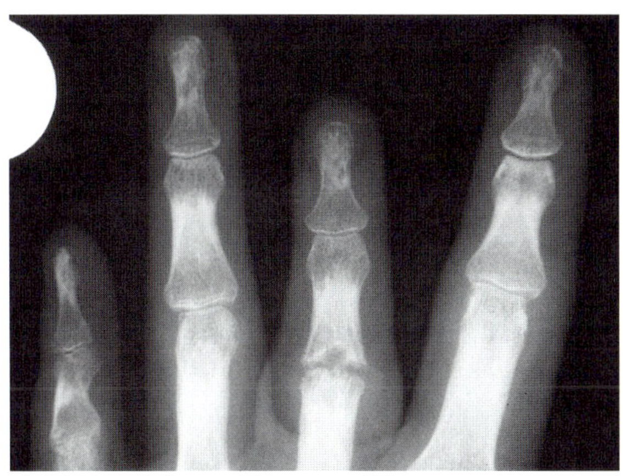

c

Abb. 6.**43** **Rheumatoide Arthritis seit 5 Jahren.** 36jährige Frau
a Beide Vorfüße d.-p. Mutilierende (osteolytische) Zerstörung des Zehenmittelgelenks V links, III rechts
b Beide Hände d.-p. Mutilierende (osteolytische) Zerstörung der Metakarpophalangealgelenke I beidseits und des proximalen Interphalangealgelenks III links
c Vergrößerung von **b**. Mutilation: proximales Interphalangealgelenk III links.

Synopsis früher Veränderungen

Da die definitive Diagnose RA nur mit entsprechendem radiologischem Befund möglich ist, ist die Suche nach *frühen röntgenmorphologischen Zeichen* eine der wichtigsten Aufgaben im Verlauf einer RA. Frühzeichen sind Weichteilschwellungen (PIP spindelförmig; MCP I, II radial, ulnar; Sehnenscheide des M. extensor carpi ulnaris). Hier können bestimmte Techniken sehr subtil Volumenveränderungen signalisieren.

Es schließt sich die Suche mit der Lupe nach *knöchernen Frühzeichen* an. Neben Kollateralphänomenen (bandförmige, juxtaartikuläre, subchondrale Demineralisation, subchondraler Knochenschwund, scheinbare Diaphysensklerose) sind frühe arthritische Direktzeichen (Signal-, Begleitzysten, Grenzlamellenverdünnung bis -schwund, Arrosionen, Erosionen) für die radiologische Diagnose der RA wesentlich.

An den proximalen Interphalangealgelenken ist der proximale Gelenkanteil besonders betroffen. Prädilektionsgelenke sind PIP III, IP I. An den Metakarpophalangealgelenken entstehen dorsoradial die sogenannten Nørgaard-Läsionen (Ballfangtechnik) und radiopalmare Erosionen.

Erosionen des distalen Ulnaendes bzw. des Processus

styloideus ulnae werden d.-p. eventuell lateral, dargestellt. Erosionen des distalen Radiusendes zeigen sich ebenfalls d.-p. und eventuell mit der sogenannten Zitherspieltechnik, die auch zystoide Aufhellungen im Skaphoid objektiviert. Die Ballfangtechnik zeigt (neben den Nørgaard-Erosionen) Zysten am Os triquetrum und Os pisiforme.

Wenn auch die erkrankte Hand für Patient und Arzt häufig im Vordergrund steht, ist immer zu bedenken, daß Metatarsophalangealgelenke als Erstmanifestationsorte bei 9–15% aller Patienten erkranken. MTP-Gelenke sind asymptomatische Gelenke; häufig finden sich dort, auch bei Schmerzfreiheit, radiologische Frühzeichen, nicht selten vor Veränderungen der Hand- und Fingergelenke. Die medialen Seiten der Köpfchen oder Ossa metatarsalia I–V (Ausnahme MTP-V-Köpfchen, dort auch die laterale Seite) entwickeln charakteristische Läsionen. Die mit den MTP-Köpfchen korrespondierenden Basen der Grundphalangen sind weniger ausgeprägt involviert. Am Interphalangealgelenk I reagiert vor allem die proximale Phalanx.

Neben dem „suchenden Röntgen" an Vorfüßen und Händen müssen auch alle anderen – situativ, anamnese- und befundorientiert geröntgten – Gelenke auf die geschilderten Veränderungen untersucht werden. Entsprechend Tab. 6.**22** sind an Händen und Vorfüßen frühe radiologische Zeichen der RA zu suchen. Zur Beurteilung des weiteren Verlaufs empfiehlt sich eine frühe Dokumentation der Halswirbelsäule (s. u.).

Halswirbelsäule

Neben den (lehrbuchhaft) erkrankten Gelenken der Hände und der Füße wird die Halswirbelsäule am häufigsten in den entzündlichen Prozeß involviert. Diese „5. Extremität" erhält im Verlauf einer RA durch ihre anatomische Situation einen besonderen Stellenwert. Alle synovialen und kartilaginösen Gelenke, die Unkovertebralgelenke, Sehnen- und Bänderansätze und andere Weichteile der Zervikalregion können erkranken. Die röntgenologische Dokumentation der Wirbelsäulenmanifestation ist entscheidend für die Diagnose. Bei Röntgenuntersuchungen der Halswirbelsäule werden entzündliche rheumatische Veränderungen nicht selten übersehen, da „für das Alter charakteristische" degenerative Zeichen dominieren.

Da Routineaufnahmen die Halswirbelsäule häufig im atlantodentalen Bereich nur schlecht erfassen, müssen neben diesen Aufnahmen (seitlich, p.-a., Dens a.-p., Anteflexion seitlich) Tomographien von C0/C1/C2, p.-a. und seitlich durchgeführt werden. Wir unterscheiden Destruktionen und Osteolysen am Dens, Arthritiden der lateralen atlantookzipitalen Gelenke, der atlantodentalen Gelenke, Intervertebralarthritiden, Diszitiden, subaxiale Sub- und Dislokationen sowie Dornfortsatzosteolysen.

Der *Dens* bildet ventral ein Gelenk mit dem hinteren Anteil des vorderen Atlasbogens, dorsal besteht die Möglichkeit zur Erosion im Raum zwischen Denshinterfläche und Lig. transversum („retrodentale Alarmerosion" [267a]). Die dritte Stelle, an der Denserosionen entstehen können, ist die Densspitze (Ligg. alaria, Lig. apicis dentis) (Abb. 6.**44**). Erosive Veränderungen in

Tabelle 6.22 Frühe radiologische Veränderungen der rheumatoiden Arthritis an Metatarsophalangeal-, proximalen Interphalangeal-, Metakarpophalangeal- und Radiokarpalgelenken

Aufnahmeart	Aufnahmetechnik (Strahlengang)	Suche nach/wo
Dorsoplantar	Zehengrundgelenke plan stehend (d.-p.)	Weichteilzeichen Arrosionen, Erosionen an MTP-Gelenken I–V medial, am MTP-V lateral, am IP proximaler Gelenkanteil der Grundphalanx
Dorsopalmar	Handfläche plan aufliegend (d.-p.)	Weichteilzeichen bandförmige Osteoporose früharthritische Direktzeichen Grenzlamellenschwund, -verdünnung Signal-, Begleitzysten, Arrosionen, Erosionen besonders am PIP III, MCP II, III, Processus styloideus ulnae
Seitlich	der kleine Finger (Handkante) liegt auf, der Daumen ist adduziert (II–V)	Weichteilzeichen zystoide Aufhellungen Arrosionen und Erosionen an den distalen Enden von Ulna und Radius
Semisupiniert	45° mit stark gespreizten Fingern; Ballfang (p.-d.)	dorsoradiale MCP-Erosionen (Nørgaard-Erosionen) Erosionen am Os pisiforme und Os triquetrum
Semiproniert	45° Zitherspiel (d.-p.)	Weichteilzeichen zystoide Aufhellungen, Arrosionen, Erosionen am Processus styloideus radii, Skaphoid DD zu einer d.-p. vorgetäuschten Gelenkspaltverschmälerung

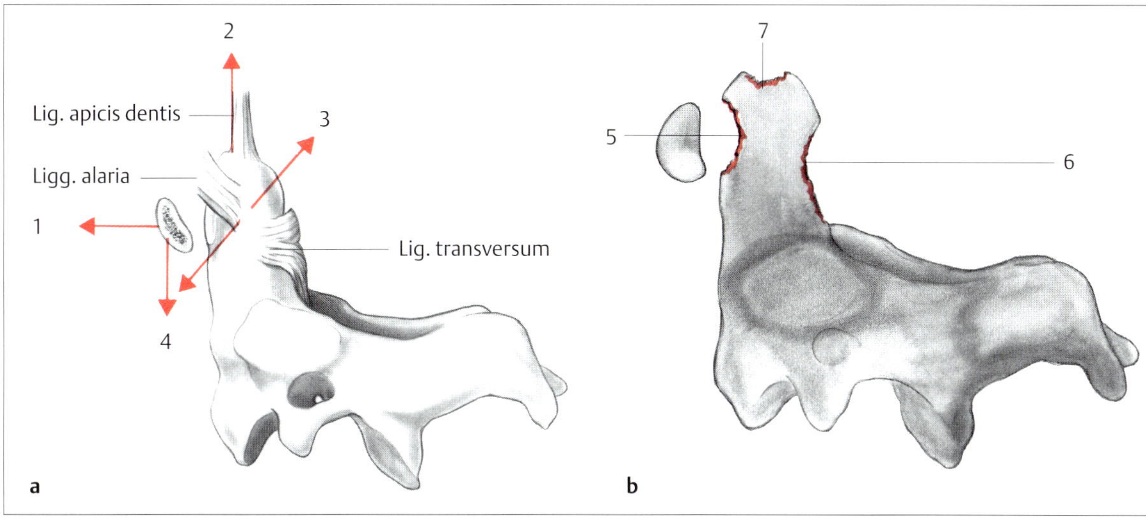

Abb. 6.**44** **Mögliche atlantoaxiale Dislokationen und Densarrosionen**

a 1 = Ventrale atlantodentale Dislokation (Insuffizienz des Lig. transversum atlantis), 2 = Aufwärtsluxation des Dens axis (Denszerstörung, generelle Bandinsuffizienz, laterale atlantoaxiale Arthritis); 3, 4 = laterale Atlasdislokation, dorsale Atlasdislokation; häufiges Kippgleiten des vorderen Atlasbogens

b Densarrosionen zwischen vorderem Atlasbogen und der Facies articularis anterior des Dens (5), an der Facies articularis posterior des Dens (Lig. transversum; 6) und der Densspitze (Ligg. alaria; Lig. apicis dentis; 7).

der Densspitze/im Dens werden bei bis zu 30% aller Patienten entdeckt (750). Auch Densosteolysen und Densfrakturen sind beobachtet worden. Die vertikale Subluxation/Luxation des Dens in das Foramen magnum, die pseudobasiläre Impression, kann durch die Kompression der Medulla oblongata zum plötzlichen Tod führen. Dabei steht die Spitze des Dens bei Männern 8-, bei Frauen 10 mm über der McGregor-Linie (Abb. 6.**44a**, 6.**45**). Schwierigkeiten können bei dieser Messung durch erosive osteolytische (Minus) Veränderungen der Densspitze entstehen. Große Bedeutung haben die Schichtaufnahmen für die Erfassung der Veränderungen der lateralen atlantoaxialen Gelenke. Eine laterale Subluxation in diesen Gelenken wird dann diagnostiziert, wenn die Massae laterales des Atlas über 2 mm disloziiert sind. Der vordere Atlasbogen kann die Beziehung zum Dens verlieren und „nach unten wandern".

Am häufigsten – in 20–45% der Fälle – findet sich die ventrale atlantodentale Dislokation (739). Sie wird diagnostiziert, wenn die mittlere atlantodentale Distanz 4 mm überschreitet. Zur Objektivierung der ventralen atlantodentalen Dislokation trägt neben der seitlichen Standardaufnahme auch die Aufnahme in Anteflexion sehr viel bei. Häufig erweitert sich der ventrale atlantodentale Gelenkspalt bei Anteflexion in den pathologischen Bereich – mobile ventrale atlantodentale Dislokation (Abb. 6.**46**).

Da die Bedrohung bei C0/C1/C2-Veränderungen vital sein kann und auch Todesfälle beschrieben sind (138, 440), resultiert aus der Summe radiomorphologischer Befunde, orthopädisch-neurologischer und orthopädisch-internistischer Manifestationen unter Umständen die Indikation zur Operation (S. 213).

Spondylarthritiden, besonders der unteren HWS-Region, lassen sich häufig schwer gegenüber degenerativen Veränderungen abgrenzen. *Diszitiden* zeigen sich als reaktionslose Verschmälerung der Bandscheibe, vorwiegend zwischen C2 und C4, ohne deutliche Hinweise auf ein begleitendes oder korrelierendes degeneratives Geschehen. Subaxiale Dislokationen einzelner bzw. mehrerer Segmente (Step-ladder-Phänomen; Abb. 6.**47**) werden in 5–23% der Fälle geschildert (732, 750). Die Segmente C3/C4 und C4/C5 subluxieren besonders häufig – meist nach vorn, weniger nach hinten. Besonders bei Anteflexion führt das zum Bild einer Stufenleiter.

Erosionen, Destruktionen und Osteolysen eines oder mehrerer *Dornfortsätze*, besonders in der unteren zervikalen und oberen thorakalen Region entwickeln sich zu etwa 10–15% (Abb. 6.**48**). Sie entstehen durch die Entzündung supraspinaler Ligamente oder benachbarter Bursen.

Röntgenveränderungen im weiteren Verlauf

Die weitere Entwicklung der proximalen Interphalangealgelenke, Metakarpophalangealgelenke, des Karpus und der Radiokarpalgelenke sind über Signal- und Begleitzysten, Arrosionen bzw. Erosionen hinaus durch Gelenkspaltverschmälerungen, Usuren, Destruktionen, arthritische Dissektionen, Mutilationen, fibröse und/ oder knöcherne Ankylosen sowie Gelenkfehlstellungen wie Deviation, Subluxation und Luxation gekennzeichnet. Zwischen Radius und Ulna entsteht das sogenannte *Scalop-sign*, eine muschelförmige Ausfräsung des Radius ulnarseits (Abb. 6.**49**), das Ulnaende kann sich osteolytisch zuspitzen, ein *Os carpale* kann entstehen (Abb. 6.**50**). Vorsicht in der Interpretation ist bei normaler d.-p.-Aufnahme und ulnarer Abweichung der Hand angebracht: „pseudobreite" Zunahme der ulnaseitigen Sehnenscheiden. Auch die ossäre Überlagerung der Handwurzeln untereinander und mit den Basen der Metacarpalia IV und V ist ungünstig, da dort frühe Erosionen der RA entstehen können.

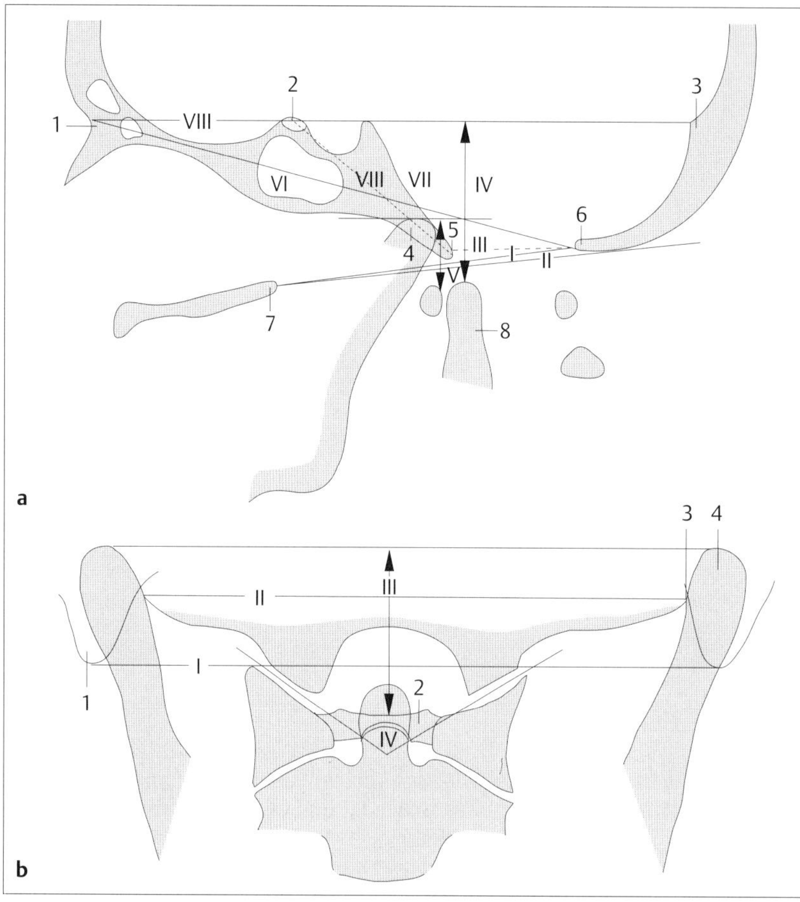

Abb. 6.45 **Referenzlinien an der obersten Halswirbelsäule**
a Seitliche Sicht.
I = Chamberlain-Linie, II = McGregor-Linie, III = McRae-Linie, IV = Höhenindex von Klaus, V = Kiefergelenke-Atlasbogen-Abstand, VI = Boogard-Linie, VII + III = Boogard-Winkel, VII = Welcker-Winkel
1 = Nasion, 2 = Tuberculum sellae, 3 = Eminentia cruciformis der Protuberantia occipitalis interna, 4 = Kiefergelenkköpfchen, 5 = Basion, 6 = Opisthion, 7 = Palatum durum; 8 = Densspitze
b A.-P. Sicht. I = Bimastoidlinie, II = Biventerlinie, III = Kiefergelenk-Atlasbogen-Abstand, IV = atlantookzipitaler Gelenkachsenwinkel
1 = Spitzen der Warzenfortsätze, 2 = Arcus anterior atlantis, 3 = Incisura mastoidea, 4 = Kiefergelenkköpfchen
(aus v. Torklus, D., W. Gehle: Die obere Halswirbelsäule. Thieme, Stuttgart 1987).

Am *Ellbogengelenk* manifestiert sich die RA radiomorphologisch relativ spät. Das gilt für die humeroradialen, humeroulnaren und radioulnaren Gelenkanteile. Randständige Usuren entstehen an der Trochlea humeri und am Radiusköpfchen. Wird im weiteren Verlauf das Lig. anulare radii zerstört, resultiert daraus die Subluxation des Radiusköpfchens und die luxierende Zerstörung des Gelenks. Neben unspezifischen lamellären periostalen Knochenneubildungen kann es zu gelenknahen zystoiden Osteolysen kommen. Das humeroradiale Gelenk ist wesentlich häufiger betroffen als das humeroulnare (Abb. 6.**51**).

Späte Veränderungen am *glenohumeralen Gelenk* und *Humeruskopf* finden sich vor allem kraniolateral am Humerus, der Kapselansatzzone, am Ober- und Unterrand des Collum anatomicum in Form von oberflächlichen bzw. tiefen (schüsselförmigen) Substanzverlusten = Erosionen/Usuren (Abb. 6.**52**). In der a.-p.-Aufnahme – in Projektion auf die Vorder- und Hinterseite des Kapselansatzes am Humeruskopf – erfaßte zystoide Aufhellungen entpuppen sich in der Axialaufnahme als tiefe Erosionen. In diesem Stadium kann der Humeruskopf nach kranial subluxieren. Nicht selten entwickelt sich im Rahmen der RA durch Sehnen(scheiden)entzündungen ein Schaden der Rotatorenmanschette.

Persistierende Entzündungen des *Akromioklavikulargelenks* führen durch eine Klavikulaosteolyse zur „Gelenkerweiterung", dem klaffenden Gelenkspalt (Abb. 6.**53**). Die Bursitis der Bursa subacromialis resultiert in Erosionen an Klavikula und Akromion.

Am akromioklavikularen Gelenk finden sich an der unteren Klavikulafläche lange, flache Erosionen, etwa 2–4 cm vom distalen Klavikulaende entfernt. Sie sind Folgen einer Bursitis bzw. einer Entzündung des Lig. coracoacromiale. Erosionen am Akromion können ebenfalls entstehen.

Späte Veränderungen der *Zehengrundgelenke* haben häufig destruierend-multilierenden Charakter (Abb. 6.**54**). Die Zehen luxieren fibular und geraten in Überstreckstellung. Besteht die Entzündung in den Zehengrundgelenken länger, entstehen durch Lockerung der tiefen Ligg. transversa ein entzündlicher Spreizfuß, ein Hallux valgus, die schon angesprochene fibulare Deviation des 1.–4. Zehs und Hammerzehen. Zusätzlich können sich im späteren Verlauf Streßfrakturen und ein Hallux rigidus entwickeln.

Meist spät läßt das *Talokruralgelenk* Randusuren am medialen Talus und dem korrespondierenden Malleolus tibialis erkennen.

Das *subtalare Gelenk* zeigt erosive Veränderungen mit Gelenkspaltverschmälerung. Die seitlichen Aufnahmen stellen am häufigsten das Erkranken des Talokalkaneonavikulargelenks und des Gelenks zwischen Os cuneiforme und cuboideum dar. Im weiteren Verlauf dominieren sekundärarthrotisch-osteophytäre Phänomene.

a
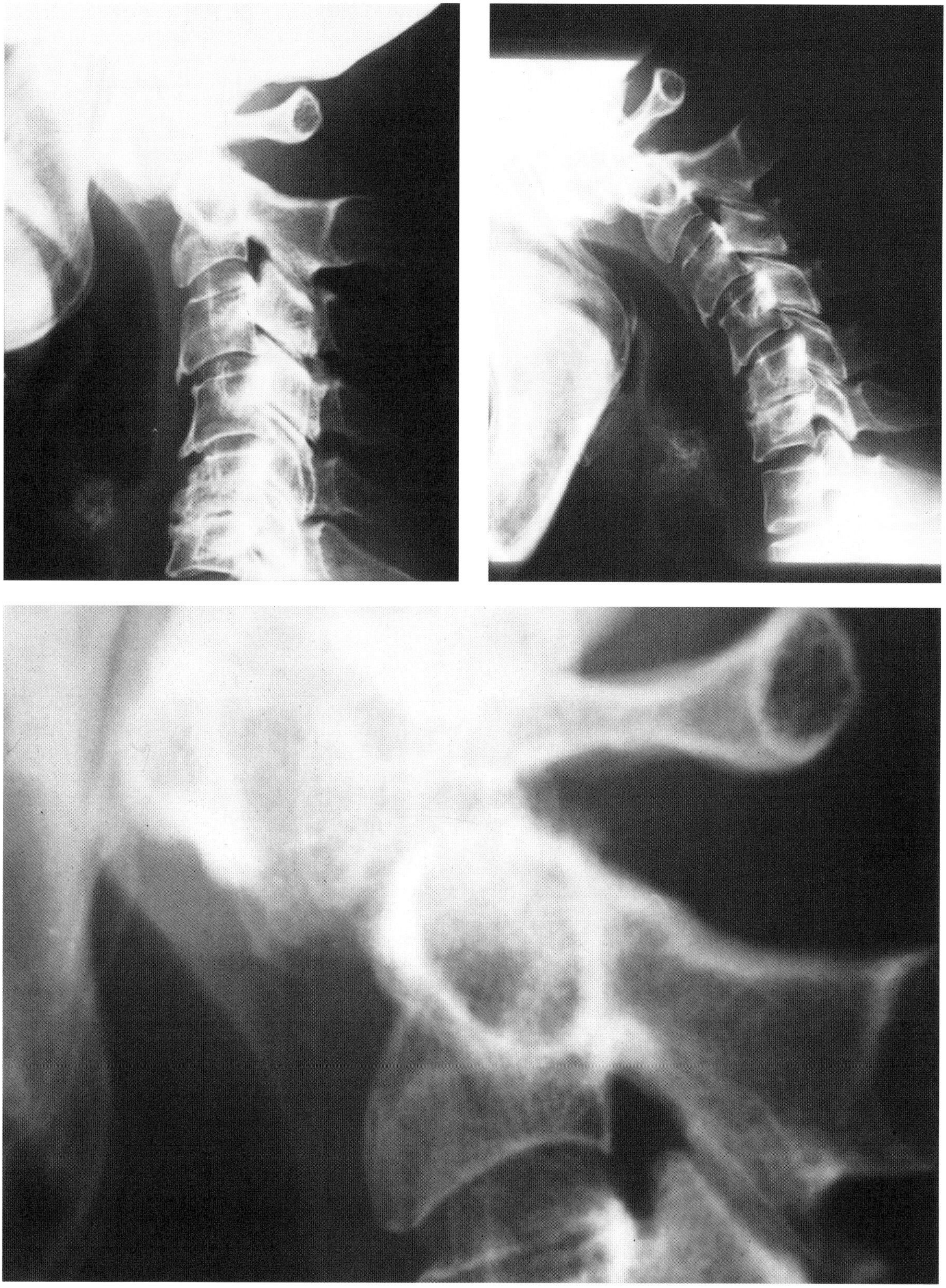
b
c

Abb. 6.**46** **Mobile atlantodentale ventrale Dislokation.** 57jährige Frau
a Halswirbelsäule, seitlich
b Halswirbelsäule seitlich, in Anteflexion
c Vergrößerung der Aufnahme von **b**.

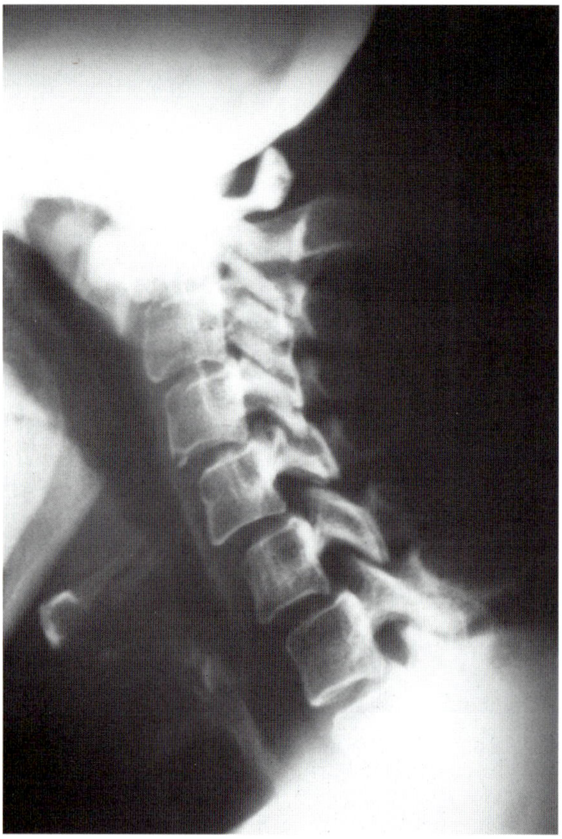

Abb. 6.47 **Stufenleiter („step-ladder") der Halswirbelsäule.** Typisch für die rheumatoide Arthritis. 50jährige Frau.

Am *Kniegelenk* entwickeln sich Usuren meist spät. Eine zunehmende Gelenkspaltverschmälerung (cave Beugekontraktur) und die zunehmende valgische Achsenabweichung mit seitlichem Tibiaeinbruch sind ebenfalls Spätzeichen. Das proximale *Tibiofibulargelenk* erkrankt in bis zu 30% der späteren Verläufe.

Usuren, Knorpeldestruktionen und Osteonekrosen finden sich als Spätzeichen an den *Hüftgelenken.* Nicht selten ist die Protrusion des Femurkopfes. Hüftgelenke zeigen manchmal einen innerhalb weniger Monate progredienten knöchern-destruktiven Verlauf bis hin zur sekundären Hüftkopfnekrose (auch iatrogen).

Besondere Gelenke

Akute, häufig nur passagere Entzündungen der *Temporomandibulargelenke* manifestieren sich klinisch durch eine Schwellung im Kiefergelenkbereich, vor allem aber auch die Über- oder Unterbeweglichkeit des Mandibulaköpfchens in der Gelenkpfanne des temporalen Knochens. Diese Funktionsabnormitäten, aber auch Usuren des Mandibulaköpfchens lassen sich durch Tomographien und Funktionsaufnahmen bei geöffnetem und geschlossenem Mund (nach Schüller-Stenvers) – im Seitenvergleich – darstellen (Abb. 6.**55**). Als überlegene Methode kann die Tomographie eine Gelenkspaltverschmälerung, Erosionen des Mandibularköpfchens und eine (sklerosierte) Abflachung der Fossa glenoidalis des temporalen Knochens objektivieren. Methoden der Wahl zur Darstellung von Veränderungen in diesen Gelenken werden zunehmend das Computertomogramm (Abb. 6.**56**) und die Magnetresonanztomographie.

Krikoarytenoidgelenke lassen sich mit der konventionellen Röntgendiagnostik nicht ausreichend darstellen. Die geeignete Methode ist das Computertomogramm. *Iliosakralgelenke* sind die „Schlüsselgelenke" der Spondarthritiden. Abgesehen von Sonderverläufen (juvenile Arthritiden: oligartikuläre HLA-B27-assoziierte Arthritiden, Typ II usw.) werden sie von der RA nicht erfaßt. Häufig müssen sie jedoch aus differentialdiagnostischen Gründen dargestellt werden, was besonders gut mit der Computertomographie gelingt (Abb. 6.**57**, 6.**58**). Die von einer Synovialis ausgekleideten *Sternoklavikular-* und *Manubriosternalgelenke* sind im Verlauf der RA nicht selten involviert. Zur Darstellung von Erosionen und anderen arthritischen Direktzeichen eignet sich die Tomographie – besser noch das Computertomogramm. Jedoch sollte immer bedacht werden, daß diese Ge-

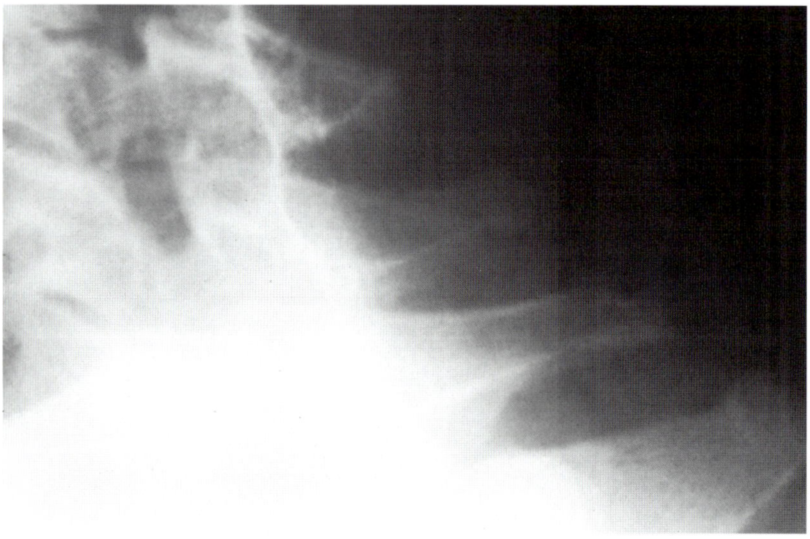

Abb. 6.48 **Geglättete Usur am Dornfortsatz des HWK 6.** 49jähriger Mann.

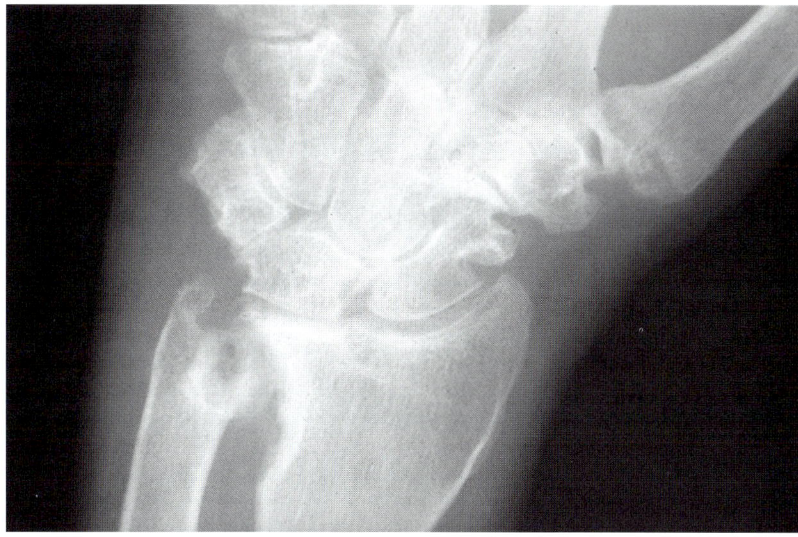

Abb. 6.**49** **„Scalop sign".** 47jährige Frau. Muschelförmige Ausfräsung des Radius ulnarseits.

lenke ebenso wie die Iliosakralgelenke dominierend im Formenkreis der Spondarthritiden erkranken.

Bursen und Sehnenscheiden

Knöcherne Erosionen als Folge anliegender Weichteilschwellungen können am hinteren oberen Kalkaneus (retrokalkaneale Bursitis), am Processus olecrani (Bursitis), am Akromion, der unteren Fläche des distalen Klavikulaendes (Bursitis der Bursa subacromialis) und am Processus styloideus ulnae (M. extensor carpi ulnaris) entstehen.

Röntgenprogression und -verlauf der RA

In der Beurteilung der RA immanenten radiologischen Progression setzten sich zwei Standardmethoden durch, die von Sharp und Mitarb. (1035) und die von Larsen (647). Beide überwiegend an Finger- und Handgelenken durchgeführte Graduierungsmethoden beruhen auf der Beurteilung von Gelenkspaltverschmälerungen und Erosionen. So kann z. B. die Zahl der Erosionen vor einer Behandlung mit der Zahl der unter Therapie entstehenden Erosionen verglichen werden. Zu bedenken ist, daß die kleinste Änderung in der Projektion die Beurteilung z. B. einer Erosion (Reparatur? Zunahme der radiologischen Progression?) beeinflußt. Die radiologische Progression – gemessen an der Zunahme zystoider gelenknaher Aufhellungen oder der

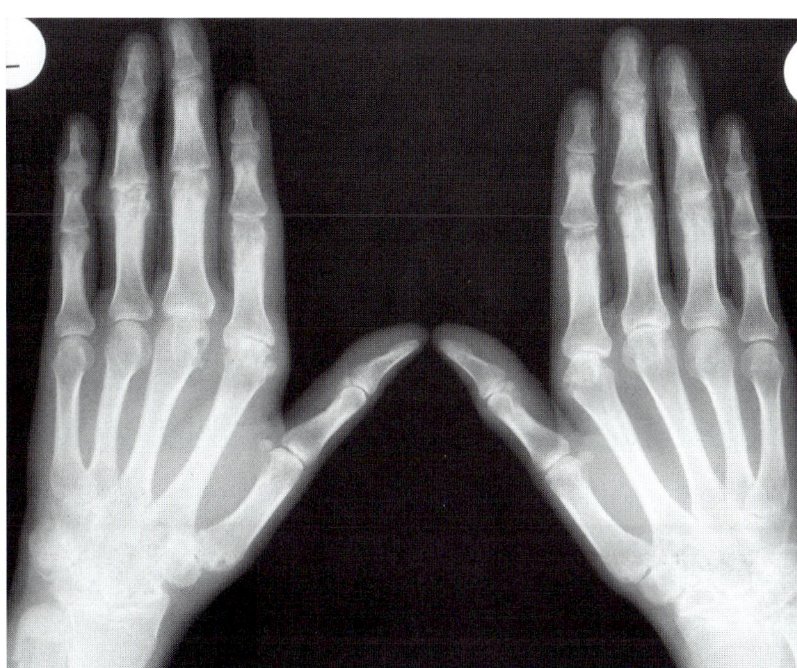

Abb. 6.**50** **Radiokarpalarthritis.** 50jährige Frau. Os carpale subtotale beidseits.

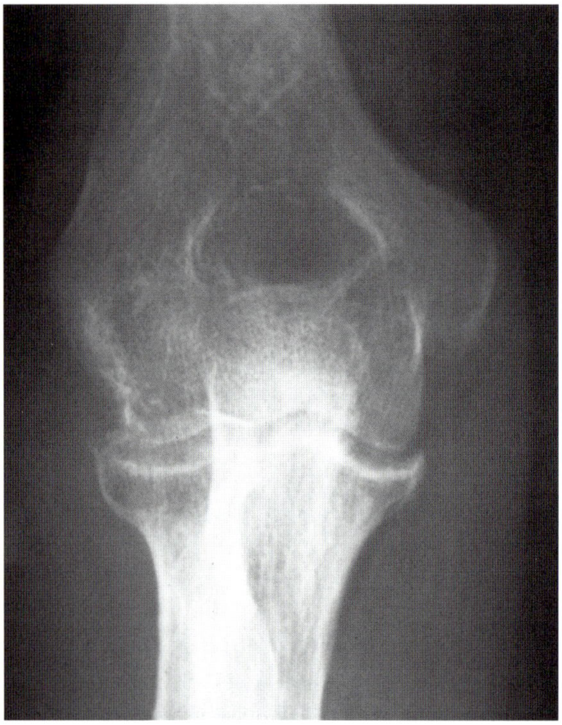

Abb. 6.**51** **Kubitalarthritis.** 57jährige Frau. Randständige Usuren am radialen Epikondylus, Gelenkspaltverschmälerungen in allen Abschnitten.

Zunahme von Subluxationen – geht nicht in diese Beurteilungsschemata ein.

Radiomorphologische Zeichen der RA entwickeln sich innerhalb der ersten 2 Jahre nach Krankheitsbeginn (186, 287, 375, 762, 816, 1259). Unabhängig von der Art der radiologischen Betrachtung schreitet die radiologisch erfaßbare Progression bei der RA voran (1012). Zwar werden Hände am häufigsten geröntgt, jedoch objektivieren diese Aufnahmen radiologische Zeichen weniger häufig als die der Vorfüße (520, 762).

64 RA-Kranke (RA-Dauer 3 Jahre; keine Erosionen) wurden bei Beobachtungsbeginn, nach 1, 2, 5 und 8 Jahren geröntgt. Nur 2% aller Fälle waren nicht klassifizierbar. Vier verschiedene radiologische Verläufe ließen sich objektivieren: linear progredient (46%), Zu- oder Abnahme der Progression (15 bzw. 14%) und ein konstant milder Verlauf (23%) (876).

Die Bedeutung von Geschlecht und Alter der RA-Patienten für die radiologische Progression wurde über 3–12 Jahre an 188 Patienten untersucht (188). Frauen zeigten eine ausgeprägte Progression an den MCP-Gelenken II–V, dem IP-Gelenk des Daumens, dem Gelenk zwischen der Basis des Os metacarpale I und dem Os trapezium sowie den distalen Interphalangelenken der Finger (Fingerpolyarthrose?). Begann die RA nach dem 40. Lebensjahr, waren die Sprunggelenke und

a

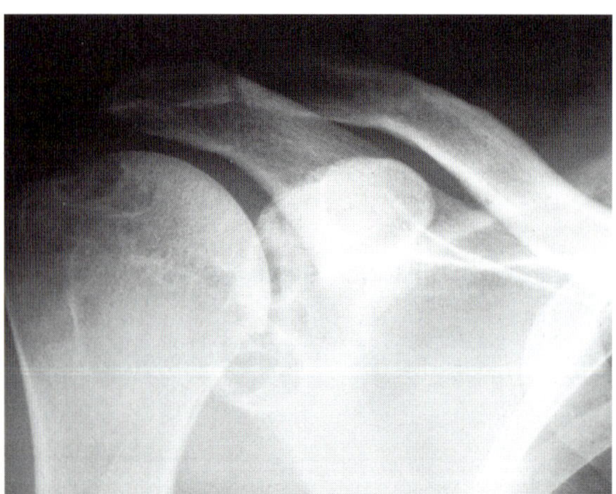

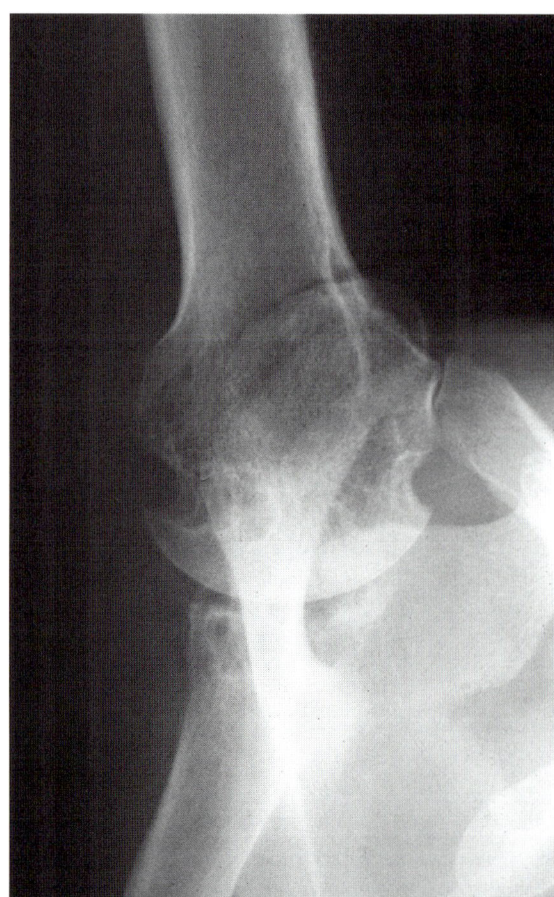

b

Abb. 6.**52** **Omarthritis.** 38jährige Frau.

a Rechte Schulter a.-p. Große zystoide Aufhellung zwischen 11 und 12 Uhr mit Usurierung. Schulterkopfhochstand. Schmaler glenohumeraler Gelenkspalt

b Rechte Schulter axial. Tiefe, teils mit Kortikalis ausgekleidete Usuren bei 9 Uhr und 15 Uhr.

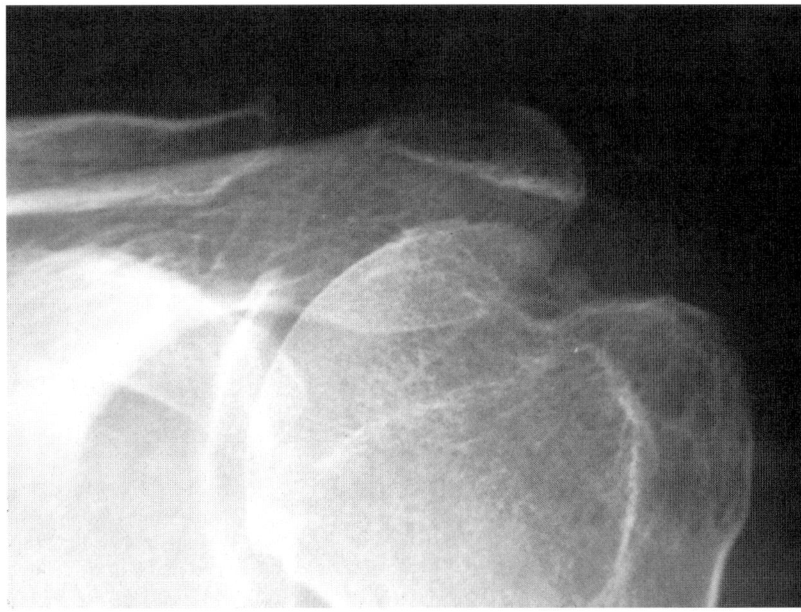

Abb. 6.53 **„Klaffender Gelenkspalt" des Akromioklavikulargelenks durch Klavikulaosteolyse.** 47jährige Frau.

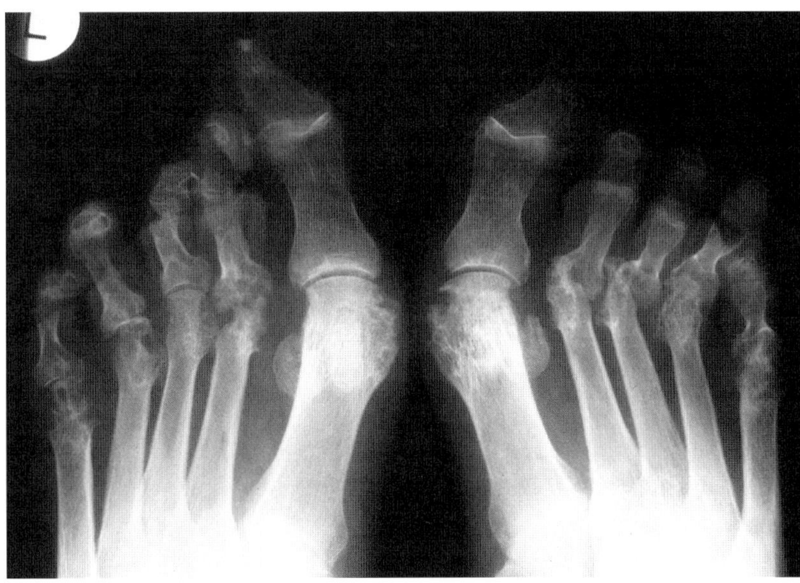

Abb. 6.54 **Mutilierend-destruierende Veränderungen der Metatarsophalangealgelenke.** 37jährige Frau. Fibulare Deviation I–IV, Hallux valgus.

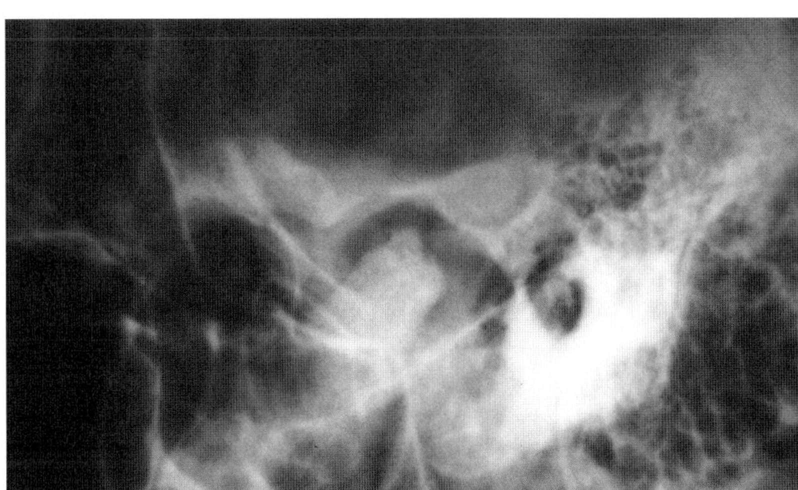

Abb. 6.55 **Temporomandibulararthritis.** 42jähriger Mann. Usuren im Mandibulaköpfchen, das dekonfiguriert ist. Ventrale Pfannendachunschärfe.

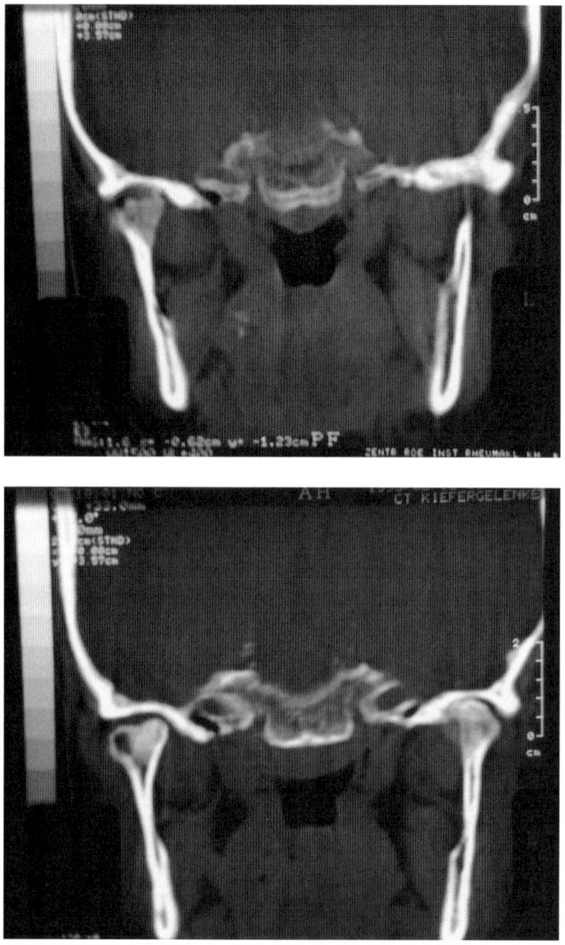

Abb. 6.**56** **Schwere Arthrose beider Kiefergelenke** ohne vorhergehende Arthritis mit erheblicher Deformierung der Mandibulaköpfchen und Gelenkspaltverschmälerung
a Linkes Gelenk, koronare Darstellung
b Rechtes Gelenk (mit freundlicher Genehmigung von G. Lingg, Bad Kreuznach).

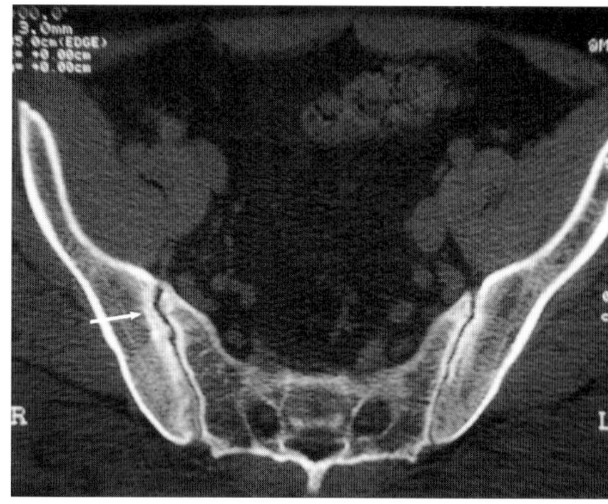

Abb. 6.**57** **Spondylitis ankylosans,** seit 6 Jahren bekannt. 44jähriger Mann. Im CT Gelenkspaltverschmälerung, vor allem dorsal beidseits. Irreguläre subchondrale Sklerose rechts mehr als links; rechts ventral beginnende Destruktionen und Brückenbildungen (Pfeil) (mit freundlicher Genehmigung von G. Lingg, Bad Kreuznach).

die distalen Interphalangealgelenke von Fingern und Zehen häufiger betroffen.

Veröffentlichungen der letzten Jahre schildern – kontrovers – die enge Korrelation der jeweiligen Röntgenprogression mit dem Nachweis (des vor allem hochtitrigen) IgM-Rheumafaktors, des HLA-DR 4 (DRB1* 0401; 0404/0408) und der persistierenden Erhöhung der Akute-Phase-Proteine, insbesondere des quantitativ gemessenen C-reaktiven Proteins. Eine hochinteressante Korrelation besteht zwischen den Serumkeratanspiegeln und der Schwere der radiologischen Progression. Aktive RA bedeuten zwar höhere Keratansulfatspiegel als bei gesunden Vergleichspersonen (297±11,7 vs. 261±), jedoch niedrigere als bei inaktiven RA-Verläufen (274±6,2 vs. 329±15). Je radiologisch progredienter um so niedriger waren die Keratansulfatspiegel (inverse Korrelation) (442).

Viele *langsamwirkende Antirheumatika (LAR)* beeinflussen diese Parameter positiv. Ihr Wirkspektrum erfaßt unter anderem Mediatoren, die eine Entzündung perpetuieren (z. B. die Metalloproteinasen, Interleukin-1, Auranofin, Methotrexat). Mit Ausnahme einiger Untersuchungen (535, 1051) und prospektiver Studien (685, 686, 687) waren jedoch sowohl die Einschätzung radiologischer Spontanverläufe (899, 903) als auch die Beeinflussung (Retardierung, Hemmung) der Progression durch langsamwirkende Langzeitantirheumatika lange durch Zeit durch den Begriff der unerbittlichen radiologischen Progression gekennzeichnet (103, 381, 513, 893, 1012, 1247). Diese mittelfristigen Zeitintervalle können nur Langzeitbeobachtungen relativieren. In jüngeren Studien wird postuliert, daß LAR keinen Einfluß auf die Progression in den ersten 6 Monaten der Therapie haben. Danach allerdings werden die Verlangsamung der Progression bzw. durch LAR induzierte Repair-Mechanismen an Erosionen beschrieben, z. B. für MTX vs. Auranofin nach 9 Monaten (247), für Aurothioglucose vs. Auranofin (921) nach 12 Monaten, für

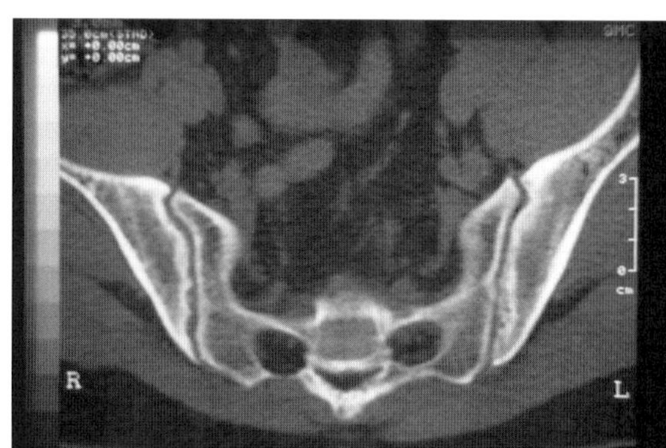

Abb. 6.**58** **Klinische Spondylitis ankylosans** seit 2 Jahren. 28jähriger Mann. Frühe beidseitig destruierende oberflächliche Erosionen und einzelne beginnende Brückenbildungen, jedoch ungewöhnlich geringe Sklerosen (mit freundlicher Genehmigung von G. Lingg, Bad Kreuznach).

Aurothiomalat vs. kein LAR (149) nach 18 Monaten oder für MTX und Aurothiomalat (480) nach 24 Monaten.

Sonographie

Als nichtinvasive, beliebig häufig wiederholbare und nicht belastende Untersuchungsmethode hat die Sonographie der Gelenke und der Weichteile vor allem durch die *sehr gute Darstellung* der entzündlich erkrankten *Weichteile* einen festen Platz in der bildgebenden Diagnostik der RA. Gut erfaßbar sind entzündliche Weichteilveränderungen, die nicht palpabel sind oder die die Palpation nicht genügend gut differenzieren kann, z. B. an der Hüfte, der Schulter, aber auch an der Hand. Die Sonographie eignet sich auch zu differentialdiagnostischen Aussagen. So sind die Trennung einer ruptierenden Poplitealzyste von einer Thrombophlebitis, einer tiefen Phlebothrombose, eine Differenzierung des unklaren Handrückenödems entzündlicher Gelenkerkrankungen und die Unterscheidung der Artikulosynovialitis von einer Tendosynovialitis am oberen Sprunggelenk möglich. In einigen Fällen kann die Sonographie für die Wahl des therapeutischen Vorgehens Entscheidungen liefern.

An der *Hand* läßt sich eine Tendosynovialitis von einer Karpalarthritis differenzieren. Tendosynovialitiden oberflächlicher und tiefer Beugesehnen in der Hohlhand stellen sich bei der Untersuchung von palmar her sonographisch gut dar (319, 320, 971). Sie führen zum *Karpaltunnelsyndrom*, für dessen Behandlung die Differenzierung zwischen rein exsudativen und überwiegend proliferativen Formen (Glucocorticoidinstillation?) hilfreich ist (319, 320). Quantitative Analysen der Querschnittfläche, die Abflachung des N. medianus und die Palmarwölbung des Lig. carpi transversum sind zuverlässige sonographisch-diagnostische Kriterien des Karpaltunnelsyndroms (148). Die Sonographie der Hand von dorsal objektiviert Tendosynovialitiden der Strecksehnen und Artikulosynovialitiden. Artikulosynovialitiden der *Zehengrundgelenke*, manchmal besonders von plantar der Palpation schwer zugänglich, lassen

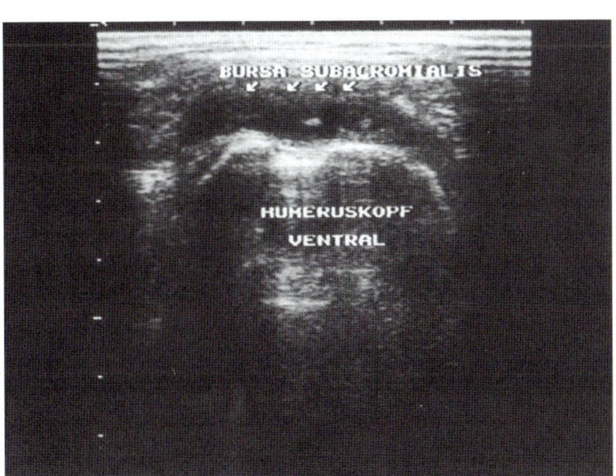

Abb. 6.59 **Bursitis subacromialis.** 51jährige Frau. Querschnitt über dem ventralen Humeruskopf.

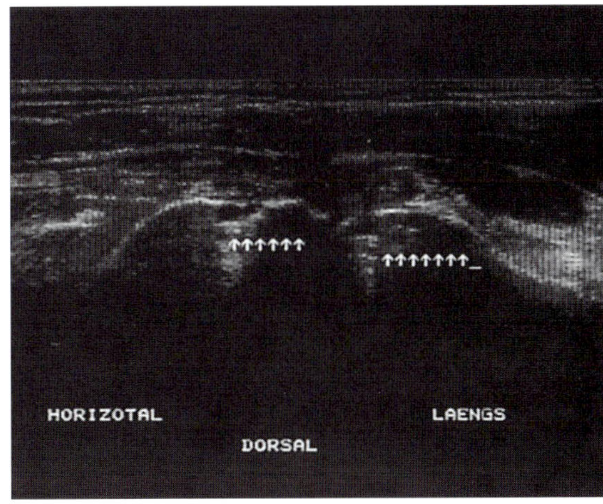

Abb. 6.**60** **Usur am Humeruskopf und Bursitis subacromialis/subdeltoidea.** 60jährige Frau. Dorsaler horizontaler und dorsaler vertikaler Schnitt.

sich arthrosonographisch erfassen. Die sonographische Bestimmung des Ausmaßes der entzündlichen Beteiligung peripheren Gleitgewebes kann für die Planung eines operativen Eingriffs hilfreich sein (320).

Im Rahmen einer *Omarthritis* lassen sich sonographisch Synovialitis, Erguß, Bursitis, Entzündungen der langen Bizepssehne, aber auch Defekte an der Rotatorenmanschette objektivieren (Abb. 6.**59**, 6.**60**).

Ergüsse des Glenohumeralgelenks sind bereits ab 5 ml als echofreie Formation nachweisbar. Begleitende Bursitiden zeichnen sich durch eine echofreie bzw. echoarme Flüssigkeitsansammlung in der Bursa subacromialis/subdeltoidea aus. Bei der Tendinitis der langen Bizepssehne finden sich Flüssigkeit in der Bizepssehnenscheide und eine Verwölbung des Retinakulums. Der Stellenwert der Sonographie der Schulter liegt im Nachweis und/oder den Verlaufskontrollen von Ergüssen, Synovialveränderungen und der Objektivierung von Schäden der Rotatorenmanschetten (155, 971, 1026, 1170). Spezifische Kriterien der Omarthritis (axilläre perikapitale Synovialisverbreiterung, tropfenförmige Erweiterung des axillären Rezessus, Usuren, Erosionen) werden unspezifischen (Bursitiden, Tendovaginitiden) gegenübergestellt (970).

Am *Ellbogen* lassen sich klinisch vor allem die dorsalen Gelenkanteile nur schwer erfassen. Synovialitis und/oder Ergußbildung sind sonographisch gut darzustellen (präoperative Planung) (1026).

Am *Hüftgelenk*, der Palpation nicht zugänglich, sind Initialstadien einer Koxitis sonographisch gut erfaßbar (Abb. 6.**61**). Die Unterscheidung zwischen Synovialitis und Erguß ist möglich und nicht schwierig (319, 752). Die Sonographie kann am *Knie* zwischen proliferativer und exsudativer Entzündungskomponente unterscheiden. Synovialisproliferationen entsprechen sonographisch echoarmen bis mäßig echogenen Formationen, die im Unterschied zum Kniegelenkerguß durch Kompressionen nicht zum Verschwinden gebracht werden können (Abb. 6.**62**). Die Dicke der Synovialmembran kann allerdings noch nicht verläßlich (reproduzierbar) bestimmt werden (615) Auch Größe, Wanddicke und Nachbar-

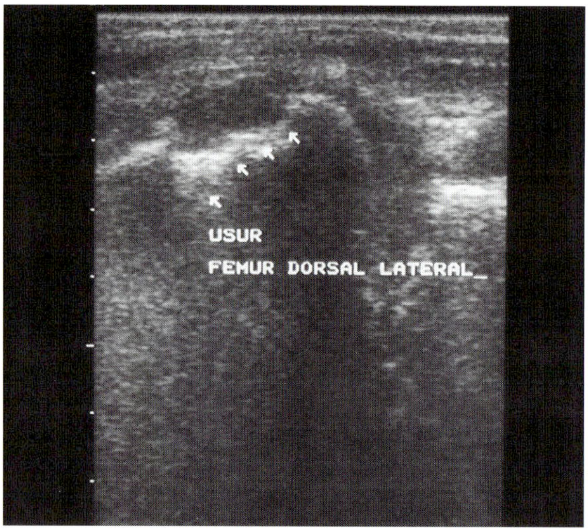

Abb. 6.**61** **Große Usur am dorsolateralen Femurkopf mit darüberliegender Synovialitis (Pannus).** 62jähriger Mann. Dorsaler Querschnitt.

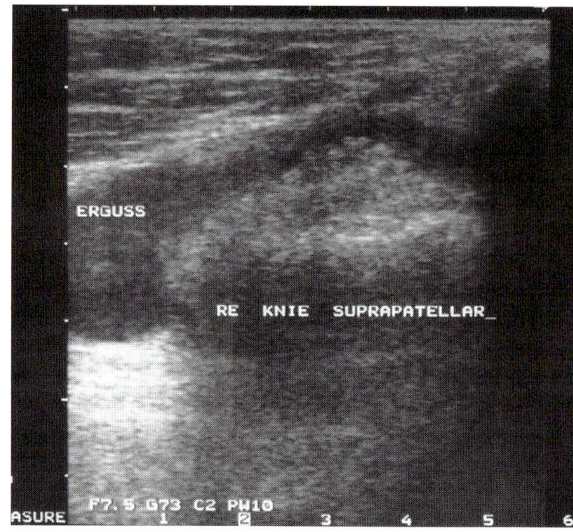

Abb. 6.**62** **Synovialitis und Erguß im Recessus suprapatellaris.** 51jährige Frau. Suprapatellarer Längsschnitt über dem Knie.

schaftsbeziehung von *Poplitealzysten* (Abb. 6.**63**) können bestimmt werden (319, 889). Der Wert der Sonographie bei unklaren Kniegelenkschwellungen ist hoch.

Die *sonographisch gesteuerte Punktion* kontrolliert (z. B. am Knie) die Lage der Nadel. Die Instillation differenter Substanzen (Glucocorticoide, vor allem im Rahmen der Synoviorthese, z. B. Yttrium) ist gut erfaß- und dokumentierbar. Fehlinjektionen können vermieden werden (1025). Therapeutisch hilfreich ist die sonographische Differenzierung zwischen einer Artikulosynovialitis und einer Tenosynovialitis des *oberen Sprunggelenks* (Abb. 6.**64**. Auch eine Achillobursitis kann exakt lokalisiert werden (544).

Magnetresonanztomographie

Die Magnetresonanztomographie (MRT) ist einerseits aufwendig und sehr kostenintensiv. Sie bietet andererseits erhebliche diagnostische Vorteile und ist – wird sie erschwinglicher – als ergänzende Methode zu den etablierten bildgebenden Verfahren sehr zu begrüßen.

Die MRT ermöglicht die frühe Objektivierung von *Weichteilreaktionen* und *knöchernen Erosionen.* Diffuse oder fokale Schäden des hyalinen Knorpels lassen sich darstellen.

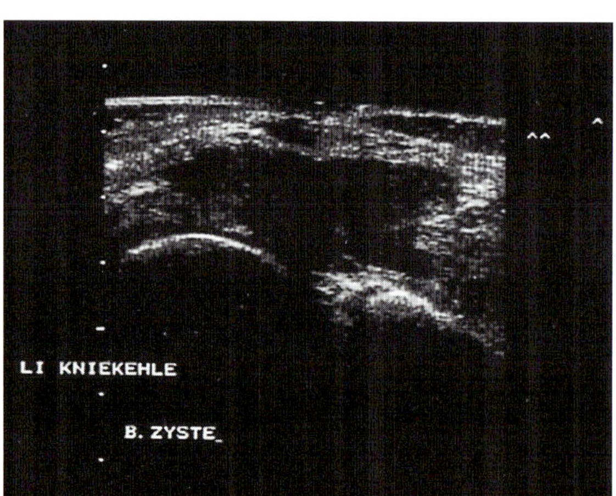

Abb. 6.**63** **Baker-Zyste.** 27jährige Frau. Rheumatoide Arthritis. Dorsomedialer Längsschnitt.

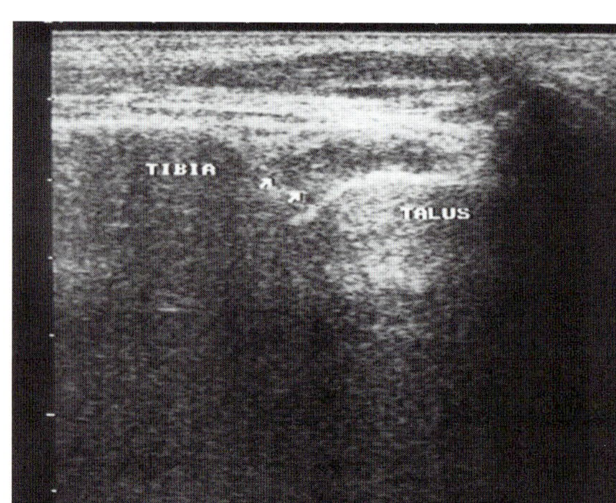

Abb. 6.**64** **Synovialitis des oberen Sprunggelenks.** 47jährige Frau. Echoarmes Substrat über Tibia und Talus. Längsschnitt.

Möglichkeiten der MRT

In T1-betonten Sequenzen mit tiefer Signalintensität wird Pannus sehr gut erfaßt. Die entzündlich veränderte Synovia hat einen hohen Albuminanteil (bis zu 12%), der, quasi als biologisches Kontrastmittel, die Relaxationszeit von T1 und T2 (wie Gadolinium-DTPA = Gd-DTPA) verkürzt und eine gute Darstellung des Knorpels sowie periartikulärer Strukturen erlaubt.
T2-betonte Sequenzen mit hoher Signalintensität weisen auf eine aktive Entzündung hin.
Aktiver Pannus nimmt mehr Gd-DTPA auf als inaktiver, durch Fibrose charakterisierter.
T1-betonte Spin- oder Gradientenechosequenzen zeigen über eine selektive Signalanhebung die aktive Synovialitis bzw. den aktiven Pannus. T1- und T2-betonte Nativsequenzen einerseits sowie zusätzlich eine T2-betonte Gd-DTPA-Sequenz andererseits differenzieren inaktiven Pannus und Erguß zuverlässig (787).

Die MRT ermöglicht also an Gelenken und Weichteilstrukturen eine gute Darstellung von Synovialis, Kapsel, Sehnen(scheiden), Bändern, subchondralem und periartikulärem Knorpel, Weichteilen, Sehnenrupturen und -schäden sowie rupturierten Synovialzysten (109).

T1-betonte Sequenzen der *Schulter* vor und nach Gd-DTPA-Gabe erlauben – entsprechend dem Ausmaß der Prozeßaktivität, das sich in der Aufnahme von Gd-DTPA widerspiegelt – die Differentialdiagnose zwischen paraartikulärem Proliferationsgewebe und Exsudat. T2-betonte Sequenzen eignen sich zur Darstellung flüssigkeitsgefüllter Bursen, des Ausmaßes der Synovialitis und des hyalinen Knorpels. Die MRT kann *präoperativ* zur Klärung folgender Fragen beitragen: totale Endoprothese oder Teilersatz, Ausmaß der Weichteilsituation; therapeutisches Vorgehen: offene oder arthroskopische Synovialektomie, Rotatorenmanschettenrevision ja/nein, Akromioplastik – Resektion des Lig. acromiale ja/nein (1228).

Vor dem konventionellen Röntgenbild objektiviert die MRT an *Hand-* und *Fingergelenken* frühe Erosionen (398, 1182). Durch die MRT kann zwischen Synovialitis, Ödem bzw. Erguß unterschieden werden. In den T2-betonten Sequenzen gelingt der Nachweis von Tenosynovialitiden und Synovialitiden.

In der *Frühdiagnostik* der RA ist der Knorpelverlust von Bedeutung. Ausmaß der Synovialitis + Pannusgewebe + Fibrose/DD – Erguß sind für die MRT-Diagnostik der RA charakteristisch. Das Verfahren ist sehr sensitiv, aber völlig unspezifisch.

Sowohl die unspezifischen Sekundärveränderungen der Nervenschwellung des N. medianus im Rahmen eines Karpaltunnelsyndroms (Auftreibung, Signalintensitätserhöhung) als auch etwaige kausale Faktoren der Volumenvermehrung im Karpaltunnel lassen sich durch das MRT gut festhalten (917).

MRT-Aufnahmen von *Hüftgelenken* zeigen oft vor klinischen oder radiologischen Manifestationen Lage und Ausmaß von Proliferationsgewebe und Exsudat. Der Zustand des hyalinen Gelenkknorpels läßt sich beurteilen, was für die Entscheidung Frühsynovialektomie – ja oder nein – hilfreich ist.

Die im MRT nachweisbaren entzündlichen Veränderungen an den *Kniegelenken* sind unspezifisch. Erguß bzw. Pannus lassen sich gut objektivieren. In T1-betonten Sequenzen mit Gd-DTPA gelingt eine gute Darstellung der Irregularitäten und Verdünnungen des Knorpels (530) sowie die exakte Erfassung des Ausmaßes der synovialen Proliferation (3). Das kann die Entscheidung Synoviorthese oder frühe Synovialektomie beeinflussen. Auch wird die Frage nach der Qualität des Restknorpels und dem Ausmaß des geplanten Gelenkflächenersatzes zumindest zum Teil beantwortet (Abb. 6.**65**).

Die MRT-Diagnostik entzündlicher Kniegelenksveränderungen bietet die Möglichkeit zur frühzeitigen Diagnosestellung und Bewertung folgender Fragen:

- Beurteilung der Knorpelzerstörung und Erfassung der Ausdehnung des entzündlichen Prozesses innerhalb der Weichteile und des Knochenmarks,
- Nachweis intraartikulärer osteochondraler Fragmente, Band- und Sehnenverletzungen, paraartikulärer Zysten und Flüssigkeitsansammlungen (790).

T1-, T2-betonte Sequenzen, sagittal und Funktionsaufnahmen (Flexion/Extension: Oberflächenspulen!) der *Halswirbelsäule* zeigen

- Erosionen, Densdestruktionen, Synovialitiden, Pannusdicke und das Ausmaß unterschiedlicher Subluxationen (T1, Abb. 6.**66a, b**) sowie
- durch den Kontrast von vertebraler Kortikalis und Arachnoidaldicke die Spinalkanalweite (T2, Abb. 6.**66c**, 6.**68**) (22).

Pannus und *Synovialitis* finden sich peridental im Bereich des Lig. transversum und der Ligg. alaria (798).

In den T1- und T2-betonten Sequenzen weisen hohe oder tiefe Signalintensitäten auf die Aktivität der Entzündung oder die Präsenz eines Ödems hin. Die hohe Intensität in T2 signalisiert aktive Entzündung (Abb. 6.**66c**), die tiefe (in T1/T2) chronische, nicht so aktive Entzündung. Danach besteht die Möglichkeit zur Differentialdiagnose zwischen akuter und chronischer Entzündung. Diese differentialdiagnostische Aussage wird durch die i.v. Gabe von Gd-DTPA noch verbessert. Je mehr in gut durchbluteter Synovialis angereichert wird, um so akuter ist der Prozeß. Gd-DTPA wird weniger in fibrösem Pannus und in Ergüssen angereichert.

Alle Formen von *Subluxationen* zwischen C0/C1 und C1/C2 lassen sich darstellen. Der ventrale Abstand von Atlas zu Dens und zum Foramen magnum und das Ausmaß der Densdestruktion können bestimmt werden (Abb. 6.**67**, 6.**68**). Die genaue Lokalisation der Rückenmarkskompression und des Orts der Kompression der A. vertebralis (axiale Sequenz) ist möglich. Flexions- und Extensionsaufnahmen sind durch die Art der Oberflächenspulen limitiert. Extensiver Pannus kann die Änderung des ventralen atlantoaxialen Abstands bei Flexion verhindern.

T1/T2-betonte Sequenzen + Gd-DTPA geben Aufschluß über Spondarthritiden, Diszitiden und granulomatösen Pannus (9). MRT-Untersuchungen sind vor stabilisierenden Operationen im atlantodentalen Bereich indiziert.

Die präzise Darstellung pathologischer Veränderungen durch die MRT ermöglicht eine verbesserte Einteilung der RA (790).

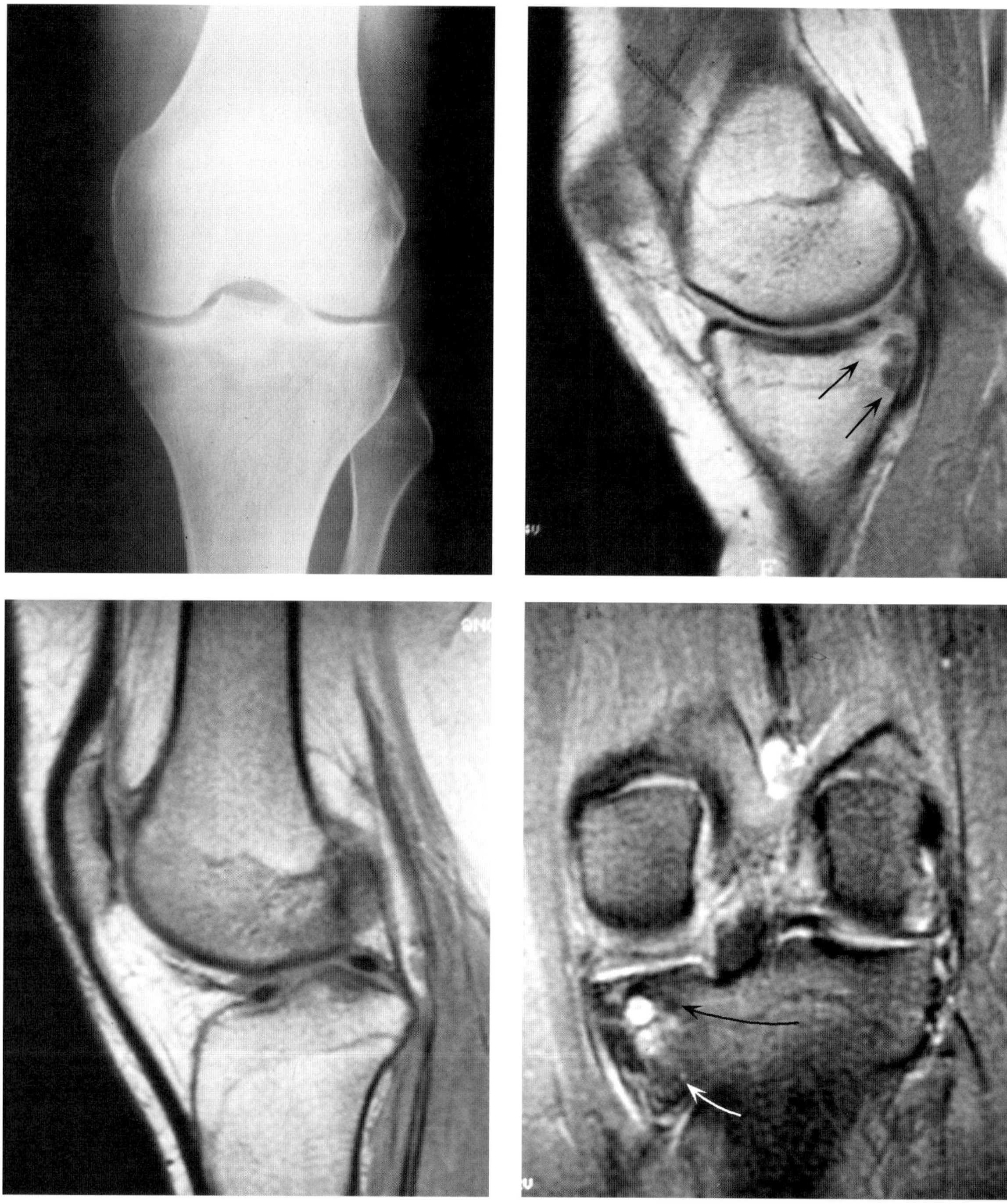

Abb. 6.**65** **Frühe rheumatoide Arthritis seit 1½ Jahren.** 27jährige Frau
a Röntgenaufnahme des linken Kniegelenks (a.-p.). Verschmälerung des medialen und lateralen Gelenkspalts. Unterhalb der medialen Tibiakonsole umschriebener osteopenischer Bereich
b MRT des linken Knies (von **a**). T1-betonte GE-Sequenz sagittal. Am dorsalen Rand des medialen Tibiaplateaus unregelmäßig begrenzter, partiell zystischer Konturdefekt. Erheblich deformiertes Innenmeniskushinterhorn
c Gleiches Knie wie **b**. T1-betonte GE-Sequenz sagittal. Konturunregelmäßigkeiten und Unschärfe des retropatellaren Knorpelbelags und des gegenüberliegenden femoralen Gleitlagers. Synoviale Hypertrophie im femoropatellaren Gelenkkompartment. Volumenvermehrung in der Bursa gastrocnemica-semimembranosa (kleine Baker-Zyste)
d Gleiches Knie wie **b–c**. T2-betonte GE-Sequenz frontal. Signalintensive Darstellung des in **b** beschriebenen tibialen dorsomedialen Defekts.

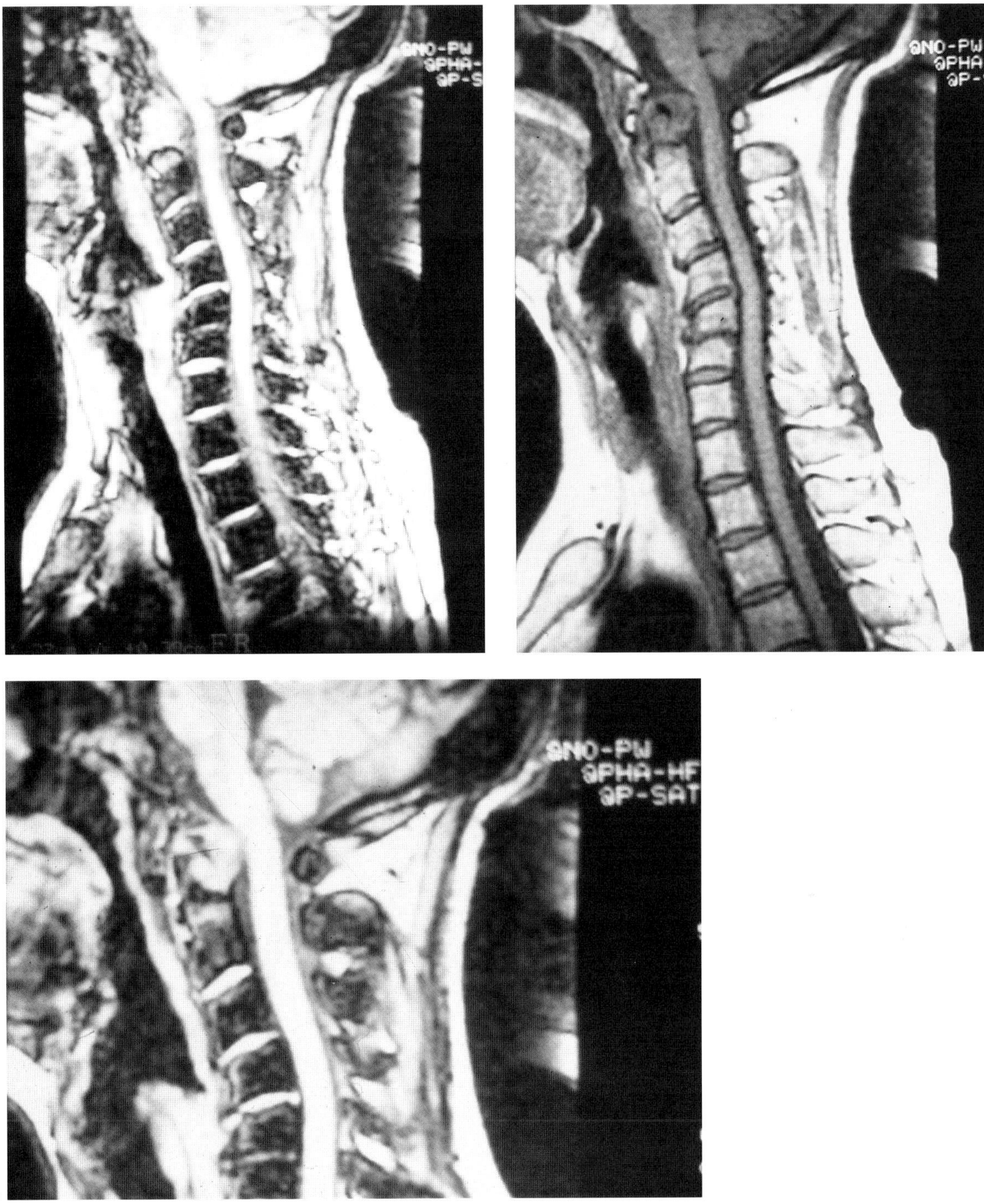

a c

b

Abb. 6.**66** **MRT der Halswirbelsäule.** 57jährige Frau (Patientin von Abb. 6.**46**). RA seit dem 35. Lebensjahr. T1- und T2-betonte Gradientenechosequenz sagittal, T1-betonte Spinechosequenz sagittal und transversal

a Ausgedehntes Pannusgewebe im Bereich des Dens, der sich nicht mehr eindeutig abgrenzen läßt

b Vergrößerung von **a**

c Erhebliche Vorwölbung des in T2-Betonung signalreichen Pannus zum Foramen magnum hin mit konvexbogiger Ausspannung der Membrana tectoria zwischen Axis und Vorderrand des Foramen magnum. Der vor dem Myelon bzw. der Medulla gelegene Subarachnoidalraum ist, bei geringer Pelottierung der Medulla, aufgebraucht. Deutliche ventrale Subluxationsstellung des Atlas mit Vergrößerung der atlantodentalen Distanz. Mäßige Einengung des dorsalen Subarachnoidalraumes durch den hinteren Atlasbogen ohne Anhalt für Kompression des Myelons.

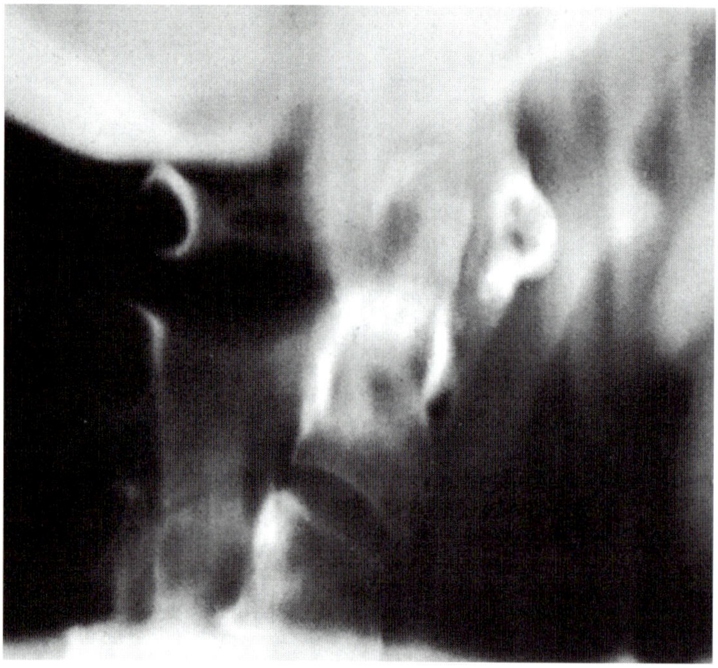

a

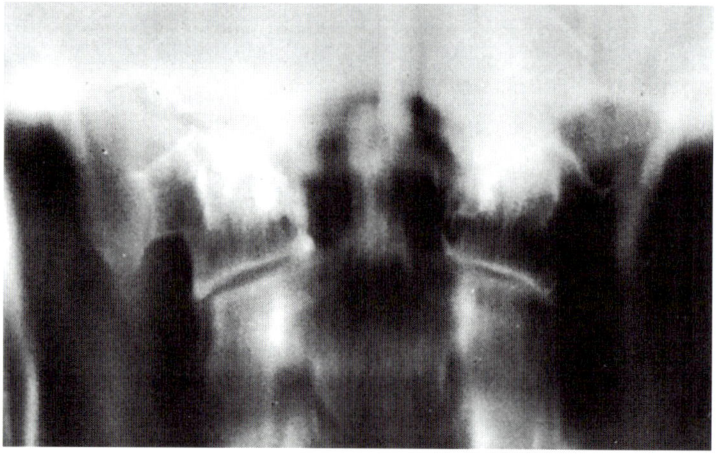

b

Abb. 6.**67** **Atlantodentale Dislokation.** 57jährige Frau, RA seit dem 35. Lebensjahr
a Konventionelle seitliche Tomographie der oberen Halswirbelsäule. Zystoid aufgelockerter Dens. Ventrale atlantodentale Dislokation (6 mm)
b Konventionelle a.-p. Tomographie des oberen Halswirbelsäulenbereichs. Zystoid durchsetzte Densspitze. Arthritis des rechten atlantoaxialen Gelenks.

- *Grad 1.* Kleinste entzündliche Gelenkergüsse und umschriebene Knorpelschäden, die den konventionellen Röntgentechniken entgehen, werden sehr frühzeitig erfaßt; die bandförmige, gelenknahe Osteoporose ist dagegen nicht zu objektivieren.
- *Grad 2.* Synoviale Proliferationen führen zur Destruktion der subchondralen Grenzlamelle und Infiltration des Markraumes, die sich durch das MRT kontrastreich erkennen lassen.
- *Grad 3.* Neben der Verdünnung und Destruktion des Gelenkknorpels treten Elongationen der Bänder, synoviale Proliferationen entlang der gelenkbildenden Strukturen und Flüssigkeitsansammlungen deutlich hervor.

Der Stellenwert der MRT für die Diagnose RA ist noch nicht ausreichend definiert. Der MRT-Kontrast zwischen knöchernen und Weichteilgeweben ist besser zu erkennen als im Computertomogramm. MRT-Untersuchungen sind bei Erkrankungen der Halswirbelsäule und der Temporomandibulargelenke sehr nützlich. Dennoch wird eine Differenzierung unterschiedlicher entzündlicher rheumatischer Erkrankungen durch die MRT wahrscheinlich nicht möglich sein (915).

Computertomographie

Die Computertomographie (CT) liefert dünne Querschnittbilder, die in einer Schichtebene nebeneinanderliegende Details verzeichnungs- und überlagerungsfrei und maßstabgerecht darstellt. Neben axialen Körperquerschnitten sind rechnerische Rekonstruktionen in Form seitlicher oder frontaler Aufrißbilder und auch dreidimensional möglich (669).

Weichteilstrukturen und Knochenbinnenstrukturen sind besser als mit dem konventionellen Röntgen darzustellen.

Aufwärtsdislokationen des Dens sind durch dreidimensionale Rekonstruktionen exakt erfaßbar (Abb. 6.**69**). Knöcherne Destruktionen der Hüftgelenke (Abb. 6.**70**)

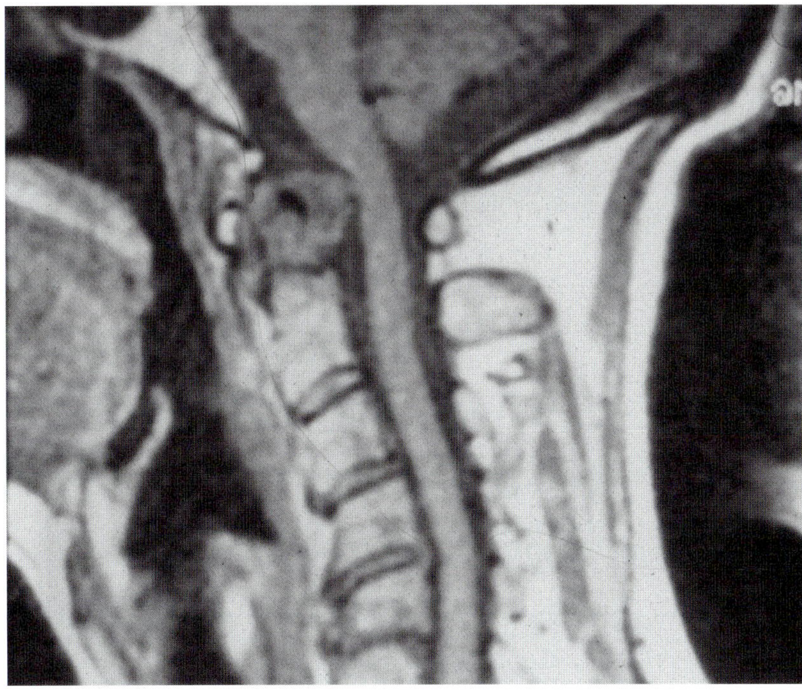

Abb. 6.**68** **MRT des obersten zervikalen Spinalkanals.** Vergrößerung von Abb. 6.**66c**.

und Schultergelenke (Abb. 6.**71**) sind konventionellen Übersichtsaufnahmen und Tomographien überlegen. Vor allem die monoplanare axiale Abbildungsebene verspricht bei Omarthritiden und Koxitiden einen großen Informationsgehalt (267). Das CT objektiviert knöcherne und Weichteilsubstrate, die zu einem Karpaltunnelsyndrom führen, genau (Abb. 6.**72**). Wenn auch nicht zum Bild der RA gehörend, ist die Darstellung der Iliosakralgelenke häufig aus differentialdiagnostischen Gründen nötig. Gerade Frühveränderungen werden durch das CT hervorragend dokumentiert (Abb. 6.**57**, 6.**58**). Es entspricht hier der Tomographie in der zweiten Ebene.

Vergleich bildgebender Verfahren

Zur Dokumentation von Ausgangssituationen, kurz- und langfristigen Entwicklungen der knöchernen Verhältnisse ist das *konventionelle Röntgen* nach wie vor die Methode der Wahl. Jahrzehntelange Erfahrungen auf diesem Gebiet sowie ubiquitäre Verfügbarkeit sind weitere Vorteile (569). Nur im Röntgen gelingt die Darstellung der frühen gelenknahen Osteoporose!

Wie beim CT, der Szintigraphie und der Arthrographie ist bei wiederholten und häufigen Untersuchungen die Strahlenbelastung zu berücksichtigen. Auch hat das „pathologische Röntgenbild" immer einen deutlichen zeitlichen Vorlauf.

Die *Arthrosonographie*, deren primäre Zielsubstrate die Weichteile darstellen (Synovialis, Sehnenscheiden, Bursen) und die auch den Gelenkknorpel und die Gelenkhöhlen gut erfaßt, ergänzt das konventionelle Röntgen. Sie hat eindeutige Vorteile in der frühen Diagnostik, im dynamischen Untersuchungsaspekt sowie in der fehlenden Strahlenbelastung. Allerdings sind Durchführung und Untersuchungsergebnisse der Arthrosonographie von allen bildgebenden Verfahren am meisten von Können und Erfahrung des untersuchenden Arztes abhängig. Auch gibt es (noch) Schwachstellen in der Darstellung z. B. des Subakromialraums, des unteren Sprunggelenks und der Objektivierung von Sehnenrupturen (1024). Ein echoreicher Gichtknoten kann von einem Rheumaknoten unterschieden werden (445).

Die Sonographie bildet die Weichteile ab, das konventionelle Röntgen den Knochen und seine Veränderungen – beides kann die *Computertomographie*. Ihre Vorteile, die überlagerungsfreie Abbildungsmöglichkeit und die große Auflösung prädestinierten diese Technik zur Darstellung tiefer, der Palpation nicht zugänglicher Regionen wie z. B. der Hüft- und Schultergelenke, der Iliosakralgelenke und insbesondere der Wirbelsäule und ihrer Strukturen (9, 670). Das CT eignet sich sehr gut zur Objektivierung pathologischer Befunde an den Temporomandibulargelenken, der Halswirbelsäule (Pannus, Liquor und Rückenmark werden vom MRT besser differenziert als vom CT) der Krikoarytänoidgelenke sowie (bei der RA seltener) von manubriosternalen und sternokostalen Verbindungen. Der Stellenwert der Computertomographie zur Evaluierung entzündlicher rheumatischer Erkrankungen ist zur Zeit noch nicht exakt definiert.

Bestimmte Regionen (obere Halswirbelsäule) und sehr frühe/frühe Krankheitsphasen (hyaliner Knorpel) lassen das MRT bereits heute als Methode der Wahl zur Objektivierung entzündlicher Prozesse erscheinen.

> Konventionelles Röntgen und CT stellen die knöchernen Verhältnisse der oberen Halswirbelsäule besser dar als die MRT, die dagegen Weichteile und Aktivität entzündlichen Pannusgewebes besser dokumentiert.

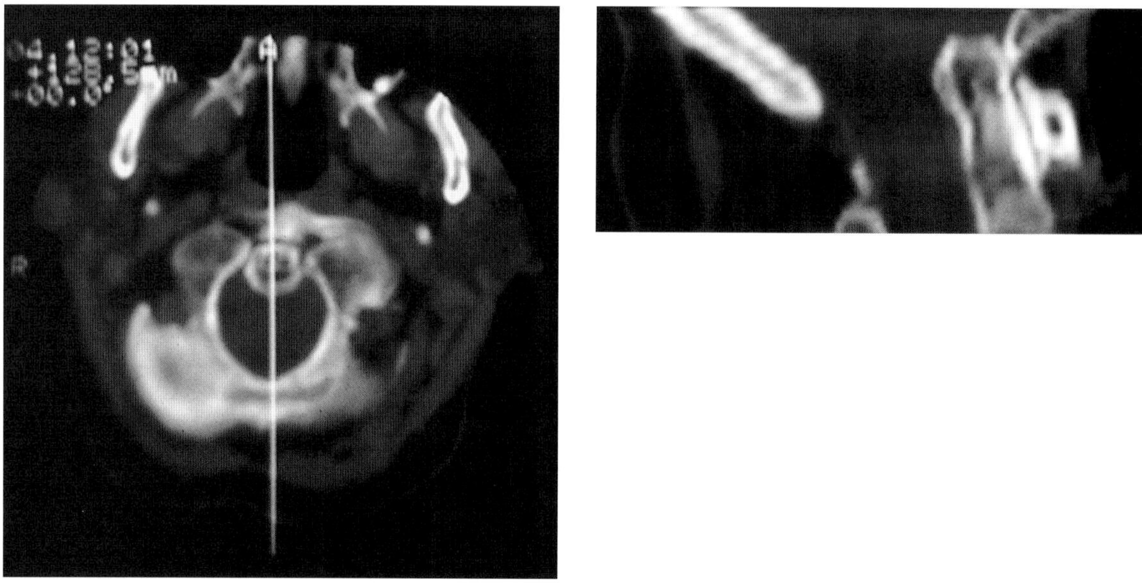

a

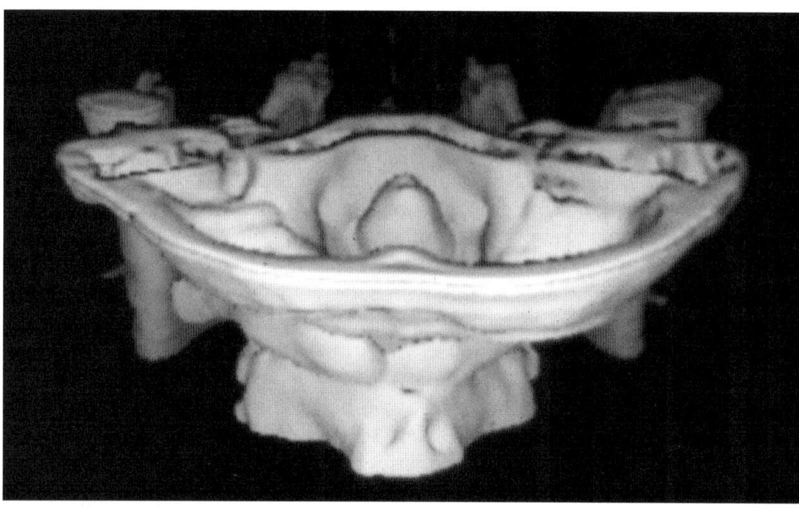

b

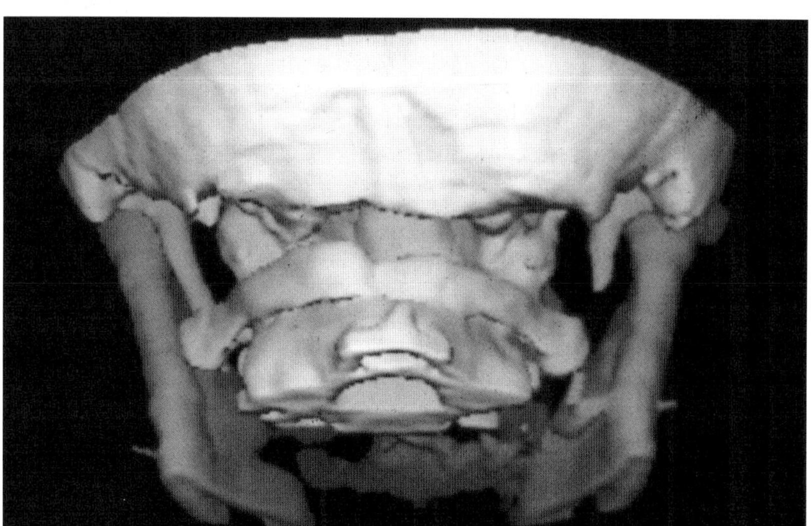

c

Abb. 6.**69** **Rheumatoide Arthritis.** 56jährige Frau
a Zweidimensionale Rekonstruktion in der Mediosagittalebene. Ausgeprägte Aufwärtsdislokation. Einstauchung von C1 und C2
b Dreidimensionale Rekonstruktion. Einblick von oben mit Aufwärtsdislokation
c Ansicht dorsal
(mit freundlicher Genehmigung von G. Lingg, Bad Kreuznach).

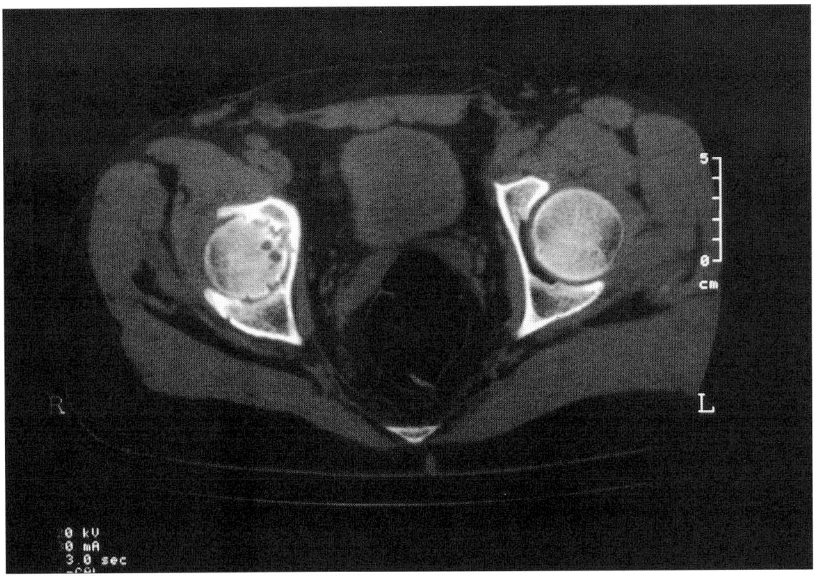

Abb. 6.70 **Ausgedehnte Knorpel- und Knochendestruktionen am rechten Hüftgelenk.** 31jähriger Mann mit RA.
Darstellung im Knochenfenster (mit freundlicher Genehmigung von G. Lingg, Bad Kreuznach).

Mit der MRT gelingt – bestehen Stenosen im oberen Halswirbelsäulenbereich – die sagittale Darstellung des langstreckigen Rückenmarkverlaufs besser als mit der Myelographie und auch dem CT.

Die *Magnetresonanztomographie* stellt allein und qualitativ hochwertig den hyalinen Gelenkknorpel dar. Sie ermöglicht eine bessere Differentialdiagnostik zwischen Erguß, Proliferation bzw. Fibrinflockung bei einer Bursitis. Geringgradige Medianuskompressionen und mögliche Ursachen des Karpaltunnelsyndroms (Tenosynovialitiden der Beuger, Ganglien usw.) werden durch die MRT besser erfaßt als durch die Sonographie (148). Dem intensiven Einsatz der MRT stehen (noch) die erheblichen Kosten und fehlende Verbreitung entsprechender Untersuchungsmöglichkeiten entgegen.

Die *3-Phasen-Skelettszintigraphie* mit ^{99m}Tc Phosphonatverbindungen hat keinerlei Spezifität, dagegen eine hohe Sensitivität. „Hot spots" finden sich überall dort, wo der knöcherne Umbau beschleunigt ist (cave Arthrosen). Von Bedeutung ist die Registrierung des Speichermusters in den einzelnen Phasen der 3-Phasen-Knochenszintigraphie sowohl für die Differential-

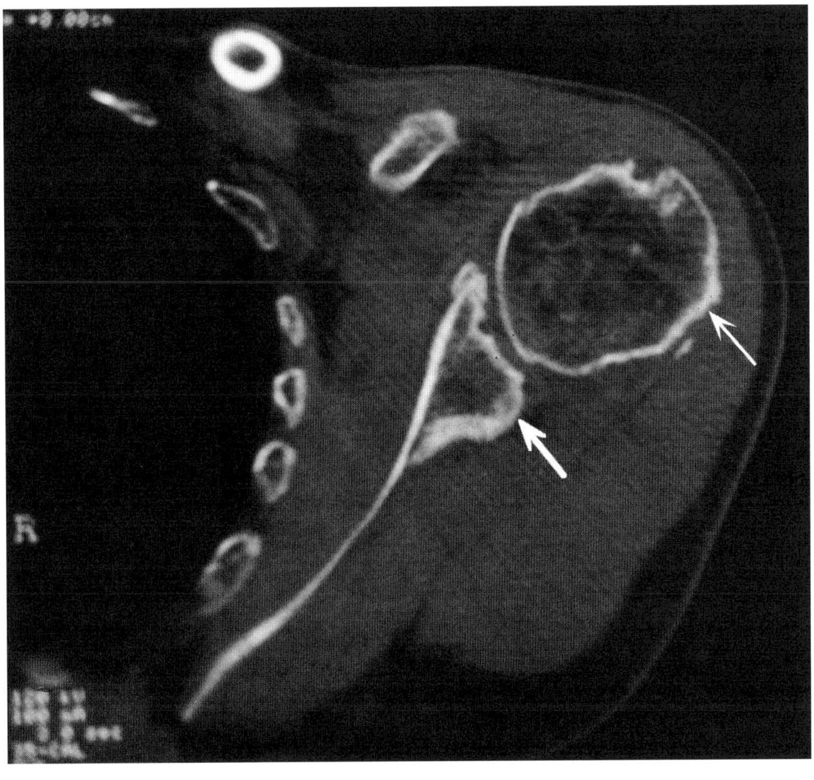

Abb. 6.71 **Schwere destruierende Omarthritis links.** 44jähriger Mann mit Spondylitis ankylosans.
Knochendestruktionen an Kopf (schmaler Pfeil) und Pfanne (breiter Pfeil) (mit freundlicher Genehmigung von G. Lingg, Bad Kreuznach).

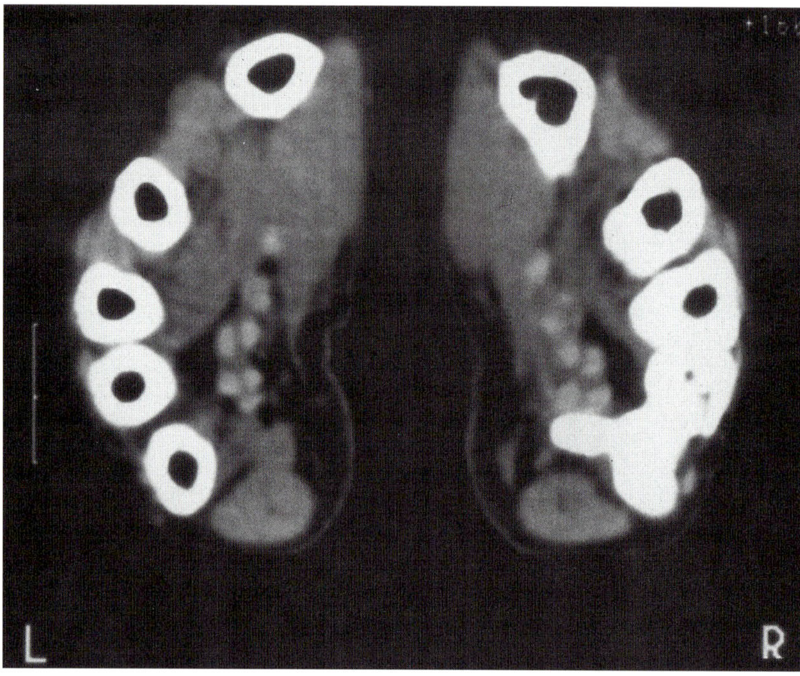

Abb. 6.72 **Karpaltunnelsyndrom rechts.** 24jährige Frau mit RA.
Ausgeprägte Ergußbildung in den Beugesehnenscheiden (mit freundlicher Genehmigung von G. Lingg, Bad Kreuznach).

diagnose zwischen Arthrose und Arthritis als auch bei bestimmten Speicherungsmustern (z. B. einige distale Interphalangealgelenke) ohne klinisches Korrelat für die Diagnose (z. B. Arthritis psoriatica). Möglicherweise läßt sich die Szintigraphie prognostisch nutzen. Gelenke, die bei wiederholten szintigraphischen Untersuchungen inaktiv bleiben, entwickeln keine Erosionen. Die Szintigraphie hilft bei Verlaufskontrollen nach rheumaorthopädischen Eingriffen (Endoprothesen) und beim Verdacht auf Osteonekrosen sowie Reflexdystrophien (18). Im Rahmen der für den klinischen Alltag eminent wichtigen Differenzierung Arthritis/Arthralgie (klinisch nicht objektivierbarer Gelenkschmerz) ist die 3-Phasen-Szintigraphie mit 99^{m}Tc-Phosphatkomplexen Untersuchungsmethode der ersten Wahl. Gelingt es röntgenmorphologisch nicht, zwischen Fibroostitis und Fibroostose zu unterscheiden, differenziert die 1-Phasen-Szintigraphie mit osteotropen Radionucleidkomplexen.

Auch die *Thermographie* hat wie die Szintigraphie ihre Domäne in den Frühphasen von Arthritiden – hier auch differentialdiagnostisch – und im weiteren Verlauf möglicherweise zur Beurteilung therapeutischer Einflüsse.

Tabelle 6.23 Vergleich bildgebender Verfahren in der RA-Diagnostik

Verfahren	Knochen	Knorpel	Synovialis	Gelenkhöhle	Sehnen- (scheiden) und Bursen	Topologie	Aktivität	Verlauf
Konventionelles Röntgenbild	** ○○○	** ○○○○	(*) ○○	(*) ○○○	○ ○	** ○○○	(*) ○○(○)	** ○○○○
Arthrosonographie	(*) ○○	*(*) ○○○○	**** ○○○○	**** ○○○○	**** ○○○○	**** ○○	** ○○	** ○○○
Computertomographie	** ○○	*(*) ○	** ○○	*** ○○○	** ○○	*** ○○○	* ○(○)	** ○○
Magnetresonanztomographie	*** ○○○○	**** ○○○○	**** ○○○○	**** ○○○○	***(*) ○○○○	**(*) ○○(○)	**** ○○○○	** ○○
Szintigraphie	**(*) ○○(○)	(*) ○	*(*) ○○	(*) ○	*** ○○	*** ○○○	** ○○○	** ○○

* = Frühdiagnostik
(*)–**** = geringster bis höchster Stellenwert
○ = Verlaufsdiagnostik
(○)–○○○○ = geringster bis höchster Stellenwert

Wenn auch die meisten bildgebenden Vorfahren eine Differenzierung des anatomischen Substrats zulassen (konventionelles Röntgen, Arthrosonographie, CT, MRT – auch Szintigraphie und Thermographie), eine krankheitsspezifische Zuordnung (RA, Arthritis psoriatica SLE) erlauben sie, vor allem in den frühen Erkrankungsphasen, selten (Tab. 6.**23**). Pathognomonische Alterationen werden erst im weiteren Verlauf (konventionelles Röntgen) sichtbar. *Kosten* (konventionelle Tomographie Kostenfaktor 1; CT Kostenfaktor 3; MRT Kostenfaktor 7,7 [267]) und *Aufwand* trennen (noch) in verfügbar-häufig eingesetzte (Arthrosonographie, konventionelles Röntgen) und schlecht-verfügbar, selten und/oder bei speziellen Fragestellungen indizierte Verfahren (CT, MRT). In unterschiedlichem Ausmaß eignen sie sich in bestimmten Fällen zur vorbereitenden Planung therapeutischen Prozederes konservativer Art (Glucocorticoidinjektionen bzw. Infiltrationen, Synoviorthesen: Arthrosonographie, MRT) oder operativen Vorgehens (Früh-, Spätsynovialektomie, Fusionsoperationen an der oberen Halswirbelsäule: MRT). Wiederum Kosten und Aufwand bzw. die Möglichkeiten dazu trennen (noch) den Einsatz unterschiedlicher bildgebender Verfahren zur Dokumentation und Beurteilung des Krankheitsverlaufs bzw. therapeutischen Bemühens in häufig (konventionelles Röntgen; Arthrosonographie; Thermographie; selten Szintigraphie) und selten (MRT, CT).

Laboruntersuchungen

Weder im frühen noch im späten Verlauf sind Laboruntersuchungen so spezifisch für die RA, daß sie ein falsches, krankheitsbestätigendes Ergebnis bei gesunden Menschen ausschließen. Andererseits ist keine dieser Untersuchungen so sensitiv, daß sie alle Erkrankungen aufdecken könnte. Unspezifische Entzündungszeichen, der Nachweis von Rheumafaktoren (RF), die Untersuchung auf antinukleäre Antikörper (ANA) und, wenn ANA nachweisbar, von Antikörpern gegen dsDNA dienen einer ersten Standortbestimmung. Abgrenzend zu anderen entzündlichen Gelenkerkrankungen können Harnsäurespiegelbestimmungen, der Nachweis von Antikörpern gegen Streptolysin O oder aber spezielle serologische Antigen-Antikörper-Nachweise (bei reaktiven Arthritiden) ebenso wichtig sein wie z. B. der Nachweis des HLA-B27 als bahnendem Antigen vieler „unspezifischer Arthritiden".

In der Frühphase der RA

Die frühe Phase einer RA bietet selten ein eindeutiges diagnostisches Profil. Neben der generellen Unterscheidung „systemische Entzündung – lokales Geschehen" sind die Art des Beginns der Arthritis und das Alter des Patienten zum Erkrankungszeitpunkt weichenstellend für die Auswahl der Laborparameter.

Auch einer Mischung unspezifischer Entzündungsparameter (BSG, CRP, andere Akute-Phase-Proteine usw., eventuell Fe) gelingt kein krankheitsspezifischer Beweis. Dagegen ist die Unterscheidung *‚systemische/nichtsystemische Erkrankung'* häufig möglich. Da Rheumafaktoren im ersten halben Jahr nach Beginn einer RA nur zu 50–60% nachzuweisen und auch nicht für die RA spezifisch sind, ist ihr Nachweis für die Diagnose (S. 105) in Abhängigkeit von der Menge des nachgewiesenen Rheumafaktors zwar sehr wertvoll, ihr Nichtnachweis dagegen erlaubt keine Negativschlüsse. Ist der mit den üblichen Methoden (Latextest, Waaler-Rose-Test, Nephelometrie usw.) gesuchte IgM-RF nicht nachweisbar, können, z. B. mit der ELISA-Technik, objektivierte *IgA-* und *IgG-RF* – ohnehin krankheitsspezifischere Syntheseleistungen der B-Lymphozyten – sowohl frühdiagnostisch als auch prognostisch von Wert sein (S. 73). Jeder mon- oder oligartikuläre Beginn erfordert ein breit angelegt suchendes Laborprogramm: ANA, HLA-B27, Rheumafaktoren, Antikörper gegen reaktive Arthritiden verursachende Erreger usw.

Unspezifische Entzündungszeichen

Nach wie vor ist die *Blutsenkungsgeschwindigkeit (BSG)* Methode der Wahl, um zu entscheiden, ob eine Entzündung vorliegt und welches Ausmaß diese Entzündung hat. Gemessen wird der Wert in der 1. Stunde in mm/Std. Mit der BSG und anderen unspezifischen Entzündungsparametern gelingt also (meist) eine primäre Weichenstellung zwischen entzündlicher und nichtentzündlicher Gelenkerkrankung. Die BSG ist jedoch unspezifisch, alters- und geschlechtsabhängig. Beim jüngeren Menschen ist eine fixe Norm für die BSG nicht aufzustellen. Beim über 50jährigen Mann sollte sie dagegen <20 mm/Std., bei der Frau <30 mm/Std. betragen. Übliche Werte der BSG-Beschleunigung bei initialer RA in Abgrenzung zu anderen entzündlichen Gelenk- bzw. Bindegewebserkrankungen des rheumatischen Formenkreises und BSG-Korrelationen zur RA-Aktivität, anderen Laborparametern und der Beurteilung von Therapieverläufen zeigen Tab. 6.**24** und 6.**25**. *Verlaufsbestimmungen* sind Einzelmessungen immer *überlegen*. Welche Faktoren können die Blutsenkungsgeschwindigkeit (BSG) beeinflussen? Zur beschleunigten Senkung tragen unter anderem Fibrinogen, alle anderen Akute-Phase-Proteine, α_2-Globuline, aber auch myeloproliferative Prozesse bei. In der Gravidität kennen wir Senkungsbeschleunigungen von bis zu 45 mm/Std. Viele entzündliche rheumatische Erkrankungen verlaufen ab einem gewissen Zeitpunkt mit einer sekundären Anämie. Diese Anämie stellt dann einen die BSG beschleunigenden Teilfaktor dar. Ein weiterer Störfaktor sind Hyperlipoproteinämien. Im Gegensatz dazu verlangsamen Glucocorticoide die BSG.

Das *C-reaktive Protein (CRP)* ist ein Akute-Phase-Protein. Es ist in der Elektrophorese bei den γ-Globulinen positioniert. Es kann bei Entzündungen auf um das 100-

Tabelle 6.**24** Initiale Blutsenkungsgeschwindigkeit in der Rheumatologie

Manchmal normal
➤ systemischer Lupus erythematodes, Dermatomyositis, Arthritis psoriatica, Spondylitis ankylosans, progressive systemische Sklerose
Mäßig beschleunigt (<40 mm/Std.)
➤ systemischer Lupus erythematodes, progressive systemische Sklerose, rheumatoide Arthritis, Arthritis psoriatica, Spondylitis ankylosans, HLA-B27-assoziierte Arthritiden
Mäßig bis deutlich beschleunigt (>50 mm/Std.)
➤ Rheumatoide Arthritis, systemischer Lupus erythematodes
Erheblich beschleunigt (>60–90 mm/Std.)
➤ reaktive Arthritiden, Reiter-Syndrom, Felty-Syndrom, Streptokokkenrheumatismus, PMR-RZA-Syndrom

Tabelle 6.**25** Blutsenkungsgeschwindigkeit (Korrelationen zu Krankheitsaktivität, Laborparametern, Therapieerfolg/-mißerfolg)

Korrelation zur Krankheitsaktivität	gut	systemischer Lupus erythematodes PMR-RZA-Syndrom
	mäßig	Spondylitis ankylosans rheumatoide Arthritis
	schlecht	progressiv-systemische Sklerose Dermatomyositis
Korrelation zu anderen Laborparametern	gut	C-reaktives Protein
	kontrovers	radiologische Progression
	nicht	HLA-Antigene ANA-Titer IgM-Rheumafaktor
Verlaufsparameter der Therapie	rheumatoide Arthritis	Teil der Remissionsdefinition

bis 1000fache des bei jedem Gesunden vorkommenden Wertes ansteigen. Als Akute-Phase-Protein reagiert es schneller als die BSG. Kurze Halbwertszeit, kurze Reaktionszeit machen CRP (und Serumamyloidprotein A) zu geeigneten Parametern, um den Entzündungsverlauf im Blut zu kontrollieren. Bei einem Patienten mit normaler BSG, dem es nach eigenen Angaben nicht gut geht, soll man das CRP bestimmen (Norm <0,5 mg/dl), da ein erhöhtes CRP bei normaler BSG nicht selten einen beginnenden „Schub" signalisiert (Ausnahme systemischer Lupus erythematodes, dort ist eine CRP-Erhöhung ein Hinweis auf eine Superinfektion). Da das im Längsschnitt *kontinuierlich erhöhte* C-reaktive Protein mit

Tabelle 6.**26** C-reaktives Protein

➤ korreliert stärker mit subjektiven Aktivitätskriterien der rheumatoiden Arthritis und reflektiert ihre Aktivität enger als die Blutsenkungsgeschwindigkeit
➤ weist, wenn es ansteigt, beim systemischen Lupus erythematodes auf eine Superinfektion hin ➤ eignet sich (neben und/oder mit Blutsenkungsgeschwindigkeit) zur Therapieüberwachung des PMR-RZA-Syndrom
➤ sinkt – unter Therapie mit langsamwirkenden Antirheumatika (z. B. Sulfasalazin, parenteralem Gold, D-Penicillamin, Cyclosporin A, Methotrexat) – unter Therapie mit Glucocorticoiden

einer rascheren radiologischen Progredienz korreliert, kann dieser Laborwert die Therapie beeinflussen. Die *Menge* des CPR verrät floride entzündliche Prozesse (viral, bakteriell, invasiv bakteriell). Das CRP korreliert enger mit Verlauf und Aktivität der RA als die BSG. Es korreliert auch besser als die BSG mit den subjektiven Aktivitätskriterien der RA. Viele langsamwirkende Langzeitantirheumatika senken das CRP (Tab. 6.**26**).

Wie die BSG ist auch das CRP keine differentialdiagnostische Hilfe. Dagegen läßt die *Quantität* des CRP grobe Differenzierungen (Ursachen-, Aktivitäts-, und Phasenbestimmung) zu. Die Höhe des CRP-Spiegels wird zu etwa 20% vom Rauchen beeinflußt.

CRP und BSG wurden bei 56 rheumatoiden Arthritikern bestimmt. Radiologische Veränderungen (Zunahme von Erosionen) traten signifikant häufiger bei den Patienten auf, bei denen CRP/BSG kontinuierlich und – unabhängig von An- bzw. Abwesenheit des RF – erhöht waren (37).
Bei 99 rheumatoiden Arthritikern wurde das CRP bestimmt. Parallel dazu wurde die Aktivität der RA durch Scores mit subjektiven, semiobjektiven und objektiven klinischen Parametern ermittelt. Das im Serum gemessene CRP reflektierte eng die Aktivität der RA. Alle subjektiven und semiobjektiven Kriterien korrelierten besser mit dem CRP-Spiegel als mit der BSG (698).

Die *Anämie* ist die häufigste „extraartikuläre Manifestation" der RA. Meist verläuft sie mild, normochrom und normozytär. Sie hat verschiedene Ursachen: in etwa 25% den Eisenmangel, meist jedoch den chronischen Entzündungsprozeß. Ihre Schwere korreliert mit der Aktivität der RA. Obwohl Entzündungsmediatoren – besonders die Zytokine (IL-1, TNF-α) – die Erythropoese reduzieren, wird die Therapie der Anämie der RA mit Erythropoetin noch kontrovers diskutiert (64).

Leukozytose und *Leukozytopenie* haben in der Labordiagnose der RA keinen großen Stellenwert. Leukozytosen finden sich im systemischen Verlauf der juvenilen chronischen Arthritis, der Panarteriitis nodosa und der Schönlein-Henoch-Erkrankung. Verwertbarer in der Erwachsenenrheumatologie ist die Leukozytopenie. Ist

Tabelle 6.27 Andere unspezifische Entzündungszeichen der rheumatoiden Arthritis

Im akuten, kurzandauernden Entzündungsgeschehen
- Akute-Phase-Proteine (Fibrinogen, α_2-Haptoglobulin, Ferritin, Coeruloplasmin, u. a.) und α_2-Globuline sind erhöht - Leukozytose (bei systemischer juveniler chronischer Arthritis; bei Verdacht auf Vaskulitis)
Nach längerer Entzündung auf hohem Entzündungsniveau
- Eisen sinkt, Kupfer steigt (früher Eisen-Kupfer-Dissoziation) - Komplement C3 und C4 (meist früher) sind erniedrigt - Anstieg der γ-Globuline - polyklonale Immunglobulinerhöhung - Erniedrigung des Hämoglobins - Verminderung der Erythrozyten - Thrombozytose

sie als Therapiefolge ausgeschlossen, kann sie die Diagnose des SLE, der MCTD, des Felty-Syndroms und auch des an ein Sjögren-Syndrom gekoppelten SLE erleichtern.

Die *Eosinophilie* der RA kann Ausdruck viszeraler Manifestationen oder Therapiefolge sein.

Thrombozyten können bis zu einer Million erhöht sein. Möglicherweise stellt die Thrombozytenzahl eine Antwort des Knochenmarks auf die durch Sequestration der Thrombozyten im Synovium sekundär folgende erniedrigte Thrombozytenüberlebenszeit dar. Thrombozyten galten lange als „Akute-Phase-Zellen". Die mit einer Amyloidose verknüpfte juvenile chronische Arthritis geht mit einer ausgeprägten Thrombozytose einher. Die *Thrombozytopenie* gehört zum Felty-Syndrom. Selten finden wir sie beim SLE und bei der MCTD. Sie ist als Folge der Therapie mit langsamwirkenden Langzeitantirheumatika bekannt.

Andere *unspezifische Entzündungsparameter* sind das Serumeisen und das Serumkupfer. Das Serumeisen ist erniedrigt, das Serumferritin normal oder erhöht, das Serumkupfer ist erhöht. Früher war die sogenannte Eisen-Kupfer-Dissoziation ein Teil der RA-Diagnose. Die totale Eisenbindungskapazität ist im Rahmen dieser Art von Entzündung immer normal.

> Eisenreserven werden über das Serumferritin bestimmt. Der Serumferritinwert erlaubt die Antwort auf die Frage, ob Eisen substituiert werden darf oder nicht.

CRP-Spiegel reflektieren die Aktivität der RA. Jedoch ist es der Wechsel in der Höhe der CRP-Spiegel, der für die Überwachung des klinischen Verlaufs von Bedeutung ist, nicht die absolute Konzentration. Die beschleunigte BSG reflektiert die Veränderung der Akute-Phase-Proteine, die während einer Entzündung bis zu und über 25% ansteigen können. Coeruloplasmin, Transferrin, C3c, α_1-Glykoprotein, α_1-Antitrypsin, α_1-Chymotrypsin, Haptoglobulin (sensitiver Aktivitätsparameter bei Spondylitis ankylosans [391]), Ferritin, Fibrinogen, α_1- und α_2-Globuline usw. (Tab. 6.**27**). Die meisten dieser zellmembrangebundenen und im Plasma zirkulierenden Akute-Phase-Proteine (Ausnahmen CRP, Serumamyloid A und Albumin) enthalten unterschiedliche Oligosaccharidkomponenten, die durch unterschiedliche N-Glykosylierung qualitative Informationen über den Charakter des Entzündungsprozesses liefern können (501). So entdeckt die Affinitätselektrophorese mit Concanvalin A akute bakterielle Infektionen bei florider RA. (849), SLE-Exazerbationen sind von bakteriellen Superinfektionen zu differenzieren (688). Die Methode kann auch das PMR-RZA-Syndrom und die Dermatomyositis/Polymyositis differenzieren. Die Heteroglykanprofile der Akute-Phase-Proteine dieser Krankheiten sind verschieden, obwohl in den Serumkonzentrationen der Akute-Phase-Proteine keine Unterschiede bestehen. Die Bestimmung der Heteroglykanprofile der Akute-Phase-Glykoproteine erweitert die Möglichkeiten, unterschiedliche Entzündungsprozesse zu differenzieren (501).

Beeinflussung unspezifischer Entzündungsparameter durch Medikamente

Nichtsteroidale Antiphlogistika (NSA) beeinflussen weder Akute-Phase-Proteine noch andere unspezifische Entzündungsparameter. Dagegen senken langsamwirkende Langzeitantirheumatika wie parenterales Gold oder D-Penicillamin (S. 161, 163), immunsuppressive Substanzen wie Cyclosporin A bzw. Cyclophosphamid und auch der Folsäureantagonist Methotrexat (S. 174) nicht nur unspezifische Entzündungswerte, sondern auch Immunglobuline, Rheumafaktoren und andere Entzündung signalisierende Laborparameter. Unspezifische Entzündungswerte sind deshalb sowohl für den Therapiebeginn als auch als Parameter für Dosierungen, Erfolg oder Mißerfolg einer Therapie bzw. Therapieabbruch zu nützen. Signalisieren alle unspezifischen Entzündungsparameter eine ausgeprägte Entzündungssituation, wird sich das Therapieregime an der Summe dieses Entzündungsprofils orientieren.

Zusammenfassung

Initiale BSG-Beschleunigungen erlauben manchmal bereits eine differentialdiagnostische Weichenstellung. Die BSG läßt sich als Verlaufsparameter für Spontanverlauf und Therapiebeurteilung nützen. In manchen Fällen kann sie ein Entscheidungskriterium für oder gegen eine bestimmte Therapie sein. Das im Entzündungsfall schneller reagierende *quantitativ bestimmte CRP* hilft zwar differentialdiagnostisch auch nicht weiter, die Quantität läßt jedoch grobe Differenzierungen zu. Über die Verknüpfung mit der radiologischen Progression kann ein über längere Zeit quantitativ deutlich vermehrtes CRP die Therapie beeinflussen. Auch die *Anämie* erlaubt in aller Regel keine Differentialdiagnose. Sie ist ein möglicher Verlaufsparameter und entwickelt sich erst nach einer persistierend über lange Zeit bestehenden, hohen humeralen Entzündungsaktivität.

Leukozytose und *Leukozytopenie* wie auch *Thrombozytopenie* und *Eosinophilie* sind in der Labordiagnostik der RA nur mit Einschränkungen zu werten. Leukozytopenie, Thrombozytopenie und Eosinophilie sind nicht selten Folge im Rahmen der Therapie einer RA. Diagnostische Hilfe bieten sie bei der Vaskulitis (Eosinophilie), bei Felty-Syndrom, SLE, MCTD (Leukozytopenie), beim SLE und der MCTD (Thrombozytopenie).

Immunglobuline

Die Stimulation durch chronisch entzündliche Prozesse führt häufig zu einer Vermehrung der Immunglobuline. Die *Eiweißelektrophorese* kann Dysproteinämien (nephrotisches Syndrom) aufdecken. Eine schmalbasige Zacke im Gammaglobulinbereich kann auf eine monoklonale Hyperimmunglobulinämie hinweisen. Bei Verdacht auf eine monoklonale Gammopathie ist eine *Immunelektrophorese* indiziert. Quantitative Bestimmungen von Immunglobulinen im Verlauf entzündlicher rheumatischer Erkrankungen sind nur sinnvoll, wenn die Erkrankung durch Immunglobuline bedingt oder mitverursacht ist. Diese Bestimmung beschränkt sich auf die Immunglobuline *IgG, IgA* und *IgM*. Im Verlauf der RA – auch beim systemischen Lupus erythematodes – sind IgG und IgA normal bis deutlich erhöht, IgM ist normal bis diskret erhöht. Selten finden sich exzessiv erhöhte IgG-Spiegel beim *Hyperviskositätssyndrom* der RA oder auch im Verlauf des primären *Sjögren-Syndroms*. Die Reduzierung der Immunglobulinproduktion ist eine gemeinsame Eigenschaft langsamwirkender Antirheumatika (Tab. 6.**28**). Die Bestimmung von Immunglobulinen bei der RA ist eine Untersuchung mit begrenztem Informationsgehalt (63).

Tabelle 6.**28** Immunglobulinreduktion durch LAR – ein gemeinsamer Wirkmechanismus?

LAR	Reduzieren/senken/hemmen/verhindern
Chloroquin	Lymphozytenproliferation (Interleukin-1) Antigenpräsentation durch Makrophagen
Goldpräparate	B-Zellproliferation (Interleukin-1)
D-Penicillamin	T-Lymphozytenproliferation
Sulfasalazin	B-Lymphozytenproliferation
Methotrexat	Lymphozytenproliferation (Interleukin-1) Makrophagenaktivierung
Azathioprin	B-Zellfunktionen und -zahl
Cyclosporin A	Lymphozytenproliferation (Interleukin-2)

„Rheumafaktoren", „Rheumafaktorisotypen"

Gegen Immunglobuline gerichtete Rheumafaktoren (RF) wurden erstmals von Waaler (1940) (1191) und Rose und Mitarb. (1948) (938) nachgewiesen. Der aus dieser Zeit stammende Begriff „Rheumafaktor" ist bis heute erhalten geblieben, obwohl sich RF auch bei zahlreichen anderen Krankheiten und Gesunden finden. RF gehören allen Immunglobulinklassen an, besonders IgM und IgG, seltener IgA, IgE und IgD.

RF sind physiologische und pathologische *Autoantikörper*. Ihre Funktion bei Gesunden ist noch nicht geklärt. Möglich ist eine „Clearance-Funktion", die in der Beseitigung denaturierten Gewebes und alterierter Zellen besteht. Die mit der RA assoziierten RF sind in hohem Maß somatisch mutiert, diversifiziert und zählen zu den pathologischen Autoantikörpern (682). Meist ist der RF ein niedrigtitriger IgM-Isotyp, der nur eine geringe IgG-Antigenaffinität hat und sich auch kaum an andere Antigene bindet.

RF-Reaktionen

RF reagieren mit dem Fc-Bereich von autologem, homologem, aber auch speziesfremdem IgG. Lymphozyten gesunder Menschen sind offensichtlich vorprogrammiert, unter entsprechenden Umständen RF zu synthetisieren. Vorprogrammierte B-Lymphozyten können durch polyklonale Aktivatoren direkt zur RF-Synthese angeregt werden (z. B. durch Immunkomplexe mit autologem IgG als Antikörper, die in vivo entstehen).

Die Fähigkeit, einen IgM-Rheumafaktor niedriger Affinität zu produzieren, ist genetisch erworben und kann nicht auf die RA bezogen werden.

Die RF-Synthese als Antwort auf die Stimulation durch ein oder mehrere Antigen(e) beruht entweder auf einem generellen immuninfrastrukturellen Fehler, ist ***antigenstimuliert*** oder kommt durch eine ***polyklonale B-Lymphozyten-Stimulation*** zustande. Antigenbindende Regionen und die sie steuernden Gene definieren die Rolle der produzierten Antikörper.

Sowohl beim Gesunden als auch im Verlauf der RA produzieren überwiegend B-Lymphozyten mit dem CD5-Oberflächenmarker Rheumafaktoren. CD5+B-Lymphozyten finden sich bei Gesunden nur in zwischen 3 und 20% aller zirkulierenden B-Lymphozyten (877). RF Gesunder werden überwiegend von CD5+B-Lymphozyten produziert (791). Es handelt sich dabei um polyreaktive, niedrigaffine Antikörper. Bei RA-Patienten ist die Zahl von CD5+B-Zellen auf bis zu 50% aller zirkulierenden B-Zellen erhöht (443). 10% der von diesen CD5+B-Zellen produzierten RF sind monoreaktiv und hochaffin zu Fc (156). Um das Repertoire RF-produzierender B-Zellen Gesunder und RA-Kranker zu vergleichen, wurden CD4+T-Helferzellen polyklonal durch die Kreuzkopplung von TCR mit Anti-CD3 oder die Kreuzkopplung von T- und B-Zellmembranen mit einem bakteriellen Superantigen aktiviert. Das Staphylokokkenenterotoxin D (SED) ermöglichte die RF-Produktion durch einen häufig vorkommenden B-Zellvorläufer; ein Drittel aller auf SED ansprechenden B-Zellen haben das Potential, RF zu produzieren. Dieser auf SED ansprechende B-Zelltyp findet sich bei Gesunden häufiger als bei RA-Kranken und besteht aus CD5+- und CD5-Zellen. Durch Anti-CD3 stimulierbare T-Helferzellen haben ein differenzierteres Spektrum. Die in diesem Spektrum RF produzierende B-Zelle ist bei der RA 50fach häufiger als beim Gesunden vorhanden (1251).

Es gibt bestimmte Keimlinien (VH- und VL-Gene), die bei bestimmten Krankheiten (z. B. Morbus Waldenström) niedrigaffine RF kodieren.

RF der RA sind hochaffine Rheumafaktoren vom IgG- und IgA-Isotyp (1145). Sie stammen zumindest zu einem Teil von Keimliniengenen ab, die wahrscheinlich nicht für die „physiologischen" RF verantwortlich sind (969).

Um die RF-Produktion bei der RA „anzukurbeln", müssen T-Zellen eingreifen. Das kann auf vier verschiedene Weisen geschehen (1176).

- RF-produzierende (CD5+-)B-Zellen können *unspezifisch stimuliert* werden. Die polyklonale Stimulation der B-Zellen würde erwarten lassen, daß die RF-Produktion der B-Zell-Antikörperproduktion entspräche. Das ist aber bei der RA nicht der Fall. Hier werden weit bedeutendere RF-Mengen produziert als andere B-Zellprodukte.
- RF-produzierende (CD5+-)B-Zellen können durch *T-Zellen stimuliert* werden, die spezifisch für fremde Antigene sind. Dieser Mechanismus liegt der Entwicklung von IgG-Rheumafaktoren bei chronischen Infektionen wie Tuberkulose und Lepra zugrunde. Da die RA jedoch nicht mit persistierenden Infektionen verbunden ist, scheint dies nicht der Induktionsmechanismus von RF bei der RA zu sein.
- (CD5+-)B-Zellen können durch T-Zellen stimuliert werden, die speziell auf den IgG-Teil von *Antigen-Antikörper-Komplexen* ausgerichtet sind. Der Beweis, daß T-Lymphozyten von RA-Patienten speziell mit Ig als Antigen reagieren, steht jedoch aus.
- (CD5+-)B-Zellen können durch T-Zellen stimuliert werden, die für die *idiotypischen Peptide der B-Zellen* Rheumafaktoren sind. Diese Induktion bleibt als logische Erklärung für die RF-Produktion bei der RA, abhängig von unterschiedlichen VH- und VL-Genen.

Weg von den qualitativen oder semiquantitativen RF-Bestimmungsverfahren geht der Trend hin zu rein quantitativen Methoden. In der Routinediagnostik hat sich die *Laser-Nephelometrie* sehr bewährt. Sie erfaßt – wie auch die *Turbidimetrie* – nur die IgM-RF. Mit diesen Methoden werden bei gesicherter RA in 65–80% der Fälle RF gefunden. *Enzymimmunoassays* (ELISA, EIA) lassen IgM-RF sehr gut nachweisen. Die Sensitivität des Nachweises von IgM-RF durch Nephelometrie oder ELISA-Methoden ist mit 82–85% höher als die der Agglutinationsmethoden (65%). Verglichen mit 75% für den Latextest und 90% für den Waaler-Rose-Test liegt die Spezifität im Mittel bei 84% (926).

Beim wenig sensitiven *Latex-Agglutinationstest* liegt die Häufigkeit des RF bei 3–6% der gesunden Allgemeinbevölkerung. Sie wächst mit dem Alter: 10–15% der Frauen und 15–20% der Männer über 70 Jahren sind RF-positiv (Tab. 6.**29**). IgM-RF finden sich bei 70–80% der gesicherten, länger andauernden RA. Bei den Frühformen lassen sie sich nur in ca. 40–50%, bei der juvenilen chronischen Arthritis nur zu etwa 10% objektivieren. Die *Synovialmembran* repräsentiert mehr als das Blut das Zentrum des pathogenetischen RA-Prozesses. Dort synthetisierte und in die Synovia abgegebene RF sind wahrscheinlich von größerer pathogenetischer Bedeutung als die im Serum nachgewiesenen RF.

Rheumafaktoren finden sich

- am häufigsten bei der RA, aber auch bei anderen Autoimmunerkrankungen (systemischer Lupus erythematodes, progressive systemische Sklerose, Sjögren-Syndrom, gemischte Kryoglobulinämie, hypergammaglobulinämische Purpura),
- bei allen malignen Entartungen mit Antikörperproduktion (Morbus Waldenström, chronische lymphatische Leukämie),
- im Rahmen chronisch bakterieller Infektionen (Endokarditis, Lepra, Tuberkulose, Brucellose),
- bei akuten viralen Infektionen (Mononukleose, Rubella, Zytomegalievirus, Influenza),
- bei parasitären Erkrankungen (Trypanosomiasis, Schistosomiasis, Syphilis),
- chronisch entzündlichen Krankheiten (Sarkoidose, Hepatitis, interstitielle Lungenerkrankungen),
- nach Immunisierungen (auch prophylaktischen Impfungen) (Tab. 6.**30**).

Die von den (CD5+-)B-Zellen produzierten RF reagieren schnell mit autologem IgG, formen Immunkomplexe und werden sehr schnell aus den extrazellulären Flüssigkeiten – entweder durch Ablagerungen in den Geweben oder durch Phagozytose – herausgefiltert, so daß sie im Serum nicht akkumulieren (156). RF werden in der Synovia als komplementfixierende Immunkomplexe von polymorphkernigen Leukozyten und Monozyten phagozytiert (1177, 1178). Immunkomplexe werden auf dem und im Gelenkknorpel abgelagert (516). RF, die im Serum von Patienten ohne Vaskulitis entdeckt werden, sind „übriggebliebene RF" mit niedriger Bindungsaffinität und ohne pathogenetische Relevanz. RF-Immunkomplexe und deren Ablagerung aus dem zirkulierenden Blut spielen für die Pathogenese extraartikulärer Manifestationen eine große Rolle, auch wenn sie innerhalb des Gelenks als „eingefangene Komplexe" deponiert werden. RF aktivieren Komplement; das gilt im besonderen für den IgG-, aber auch für den IgM-RF. RF scheinen auch extravasales Komplement aktivieren zu können. Im *entzündeten Gelenk dominieren die IgG-RF.* Wenn nur die IgG-RF für die Perpetuierung der Entzündung verantwortlich wären, wäre das die Erklärung dafür, warum vorhandene IgM-RF bei Gesunden keinen Schaden anrichten, aber IgG-RF bei den RA-Patienten angreifen (682). IgG-RF binden zwei IgG-Moleküle, IgM-RF dagegen fünf. Im Gegensatz zu IgM-RF erreichen IgG-RF die Blutbahn meist in blockierter Form. Ihre Antikörpervalenzen sind wegen IgG-Überschuß oder intraplasmazellulärer Selbstassoziation gesättigt und agglutinieren nicht in den Routinetesten. Hochtitrige IgE-RF stellen ein Risikopotential für die Entwicklung einer Vaskulitis dar. Primäre Sjögren-Syndrome

Tabelle 6.**29** Rheumafaktor: methodenunabhängige Übersicht

Parameter	Krankheit	RF (%)	Verlauf/Korrelation	Bei Gesunden (%)
Alter				
<16 Jahre	JCA			
	vor allem seropos. JCA	9–20	Anstieg	<4
17–60 Jahre	frühe RA	40–50	Anstieg	6–8
	RA im Verlauf	70–80	Anstieg	
>60 Jahre	Alters-RA	50–70	Anstieg	12–20
Geschlecht				
Männer	JCA	7–10	Anstieg	<4
	RA	70–80	Anstieg	6–8
	Alters-RA	40–60	Anstieg	12–20
Frauen	JCA	10–12	Anstieg	
	RA	65–80	Anstieg	6–8
	Alters-RA	50–70	Anstieg	12–20
RF-Menge bei RA-Beginn/im Verlauf	RA			
hoch	+	20–30	schlechter Verlauf	häufig RA-Entwicklung
persistierend hoch	+	20–40	viszerale Manifestationen	–
negativ/niedrig	+	30–40	benigner Verlauf	weniger häufig RA-Entwicklung
persistierend niedrig	+	20–30	benigner Verlauf	
persistierend negativ	+	10–25	benigner Verlauf	
Beeinflussung durch LAR	+	–	korreliert kurzfristig mit Krankheitsmodifikation	

Tabelle 6.**30** Rheumafaktoren und nichtrheumatische Erkrankungen

- Bakterielle Infektionen
  - subakute bakterielle Endokarditis
  - Lepra
  - Tuberkulose
  - Syphilis
- Viruskrankheiten
  - Röteln
  - Zytomegalie
  - infektiöse Mononukleose
  - Influenza
- Parasitäre Krankheiten
- Chronisch entzündliche Krankheiten unklarer Ätiologie
  - Sarkoidose
  - Hepatitis
  - interstitielle Lungenerkrankungen
- Akute Gewebeschäden
  - nach Apoplex, Infarkt
  - bei Diabetes
- Andere
  - gemischte Kryoglobulinämie
  - hypergammaglobulinämische Purpura

Tabelle 6.**31** Häufigkeit von RF-Isotypen bei rheumatoider Arthritis und Gesunden (%) (682)

RF-Klasse	Rheumatoide Arthritis		Gesunde
	seropositiv	seronegativ	
M	87–100	0–70	2,5–7
G	12– 98	8–53	0–5
A	19– 88	2–36	0–6
E	40– 81	8–33	–

verursachen hohe Spiegel polymerer IgA-RF. Werden IgA-RF nachgewiesen, entwickeln sich Gelenkdestruktionen früh und foudroyant.

Methodische Probleme haben bisher die routinemäßige Bestimmung von IgG-RF im ELISA verbaut. Meist sind im Serum auch pentavalente IgM-RF vorhanden. Diese RF können deshalb bei der Bindung an das IgG bzw. Fc der festen Phase normales IgG aus dem Serum mitführen. Diese IgG würden in der nachfolgenden Indikatorreaktion die Präsenz von IgG-RF vortäuschen. Eine Inaktivierung der IgM-RF ist unbedingt notwendig (682). Die Häufigkeit von RF-Isotypen in den Seren von RA zeigt Tab. 6.**31**.

Bei 10 RA-Patienten konnten mit einem Mittelwert von 15 ng IgG-RF in der Synovia nachgewiesen werden (mittlere IgG-RF-Werte bei Arthrose 1 ng). Bei weiteren 4 Patienten mit RA

waren die IgG-RF in der Synovia normal. Die Patienten mit den höchsten IgG-RF-Werten in der Synovia litten alle unter einer schweren Erkrankung und demonstrierten entweder eine sehr lange morgendliche Steife, sehr entzündlich akzentuierte Synovialflüssigkeiten oder ein funktionelles ARA-Stadium der Klasse III (929).
Bei 11 Patienten mit aktiver RA wurden prospektiv in Serum und Synovia die IgM-, IgG-, IgA-RF (ELISA) bestimmt. Im Serum fielen die Spiegel aller drei RF während der Therapie durch parenterales Gold am deutlichsten. Ähnliche, wenn auch diskretere Veränderungen zeigten sich in der Synovia. Der Abfall der RF-Titer unter Goldtherapie signalisiert höchstwahrscheinlich einen direkten Therapieeffekt und keine Änderung der Krankheitsaktivität (441).
16 RA-Patienten, die eine 6monatige Therapie mit Gold abgeschlossen hatten, wurden auf IgG-RF untersucht. Alle Patienten zeigten anfangs deutlich erhöhte IgG-RF-Spiegel. Im Verlauf der Studie fielen diese Spiegel signifikant. Parallel dazu zeigte sich eine deutliche Reduktion der Krankheitsaktivität aller mit Gold behandelten Patienten (950).
56 rheumatoide Arthritiker wurden auf das Vorhandensein von IgG- und IgM-RF untersucht. IgM-RF schützen gegen die immunkomplexvermittelte Aktivierung des Komplementwegs, IgG-RF fördern diesen Vorgang (1041).
Bei 625 gesunden Menschen fand sich 77mal der IgA-RF diskret vermindert. Von 99 RA-Patienten waren 82 IgM-RF- und 67 IgA-RF-positiv. Der IgA-RF war mehr als der IgM-RF mit dem Gelenkindex und der Aktivität verknüpft (482).
59 Patienten mit einer durch eine Amyloidose komplizierten RA wurden auf RF untersucht. Der IgM-RF ließ sich in 31%, der IgG-RF in 34% und der IgA-RF in 41% erhöht nachweisen (716).
18 RA-Patienten ohne viszerale Manifestationen wurden mit 27 Patienten, die verschiedene extraartikuläre Manifestationen aufwiesen, verglichen. Gemessen wurden IgM- und IgG-RF. Als Kontrolle dienten gesunde Probanden und Patienten mit anderen Arthritiden. In der Gruppe der Patienten mit extraartikulären Manifestationen wurden, vergleicht man sie mit der reinen Arthritisgruppe, signifikant höhere Mittelwerte von IgG- und IgM-RF gemessen (517).

Rheumatoide Arthritiker mit Rheumaknoten, Sjögren- oder Felty-Syndromen sind immer seropositiv. Hohe Rheumafaktortiter korrelieren häufig mit viszeralen Manifestationen und sind prognostisch ungünstig. RF-positive RA-Patienten leiden unter einer schwereren Erkrankung als RF-negative. Nur RF-positive Patienten und darunter die mit den höchsten RF-Titern entwickeln eine nekrotisierende Vaskulitis (770).

Rheumatoide Arthritiker ohne Erosionen in den ersten 3 Jahren nach Krankheitsbeginn bleiben häufig „nichterosiv“. In einer retrospektiven Studie wurden Korrelationen zwischen erhöhten IgA- und IgG-RF (oder beiden) und systemischen Manifestationen bei RA-Patienten sowie zwischen erhöhten IgA-RF-Spiegeln und einem destruktiven Verlauf bei Frauen gefunden (45).
RF der IgM-, IgA-, IgG-Klassen wurden in Seren von 35 Patienten mit definierter oder klassischer RA gemessen (ELISA). IgA- und/oder IgG-RF scheinen nahezu ausschließlich mit der RA assoziiert zu sein. Die Titer von IgM-, IgA-, IgG-Rheumafaktoren waren bei manchen Patienten mit einer klinisch diagnostizierten Vaskulitis signifikant höher als in Seren von Patienten ohne Vaskulitis (1223).
150 rheumatoide Arthritiker wurden in zwei Gruppen unterteilt. Bei denen, die jeweils nach 8 Jahren der Beobachtung Erosionen entwickelt hatten, und denen ohne Erosionen wurden RF-Isotypen gesucht. Es fand sich eine ausgeprägte Korrelation zwischen den Spiegeln des IgM- und des IgG-RF und zwischen denen des IgG- und IgA-RF (1163).
203 RF-positive Patienten, 129 mit einer RA und 74 mit einer milderen Gelenkerkrankung (früher als wahrscheinliche RA definiert), wurden untersucht. 74% der rheumatoiden Arthritiker zeigten Erhöhungen von zwei der drei untersuchten RF-Isotypen, verglichen mit nur 34% der Patienten mit der milden Form der Arthritis. Auffallend war, daß IgM- und IgA-RF kombiniert bei 67% der RA-Patienten, dagegen nur bei 20% der anderen Patienten erhöht waren. IgA-RF disponieren bei der RF-positiven RA zu schwereren Verläufen (538).
16 klassische RA-Fälle, die durch eine schwere Vaskulitis kompliziert wurden, wurden mit 16 Verläufen ohne Vaskulitis verglichen. Die Vaskulitis großer Gefäße der RA ist mit erniedrigtem C3 und C4, erhöhtem IgM-RF und zirkulierenden Immunkomplexen verbunden (387).

Gesunde Individuen mit RF-Titern entwickeln häufiger eine RA als solche, die keine RF haben (8). Je höher der RF-Titer, um so wahrscheinlicher ist die Krankheitsentwicklung (66). RF bilden sich nur selten zu Beginn der RA, oft erst im Verlauf von einigen Monaten bis zu 2 Jahren. Die Titer stellen sich meist rasch auf ein bestimmtes Niveau ein und bleiben trotz Schwankungen der Krankheitsaktivität stabil. Die Hypothese, daß früh im Krankheitsverlauf auftretende *IgA-Rheumafaktoren* Hinweise auf schwere und erosive RA-Verläufe geben, wird kontrovers diskutiert. Das gilt auch für die Bedeutung der IgE-RF. Tab. 6.**32** zeigt kontroverse Literaturaussagen zur Bedeutung der Rheumafaktorisotypen.

Tabelle 6.**32** Rheumafaktorisotypen: Korrelationen – Relevanz?

IgM-RF
– viszerale Manifestationen, Amyloidose – beschleunigte radiologische Progression, schlechte Prognose – Vaskulitis, z. B. (387)
IgA-RF
– viszerale Manifestationen (399) – schlechte Prognose (45), Amyloidose (716) – beschleunigte radiologische Progression (482) – Vaskulitis (1222)
IgG-RF
– Amyloidose (716) – radiologische Progression (1163) – erhöhte Krankheitsaktivität (950) – ANA-Induktion (1013)
IgE-RF
– extraartikuläre Manifestationen – Vaskulitis (213)

2700 gesunde Arizonaindianer, die über 20 Jahre oder älter waren, wurden 20 Jahre lang in 2jährigen Abständen untersucht. In dieser Zeit entwickelten sich 70 neue rheumatoide Arthritiden. Sowohl die alters- als auch die geschlechtsbezogene Rate der Neuerkrankungen stieg mit höheren RF-Titern. Die Inzidenz der RA – in Fällen pro 1000 Personen/Jahr – korrelierte mit dem RF-Titer: 2,4 (Titer <1:2), 6,7 (Titer bis 1:16), 11,0 (Titer zwischen 1:32 und 1:256) und 48,3 (Titer >1:256) (890).

Ist der Rheumafaktornachweis und die Titerhöhe bei Gesunden ein Risikofaktor für die Entwicklung einer RA?

151 RA-Patienten wurden 3 Jahre lang beobachtet. Patienten, die während der Studie starben, zeigten häufiger Rheumaknoten und hochtitrige RF, waren Männer und erhielten häufiger Glucocorticoide. Gemäß der Analyse der Autoren bilden Rheumafaktoren, Hämoglobin und Thrombozyten die aussagekräftigste Kombination, um einen schweren RA-Verlauf vorauszusagen. Der RF allein hatte keinen Voraussagewert. Der RF-Titer bei Beginn der RA ist der beste einzelne prognostische Indikator für deren prospektiven Verlauf.

Antinukleäre Antikörper

Bestehen „nur" Arthralgien bzw. befindet man sich noch im diagnostisch unsicheren Bereich „unspezifischer Arthritiden", hat die Bestimmung antinukleärer Antikörper (ANA) sowohl in frühen als auch in weiteren, späteren Verlaufsphasen einen hohen differentialdiagnostischen Stellenwert.

ANA-Klassifizierung

Autoantikörper werden nach der Lokalisation, der biochemischen Natur und nach dem Epitop der relevanten Autoantigene klassifiziert. Organspezifische werden von nichtorganspezifischen Autoantikörpern unterschieden.
Nukleäre Antigene induzieren die meisten nichtorganspezifischen antinukleären Antikörper (ANA). Andere Antigene liegen im Zytoplasma oder auf Zellmembranen. Antikörper werden auch nach Initialen von erstuntersuchten Patienten (z. B. Sm für Smith) oder nach ihrer diagnostischen Bedeutung (Scl-70 – Sklerodermie; SS [Sjögren-Syndrom] – A) bezeichnet.
Die ANA-Klassifikation orientiert sich an der im indirekten Immunfluoreszenztest nachweisbaren Topographie nukleärer Antigene: im Zellteilungsapparat, in den Nukleolen, uni- oder bilokulär.

Die wichtigste Nachweismethode ist der *indirekte Immunfluoreszenztest*, der quantitativ und/oder qualitativ ausgewertet wird. Je höher der Titer ist, um so diagnostisch relevanter ist das Ergebnis. Das Immunfluoreszenzmuster kann für die weitere Diagnostik richtungsweisend sein.

Ein homogenes, chromosomenassoziiertes Immunfluoreszenzmuster wird häufig durch Anti-DNA oder Antihiston hervorgerufen, ein feingranuläres Immunfluoreszenzmuster durch Antikörper gegen SS-B erzeugt. Fluoreszenzserologisch sind Antikörper gegen ssDNA schwer nachzuweisen (die Epitope sind maskiert). Auch nicht im Zellkern liegende Antikörper haben eine schwache Immunfluoreszenz (z. B. SS-A-AK oder Antikörper gegen Phospholipide) (390). Die indirekte Immunfluoreszenz kann jedoch keine Antikörper gegen ssDNA, Jo-1, PL-7 und PL-12 erfassen.

Sensitivität und Spezifität des Nachweises von ANA spielen unter diagnostischen Gesichtspunkten eine große Rolle. Spezifität und Aussagekraft des positiven Befundes steigen, die Sensitivität nimmt mit der Titerhöhe ab. Nachweismethode der Wahl ist der indirekte Immunfluoreszenztest (weitere Nachweismethoden: Immunpräzipitation mit gereinigten Antigenen, Komplementfixationstest, Hämagglutinationstest, ELISA-Test, Immunoblot). Immunfluoreszenztestergebnisse an Hep-2-Zellen lassen sich in zwei Gruppen einteilen:

- Erkrankungen, die (fast) immer ANA nachweisen lassen, und
- Krankheiten, bei denen das nicht immer der Fall ist.

So schließt „ANA-negativ" den systemischen Lupus erythematodes (SLE), den arzneimittelinduzierten Lupus und die progressive systemische Sklerose (PSS) nahezu aus. Fehlen bestimmte Markerantikörper, können das Mixed connective tissue disease (MCTD) oder unterschiedliche Sklerodermatomyositisformen ausgeschlossen werden.

ANA beim SLE

Beim systemischen Lupus erythematodes unterscheiden wir Anti-DNA-positive Patienten mit Nephritis, Antiphospholipid-Antikörper-positive Patienten mit rezidivierenden Thrombosen, Abort oder Thrombozytopenie, Anti-SS-A/-SS-B-positive Patienten mit Sicca-Symptomen oder photosensitiven Exanthemen, Anti-U1-nukleäre Ribonucleoprotein- bzw. Sm-Antikörper-positive Patienten mit Raynaud-Phänomen, Finger-und Handödemen bzw. anderen sklerodermieassoziierten Symptomen oder einer Myositis (390). In aktiven SLE-Phasen sind Antikörper gegen dsDNA in bis zu 70% aller Fälle nachweisbar. Niedrigtitrige Antikörper gegen dsDNA können auch bei der MCTD (10–25%) oder beim primären Sjögren-Syndrom (ca. 10%) nachgewiesen werden. Der Nachweis von LE-Zellen ist weniger sensitiv.
Im Rahmen von ANA-negativen Verläufen des SLE finden sich häufig SS-A-Antikörper. Noch häufiger sind SS-A- und SS-B-Antikörper Marker des primären Sjögren-Syndroms. Antikörper gegen SS-A lassen sich auch beim subakuten kutanen LE und beim SLE, der mit einem homozygoten C2-Mangel verknüpft ist, nachweisen. Die Bildung von hohen Konzentrationen von Anti-SS-A ist mit HLA-DR3 assoziiert. Ein spezifischer Marker des SLE ist Anti-Sm, der allerdings nur in 7–12% positiv ist. Antikörper gegen negativ geladene Phospholipide charakterisieren eine SLE-Verlaufsform, die mit arteriellen und venösen Thrombosen, intrauterinem Kindstod, Thrombozytopenie sowie anderen selteneren Manifestationen (Chorea, Livedo reticularis, Libmann-Sacks-Endokarditis) assoziiert ist.

ANA haben meist keine enge Beziehung zum klinischen Verlauf der jeweiligen Erkrankung. Eine wichtige Ausnahme sind Antikörper gegen ds (Doppelstrang-)-DNA beim SLE, besonders mit Nierenbeteiligung. Diese Antikörper werden durch Medikamente, wie z.B. Glucocorticoide und/oder Immunsuppressiva, deutlich reduziert. Sie können deshalb für ein Therapiemonitoring eingesetzt werden. Das gilt nicht für andere Autoantikörper.

Besteht klinisch der Verdacht auf einen SLE, sollten zunächst mit dem indirekten Immunfluoreszenztest (Hep-2-Zellen) ANA gesucht werden. Sind sie nachweisbar, werden lupustypische Markerantikörper identifiziert (dsDNA-AK, Histon-AK, Sm-AK, Phospholipid-AK). Sind keine ANA nachweisbar, werden SS-A-AK oder Phospholipidantikörper gesucht.

ANA bei Raynaud-Phänomen und Kollagenosen

Patienten mit Raynaud-Phänomen ohne andere Sklerodermiesymptome (Sklerosierung, Teleangiektasien, viszerale Manifestationen usw.) weisen in einem hohen Prozentsatz ANA auf. Gezielt sollen Antikörper gegen Zentromer gesucht werden. Sie sind Marker des prognostisch günstigen Verlaufs der PSS.

Über 80% aller Zentromer-AK-positiven Patienten haben entweder ein Raynaud-Phänomen oder damit verknüpft Teleangiektasien, Finger- und Handödeme, akral akzentuierte Dermatosklerosen, Ösophagusmotilitätsstörungen usw. Die ungünstige Verlaufsform der PSS ist durch Antikörper gegen DNA-Topoisomerase 1 (Scl-70) charakterisiert. Antikörper gegen U1-nRNP, Ku und PM-Scl sind für die Sklerodermie-Overlap-Syndrome charakteristisch.

Bei der MCTD, einer Mischung von Symptomen der PSS, des SLE und der Poly-/Dermatomyositis, können in 50–70% Antikörper gegen U1-nRNP in hohen Titern (über 1:10000 in der passiven Hämagglutinationstechnik) nachgewiesen werden. Niedrig konzentriert finden sich U1-nRNP in bis zu 40% bei SLE-Patienten. U1-RNP-Antikörpertiter ändern sich im Krankheitsverlauf nur wenig.

Antikörper gegen Ku charakterisieren ein Overlap-Syndrom von PSS, SLE, Myositis und Vaskulitis. Antikörper gegen PM-Scl, mit HLA-DR3 assoziiert, entstehen bei Patienten mit PSS und Dermatomyositissymptomen, meist begleitet von einer nichtdestruierenden Arthritis.

ANA finden sich bei 60% aller Patienten mit Poly- bzw. Dermatomyositis. Wichtig sind Antikörper gegen Jo-1, die klinisch durch ein Syndrom von fibrosierender Alveolitis, Arthralgien/Arthritiden bzw. eine Polymyositis charakterisiert sind. Auch ein Raynaud-Syndrom und die Sicca-Symptomatik können vorhanden sein. Anti-Mi-2 findet sich bei ca. 25% aller erwachsenen Patienten mit Dermatomyositis.

Zusammenfassend ist als beste ANA-Suchmethode die klassische Immunfluoreszenz zu empfehlen (339). Die Bedeutung des Nachweises von ANA liegt in der durch sie möglichen Abgrenzung und Differenzierung initialer (auch späterer) Arthralgien und Arthritiden im Verlauf eines SLE, von Overlap-Syndromen, frühen progressiven systemischen Sklerosen und Mischkollagenosen von der rheumatoiden Arthritis.

Cave: Niedrigtitrige ANA finden sich auch bei Menschen, die älter als 60 Jahre sind und bei vielen anderen chronischen Bindegewebserkrankungen (552).

Wesentlich für den SLE sind Antikörper gegen dsDNA, gegen U1-RNP, gegen Sm, gegen SS-A und SS-B (die im Alter häufiger nachweisbar werden!) sowie gegen Phospholipide. Antizentromer und Anti-Scl-70-Ak sind für die PSS wichtig.

Das häufige Vorkommen von *Anti-RANA (SS-C)* bei der RA beruht darauf, daß diese Antikörper ein im EBV-infizierten B-Lymphozyten vorkommendes Zellkernantigen erkennen. RANA finden sich, da latente/manifeste EBV-Infektionen weit verbreitet sind, häufig auch bei Gesunden und prinzipiell bei der RA (334).

Tab. 6.**33** zeigt die Häufigkeit von ANA bei verschiedenen rheumatischen und nicht rheumatischen Erkrankungen.

RF-positive/ANA-positive Untergruppen sind aus prognostischen und Verlaufsgründen RF-negativen/ANA-negativen, RF-positiven/ANA-negativen und RF-negativen/ANA-positiven Untergruppen gegenüberzustellen (825).

ANA und RF wurden bei 119 RA-Patienten untersucht. Parallel dazu wurden die Röntgenbilder der Hände ausgewertet. RF-positive Patienten zeigten vorwiegend bilaterale Erosionen der Fingermittelgelenke und monolaterale der Fingergrundgelenke (vor allem MCP II). Die ANA-positiven RA-Patienten hatten häufiger bilaterale Erosionen der Fingergrundgelenke, besonders des 2. Fingers (895).

Die Verteilung von ANA-Titern bei HLA-DR4-positiven und -negativen Patienten war bei 105 RA-Patienten gleich. Dagegen zeigte sich, daß 52% aller Patienten mit ANA-Titern ≥1:1000 HLA-DR3-Träger waren, verglichen mit einer HLA-DR3-Frequenz von 30,5% bei den Patienten, die niedrige Titer oder ANA überhaupt nicht nachweisen ließen (1198).

Tabelle 6.**33** Häufigkeit des Nachweises antinukleärer Antikörper bei verschiedenen rheumatischen und nichtrheumatischen Erkrankungen (390)

Medikamenteninduzierter Lupus	100%
Mixed connective tissue disease	100%
Aktiver systemischer Lupus erythematodes	95–100%
Juvenile Oligarthritis Typ I	95–100%
Inaktiver systemischer Lupus erythematodes	80–100%
Felty-Syndrom	75–100%
Progressive systemische Sklerose	60– 85%
Seropositive juvenile Arthritis	60– 70%
Sjögren-Syndrom	50– 70%
Myasthenia gravis	40– 60%
Rheumatoide Arthritis	30– 50%
Chronische aktive Hepatitis	25– 70%
Idiopathische Lungenfibrose	25– 40%
Polymyositis/Dermatomyositis	22– 40%
Hashimoto-Thyreoiditis	20– 30%
Diskoider Lupus erythematodes	10– 50%
Nekrotisierende Vaskulitiden	15– 25%
Gesunde Blutspender	
<40 Jahre	0– 2%
41–60 Jahre	0– 5%
>60 Jahre	5– 20%

Von praktischer Bedeutung sind ANA-Bestimmungen im Verlauf juveniler rheumatoider Arthritiden (positive Ergebnisse bis zu 50%), da ANA hier als Hinweis für die mögliche Entwicklung einer chronischen Iridozyklitis gelten.

Bei *unklaren Arthritiden* bzw. *Arthralgien* steht die Untersuchung der unspezifischen Entzündungsparameter an erster Stelle. Der nächste Schritt ist die Bestimmung der Rheumafaktoren. Danach sind ANA zu suchen. Allerdings sind bei vielen rheumatischen und nichtrheumatischen Erkrankungen ANA – meist in niedrigen Titerstufen – nachzuweisen, die deshalb erst ab 1:160 diagnostisch „ernst zu nehmen sind".

Zirkulierende Immunkomplexe

Zirkulierende Immunkomplexe (CIC) unterscheiden sich in Größe, Antigen-Antikörper-Verhältnis, Antigen-Antikörper-Bindung, Immunglobulinzusammensetzung, Fähigkeit der Komplementaktivierung und auch bezüglich ihrer biologischen Bedeutung.

Methoden der CIC-Analyse

Unterschiedliche Methoden führen bei unterschiedlichen Krankheiten zu unterschiedlichen Resultaten. Radioaktiv markiertes C1q wird in EDTA-behandeltes Serum gegeben und in Gegenwart von Polyäthylenglykol inkubiert. Gebundenes radioaktives C1q wird nach einer Stunde abzentrifugiert. Der Prozentsatz der Radioaktivität im Präzipitat entspricht der Menge der CIC. Beim *Clq-solid-phase-Bindungsassay* wird das EDTA-behandelte Serum in Plastikröhrchen inkubiert, die mit C1q beschichtet sind. Die an C1q gebundenen CIC werden durch an Enzyme gekoppelte Anti-IgG-Antikörper quantifiziert. Beim *Raji-Zell-Assay* werden C2b- und C3d-Rezeptoren, schwach bindende Fc-Rezeptoren, mit Serum inkubiert. Gebundene CIC werden durch radioaktiv markierte Anti-IgG-Antikörper quantifiziert. Für die *Bestimmung von Kryoglobulinen* ist wesentlich, das abgenommene Blut und das daraus abzentrifugierte Serum nicht abzukühlen; es muß bei 37 °C verarbeitet werden. Das so gewonnene Serum wird über 7 Tage bei 2–4 °C aufbewahrt, die Kryoglobuline werden abzentrifugiert und nach mehrmaligem Waschen in 0–4μC physiologischer NaCl durch Bestimmung des Kryokrits (Volumen des Sediments in Prozent) oder nach Auflösen in physiologischer NaCl-Lösung bei 37 °C spektrophotometrisch oder kolorimetrisch quantifiziert. Aufgelöste Kryoglobuline können hinsichtlich ihrer Zusammensetzung immunologisch analysiert werden.

CIC lassen sich bei der RA im Serum, in der Synovia, der Synovialis, den oberflächlichen Schichten des Knorpels und den Synovialeukozyten nachweisen. Lokal produzierte Immunkomplexe können hypothetisch Ursache der RA-Synovialitis sein, den Wechsel von reversiblen zu chronischen Läsionen verursachen, die Entzündungsreaktionen im Gelenk potenzieren oder nur Epiphänome der systemischen zellulären Hyperaktivität der Synovialiszellen darstellen (556).

Immunkomplextypen in der Synovia

Immunkomplexe, die aus selbstassoziierten IgG-Rheumafaktoren bestehen, erhöhen alle metabolischen Prozesse, die zur Gelenkzerstörung führen. In der RA-Synovia lassen sich mindestens drei unterschiedliche Immunkomplexarten nachweisen: Typ 1 besteht überwiegend aus IgG und IgM und enthält IgM-RF und IgG-RF. Im Typ 2 überwiegen IgG-RF, gering ist IgA-RF vorhanden. Typ 3 ähnelt dem Typ 2 mit einer gering unterschiedlichen quantitativen Verschiebung zugunsten des IgA. In allen untersuchten RA-Gelenkergüssen wurden Immunkomplexe der Typen 1 und 2 nachgewiesen. Lediglich bei 2 Patienten fand sich der Typ 2 nicht; diese beiden Patienten waren die einzigen mit parenteralem Gold therapierten. IgG-Immunkomplexe sind in der Synovia in höherer Konzentration vorhanden als IgM-Immunkomplexe (333).

Im Vergleich zu den Serumkonzentrationen finden sich in der Synovia, in Pleuraergüssen oder Perikardergüssen wesentlich höhere CIC-Spiegel (436). Auch wirken CIC nicht überall pathogen. RA-Vaskulitiden allerdings beruhen immer auf der Ablagerung von Immunkomplexen in den Gefäßen.

CIC und Vaskulitis

Mit der Immunfluoreszenz lassen sich Immunglobuline, meist IgM, und Komplement in Hautgefäßen gesunder Haut bei RA-Patienten in 43–86% nachweisen. RA-Kranke mit diesen Befunden haben schwerere Krankheitsverläufe (Rheumaknoten, Hautvaskulitis, Neuropathie, Erosionen) (900). Bei der RA häufige Nagelfalzinfarkte sind mit einer blanden, nichtentzündlichen Intimahyperplasie der Digitalarterien verknüpft. Rheumaknoten entstehen auf dem Boden einer Vaskulitis der kleinen Gefäße, die durch die IgM-RF-Immunkomplexe initiiert ist (771).

RA-Kranke mit schweren „rheumatischen" Vaskulitiden erleben sehr häufig extraartikuläre viszerale Manifestationen und entwickeln sehr hohe Titer von 19S-IgM-, 7S-IgM- und 7S-IgG-Rheumafaktoren, hohe Titer von Kryoglobulinen und Immunkomplexen im Serum (1211). Im Rahmen der bei der RA häufigen Perikardergüsse lassen sich immer IgG-, IgA-, IgM- und Komplementablagerungen in den Perikardgefäßen nachweisen, was eine immunkomplexvermittelte Reaktion als Ursache nahelegt (163). Eine Sonderverlaufsform der RA, das Felty-Syndrom (S. 99), ist meist mit hohen CIC-Spiegeln verbunden (40). Trotz hoher Immunkomplexspiegel im Serum ist die „Immunkomplexglomerulonephritis" nur sehr selten bei den RA-Patienten nachzuweisen, die weder parenterales Gold noch D-Penicillamin erhalten (963). Zirkulierende Immunkomplexe veränderten sich nicht unter der Therapie mit NSA, jedoch während der Behandlung mit Sulfasalazin, parenteralem Gold und D-Penicillamin. Während sich CRP und BSG unter der Behandlung mit unterschiedlichen Dosen von Glucocorticoiden reduzierten, blieben CIC von einer Glucocorticoiddosis ≤20 mg Prednisolon/Tag unberührt (360). Bei vielen *nichtrheumatischen Erkrankungen* lassen CIC sich nachweisen: paraneoplastische Syndrome, viral induzierte

Arthritiden, chronisch aktive Hepatitiden, Gonokokkenarthritiden sowie subakute bakterielle Endokarditiden. Kryoglobuline als Ausdruck zirkulierender Immunkomplexe werden bei zahlreichen Krankheiten gefunden (368). Ungemischt monoklonale Kryoglobuline vom Typ I sind mit multiplem Myelom, Lymphom und Morbus Waldenström assoziiert. Gemischt monoklonale Typ-II-Kryoglobuline sind mit lympho-/myeloproliferativen Krankheiten assoziiert. Gemischt polyklonale Typ III-Kryoglobuline finden sich bei chronisch entzündlichen Leber- und Nierenerkrankungen, chronisch infektiösen viralen, bakteriellen, parasitären Erkrankungen und bei Autoimmunerkrankungen (auch der RA).

RA-Patienten, die sehr früh hohe IgA enthaltende Immunkomplexspiegel hatten, ließen nach einem Jahr signifikant häufiger Erosionen an Händen und Füßen erkennen als RA-Kranke ohne diese Immunkomplexspiegel (1223).

Es besteht eine positive Korrelation zwischen CIC und dem funktionellen und anatomischen Stadium der RA (684). Die C1q-Bindungskapazität korreliert mit extraartikulären Manifestationen – jedoch nicht mit der klinischen Aktivität der RA (1232). Schon Monate vor der endgültigen Diagnose „rheumatoide Arthritis" ließen sich Immunkomplexe nachweisen (537).

Zusammenfassend sind bei RA-Patienten CIC *methodenabhängig* – zwischen 25% und 82% – nachzuweisen (1232). Die differentialdiagnostische Bedeutung zirkulierender Immunkomplexe ist gering. Im C1q-Bindungstest ermittelte CIC-Mengen korrelieren mit extraartikulären Manifestationen (Rheumaknoten), aber nur fraglich mit der Krankheitsaktivität. RF-negative RA-Patienten zeigen deutlich weniger häufig CIC als RF-positive. CIC eignen sich nicht als Therapieverlaufsparameter. RA-Patienten mit sehr hohen CIC-Werten im C1q-Bindungstest leiden häufig unter einer Vaskulitis. Deshalb sind RA-Patienten mit sehr hohen CIC-Spiegeln mögliche Risikopatienten, die engmaschig zu kontrollieren sowie eventuell aggressiv zu therapieren sind.

HLA-Antigene

Sind HLA-Bestimmungen sinnvoll? Um diese Frage zu beantworten, müssen Beziehungen der HLA-Antigene zu Disposition zur RA (und anderen Krankheiten), zur diagnostischen Relevanz, zu möglichen Korrelationen dieser Antigene zu bestimmten Verläufen bzw. Verbindungen dieser Antigene zu Nebenwirkungen/Nichtwirkung/Therapieerfolgen auf bestimmte Medikamente dargestellt werden.

Der Nachweis, mehr noch das Fehlen von *HLA-B27* ist in unklaren Fällen vermuteter Spondylitis ankylosans, Sakroiliitis oder beim Reiter-Syndrom von Bedeutung. Anamnestische, klinische und radiologische Parameter summieren sich zu einer „A-priori-Wahrscheinlichkeit" der jeweiligen möglichen HLA-assoziierten Verdachtsdiagnose. Bei einer Vermutungssicherheit von 50% steigt die Wahrscheinlichkeit der Diagnose Spondylitis ankylosans, ist HLA-B27 nachweisbar, bei Kaukasiern auf etwa 90%. Im negativen Fall sinkt sie auf etwa 10% (121)! Das relative Risiko eines HLA-B27-Trägers, eine Spondylitis ankylosans zu entwickeln, beträgt 250 (980). Diese auf den ersten Blick eindrucksvolle Aussage muß allerdings relativiert werden. Zum einen erkranken nur 1–2% aller HLA-B27-Träger an einer Spondylitis ankylosans, zum anderen ist das Leben „die Summe aller relativen Risiken" – dazu zählt auch die Möglichkeit zu erkranken. Man kann nicht sagen: „Mein HLA-B27 schmerzt heute sehr stark."

In den Jahren 1985–1990 widersprachen sich viele Publikationen, betrachtet man dargestellte positive/negative Zusammenhänge zwischen einzelnen HLA-Antigenen und der Entwicklung von RF-Isotypen, der radiologischen Progression, von viszeralen Manifestationen sowie einigen, möglicherweise in die Pathogenese der RA involvierten immunpathologischen Parametern (741).

So wurden signifikante Korrelationen von HLA-DR4 mit einer längeren Morgensteife, dem RA-Beginn im jüngeren Alter, viszeraler pleuraler Manifestation, mit Vaskulitiden, anderen systemischen Manifestationen, der radiologischen Progression und der Produktion unterschiedlicher Rheumafaktoren diskutiert (Tab. 6.**34**).

Die Entwicklung einer Thrombozytopenie während der Goldtherapie korrelierte mit HLA-DR3 (2). Korrelationen zwischen durch parenterales Gold und/oder DPA induzierten renalen Nebenwirkungen zu HLA-DR3 oder HLA-DR3/-B8 wurden beschrieben (854). Zu den an kleinen Fallzahlen untersuchten Verknüpfungen zählen HLA-B35, HLA-B40 mit durch Gold induzierten Lungenveränderungen (844) sowie die Entwicklung unerwünschter Wirkungen an Haut und Schleimhaut unter der Therapie mit LAR (561) (Tab. 6.**35**). Es gibt eine Fülle anderer Korrelationen, die – in die tägliche Klinik übertragen – großen Wert hätten. HLA-B27-positive rheumatoide Arthritiden entwickeln signifikant häufiger radiologische Veränderungen an der Halswirbelsäule (atlantoaxiale Dislokationen, Erosionen der Intervertebralgelenke) als Nicht-HLA-B27-Träger. HLA-DR4 könnte über Umfang und Art der Remission in der Schwangerschaft einer RA-Patientin entscheiden. HLA-DR3-Träger produzieren signifikant mehr Anti-SS-A- und SS-B-Antikörper als Nichtträger.

Von Interesse ist, daß spontane Autoimmunerkrankungen wie der SLE mit HLA-DR3 und HLA-DR2 assoziiert sind, der von Hydralazin induzierte Lupus dagegen mit HLA-DR4 und der procaininduzierte mit einem Subtyp von DRw6. Medikamenteninduzierte Erkrankungen scheinen nicht mit HLA-DR3 assoziiert zu sein. Die meisten Autoimmunerkrankungen (Sjögren-Syndrom, SLE), aber auch die Entwicklung von Nebenwirkungen auf z. B. Gold und DPA sind dagegen mit HLA-DR3 assoziiert (1076).

Eine Übersicht über HLA-Assoziationen mit anderen rheumatischen und auch nichtrheumatischen Erkrankungen gibt Tab. 6.**36**.

Ausgehend von der Bestimmung des HLA-Dw4 und später – auf serologischem Weg – des HLA-DR4 errech-

Tabelle 6.34 Rheumatoide Arthritis: HLA-viszerale Manifestationen, radiologische Progredienz, Rheumafaktoren und andere Laborparameter (743)

HLA-DR1+/ HLA-DR2–	Korrelationen zu IgA-, IgM- und IgE-RF
HLA-DR2+	ist bei erosiven Verläufen selten nachweisbar
HLA-DR2–/ HLA-DR4+	Entwicklung einer Amyloidose
HLA-DR3+	keine oder nur niedrigtitrige IgA, IgE-RF; Anstieg organspezifischer und von Anti-SS-A- und SS-B-Antikörper; ANA-Induktion? Entwicklung einer Vaskulitis
HLA-B8+/ HLA-DR3+	Entwicklung von Pleuraergüssen
HLA-DR4+	beschleunigte radiologische Progression, Entwicklung einer Vaskulitis? IgM-RF entwickeln sich
HLA-DRw53	korreliert eng mit einem erosiven Verlauf
HLA-B27+	Korrelation zu atlantoaxialer Dislokation zu Erosionen der zervikalen Intervertebralgelenke

net sich für HLA-DR4-Träger ein 4- bis 7fach erhöhtes relatives Risiko an einer RA zu erkranken (639).

Ein HLA-Antigen, das zur RA disponiert, muß mit dem gesamten Krankheitsspektrum assoziiert sein. Dagegen kann ein HLA-Antigen, das nur die Schwere des Verlaufs steuert, ausschließlich mit den schweren Verlaufsformen verknüpft sein. Diese früheren Aussagen bestimmten die weitere Entwicklung, weg vom HLA-DR4 als allein disponierenden und den Verlauf einer RA bestimmenden Antigen.

Mit Hilfe der ARA-Kriterien (47) wurden frühe Gelenkentzündungen 90mal als rheumatoide Arthritiden und 115mal als undifferenzierte Arthritiden kategorisiert. In beiden Gruppen fand sich HLA-DR4 in 40%. Dieses HLA-Antigen ist bei neu diagnostizierten rheumatoiden Arthritiden nicht häufiger als bei anderen Arthritiden! Es ist vermutlich kein Marker für die Disposition der RA, sondern mehr verlaufsbestimmend (1139).

Genorte werden zunehmend nicht mehr anhand ihrer Genprodukte charakterisiert, sondern auf der Ebene der DNA, die mit Hilfe der PCR-Reaktion beliebig vermehrbar ist.

Gemeinsame *Nucleotidsequenzen* der dritten hypervariablen Abschnitte der HLA-DRB1*-Allele, die Aminosäuren 70–74, haben für Disposition und Art des Verlaufs der RA eine große Bedeutung (S. 89).

Tabelle 6.35 Kodieren HLA-Antigene die Therapieantwort der rheumatoiden Arthritis und Nebenwirkungen langsamwirkender Antirheumatika? (743)

HLA-DR1	Myasthenia gravis (DPA)
HLA-DR2	besseres Ansprechen (Gold/DPA)
HLA-DR5	mangelnder Erfolg (Gold)
HLA-DR3; HLA-B8	Proteinurie (DPA/Gold)
HLA-DR3/ HLA-B8	Thrombozytopenie (Gold)
HLA-DR2 HLA-DR7 HLA-B27	nebenwirkungsprotektiv (Gold/DPA)

Gold = parenterales Gold
DPA = D-Penicillamin

Tabelle 6.36 Assoziationen zwischen HLA-Antigenen und Erkrankungen

Spondylitis ankylosans, Reiter-Syndrom, Spondarthritiden, reaktive Arthritiden, juvenile Oligarthritis Typ II	HLA-B27
Adultes Stillsyndrom	HLA-B14, -Bw35, -Cw6, -DR4
Systemische juvenile chronische Arthritis (Mädchen)	HLA-B44, -DR5
Juvenile seropositive Arthritis	HLA-DR1, -DR4
Juvenile seronegative Arthritis Psoriasis Arthritis psoriatica	HLA-DR4, -DRw8 HLA-B13, -17, -w39, -Cw6, -DR7 HLA-B17, -27, -w38, -w39, -Cw6, -DR7
Juvenile Arthritis psoriatica	HLA-B27, -DR5
Primäres Sjögren-Syndrom (Männer)	HLA-DRw52
Primäres Sjögren-Syndrom (Frauen)	HLA-B8, -DR3
Sekundäres Sjögren-Syndrom	HLA-DR4
Systemischer Lupus erythematodes	HLA-(DR2), -DR3, -(DR4)
Kutaner systemischer Lupus erythematodes	HLA-DR3
Akrale progressive systemische Sklerose	HLA-DR1, -DR4, (-DR5)
Diffuse progressive systemische Sklerose	HLA-DR2, (-DR5), -DR3
CREST-Syndrom	HLA-DR1, (-DR5)
Hämochromatose-Arthropathie	HLA-A3, -B7, (-B14, -DRw2)

179 Patienten mit einer frühen Arthritis wurden untersucht. Bei allen, die HLA-DR1 oder HLA-DR4 aufwiesen, wurden die HLA-DRB1*-Allele untersucht. 128 zeigten eine über 6 Monate hinaus persistierende Krankheitsaktivität. Die Sensitivität und Spezifität der HLA-DRB1*-Allele in der Voraussage dieser persistierenden Krankheitsaktivität lagen bei 69 bzw. 78% (bei den anderen Patienten bei 62%). HLA-DRB1*-Allele scheinen im frühen Verlauf einer RA, um Patienten mit einer schlechten Prognose festzulegen, keinen Wert zu haben (409). HLA-DR-Genotypen von 230 kaukasischen Patienten mit schwerer RA (184 Patienten mit seropositiver erosiver RA und 46 Patienten mit Felty-Syndrom) wurden untersucht. Alle Patienten wurden serologisch typisiert und mit Oligonucleotiduntersuchungen weiterkontrolliert. Sie wurden mit 297 gesunden Blutspendern verglichen. Für jeden Genotyp wurden relative Risiken errechnet. Die Genotypen von 113 DR4-homozygoten Patienten wurden ebenfalls verglichen. In der ersten Gruppe fand sich ein relatives Risiko von 49 für den Genotyp Dw4/Dw14, gefolgt von Dw4/DR1 mit 21, Dw4/Dw4 mit 15 sowie Dw4/DRx mit 6. Die DW4/Dw14-Genotypen waren in der Gruppe der 113 DR4-homozygoten Patienten – verglichen mit den Dw4/Dw4-Genotypen – signifikant überrepräsentiert. Die Autoren folgern, daß synergistische Mechanismen zwischen den DR-Allelen (wie Dw4 und Dw14) dafür verantwortlich sind, die Disposition zu schweren Verläufen der RA zu erhöhen (862).
Von 122 RA-Kranken hatten je 5 eine Perikarditis oder Pleuritis, 2 eine Lungenfibrose und 15 eine Vaskulitis. Im Vergleich zu Gesunden fand sich bei ihnen HLA-DRB1* 0405 signifikant häufiger (356).

Wert der HLA-B27- und -DR-Bestimmung

Der Wert der HLA-B27-Bestimmung für die Diagnose der Spondylitis ankylosans ist gesichert. Auch undifferenzierte Arthritiden, reaktive Arthritiden, eine Arthritis psoriatica mit axialer Manifestation und die Möglichkeit, die Entwicklung eines akuten zu einem chronischen Reiter-Syndrom abzuschätzen, stellen Indikationen zum HLA-B27-Nachweis dar.
Je differenzierter die Untersuchungsmethoden, um so sicherer werden die Aussagen zur HLA-DR-Bestimmung: Disposition zur RA und Schwere der Verläufe scheinen an HLA-DRB1-Allele (DR4 [Dw4] [DRB1* 0401/0404/0408] und DR1 [DRB1* 0101]) gekoppelt zu sein.

Es gibt „HLA-Risikokonstellationen" während der Therapie mit LAR, parenteralen Goldsalzen oder D-Penicillamin. Die Typisierung vor Therapie scheint jedoch nicht nötig. Andererseits kann ein vor Therapie festgestelltes HLA-Risikopotential zur engmaschigeren und intensiveren Überwachung einer Therapie führen, als sie ohnehin schon nötig ist.

Zytokine

Viele der mononukleolären Zellen, die durch postkapilläre Venolen in das Gelenk gelangen, sind *T-Lymphozyten*, die Antigene, von entsprechenden Zellen präsentiert, erkennen. Diesem Erkennen folgt eine Kaskade von Abläufen, die darin resultieren, daß T-Zellen, antigenpräsentierende Zellen sowie A- und B-Synoviozyten verschiedene Zytokine produzieren. Physiologischerweise besteht eine Balance zwischen Menge und Funktion einzelner Zytokine, Zytokininhibitoren und Zytokinrezeptoren. Immer wenn dieses Gleichgewicht nicht spontan reguliert werden kann, resultieren – letztlich von der „Zytokindysbalance" induziert – Synovialitis, synoviale Proliferation, Ergußbildung, Knochen- und Gelenkzerstörung. (CD5+)-B-Lymphozyten produzieren Rheumafaktoren. Immunkomplexe führen zur Aktivierung des Komplementsystems, systemische Manifestationen entwickeln sich (250). Das synoviale System ist ein Zielgewebe für Zytokinwirkungen bei der Gelenkdestruktion.

Tabelle 6.**37** Zytokine die bei der rheumatoiden Arthritis eine Rolle spielen (158)

➤ Interleukin-1 ➤ α-Tumornekrosefaktor (TNFα = Cachectin) ➤ β-Tumornekrosefaktor (TNFβ = Lymphotoxin) ➤ γ-Interferon (INFγ) ➤ Interleukin-4 (IL-4; B-Zell-stimulierender Faktor 1)	Interleukin-2 (T-cell growth factor; TCGF) (α-Interferon)
➤ Interleukin-6 (B-Zell-stimulierender Faktor 2 = hepatozytenstimulierender Faktor) (CSF [colony stimulating factors])	($β_2$-Interferon)

Während sich in der Synovia des aktiv entzündeten RA-Gelenks hohe Spiegel für IL-1, TNFα und IL-6 finden, sind IL-2, IL-4 und γ-Interferon kaum nachzuweisen (Tab. 6.**37**).

Interleukin-1 (IL-1) gibt es in zwei Formen: IL-1α und IL-1β. Bei der rheumatoiden Arthritis produzieren vor allem Typ-A-Synoviozyten (makrophagenähnlich) IL-1. Lokale Effekte auf Entzündungs- und Immunzellen sind wichtig (548). IL-1 steigert die Funktionen von T- und B-Lymphozyten, fördert die Chemotaxis von Monozyten, Lymphozyten und neutrophilen Granulozyten und erhöht die Expression von Adhäsionsmolekülen auf Endothelzellen (Tab. 6.**38**). IL-1 fördert die PG- und IL-6-Synthese sowie die Fibroblastenproliferation.

Tumornekrosefaktor (TNFα), ebenfalls von Typ-A-Synoviozyten synthetisiert, stimuliert im Gelenk die Kollagenasen und PGE_2-Produktion von Fibroblasten und Synovialzellen. TNFα aktiviert Phagozyten des Organismus und steigert nicht nur die Fähigkeit zur Phagozytose, sondern auch zur Abtötung aufgenommener Erreger. TNFα wirkt chemotaktisch und erhöht die Adhäsivität für Gefäßendothelzellen (126). Die Wirkungsmechanismen von IL-1 und TNFα scheinen nicht nur additiv, sondern auch synergistisch (möglicherweise wichtig für therapeutischen Ansatz) zu sein.

Interleukin-6 (IL-6) stimuliert die Hepatozyten zur Akute-Phase-Protein-Produktion. IL-6 wird von Zellen der Synovialmembran (dominierend von Typ-B-Synoviozyten = fibroblastenähnlichen Zellen; auch von Monozyten, Makrophagen usw.) gebildet. In der Synovia von RA-Patienten finden sich hohe Interleukin-6-

Tabelle 6.**38** Biologische Eigenschaften von Interleukin-1, Interleukin-4 und Interleukin-6 (158, 584, 658)

Interleukin-1 (α und β)
Biologische Eigenschaften – aktiviert ruhende T-Zellen – induziert Fieber, Schlaf, ACTH-Freisetzung, Neutrophilie und die Produktion von Akute-Phase-Proteinen – stimuliert die Synthese von Lymphokinen, Kollagen, Kollagenase – aktiviert Endothelzellen und Makrophagen – verursacht Entzündung, katabole Prozesse – induziert unspezifische Infektabwehrmechanismen
Interleukin-4
(B-Zell-stimulierender Faktor 1, BCSF 1) Biologische Eigenschaften – Wachstumsfaktor für aktivierte B-Zellen – induziert die Ia-Antigen-Expression auf B-Zellen – verstärkt die zytolytische Aktivität zytotoxischer T-Zellen – Mastzellwachstumsfaktor
Interleukin-6
(BCSF-2, β_2-Interferon, hepatozytenstimulierender Faktor) Biologische Eigenschaften – induziert die Differenzierung zytotoxischer T-Lymphozyten – induziert die Differenzierung von aktivierten B-Zellen in Plasmazellen – induziert die Produktion von Akute-Phase-Proteinen in der Leber

Spiegel (420, 957). Positive Korrelationen zwischen Serumspiegeln von IL-6 und CRP einerseits sowie Synovia-IL-6-Spiegeln und BSG andererseits wurden als Verbindung von IL-6-Produktion und akuter Phase der RA interpretiert (500, 1190). Niedrige Serumspiegel und tausendfach höhere Synoviaspiegel von IL-6 lassen entweder auf die überwiegend synoviale IL-6-Produktion oder eine sehr schnelle Clearance des zirkulierenden IL-6 schließen (71).

Es fanden sich hohe IL-6-Konzentrationen in der Synovia von RA-Patienten, dagegen nur niedrige Serumwerte (957).

IL-6-Spiegel der Synovia korrelierten weder mit der BSG noch mit dem histologischen Bild der akuten Synovialitis, sie korrelierten aber mit dem histologischen Bild der chronischen Synovialitis.

Diese Resultate lassen vermuten, daß hohe IL-6-Synoviakonzentrationen mit der chronischen Phase der RA verbunden sind und die Produktion von IgG durch Synovialzellen im entzündeten Gelenk erhöhen, die dann zu erhöhten IgG-Spiegeln in der Zirkulation führt. Es ist wahrscheinlich, daß die erhöhte *lokale Produktion von IgG* pathogenetische Bedeutung für die RA hat. Möglicherweise führen die Bildung von Immunkomplexen, ihre Ablagerung im Gelenkknorpel und ein frustraner Versuch von Entzündungszellen, diese Immunkomplexe zu eliminieren, zur Gelenkzerstörung (222). Hohe Synovia-IL-6-Konzentrationen sind prognostisch ungünstig (957).

IL-1 und TNFα aktivieren Kollagenasen und Stromelysin in Gelenksynoviozyten. Durch Abbau entstehen autoantigene Peptide, die den entzündlichen Gelenkprozeß perpetuieren können (251, 857). Während die Freisetzung von Kollagenase und PGE_2 und die Proliferation von Fibroblasten durch IL-1 und auch (diskret) durch TNFα induziert werden, hemmen PGE_2 und Interleukin-4 diese Wirkungen – die wiederum von LTB_4 und TNFα verstärkt werden. Im Vergleich zu IL-1 und TNFα übt TGFβ einen entgegengesetzten Einfluß auf die Kollagenasefreisetzung und Fibroblastenproliferation aus (341).

Viele Zytokineigenschaften sind also kontrovers und überlappen sich in einigen Bereichen. Eine große Rolle spielen unterschiedliche inhibitorische Einflüsse (Rezeptorantagonisten) (Tab. 6.**39**). Lösliche Rezeptoren und Zytokine wurden bei 20 Gesunden und 64 RA-Patienten über 48 Wochen lang untersucht. Die im Immunassay geprüften TNF-Rezeptoren – sTNFR, p55 und p75, der IL-2-Rezeptor sIL-2R und TNFα – waren vor Behandlungsbeginn (31 Patienten wurden mit MTX, 33 mit Azathioprin therapiert) bei den RA-Patienten signifikant höher als bei den Gesunden. Signifikantes Absinken der p55-Konzentrationen korrelierte mit klinischer Besserung vor allem der mit MTX behandelten Patienten. Die mit ELISA objektivierten IL-6-Spiegel (immunaktives IL-6) wurden durch MTX diskret besser gesenkt als durch Azathioprin. Positive Korrelationen der Veränderungen dieser Parameter (p55, sIL-2R) gab es zu CRP, BSG, Thrombozyten und klinischer Besserung. Die Bestimmung von sIL-2R, p55 und IL-6 könnte sich zur Evaluierung von Therapieerfolgen nützlich erweisen (71). Zusammen mit TNFα spielt IL-1 wahrscheinlich eine Rolle bei der *Entstehung der Anämie* im Verlauf chronischer Entzündungen – so bei der RA. IL-6 induziert die *Akute-Phase-Protein-Reaktion* und repräsentiert in seiner Konzentration möglicherweise die Chronizität der Entzündung. Auch IL-1-Konzentrationen in der Synovia der RA scheinen die Krankheitsaktivität zu reflektieren und könnten sich als geeignete differentialdiagnostische Parameter erweisen. Eine systematische Ermittlung von Zytokinkonzentrationen in der Synovia erlaubt Aussagen über das Ausmaß des Zytokinungleichgewichts im Verlauf immunvermittelter chroni-

Tabelle 6.**39** Gegensätzliche Eigenschaften unterschiedlicher Zytokine (250, 251)

IL-1 **TNFα**	steigern	Synthese von Metalloproteasen	hemmen	IL-4 TGFβ
TGFβ	steigert	Kollagensynthese	hemmen	IGFγ
INFα,β **IL-2** **IL-1**	steigern	T-Zellproliferation	hemmen	IL-4 IL-10 TGFβ
GMCSF **IFNγ**	steigern	Zytokinsynthese (IL-1, TNFα, IL-6)	hemmen	IL-4 TGFβ

scher Entzündungen. Mit Ausnahme von IL-6 und seinen Wirkungen auf Hepatozyten ist das physiologische oder pathophysiologische Vorhandensein von Zytokinen in der systemischen Zirkulation jedoch bisher nicht plausibel mit den ihnen zugeschriebenen Funktionen in Einklang zu bringen (341).

Synoviaanalyse

Routineuntersuchungen der Synovia umfassen die Beurteilung der Farbe, Trübung und Viskosität, der Zellzahl und ihre Differenzierung in neutrophile Granulozyten, Lymphozyten und Monozyten, die konventionelle lichtmikroskopische Untersuchung und die Untersuchung im Polarisationsmikroskop (Kristalle).

Immer sollte das *Volumen* des Ergusses notiert werden. Nur bei unklaren Situationen und speziellen Verdachtsdiagnosen sind die Gramfärbung, das Anlegen einer Kultur und die Bestimmung von Glucose und Protein indiziert. Andere Untersuchungen sind selten nötig (Tab. 6.**40**).

Die Synovia muß im Zeitraum von 4 Stunden nach der Punktion analysiert werden. Bei späteren Untersuchungen ist damit zu rechnen, daß die Zellzahl abnimmt, Art und Zahl der Kristalle sich verändern und artifizielle Kristalle „neu entstehen". Die Lagerung der Synovia bei 4° C wird diese Entwicklungen zwar verzögern, aber nicht vor ihnen bewahren. Ein voluminöser Erguß erlaubt eine Aussage über die Schwere der Arthritis. Jedoch sind auch kleinere Ergüsse (z. B. bei gekammerten Gelenken oder einer Verlegung der Nadel durch Fibrin-Eiweiß-Körperchen) diagnostisch bedeutsam.

Tabelle 6.**40** Vorgehen bei der Synoviaanalyse

Routineuntersuchungen

- Volumen notieren
- Aspekt beurteilen
  - Farbe
  - Transparenz
  - Viskosität
- Zellzahl und -art festlegen
  - Leukozyten
  - neutrophile Granulozyten
  - Lymphozyten
  - andere (Monozyten)
- Suche nach Kristallen
  - Uratkristallen
  - Calciumpyrophosphatkristallen
  - Cholesterinkristallen
  - Apatitpartikeln

Wenn nötig

Bei Verdacht auf
- Gramfärbung
  - Kultur
  - Glucosekonzentration
  - Proteinmenge
  - LDH

Selten

Bei speziellen Fragen
- Rheumafaktor, Komplement, Ferritin, Neopterin bestimmen
- Amyloidfärbung

Tabelle 6.**41** Gelenkerkrankungen mit nichtentzündlicher Synovia (<2000 Leukozyten/mm³)

- Aktivierte Arthrose
- Chronische Gicht
- Calciumpyrophosphaterkrankung
- Hämochromatose
- Ochronose
- Posttraumatische Arthritis
- Villonoduläre Synovialitis
- Mechanisch induziert
  - z. B. Meniskopathie, Osteochondritis dissecans
- Nach Glucocorticoidentzug

Die *physiologische Synovia* enthält 10–200 Zellen/mm³. Der Granulozytenanteil dieser Zellen liegt unter 25%. Die physiologische Synovia ist *hochviskös*; sie zieht einen Faden von 2–5 cm Länge. Sie flockt nicht aus (kein Fibrinogen, Prothrombin, Faktor V und Faktor VII) und enthält 1,8 g/dl Protein. Das Verhältnis ihrer Glucosemenge zur Serumglucose beträgt etwa 1. Meist liegt sie mit <25 mg/dl etwas niedriger als im peripheren Blut.

Eine vereinfachte Trennung zwischen *entzündlichen* und *nichtentzündlichen Ergüssen* charakterisiert die entzündlichen als zunehmend trüb und farbig (von farblos hellgelb über bernsteinfarben zu tiefgelb, orange und grün), beim Mucintest als zunehmend ausflockend und als abnehmend viskös (nur sehr kurz fadenziehend, wie Wasser tropfend).

Je aktiver die Entzündung, um so mehr *Protein* findet sich in der Synovia. Die Menge, die den entzündlichen vom nichtentzündlichen Erguß trennt, beträgt ca. 3,5 g/dl. Häufig ist die Synovia blutig tingiert (Punktionstechnik!).

Eine *klare* und *farblose* bzw. *diskret gelblich* verfärbte *Synovia* (durch die hindurch man aber noch lesen kann) findet sich bei vielen Patienten mit nichtentzündlichen Gelenkerkrankungen (Tab. 6.**41**). Auch die Synovia, die im Rahmen des rheumatischen Fiebers, der PSS, des SLE bzw. der Polymyositis entsteht, ist oft fast klar.

Zunehmende Trübung und Färbung sowie abnehmende Viskosität signalisieren eine intensivere Entzündung. *Grünlich-gelbe Ergüsse* entstehen bei bakteriellen bzw. anderen septisch verursachten Arthritiden oder auch im Rahmen der Arthritis psoriatica und des Reiter-Syndroms sowie manchmal bei rheumatoiden Arthritiden.

Milchig-cremige chylöse Ergüsse, charakterisiert durch eine Lipidkonzentration von mehr als 800 mg/dl, entstehen auch bei persistierenden Entzündungsaktivitäten und älteren Ergüssen der RA.

Je entzündlicher ein Erguß, um so höher die Zellzahl, um so höher der Anteil an neutrophilen Granulozyten.

Tabelle 6.**42** Gelenkerkrankungen mit entzündlicher Synovia (>2000 Leukozyten/mm^3)

➤ Rheumatoide Arthritis ➤ Juvenile chronische Arthritis ➤ Spondylitis ankylosans mit peripherer Gelenkbeteiligung ➤ Arthritis psoriatica ➤ Reiter-Syndrom ➤ Systemischer Lupus erythematodes ➤ Sjögren-Syndrom ➤ PMR-RZA-Syndrom ➤ Progressive systemische Sklerose ➤ Morbus Wegener
➤ Lyme disease ➤ Postinfektiöse reaktive Arthritiden (Salmonellen, Shigellen, Yersinien)
➤ Infektiöse Arthritiden – bakterielle (Staphylokokken, Gonokokken, Tbc) – viral (Hepatitis, Mumps, Röteln, usw.)
➤ Enteropathische Arthritiden (Colitis ulcerosa, Morbus Crohn, Morbus Whipple)
➤ Kristallinduzierte Arthritiden (Gicht, Pseudogicht, Apatiterkrankung, nach Kristallsuspensionsinjektion)

Zellzahlen von über 80000/ml^3 sollten – bis das Gegenteil bewiesen ist – als Produkt einer septischen Arthritis interpretiert werden. Um die Zellzahl genau festzulegen, muß die Synovia unmittelbar nach der Punktion analysiert werden. Im späteren zeitlichen Verlauf gehen Leukozyten zugrunde und verklumpen; die Zellzahl fällt. Leukozyten werden in einer standardisierten Zählkammer bestimmt. Automatische Zählkammern können fälschlich hohe Zellzahlen angeben (zellulärer Debris, Fetttropfen, Kristallklumpen, die mit Zellen vermischt sind).

Nichtentzündliche Ergüsse enthalten unter 2000 Zellen. Das ist aber dennoch deutlich höher als die physiologische Zellzahl und weist auf eine milde Entzündung hin. Zellzahlen der weißen Blutzellen zwischen 2000 und 75000 weisen generell auf eine entzündliche Gelenkerkrankung hin (Tab. 6.**42**). Ergüsse kleinerer Gelenke enthalten mehr Zellen als die größerer Gelenke. Gelenkflüssigkeiten, die mehr als 95% *neutrophile Granulozyten* enthalten, weisen auf eine bakterielle Infektion oder eine akute kristallinduzierte Synovialitis hin. Auch bei RA-Patienten sind überwiegend neutrophile Granulozyten – allerdings meist deutlich weniger als 95% aller Zellen – nachzuweisen.

Ergüsse, in denen *Monozyten* dominieren, bilden sich bei viralen Arthritiden, der chronischen Gicht, der juvenilen chronischen Arthritis und auch im Rahmen aktivierter Arthrosen (Tab. 6.**43**).

Dominierende *Lymphozyten* signalisieren einen Erguß im Rahmen eines systemischen Lupus erythematodes, eine RA im sehr frühen Verlauf oder aber einen schon lange bestehenden („alten") Erguß (Tab. 6.**43**).

Lichtmikroskopisch lassen sich *Rhagozyten* mit multiplen zytoplasmatischen Einschlüssen und auch *Makrophagen*, die neutrophile Granulozyten enthalten, identifizieren: Beide Zellphänomene sind unspezifisch.

Im Polarisationsmikroskop wird nach doppelbrechenden Strukturen gesucht. Kristalle zeigen häufig ausgeprägte Kanten mit geraden Seiten im Gegensatz zu den weniger gut und klar konfigurierten Artefakten. *Uratkristalle* sind nadelförmig, negativ doppelbrechend und haben einen Extinktionswinkel von 45°. In der Synovia von Gelenken und Bursen finden sie sich meist zahlreich und, sei es intra- oder extrazellulär, einzeln. *Calciumpyrophosphatkristalle*, meist rhomboid konfiguriert, sind unterschiedlich kurz bzw. dick, schwach positiv doppelbrechend mit einem niedrigen Extinktionswinkel. Sie finden sich meist nur in kleiner Zahl, überwiegend extrazellulär. Andere Kristalle wie die *Cholesterinkristalle* (groß, flach, rhombisch, plattenförmig geformt; Kristalle nach Glucocorticoidinjektion; sogenannte Malteserkreuze) müssen von Uratkristallen und Calciumpyrophosphatkristallen abgegrenzt werden.

Gramfärbungen differenzieren grampositive und gramnegative Kokken bzw. Stäbchenbakterien. Besteht der Verdacht auf eine Tuberkulose, sollten parallel eine Sofortfärbung nach Ziehl-Neelsen und geeignete Kulturmedien zur Bestimmung der Resistenz angesetzt werden.

Die Bestimmung unterschiedlicher *Enzyme* (z. B. saure Phosphatase, Lactatdehydrogenase) zeigt um so höhere Werte, je entzündlicher die Erkrankung. Die Bestimmung von *Komplement C3* bzw. *C4* muß beachten, daß in der Synovia um etwa 20–30% niedrigere Komplementspiegel als im Serum physiologisch sind. Erst ab etwa einer 30%igen Erniedrigung beginnt der gesteigerte Komplementverbrauch. Komplementwerte sind immer an den jeweiligen Proteingehalt der Synovia gebunden und müssen entsprechend korrigiert werden: Sie sind bei der RA häufig erniedrigt (549). Möglicherweise stellt die Bestimmung von Interleukin-6-Konzentrationen in der Gelenkflüssigkeit ein wertvolles Prognostikum der chronischen Entzündungsaktivität dar.

Tabelle 6.**43** Synoviaanalyse bei Monozyten- und Lymphozytendominanz

Monozyten
– virale Arthritiden – Hepatitis, Röteln, A-Arboviren, Varizellen – Morbus Whipple – chronische Gicht, Pseudogicht – juvenile chronische Arthritis – progressive systemische Sklerose – aktivierte Arthrose
Lymphozyten
– systemischer Lupus erythematodes – Sjögren-Syndrom – virale Arthritiden – frühe rheumatoide Arthritis – „alter Erguß"

Tabelle 6.44 Synoviaanalyse bei rheumatoider Arthritis

Krankheit/ Phase	Farbe, Trübung Viskosität	Zellzahl, neutrophile Granulozyten (%)	Lymphozyten andere Zellen	Protein (g/dl)	Glucose Index Synovia/ Serum	Sonstiges
Frühe RA	gelb, schwach trüb	3–5000 (<50)	evtl. Lymphozyten-dominanz	2,5–4,0	0,9	evtl. RF-Nachweis Il-6 bestimmen
RA im weiteren Verlauf						RF, C3c, C4, Il-6 bestimmen. Ferritin + Neopterin + CIC erhöht + hoher Rhagozyten-anteil: hohes Synovialaggres-sionspotential
Wenig aktiv	gelb, schwach trüb	5–15000 (50–60)	niedriger Rhagozytenanteil	2,5–4,0	0,8	
Mittelaktiv	gelbgrün, trüb, Viskosität erniedrigt	15–25000 (>60)	mittlerer Rhagozytenanteil	4,0–5,0	0,7	
Hochaktiv	grün, undurchsichtig, Viskosität erniedrigt	25–>70000 (>65)	hoher Rhagozytenanteil	>5	0,45	
„Alte Ergüsse“	manchmal chylös	3–5000 (<50)	evtl. Lymphozyten-dominanz	2,5–4,0	0,9	cave Differential-diagnose (SLE)
Wichtige Differential-diagnosen						
Aktivierte Arthrose	klar, leicht gelb, normal	<1000 (<25)	evtl. Monozyten-dominanz	3,0	ca. 1	0
Reaktive Arthritiden	gelbgrün, trüb, Viskosität erniedrigt	8–17000 (<70)	(Rhago-zyten)	4,5	0,55	Antikörper gegen Erreger
Reiter-Syndrom	gelbgrün, Viskosität erniedrigt	8–17000 (<70)	„Pekin“-Zellen	4,5	0,55	–
Arthritis psoriatica	gelb, leicht trüb, Viskosität erniedrigt	6–9000 (>50)	(Rhagozyten)	4,0	0,6	0
Spondylitis ankylosans	gelb, leicht trüb, Viskosität erniedrigt	5–7000 (<55)	Rhagozyten	4,0	0,75	0
Systemischer Lupus erythematodes	gelb, leicht trüb, Viskosität erniedrigt	3–8000 (<50)	Lymphozyten-dominanz	3,5	0,75	„LE-Zellen“
Juvenile chronische Arthritis	gelb, leicht trüb, Viskosität erniedrigt	1500–20000 (<60)	Rhagozyten, Monozyten, evtl. Lymphozyten-dominanz	2,5–4,0	0,7–0,9	wichtig: Anzahl der Rhagozyten

Je entzündlicher und entzündlich aktiver die Gelenkerkrankung, um so niedriger ist der Glucosewert. Je niedriger der Index aus Glucose in der Synovia zu Glucose aus dem Serum, um so aktiver die Gelenkentzündung. Diagnostisch relevant sind Werte gegen 0!

Mit Hilfe des Waaler-Rose-Tests bzw. des Latextests wurden in Serum und Synovia von 120 RA-Patienten und 127 Patienten mit unterschiedlichen, anderen Arthritiden Rheumafaktoren bestimmt. Bei seropositiven Patienten zeigte sich eine deutliche Korrelation zwischen den RF-Werten im Serum und in der Synovia. Bei nur 2 von 10 seronegativen RA war der RF in der Synovia nachweisbar. Dagegen fand sich bei den anderen Arthritiden ein RF in 25% im Serum sowie in 20% in der Synovia. Die RF-Bestimmung in der Synovia hat wenig diagnostischen Wert (690).
Synovia und Synovialis von RA-Patienten mit aktiver Synovialitis weisen erheblich höhere Spiegel von Ferritin auf als die aktivierter Arthrosen oder von SLE-Patienten (918). Um das 5,4fache höhere Synoviaferritinwerte fanden sich bei RA-Patienten gegenüber aktivierten Arthrosen (101).
Da neutrophile Granulozyten in der Synovia und Makrophagen der Synovialis in großen Mengen Superoxid- und Hydrogenperoxide produzieren, ist denkbar, daß aus Ferritin freigesetztes Eisen mit O_2 und H_2O_2 reagiert; toxische Hydroxyradikale entstehen. Sie wirken knorpeldestruktiv und zerstören Zellmembranen.
Die Synovia von 7 Patienten mit bioptisch nachgewiesener Amyloidose (Amyloidarthropathie) wurde untersucht. In allen Fällen ließ sich durch entsprechende Färbung (kongorot) Amyloid nachweisen. Als Kontrollen dienten 98 Synoviaanalysen/Färbungen anderer Arthritiden (634).

Die *Analyse der Synovia der RA* kann Hinweise auf die Manifestationsdauer der RA ergeben. Sie zeigt die jeweilige lokale/systemische Aktivität und die Akuität bzw. Persistenz des Ergusses (Tab. 6.**44**). Wenn sie auch nicht krankheitsspezifisch ist, erlaubt sie dennoch häufig die Abgrenzung von anderen differentialdiagnostisch wichtigen Arthritiden.

Synopsis: Laborprognostische und therapiebeeinflussende Parameter

Klinische Symptome und RA-Verlauf diktieren die Bestimmung unterschiedlicher Laborparameter. So sind z. B. Immunelektrophorese und quantitative Bestimmung der Immunglobuline beim kleinsten Verdacht auf ein Lymphom dringend indiziert. Die Hepatitisserologie wird beim Verdacht auf Arthralgien im Rahmen einer Hepatitis durchgeführt, und die Suche nach spezifischen Erkrankungsparametern (z. B. ANCA-Morbus Wegener, Anti-Scl-70-negative Verlaufsform einer progressiven systemischen Sklerose, Vaskulitis – antinukleäre Antikörper) wird von entsprechenden klinisch gestützten Verdachtsdiagnosen vorangetrieben.

> Abgesehen von gutachterlichen Stellungnahmen und forensischen Fragen (prospektive HLA-Typisierung?) wird ein Laborprogramm immer versuchen, die Diagnose zu sichern, mögliche prognostische Aussagewerte zu erhalten (Tab. 6.**45**) und – daraus resultierend – eine spezielle Therapie festzulegen.

Der im frühen Verlauf einer RA (6–12–24 Monate) objektivierte *IgM-Rheumafaktor* hat diagnostischen und prognostischen Wert und beeinflußt die Entscheidung

Tabelle 6.**45** Prognostische Laborparameter bei rheumatoider Arthritis

Unspezifisches Entzündungsniveau	
– initial hoch	kontrovers
– im Verlauf persistierend hoch	schlecht
– initial und persistierend niedrig	gut
Rheumafaktoren	
IgM-RF	
– initial hoch	schlecht
– im Verlauf hoch	schlecht
– initial und persistierend niedrig	gut
– immer negativ	gut
IgA-RF	
– initial, im Verlauf nachweisbar	schlecht
IgA- und IgG-RF	
– initial, im Verlauf nachweisbar	schlecht
HLA-Antigene	
– HLA-DR4 (DRB1* 0401, 0404, 0408)	schlecht
– HLA-DR1 (DRB1* 0101)	schlecht
– HLA-DR2	gut
„Overlap-Marker"	
– ANA ≤1:80	unbedeutend
– ANA fluktuierend	kontrovers
– ANA aszendierend oder persistierend hoch ≥1:320	schlecht
– CIC persistierend hoch	schlecht
Abgrenzende Marker	
(cave Differentialdiagnose)	
– Anti-DNA niedrig	unspezifisch oder DD
– Anti-Zentromer	DD – gut (PSS)
– Anti-Scl 70	DD – schlecht (PSS)
– Anti-Sm	DD (SLE)
– Anti-U1nRNP	
– niedrig	DD
– hoch	DD (MCTD)
– Anti-SS-A	DD primäres (sekundäres) Sjögren-Syndrom
– Anti-SS-B	DD primäres/sekundäres Sjögren-Syndrom

in Richtung aggressivere Therapie. Das gilt in besonderem Maß für den in großen Mengen nachweisbaren RF und auch für RF-Isotypen. Einschränkend ist festzuhalten, daß zumindest der IgM-RF nicht spezifisch für die RA ist. Wie bei vielen Laborwerten hat ein insbesondere im weiteren Verlauf nicht nachweisbarer RF ebenfalls prognostische und therapeutische Konsequenzen.

HLA-B27-positive rheumatoide Arthritiden sind nicht selten. Dennoch gilt, daß angesichts der Möglichkeit der Zuordnung zu HLA-B27-assoziierten (vielleicht auch seronegativen) Polyarthritiden der *HLA-B27-Nachweis* zunächst diagnostisch „noch einiges offenläßt" bzw. mit bestimmten Einschränkungen die Aussage einer besseren Prognose erlaubt. Ob die in Kürze sicher allen Therapeuten zugängliche Bestimmung der HLA-DRB1*-Allele diagnostisch, prognostisch und damit letztlich auch die Therapie beeinflussend Relevanz hat, ist Gegenstand kontroverser Diskussionen in der Literatur.

Klinische Hinweise auf ein Overlap-Syndrom (Sicca, Raynaud) oder der Verdacht auf eine Kollagenose induzieren immer den Versuch des Nachweises *antinukleärer Antikörper.* Diese wiederum können zum einen prognostisch einen schlechteren Weg weisen (besonders bei früher RA, zum anderen die kritische Sicht für eine weitere Differentialdiagnose schärfen und zum dritten auf einen speziellen therapeutischen Weg lenken (z. B. kein DPA, wenn auch umstritten).

Das hohe unspezifische Entzündungsprofil einer initialen RA beeinflußt in Zusammenhang mit radiologischer Progredienz und klinischen Symptomen sowohl die frühe Therapieentscheidung als auch, persistiert es im weiteren Verlauf auf hohem Niveau, die Prognose für die RA und das therapeutische Vorgehen im Verlauf der Erkrankung.

Krankheitsspezifische Marker (ANCA, Anti-Sm, Anti-Scl-70 usw.) haben einen hohen diagnostischen und prognostischen Wert. Selbstverständlich beeinflussen sie bei adäquater Klinik auch die Therapieentscheidung.

Das gilt auch für persistierend hohe Spiegel zirkulierender *Immunkomplexe* oder eine wiederholt ein hohes Entzündungsniveau objektivierende *Synoviaanalyse.*

Verlauf

Spontanverlauf, Remission, „Schub“

Wir kennen einen *milden,* von (kurzen) Voll- bzw. (längeren) Teilremissionen durchsetzten chronisch rezidivierenden Verlauf, bei dem anfangs nur wenige Gelenke erkranken. Rezidive sind dadurch gekennzeichnet, daß mehr Gelenke erkranken als bei der ersten Attacke. Etwa 15 bis 30% aller rheumatoiden Arthritiden zählen zu dieser Form.

Fast alle verfügbaren Aussagen über Spontanverläufe beruhen – für andere Arthritiden einen breiten Spielraum lassend – auf den „alten“ ARA-Kriterien (935). So entwickelten sich in großen Bevölkerungszahlen als wahrscheinlich bzw. definitiv diagnostizierte rheumatoide Arthritiden bis zu 50% im weiteren Verlauf bei Nachuntersuchungen nach 3–5 Jahren zu anderen Krankheiten oder waren symptomlos (337, 1114).
23 von 250 über nahezu 30 Jahre beobachteten RA-Patienten erlebten langdauernde Remissionen von 12–31 Jahren Dauer (im Mittel 22 Jahre), die bei 17 dieser Patienten 31mal durch kurze und milde Exazerbationen unterbrochen wurden. Die RA bestand vor Beobachtungsbeginn durchschnittlich 17,1 Monate. Diese rheumatoiden Arthritiden begannen in 74% akut und nur in 26% schleichend. Ein akuter Beginn wurde als günstiges Prognostikum interpretiert (1045).
Jedoch bestehen Zweifel, ob es sich (kurze Vorlaufzeit vor Beobachtungsbeginn, akuter Beginn, extrem lange Remissionen) wirklich um rheumatoide Arthritiden handelte oder ob es (HLA-B27-korrelierte?) reaktive Arthritiden waren.
Bei 54 von 100 RA-Patienten konnte nach 20jähriger Beobachtungszeit zu 46% ein chronisch persistierender, entzündlich aktiver, zu je 22% ein chronisch rezidivierender, von kurzen bzw. längeren Remissionen durchsetzter und zu 10% ein atypischer Verlauf objektiviert werden (903). Eine weitere Verlaufsvariante entspricht in den ersten 2–3 Jahren dem Vollbild einer RA und mündet später entweder in eine endgültige Remission oder entwickelt einen palindromen bzw. atypischen Verlauf (1258).

In 50–70% der Fälle verläuft die RA pseudolinearprogressiv. Von diesen progredienten Verläufen machen die rapid voranschreitenden etwa ein Viertel, die schleichend protrahierten drei Viertel aus. Die meisten der Patienten mit dieser Verlaufsform entwickeln radiologische und andere Symptome bereits 2 Jahre nach Krankheitsbeginn. Häufig zeigt sich die rascheste Progression an den zuerst erkrankten Gelenken.

> Nicht alle Gelenke werden vom gleichen Destruktionspotential erfaßt. Einzelne Gelenke können mutilieren, andere (danebenliegende!) bleiben unverändert (pseudolinear).

Der *Larsen-Score* (ein gemittelter Wert aller beurteilten Gelenke bzw. die Summe der Beurteilung bestimmter Gelenke) verschlechtert sich in solchen Fällen nur unwesentlich oder bleibt über ein bestimmtes Zeitintervall gleich. Er kann sich sogar verbessern (reparative Vorgänge). Einzelne Gelenke verschlechtern sich entsprechend der Larsen-Graduierung dagegen dramatisch.

In klinischen Studien gibt es nur wenige rheumatoide Arthritiden, die einerseits die ACR-Kriterien erfüllen, sich andererseits im Verlauf der Krankheit selbst limitieren. Allerdings haben die meisten Rheumatologen schon RA-Patienten untersucht, deren Krankheit sich selbst beendete. In der Literatur ist dieser Verlaufstyp in weniger als 10% der Fälle beschrieben (869).

Die Wahrscheinlichkeit, daß die Krankheit progressiv chronisch wird, ist größer, wenn Symptome *länger als 6 Monate* andauern (899). Weniger als 15% aller Patienten können mit einem NSA allein behandelt werden (874). Die meisten RA-Patienten leiden unter einer progressiven Erkrankung und müssen LAR erhalten (1247).

> Verlaufsformen sind also durch die unterschiedliche Progredienz bzw. durch mehr oder weniger lang andauernde Voll- oder Teilremissionen charakterisiert.

Die *Progression* kann als *mild* (keine destruktiven radiologischen Veränderungen, aber Osteoporose), *mäßig* (Osteoporose, diskrete Zeichen an Knorpel und Knochen, Funktionseinschränkungen der Gelenke ohne Deformation, Muskelatrophie, mögliche extraartikuläre Weichteilalterationen wie Rheumaknoten und Tenosynovialitiden), *schwer* (Knorpel- und Knochendestruk-

Tabelle 6.**46** Verlaufsformen der rheumatoiden Arthritis

Pseudolinear progressiv (50–70%)	➤ davon ein Viertel rapid, der Rest schleichend progredient ➤ progredient an einzelnen und/oder mehreren Gelenken ➤ nur (kurze) Teilremission – schwer, final schwer – immer „LAR-pflichtig“	überwiegend hochtitrig RF-positiv (auch Isotypen), überwiegend HLA-DRB1*-Allele nachweisbar (homozygot); (früh) erosiv, destruierend, mutilierend
Mild bis mäßig progredient (15–30%)	➤ chronisch rezidivierend ➤ längere Teil- und kurze Vollremissionen, 30% davon sind ausschließlich mit NSA behandelbar	überwiegend RF-negativ oder niedrigtritrig-positiv (auch Isotypen); HLA-DRB1*-Allele heterozygot oder nicht nachweisbar, HLA-DR2+; mild erosiv oder zystoid
Nicht progredient (<10%)	➤ unregelmäßig rezidivierend mit längeren Vollremissionen. Nach „klassischem“ RA-Beginn palindromer, selbstlimitierender (?), atypischer Verlauf, allein mit NSA therapierbar	RF-negativ (auch Isotypen), HLA-DRB-1*-Allele nicht nachweisbar; HLA-DR2+; nicht erosiv, eventuell zystoid

tion, Subluxation, Ulnardeviation usw.; ausgeprägte Muskelatrophie, extraartikuläre Manifestation) sowie *final schwer* (Kriterien des schweren Verlaufs und fibröse oder knöcherne Ankylose) bezeichnet werden (Tab. 6.**46**).

Den Verlauf prägende, bestimmende oder zumindest marginal mitgestaltende Einflüsse werden von Arzt und Patient oft unterschiedlich beurteilt und gewertet. So interpretieren sehr viele Patienten psychische *Streßsituationen*, exzessive physische *Belastungen* oder auch das *Wetter* häufig als „schubauslösend“. Obwohl wissenschaftlich bisher nicht belegt, sind diese Meinungen – man denke an die Entwicklung bei den Selbstbefragungsbögen (HAQ, MHAQ, AIMS) – nicht gänzlich abzulehnen.

Wolfe u. Hawley (1985) (1245) werteten die Daten von 458 RA-Patienten über insgesamt 1131 Patientenjahre aus. Sie beschrieben eine *mittlere Remissionsdauer* von *10 Monaten*. Parenterales Gold induzierte in 18,6% der Fälle eine Remission, D-Penicillamin in 16,7%. 13,6% der nichtbehandelten Patienten entwickelten eine Remission! Weniger als 2% aller mit LAR behandelten Patienten erlebten eine Remission von 3jähriger oder längerer Dauer! Auch diese Autoren legten die ARA-Remissionskriterien zugrunde (Tab. 6.**47**). Sie stellten fest, daß Remissionen im Rahmen der RA sehr selten und von kurzer Dauer sind. Bereits 1981 wurden vorläufige Kriterien für die Remission während des RAs festgelegt (864) (Tab. 6.**47**). Während Wolfe u. Hawley (1985) (1245) in ihrer retrospektiven Untersuchung für diese Kriterien eine Spezifität von 96,2%, eine Sensitivität von 80,2% und eine Treffsicherheit von 92,3% ermittelten, fanden Alarcon u. Mitarb. (1987) (11) eine Spezifität von 100%, eine deutlich geringere Sensitivität (bei Amerikanern) von 8% und eine globale Genauigkeit von 87,3%. Remissionen scheinen genetisch getriggert (S. 89f). Bei RA-Kranken mit unterschiedlich langen Remissionen ließen sich signifikant weniger HLA-DR1 und -DR4 nachweisen als bei Patienten ohne Remissionen (485).

Tabelle 6.**47** Remissionskriterien der rheumatoiden Arthritis (864)

- Morgensteife <15 Minuten
- Kein allgemeines Krankheitsgefühl
- Anamnestisch keine Gelenkschmerzen
- Fehlende Druckempfindlichkeit
- Keine Synovialitis, Tendosynovialitis
- BSG: Frauen <30 mm/Std.
  Männer <20 mm/Std.

Für jedes ärztlich-therapeutische Reagieren ist es wichtig, eine anlaufende *Schubsituation* zu erkennen und sie richtig einzuschätzen.

Was ist ein Schub? Als „Schub“ interpretierte Schmerzen können durch nozizeptive somatomotorische Blockierungseffekte – Schutzreaktionen gestörter anatomischer Strukturen (141) –, muskuläre oder muskulotendinöse Fehl- oder Schonhaltungen sowie durch neurale (z. B. Karpaltunnelsyndrom) oder psychische Einflüsse verursacht sein (311).

Von Bedeutung ist der neue und/oder verstärkte *arthrogene Schmerz*, der entsprechende therapeutische Konsequenzen haben muß. Neu auftretenden Arthralgien (zunächst noch ohne Schwellung), der Zunahme systemischer Allgemeinsymptome wie Müdigkeit, Appetitlosigkeit, Krankheitsgefühl, dem Crescendocharakter der Gelenksteife (peu à peu Verstärkung und Verlängerung der Morgensteife in eine „bis Mittagssteife“ oder „Ganztagssteife“) folgen *Synovialitiden* an bisher nicht betroffenen Gelenken oder Verstärkung der Synovialitiden an schon vorher nur diskret geschwollenen Gelenken (bis zum Erguß). Die Gelenke werden *zunehmend wärmer/heißer* (Seitenvergleich), sind aber (meist) nicht gerötet. Analog zur Gelenksteife ändert sich das *Gelenkschmerzprofil* vom frühmorgendlichen und (individuell unterschiedlichen) frühabendlichen Schmerz zum kontinuierlichen „Tagaus-Tagein-Nacht-Schmerz“. Unspezifische Entzündungsparameter steigen: am schnellsten und frühesten das CRP, zeitlich deutlich „nachhinkend“ die BSG. Ansteigende CRP-Spiegel finden sich manchmal schon in der frühen „Schubphase“ des Arthralgiecrescendos und können als therapeutische Konsequenz eventuell den Versuch niedrig dosierter Glucocorticoidapplikation zur „Schubblokkade“ induzieren.

Mortalität

Männliche Patienten mit RA sterben im Durchschnitt 4, weibliche 10 Jahre früher als die gesunde Normalbevölkerung (823). Das relative Risiko des früheren Todes gegenüber gesunden Vergleichspersonen betrug im Rahmen von Zehnjahresbeobachtungen 2,24 für Männer und 2,42 für Frauen (25, 1120). Die direkt auf die Krankheit zurückführbare Mortalität – Folge einer RA-Komplikation (Vaskulitis, Niereninsuffizienz durch Amyloidose usw.) – und zusätzliche Todesfälle, die im Verlauf der RA oder ihrer Behandlung eintreten (z. B. postoperative Infektionen), sind zu unterscheiden. 2262 Todesfälle von RA-Patienten wurden analysiert. Es bestand eine erhöhte Mortalität der RA durch Infektionen (9,4 : 1), Nierenkrankheiten (7,8 : 1,1), Lungenerkrankungen (7,2 : 3,9), die RA selbst (5,3 : 0) und gastrointestinale Erkrankungen (4,2 : 2,4) (866).

Zusammenfassend ist die Mortalität von RA-Patienten *gegenüber Gesunden* besonders bei Frauen *2fach erhöht*. Frauen haben eine längere Lebenserwartung als Männer sowohl in der gesunden Bevölkerung als auch unter den RA-Kranken. Die Mortalität steigt am höchsten bei Patienten mit RA (im Vergleich zur gesunden Bevölkerung) zwischen dem 3. und dem 10. Jahr nach der Erstbeobachtung (866). Die Lebenserwartung von Männern mit RA kann bis zu 5 und die von Frauen bis zu 15 Jahre verkürzt sein. Infektionen, renale sowie pulmonale Erkrankungen sind Hauptursachen dieser erhöhten Mortalität. Die *Ausgangsbeurteilung* der Funktionskapazität ist ein *guter Voraussageparameter* für die frühere Mortalität von RA-Patienten (285, 902). Das Alter, die Zahl betroffener Gelenke, Begleiterkrankungen kardiovaskulärer Art, die basale Funktionskapazität und die Aktivitäten des täglichen Lebens sowie Messungen der Funktionskapazität (einschließlich z. B. der Gehzeit und des Knopftests) erwiesen sich in einer Untersuchung von 75 RA-Patienten als wesentliche *Voraussagewerte höherer Mortalität* für die nächsten 9 Jahre. Obwohl der Funktionsstatus über kurze Perioden schwanken kann, hat er einen hohen Voraussagewert über längere Perioden (872).

3/4 aller Patienten mit einer Ausbildungszeit unter 8 Jahren zeigten die schlechteste Prognose (Tod oder 50%iger Verlust der Funktion), verglichen mit nur 1/4 der Patienten, die 12 oder mehr Jahre ausgebildet worden waren (868). Die folgende Hypothese soll diese Resultate erklären: Die kürzere Ausbildungszeit beinhaltet den unreflektierten Umgang mit Rauchen und Essen, die Compliance in der Einnahme von Medikamenten, die Problemlösungskapazität, den Sinn für die eigene Verantwortung, die Kapazität, mit Streß und sozialer Isolation fertigzuwerden sowie die „erlernte Hilflosigkeit" und deren Ausmaß (800).

Wie läßt sich der Spontanverlauf erfassen und prognostizieren?

Anamnestische und klinische Parameter

Eine *positive Familienanamnese* hat keinen Einfluß auf den Verlauf der RA. Die Frage, ob der Beginn der RA im jüngeren oder älteren *Lebensalter* Voraussagewert hat, wird in der Literatur kontrovers beurteilt. Ähnlich verhält es sich mit der *Art des Beginns*. Ob die RA akut, subakut oder schleichend einsetzt, hat keinen gesicherten Einfluß auf die Prognose bzw. den Spontanverlauf. Im frühen Verlauf auftretende ***subkutane Knoten*** und ***raynaudähnliche Symptome*** lassen dagegen einen schlechten Spontanverlauf prognostizieren (336, 708). Frauen leiden meist unter einem ungünstigeren Spontanverlauf als Männer. Auch der ***symmetrische Befall von Gelenken*** der oberen Extremität, besonders der proximalen Interphalangealgelenke der Hände, ist mit einer negativen Entwicklung verknüpft.

300 RA-Patienten mit einer mittleren Krankheitsdauer von ca. 11 Jahren wurden befragt: In 46% aller Fälle begann die RA rapid, in 54% schleichend. Kleine Gelenke waren anfangs in 31%, mittlere in 16% und große in 28% betroffen. Kombinationen traten in 25% auf. In 21% begann die Krankheit monartikulär, in 44% pauciartikulär und in 35% polyartikulär. Der monartikuläre Beginn der RA war mit einer langsameren Entwicklung der Krankheit verknüpft (438).

Manche Verlaufsformen der RA sind durch *Synovialitiden* der Sehnenscheiden und Bursitiden geprägt – mit dem Bild jahrelanger exsudativer chronisch entzündlicher Tenovaginitiden und Bursitiden.

Gelenkindizes

Um die Aktivität einer RA zu objektivieren, aber auch um therapeutische Erfolge zu dokumentieren, werden einige Gelenkindizes genützt. So summiert der *Lansbury-Index* (645) alle erkrankten Gelenke, die im einzelnen nach ihrer Lokalisation gewichtet werden. Im *ARA-Index* (1965) wird die Gesamtzahl schmerzender und druckempfindlicher sowie geschwollener Extremitätengelenke ermittelt. Die 4-Punkte-Skala des *Ritchie-Index* (928) dient dazu, die Druckschmerzhaftigkeit aller erkrankten Gelenke zu graduieren: nicht druckschmerzhaft, gering druckschmerzhaft, sehr druckschmerzhaft, extrem druckschmerzhaft – das Gelenk wird der untersuchenden Hand reflexartig entzogen.

Funktionsuntersuchungen

Der *Keitel-Funktionsindex* wird in einer vergleichenden Untersuchung mit diesen Gelenkindizes als verläßlichster und objektivster Test eingestuft. Er beruht auf der durch 24 genaue Bewegungsabläufe ermittelten Funktionskapazität der Gelenke und Wirbelsäule (289, 567) (S. 18).

In etwa 10% aller Verläufe führt die RA bereits früh zu erheblichen Funktionseinschränkungen. Weitere 10% verlaufen linear progredient und führen zur Invalidität (1098). Die Fakten, die durch die Einschätzung der Funktionskapazität ermittelt werden, beruhen auf den Aussagen des Arztes und des medizinischen Hilfspersonals über die Fähigkeit des Patienten, tägliche Abläufe durchzuführen. Die *„alte" ARA-Funktionsklassifikation ist ungenau* und – da sie durch persönliche Interpretationen des Arztes/Hilfspersonals zustandekommt – sehr subjektiv. So konnten dadurch z. B. Patienten mit

Tabelle 6.**48** Klassifikationskriterien zur Einschätzung der globalen Funktion bei der rheumatoiden Arthritis (490)

Stadium I
- Aktivitäten des täglichen Lebens– Beruf, Freizeit, Selbstversorgung – sind uneingeschränkt durchführbar

Stadium II
- Selbstversorgungs- und berufliche Aktivitäten sind uneingeschränkt, Freizeitaktivitäten nur eingeschränkt möglich

Stadium III
- berufliche und Freizeitaktivitäten sind eingeschränkt, die Selbstversorgung ist noch vollständig möglich

Stadium IV
- alle Aktivitäten sind eingeschränkt

- Selbstversorgung: Anziehen, Essen, Baden, Haarpflege, Toilette.
- Berufliche- und Freizeitaktivitäten sind patientenspezifisch, alters- und geschlechtsabhängig.

Schmerzen, aber ohne oder mit nur geringer Funktionseinbuße in die Stadien I oder auch II eingestuft werden. Der *Wechsel* innerhalb dieser Funktionsstadien ist zu *unsensitiv*. Eine „Stadienverbesserung" war trotz aktueller Funktionsverschlechterung möglich.

Aus den meisten diese Kriterien nützenden Untersuchungen resultiert, daß 35 bis 40% aller Patienten nach 10jähriger Krankheitsdauer in die Funktionsstadien III oder IV einzustufen sind.

Das weite Spektrum der Interpretationsmöglichkeiten dieser Klassifikation ist durch folgende Daten charakterisiert: Bereits 4,5 Jahre nach Krankheitsbeginn befanden sich mehr als 75% aller Patienten in den Stadien III oder IV (1012) – Sherrer u. Mitarb. (1038) ordneten dagegen weniger als 12% aller Patienten in die Funktionsstadien III/IV ein.

Die *neuen ACR-Kriterien* zur globalen Funktionsermittlung der RA berücksichtigen Einschränkungen in Freizeit, Beruf und den Aktivitäten des täglichen Lebens (490) (Tab. 6.**48**). Auch sie sind gegenüber Veränderungen nicht sensitiv, verwerten ärztliche Aussagen und Meinungen und können beim älteren Patienten schlecht eingesetzt werden. Sie korrelieren jedoch wesentlich besser mit dem HAQ (s. u.) als die alten Funktionskriterien.

Tabelle 6.**49** Health Assessment Questionnaire (HAQ) (371)

Ergebnisse	Anziehen	(0–3)
	Baden	(0–3)
Behinderung (0–3)	Essen	(0–3)
	Gehen	(0–3)
	Stehen	(0–3)
Einschränkung der Lebensqualität (0–3)	Erreichen	(0–3)
Iatrogene Schäden	Greifen	(0–3)
Finanzielle Belastung	körperliche Aktivitäten	(0–3)
	Index der Behinderung	(0–3)

In jüngerer Zeit gewinnen von *Patienten selbst festgelegte Funktionsfähigkeiten* zunehmend an Wert. Sie sind einfach durchzuführen und unterliegen nicht der subjektiven ärztlichen Interpretation (371). Zwei dieser für den Verlauf und die Prognose zunehmend genützter Funktionsfragebögen werden dargestellt.

Fragebögen zur Funktionseinschätzung

Der **Health Assessment Questionnaire (HAQ)** umfaßt die Dimensionen der Funktionseinschränkung, des Schmerzes, der Nebenwirkungen von Medikamenten und der ökonomischen Kosten (Tab. 6.**49**). Die körperliche Behinderung im Zeitraum der letzten Woche wird durch insgesamt 20 Fragen, die 8 Abläufe des täglichen Lebens involvieren, ermittelt. Für jeden Ablauf gibt es zwei oder drei spezielle Fragen. Diese Fragen können mit Antworten, die von 0–3 graduiert sind, beantwortet werden (0 = keine Schwierigkeit, 1 = marginale Schwierigkeit; 2 = Abhängigkeit von einem bestimmten Hilfsmittel oder physikalische Unterstützung und 3 = der Patient ist unfähig, die gefragte Funktion durchzuführen). Nach folgenden funktionellen Abläufen wird gefragt: Anziehen, Baden, Essen, Gehen, Stehen, Erreichen, Greifen und tägliche Aktivitäten. Auch dafür gilt die Graduierung von 0 bis 3. Der Schmerz in der vergangenen Woche wird auf einer „Visual Analogue Scale" gemessen und ebenfalls von 0 bis 3 graduiert.

Durch den HAQ-Score festgelegte Funktionsfähigkeiten von 400 RA-Patienten mit einer mittleren Krankheitsdauer von 9,5 Jahren lagen zu 34% zwischen 0 und 1, zu 43% zwischen 1 und 2 und zu 14% zwischen 2 und 3. Nur 7,8% der Patienten litten nicht unter Funktionseinschränkungen (HAQ-Score = 0) (1246).

Die ein Jahr nach Beginn der RA objektivierte Funktionskapazität von 17 RA-Patienten, die im Verlauf eines Beobachtungszeitraums von 20 Jahren an direkten oder von der rheumatoiden Arthritis induzierten Ursachen starben, war signifikant schlechter als bei den noch lebenden Patienten (903).

Nach im Mittel 9,5jähriger Beobachtungszeit fanden sich 14% der mit dem HAQ-Score Beurteilten in den Funktionsstadien 2 und 3 (1247), nach 12,4jähriger Beobachtungsdauer 33% der im MHAQ-Score Beurteilten zwischen den Stadien 2 und 3 (873).

Die **Arthritis Impact Measurement Scales (AIMS)** messen in einem ebenfalls vom Patienten selbst auszufüllenden Fragebogen physische, psychische und soziale Gesundheit. Dieser Fragebogen enthält 45 Multiple-choice-Fragen in 9 Kategorien: Beweglichkeit, Bewegungsaktivität, Geschicklichkeit, Aktivitäten im Haushalt, Aktivitäten des täglichen Lebens, Depression, Angst, Schmerz und soziale Aktivitäten (Tab. 6.**50**). Innerhalb der einzelnen Fragebereiche bestehen Graduierungsmöglichkeiten von 0 bis 10, wobei 0 beste und 10 schlechteste Gesundheit bedeutet. Ein physischer Funktionsscore wird festgelegt, in dem die ersten 5 Kategorien (Beweglichkeit, physikalische Aktivität, Geschicklichkeit, Aktivitäten im Haushalt und im täglichen Leben) gemittelt werden. Auf ähnliche Weise entsteht ein psychischer Score (Depression, Angst, Schmerz, soziale Aktivitäten).

Tabelle 6.**50** Arthritis Impact Measurement Scales (726)

Physische Funktionen	
– Beweglichkeit	0–10
– körperliche Aktivitäten	0–10
– Geschicklichkeit	0–10
– Bewältigung des Haushalts	0–10
– Aktivitäten des täglichen Lebens	0–10
Psychischer Zustand	
– Depression	0–10
– „Ängste"	0–10
– Schmerzen	0–10
– gesellschaftliche Aktivitäten	0–10

Während der HAQ zwei Seiten umfaßt und in 8–10 Minuten – handschriftlich in weniger als 2 Minuten – ausgefüllt werden kann, braucht der Patient für die AIMS (8 Seiten) 15–20 Minuten (726, 1089).

MHAQ-Fragebogen

Der HAQ-Fragebogen wird in modifizierter Form (MHAQ) ebenfalls häufig eingesetzt. Die Funktionskapazität von 259 RA-Patienten mit einer mittleren Krankheitsdauer von 12,4 Jahren lag bei 58% aller Patienten zwischen 1 und 2, bei 33% zwischen 2 und 3 und nur bei 9% zwischen 3 und 4 (die MHAQ-Skala reicht von 1–4) (873).

Es erscheint möglich, daß während der *‚frühen'* RA, im Verlauf der ersten 5 Krankheitsjahre, eine enge Korrelation zwischen Entzündungsaktivität und Funktionsverlust besteht. Die Funktion verschlechtert sich mit jedem ‚Schub'. Im *späteren Verlauf* dagegen nimmt die Funktion progressiv linear langsamer und weniger durch die Entzündungsaktivität der RA beeinflußt ab (422).

In einer Untersuchung des amerikanischen Gesundheitsministeriums wurden Männer zwischen 18 und 64 mit symmetrischer Polyarthritis (als Ersatz für die rheumatoide Arthritis) untersucht. Verglichen mit 89% der Männer ohne Arthritis arbeiteten nur 56% dieser Patienten. 31% der untersuchten RA-Patientinnen standen im Berufsleben, verglichen mit 62% der gesunden Frauen. Männer mit einer symmetrischen Polyarthritis verdienten nur etwa die Hälfte des Geldes der Gesunden, dagegen hatten Frauen mit symmetrischer Polyarthritis nur ein Viertel des Einkommens der Gesunden (756).

Zusammenfassend nimmt der *Funktionsstatus* bei Beobachtungszeiten von über 10 Jahren stetig ab (871). 10 Jahre nach Krankheitsbeginn sind mindestens 50% aller Patienten, die jünger als 65 Jahre sind und die zu Krankheitsbeginn arbeiteten, arbeitsunfähig (727, 1252).

Laboruntersuchungen

Persistierend erhöhte unspezifische Entzündungsparameter (BSG, vor allem CRP) korrelieren mit einem schlechten Verlauf. Abhängig von der initialen RF-Titer-Stufe – je höher, um so häufiger – entwickeln Gesunde rheumatoide Arthritiden (6, 890). 67 Patienten mit früher (≤12 Monate) undifferenzierter Polyarthritis wurden nach 4 Jahren Beobachtungszeit erneut diagnostisch beurteilt. Mögliche Diagnosen lauteten „weiterhin nicht klassifizierbare Polyarthritis, nicht klassifizierbare Bindegewebserkrankung, rheumatoide Arthritis oder Remission". Zu Beginn, danach jährlich, wurde der IgM-RF (ELISA) bestimmt. Der anfänglich nachgewiesene erhöhte *IgM-RF* erwies sich als *wichtigster* und *signifikanter Voraussagewert* für die Entwicklung einer rheumatoiden Arthritis (RR = 40 [14]). Während der zu Krankheitsbeginn hohe und im Verlauf persistierend hohe RF als schlechtes Prognostikum der RA unumstritten ist, werden Korrelationen zu RF-Isotypen wie dem IgA-RF (radiologische Progredienz), dem IgE-RF (Vaskulitis) und dem IgG-RF (viszerale Manifestationen) kontrovers diskutiert.

Die Korrelation von *HLA-DR4* (HLA-DR1) zur Schwere des RA-Verlaufs war lange und ist immer noch umstritten.

59 frühe rheumatische Arthritiden wurden 3 Jahre beobachtet, um den Voraussagewert von HLA-DR4 für die Krankheitsschwere und die Funktionskapazität zu beurteilen. Über den Zeitraum von 3 Jahren war HLA-DR4 kein nützlicher Voraussagewert für die Prognose eines schweren Verlaufs (1055). Zu einer anderen Schlußfolgerung kommt eine Kohortenstudie, die 134 RA-Patienten vom Beginn ihrer Erkrankung an über im Mittel 6 Jahre verfolgte. Bei diesen definitiven RA-Fällen fanden sich HLA-DR1 und -DR4 deutlich häufiger, HLA-DR2 und -DR3 seltener als bei Gesunden. Am Ende der Studie wurden schwer verlaufende RA-Fälle gesondert betrachtet. Bei progressiven schweren Verläufen war HLA-DR4 in 59,2%, bei milden Verläufen dagegen nur in 34,8% nachzuweisen.

Verlauf bei HLA-DR4-Positiven

HLA-DR4-Träger (verglichen mit HLA-DR4-Negativen) litten unter deutlich mehr geschwollenen Gelenken, ausgeprägteren radiologischen Manifestationen und einer schnelleren radiologischen Progression. Die Funktion verschlechterte sich rapider. Dementsprechend waren die Einstufungen in höhere HAQ- und Steinbrocker-Scores/-Stadien. Die Ritchie-Scores dieser Verläufe waren höher. Diese Patienten brauchten häufiger langsamwirkende Antirheumatika und nichtsteroidale Antiphlogistika (1265).

HLA-DRB1*-Allele scheinen die Schwere des RA-Verlaufs zu kodieren. Viele Patienten mit Rheumaknoten, viszeralen Manifestationen usw. sind für HLA-DRB1* 0401 oder 0404 homozygot bzw. HLA-DRB1* 0401 oder 0404 heterozygot bzw. für HLA-DRB1* 0401/0404 oder 0408 heterozygot (1226). Dagegen hat (besonders in frühen Phasen einer [Poly-]Arthritis) die Bestimmung von HLA-B27 zweifachen Sinn: Zum einen grenzt sie einen großen Teil früher rheumatoider Arthritiden gegen HLA-B27-assoziierte Arthritiden ab, zum anderen verlaufen HLA-B27-positive seronegative periphere Arthritiden meist mild und prognostisch gut (960).

Röntgenuntersuchungen

Der „harte Kern“ rheumatoider Arthritiden mit progressivem radiologischem Verlauf kann bereits 12 Monate nach RA-Beginn definiert werden (S. 17) (470). Erweitert man den zeitlichen Rahmen für den Begriff „frühe RA“ auf 24 Monate nach RA-Beginn, so zeigen 69 bzw. 82% aller RA-Patienten nach Ablauf von 2 Jahren bereits erosive Gelenkveränderungen (139, 288, 375, 1011, 1140).

> Die radiologische Progression ist in den beiden ersten Jahren am stärksten ausgeprägt und verlangsamt sich dann.

Frühdiagnostisch und verlaufsprognostisch bedeutsam sind Veränderungen an den Metatarsophalangealgelenken. Sie sind bis zu doppelt so häufig wie Metakarpophalangealalterationen. Nicht selten erkrankt das Metatarsophalangealgelenk V isoliert (811, 826).

Im frühen wie im weiteren Verlauf haben sich zur Beurteilung der radiologischen Progredienz zwei Standardmethoden durchgesetzt: die von Sharp u. Mitarb. (1035) und die von Larsen (647). Hauptkriterien der Larsen-Graduierung (Tab. 6.**51**) sind die Gelenkspaltverschmälerung und Erosionen.

Larsen-Score

Die Larsen-Graduierung erfaßt nicht eine zu- oder abnehmende Diskongruenz der Gelenkflächen, die unter anderem indirekte Aussagen über die Intaktheit bzw. Zerstörtheit gelenkführender Strukturen erlaubt. Auch ist die Wertung langstreckiger, tiefer, aber gelenkferner oder den Gelenkspalt in seiner Weite intakt lassender Usuren schwierig.

Vor allem die Veränderungen der kleinen Gelenke von Händen und Füßen schreiten radiologisch früh und im weiteren Verlauf am häufigsten voran; große Gelenke sind (vor allem früh) nur selten betroffen (288).

Kombinierte Aktivitätsbeurteilungen

Die beste Methode, um die Krankheitsaktivität zu ermitteln, ist noch nicht definiert. Die Zahl geschwollener und druckempfindlicher Gelenke und die BSG sind nützlich. Diese Parameter, der Gelenkschmerz und die Einschätzung der Krankheitsaktivität durch den Patienten, enthalten Daten, um die RA-Aktivität zu bestimmen. Dagegen unterliegen die Griffstärke, die Hämoglobinkonzentration und die Spiegel des C-reaktiven Proteins einer zu großen Streubreite, um von Wert zu sein (1015). Endpunktuntersuchungen können auf einen Gelenkscore (Ritchie oder Lansbury), die Schmerzbeurteilung und den HAQ sowie die BSG limitiert werden (467, 472).

50 RA-Patienten, deren RA bei Beobachtungsbeginn nicht länger als 6 Monate bestand, wurden durchschnittlich 3,4 Jahre untersucht. Männliches Geschlecht, akuter Beginn, Beginn vor dem 30. Lebensjahr und Seronegativität waren mit einem *besseren* Verlauf korreliert (708).

Tabelle 6.**51** Röntgengraduierung des RA-Verlaufs nach Larsen (647)

Grad 0	physiologische Verhältnisse
Grad 1	diskrete – Weichteilschwellungen und/oder – juxtaartikuläre Osteoporose und/oder – Verschmälerung des Gelenkspalts
Grad 2	frühe, eindeutige – Erosionen (obligat!; Ausnahme gewichttragende Gelenke) – Gelenkspaltverschmälerung
Grad 3	mäßige destruktive – Erosionen, Gelenkspaltverschmälerungen
Grad 4	erhebliche, destruktive – Erosionen, Gelenkspaltverschmälerungen – an gewichttragenden Gelenken knöcherne Deformationen
Grad 5	mutilierende Alterationen

- Der Larsen-Score ist nicht spezifisch für die rheumatoide Arthritis
- Immer: Seitenvergleich mit (früher) normalen Gelenken

100 RA-Patienten, deren RA nicht früher als 12 Monate vor Beobachtungsbeginn begonnen hatte, wurden im Mittel 11 Jahre untersucht. Ein initial hoher RF-Titer und die initial schlechte Funktionskapazität waren deutlich mit einem *schlechteren* Gesamtverlauf korreliert (524).

Um die Beziehung zwischen klinischen und Blutparametern zur Krankheitsaktivität (inaktiv, mäßig aktiv, mittelaktiv, sehr aktiv) der RA zu untersuchen, wurden bei 99 Patienten *vier subjektive Parameter* (Morgensteife, Schmerzangabe auf der „Pain Visual Scale“, Schmerzgraduierung und Ermüdung) *zwei semiobjektive Werte* (Griffstärke, Gelenkindex) und *sechs objektive Parameter* (Hämoglobin, BSG, Thrombozytenzahl, modifizierter Waaler-Rose-Test, CRP im Serum und Amyloid-P-Komponenten) bestimmt. Die Konzentrationen von CRP reflektieren die Aktivität der RA am besten. Sie korrelieren auch mit allen subjektiven und semiobjektiven Parametern signifikanter als die BSG (698).

Ein *Nomogramm*, das die *Krankheitsaktivität* errechnen läßt, ist folgendermaßen angeordnet: Links von einer Achse 1 liegt die Skala für den Ritchie-Index. Rechts von Achse 2 die Skala für das allgemeine Befinden. Zwischen 1 und 2 sind die Skalen für die Krankheitsaktivität, geschwollene Gelenke und die BSG angeordnet. Verbindet man BSG und allgemeines Befinden, erhält man auf Achse 2 einen Punkt. Verbindet man dann den Wert des Ritchie-Index mit dem der geschwollenen Gelenke, erhält man auf Achse 1 einen zweiten Punkt. Die Verbindungslinie beider Punkte zeigt die ermittelte Krankheitsaktivität (Abb. 6.**73**). Eine andere Form, die Krankheitsaktivität und -schwere zu

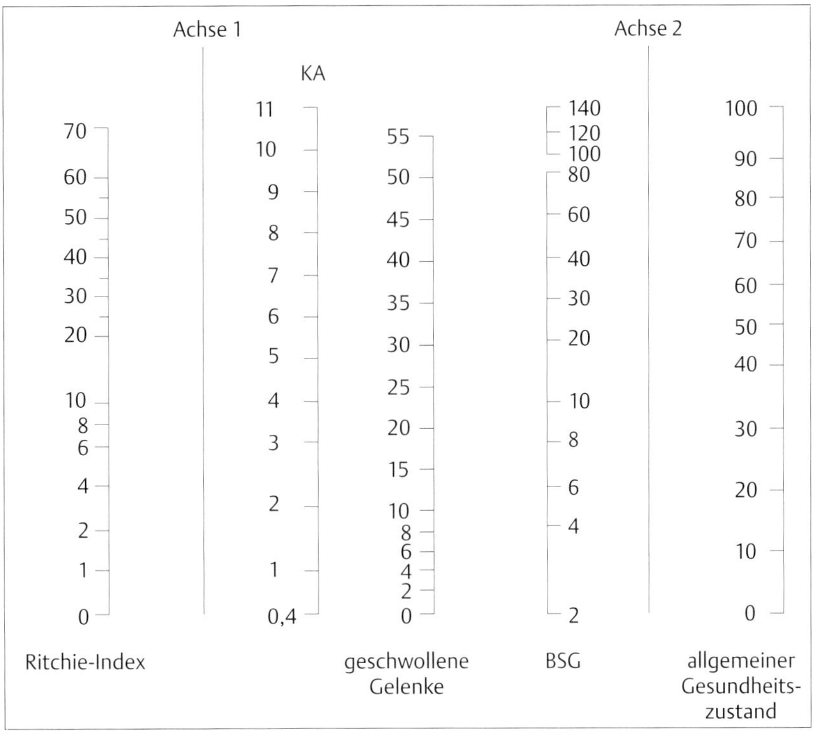

Abb. 6.**73** **Nomogramm zur Ermittlung der Krankheitsaktivität (KA)** (471). Die Verbindung zwischen den Werten des Ritchie-Index und der geschwollenen Gelenke ergibt einen Punkt auf der Achse 1. Die Verbindung zwischen den Werten für die BSG und dem allgemeinen Gesundheitszustand ergibt einen Punkt auf der Achse 2. Die Verbindung der Punkte von Achse 1 und Achse 2 führt zur Krankheitsaktivität.

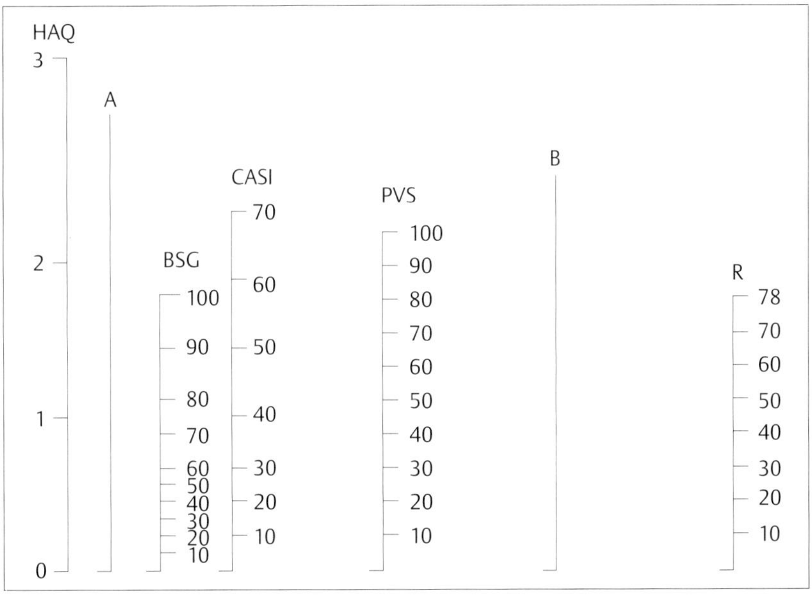

Abb. 6.**74** **The Chronic Arthritis Systemic Index (CASI).** Die Werte der BSG und des HAQ werden verbunden und schneiden die Linie A. Die Werte der „Pain Visual Scale" werden mit denen des Ritchie-Index verbunden und schneiden die Linie B. Die Schnittpunkte zwischen A und B werden verbunden: Der „CASI"-Score ist ermittelt (347).

ermitteln, stellt „*CASI*" *(Chronic Arthritis Systemic Index)*, (347) dar. Dieser Index beinhaltet einen subjektiven Parameter (Schmerz), die objektive Festlegung der Gelenkschwellung (Ritchie), die Bestimmung der BSG und einen Patientenfunktionsbogen (HAQ) (Abb. 6.**74**).

■

233 RA-Patienten mit einer Krankheitsdauer von weniger als einem Jahr wurden prospektiv in zwei Kliniken untersucht. 10 einzelne Variable und 3 kombinierte Indizes wurden getestet. Nach durchschnittlich 30monatiger Beobachtung zeigte sich, daß der *Mallya-Index* (S. 90) und der *Krankheitsaktivitätsindex* am besten zur Voraussage geeignet waren. Die verläßlichste einzelne Variable war die Zahl der geschwollenen Gelenke, die auch deutlich mit der radiologischen Progression korrelierte (467, 472)

98 Patienten mit klassischer RA (mittleres Alter 38 Jahre, mittlerer Beginn der RA 29 Jahre, mittlere Krankheitsdauer 7 Jahre) wurden untersucht. Bestimmt wurden die BSG, das CRP und die Plasmaviskosität; zusätzlich wurden beide Hände geröntgt. Der *Bewegungsfunktionstest* nach Keitel (567) (S. 18) zeigte eine enge Korrelation zum Ritchie-Index, zu BSG und zum CRP (553).

Die radiologische Progression früher RA wurde prospektiv an 149 Patienten untersucht. Bei hohem initialen Krankheitsaktivitätsscore (Zahl betroffener und geschwollener Gelenke, BSG; nachweisbarer RF, HLA-DR2 als günstiger Voraussagewert) war die radiologische Progression vorherzusagen (471).

Neueste ACR-Empfehlungen (338) für „Kriterienkataloge" – sowohl um die Aktivität der RA zu ermitteln als auch um den Krankheitsausgang vorauszusehen – umfassen

- Anzahl schmerzhafter und geschwollener Gelenke,
- Schmerzgraduierung durch den Patienten,
- globale Einschätzung der Krankheitsaktivität durch Patienten und Arzt,
- Selbstbeurteilung seiner Funktionsmöglichkeiten durch den Patienten,
- Bestimmung eines Akute-Phase-Reaktanten.

Viele dieser Aktivitätsparameter können Krankheitsresultate prognostizieren, z. B. radiologische Schäden, Funktionsstadien und die Mortalität. Empfohlen werden auch die Untersuchungsmethoden, um diese Parameter festzulegen.

Untersuchungsmethoden

Durch Druck oder Gelenkmanipulation von 68 Gelenken (je zwei Temporomandibular-, Sternoklavikular-, Akromioklavikular-, Schulter-, Ellbogen-, Radiokarpal-, Daumeninterphalangeal-, Hüft-, Knie-, obere Sprung-, untere Sprung- und Interphalangealgelenke der großen Zehen sowie je acht distale Interphalangeal-, proximale Interphalangealgelenke sowohl der Finger als auch der Zehen und je 10 Metakarpophalangeal- und Metatarsophalangealgelenke der Finger und der Zehen) werden druckschmerzhafte Gelenke eruiert und nichtdruckschmerzhaften gegenübergestellt. Diese Gelenke (abzüglich der Hüftgelenke) werden als geschwollen oder nichtgeschwollen klassifiziert (223).
Die Schmerzeinschätzung des Patienten und die Graduierung der Krankheitsaktivität durch den Arzt sollte über horizontale, meist 10 cm lange analog visuale Skalen ermittelt werden. Die Frage „Wenn Sie alle Ebenen berücksichtigen, wie sind Sie durch Ihre Arthritis gehandicapt?" sollte vom Patienten auf einer 10 cm langen fixierten horizontalen Visual-Scale durch ein X an entsprechender Stelle beantwortet werden. Der Patient legt seine Funktionskapazität selbst fest (HAQ, MHAQ oder AIMS). Die Bestimmung eines Akute-Phase-Reaktanten – entweder des CRP oder der BSG – genügt.

Beeinflussung des Spontanverlaufs

Therapie mit langsamwirkenden Antirheumatika (LAR)

Unklar ist (bisher), warum manche pathogenetische Vorgänge im Verlauf der RA und deren Resultate (z. B. Rheumafaktoren, zirkulierende Immunkomplexe, C-reaktives Protein) von LAR beeinflußt werden, andere dagegen (z. B. die radiologische Progression) überwiegend nicht. Unbestritten sind positive Wirkungen langsamwirkender Antirheumatika auf den Verlauf der RA über kurze bis mittlere Zeiträume (6–12–24 Monate). Sie sind in zahlreichen Untersuchungen dokumentiert, von denen drei dargestellt werden. Diesen Untersuchungen ist gemein, daß sie den Einfluß von LAR auf rheumatoide Arthritiden untersuchten, die bei Untersuchungsbeginn nicht länger als 14–24 Monate bestanden hatten.

Die Entwicklung radiologischer Erosionen unter Hydroxychloroquin- oder Sulfasalazintherapie wurde in einer kontrollierten Doppelblindstudie untersucht (468). Die durchschnittliche Krankheitsdauer der RA zu Beginn der Studie betrug 14 Monate. 46% aller Patienten litten zu Studienbeginn unter erosiven Gelenkveränderungen. Nach 48wöchiger Behandlung war bei 89% der mit Hydroxychloroquin behandelten und bei 68% der mit Sulfasalazin therapierten Patienten mindestens eine Gelenkerosion nachweisbar. Nur 18% der mit Sulfasalazin therapierten Patienten (im Gegensatz zu 48% in der Hydroxychloroquingruppe) wiesen mehr als 20 Einzelerosionen auf. Es zeigte sich eine statistisch signifikante Verzögerung der Erosionsentwicklung durch die Therapie mit Sulfasalazin.
Durch die Therapie mit Auranofin wurde nach 24 Monaten an 138 RA-Patienten eine signifikante Verzögerung radiologisch nachweisbarer erosiver Gelenkveränderungen objektiviert (113).
Im Vergleich einer frühen parenteralen Goldtherapie (Aurothiomalat) mit Methotrexat an 64 RA-Patienten (mittlere Krankheitsdauer 14 Monate) nahm die Anzahl radiologisch nachweisbarer Erosionen in beiden Gruppen in den ersten 6 Behandlungsmonaten zu. Als Ausdruck einer Verzögerung der radiologischen Krankheitsprogression blieb sie danach in der MTX-Gruppe unverändert und fiel in der Gruppe der mit Aurothiomalat therapierten Patienten sogar ab (480).

Die klinische Erfahrung lehrt, daß LAR den Verlauf der RA kurz- und mittelfristig beeinflussen können. Andererseits dokumentieren aussagekräftige Langzeitbeobachtungen, daß keine dieser Substanzen eine RA über einen längeren Zeitraum vollständig kontrollieren kann. Das gilt insbesondere für ihren Einfluß auf die radiologische Progression.

Inwieweit Methotrexat als äußerst potentes langwirksames Antiphlogistikum – abgrenzend zu den anderen langsamwirkenden Antirheumatika – durch die dokumentierte Suppression der Entzündungsaktivität oder Kombinationstherapien letztlich auch Einfluß auf die langfristige radiologische Krankheitsaktivität haben, ist noch offen und muß weiter untersucht werden.

Therapie mit anderen Medikamenten

Der Einfluß schmerzreduzierender und damit die Beweglichkeit und Funktionalität erhaltender *nichtsteroidaler Antiphlogistika* wird stets als symptomatisch dargestellt. Klinisch-empirisch beeinflußt die Summe dieser speziellen symptomatischen Therapie den Langzeitverlauf einer RA sicher günstig. Der wissenschaftliche Beweis dafür steht noch aus. Das gilt auch für die systemische Gabe von *Glucocorticoiden*, für die vereinzelt eine Verlangsamung der Gelenkdestruktion beschrieben ist (164). Auch die Wirkung wiederholter lokal intraartikulärer Applikation von Glucocorticoiden ist in dieser Beziehung noch nicht ausreichend untersucht worden. Ähnlich wird man den Einfluß lokaler Maßnahmen wie der *Radiosynoviorthese* untersuchen müssen.

Operative Therapie, Physiotherapie

Da durch eine *Synovialektomie*, – z. B. an großen Gelenken wie den Kniegelenken, große immunkompetente Flächen ausgeschaltet werden, hat man schon lange vom systemischen Einfluß dieser operativen Therapieform gesprochen. Immerhin erleben ²/₃ aller Synovialektomierten (unter Ausschluß der Spätsynovialektomie) in Langzeitnachuntersuchungen (10 Jahre nach Synovialektomie) eine signifikante Schmerzreduktion und Funktionsverbesserung (419). Im Vergleich eines operierten Gelenks mit einem nichtoperierten kontralateralen Gelenk ließ sich an den Fingergelenken keine wesentliche Beeinflussung der Röntgenveränderungen objektivieren, im Bereich der Kniegelenke dagegen eine Verringerung der Destruktionstendenz nachweisen (49, 1137).

Langzeituntersuchungen über eine intensive und gut durchstrukturierte *krankengymnastische Behandlung* und ihren Einfluß auf den Verlauf der rheumatoide Arthritis existieren bisher nicht. Das gilt auch für ergotherapeutische Behandlungen mit Gelenkschutz und Schienenanpassung.

Schwangerschaft

Hormonelle Faktoren spielen sehr wahrscheinlich sowohl ätiologisch als auch pathogenetisch (und verlaufsbeeinflussend?) eine große Rolle für die RA. Das weibliche Geschlecht ist per se ein „Risikofaktor" für die Entwicklung einer RA (673). Ein großer Teil aller rheumatoiden Arthritiden entwickelt sich zwischen Menarche und Menopause. Der Einfluß einer Schwangerschaft auf den Verlauf der RA ist bekannt. Schon 1938 schilderte Hench (477) bei 20 von 22 Frauen während 30 von 34 Schwangerschaften eine deutliche Besserung der RA. Mehr als 75% aller RA-Patientinnen erleben während ihrer Schwangerschaft *(Teil-)Remissionen* (153, 1083). Bereits in den ersten 3 Monaten der Schwangerschaft nehmen Schmerz und Morgensteife ab, die Patientinnen können die Einnahme von NSA und LAR reduzieren bzw. beenden (851, 855). Subkutane Knoten können verschwinden (594). Leider *überdauern diese Remissionen die Geburt des Kindes nicht lange;* etwa 80% aller Patientinnen entwickeln in den ersten 8 Wochen nach der Geburt – alle anderen 6–8 Monate danach – die gleiche Krankheitsaktivität wie vorher (195, 1083).

Etwa *25%* aller Patientinnen erfährt eine *solche Remission nicht.* In einem kleinen Prozentsatz (ca. 5%) verschlechtert sich die RA während der Schwangerschaft (99, 851).

Schwangerschaft ist mit einer Verminderung zirkulierender Lymphozyten, insbesondere von T-Helfer-/Suppressorlymphozyten assoziiert. Bis zu 90% aller schwangeren Frauen entwickeln erhöhte Spiegel von *α_2-Glykoproteinen*, deren postpartaler Abfall mit klinischen Exazerbationen der RA koinzidiert. Serumspiegel des *Agalactosyl-IgG-Globulins* korrelieren mit der Aktivität der Synovialitis. Während der Schwangerschaft steigen die Konzentrationen von *galactosehaltigen IgG-Molekülen* – die Aktivität der RA sinkt. Möglicherweise ist die mikroheterogene Struktur des IgG-Globulins in die Immunkomplex- und RF-Induktion involviert und spielt für Entzündungsabläufe der RA eine bedeutende Rolle (48, 1115). Während der Schwangerschaft steigen die Spiegel von Progesteron um das 10- bis 25fache, von Testosteron um das 25fache und von Estradiol um das 100fache (1083).

Einerseits sollen Frauen mit Geburten häufiger eine RA entwickeln (310); andere Untersuchungen schreiben nichtgebärenden Frauen ein höheres RA-Risiko zu (654). Auch der Einfluß *oraler Kontrazeptiva* wird kontrovers diskutiert: protektiv gegenüber der Entwicklung einer RA (26, 1171, 1172) – nicht protektiv (541, 672).

Spector u. Mitarb. (1084), fanden ein erhöhtes RA-Risiko für nichtgebärende Frauen und für die Einnahme oraler Kontrazeptiva einen protektiven, gegen die RA-Entwicklung gerichteten Effekt. Sie multiplizieren diese beiden Parameter: Nichtgebärende und nichtorale Kontrazeptiva einnehmende Frauen haben gegenüber Müttern, die auch orale Kontrazeptiva einnahmen, ein 4faches Risiko, eine RA zu entwickeln.

Synopsis verlaufsbestimmender Einflüsse

Aktivitäts- oder *Krankheitsparameter* sind der RA folgende pathophysiologische Phänomene. Sie sind (z. B. Synovialitis, Akute-Phase-Proteine, Rheumafaktoren) nicht unbedingt für die RA typisch. Dagegen sind Schmerzen und kontinuierlicher Funktionsverlust in den gesamten Ablauf der RA integrierte Verlaufsparameter, deren negative Summe (Mortalität, physischer Abbau, finale funktionelle Einschätzung) das *Krankheitsresultat* („outcome") repräsentiert und eventuell voraussagen läßt. Aktivitäts- und Verlaufsparameter können – über eine Zeitspanne beobachtet – prognostische Werte darstellen.

Der Verlauf der RA – wie jeder anderen Krankheit auch – ist individuell und nicht vorhersagbar. Patienten mit einem Rheumafaktor scheinen an einem schweren Verlauf zu leiden. Die Zahl betroffener Gelenke, Funktionsmessungen (Selbstfragebögen der Patienten), demographische Daten und die Komorbidität sind zur Zeit die effektivsten Möglichkeiten, die Mortalität der RA vorauszusagen (867, 1244).

Trotz intensiver Untersuchungen sind viele der den Verlauf (positiv oder negativ) prägenden Wirkungen auf unterschiedlichen Ebenen als Voraussagewert sehr umstritten. Verbindliche Prognosefaktoren des RA-Verlaufs – besonders in der Frühphase – gibt es nur spärlich:

So werden *symmetrisch polyartikulär beginnende*, die proximalen Interphalangealgelenke erfassende und/oder die Gelenke der oberen Extremität involvierende rheumatoide Arthritiden als Ausgangssituation eines prognostisch ungünstigen Verlaufs diskutiert. *Frühe Funktionseinbußen* (HAQ, AIMS, MHAQ), ein im weiteren Verlauf persistierend hohes *CRP*, eventuell verknüpft mit bereits früh objektivierbaren *Erosionen*, sind prognostisch ungünstig. Das gilt auch für den im Frühstadium einer RA nachweisbaren (hochtitrigen) Rheumafaktor, sich früh entwickelnde Rheumaknoten und im Frühstadium bestehende raynaudähnliche Symptome. Rheumatoide Arthritiden mit wenigen, meist nur Teilremissionen, tragen den schlechten Verlauf in sich. Inwieweit HLA-DRB1*-Allele als Voraussagewert genützt werden können, wird die nähere Zukunft erweisen. Viszerale Manifestationen (Vaskulitis, Organbeteiligungen) und die Erkrankung der oberen Halswirbelsäule wirken sich negativ auf den weiteren Verlauf aus.

Obwohl langsamwirkende Antirheumatika den Verlauf der RA kurz- und mittelfristig positiv beeinflussen, scheinen sie – langfristig gesehen – die Verlaufsart einer RA nicht entscheidend zu verbessern. *Unerwünschte Wirkungen* dieser Therapeutika, wie auch die der nichtsteroidalen Antiphlogistika und der Glucocorticoide, können den Verlauf einer RA negativ beeinflussen.

> Die sowohl initial als auch im weiteren Verlauf ohne Rheumafaktor auftretende seronegative RA mit monartikulärem Beginn, die initial und auch im weiteren Verlauf kaum mit Funktionseinbußen einhergeht und die auch nach dem Ablauf von 2 Jahren radiologisch nicht erosiv (eventuell zystoid?) verläuft, hat dagegen eine positive Prognose. Das scheint auch auf die HLA-B27-assoziierten rheumatoiden Arthritiden zuzutreffen. Zumindest über kurze Zeiträume wirken sich LAR krankheitsmodifizierend aus. Die aktive Physiotherapie, kontinuierlich durchgeführt, stellt ebenfalls einen positiven Verlaufsparameter dar.

7 Sonderverläufe und -formen

Seronegative RA, ein Sonderverlauf?

Die Auseinandersetzung um die Eigenständigkeit einer Krankheit „seronegative rheumatoide Arthritis" gegenüber der „seropositiven" hat Tradition. Da Seropositivität mit vielen prognostisch meist ungünstigen Parametern verknüpft ist, ist versucht worden, die seronegative RA als eigenes Krankheitsbild zu definieren. Die Bestimmung des Rheumafaktors durch gängige Methoden (modifizierte Latextests, Waaler-Rose-Tests, Laserne-phelometer usw.) erfaßt den IgM-Rheumafaktor. Sie unterstützt(e) in vielen Fällen die RA-Diagnose, verleitet(e) aber auch häufig zur Fehldiagnose RA und induziert(e) die häufige terminologische Trennung in seropositive und seronegative RA.

Von 110 HLA-typisierten RA-Patienten waren bei mindestens drei RF-Untersuchungen 80 „seropositiv" und 30 „seronegativ". Zwischen der seronegativen RA und 123 Kontrollpatienten bestand keine unterschiedliche Verteilung der HLA-DR-Antigene. Dagegen war HLA-DR4 bei seropositiver RA im Vergleich zum Kontrollkollektiv signifikant häufiger, HLA-DR3 signifikant weniger häufig nachweisbar. Rheumaknoten und Vaskulitiden traten ausschließlich bei den seropositiven RA-Patienten auf. HLA-DR4 korrelierte mit keiner der klinischen Variablen, die bei den seropositiven RA-Patienten gemessen wurden. HLA-DR4 war bei der seronegativen RA dagegen mit einem destruktiven Verlauf assoziiert. Daraus ergibt sich, daß die seronegative RA eine eigenständige Krankheit ist und sich immungenetisch von der seropositiven RA unterscheidet. Darüber hinaus weisen die Resultate darauf hin, daß HLA-DR4 für die Schwere des Verlaufs einer seronegativen RA verantwortlich ist (S. 79) (10).
Im Gegensatz zu Gesunden ließen 62 seronegative RA-Kranke in 44% (vs. 23,3%) HLA-DRB1* 04 nachweisen. Waren HLA-DR4-Allele nicht vorhanden, fand sich HLA-DRB1* 0101 bei 49% dieser Patienten. HLA-DRB1* 0404 und B1* 0101 sind Risikoallele für die Entwicklung einer seronegativen RA (719).
Von je 50 seropositiven und seronegativen RA-Verläufen konnten bei den seropositiven signifikant häufiger Rheumaknoten und Vaskulitiden, ein schwerer Befall der Metakarpophalangealgelenke der Daumen und Zeigefinger und aller Metatarsophalangealgelenke objektiviert werden. Die seronegativen wiesen häufiger den Befall großer Gelenke auf. Weder klinisch noch radiologisch unterschieden sich beide Gruppen in der Art des symmetrischen Befalls oder der Beteiligung der Handgelenke. HLA-DR4 fand sich in beiden Gruppen gleich verteilt, genetische Marker für die Spondylitis ankylosans und die Psoriasis – HLA-B27 und HLA-Cw6 – waren in beiden Gruppen gleich verteilt. Die RA ist eine nosologische Entität, die Patienten mit und ohne Rheumafaktor einschließt (835).
Mit Hilfe eines ELISA-Tests wurden Rheumafaktoren der Klassen IgM, IgG und IgA im Rahmen einer vergleichenden Untersuchung seropositiver und seronegativer rheumatoide Arthritiden untersucht. Das objektivierte Vorkommen von mindestens einem Merkmal der HLA-B5-CREG bei Patienten mit seronegativer RA deutet auf mögliche genetisch determinierte Regulationsmechanismen hin, die das Vorhandensein von Autoantikörpern bei der RA kontrollieren (1273).

7 von 16 retrospektiv analysierten Studien fanden HLA-DR4 nur bei seropositiver RA signifikant erhöht – die anderen 9 stellten fest, daß HLA-DR4 in seropositiven und seronegativen Verläufen gleich häufig vorkommt.

Ausgehend von mehreren immer negativ ausfallenden RF-Untersuchungen über mindestens 3 Jahre und der Beachtung von Ausschlußkriterien (Spondylitis, Sakroiliitis, Psoriasis, entzündliche Darmerkrankung usw.) wurden *Ein-* und *Ausschlußkriterien* für die Krankheit „seronegative rheumatoide Arthritis" formuliert (510) (Tab. 7.**1**).

Viele Untersuchungen weisen nach, daß *seropositive* rheumatoide Arthritis eine *schlechtere Prognose* als seronegative haben. Andererseits kennt der Kliniker den *malignen Verlauf* seronegativer RA, der sich von dem der seropositiv verlaufenden nicht unterscheiden läßt (vor allem die HLA-DR4-positive, seronegative Verlaufsform [172]). Gelänge es, die 20–25% betragende

Tabelle 7.1 Ein - und Ausschlußkriterien zur Diagnose „seronegative rheumatoide Arthritis" (510)

Einschlußkriterien
➤ 5 der ARA-Kriterien für die rheumatoide Arthritis müssen erfüllt sein ➤ Es müssen charakteristische radiologische knöcherne Erosionen vorhanden sein ➤ Die RA muß über 3 Jahre bestehen. In dieser Zeit mußten im Rahmen einer kontinuierlichen ärztlichen Überwachung mindestens 3mal Rheumafaktor-untersuchungen durchgeführt werden, die alle negativ ausfielen
Ausschlußkriterien
➤ Röntgen: Sakroiliitis/Spondylitis ➤ Psoriasis ➤ Entzündliche Darmerkrankung ➤ Krankheiten, die unter den ARA-Ausschlußkriterien für die rheumatoide Arthritis aufgelistet sind ➤ Auftreten der Krankheit bei Verwandten 1. Grades, die unter Psoriasis, Spondylitis ankylosans, Reiter-Syndrom oder einer entzündlichen Darmerkrankung leiden

„Rheumafaktorlücke" seronegativer rheumatoide Arthritiden methodisch zu schließen, wie würde man eine IgA- bzw. IgG-RF-positive (IgM-RF-negative) RA bezeichnen – war dieser Terminus bisher doch ausschließlich den IgM-RF-positiven Verläufen vorbehalten (742)?

124 gesicherte RA-Fälle, bei denen der IgM-RF durch Agglutinationstests nicht nachgewiesen werden konnte, wurden auf die Häufigkeit von RF-Isotypen (ELISA) untersucht. Bei 55 Patienten (44%) fanden sich erhöhte IgA-RF-Spiegel, bei 99 (80%) Fällen erhöhte IgG-RF-Werte (292).
Untersuchungen, die (homozygote, heterozygote) HLA-DR4 positive/seropositive RA-Fälle HLA-DR4-negativen/seronegativen Patienten gegenüberstellen, weisen darauf hin, daß die „HLA-DR4- und -RF-negative RA" als besondere Verlaufsform abgrenzbar ist (746).

Juvenile rheumatoide Arthritiden – Einteilung, Abgrenzung zur adulten RA

Fast alle juvenilen Verlaufsformen haben eine *günstigere Prognose* als die des Erwachsenenalters. Kinder erleben und verarbeiten Schmerz anders als Erwachsene; sie jammern um so weniger, je jünger sie sind (1152). Auch gehen Ausmaß der Gelenkentzündung und Schmerzen meist nur bei der systemischen juvenilen Arthritis parallel – sind jedoch bei den anderen Verläufen häufig sehr diskrepant. Der Schmerz führt bei Kindern häufiger zu (unbewußten) Schonhaltungen, aus denen Funktionseinschränkungen der Gelenke resultieren. Im Gegensatz zur Entwicklung der adulten Radialdeviation der Mittelhand mit kompensatorischer Ulnardeviation der Finger entwickelt das Kind eine *ulnare Mittelhanddeviation in Flexion,* die letztlich – die aktive Handextension ist nicht oder nur unvollständig durchzuführen – in die auch passiv nicht mehr ausgleichbare Ulnardeviation (meist mit Adduktionsstellung des Daumens) mündet (32).

Juvenile Arthritiden treffen – je nach Alter bei Krankheitsbeginn – auf ein unterschiedliches *anatomisches Reaktionspotential* und auf ein *wachsendes Skelett;* beides beeinflußt Art und Schwere entstehender/bleibender Fehlstellungen.

Juvenile rheumatoide Arthritiden werden in fünf Untergruppen eingeteilt (Tab. 7.**2**).

Die *systemische juvenile rheumatoide Arthritis* beginnt im Kleinkindalter und erfaßt Mädchen und Jungen gleichermaßen. Immer besteht hohes, intermittierendes Fieber, häufig mit einem Gipfel in den frühen Morgenstunden. Meist ist ein kleinfleckiges Exanthem zu beobachten, das häufig nur flüchtig während der Fieberphasen in Erscheinung tritt. Die systemische Beteiligung – Hepatosplenomegalie, Lymphadenopathie, Polyserositis (Bauch- und Thoraxschmerzen), Perikarditis, Myokarditis – steht anfangs im Vordergrund. Arthritiden können im ersten halben Jahr ganz fehlen oder sich zu 40% oligartikulär, zu 60% polyartikulär darstellen. Im Erscheinungsspektrum der symmetrischen Polyarthritis stehen die Handgelenke im Vordergrund (Abb. 7.**1**). Im Gegensatz zur adulten RA sind die Hüftgelenke besonders zu beachten, da sie wie auch die Handgelenke von knöchernen Destruktionen bedroht sind (427). Der Krankheitsbeginn im Wachstumsalter und eine persistierend aggressive Krankheitsaktivität, die häufig die Therapie mit Glucocorticoiden fordert, können das Wachstum verzögern. Die systemische juvenile rheumatoide Arthritis gefährdet die Kinder im akuten Stadium durch eine *Herzbeteiligung* und die *Infektionsanfälligkeit,* aus chronischer Sicht durch die Amyloidose (428).

Tabelle 7.**2** Untergruppen der juvenilen, chronischen Arthritis (428)

Untergruppe	Häufigkeit
Systemische juvenile chronische Arthritis	10–15%
Seronegative Polyarthritis	20–30%
Seropositive Polyarthritis	5–10%
Frühkindliche Oligarthritis (Typ I)	25–30%
HLA-B27-assoziierte Oligarthritis (Typ II)	25–30%

Die *seronegative Polyarthritis* manifestiert sich, über das gesamte Kindesalter, symmetrisch an großen und kleinen Gelenken (auch Halswirbelsäule und Kiefergelenke). Arthritiden der Hand- und Fingergelenke mit möglicher *Ulnardeviation* im Karpus und *Radialabweichung* der Finger prägen den Verlauf (1151). Häufig sind Tenosynovialitiden der Handflexoren. Die seronegative Polyarthritis ist langsam progredient.

Im Zeitraum der Pubertät erkranken Mädchen an einer der adulten RA ähnelnden *seropositiven Polyarthritis.* Der IgM-Rheumafaktor ist meist hochtitrig nachweisbar. Im ELISA fanden sich bei aktivem polyartikulärem Beginn IgA-RF in 58% (1194). Bis zu 70% aller Patienten entwickeln antinukleäre Antikörper (1121). Analog zur adulten RA entsteht eine Handskoliose mit Radialdeviation der Mittelhand und Ulnardeviation in den Fingergrundgelenken. Da die seropositive Polyarthritis progredient und knöchern destruierend verläuft, ist ein früher Therapiebeginn für die Prognose entscheidend (428). An *frühkindlicher Oligarthritis (Typ I)* erkranken Kinder vor dem 6. Lebensjahr mit einem Gipfel bei 1- bis 3jährigen. Mädchen sind 2–3mal häufiger betroffen als Jungen. Die initial häufige Monarthritis (Knie- und Sprunggelenke) entwickelt sich zu einer Oligarthritis mit asymmetrischem Muster. Bei über 90% aller Subgruppen der juvenilen rheumatoiden Arthritiden können Gonarthritiden objektiviert werden (943). Aus einer passageren (schonenden) Beugestellung kann

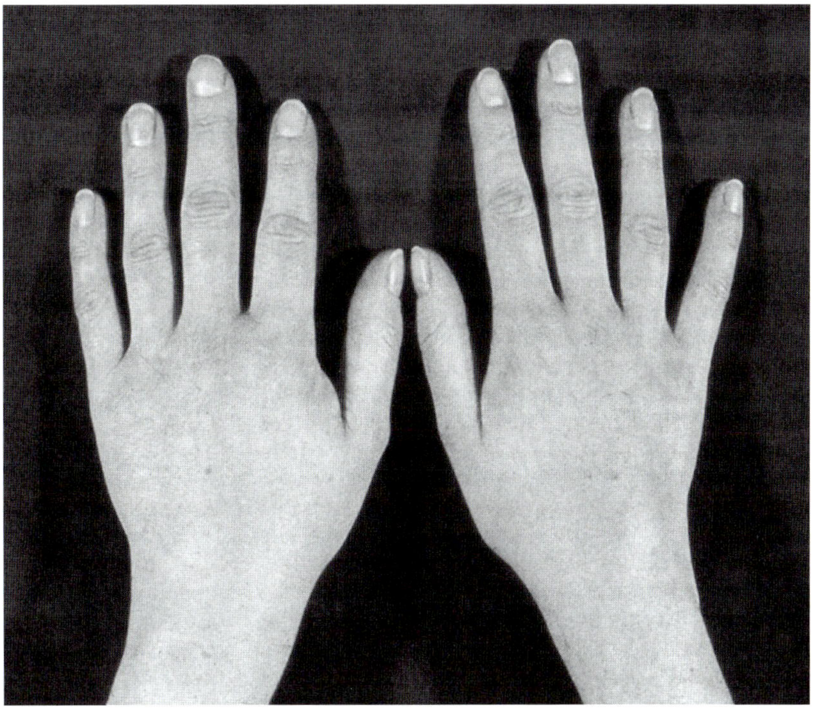

Abb. 7.1 **Angedeutete ulnare Mittelhanddeviation bei systemischer juveniler Arthritis.** 27jährige Frau.

sich bei persistierender Arthritis eine Beugekontraktur entwickeln. Pseudovalgusstellung und Subluxation des Tibiakopfes nach dorsal können folgen (1106).

Besonders zu beachten ist, daß in der Hälfte der Fälle dieser Arthritis eine *chronisch rezidivierende Iridozyklitis* auftreten kann, die ohne Rötung oder Schmerzen einhergehen kann, andererseits aber schnell Synechierung und weitere bleibende Schäden am Auge manifestiert (regelmäßige Spaltlampenuntersuchung!). In bis zu 100% (!) der Fälle finden sich antinukleäre Antikörper, die zu diesen asymptomatischen Iridozyklitiden zu disponieren scheinen (659, 939).

Der Nachweis von ANA bei seropositiven juvenilen rheumatoiden Arthritiden und frühkindlicher Oligarthritis Typ I ist auch differentialdiagnostisch hilfreich. Im Gegensatz zu flüchtigen Arthralgien und viralen Arthritiden persistieren sie (655, 1079).

HLA-B27-positive Kinder *im Schulalter* (zu 80–90% Jungen) erkranken an der *HLA-B27-assoziierten Oligarthritis (Typ II)*. Die Erkrankung einzelner Zehengelenke, Knie- oder auch Sprunggelenke leitet nach einem möglichen Prodromalstadium mit Arthralgien das Krankheitsbild ein. Über die Hälfte der Patienten zeigen Enthesopathien vor allem an der Ferse. (428). Auch bei dieser Oligarthritis kann eine Iridozyklitis auftreten, die jedoch meist akut mit Rötung und Schmerzen verläuft und die selten bleibende Schäden verursacht. Schmerzen im Iliosakralbereich sind häufig.

> Diese Form der juvenilen Arthritis scheint das Entwicklungspotential für Erkrankungsformen darzustellen, die im Erwachsenenalter mit dem Oberbegriff Spondarthritiden bezeichnet werden (Sp.a., enteropathische Spondarthritiden usw.).

„Hidden-IgM-rheumatoid-Faktoren“ wurden erstmals 1966 beschrieben (28). Sie zirkulieren wahrscheinlich an 7S IgG gebunden im Serum und werden von den gängigen IgM-RF-Fixationstests nicht entdeckt, da ihre Bindungsseiten blockiert sind. Diese Hidden-IgM-RF werden im Verlauf aktiver juveniler Arthritiden bei nahezu allen Verlaufsformen in 65–75% gefunden (772, 773). Mit Hilfe eines ELISA-Tests konnten erhöhte Titer bei 86% HLA-B27-negativer Patienten nachgewiesen werden. Sie spielten jedoch keine Rolle bei HLA-B27-positiven Erkrankungen (693).

HLA-Bw35 war bei juveniler systemischer Arthritis signifikant häufiger nachweisbar, HLA-DR7 dagegen beim Erwachsenenverlauf (S. 78) (754). Während sich im Rahmen der polyartikulär verlaufenden juvenilen Arthritiden HLA-DPw3, HLA-DRw8.1 und HLA-DQw4 gehäuft nachweisen ließen, zeigten pauci-/oligartikuläre Verläufe überwiegend HLA-DRw13, -Dw18 und -DWw6 -Dw18. Bei der seronegativen Polyarthritis wird DPB1* 0301 vermehrt gefunden (345). HLA-DQA1* 0101 stellt einen Risikofaktor dar, nach oligartikulärem Beginn einen polyarthritischen Verlauf zu entwickeln (573). Von DRB1* 1104 wird vermutet, daß es zu chronischen Iridozyklitiden disponiert (729). Patienten ohne ANA und chronische Iridozyklitis scheinen durch DRB1* 0102/02 und DQA1* 0101 als Subset definierbar (878).

Schwierigkeiten der pädiatrischen Rheumatologie ähneln denen des Erwachsenenbereichs. Häufig ist in Frühfällen nicht erkennbar, zu welcher Erscheinungsform sich ein Krankheitsbild entwickelt. So kann z. B. die Form der HLA-B27-positiven Oligarthritis (Typ II) auch eine reaktive Arthritis sein oder sich zu einer Spondylitis ankylosans entwickeln.

Adulter Morbus Still

Die systemische Form einer juvenilen rheumatoiden Arthritis wurde von Still (1897) (1103) zum erstenmal beschrieben. Erst 70 Jahre danach wurde diese Form auch beim Erwachsenen beobachtet (166). Häufig entwickelt sich initial akut Fieber unbekannter Ursache über 39° C mit mindestens dreiwöchiger Dauer. Remittierend tritt das Fieber mit meist abendlichen Spitzen auf. Ein fein- bis grobfleckiges, hellrotes, manchmal konfluierendes Erythem zeigt sich meist nur während des Fieberanstiegs über einige Stunden vor allem an den Extremitäten und dem Stamm. Alle Patienten leiden unter Arthralgien und Myalgien, im späteren Verlauf an Arthritiden. Den Fieberverlauf begleitende Halsschmerzen können ein diagnostisch richtungsweisendes Symptom sein. Entsprechend dem systemischen Charakter der Krankheit kommen Splenomegalie, Hepatomegalie, Lymphadenopathie und Serositiden (Pleuritis, Perikarditis) häufig vor.

Die BSG ist in der Regel erheblich beschleunigt (≥90 mm/Std.), das C-reaktive Protein ist massiv erhöht. Charakteristisch ist die neutrophile Leukozytose mit ausgeprägter Linksverschiebung. Rheumafaktoren sind ebenso wie antinukleäre Antikörper nicht nachweisbar.

59 an einem Still-Syndrom erkrankte Erwachsene litten unter Fieber mit mehr als 39° C, 94% zeigten ein Exanthem, 88% eine Arthritis, 37% eine Lymphknotenschwellung, 51% eine Splenomegalie, 32% eine Pleuritis oder Perikarditis, 29% abdominelle Beschwerden und ⅓ Aktivitätssteigerungen der Transaminasen als Hinweis auf die Mitbeteiligung der Leber (649). 11 von 13 Patienten mit adultem Still-Syndrom entwickelten eine Karpalarthritis, bei 7 ließen sich Verschmälerungen der Gelenkspalten zwischen der Basis der Ossa metacarpalia II und III zum Os trapezoideum und Os capitatum bzw. Verschmälerung zwischen Os capitatum, Os hamatum und Os lunatum beobachten. Erosionen entwickelten sich nicht; die Verschmälerungen gingen später in knöcherne Ankylosen über (724). Bei 11 von 14 über 20 Jahre beobachteten Patienten mit adultem Still-Syndrom (remissions- und exazerbationsreicher Verlauf der Arthritiden, verknüpft mit Fieber und Ausschlägen) war das am häufigsten beobachtete klinische Symptom die zunehmend eingeschränkte Extension des Handgelenks. Radiologisch konnten karpale Ankylosen bei 10 von 11 Patienten beobachtet werden. Bei all diesen Fällen waren die Metakarpophalangealgelenke radiologisch unauffällig (300). Ähnliche Veränderungen wurden vom Mittelfuß beschrieben (463). In einer retrospektiven Analyse von 48 Patienten – 16 davon litten unter einem adulten Still-Syndrom – zeigten sich ähnliche, das Radiokarpalgelenk aussparende Veränderungen im Karpus (105).

Einen gewissen prognostischen Wert scheint HLA-Bw35 zu haben, das in 40% der Fälle (Kontrollen 18%) mit einem zwar rezidivierenden, aber – hinsichtlich der Gelenke – prognostisch günstigen Verlauf assoziiert ist (1131). Insgesamt ist die Langzeitprognose des adulten Still-Syndroms gut (43).

Diagnose des Morbus Still

Für die Diagnose des adulten Still-Syndroms, die oft eine Ausschlußdiagnose ist (systemischer Lupus erythematodes, Infektion unklarer Genese, Neoplasien, andere Kollagenosen, Lymphome usw.), sind septisches Fieber, Arthralgien/Arthritiden, Exanthem, Leukozytose, Serositiden (selten), Splenomegalie und Lymphadenopathie wichtig. Die karpale Arthritis, die im Gegensatz zur RA das Radiokarpalgelenk nicht betrifft, unterstützt die Verdachtsdiagnose. Die Krankheit entwickelt sich mit häufigen Schüben.

Beginn der rheumatoiden Arthritis im Alter

Eine nach dem 60. Lebensjahr beginnende RA wird als „Alterspolyarthritis" bezeichnet (elderly onset rheumatoid arthritis-EORA; late onset rheumatoid arthritis-LORA; senile rheumatoide Arthritis). Die Alters-RA macht etwa 13–15% aller rheumatoiden Arthritiden aus. Männer und Frauen erkranken gleich häufig. Die Alters-RA beginnt häufig akut, mon- oder oligartikulär, asymmetrisch, unilateral – große Gelenke involvierend. Ausgeprägte systemische Krankheitssymptome wie Fieber, Gewichtsabnahme und Adynamie sind nicht selten. Die BSG ist erheblich beschleunigt (57); es besteht eine deutliche Dysproteinämie. Initial erkranken Schulter- (bei Männern) und Kniegelenke besonders häufig. Muskelatrophien entwickeln sich schnell. Die initiale Alters-RA läßt sich von einem PMR-RZA-Syndrom manchmal nur schwer trennen. Die Prognose, mit der Tendenz zum schlechten Verlauf, wird kontrovers diskutiert (117, 346, 416, 469, 565).

In über ⅔ aller Fälle beginnt die Alters-RA akut, oft verbunden mit Gewichtsverlust und subfebrilen Temperaturen (DD PMR-RZA-Syndrom, paraneoplastisches Syndrom). Die Erkrankung der Schulter-, Knie- und auch der Hüftgelenke ist typisch für die Alters-RA. Viszerale Manifestationen sind häufiger als bei früher beginnenden rheumatoiden Arthritiden.

Wie epidemiologische Daten beweisen, ist das Erkrankungsalter für viele entzündliche Gelenk-, Wirbelsäulen- und Bindegewebserkrankungen prägend. Reaktionspotential und Reaktionsfähigkeit unterschiedlicher

Verlaufsformen der Alters-RA

Drei Verlaufsformen der Alters-RA werden berichtet (462). Eine entspricht der klassischen RA. Die kleinen Gelenke von Händen und Füßen sind bevorzugt involviert. Rheumafaktor und Rheumaknoten finden sich häufig (Tab. 7.3). Die Synovialitis ist persistierend progressiv und führt zu Gelenkzerstörungen. Bei dieser im Alter beginnenden RA treten im Verhältnis zur „normalen RA" extraartikuläre Manifestationen deutlich häufiger auf.

Die zweite Verlaufsform, niedrigtitrig RF-positiv, ist nicht so progressiv und oft mit den Symptomen eines sekundären Sjögren-Syndroms verbunden. Meist besteht eine Oligarthritis der Finger- und Handgelenke. Rheumaknoten sind selten, die radiologische Progression ist langsam. Es ist wichtig, diesen Verlaufstyp zu diagnostizieren, da er im Gegensatz zur früher einsetzenden RA, die mit einem Sjögren-Syndrom verknüpft ist, eine bessere Prognose hat.

Der dritte Verlaufstyp ist seronegativ, involviert vor allem große Gelenke – Schultern, Hüften, Knie – und geht mit einer ausgeprägten Morgensteife einher. Die Krankheit ist nicht progressiv, es finden sich keine Rheumaknoten und die radiologische Progredienz ist langsam.

anatomischer Strukturen sind sehr verschieden. Die Frage, ob daraus differente nosologische Entitäten resultieren, ist in vielen Fällen (juvenile Arthritiden) zu bejahen. Die „Alters-RA" stellt eher eine vom höheren Lebensalter geprägte *Modifikation* der adulten, früher beginnenden Form dar.

Nicht selten, in 10% aller Fälle (112) finden sich beim älteren Patienten *Heberden-Fingerpolyarthrosen*. Reiskorngroße Knötchen – symmetrisch, initial weich, im Verlauf sehr derb – sind lateral an den Gelenkspalten der verdickten distalen Interphalangealgelenke der Finger zu tasten. Entzündungszeichen fehlen, CRP und BSG sind normal, der Rheumafaktor ist (cave Zunahme im Alter) nicht nachweisbar. Entwickeln sich zusätzlich Schwellungen der proximalen Interphalangeal- und der Metakarpophalangealgelenke, ein unspezifisches Entzündungsprofil und Rheumafaktoren, spricht man von einer *Pfropf-RA*.

Tabelle 7.3 Rheumafaktoren beim alten Menschen (66)

Alter	Rheumafaktornachweis
>65 Jahre	9–12%
>64 Jahre	15,5%
>60 Jahre	20%

Größere diagnostische und differentialdiagnostische Probleme entstehen, wenn neben der geschilderten Konstellation *symmetrische Arthrosen* der proximalen *Interphalangealgelenke* bestehen (S. 133) und – insbesondere – wenn diese proximalen Interphalangealgelenksarthrosen (Bouchard-Arthrosen) destruierend-mutilierend verlaufen. Radiologisch ist eine Unterscheidung in manchen Fällen dann nicht oder nur sehr schwer möglich.

Symmetrisch destruierend-mutilierende Fingerpolyarthrosen zeigen nie die die rheumatoide Arthritis charakterisierenden systemischen Krankheitsmerkmale.

Felty-Syndrom

Die RA entwickelt in etwa 1% aller Fälle eine Sonderverlaufsform, das Felty-Syndrom (972). Meist erfaßt es Patienten zwischen dem 50. und 70. Lebensjahr, die schon seit 10 Jahren oder länger unter einer RA leiden (863). Neben der RA bestehen eine *Splenomegalie* und eine *Granulozytopenie* (<2000/ml³).

Etwa 2/3 aller Patienten mit Felty-Syndrom sind Frauen nach der Menopause. Der Verlauf der Gelenkerkrankung ist meist schwerer als der durchschnittliche der RA (Deformationen, Erosionen). Etwa 1/3 der Fälle zeigt einen milden Verlauf. In 5–10% aller Fälle ist die Milz nicht palpabel vergrößert, wiegt jedoch im Mittel das 4fache der Norm (650).

„Felty-Patienten" leiden signifikant häufiger unter extraartikulären Manifestationen als Patienten mit „reiner" RA; Rheumaknoten, Sjögren-Syndrom, Lymphadenopathie, Pleuritiden, Episkleritiden, kutane Vaskulitiden, periphere Neuropathien und Ulzerationen an den Beinen zählen dazu (1047) (Tab. 7.4). Der in über 2/3 aller Fälle auftretende Gewichtsverlust kann dramatisch und unerklärlich sein.

Felty beschrieb 1924 (340) eine charakteristische braune Pigmentierung über exponierten Extremitätenoberflächen, besonders über der Tibia. Die Beinulzerationen des Felty-Syndroms unterscheiden sich nicht von denen der RA. Eine diskrete Vergrößerung der Leber bei 1/4 aller Patienten korreliert mit ebenfalls diskreten Leberfunktionsstörungen (Erhöhungen der alkalischen Phosphatase und der Transaminasen).

Die *Leukozytopenie* des Felty-Syndroms ist sowohl eine relative als auch eine absolute Granulozytopenie und Folge einer absoluten Neutropenie. Als Ursachen werden diskutiert: die durch zytotoxische Antikörper

Tabelle 7.4 Extraartikuläre Manifestationen. Vergleich Felty-Syndrom und rheumatoide Arthritis (1047)

	Felty-Syndrom (n = 36)	Rheumatoide Arthritis (n = 72)
Splenomegalie	100%	8%
Hepatomegalie	39%	10%
Lymphadenopathie	19%	11%
Rheumaknoten	89%	49%
Sjögren-Syndrom	70%	26%
Kutane Vaskulitis	22%	3%
Kutane Ulzera	36%	11%
Periphere Neuropathie	11%	4%
Lungenfibrose	0%	6%

vermittelte zelluläre Zytotoxizität (1, 214), eine vermehrte Destruktion von Granulozyten, membrangebundene Antigranulozytenantikörper (945), Immunkomplexbeladung neutrophiler Granulozyten (507) und gesteigerte Sequestration in Milz und retikuloendothelialem System (863). Da die Leukozytopenie den „Schlüssel zur Diagnose“ des Felty-Syndroms darstellt, sind immer medikamentös induzierte Leukozytopenien, ein systemischer Lupus erythematodes (die Leukozytopenie ist Folge der Lymphozytopenie!), maligne Erkrankungen und das seltene T-γ-lymphoproliferative Syndrom auszuschließen (626). Die Lymphozyten dieses Syndroms besitzen sowohl T-Zellantigene (meist CD2) wie auch Rezeptoren für IgG (75). Etwa 30% aller Patienten mit einem T-γ-lymphoproliferativen Syndrom leiden an einer RA (972).

Wie bei vielen chronisch entzündlichen Erkrankungen findet sich eine mäßige Anämie; die Retikulozyten sind meist vermehrt (1049). Im Blut nachweisbare pathologische Immunphänomene werden beim Felty-Syndrom im Verhältnis zur RA in größerem Ausmaß gefunden. Der Rheumafaktor läßt sich in 98% der Fälle meist hochtitrig nachweisen. Das Felty-Syndrom „produziert“ höhere Immunglobulinspiegel als die RA, die Komplementspiegel sind niedriger. Antinukleäre Antikörper lassen sich bei 2/3 aller Patienten nachweisen (941). Im Gegensatz zur RA finden sich auch – oft hochtitrige – Antihistonantikörper (216). Das Felty-Syndrom hat eine ungünstige Prognose; Infektionen und Pyodermien der oberen Luftwege sowie kardiovaskuläre Erkrankungen sind häufigste Todesursachen (176).

Sjögren-Syndrom

Das Sjögren-Syndrom (SS; früher Sicca-Syndrom) ist durch eine *verminderte Ausscheidung* von *Tränen* und *Speichelflüssigkeit,* die in eine Keratoconjunctivitis sicca oder eine Xerostomie mündet, charakterisiert. Es handelt sich um eine *autoimmune Exokrinopathie.*

Das *primäre* Sjögren-Syndrom kann mit oder ohne Vergrößerung der Speicheldrüsen verlaufen. Erkrankte Drüsen werden durch Lymphozyten und Plasmazellinfiltrationen zerstört.

> Da im Verlauf eines SS ein initial benigner Autoimmunprozeß in eine maligne lymphatische Erkrankung übergehen kann, ist die frühe Diagnose wichtig.

Mehr als 90% aller Patienten sind Frauen mit einem mittleren Alter von 50 Jahren (30–65 Jahre). Das primäre SS ist so häufig wie die RA; es ist keine Sonderverlaufsform der RA. Arthralgien und Arthritiden (auch symmetrische) können aber auch beim primären SS auftreten.

Das *sekundäre* Sjögren-Syndrom besteht aus Keratoconjunctivitis sicca und/oder Xerostomie und einer Kollagenose (SLE, PSS, Polymyositis, Panarteriitis nodosa) – am häufigsten der RA. Von einem sekundären Sjögren-Syndrom begleitete rheumatoide Arthritiden weisen einige Besonderheiten auf (s. später). Deshalb und aus den angeführten Gründen werden primäres und sekundäres Sjögren-Syndrom als „Sonderverläufe“ der RA abgehandelt. Bei fast allen Patienten, die an einer Kollagenose leiden, besteht eine subklinische Entzündung der Speicheldrüsen (auch bei primär biliärer Zirrhose und Hashimoto-Thyreoiditis).

Die Aktivität spezifischer, die Immunantwort regulierender Gene (HLA-B8, -DR3, HLA-DQ?) (550), die Krankheitskontrolle durch T-Helfer- und Suppressorzellen, ein möglicher viraler Einfluß und die Modulation der Immunregulation durch Geschlechtshormone (Östrogene erhöhen, Androgene unterdrücken die Autoimmunität [42]) sind diskutierte *Ursachen.* Man vermutet, daß vor allem Gene des HLA-DQ-Ortes mit hochtitrigen Autoantikörperantworten und damit schwereren Autoimmunverläufen korrelieren (446). Das primäre SS der Männer ist im Gegensatz zu dem der Frauen mit HLA-DRw52, aber nicht mit HLA-B8 oder -DR3 verknüpft. Frauen mit primärem SS haben in 59% HLA-B8 und in 69% HLA-DR3 (394, 486). Ein *vermutlich virales Agens* (z.B. Epstein-Barr-Virus, Retroviren) trifft auf diese genetische Disposition und stimuliert die lymphozytäre und plasmazelluläre Infiltration exogener Drüsen und innerer Organe (620).

Organspezifische, z.B. gegen den Ductus paroticus gerichtete, und *unspezifische Antikörper* wie ANA, RF, SS-A und SS-B kommen bei fast allen primären SS vor, in geringem Umfang auch bei SLE-Patienten. Es gibt ein „SS-/SLE-Überlappungssyndrom“. Antikörper gegen bestimmte Proteine des HIV-I-Virus wurden bei 30% aller primären SS-Syndrome entdeckt (1128).

Viele HLA-DR-positive Speicheldrüsenepithelzellen finden sich neben lymphoiden Infiltraten mit überwiegend aktivierten T-Helferzellen. Diese Zellen existieren auch im sogenannten *Pseudolymphom* von SS-Patienten mit generalisierter Lymphoproliferation. Wenige B-Zellen produzieren sehr viele Immunglobuline. Die Bedeutung dieser Erkenntnis liegt darin, daß sich bei 5–10% aller SS-Patienten *B-Zell-Lymphome* entwickeln können. Natural-Killer-Zellen tragen einen Oberflächenmarker LEU-11B, der als natürliche Abwehrzelle gegen die Entwicklung eines Malignoms agiert. Diese Zellen fehlen in der Speicheldrüse. Lymphatische und Plasmazellinfiltrationen der Speicheldrüsen, Tränendrüsen und anderer exokriner Drüsen (Gastrointestinaltrakt, Respirationstrakt, Vagina) sind häufig. Sowohl die großen (Parotis, submaxillär) als auch die kleinen (gingival, palatin) Speicheldrüsen sind betroffen.

Im Verlauf des primären Sjögren-Syndroms können sich auch benigne Lymphoproliferationen entwickeln. Die benigne Form entsteht meist in den großen und kleinen Speicheldrüsen und den Tränendrüsen. Pseudolymphome involvieren meist die Lungen, Nieren und Speicheldrüsen, möglicherweise auch generalisiert die Lymphknoten, mit Fieber und Gewichtsverlust. Das

Risiko eines SS-Patienten, ein Lymphom zu entwickeln, ist 44mal höher als in der gesunden Bevölkerung. Da der Verlauf nicht immer voraussagbar ist, ist es sehr wichtig, die *extraglanduläre Lymphoproliferation* im Verlauf des SS *früh zu diagnostizieren.* Hinweise darauf sind die lokale oder generalisierte Lymphadenopathie, die Hepatosplenomegalie, Infiltrate in der Lunge, Niereninsuffizienz, Purpura, Leukozytopenie, Hypergammaglobulinämie und ein erhöhter Serum-β_2-Mikroglobulinspiegel. Ein niedriger IgM-Spiegel kann die Entwicklung einer malignen Lymphproliferation ankündigen.

Über 50% aller an *Keratoconjunctivitis sicca* leidenden Patienten haben zusätzliche Zeichen des SS. Sie beschreiben ein (tägliches) *Trockenheits-* und *Fremdkörpergefühl im Auge* (Sandkorn!), Augenbrennen, verminderten Tränenfluß, Verklebtsein besonders nach dem Aufwachen. Augenrötung, Photosensitivität, schnelle Ermüdbarkeit der Augen und Sensationen, die mit dem Sehen interferieren, werden geschildert. Die Patienten erzählen, daß sie nur schwer lesen oder fernsehen können. Korneale Ulzerationen, Vaskularisation, selten eine Perforation sind Folgen. Jede ausgeprägte *Mundtrockenheit* führt zu chronischen Ulzerationen der Lippen, einer Mundwinkelstomatitis, Mundsoorfissuren und Ulzerationen der Zunge. Atrophien der Mundschleimhaut und eine sekundäre Kandidiasis können entstehen. Patienten mit SS haben Schwierigkeiten beim Kauen und Sprechen. Das Essen bleibt ihnen zwischen den Zähnen hängen, sie haben Geschmacksschwierigkeiten, Zungenfissuren, Aphthen an der Wangenschleimhaut und den Lippen, besonders in den Mundecken. Karies kann sich häufig entwickeln. Die *Trockenheit von Haut* und *Vagina* sowie die erhöhte Neigung allergisch auf Medikamente zu reagieren, sind häufig. Trockenheit der Nasenschleimhäute, auch der Luftröhre, wird beim primären SS gefunden. Eine milde Dysphagie kann sich ebenso entwickeln wie renale tubuläre Defekte und die schon angesprochene Trockenheit der Haut, der eine chronische Entzündung der Schweißdrüsen zugrundeliegt, eine Epistaxis, Heiserkeit, eine rezidivierende Otitis media, Bronchitis oder Pneumonie. Die Hälfte dieser Patienten zeigt eine *Vergrößerung der Parotis,* oft rezidivierend und symmetrisch, manchmal begleitet von Fieber, Druckempfindlichkeit oder Erythem.

Das *zentrale Nervensystem* erkrankt in etwa 25% aller Verläufe des primären SS: Schlaganfälle, Bewegungs- und Koordinationsstörungen bis hin zum „Bild einer multiplen Sklerose" (19). Viele Patienten mit primärem SS klagen über Myalgien. Viele der ZNS-Symptome des SS entstehen auf der Basis einer Vaskulitis, die sich sowohl in der Retina als auch in der Konjunktiva entwickeln kann. *Arthralgien* und *Morgensteife ohne Gelenkzerstörung* können bei Patienten mit dem reinen Sicca-Komplex vorkommen. Das primäre Sjögren-Syndrom zeigt Arthralgien und „sanft" chronisch rezidivierende, sich selbst limitierende nichterosive Polyarthritiden, die meist die größeren Gelenke angreifen, ohne einen Gelenkschaden zu hinterlassen.

Mit dem *Schirmer-Test* (988) kann die Tränensekretion geprüft werden. Im lateralen Drittel des unteren Augenlids werden Filterpapierstreifen eingehängt (Abb. 6.**29**, S. 34). Sind sie nach 5 Minuten weniger als 10 mm lang naß, spricht das für eine verringerte Tränensekretion (364). Die Verringerung auf 5 mm ist noch spezifischer (Norm >15 mm/5 min). Komplikationen der Keratoconjunctivitis sicca werden durch die Trokkenheit der Kornea und der Konjunktiven verursacht. Dazu zählen oft asymptomatische bakterielle, fungale und virale Infektionen, korneale Ulzerationen usw.

Schwieriger ist es, die *Trockenheit des Mundes* zu graduieren. Beim *Saxon-Test* kaut der Patient eine sterile Wundkompresse. Diese Kompresse wird vor und nach einem 2minütigen Kauvorgang gewogen. Die Differenz gilt als Maß für die Speichelproduktion und muß mindestens 2,5 g betragen. Eine Xerostomie wird bei weniger als 1,5 g/2 min diagnostiziert (599, 1044). Einfacher ist der *Zuckerwürfeltest.* Es wird die Zeit gemessen, die vergeht, bis der Patient ein Stück Würfelzucker im Mund aufgelöst hat (Kontrollperson). Der *Speichelfluß aus der Parotis,* stimuliert durch eine auf der Zunge liegende Zitronenscheibe, kann gemessen werden. Er sollte 0,5–1,0 ml/min pro Drüse betragen. Mit Hilfe der *Sialographie* läßt sich die Morphologie der Drüsengänge beurteilen. Nach der Applikation von ^{99m}Technetium Pertechnetat werden Aufnahme, Konzentration und Ausscheidung des Radionucleids durch die Speicheldrüsen gemessen. Die *Biopsie der Speicheldrüsen* sollte nur dann durchgeführt werden, wenn der Verdacht auf Malignität oder ernsthafte diagnostische Zweifel bestehen. Da die kleineren Speicheldrüsen in der Unterlippe auch betroffen sind, ist es üblich geworden, aus diesem Lippenanteil Biopsien zu nehmen und die Diagnose histologisch zu sichern (241, 1230). Diagnostisch aussagekräftig ist die *Magnetresonanztomographie* der Parotis (1081).

Die hochauflösende *Oberflächensonographie* stellt sowohl die Glandulae submandibulares als auch einen großen Teil der Glandulae parotides gut dar. Dargestellte Parenchymveränderungen sind jedoch nicht einheitlich (124, 458).

Besonders IgG ist (beim primären SS) extrem erhöht. Ein *Hyperviskositätssyndrom* (verursacht durch die häufige Kryoglobulinämie des primären SS oder durch IgG-Anti-IgG-Komplexe) kann sich entwickeln. Die meisten Patienten mit einer Hyperglobulinämie haben keine RA, aber eine Polymyopathie, eine Purpura, eine Vaskulitis oder eine renale tubuläre Azidose. Wenn sich im Verlauf eines SS eine Hypogammaglobulinämie entwickelt, ist das ein Anzeichen für eine lymphoretikuläre Komplikation (1127). Niedrige C3- und C4-Spiegel, besonders im Rahmen der Entwicklung lymphoretikulärer Neoplasmen, sind beschrieben. In etwa 90% der Fälle ist der Rheumafaktor nachzuweisen (viele Patienten ohne RA haben den RF!). Der RF kann verschwinden oder sich erheblich verringern, wenn sich ein Lymphom entwikkelt (1126). Er ist der beim primären und sekundären SS am häufigsten vorkommende Autoantikörper. Das Serum der meisten Patienten enthält IgM-, IgA- und IgG-RF-Isotypen (1201). Signifikant höhere IgA- und IgM-RF-Spiegel wurden bei SS-A-positiven Patienten mit primärem SS gefunden (301).

Etwa 70% aller Patienten mit primärem SS entwikkeln ANA mit gesprenkeltem und nukleolärem Muster. SS-A-Antikörper kommen bei sehr vielen primären SS-Patienten vor und sind mit RF-Hypergammaglobulinämie, Vaskulitis, dem neonatalen Lupussyndrom und der DQ-Heterozygotität (DQ-1, DQ-2) verknüpft. Häufig sind sie von Anti-SS-B-Antikörpern begleitet. Anti-SS-A- und Anti-SS-B-Antikörper fanden sich in 70 respektive 48% beim primären SS im Gegensatz zu Seren von sekundärem SS (+RA) in Höhe von 9 und 3% (31).

> Das primäre SS verursacht häufig akut eine schwere Augen- und Mundtrockenheit, oft begleitet von Episoden einer Parotitis. Dagegen ist die schleichende und langsam progressive Entwicklung des sekundären SS im Rahmen der rheumatoiden Arthritis zu beobachten.

Bis zu 25% aller RA-Patienten leiden unter einem sekundären Sjögren-Syndrom. Eine Keratoconjunctivitis sicca entwickelt sich in etwa 10–15% aller RA-Verläufe. Die mit einem *sekundären* SS verknüpfte RA verläuft – wenn auch im Gegensatz zu den Arthritiden des primären Sjögren-Syndroms erosiv – meist mild. Die *Speicheldrüse schwillt* häufig einseitig und episodisch.

Eine milde normozytäre, normochrome Anämie und eine Eosinophilie werden bei 25% aller Patienten, eine Leukozytopenie bei 30% objektiviert (363). Neben den meist deutlich beschleunigten BSG und erhöhten Fibrinogenspiegeln liefert das CRP bereits eine Unterscheidung zwischen RA mit oder ohne SS. Beim sekundären, mit einer RA verknüpften SS sind CRP-Spiegel signifikant höher als bei RA-Verläufen ohne Sjögren-Syndrom (1257). Etwa die Hälfte aller Patienten zeigt eine Hypergammaglobulinämie, die meist allen Immunglobulinklassen zugerechnet werden muß. Sie kann der Entwicklung des SS um Jahre vorausgehen.

Zusammenfassend fordert die Diagnose des primären oder sekundären Sjögren-Syndroms okuläre und orale Symptome und den Nachweis von Speichel- oder Lippendrüsenerkrankungen sowie Autoantikörpern im Blut (Tab. 7.**5**).

Ein siccaähnliches Syndrom kann durch *viele andere Krankheiten* (AIDS, Hyperlipoproteinämien, Hämochromatose, Sarkoidose, Amyloidose) hervorgerufen werden. Die mögliche Einnahme anticholinerger oder antidepressiver Substanzen ist als Ursache für die Xerostomie zu bedenken.

Tabelle 7.5 Vorläufige Kriterien zur Klassifikation des Sjögren-Syndroms (1186)

1. Okuläre Symptome (mindestens eines der drei folgenden Symptome): über mehr als 3 Monate anhaltendes tägliches Trockenheitsgefühl der Augen, wiederkehrendes Sandkorngefühl der Augen, Benutzung von künstlicher Tränenflüssigkeit (mehr als dreimal pro Tag)
2. Orale Symptome (mindestens eines der drei folgenden Symptome): über mehr als 3 Monate anhaltende tägliche Mundtrockenheit, persistierende oder rezidivierende Schwellung der Speicheldrüsen als Erwachsener, häufiges Benutzen von Getränken als Schluckhilfe trockener Speisen
3. Augensymptome (mindestens eines der beiden Symptome): pathologischer Schirmer-Test (<5 mm in 5 Minuten), pathologischer Rose-Bengal-Wert
4. Mindestens ein Agglomerat von über 50 mononukleären Zellen je 4 mm^2 in einer Lippenbiopsie
5. Speicheldrüsenbefall (mindestens einer der drei folgenden Tests pathologisch): Speicheldrüsenszintigraphie, Parotissialographie, reduzierter Speicheldrüsenfluß
6. Autoantikörper (mindestens einer der drei Antikörper): Ro/SSA oder La/SSB, antinukleäre Antikörper, Rheumafaktoren

- Als Ausschlußkriterien gelten vorbestehendes Lymphom, AIDS, Sarkoidose, Graft-versus-host-Erkrankung
- Zur Diagnose eines primären SS müssen mindestens 4 der 6 Hauptkriterien erfüllt sein, wobei unter den Autoantikörpern lediglich Ro/SSA oder La/SSB, nicht jedoch antinukleäre Antikörper oder Rheumafaktoren akzeptiert werden (Sensitivität von 93,5% und Spezifität von 94,0%)
- Für die Diagnose eines sekundären SS gilt die Kombination der Hauptkriterien 1 oder 2 mit 2 der Kriterien 3, 4 oder 5 als spezifisch (93,9%) und hinreichend sensitiv (85,1%)

8 Diagnose

Sowohl für die frühe als auch spätere Diagnose einer rheumatoiden Arthritis sind die Objektivierung unterschiedlicher Parameter nötig.

Reine *Arthralgien* sind von *Arthritiden* zu trennen. Nur wenn sich Rötungen, Schwellungen, Schmerzen, Überwärmung und Funktionseinschränkung eindeutig auf das Gelenk beziehen lassen, ist die Suche nach ihren Ursachen in anderen anatomischen Substraten unnötig (1266).

Nahezu alle diagnostischen Kriterienkataloge beinhalten das Symptom *Gelenkschwellung.* Auf die rheumatoide Arthritis bezogen muß es eine sulzig-schwammig weiche und/oder fluktuierende Schwellung sein, die an Hand- und Fingergelenken zusätzlich typische Konfigurationen aufweist: spindelförmig an den Fingermittelgelenken, das Knöchelprofil bei geballter Faust verstreichend, wenn die Metakarpophalangealgelenke entzündet sind, und dem Handgelenk ein „molliges" Aussehen gebend.

Auch die *symmetrische Schwellung* unterstützt die Diagnose. Schwellungen beider Ellbogen-, beider Knie-, beider Sprunggelenke und der Metatarsophalangealgelenke beider Füße sind symmetrisch. Sowohl bei den Handgelenken als auch bei den proximalen Interphalangealgelenken und Metakarpophalangealgelenken beider Hände und den Metatarsophalangealgelenken beider Vorfüße ist der Begriff symmetrisch auch dann gültig, wenn unterschiedliche PIP-, MCP- oder MTP-Gelenke – ohne absolute Symmetrie erkranken.

Die *morgendliche Steife* bezieht sich ausschließlich auf das dem morgendlichen Aufstehen folgende Steifsein und darf kein Summationswert von über den Tag verteilten „Gelenkunbehaglichkeiten" sein.

Frühdiagnose

> Die RA beginnt in etwa 60% aller Fälle langsam und schleichend, überwiegend symmetrisch an Fingergrund- und -mittelgelenken, häufig symptomarm/-los auch an den Zehengrundgelenken.

Jeder oligartikulär/asymmetrische oder monartikuläre Krankheitsbeginn birgt erhebliche differentialdiagnostische Probleme (s. später). Als *Krankheitsbeginn* ist der Zeitpunkt zu bewerten, zu dem anamnestisch sichere Angaben über polyartikulär symmetrische oder mon-, pauci- bzw. oligartikuläre rezidivierende Beschwerden eruiert werden können. Frauen erkranken anfangs oft an den Fingergrund- und -mittelgelenken bei Männern erkranken die Kniegelenke häufig zuerst, dann erst folgen die Fingergelenke.

Die *Art des Schmerzes* (Ruheschmerz anfangs seltener, später häufiger), anamnestisch flüchtige Schmerzen in den Kiefergelenken, Sehnenscheidenentzündungen oder periphere Kompressionssyndrome (z. B. Karpaltunnelsyndrom) helfen diagnostisch. Das schmerzlos entstandene Streckdefizit eines Ellbogens ist frühdiagnostisch hilfreich.

Inspektion und Palpation sowie Funktionsprüfungen runden die klinische Frühdiagnose ab. Das *Gaenslen-Zeichen* (die Querkompression entzündlicher Fingergrundgelenke verursacht Schmerzen), das Ertasten blander *Tenosynovialitiden,* früher Kraftverlust bzw. frühe *Funktionseinschränkungen* an den Händen sowie der häufige Schmerz bei passiver palmarer Flexion des Handgelenks sind frühdiagnostisch aussagekräftig.

Nur ein Teil der rheumatoiden Arthritiden wird im ersten Jahr nach Beginn der Erkrankung im Röntgen aussagekräftige radiomorphologische Zeichen entwickeln (S. 40).

Jede frühe Diagnose ist eine *Ausschlußdiagnose* gegenüber anderen häufig mit Arthritiden einhergehenden Erkrankungen (s. später): systemischer Lupus erythematodes, Mixed connective tissue disease, Spondarthritiden, reaktive Arthritiden usw.

Diagnose im weiteren Verlauf

Die *ursprünglichen ARA-Kriterien* (935) enthielten 11 phänomenologische Kriterien zur Erfassung der Krankheit und 20 ergänzende Ausschlußkriterien (Tab. 8.**1**). Da die ARA-Kriterien 9–11 bei Populationsuntersuchungen zu selten geprüft wurden, um praktisch von Nutzen zu sein, wurden sie 1961 eliminiert. Die bleibenden 8 Kriterien wurden als die *Kriterien von Rom* bezeichnet. Die ARA-Kriterien erlauben es, die Patienten in Gruppen mit klassischer, eindeutiger und wahrscheinlicher RA zu unterteilen. Ihre Schwäche liegt darin, daß die wahrscheinliche RA zu ungenau definiert ist. Deshalb wurden die *New Yorker Kriterien* definiert

Tabelle 8.1 ARA-Kriterien zur Diagnose der rheumatoiden Arthritis (935)

Kriterium	Hinweise/Präzisierungen
1. Morgensteife	guter Hinweis auf Gelenkentzündung: fehlt bei minimaler/ nicht nachweisbarer Entzündung
2. Bewegungsschmerz oder Druckdolenzen in mindestens einem Gelenk	Kriterien 2–6 müssen vom Arzt festgestellt werden
3. Schwellung in mindestens einem Gelenk	Weichteilschwellung, nicht knöcherne Verdickung allein
4. Schwellung in mindestens einem weiteren Gelenk (Weichteile, Gelenkflüssigkeit)	ein etwaiges freies Intervall bezüglich Gelenkbeschwerden zwischen der Beteiligung der beiden Gelenke darf die Dauer von 3 Monaten nicht übersteigen
5. Symmetrische Schwellung von Gelenken mit gleichzeitiger Beteiligung der gleichen Gelenke auf beiden Körperseiten	bei Beteiligung von Mittel- und Grundgelenken reicht eine unvollständige Symmetrie; distale Interphalangealgelenke sind bei RA selten betroffen und deshalb für dieses und andere Kriterien ungeeignet
6. Subkutane Knoten über knöchernen Vorsprüngen auf der Streckseite oder juxtaartikulär	
7. Für RA typische Röntgenveränderungen (mindestens Osteoporose mit Lokalisation oder stärkster Ausbildung in den gelenknahen Zonen der betroffenen Gelenke und nicht einfach degenerative Veränderungen); degenerative Röntgenveränderungen schließen die Diagnose einer RA nicht aus	Demineralisation als Ausdruck der Gelenkentzündung
8. Positiver Test zum Nachweis von Rheumafaktoren im Serum	Laborqualitätskontrolle wesentlich; der Test darf in verschiedenen Laboratorien bei nicht mehr als 5% von normalen Kontrollfällen positiv ausfallen
9. Synovialflüssigkeit: pathologisches Mucinpräzipitat bei Zugabe von Synovia zu verdünnter Essigsäure	flockig, wolkig oder kein Präzipitat; der Test erlaubt lediglich eine grobe Beurteilung der Entzündungsaktivität
10. Für RA charakteristische histopathologische Veränderungen in der Synovialmembran mit 3 oder mehr der folgenden Befunde: – ausgesprochen villöse Hypertrophie – Proliferation der oberflächlichen Synovialiszellen – lymphoplasmazelluläre Infiltration mit Tendenz zur Bildung lymphoider Knötchen – Fibrinablagerung an der Oberfläche oder innerhalb von Mikrovilli – Herde von Zellnekrose	
11. Charakteristische histologische Veränderungen in Rheumaknoten mit granulomatösen Herden mit zentraler Zone von Zellnekrose, umgeben von proliferierten fixen Zellen mit peripherer Fibrose mit chronisch entzündlicher zellulärer Infiltration vor allem perivaskulär	suggestiv, aber unspezifisch; das Granuloma anulare ist in Routinepräparaten vom Rheumaknoten nicht unterscheidbar
Elf äquivalente Kriterien. Der Sicherheitsgrad der Diagnose wird durch die Anzahl der erfüllten Kriterien bestimmt: – klassische RA – 7 Kriterien notwendig – eindeutige RA – 5 Kriterien notwendig – wahrscheinliche RA – 3 Kriterien notwendig Kriterien 1–5 sind erfüllt, wenn die Symptome oder Befunde während wenigstens 6 (bei wahrscheinlicher RA 4) Wochen bestehen	

Tabelle 8.2 ACR-Kriterien zur Diagnose der rheumatoiden Arthritis (47)

Kriterium	Definition
1. Morgensteife	Morgensteife in einem Gelenk von mindestens einer Stunde Dauer bis zum vollständigen Abklingen
2. Arthritis in 3 oder mehr Gelenkregionen	fluktuierende Kapselschwellung (nicht knöcherne Verdickung) in mindestens 3 Gelenkregionen, objektiv beobachtet. Die 14 möglichen Gelenkregionen sind: proximale Interphalangealgelenke, Metakarpophalangealgelenke, Hand-, Ellbogen-, Knie-, Sprunggelenke und Metatarsophalangealgelenke
3. Arthritis an Hand- oder Fingergelenken	Befall mindestens eines Hand-, Metakarpophalangeal- oder proximalen Interphalangealgelenks
4. Symmetrische Arthritis	gleichzeitiger beidseitiger Befall derselben Gelenkregion
5. Rheumaknoten	subkutane Knoten über Knochenvorsprüngen oder gelenknahen Streckseiten, objektiv beobachtet
6. Rheumafaktornachweis	jegliche Methode, deren positiver Rheumafaktornachweis <5%, bei einer normalen Kontrollgruppe liegt
7. Radiologische Veränderungen	typische Röntgenveränderungen in der dorsopalmaren Handaufnahme mit gelenknaher Osteoporose und (oder) Erosionen der betroffenen Gelenke. Arthrotische Veränderungen allein reichen nicht
Vier der 7 Kriterien müssen zur Klassifikation erfüllt sein, die Kriterien 1–4 müssen mindestens 6 Wochen bestehen	

(92), die aber möglicherweise mon-biartikuläre, biartikuläre und seronegative Formen sowie mild verlaufende nichtdeformierende rheumatoide Arthritiden nicht erfassen.

Die *revidierten ARA*-(jetzt ACR = American College of Rheumatology)*Kriterien* (46, 47) verzichten auf die Kategorisierung der Kriterien von 1958. Sie bewerten das klinische Erscheinungsbild stärker, Laborbefunde und invasive Technik schwächer (Tab. 8.**2**). Der zusätzliche Verzicht auf Ausschlußkriterien soll eine gelegentliche Fehlzuordnung bei weitem überwiegen. Allerdings gehen durch den Verzicht auf eine Kategorisierung möglicherweise Frühfälle als „undifferenzierte Arthritiden" verloren.

Bei der Erarbeitung dieser Kriterien wurden gesicherte rheumatoide Arthritiden einem Kontrollkollektiv mit anderen rheumatischen Erkrankungen gegenübergestellt. Dieses Kontrollkollektiv bestand aus Patienten mit Krankheiten, die sich in der rheumatologischen Praxis häufig finden: Arthrose, systemischer Lupus erythematodes, Fibromyalgie, Spondylitis ankylosans, Arthritis psoriatica, Reiter-Syndrom, PMR-RZA-Syndrom, Mixed connective tissue disease usw. Im Kontrollkollektiv fanden sich überwiegend Erkrankungen mit generellen (systemischen?) Symptomen. Allerdings wurden die Kriterien für die RA nicht an frühen Verläufen erarbeitet. Entsprechend Tab. 8.**2** müssen mindestens 4 der 7 aufgeführten Kriterien zur Diagnose RA nachzuweisen sein. Die Kriterien 1–4 müssen über mindestens 6 Wochen bestehen und ärztlich beobachtet sein.

Im Mittelpunkt aller Klassifikationskriterien stehen Arthritiden von 3 oder mehr Gelenkbereichen, die Arthritiden der Hand- und Fingergelenke und die symmetrische Arthritis. Für den Fall, daß Röntgenaufnahmen der Hand und der Nachweis des Rheumafaktors nicht möglich sind, wurde ein *Klassifikationsbaum* (Abb. 8.**1**) geschaffen.

Ausgehend von einer über 6 Wochen bestehenden Arthritis von drei oder mehr Gelenken können als die Diagnose weiter sichernde Symptome anstatt Röntgenveränderungen die Schwellung der Metakarpophalangealgelenke bzw. anstatt der Bestimmung des Rheumafaktors die Schwellung der Handgelenke gewählt werden. Die Schwellung der Metakarpophalangealgelenke differenziert zwischen rheumatoiden Arthritiden und anderen Gelenkerkrankungen vergleichbar gut, wie es Röntgenaufnahmen können. Analog unterscheidet eine Handgelenkschwellung anstelle des Rheumafaktors zwischen RA und Nicht-RA.

Im Klassifikationsbaum wurden die Morgensteife mit nur 57% Spezifität und Rheumaknoten mit nur 43% Sensitivität gestrichen (1267). Der Klassifikationsbaum teilt RA-Patienten und Kontrollgruppe in 8 Unterverläufe: 5 davon sind als RA zu klassifizieren, 3 als „keine RA".

> Die rheumatoide Arthritis ist eine Arthritis von drei oder mehr Gelenken, die über 6 oder mehr Wochen andauert und entweder radiomorphologische Veränderungen (alternativ Schwellung der Metakarpophalangealgelenke) oder einem Rheumafaktor (alternativ Schwellung der Handgelenke) aufweist.

Im Gegensatz dazu schließt eine Arthritis von weniger als drei Gelenken, verknüpft mit dem Nichtnachweis des Rheumafaktors, die große Mehrheit der rheumatoiden Arthritiden aus.

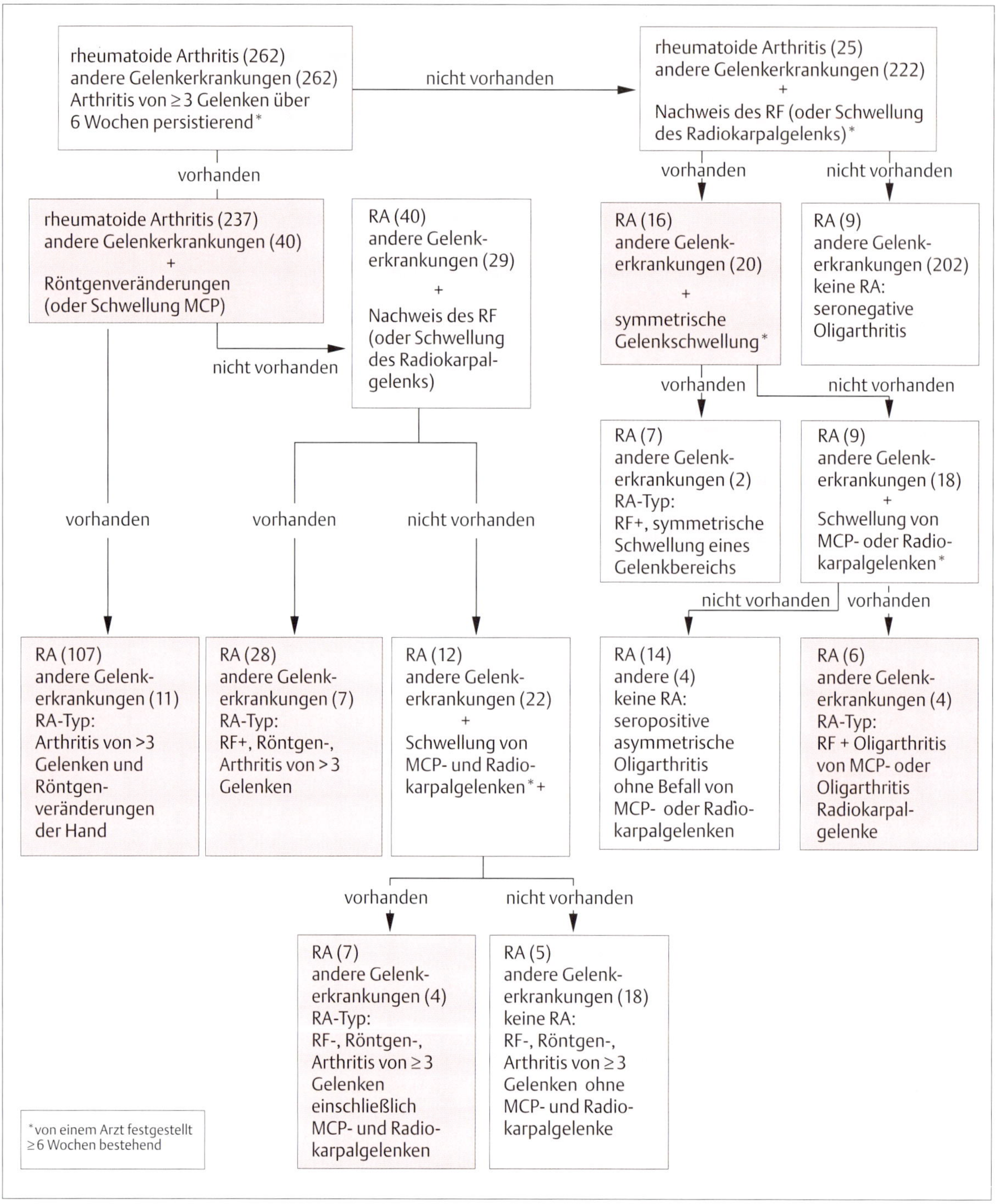

Abb. 8.1 **Der ARA-Klassifikationsbaum** (46).

Im Verhältnis zu der traditionellen Form der Klassifikation (Tab. 8.**2**) ist der Klassifikationsbaum mit 93,5% sensitiver (91,2%). Die Spezifität der neuen ARA-Kriterien und des Klassifikationsbaumes erreichen beide 89,3%. Viele Verläufe einiger anderer Gelenkerkrankungen wie des systemischen Lupus erythematodes, der Arthritis psoriatica, des Reiter-Syndroms und der Mischkollagenose erfüllen die neuen ACR-Kriterien. Vorsicht ist deshalb angebracht. Weiter zur differentialdiagnostischen Diskussion (s. später) stehen das PMR-RZA-Syndrom, das Sjögren-Syndrom mit Polyarthritis und die seronegative rheumatoide Arthritis.

Der *Rheumafaktor* ist ein wichtiges, weichenstellendes Kriterium. Ansatzpunkte zur Kritik bieten hier sowohl die Diagnose einer RA durch die neuen ACR-Kriterien in sehr frühen Verläufen als auch die Diagnose der Alters-RA – im ersten Fall, weil sich der Rheumafaktor im frühen Verlauf der RA bedeutend weniger häufig nachweisen läßt als im späteren, im zweiten, weil falsch positive Rheumafaktoren bei über 20% der älteren Menschen (S. 72) sehr häufig vorkommen. Auch scheint das Kriterium *Rheumaknoten* überbewertet, zum einen, weil die Gesamthäufigkeit von Rheumaknoten bei rheumatoiden Arthritiden nur bei ca. 20–25% liegt, zum anderen, weil Rheumaknoten fast ausschließlich bei seropositiven rheumatoiden Arthritiden entstehen. Rheumaknoten sind also *nur bei RF-positiven Patienten zu erwarten!* Nicht zuletzt ist die Bestimmung des Rheumafaktors methodenabhängig, und er kommt auch bei einigen anderen differentialdiagnostisch wichtigen Krankheiten vor (z. B. beim SLE, dem MCTD usw.) (S. 72). Im ACR-Kontrollkollektiv sind *Spondarthritiden* (eine der Hauptdifferentialdiagnosen der RA) ebenso unterrepräsentiert wie die sehr häufig falsch als rheumatoide Arthritiden eingestuften *reaktiven Arthritiden.*

Schwierigkeiten bieten die ACR-Kriterien also sowohl für die Frühdiagnostik, als auch in der Abgrenzung zu anderen häufigen Gelenkerkrankungen und für (Teil-)Remissionen von rheumatoider Arthritiden, bei denen weder radiologische Zeichen noch ein Rheumafaktor nachzuweisen ist. Auch die mon- oder biartikulär beginnende RA „braucht Zeit", um über diese Kriterien diagnostiziert werden zu können (293).

9 Differentialdiagnose

Dieses Kapitel wird differentialdiagnostische Überlegungen zwischen der RA und Polyarthritiden bei Kollagenosen und Vaskulitiden, reaktiven Arthritiden, peripheren Arthritiden, bei Spondarthritiden und Sonderformen der rheumatoiden Arthritis aufzeigen. Polyarthritiden bei Hämochromatosen, Kristallarthropathien und Malignome werden ebenso berücksichtigt wie die Abgrenzung zu den verschiedenen Verlaufsformen der juvenilen rheumatoiden Arthritis.

> Die Konsequenz jeder Diagnose ist eine (mehr oder weniger) eingreifende Therapie. Die internistische Rheumatologie verwendet nach der Onkologie in der Behandlung mancher Erkrankungen die toxischsten Substanzen. Deshalb ist Sicherheit in der Diagnose oberstes Ziel.

Ansatzpunkte, aus denen sich differentialdiagnostische Überlegungen angehen lassen, sind

- die Gelenktopologie, die Art des Gelenkbefalls und seine Akuität (mon-, olig-, polyartikulär; akut – subakut – schleichend).
- Wie verläuft die Arthritis – intermittierend, protrahiert oder kontinuierlich?
- Gibt es schon im frühen oder erst im späteren Verlauf Hinweise auf den Systemcharakter der Krankheit?
- Reagieren andere Organsysteme wie Haut, Gefäße usw. mit?
- Welche Krankheiten ähneln der frühen RA – wie sind Sonderformen abzugrenzen?
- Woran erkranken junge und ältere Menschen bevorzugt?
- Und nicht zuletzt: die häufigen, täglichen diagnostischen Verwechslungsmöglichkeiten.

Differentialdiagnostisches Ziel ist es über das Gemeinsame zweier oder mehrerer Krankheiten hinaus das Differenzierende zu charakterisieren. Dabei werden sich bei all den angesprochenen Punkten Überschneidungen und Wiederholungen nicht vermeiden lassen.

Arthralgien, Myalgien

Es ist sehr wichtig und wurde schon angesprochen (S. 10), daß bei den vom Patienten selbst geschilderten „Gelenkbeschwerden" zunächst Arthralgien von Arthritiden oder durch Arthrosen verursachte Schmerzen abgegrenzt werden müssen. Im Rahmen der rheumatoiden Arthritis sind Arthralgien nicht selten Prodromalsymptome. Sie können auch als Pseudoarthralgien Schubsituationen im Verlauf einer RA einleiten.

Vor allem *statische Mißverhältnisse* an Gelenken oder Erkrankungen von *Gelenkweichteilmänteln* (Periarthropathien) führen zu Arthralgien. Im Gegensatz zur rheumatoiden Arthritis treten diese Gelenkschmerzen meist intermittierend auf. Sie sind, bei gleichbleibender Gelenklokalisation, wetterabhängig.

Akzeptiert man das Problem des Patienten mit der „niedrigen Schmerzschwelle", kann man auch von *psychogenen Arthralgien* sprechen. In diesen Fällen sind viele Gelenke – und die durchweg im Wechsel und den ganzen Tag über – betroffen.

Viele *Zustände nach reaktiven Arthritiden* (z. B. nach Yersinienarthritiden) sind durch zum Teil heftige Arthralgien charakterisiert. Ihre Abgrenzung gelingt durch die Zuordnung zur ursprünglichen Grunderkrankung.

Viele *Kollagenosen* entwickeln sowohl prodromal als auch im Verlauf Arthralgien, so der systemische Lupus erythematodes oder das Mixed connective tissue disease.

Myalgien im Verlauf der rheumatoiden Arthritis sind initial häufig arthrogener und/oder tendinogener Ursache. Erst im weiteren Verlauf – bei zunehmender Muskelschwäche – entstehen muskuläre Schmerzen überwiegend in der Muskulatur selbst. Die Lockerung von Strukturen, die Gelenke stabilisieren und führen, resultiert in muskulären Über- bzw. Unterbeanspruchungen, die wiederum Schmerzen erzeugen. Ein besonderes Symptom der RA ist der langanhaltende, oft therapieresistente Schmerz der Oberarmmuskulatur, der häufig seine Ursache weder im Gelenk noch in einer Entzündung (z. B. der langen Bizepssehne) hat. Auch können radikuläre bzw. pseudoradikuläre Ursachen ausgeschlossen werden.

Myalgien, ohne Muskelschwäche, entwickeln die frühe *Borreliose.* Krankheitsbilder, die durch Myalgien charakterisiert sind, sind die Poly-/Dermatomyositis, Myositiden anderer Kollagenosen oder paraneoplastische Myalgien. Auch an eine HIV-Infektion, endokrine Myopathien, die durch Heinz-Einschlußkörperchen charakterisierte Myositis und viral induzierte Myalgien muß gedacht werden. Eine strikte Abgrenzung erfordert der Muskelschmerz des PMR-RZA-Syndroms (s. später) oder der myalgische Schmerz, der das *Fibromyalgiesyndrom* charakterisiert.

Arthritiden

Gelenktopologie

Die von der RA bevorzugt involvierten Gelenke (S. 105) seien kurz wiederholt. Der symmetrische Befall von Fingergrund- und -mittelgelenken, eventuell von Metatarsophalangealgelenken und des Knies (bei Männern) ist pathognomonisch.

Dagegen erkranken im Rahmen der *Spondylitis ankylosans* bevorzugt stammnahe Gelenke (Hüfte, Knie, Schultern). Beim *Reiter-Syndrom* haben gewichttragende Gelenke Signalcharakter; die *Arthritis psoriatica* läßt sich durch einen Befall im Strahl, durch die Erkrankung der distalen Interphalangealgelenke der Finger, der Zehenmittel- und Zehenendgelenke abgrenzen. *Reaktive Arthritiden* betreffen vor allem Knie-, Sprung-, Schulter- und Hüftgelenke. Die *Borreliose* involviert während ihres Verlaufs vorwiegend Knie-, Sprung-, Hand- und Fingergelenke.

Im Rahmen des *adulten Still-Syndroms* erkrankt der Karpus; in absteigender Reihe folgen dann Knie-, Sprung- und Handgelenke. Signalgelenke für die *Hämochromatosearthropathie* sind die Metakarpophalangealgelenke II und III beidseits; typisch für das akute *Löfgren-Syndrom* sind beide Sprunggelenke (Tab. 9.**1**).

Tabelle 9.1 Differentialdiagnose der Gelenktopologie verschiedener Arthritiden

Krankheit	Häufig	Pathognomonisch	Selten
Arthritis psoriatica	MCP, PIP, DIP, MTP, PIP, DIP	Befall eines Fingers; DIP Befall eines Zehs; PIP, DIP + WS, ISG	Hüften, Schultern
Reiter-Syndrom	gewichttragende Gelenke MTP I, IP I	Sprung-, Mittelfußgelenke + WS, ISG	RC, MCP, Schultern
Spondylitis ankylosans	stammnahe Gelenke MTP I, IP I	Hüften, Schultern, Kniegelenke	MCP, PIP
Reaktive Arthritiden	Knie-, Sprunggelenke Hüften, Schultern		MCP, PIP, Ellbogen
– Yersinienarthritis	Knie-, Sprung-, (Hüft-)Gelenke MTP (ISG)		MCP, PIP, RC
– Borrelienarthritis	Knie-, Sprung-, Hand-, Fingergelenke		Hüften
Systemischer Lupus erythematodes	MCP, PIP, RC		Hüften, Schultern
Mixed connective tissue disease	MCP, PIP, RC		Hüften, Schultern
Progressive systemische Sklerose	MCP, PIP, DIP		Hüften, Schultern
Systemische juvenile Arthritis	große (kleine) Gelenke	RC, Hüften (oberes Sprunggelenk)	Schultern, Ellbogen
Seropositive JCA	RC, MCP, PIP		Hüften, DIP
Seronegative JCA	RC, MCP, PIP, DIP (HWS, Kiefergelenke)		Hüften, Schultern
Oligarthritis-I-JCA	Knie-, Sprunggelenke (oberes >unteres)		Hüften, Schultern
Oligarthritis-II-JCA	Knie-, Sprung-, MTP-Gelenke, ISG		DIP, RC
Adulter Morbus Still	Knie-, Sprunggelenk, Karpus		MCP, PIP, Hüften, Schultern
Hämochromatose	Kniegelenke MCP II, III	MCP II, III beidseits	Schultern

RC = radiokarpal, Handgelenk; MCP = Metakarpophalangealgelenke; PIP = proximale Interphalangealgelenke; DIP = distale Interphalangealgelenke; IP = Interphalangealgelenke; ISG = Iliosakralgelenke; MTP = Metatarsophalangealgelenke.

Tabelle 9.1 Fortsetzung

Krankheit	Häufig	Pathognomonisch	Selten
Sarkoidose – akut – chronisch	 Sprunggelenke beidseits polyartikulär: kleine, mittlere Gelenke	 Sprunggelenke beidseits	 RC, MCP, PIP Hüften, Schultern
PMR-RZA-Syndrom	Knie-, Sternoklavikulargelenke		PIP, MTP
Arthritis urica	Knie-, Sprung-, Handgelenke	MTP I	Schultern, Hüften
Arthritis bei – Chondrokalzinose – Pseudogicht – Polychondritis	 Knie-, Handgelenke, andere Knie-, Handgelenke, andere Knie-, Sprung-, Finger-, Ellbogen-, Handgelenke	 Knie-, Handgelenke Knie-, Handgelenke Knie-, Sprunggelenke	 Hüften Hüften MTP, Schulter

RC = radiokarpal, Handgelenk; MCP = Metakarpophalangealgelenke; PIP = proximale Interphalangealgelenke; DIP = distale Interphalangealgelenke; IP = Interphalangealgelenke; ISG = Iliosakralgelenke; MTP = Metatarsophalangealgelenke.

Mon-, olig-, polyartikulär?

Während sich die rheumatoide Arthritis zu einem großen Prozentsatz polyartikulär manifestiert, findet sich ein *monartikulärer* Befall häufig bei der Arthritis urica, auch der Pseudogicht, der Sarkoidosearthritis und der hämophilen Arthropathie (1220, 1221). *Oligartikulär* erkranken zwei Unterformen der juvenilen rheumatoiden Arthritis (Olig I und Olig II), Spondarthritiden wie das Reiter-Syndrom, die Sp.a., die Arthritis psoriatica und vor allem reaktive Arthritiden sowie auch die systemische juvenile Arthritis. Von der Gelenktopologie her anfangs schwer zu trennen sind *polyartikuläre* Verläufe des systemischen Lupus erythematodes, der Mixed connective tissue disease, der progressiven systemischen Sklerose, einiger virale Arthritiden sowie der seronegativen und seropositiven juvenilen rheumatoiden Arthritis und des adulten Morbus Still (Tab. 9.**2**).

Akuität des Beginns

In der Mehrzahl aller Fälle beginnt die RA schleichend (über Wochen).

In *Stunden (akut)* entwickeln sich eine Arthritis urica, die Pseudogicht, manchmal die Reflexdystrophie, bakteriell und viral induzierte Arthritiden (Gonokokkenarthritis, Rubellenarthritis) oder auch aktivierte Arthrosen.

In *Tagen (subakut)* entstehen die Arthritis der Sarkoidose, die periphere Beteiligung der Spondylitis ankylosans, manche reaktive Arthritiden, die Arthritis psoriatica und die Arthritis im Rahmen der PMR-RZA-Syndrome.

Ein Teil der Kollagenosen (SLE, PSS, Myositis) kann Polyarthritiden auch über einen Zeitraum von *Wochen (schleichend)* entwickeln. Zu dieser schwierig abzugrenzenden Gruppe zählen auch Arthritiden, die entero-

Tabelle 9.2 Differentialdiagnose bei mon-, olig- oder polyarthritischem Beginn

Monarthritis	Oligarthritis	Polyarthritis
– Arthritis urica – Chondrokalzinose – Spondylitis ankylosans – reaktive Arthritis – aktivierte Arthrose – posttraumatische Arthritis – akute Sarkoidosearthritis – villonoduläre Arthropathie – hämophile Arthropathie – PMR-RZA-Syndrom – Gonokokkenarthritis – virale Arthritis – (Rubellen, Retroviren) – (Oligarthritis-I-JCA) – (Oligarthritis-II-JCA) – Hämochromatosearthropathie – Polychondritis – Amyloidosearthropathie	– reaktive Arthritis – Reiter-Syndrom – Arthritis psoriatica – Spondylitis ankylosans – Borrelienarthritis – Streptokokkenarthritis – enteropathische Arthritis – Oligarthritis-I-JCA – Oligarthritis-II-JCA – systemische JCA – systemischer Lupus erythematodes – Mixed connective tissue disease – progressive systemische Sklerose – Panarteriitis nodosa – Dermato-/Polymyositis – Morbus Behçet – (PMR-RZA-Syndrom) – (Arthritis urica)	– systemischer Lupus erythematodes – Mixed connective tissue disease – Sjögren-Syndrom – Felty-Syndrom – JCA seropositiv – JCA seronegativ – systemische JCA – paraneoplastische Arthritis – (Reiter-Syndrom) – (Arthritis psoriatica) – (Arthritis urica) – (progressive systemische Sklerose) – (virale Arthritis) – (Rubellen, Hepatitis)

Tabelle 9.3 Differentialdiagnose der Akuität des Beginns

Akut (in Stunden)	Subakut (in Tagen)	Schleichend (in Wochen)
– Arthritis urica	– Spondylitis ankylosans	– Spondylitis ankylosans
– Chondrokalzinose	– Reiter-Syndrom	– alle Kollagenosen
– reaktive Arthritis	– enteropathische Arthritis	– Felty-Syndrom
– bakterielle Arthritis (Gonokokken)	– Oligarthritis-I-JCA	– Sjögren-Syndrom
– Streptokokkenarthritis	– Oligarthritis-II-JCA	– systemische JCA
– virale Arthritis	– reaktive Arthritis	– enteropathische Arthritis
– akute Sarkoidosearthritis	– (Borrelien, Yersinien)	– (Arthritis psoriatica)
– Arthropathia villonodularis	– systemischer Lupus erythematodes	
– (Algodystrophie)	– Mixed connective tissue disease	
– (PMR-RZA-Syndrom)	– progressive systemische Sklerose	
	– Sarkoidosearthritis	
	– (PMR-RZA-Syndrom)	
	– (Arthritis psoriatica)	

Tabelle 9.4 Differentialdiagnose der Verlaufsformen verschiedener Arthritiden

Selbstlimitierend (3–6–8 Monate)	Chronisch			
	rezidivierend		migratorisch	protrahiert
	regelmäßig	unregelmäßig		
Reaktive Arthritis	systemischer Lupus erythematodes	Reiter-Syndrom	Oligarthritis-I-JCA	systemische JCA
– Reiter-Syndrom	Mixed connective tissue disease	Arthritis psoriatica	Oligarthritis-II-JCA	seropositive JCA
– Yersinienarthritis	Sjögren-Syndrom	Arthritis urica	Spondylitis ankylosans	seronegative JCA
– Borrelienarthritis	Arthritis psoriatica	Chondrokalzinose	enteropathische Arthritis	(Reiter-Syndrom)
	(Reiter-Syndrom)	systemischer Lupus erythematodes	Streptokokkenarthritis	(Arthritis psoriatica)
		progressive systemische Sklerose	virale Arthritis	(Oligarthritis-I-JCA)
		adulter Morbus Still	Sarkoidosearthritis	
			Arthritis urica	

pathisch induziert sind, die juvenile rheumatoide Arthritis und das Sjögren-Syndrom (Tab. 9.**3**).

Verlaufsart

Die möglichen Verlaufsformen der RA sind ausführlich auf S. 85 geschildert.

Auszuschließen sind sich (in 40–70% der Fälle) selbstlimitierende reaktive Arthritiden, chronisch, in regelmäßigen Abständen oder aber auch unregelmäßig rezidivierende Reiter-Syndrome, die Arthritis psoriatica, die Arthritis urica, der adulte Morbus Still und einige Kollagenosen.

Einen *protrahierten Verlauf* nehmen die Arthritiden bei manchen Formen des Reiter-Syndroms, der systemischen juvenilen rheumatoiden Arthritis, der seropositiven und seronegativen juvenilen rheumatoiden Arthritis.

Dagegen treten Arthritiden *chronisch migratorischen* Charakters bei Sarkoidose, viralen Arthritiden, eventuell auch der Spondylitis ankylosans und der Arthritis urica auf (Tab. 9.**4**).

Systemische Mitreaktionen

Viszerale Manifestationen im Rahmen der rheumatoiden Arthritis sind ausführlich auf S. 30 beschrieben. *Iritiden/Iridozyklitiden* begleiten neben den sehr seltenen *zystischen Oberlappenfibrosen* die Spondylitis ankylosans. *Vaskulitiden* am Auge, an den Blutgefäßen, aber auch in anderen Organsystemen sind Kennzeichen mancher Kollagenosen. *Haut- und Schleimhautmanifestationen,* entstehen bei der Arthritis psoriatica, dem Reiter-Syndrom, der Yersinienarthritis, der Borreliose, dem Streptokokkenrheumatismus, dem systemischen Lupus erythematodes, dem Behçet-Syndrom, einigen viral induzierten Arthritiden (z. B. Rubella) usw. (Tab. 9.**5**).

Tabelle 9.5 Differentialdiagnose systemischer Symptome

Krankheit	Haut	Schleimhaut	Augen	Lunge	Niere	Blutgefäße
Arthritis psoriatica	+++	–	(+)	–	–	–
Spondylitis ankylosans	–	–	+++	(+)	(+)	–
Reaktive Arthritiden	++	+	++	–	–	–
– Yersinienarthritis	++	+	+	–	+	–
– Borrelienarthritis	+++	+	(+)	–	–	(+)
– Streptokokkenarthritis	++	–	–	–	–	Herz
Reiter-Syndrom	++	++	+++	–	–	–
Systemischer Lupus erythematodes	+++	++	+	++	++	+++
Progressive systemische Sklerose	+++	+	–	++	++	++
Mixed connective tissue disease	++	+	+	++	++	++
Dermatomyositis	+++	+	–	++	+	++
Sjögren-Syndrom	+	++	+++	–	–	+
Felty-Syndrom	+(+)	+	++	–	–	++
Morbus Behçet	+	+++	++	+	+	++
Amyloidosearthritis	–	(+)	–	–	++	+
Virale Arthritis	++	–	–	–	–	(+)
Sarkoidosearthritis	+++	+	(+)	+++	(+)	–
Enteropathische Arthritis	(+)	+	+	–	–	–
Systemische JCA	++	–	–	+	++	Herz (+)
Seropositive JCA	–	–	(+)	–	–	(+)
Seronegative JCA	–	–	(+)	–	–	–
Oligarthritis-I-JCA	–	–	+++	–	–	–
Oligarthritis-II-JCA	–	–	+(+)	–	–	–

Frühe rheumatoide Arthritis

Hilfreich ist die Kenntnis der RA-Epidemiologie sowohl für die Differentialdiagnose der frühen Phasen (Tab. 9.**6**, 9.**7** ≤24 Monate), als auch im späteren Verlauf. *Geschlecht* und *Manifestationsalter,* verknüpft mit einer signalhaften *Gelenktopologie,* stellen die ersten differentialdiagnostischen Weichen; jeder atypische, z. B. monartikuläre Beginn und/oder die Zeichen einer z. B. achillären Enthesitis erweitern das differentialdiagnostische Spektrum.

Besonders in den frühen RA-Stadien kann der systemische Lupus erythematodes (SLE) leicht mit ihr verwechselt werden. Patienten mit einem SLE entwickeln „ohne Schwierigkeiten" vier Kriterien der RA ACR-Diagnostik:

- Morgensteife,
- Arthritis in drei oder mehr Gelenken (manchmal symmetrisch-polyartikulär),
- Arthritis der Handgelenke und
- generell die symmetrische Arthritis.

Patienten mit Symptomen der RA und des SLE fallen unter die Definition eines *Overlap-Syndroms.* Arthritiden des SLE sind nicht deformierend und radiologisch nicht progressiv (s. später). An systemischem Lupus erythematodes erkranken wie bei der rheumatoiden Arthritis häufig jüngere Frauen. Prodromi bzw. initiale Haut- und Gefäßsymptome können sich ebenfalls sehr ähneln (Krankheitsgefühl, Müdigkeit, Gewichtsverlust, Arthralgien, Hyperhidrosis palmaris) bzw. sind bei der RA (Sehnenscheidenentzündungen, Temporomandibulararthritiden) oder beim SLE (Akrozyanose) häufiger. Gelenkschmerzen und -schwellungen zeigt der SLE häufiger oligartikulär, allerdings ebenfalls schleichend beginnend (Tage, Wochen) und nicht selten symmetrisch. Fieber beim SLE obligat, ist bei der RA seltener, der Gewichtsverlust ausgeprägter. Während beim SLE meist eine Leukozytopenie (Lymphozytopenie), sehr selten der Rheumafaktor und (fast) immer antinukleäre Antikörper nachzuweisen sind, verursacht die RA keine Leukozytopenie und – wenn überhaupt – nur niedrigtitrige antinukleäre Antikörper. Die Diagnose unterstützend, sprechen HLA-DR2 und HLA-DR3 für den SLE, HLA-DR1 und HLA-DR4 (DRB1*-Allele) für die rheumatoide Arthritis.

> Initial unspezifisch geprägte Phasen beider Krankheitsbilder ohne abgrenzende immunologische Marker sollten an die Differentialdiagnose SLE erinnern.

Das gilt auch für das *Mixed connective tissue disease (MCTD),* dessen nicht selten protrahiert oligartikulärer Krankheitsbeginn initial die Differentialdiagnose erschwert. Der größere Anteil von Overlap-Symptomen – Raynaud, Fieber, Hautmanifestationen (Sklerodaktylie) usw. – gibt den differentialdiagnostischen Ausschlag.

Auch die *progressive systemische Sklerose (PSS)* kann in frühen Stadien – Arthralgien und Morgensteife der Hände – differentialdiagnostische Schwierigkeiten bereiten. Weit vor den Hautsymptomen finden sich

Tabelle 9.6 Differentialdiagnose der frühen rheumatoiden Arthritis

Krankheit	Gelenktopologie		Gewichts-verlust	BSG/ Leukozyten (diskret/ mittel/hoch)	RF (fehlen; manchmal/ immer nachweisbar)	ANA (fehlen, manchmal/ immer)	HLA	Synoviaanalyse
Rheumatoide Arthritis	MCP, PIP MTP, RC Knie, Schultern Hüften	+++ ++(+) +(+) (+)	deutlich	mittel/ Leukozytose	40–60% nachweisbar	manchmal/ niedrigtitrig	DR1 DR4 DRB1* Allele	frühe RA: Lymphozyten dominieren mäßig/extrem entzündlich neutrophile Granulozyten dominieren
Arthritis psoriatica	DIP, PIP (Finger, Zehen) RC, Knie Schultern, Hüften	++(+) +(+)	diskret	diskret/ Leukozytose	fehlen	fehlen	B13, 17 Bw38, 39 Cw6, DR7	deutlich entzündlich neutrophile Granulozyten dominieren
Spondylitis ankylosans	Knie, Schultern Hüften MTP MCP, PIP	+++ +++ +(+) (+)	diskret	diskret/ normal	fehlen	fehlen	B27	mäßig bis deutlich entzündlich neutrophile Granulozyten dominieren
Reaktive Arthritiden	Knie, Sprunggelenke MTP, Schultern MCP, PIP RC Hüften	+++ ++ + + (+)	deutlich	hoch/ Leukozytose	fehlen	fehlen	B27	deutlich/extrem entzündlich neutrophile Granulozyten dominieren
Systemischer Lupus erythematodes	MCP, PIP, RC MTP Knie, Schultern Hüften	++ +(+) (+) ⊙	drama-tisch	mittel/ Leukozyto-penie	manchmal nachweisbar	immer nachweisbar	DR2 DR3 DR4	mäßig entzündlich Lymphozyten dominieren
Progressive systemische Sklerose	MCP, PIP, DIP RC, MTP Knie, Schulter Hüften	++(+) +(+) ⊙ ⊙	deutlich	diskret/ normal	manchmal nachweisbar	immer nachweisbar	DR1 DR2 DR3 DR4, DR5	mäßig entzündlich Monozyten dominieren
Mixed connective tissue disease	MCP, PIP RC, MTP	++ +(+)	deutlich	mittel/ Leukozyto-penie	manchmal nachweisbar	immer nachweisbar	DR4	mäßig bis deutlich entzündlich (Lympho-zyten dominieren)
Systemische juvenile Arthritis	RC Hüften	+++ ++	deutlich	hoch/ Leukozytose	fehlen	manchmal nachweisbar	Bw44, DR5	deutlich entzündlich (Rhagozyten, Monozyten, evtl. Lymphozyten-dominanz)
Seroneg. juvenile Polyarthritis	MCP, PIP, RC	+++	deutlich	hoch/ Leukozytose	fehlen	fehlen	DR4, Dw8	mäßig bis deutlich entzündlich
Seropos. juvenile Polyarthritis	RC, MCP MCP	++(+) ++	deutlich	hoch/ Leukozytose	immer nachweisbar	70% nachweisbar	DR1, DR4	neutrophile Granulozyten dominieren
Juvenile Oligarthritis I/II	Knie, Sprunggelenke MTP	++	diskret	mittel/ Leukozytose	fehlen	100% fehlen	B27	mäßig bis deutlich entzündlich
Adulter Morbus Still	Interkarpalia Knie, Sprunggelenke RC	+++ ++	dramatisch	hoch/ Leukozytose	fehlen	fehlen	B14, Bw35 Cw6, DR4	deutlich entzündlich Granulozyten dominieren
Sjögren-Syndrom	MCP, PIP MTP, RC Knie, Schultern Hüften	+++ ++(+) +(+) +	deutlich	hoch/ Leukozyto-penie	immer nachweisbar	immer nachweisbar	primär: B8 (DR3) sekundär: DR3/DR4	lymphozytenreich
PMR-RZA-Syndrom	Schultern, Knie MCP, PIP, RC	++(+) (+)	dramatisch	hoch/ Leukozytose	fehlen (cave Alter)	fehlen	(DR4)	mäßig entzündlich Granulozyten
Arthritis urica	MTP 1 Sprunggelenke RC	++++ ++ +	diskret	diskret/ Leukozytose	fehlen	fehlen	⊙	chronisch: nicht entzündlich Monozyten dominieren

Abkürzungen wie Tab. 9.1, S. 109.
⊙ = nicht betroffen, nicht nachweisbar.

Tabelle 9.7 Differentialdiagnose der frühen rheumatoiden Arthritis (Übersicht)

Krankheit	Manifestationsalter (Jahre) Geschlecht (Frauen/Männer)	Prodromi vor/Fieber bei Beginn/im Schub (obligat/sporadisch)	Art des Beginns	Mon-, olig-, polyartikulär symmetrisch/asymmetrisch
Rheumatoide Arthritis	<30 +(+) 30–55 +++ >55 + 3:1	Sehnenscheidenentzündungen, Arthralgien (S. 10), Fieber sporadisch/im Schub Hyperhidrosis palmaris	Stunden ⊙ Tage +(+) Wochen +++	mon./olig. +(+) poly. +++ symm. +++ asym. ++
Arthritis psoriatica	<30 +(+) 30–55 +++ >55 (+) 1:1	Prodromi fehlen meist Fieber ⊙/selten	Stunden ⊙ Tage (+)+ Wochen +++	mon./poly. +(+) olig. +++ sym. (+) asym. +++
Spondylitis ankylosans	<30 +++ 30–55 ++ >45 (+) 1:4	Arthralgien Arthritiden als Prodromi Fieber ⊙	Stunden ⊙ Tage ++ Wochen +++	mon./poly. ++/+(+) olig. +++ symm. (+) asym. +++
Reaktive Arthritiden (Reiter-Syndrom, Streptokokken-rheumatismus)	<30 +++ 30–55 +(+) >55 (+) 1:1	spezielle Vorerkrankungen Fieber obligat/Schub	Stunden +++ Tage +(+) Wochen ⊙	mon./olig. +++ poly. (+) sym. (+) asym. +++
Systemischer Lupus erythematodes	<30 +(+) 30–55 ++ >55 (+) 5–9:2	Hyperhidrosis palmaris Arthralgien Akrozyanose Fieber obligat, sporadisch	Stunden (+) Tage +(+) Wochen +++	mon./poly. +/++(+) olig. +++ sym. ++ asym. +(+)
Progressive systemische Sklerose	<30 +(+) 30–55 ++ >55 (+) 8:1	Akrozyanose Raynaud-Syndrom Fieber (fast) obligat	Stunden ⊙ Tage ++ Wochen +(+)	mon./poly. +/+(+) olig. +++ sym. ++ asym. +(+)
Mixed connective tissue disease	<30 ++ 30–55 +++ >55 (+) 9:1	Raynaud-Syndrom Arthralgien Fieber sporadisch	Stunden ⊙ Tage +(+) Wochen +++	mon./olig. (+)/+(+) poly. +++ sym. +++ asym. +(+)
Juvenile Arthritis				
– systemische juvenile Arthritis	<2/<8 1:1	Prodromi selten Fieber obligat	Stunden + Tage ++ Wochen +++	mon./poly. ++/+ sym. ++
– seronegative Polyarthritis	<16 1:1	Tenosynovialitiden Fieber ⊙	Stunden + Tage ++ Wochen ++(+)	poly. +++ sym. ++
– seropositive Polyarthritis	12–16 Mädchen	Arthralgien Fieber ⊙	Stunden (+) Tage ++ Wochen ++(+)	poly. +++ sym. ++
– Oligarthritis I	<6 1:1	Fehlen Fieber ⊙	Stunden (+) Tage ++ Wochen +(+)	mon. ++ olig. +++ asym. ++
– Oligarthritis II	>6/<16 1:8	Arthralgien Fieber ⊙	Stunden ⊙ Tage ++ Wochen ++(+)	olig. +++ asym. +++
Adulter Morbus Still	<35 1:1	unspezifische Prodromi Fieber obligat	Stunden ++ Tage ++(+) Wochen (+)	poly. ++ olig. + asym. ++

Tabelle 9.7 Fortsetzung

Krankheit	Manifestationsalter (Jahre) Geschlecht (Frauen/Männer)	Prodromi vor/Fieber bei Beginn/im Schub (obligat/sporadisch)	Art des Beginns		Mon-, olig-, polyartikulär symmetrisch/ asymmetrisch	
Felty-Syndrom	>50/<70 7:3	RA Fieber sporadisch	Stunden Tage Wochen	⊙ +(+) +++	poly. sym.	+++ +++
Sjögren-Syndrom	>30/<65 9:1	RA Fieber ⊙	Stunden Tage Wochen	⊙ +(+) +++	poly. sym.	+++ +++
PMR-RZA-Syndrom	>50 2:1	schweres allgemeines Krankheitsgefühl, Fieber sporadisch, im Schub	Stunden Tage Wochen	⊙ +++ +(+)	mon. olig. asym.	+(+) ++ ++
Arthritis urica	>30 Männer >50 Frauen 1:9	Arthralgien Fieber im Schub	Stunden Tage Wochen	+++ ++ +(+)	mon. olig. asym.	+++ ++ +(+)

⊙ = nicht vorkommend, (+) – +++ = Häufigkeit, mon. = monartikulär, olig. = oligartikulär, poly. = polyartikulär, sym. = symmetrisch, asym. = asymmetrisch

häufig erhöhte Kälteempfindlichkeit und Raynaud-Syndrom. Erytheme, lokalisierte Ödeme oberer und unterer Extremitäten, das sog. „neck sign" und Störungen der Speichel-, Tränen- und Schweißsekretion können Prodromi der PSS darstellen (566). Eine regelrechte *Synovialitis* ist allerdings *kaum zu beobachten.* Eingeschränkte Gelenkbeweglichkeit und Deformationen sind meist Sekundärfolgen der fibrösen Umwandlung von Sehnenscheiden und der darunterliegenden Haut. 30% aller Patienten mit einer lang andauernden PSS zeigen Erosionen der kleinen Finger- und Handgelenke (s. später).

Die größten differentialdiagnostischen Herausforderungen stellen durch ihre große Zahl die von der Kürze ihres Verlaufs geprägten *reaktiven Arthritiden.* Sie erfordern früh den Nachweis von Antigen-Antikörper-Reaktionen. Ihr meist „donnernder Anfang": Beginn in Stunden, fehlende Prodromi oder ein jeweils spezifischer Vorlauf (Durchfälle, Zeckenbisse usw.), hohes unspezifisches Entzündungsprofil, Symptome einer schweren Allgemeinerkrankung helfen, früh und schnell zu differenzieren. Rheumafaktoren fehlen, große Gelenke erkranken häufig – sehr selten polyartikulär-symmetrisch, manchmal monartikulär. Meist besteht Fieber.

Entwickelt sich eine *Psoriasis,* stellt sie oft (aber nicht immer!) differentialdiagnostisch die Weichen. Fehlt sie, hilft der pathognomonische Gelenkbefall (distale Interphalangealgelenke, Befall im Strahl, Daktylitis usw.). Fehlt er, ist die Abgrenzung der initialen *Arthritis psoriatica* (A. ps.) von der initialen RA manchmal schwierig. Männer und Frauen erkranken gleich häufig. Klassische Prodromi der RA (z. B. Sehnenscheidenentzündungen) fehlen. Meist ist das initiale humorale Entzündungsprofil deutlich niedriger als das der RA Rheumafaktoren fehlen.

Auch bei anderen *Spondarthritiden* (z. B. Reiter-Syndrom, periphere Gelenkdominanz im Rahmen einer Sp. a.) dominieren Zeichen des HLA-B27-Formenkreises wie die Enthesitis, frühe Fersenschmerzen, eine Iritis, Schmerzen im Bereich von Synchondrosen usw. – im Gegensatz zur Synovialitis der rheumatoiden Arthritis. Rheumafaktoren sind nicht nachweisbar. Häufig ist ein typischer tiefsitzender Kreuzschmerz, den die rheumatoide Arthritis „nicht kennt". Gelenkentzündungen können bestehen, sind jedoch meist asymmetrisch und bevorzugen die Gelenke der unteren, gewichttragenden Extremitäten. So können z. B. Knie-, Schulter- oder Hüftarthritiden ohne Hinweise auf eine Systemerkrankung Prodromalarthritiden einer *Spondylitis ankylosans* darstellen.

Fingerpolyarthrosen entwickeln sich meist bei Frauen in definierten hormonellen Umstellungsphasen (Menopause). Anfangs sind sowohl Heberden- als auch Bouchard-Knötchen weich palpabel, gerötet – sie wirken entzündlich. Sie werden aber schnell konsistenter und lassen sich damit von den Schwellungen der RA unterscheiden. Eine symmetrische Arthritis aller distalen Interphalangealgelenke bei einer Frau in der Phase der Menopause gibt es bei der RA nicht!

Rheumatoide Arthritis im weiteren Verlauf

In seinem weiteren Verlauf entwickelt der *systemische Lupus erythematodes* – abgrenzend zur RA – die ihn charakterisierenden Organerkrankungen (Herz: Libman-Sacks-Endokarditis, Perikarditis, Myokarditis; Niere: Glomerulonephritis, nephrotisches Syndrom, Proteinurie; pleuropulmonal: Pleuritis, interstitielle Pneumonitis, fibrosierende Pneumonitis).

Ein zur RA hauptsächlich differenzierender Organbefall ist der der Haut, der sich in fast 80% aller Verläufe findet. Häufig zeigen sich Hautveränderungen an UV-Licht-disponierten Stellen. Die Photosensitivität ist hoch! Den SLE charakterisierende immunologische Laborparameter wie mittel- bis hochtitrige antinukleäre Antikörper, Antikörper gegen Sm, vor allem aber Antikörper gegen dsDNA liefern weitere differentialdiagnostische Hinweise. Der Rheumafaktor ist meist nicht nachweisbar, das CRP auch in hochaktiven Verläufen normal. Bei einer 3 Jahre dauernden rheumatoiden Arthritis (mögliche sich ähnelnde Symptome: symmetrische Polyarthritiden, Arthralgien, Myalgien) ohne für die RA typische radiomorphologische Zeichen muß die Diagnose RA noch einmal überdacht werden. Arthritiden des SLE verlaufen nicht destruierend. Die einer RA-Deformation ähnelnde ulnare Deviation der langen Finger hat andere Ursachen, die klinisch zu eruieren sind. Eine Übersicht über die differentialdiagnostischen Kriterien von RA und SLE gibt Tab. 9.**8**. Radiologische Zeichen eines SLE demonstriert Abb. 9.**1**, das klinische Bild einer Hand bei SLE zeigt Abb. 9.**2** und das klassische Schmetterlingserythem Abb. 9.**3**.

Das *Mixed connective tissue disease (MCTD)*, eine Mischkollagenose, die sich Symptome einzelner Kollagenosen – des SLE, der PSS, der Polymyositis und der RA – „leiht", entwickelt Polyarthralgien in nahezu 100% und eine RA-ähnliche Arthritis in 50–70% der Fälle (Abb. 9.**4**). Als *milde Verlaufsform* kann das *Sharp-Syndrom* gelten, das durch niedrigdosierte Glucocorticoide erfolgreich behandelt werden kann und durch hohe Titer von Anti-U1-nRNP-Antikörpern, Verminderung der T-γ-Lymphozyten und der Suppressorzellfunktionen charakterisiert ist. Die Polyarthritis der MCTD kann *nichterosiv* oder *erosiv* mit typischem radiomorphologischem Bild *(paraartikuläre Weichteilossikelchen)* verlaufen (Abb. 9.**5**). Diffuse Schwellungen der Hände oder nur Finger, ein Raynaud-Syndrom, Arthralgien, mögliche viszerale Beteiligungen (Ösophagus, Herz, Lymphadenopathie, Hepatosplenomegalie, Trigeminusneuralgie) in Zusammenhängen mit den Markern für die MCTD – hochtitrigen antinukleären Antikörpern mit gesprenkeltem Muster und hochtitrigen Anti-U1-nRNP-Antikörpern – sichern die Diagnose (Tab. 9.**9**).

Wie der SLE und die MCTD läßt sich die beginnende *progressive systemische Sklerose (PSS)* manchmal nur schwer von der initialen RA abgrenzen. Das bei der PSS wesentlich häufigere *Raynaud-Syndrom* (manchmal schon im frühen Verlauf Fingerkuppennekrosen), sich nach und nach entweder akral oder am Stamm einstellende klassische *Hautveränderungen* (Kerzenwachskonsistenz) und der Nachweis viszeraler Manifestationen (Lunge, Ösophagus usw.) sichern die Diagnose eines PSS *Antinukleäre Antikörper* mit meist gesprenkeltem Muster finden sich in 80% aller PSS-Verläufe. Sehr spezifisch – diagnostisch und prognostisch weichenstellend – sind der *Zentromerantikörper* oder das *Anti-Scl-70.* Ab einem gewissen Zeitpunkt sind klinisches und radiologisches Bild einer progressiven systemischen

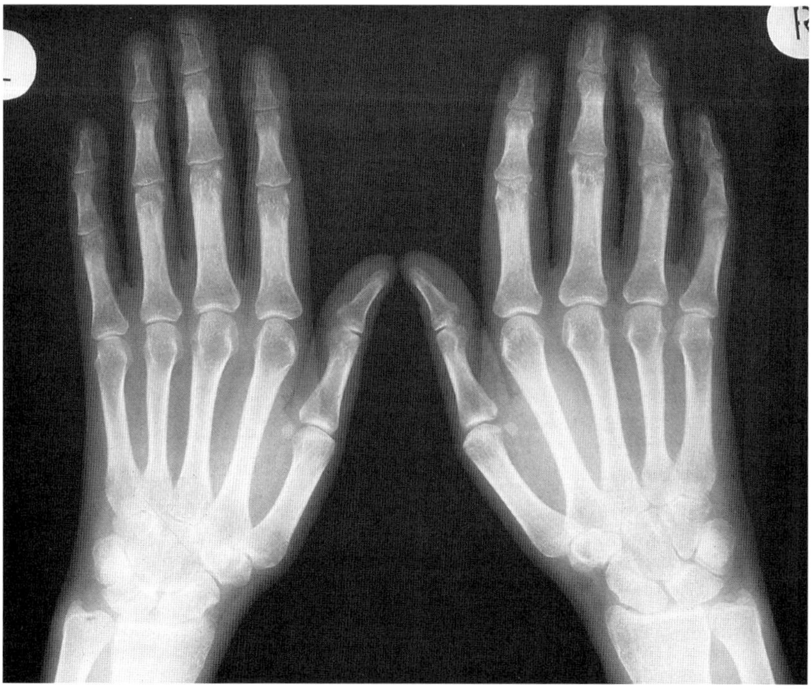

Abb. 9.1 **Systemischer Lupus erythematodes.** 39jährige Frau. Diffuse/diskret juxtaartikulär fokusierte Osteoporose. Diskrete Gelenkspaltverschmälerungen und ulnare Deviationen der Fingergrundgelenke bzw. der Langfinger.

Tabelle 9.8 Differentialdiagnose systemischer Lupus erythematodes/rheumatoide Arthritis

Symptome	Systemischer Lupus erythematodes	Rheumatoide Arthritis	Gemeinsames/Trennendes
Hauterscheinungen	zusammen 80%	⊙	**Gemeinsames** • überwiegend Frauen • einzelne Prodromi • Arthralgien • polyartikuläre (symmetrische) Arthritiden • Ulnardeviation der Langfinger, Myalgien **Trennendes** • Haut (SLE) • Gelenke – radiologisch: keine Destruktion (SLE) – morphologisch: außer Ulnardeviation keine „klassischen" RA-Entwicklungen (SLE) • Fieber SLE • viszerale Manifestationen (SLE) • immunpathologische Befunde – ANA/SLE/RA [↓]) – Anti-DNA (SLE/ –) – Anti-Sm (SLE/ –) – hochtitrige RF (– /RA)
– (UV-Licht-provozierbar) Diskoid		⊙	
Schmetterlingserythem	++	⊙	
– Profund	+	⊙	
Vaskulitis	+++	1–2%	
– Livedo reticularis	++	selten/prodromal	
Digitalläsion	+++	1–2%	
– Raynaud-Syndrom	30%	4%	
– Mundschleimhaut-ulzerationen	30%	selten	
– Alopezie	30%	⊙	
Photosensitivität	sehr häufig	⊙	
Arthralgien	prodromal, im Verlauf	prodromal	
Myalgien	prodromal, im Verlauf	prodromal, Verlauf	
Arthritiden	90%	100%	
– klinisch	häufig symmetrisch, Jaccoud-Arthritis, periphere Gelenke	häufig, symmetrisch klass. Fehlentwicklungen, periphere + stammnahe Gelenke + HWS	
– radiologisch	erosiv in <2%; diffuse Osteoporose	erosiv, zystoid, destruierend-mutilierend	
Allgemeine Krankheitszeichen	Müdigkeit, Leistungsabfall	phasenabhängig	
Geschlechtsverteilung	9–5/2 Frauen/Männer	3/1 Frauen/Männer	
Gewichtsverlust	deutlich	diskret	
Prodromi/ Fieber	Morgensteife (+), Arthralgien ++ Fieber immer (80%) keine Sehnenscheiden-entzündungen Hyperhidrosis palmaris (+)	Morgensteife++(+), Arthralgien++ Fieber selten Sehnenscheiden-entzündungen++ Hyperhidrosis palmaris++	
Medikamente	+ auslösend: z. B. Hydralazin, Penicillin, DPA usw.	auslösend: keine	
Niere, ZNS, Herz	30–50%	Perikarditis, Pleuritis	
Polyserositis	(Endo-, Myo-, Perikarditis)	(<10%)	
Labor	Leukozytopenie, Lymphozytopenie, kein CRP, BSG++(+), (RF), ANA+++, Anti-dsDNA+++, Antihiston++, Anti-Sm, HLA-DR2, HLA-DR3	CRP++, BSG++(+), RF++, ANA(+), dsDNA(+), andere Antikörper⊙ DRB1*-Allele	

Sklerose nicht mehr mit einer RA zu verwechseln (Abb. 9.**6**, 9.**7**). Schwierigkeiten bereiten der PSS nahestehende „Varianten", wie z. B. das CREST-Syndrom oder auch Übergangsformen zur Polymyositis.

Die Abgrenzung *reaktiver Arthritiden* von der RA ist prognostisch und therapeutisch sehr wichtig und durch ein „Fahnden nach Infektionen" gekennzeichnet. Reaktive Arthritiden sind zwar durch einen zeitlich engen (2-3-6 Wochen Latenzzeit nach der Infektion) Krankheitsverlauf zwischen Vorerkrankung bzw. Ursachen für die weitere Erkrankung (Enteritis, Urethritis, Tonsillitis, Zeckenbiß usw.) und der Entwicklung von (Mon-, Olig-, Poly-)Arthritiden charakterisiert, dennoch gelingt der direkte Nachweis eines Erregers in (z. B.) Stuhlproben nur sehr selten. Trotzdem ist immer nach infektiösen Erregern des Darms oder des Urogenitaltrakts zu suchen (Tab. 9.**10**). Urethritiden erfordern die Suche nach Chlamydia trachomatis aus Urethral- und Zervixabstrichen. Da der direkte Nachweis selten gelingt, sind Antikörperbefunde gegen unterschiedliche *Immunglobulinfraktionen* (IgM, IgA, IgG) sehr wichtig.

Eine mögliche Abgrenzung reaktiver Arthritiden liegt in ihrer Kopplung/Nichtkopplung an das HLA-B27.

Besteht der Verdacht auf eine *Yersinienarthritis*, sind – immer vorausgegangene – abdominelle Beschwerden zu erfragen. Meist entwickelt sich eine oligartikuläre Arthritis der Gelenke der unteren Extremitäten. HLA-B27 findet sich in bis zu 80% der Fälle. Serologisch

Tabelle 9.**9** Differentialdiagnose rheumatoide Arthritis/Mixed connective tissue disease

	Rheumatoide Arthritis	Mixed connective tissue disease
Prodromi	– Arthralgien – Sehnenscheidenentzündungen – flüchtige Kiefergelenkbeschwerden – Hyperhidrosis palmaris – Parästhesien	– Arthralgien – allgemeines Krankheitsgefühl („Kollagenosenschlappheit") – selten Sehnenscheidenentzündungen
Gelenktopologie	– symmetrisch-polyartikulär: MCP, PIP, MTP – (HWS!)	– oligartikulär, (polyartikulär) – diffuse Schwellungen von Fingern und Händen
Röntgen-morphologie	– erosiv, zystoid, destruierend-mutilierend – (HWS!)	– (mild) erosiv, nichterosiv – paraartikuläre Ossikel – Wirbelsäule frei
Verlauf	– protrahiert, progredient, linear progredient, pseudolinear progredient	– protrahiert, rezidivierend, progredient
Viszerale Manifestationen	– (Poly-)Serositis – Vaskulitis selten – Episkleritis (selten) – ZNS selten	– „Anleihen" von PSS (Raynaud, Ösophagus, Haut), SLE (Herz, Lunge) Polyserositis, Myalgien, Fieber, Vaskulitis, „Overlap", Hepatosplenolymphadenopathie
Laborparameter	– unspezifische Entzündungszeichen phasenabhängig hoch – teils hochtitrige Rheumafaktoren in bis zu 80% nachweisbar – niedrigtitrige ANA in 20–40% nachweisbar – HLA-DRB1*-Allele	– unspezifische Entzündungszeichen phasenabhängig hoch – niedrigtitrige RF in 40–60% nachweisbar – antinukleäre Antikörper immer nachweisbar – diagnostisch beweisend: hohe Titer von Anti-U1-nRNP-Antikörpern

beweisend sind hohe IgA-Titer zum Nachweis von Yersiniaantikörpern. Unter entsprechender Therapie heilen Yersinienarthritiden meist innerhalb von 3–6 Monaten folgenlos aus. Noch jahrelang persistierende Arthralgien mancher Verläufe können sich durch die reduzierte Antigenkapazität zirkulierender oder in der Synovialis abgelagerter Reaktionsprodukte der akuten Phase der Yersinienarthritis erklären („Immunschrott"). Rheumafaktoren fehlen.

Auch das *Reiter-Syndrom* bietet differentialdiagnostische Probleme. Häufig ist zur klassischen Trias die Urethritis nicht zu ermitteln, noch häufiger fehlt die Konjunktivitis. Dagegen helfen Haut- bzw. Schleimhautmanifestationen (Stomatitis, schmerzlose Aphthen im Mund, Keratoderma blennorrhagicum), inkomplette Reiter-Syndrome (Uropolyarthritis) zur Vervollständigung. Hautmanifestationen dieser Art fehlen beim Bild der RA. Chronisch werdende Reiter-Syndrome sind HLA-B27- und/oder HLA-Bw35-positiv und können iliosakrale Arthritiden und Parasyndesmophyten als axiale Manifestationen entwickeln. Häufiger asymmetrisch als symmetrisch erfassen sie – besonders am Anfang – gewichttragende Gelenke. Im Röntgenbild (Abb. 9.**8**) ähneln sie mehr der Arthritis psoriatica als der rheumatoiden Arthritis. Klinisch ist auf das Erkranken gewichttragender Gelenke zu achten (Abb. 9.**9**). Die Diagnose eines Reiter-Syndroms hat immer einen speziellen Vorlauf (Urethritis, Enteritis, eventuell andere Infektionen usw.).

Der großen Gruppe HLA-B27-vermittelter reaktiver Arthritiden stehen nicht-HLA-B27-getriggerte reaktive Arthritiden gegenüber, von denen eine seit langem bekannt ist, die andere erst neu in unser „diagnostisches Repertoire" aufgenommen wurde.

Der selten gewordene und meist in migratorischer Form auftretende *Streptokokkenrheumatismus (rheumatisches Fieber)* wird durch eine von β-hämolytischen Streptokokken der Gruppe A induzierte Tonsillitis oder Pharyngitis eingeleitet. Nach einer zwischen 1 und 54 Wochen liegenden Latenzzeit entwickeln sich Fieber, Arthralgien, möglicherweise – und wenn, dann sehr wichtig, kardiale Symptome – eine Polyarthritis, die überwiegend große Gelenke betrifft und wandernden Charakter hat, sowie ein Erythema anulare marginatum und subkutane Knötchen (S. 129). Eine Chorea minor läßt sich heute kaum mehr eruieren. Unspezifische Entzündungszeichen sind nachweisbar (BSG und CRP massiv beschleunigt bzw. erhöht, Leukozytose). Die Diagnose fordert unbedingt hohe Antistreptolysintiter oder Titerverläufe bzw. hohe Titer- oder Titerverläufe von Antidesoxyribonuclease, Antihyaluronidase und Antinicotinamid-Adenin-Dinucleotidase. Erst ein Antistreptolysin-0 Titer ab 1:400 mit steigender Tendenz ist aussagekräftig (157).

Obwohl die *Lyme-Arthritis* einige Züge trägt, die den Spondarthritiden ähneln (Enthesitis, Daktylitis, selten iliosakrale Arthritis), ist sie nicht HLA-B27-vermittelt.

In den *frühen Stadien* nach dem Zeckenbiß stehen

Tabelle 9.10 Häufige Erreger reaktiver und viraler Arthritiden

Erreger postdysenterischer Arthritiden
– Campylobacter jejuni – Salmonella enteritidis – Salmonella typhimurium – Shigella flexneri – Shigella dysenteriae – Yersinia enterocolitica (0:3, 0:9) – Yersinia pseudotuberculosis (I–IV)
Erreger posturethritischer Arthritiden
– Chlamydia trachomatis (D–K) – Ureaplasma, Urealyticum – Gonokokken – Mykoplasmen – (T-strain of mycoplasma)
Erreger sonstiger Arthritiden
– Spirochäten (Borrelia burgdorferi) – β-hämolysierende Streptokokken der Gruppe A – Brucellen
Erreger viraler Arthritiden
– Hepatitis-B-Viren – Parvo-B19-Viren (Ringelröteln) – Rubellaviren (Vakzine) – HIV – Adeno-Coxsackie-Enteroviren – Herpes-, Influenza-, Mumpsviren – Parainfluenza-, Varicella-Zoster-Viren

Gelenkschmerzen, Schmerzen an Sehnen und Bändern migratorischen Charakters im Vordergrund. Nach einer Latenzperiode von einigen Monaten entwickeln sich intermittierende Arthritiden, die bis zu 6 Monate andauern können. Sie können chronisch rezidivieren oder in einer kompletten Remission enden. Am häufigsten erkrankt das Knie. Danach folgen die Sprung- und Zehengelenke. In seltenen Fällen erosiv verlaufend, finden sich radiologisch gelenknahe Osteoporose, subchondrale Sklerose, verkalkte oder ossifizierte Bänder und Sehnen (Abb. 9.**10**).

Den diagnostischen Beweis, daß es sich um eine Lyme-Arthritis handelt, liefert hauptsächlich die Entdeckung spezifischer IgG- und IgM-Antikörper (Immunfluoreszenz, ELISA, Westernblot), die bei *florider* Lyme-Arthritis *immer hohe Spiegel* zeigen. Antikörper gegen IgG verändern sich oft über Monate, ja Jahre nicht.

Einen Überblick über die Differentialdiagnose reaktiver Arthritiden gibt Tab. 9.**11**.

Die *Arthritis psoriatica* ist durch asymmetrischen mon-/oligartikulären Befall, durch die Daktylitis (an Fingern und Zehen) und eine axiale Mitreaktion, die der Sp. a. ähnelt, charakterisiert (Tab. 9.**12**; (Abb. 9.**11**–9.**13**). In bis zu 50% der Verläufe von *Spondylitis ankylosans* erkranken meist stammnahe (Hüfte, Schulter, Knie) Gelenke, seltener auch kleine Gelenke. Eine differentialdiagnostische Abgrenzung zur RA ist vor allem dann nötig, wenn, was nicht selten ist, die Gelenkmanifestationen dem axialen Befall vorangehen. Der für die Sp. a. typische frühmorgendliche Kreuzschmerz, die dieses Krankheitsbild charakterisierenden Synchondritiden oder Enthesopathien (Enthesitiden), die Iritis, die enge Korrelation zu HLA-B27 und die radiologischen Befunde an den Iliosakralgelenken, an der Wirbelsäule (Syndesmophyten, Spondylitis anterior usw.) erleichtern jedoch die Differentialdiagnose.

Differentialdiagnostische Probleme können auch zwischen RA und stoffwechselassoziierten Arthropathien (Arthritis urica, Hämochromatose) und der Sarkoidosearthritis entstehen.

Die Störung der Harnsäureausscheidung ist die Grundlage der *Arthritis urica*. Erhöhte Serumharnsäurespiegel müssen (Mehrfachbestimmungen unter stan-

Tabelle 9.11 Differentialdiagnose rheumatoide Arthritis/reaktive Arthritiden

	Rheumatoide Arthritis	Reaktive Arthritiden
Beginn	– überwiegend schleichend, selten akut	– foudroyant
Gelenktopologie	– MCP, PIP, MTP	– Knie-, Sprunggelenke
Röntgenmorphologie	– zystoid, erosiv, destruierend	– nicht destruierend (Ausnahme: chronisches Reiter-Syndrom)
Verlauf	– chronisch progredient	– initial hochakut, dann selbstlimitierend
Laborparameter	– unspezifische Entzündungszeichen phasenabhängig hoch – Rheumafaktor in bis zu 80% nachweisbar – HLA-DRB1*-Allele	– unspezifische Entzündungszeichen extrem hoch – Rheumafaktor nicht nachweisbar – HLA-B27 häufig nachweisbar

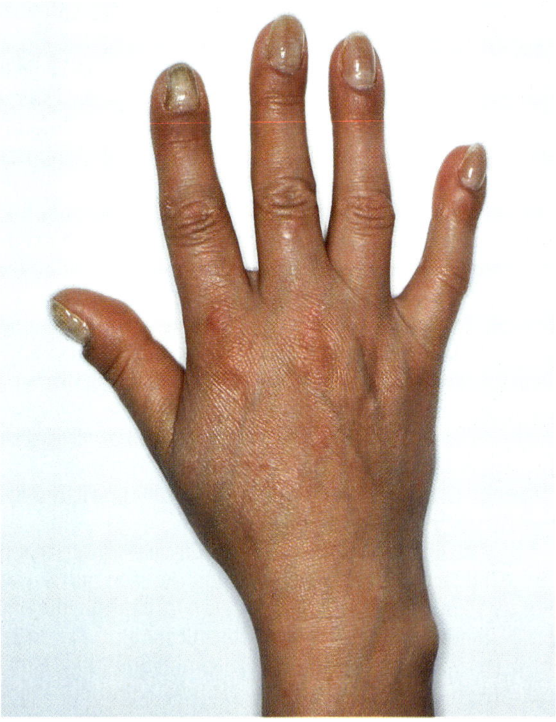

Abb. 9.2 **Systemischer Lupus erythematodes.** 43jährige Frau. Schwellung der MCP II, III und des Radiokarpalgelenks. Angedeutet livide Pölsterchen über den Metakarpophalangealgelenken.

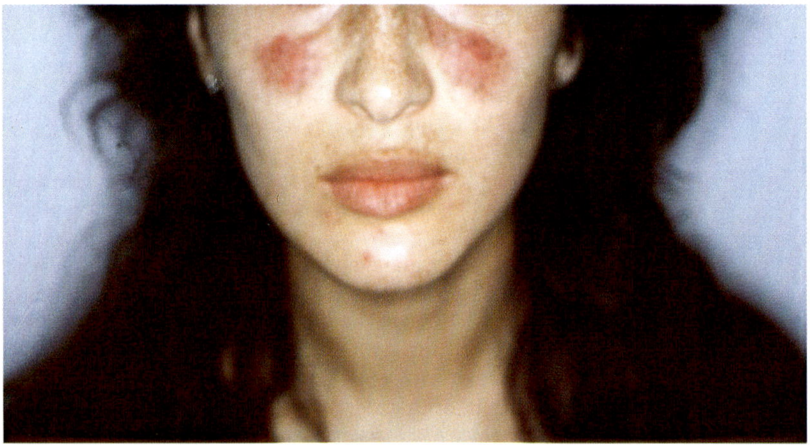

Abb. 9.3 **Systemischer Lupus erythematodes.** Schmetterlingserythem. 31jährige Frau.

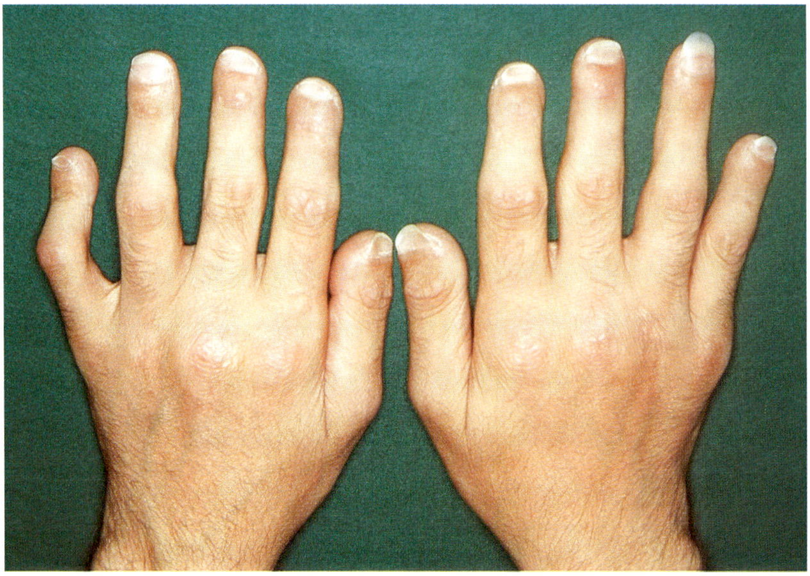

Abb. 9.4 **Mixed connective tissue disease.** 27jähriger Mann. Rosa Hautveränderungen über den Fingergrundgelenken. Verkürzte Endphalangen, partieller Fältelungsverlust, Schwellungen der Fingermittelgelenke.

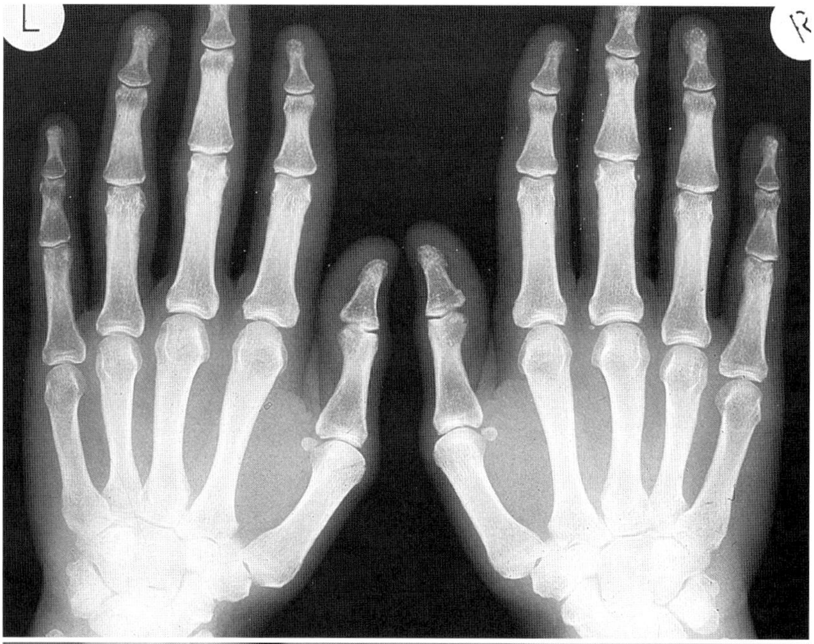

Abb. 9.5 **Mixed connective tissue disease.** 46jähriger Mann. Gelenkspaltverschmälerungen aller Metakarpophalangealgelenke. Spindelförmige Schwellungen der proximalen Interphalangealgelenke III beidseits, IV links. Kleinste periartikuläre Ossikel in Projektion auf das distale Interphalangealgelenk II links, Metakarpophalangealgelenk III rechts und proximales Interphalangealgelenk III rechts.

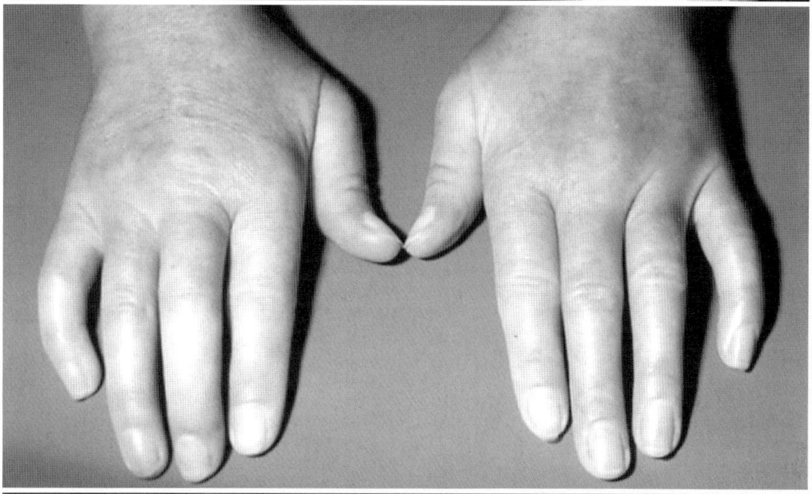

Abb. 9.6 **Progressive systemische Sklerose.** 47jährige Frau. Straff gespannte, glatt-wächserne Haut über den Streckseiten der Finger (z. B. Finger II, III links). Fältelungsverlust.

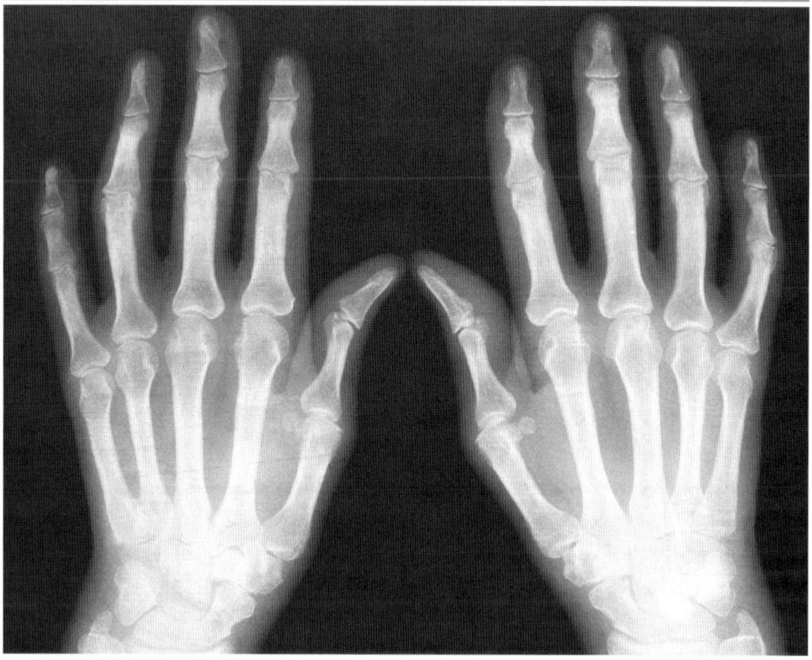

Abb. 9.7 **Progressive systemische Sklerose.** 57jährige Frau. Gelenkspaltverschmälerungen aller proximalen Interphalangealgelenke beidseits durch Beugekontrakturen.

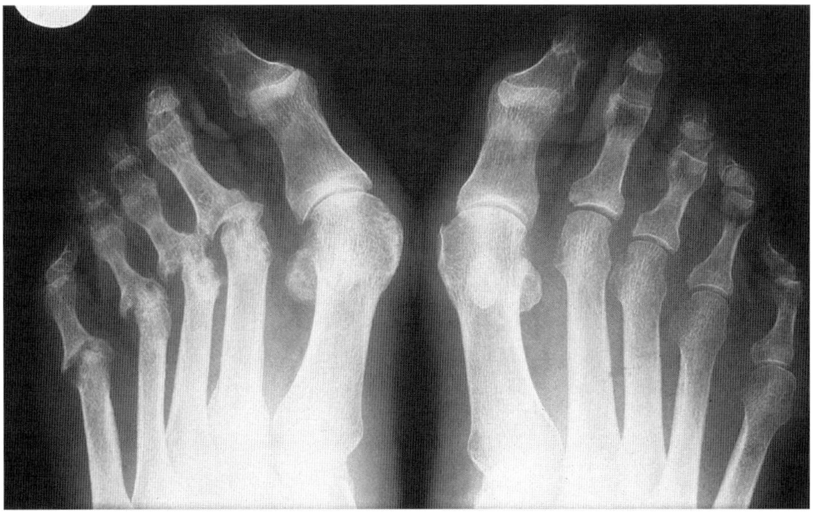

Abb. 9.8 **Reiter-Syndrom.** 37jähriger Mann. Destruierend-mutilierende Arthritis der Metatarsophalangealgelenke I–IV links. Diskretere arthritische Direktzeichen auch an den Metatarsophalangealgelenken I–V rechts. Arthritis-psoriatica ähnliche Konfiguration an den Metatarsophalangealgelenken IV und V links („pencil in cup"); extraartikuläre proliferative Plusvarianten an der Basis der Grundphalangen II–IV links. Fibulare Deviation der Grundphalanx V links.

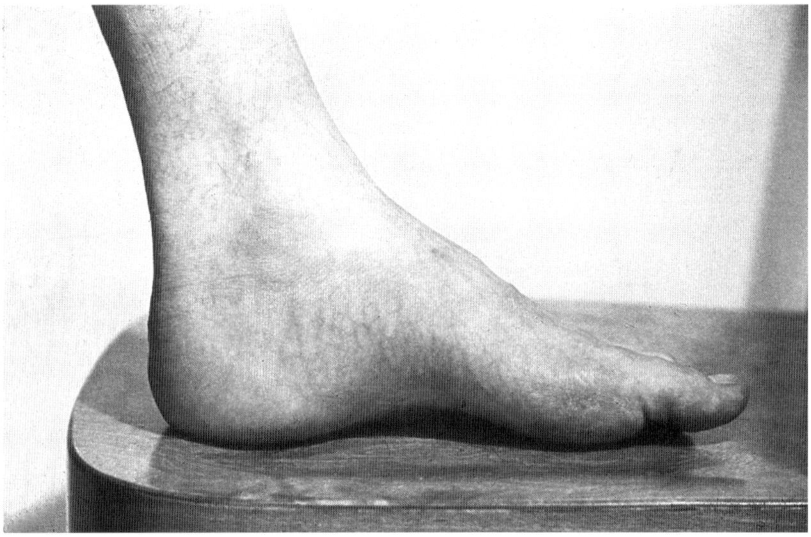

Abb. 9.9 **Reiter-Syndrom.** Sprunggelenksarthritis (U. Zürich).

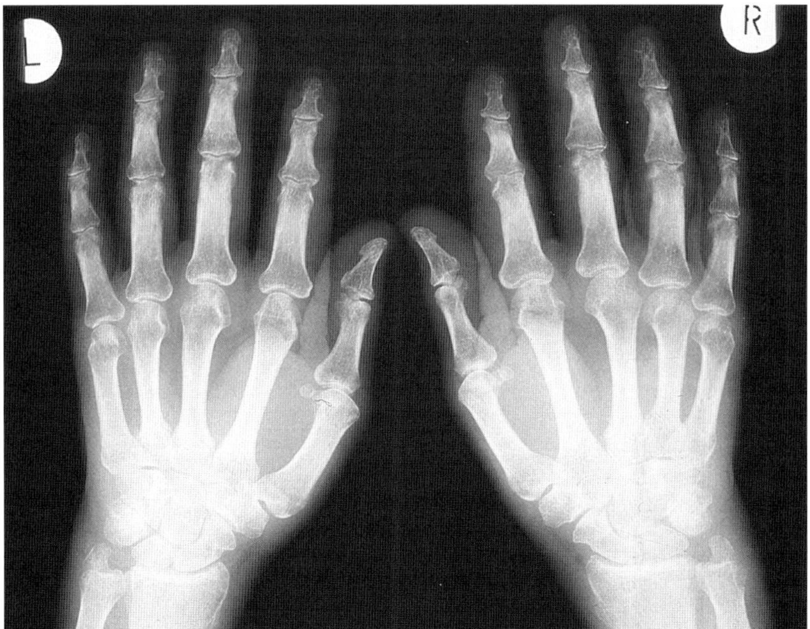

Abb. 9.10 **Polyartikuläre Synovialitis bei Borreliose.** 54jähriger Mann. Juxtaartikuläre Osteoporose aller Metakarpophalangealgelenke. Gelenkspaltverschmälerungen aller proximalen Interphalangealgelenke (teils durch Beugekontrakturen). Signalzysten, beginnende Erosionen besonders an den proximalen Interphalangealgelenken III und IV rechts sowie IV und V links.

Tabelle 9.12 Differentialdiagnose rheumatoide Arthritis/Arthritis psoriatica

	Rheumatoide Arthritis	Arthritis psoriatica
Anamnese	– ausgeprägte Störungen des Allgemeinbefindens – ausgeprägte Morgensteife – häufig Sehnenscheidenentzündung – Männer zu Frauen wie 1:3 – Gelenkschmerzen ohne Schwellungen selten	– wesentlich weniger Störungen des Allgemeinbefindens – Morgensteife geringer – Sehnenscheidenentzündungen seltener – Männer zu Frauen wie 1:1 – Gelenkschmerzen ohne Schwellungen häufig
Beginn, Verlauf	– häufig schleichender, viele Gelenke betreffender Beginn – kontinuierlich voranschreitender Verlauf – selten Regenbogenhautentzündung – Psoriasis fehlt – Rheumaknoten 15–20%	– häufig akuter, manchmal nur ein meist einige wenige Gelenke betreffender Beginn – von symptomfreien Phasen durchsetzter Verlauf – Regenbogenhautentzündung häufig – Haut-/Nagelpsoriasis – Rheumaknoten fehlen
Gelenke- und Wirbelsäulen-topologie	– symmetrisch – Fingerendgelenke kaum – Schwanenhals-, Knopfloch-, Caput-ulnae-Syndrom, 90/90-Deformität des Daumens – Halswirbelsäule	– asymmetrisch – Daktylitis (Finger, Zehen) – Iliosakralarthritis und Spondylitis psoriatica
Röntgen-morphologie	– ausgeprägte Kalksalzminderung – Halswirbelsäulenbefall – Gelenkzerstörungen – erosiv, destruierend, mutilierend: „bare area“	– kaum Kalksalzminderung – Arthritis der Kreuzbein-Darmbein-Gelenke – Knochenan-/-abbau nebeneinander überwiegend außerhalb der Kapsel
Labor-parameter	– HLA-DRB1*-Allele – Rheumafaktoren bis zu 80%	– HLA-B17, Bw38, Bw39, Cw6, DR7, B27 – Rheumafaktoren 3–5%

dardisierten Essensbedingungen, Uratausscheidung im 24-Stunden-Urin) objektiviert werden. Die meist monartikulär auftretende *Gicht* verkörpert ein überaus *foudroyantes Gelenkproblem* (Abb. 9.**14**). Man unterscheidet ein Stadium I, die asymptomatische Hyperurikämie, von einem Stadium II, dem akuten, meist nachts erfolgenden Gichtanfall (nach durch Essen und Trinken charakterisierten Festivitäten). Fieber begleitet diese Arthritis häufig. Der „Gicht im Intervall“ (Stadium III) folgt die chronische Gicht (Gichtknoten und Tophi, S. 126;

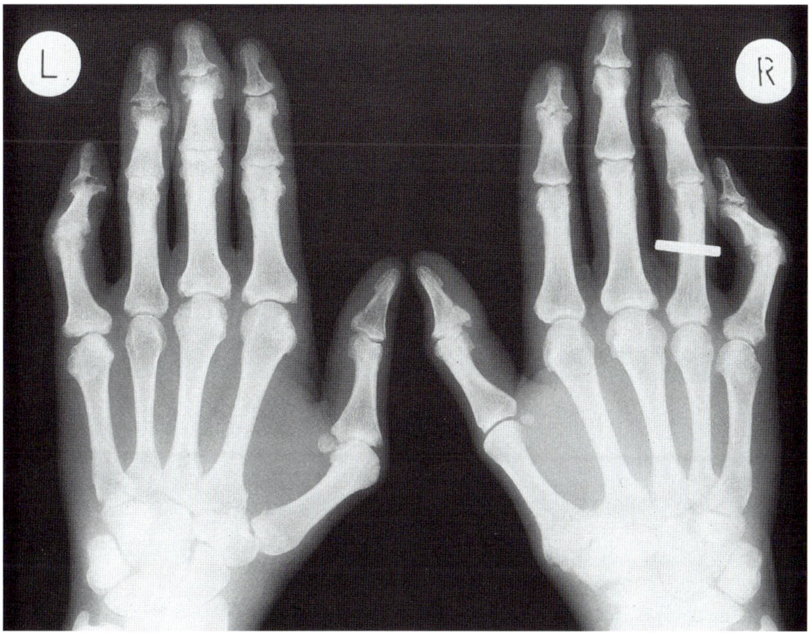

Abb. 9.11 **Arthritis psoriatica.** 54jähriger Mann. Osteolyse und Knochenanbau nebeneinander an den distalen Interphalangealgelenken II–V links, II und V rechts. Befall im Strahl III–V links, IV und V rechts.

Tabelle 9.13 Differentialdiagnose der rheumatoiden Arthritis. Sonderverläufe: Abgrenzendes

Seronegative rheumatoide Arthritis	– fragliche „Entität" – über Jahre und mehrfache Untersuchungen persistierende Rheumafaktornegativität – milder Verlauf postuliert – keine Vaskulitiden – keine Rheumaknoten – milder, aber dennoch erosiver radiologischer Verlauf
Juvenile chronische Arthritiden (Subgruppen)	– Beginn im Kleinkindes-, Schul- oder Adoleszentenalter: <16 Jahre – subgruppenabhängig nur bei seropositiver JCA Rheumafaktor nachweisbar – HLA-B27 nachweisbar – subgruppenabhängig Systemerkrankung dominierend – Iritis, Iridozyklitis sehr häufig – ANA in 40–60 bzw. bis zu 100% nachweisbar – subgruppenabhängig andere Fehlentwicklungen an der Hand als bei der adulten RA – Hüftgelenke, Radiokarpalgelenke dominieren – HLA-Muster
Adulter Morbus Still	– immer Fieber, meist Exanthem – meist Splenomegalie – karpale Arthritis – Rheumafaktor und ANA nicht nachweisbar
Alters-RA	– fragliche „Entität" – Beginn >60 Jahre, meist akut Frauen:Männer 1:1 – initial häufig große Gelenke (Männer Schultern, Frauen Hüften) – Verlauf: kontroverse Meinungen
Felty-Syndrom	– lange Zeit (≥10 Jahre) bestehende RA Splenomegalie – Leukozytopenie – extraartikuläre Manifestationen dominieren: Pleuritis, Vaskulitis – Rheumafaktor immer hochtitrig nachweisbar
Rheumatoide Arthritis + Sjögren-Syndrom	– primäres SS gegen RA + Sjögren-Syndrom abgrenzen – schleichende Sicca-Entwicklung bei der RA – mild erosive RA – Speicheldrüsenschwellung episodisch – unspezifisches Entzündungsprofil niedriger im Verlauf zum primären SS (z. B. CRP<) – SS-A., SS-B-Antikörper nachweisbar

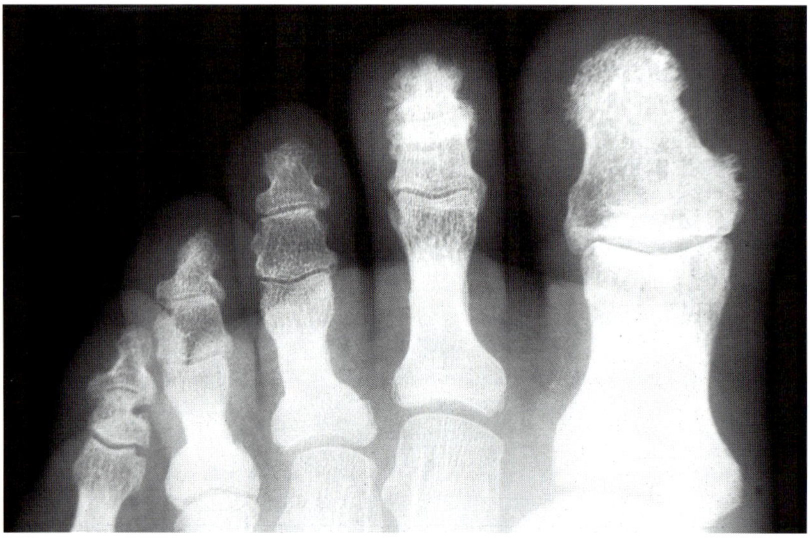

Abb. 9.12 **Arthritis psoriatica.** 47jähriger Mann. Vergrößerungsaufnahme linker Vorfuß. Kleine Usuren, Signalzysten an den Zehenmittelgelenken III, IV und V (dort Proliferosion [267]) links. Usur an Basis und korrespondierender Phalanx Zehenendgelenk V. Umbau nur Zehenendgelenk V, IV. Periostal proliferative Anbauten an der Basis der Grundphalanx IV, den Endphalangen V, IV und protuberanzenähnliche Spiculae und wollkragenähnliche Alterationen an den Endphalangen I und II. Daktylitis des Zehs II.

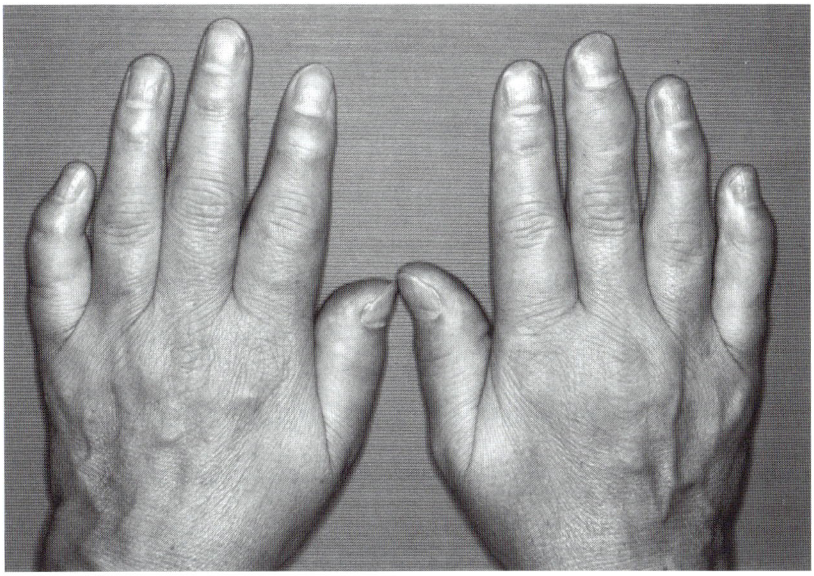

Abb. 9.13 **Arthritis psoriatica.** 37jährige Frau. Schwellungen aller distalen Interphalangealgelenke, der proximalen Interphalangealgelenke II–IV links, II und IV rechts. Zylindrisches Aussehen beider Finger II. Nagelpsoriasis.

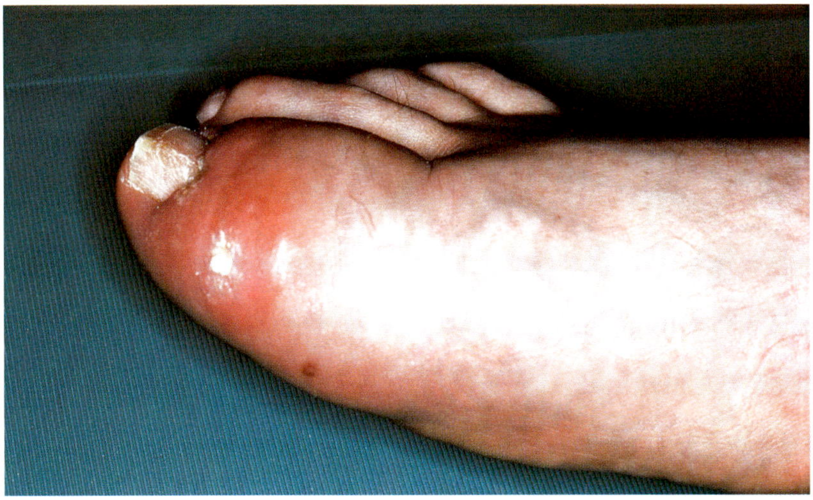

Abb. 9.14 **Arthritis urica.** 59jähriger Mann. Podagra.

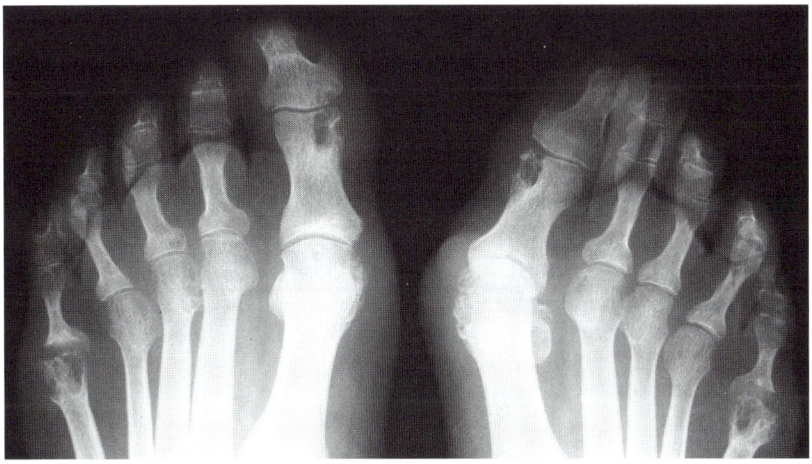

Abb. 9.15 **Arthritis urica.** 54jähriger Mann. Beide Vorfüße d.-p. Polytope zystoide „Stanzdefekte". Ausgeprägt an beiden Interphalangealgelenken, den Metatarsalgelenken V, diskreter an den Großzehengrundgelenken beidseits.

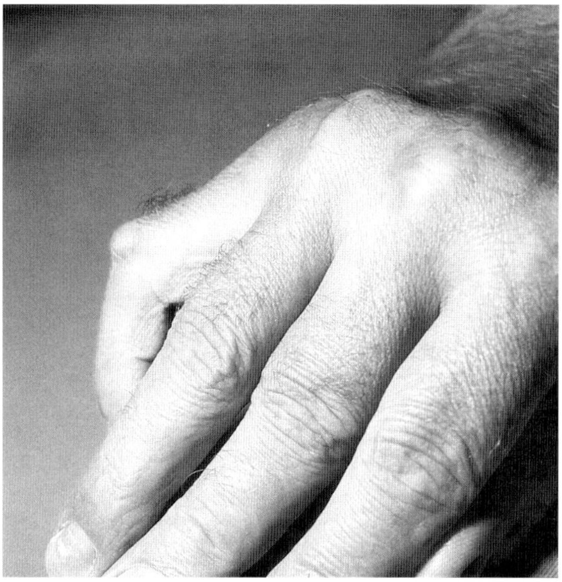

a

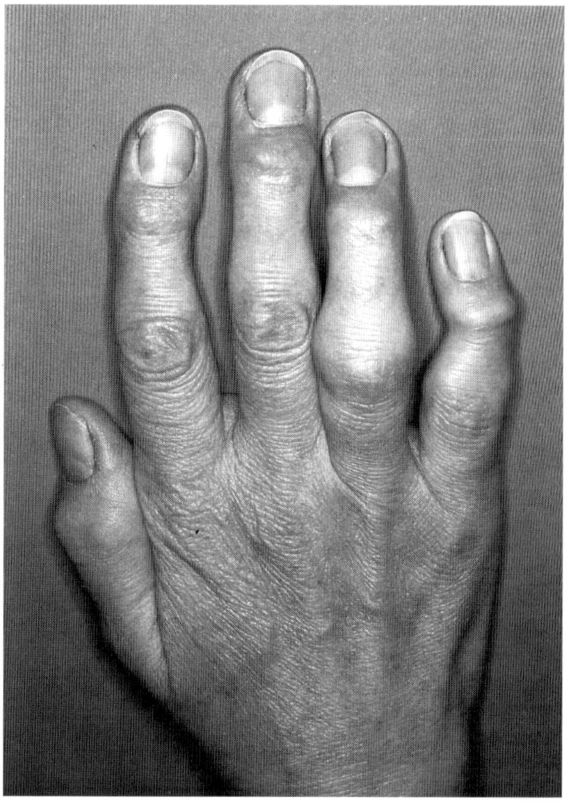

b

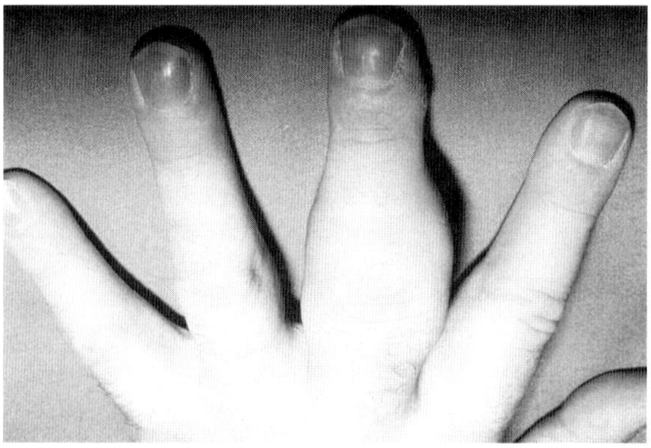

c

Abb. 9.16 **Differentialdiagnose von Knoten.**
a Kleiner Rheumaknoten über der Streckseite des proximalen Interphalangealgelenks V. 52jähriger Mann.
b Heberden- und Bouchard-Knötchen. 54jährige Frau
c Gichtknoten am proximalen Interphalangealgelenk III. 42jähriger Mann.

Stadium IV). Radiomorphologisch stellen sich charakteristische, „wie ausgestanzt" wirkende Areale dar (Abb. 9.**15**).

Der Art des Beginns wegen müssen bakterielle Infektionen, Borreliosen und reaktive (HLA-B27-assoziierte) Arthritiden abgegrenzt werden. Am häufigsten erkrankt das Großzehengrundgelenk, danach folgen Sprung-, Knie-, aber auch Fingergelenke (981). Beweisend ist der polarisationsmikroskopische Nachweis doppelbrechender und intrazellulär gelegener Kristalle im Gelenkpunktat. „Rheumaknoten" (Abb. 9.**16a**) sind immer gegen die vergleichsweise einfach zu diagnostizierenden Heberden- und Bouchard-Knötchen (Abb. 9.**16b**) und Gichtknoten (Abb. 9.**16c**) abzugrenzen.

Signalhaften Charakter für die Diagnose *Hämochromatosearthropathie* haben die Metakarpophalangealgelenke II und III, meist beidseits. Ihre symmetrischen – also mit einer rheumatoiden Arthritis verwechselbaren – Gelenkschwellungen finden radiomorphologisch ein klassisches „nasenförmiges" Korrelat (Abb. 9.**17**, 9.**18**). Nicht selten, in 20–50% manifestiert sich die Hämochromatosearthropathie als Chondrokalzinose (bevorzugt an den Radiokarpal- und Kniegelenken [979]). Hohes Serumeisen, niedrige Eisenbindungskapazität, Sättigung von Transferrin und erhöhtes Ferritin sichern die Diagnose. Zusätzliche abgrenzende Untersuchungsmöglichkeiten bieten HLA-Bestimmungen (S. 78) und Leberbiopsie.

Die *akute Sarkoidose* (Löfgren-Syndrom) resultiert nach initial häufigem Fieber in mon- oder oligartikulären Arthritiden. Topologische Schlüsselgelenke sind die Sprunggelenke. Bestehen daneben ein Erythema nodosum und eine bihiläre Lymphadenopathie (Thoraxaufnahme!) ist die Diagnose der akuten Sarkoidosearthropathie gesichert. Unspezifische Entzündungszeichen sind hoch, die *Aktivität des ACE* läßt sich in 80% aller akuten Sarkoidesfälle als erhöht objektivieren. Ohne Gelenkdestruktionen zu hinterlassen, klingen die Gelenkschmerzen meist nach wenigen Wochen ab.

Wesentlich häufiger als bei der akuten Verlaufsform entwickeln sich bei der *chronischen Sarkoidose*, die schleichend oder nach Rezidiven eines Löfgren-Syndroms beginnt, mit pathognomonischen histologischen Befunden einhergehende Organmanifestationen (Milz, Muskulatur, Leber, Haut, Parotis). Im Gegensatz zur akuten Sarkoidose treten Gelenkschmerzen häufiger polyartikulär an kleinen und mittleren Gelenken auf.

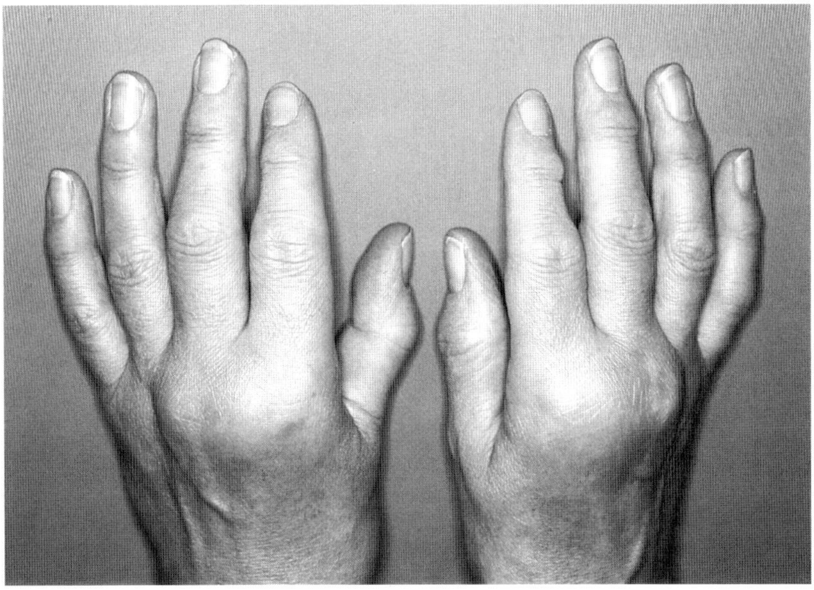

Abb. 9.17 **Hämochromatose.** 49jährige Frau. „Klassische" Schwellung der Metakarpophalangealgelenke II und III beidseits.

In der Praxis nicht selten sind globale und diffuse Schwellungen einer ganzen Hand. Sie gehen häufig mit Störungen der Hauttrophik und großen Schmerzen einher. Das klassische Bild einer *Algodystrophie* (Abb. 9.**19**) muß von den Schwellungen einer RA differenziert werden. Wesentlich sind vorausgegangene (anamnestisch zu eruierende) Traumen, seltener internistische Erkrankungen und sehr häufig operative Eingriffe.

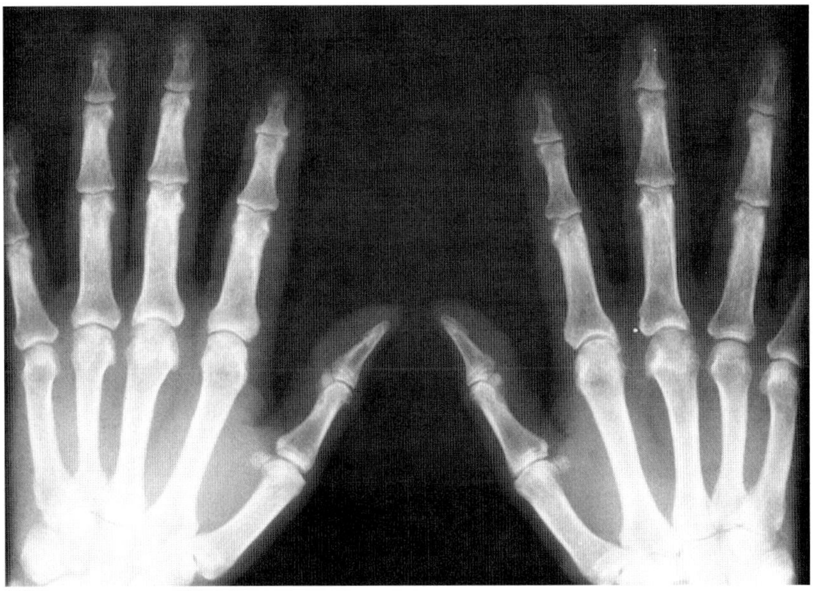

Abb. 9.18 **Hämochromatose.** 45jähriger Mann. Gelenkspaltverschmälerung im Metakarpophalangealgelenk II, III rechts, II, III und IV links. „Nasenbildung" an den Köpfchen der Ossa metacarpalia III beidseits, IV links, jeweils radial.

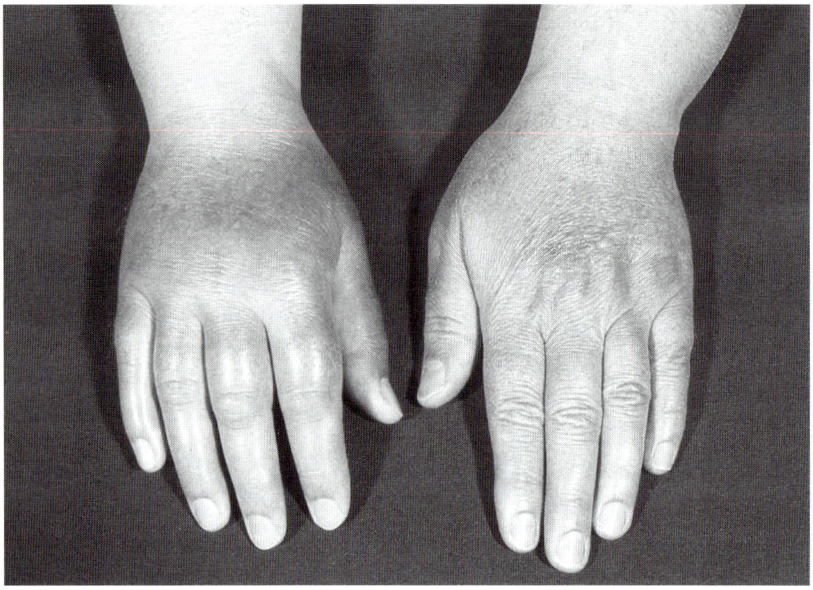

Abb. 9.**19** **Algodystrophie.** 48jährige Frau. Teigige Verschwellung des gesamten rechten Handrückens und der Finger dieser Hand. Glänzend-speckiger Aspekt der Haut.

Sonderformen der rheumatoiden Arthritis

In Tab. 9.**13** (S. 124) sind die Sonderformen (Verläufe) der rheumatoiden Arthritis zusammengestellt.

> Für einige dieser Sonderverläufe ist beim augenblicklichen Stand des Wissens die Frage noch offen, ob es sich um über das Erkrankungsalter und damit das jeweilige Manifestations- und Reaktionspotential anatomische Substrate modifizierte Varianten der rheumatoiden Arthritis oder um eigenständige nosologisch abgrenzbare Krankheitsintensitäten handelt.

Das gilt insbesondere für die im *Alter,* nach dem 60. Lebensjahr, beginnende RA mit der Geschlechtsverteilung 1 : 1, die in über 30% der Fälle akut beginnt und deren Gelenkbefallmuster bei Beginn häufig mon- oder oligartikulär und asymmetrisch ist (S. 98). Bei Männern erkranken die großen Gelenke (Schultern!).

Die im Alter nach/neben einer *Fingerpolyarthrose* entstehende rheumatoide Arthritis nennt man *„Pfropfarthritis“* (S. 99). Inwieweit die zur Zeit bestehenden Möglichkeiten dazu berechtigten, Unterformen der RA wie *„maligne oder lupoide rheumatoiden Arthritiden“* zu definieren, sei dahingestellt. Erkrankte Gelenke dieser Verläufe entwickeln schon initial schwer destruierend-mutilierende Veränderungen. Das Allgemeinbefinden dieser Patienten ist sehr schlecht. Unspezifische Entzündungszeichen (BSG, CRP) sind extrem erhöht, initiale RF-Titer sehr hoch. Antinukleäre Antikörper finden sich häufiger als bei anderen RA-Verläufen.

Das *Felty-Syndrom* wurde auf S. 99 bereits beschrieben. Zusammenfassend sind es Splenomegalie und Neutropenie, die häufige Lymphadenopathie, chronisch rezidivierende Fieberschübe und die Häufigkeit viszeraler Manifestationen durch die dieses Syndrom von der klassischen RA abgegrenzt wird.

Das *Hyperviskositätssyndrom* im Verlauf einer RA ist sehr selten. Seine Zeichen sind Mukosablutungen, Schwäche, Palmarerythem, Dyspnoe, Hepatosplenomegalie, eventuell Anämie und generalisierte Lymphadenopathie. Viele Patienten klagen über verschwommenes Sehen, Schwindel, zunehmenden Stupor, schwere Kopfschmerzen und eklamptische Anfälle. Es finden sich exzessive Mengen von IgG-RF-Komplexen und sehr hohe RF-Titer neben einer massiven Hypergammaglobulinämie. Das *primäre Sjögren-Syndrom* kann mit Arthralgien, aber auch passageren Arthritiden auftreten (cave milde RA). rheumatoiden Arthritis + langsame Entwicklung von Xerostomie und Xerophthalmie = sekundäres Sjögren-Syndrom (die RA ist destruktiv, die RA-Symptome dominieren). Autoimmunerkrankungen (deren Symptome dominieren) + primäres Sjögren-Syndrom = sekundäres Sjögren-Syndrom.

Rheumaknoten, Fingernekrosen, Mononeuritis multiplex und sekundäre Amyloidose sind bei der RA häufiger, Raynaud-Phänomen, Purpura seltener als beim primären Sjögren-Syndrom. Das primäre Sjögren-Syndrom zeigt in 70% der Fälle ANA mit gesprenkeltem und nukleolärem Muster, Anti-SS-A (Ro), Anti-SS-B (La) in bis zu 80% und Anti-DNA in 25% der Fälle. Ein primäres Sjögren-Syndrom entwickelt sich im Rahmen des SLE in 25% bei dem MCTD in 30% der Fälle. Primäres bzw. sekundäres Sjögren-Syndrom + SLE sowie sekundäres Sjögren-Syndrom + RA sind durch eine B-Zellüberaktivität (γ-Globuline hoch, ENA hoch, nichtorganspezifische Antikörper) gekennzeichnet. Beim primären Sjögren-Syndrom finden sich HLA-B8 und HLA-DR3 sowie B-Lymphozyten-Alloantigene; das mit einer RA verknüpfte sekundäre Sjögren-Syndrom dagegen ist mit HLA-DR4 verbunden.

Juvenile und im Erwachsenenalter beginnende *Still-Erkrankungen* sind verwandt. Neben (septischem) hohem, in Spitzen auftretendem Fieber sind ein makulopapulöser Hautausschlag, die Arthralgien/Arthritiden, eine Lymphadenopathie, Splenomegalie, Perikarditis und Pleuritis, die Leukozytose und Störungen in der Leberfunktion weitere klinische Symptome. HLA-Studien bei Patienten mit *adultem* Still-Syndrom zeigten häufig HLA-B14, HLA-Bw35 (chronischer Verlauf!), HLA-Cw4, HLA-DR4 und HLA-DR7.

Differentialdiagnose im jüngeren Lebensalter

Die schon erwähnten (S. 116f) Erkrankungen systemischer Lupus erythematodes, progressive systemische Sklerose, Mixed connective tissue disease, viele reaktive Arthritiden (z. B. und vor allem Reiter-Syndrom), aber auch die meisten Spondylarthritiden (z. B. Spondylitis ankylosans) und die Gicht bei Männern manifestieren sich im jüngeren Lebensalter.

Eine im juvenilen Alter – vor dem 15./16. Lebensjahr – entstandene rheumatoide Arthritis (S. 96) muß im weiteren Verlauf von der adulten rheumatoiden Arthritis vor allem deshalb abgegrenzt werden, da sich Prognose und damit letztlich auch Therapie dieser Krankheitsbilder deutlich unterscheiden (Abb. 9.**20**). Von großem, differentialdiagnostischen Interesse sind die Entwicklungen der *juvenilen Oligarthritiden vom Typ II*, die ein undifferenziert erscheinendes Potential unterschiedlicher Spondarthritiden darstellen. Neben der Anamnese sind es die Zahl betroffener Gelenke, die initiale Gelenktopologie, das nachgewiesene HLA-B27 und mögliche axiale Mitreaktionen, die gegenüber der adulten RA differenzieren.

Dagegen ist die Abgrenzung gegen das rheumatische Fieber *(Streptokokkenrheumatismus)* nur noch selten nötig, sei es in klassischer oder migratorischer Form (modifizierte Jones-Kriterien). Die Diagnose des rheumatischen Fiebers erfordert einen hohen Antistreptolysintiter und daneben einen ansteigenden Titerverlauf.

Seltene in die ersten beiden Lebensjahre fallende Gelenkerkrankungen wie aseptische Knochennekrosen, die Coxitis fugax, eine Osteochondritis dissecans, Arthritiden bei Röteln, im Verlauf von Mumps usw. sollen nur erwähnt, nicht aber ausführlich besprochen werden.

Auch die prodromale oder im Verlauf des Vollbildes entstehende periphere Gelenkdominanz einer Spondylitis ankylosans, das Reiter-Syndrom, die Polyarthritis im Rahmen eines Morbus Behçet, die Arthritis psoriatica, das Löfgren-Syndrom, intestinale Arthropathien manifestieren sich überwiegend im 2. und 3. Lebensjahrzehnt (Tab. 9.**14**).

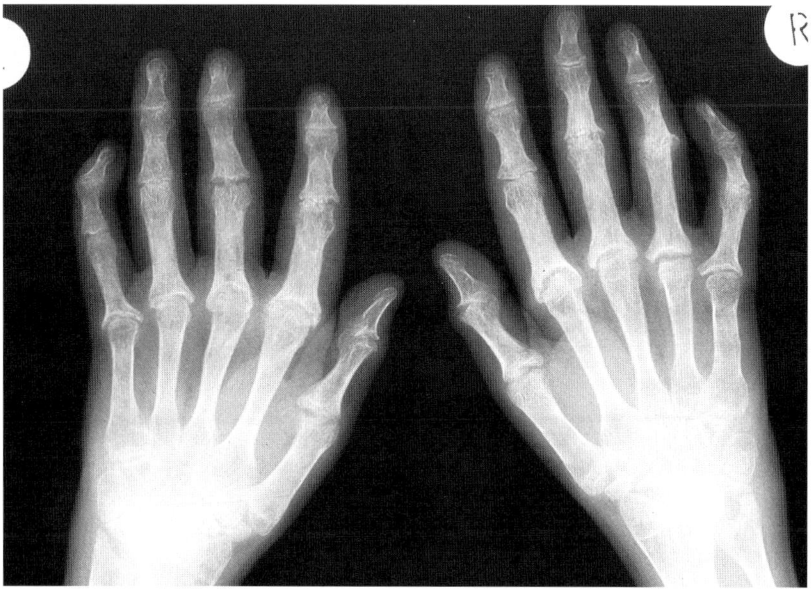

Abb. 9.20 **Juvenile rheumatoide Arthritis.** 27jähriger Mann. Polytope Mutilation.

Tabelle 9.**14** Differentialdiagnose der rheumatoiden Arthritis im jüngeren Lebensalter

Juvenile systemische Arthritis	– Kleinkindesalter – Fieber – kleinfleckiges Exanthem – Polyserositis – Handgelenke, Hüftgelenke
Seropositive JCA	– pubertäre Mädchen – adulter Verlauf, rasche Progredienz – Rheumafaktor meist positiv
Seronegative JCA	– gesamtes Kleinkindesalter – symmetrisch: kleine und große Gelenke (HWS, Kiefergelenke)
Oligarthritis I	– <6 Jahre, Mädchen:Jungen 3:1 – Knie- und Sprunggelenke – schmerzlose Iritiden (!) – ANA 100%
Oligarthritis II	– Jungen im Schulalter – Iritis – Entwicklungspotential für Spondarthritiden – HLA-B27 positiv
Spondylitis ankylosans	– junge Männer:junge Frauen 6–4:1 – Prodromi: Knie-, Hüftarthralgien oder -arthritiden – Iritis – Iridozyklitis – Familienanamnese HLA-B27-positiv
Virale Arthritiden	– Zusammenhang mit Grunderkrankung – manchmal symmetrische Polyarthritis – Hautmanifestationen (Exanthem, Purpura) – Nachweis erhöhter IgM-Antikörper gegen virales Antigen
Reiter-Syndrom	– meist hochaktiver Beginn – junge „hinkende" Männer mit Kniegelenkergüssen – gewichttragende Gelenke – HLA-B27-positiv
Streptokokkenarthritis	– Fieber – Verlauf migratorisch (modifizierte Jones-Kriterien) – vorwiegend große Gelenke: Knie-, Sprung-, Schultergelenke – Erythem – Bezug zu Streptokokkeninfekt – Antikörper gegen verschiedene Streptokokkenexoenzyme
Reaktive Arthritiden	– foudroyanter Beginn, Knie- und Sprunggelenke – radiologisch nicht destruierend, selbstlimitierend – Rheumafaktor nicht nachweisbar – Antikörper gegen spezielle Erreger

Differentialdiagnose im höheren Lebensalter

Bei zunehmendem Alter der Patienten lassen gezielte Fragen einen *anderen „Krankheitsformenkreis" erkennen. Einen Überblick über mögliche Differentialdiagnosen zur RA im höheren Lebensalter gibt* (Tab. 9.**15**).

Das PMR-RZA-Syndrom läßt sich wegen vieler Symptomgleichheiten (beschleunigte BSG, erhöhtes CRP, Myalgien, Arthralgien, Steife, schlechtes Allgemeinbefinden, Synovialitiden mit oder ohne Erguß der Sternoklavikular-, Knie-, Hand-, Metakarpophalangeal- und proximalen Interphalangealgelenke) manchmal nur schwer gegen eine im Alter beginnende RA abgrenzen (Tab. 9.**16**).

Exaktes Erfragen der *schmerzenden Muskulatur* (Schultergürtel-, Beckengürtelmuskulatur), extrem be-

Tabelle 9.15 Differentialdiagnose der rheumatoiden Arthritis im höheren Lebensalter

PMR-RZA-Syndrom	– Sternoklavikular-, Kniegelenke, asymmetrisch – Arteriitis (Tab. 9.**16**) – beschleunigte BSG (≥50 mm/Std.); erhöhtes CRP (≥5 mg/dl) – ausgeprägte Myalgien typischer Regionen (Becken- und Schultergürtelmuskulatur)
Fingerpolyarthrose	– distale und proximale Interphalangealgelenke – palpatorisch hart, derb – kälteempfindlich, wärmeliebend – langsame Progression, immer Vererbung – Frauen:Männer 10:1
Chondrokalzinose	– Kniegelenke, Disci interarticulares – intermittierende Aktivierung – radiologische Befunde (Kristalleinlagerungen) – Kristallnachweis (Calciumpyrophosphat-, Hydroxyapatitkristalle)
Arthritis urica im Alter	– es erkranken bedeutend mehr Frauen als vor der Menopause – häufig primär polyartikulärer Verlauf – Knie-, Hand-, Fingergelenke häufiger als Großzehengrundgelenk – Hyperurikämie
Polyarthritiden	– bei Leukämie, Lymphomen, Morbus Waldenström, multiplem Myelom – Morbus Waldenström: Knochenschmerzen, Arthralgien, Myalgien
Primäre Neoplasien, an Skelett und Gelenken, Skelett- und Gelenkmetastasen	– paraneoplastische Arthritiden – Karzinom unterschiedlichster Lokalisation. RA-ähnliche Polyarthritis – Tumor, Metastasen: Rötung, Überwärmung der Haut, zunehmend Schmerz, kein Ansprechen auf NSA oder Analgetika
Pulmonale hypertrophische Osteoarthropathie (Pierre-Marie-Bamberger)	– nur Männer – Arthritiden der Knie-, Hand-, Ellbogengelenke – Trommelschlegelfinger – intrathorakaler Tumor, diffuse interstitielle Fibrose – periostale Knochenanlagerungen an Metakarpalia, Metatarsalia, Ulna, Radius (z. B.)

schleunigtes BSG, massiv erhöhtes CRP, frühmorgendliches muskuläres Schmerzmaximum, Kauschmerzen, Sehstörungen und depressive Stimmungslagen sowie das exzellente Ansprechen auf Glucocorticoide stehen im Vordergrund der differentialdiagnostischen Überlegungen. Immer zu beachten – da der kritische Punkt dieses Krankheitsbildes – ist die Möglichkeit einer *Arteriitis* (cave Erblindung). Sie läßt sich bioptisch am einfachsten an der A. temporalis nachweisen (Abb. 9.**21**). Destruierende Verläufe von *Fingerpolyarthrosen*, funktionell bedeutsam für die Fingermittelgelenke, bieten trotz einer Reihe vor allem radiologischer Verwechslungsmöglichkeiten genügend Abgrenzungspunkte (Abb. 9.**22**, 9.**23**). Obwohl ebenfalls systemisch imponierend und in den Anfangsstadien palpatorisch (da weich) manchmal nur schwer zu unterscheiden, entwickeln sich destruierende Heberden- und Bouchard-Fingerpolyarthrosen schon nach kurzer Zeit „weg von der rheumatoiden Arthritis". Es entstehen polyartikulär symmetrische *doppelhöckrige*, meist *derbe* bis hin zu *sehr harten*, schmerzlose oder nur diskret schmerzende, kälteempfindliche, knotige Verdickungen an Fingerend- und Fingermittelgelenken. Der Beginn ist meist schleichend, die Progression ist sehr langsam. Charakteristisch sind *Kälteempfindlichkeit* und eine kurzdauernde *Morgensteife* (cave).

Tabelle 9.16 Diagnostische Kriterien des PMR-RZA-Syndroms

1. Erkrankungsalter über 45–50 Jahre
2. Symmetrische Schmerzen in mindestens zwei der folgenden drei Regionen
   - Nacken
   - Schultergürtel
   - Beckengürtel
3. Symptome einer Systemerkrankung
   - Krankheitsgefühl
   - Gewichtsverlust
   - niedriges Fieber
   - Blutarmut
4. Blutsenkungsbeschleunigung über 45 mm/Std.
5. Dauer der Beschwerden länger als 2 Monate
6. Ausschluß von mit einem begleitenden Muskelschmerz einhergehenden Erkrankungen
   - bösartiger Tumor
   - rheumatoide Arthritis
   - andere Bindegewebserkrankungen

Ablagerungen von Calciumpyrophosphatkristallen in hyalinem und im Faserknorpel führen – via Mon-, selten Oligarthritiden – zum klinischen Bild der „*Pseudogicht*".

Die *Chondrokalzinose* nimmt im Alter deutlich zu. Obwohl die „stumme Chondrokalzinose" im Alter am

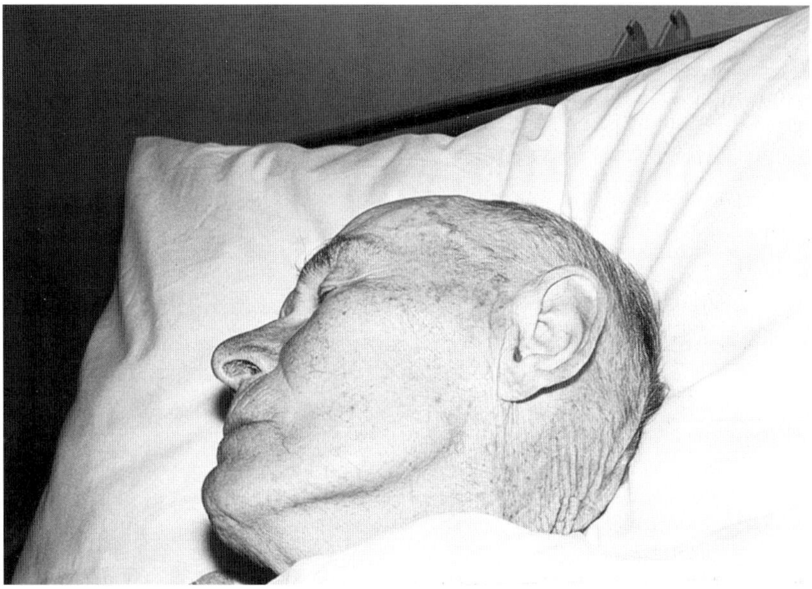

Abb. 9.**21** **PMR-RZA-Syndrom (Polymyalgia arteriitica).** 72jähriger Mann. Arteriitis bei prominenter A. temporalis links.

häufigsten ist, können bei entsprechender Aktivierung die Symptome der Entzündung – Rubor, Kalor, Tumor, Dolor und Functio laesa – zum Abgrenzungsmuß gegenüber der RA führen. Radiologische Prädilektionsareale sind die *Disci interarticulares* an beiden Händen, die *Symphyse*, die *Bandscheiben* und vor allem die *Kniegelenke.* In den Kniegelenken finden sich streifenförmige Meniskus- und horizontal-lineare hyaline Verkalkungen (Abb. 9.**24**). Ein „Anfall" kann Tage/Wochen andauern. Unspezifische Entzündungszeichen sind vorhanden. Gelenkzerstörungen resultieren aus rezidivierenden Attacken. Im Gelenkpunktat lassen sich bei Polarisation positiv doppelbrechende *Calciumpyrophosphatkristalle* nachweisen. *Hydroxyapatitkristalle* führen, wenn sie in Bursen und Gelenke einbrechen, zu entzündlichen Reaktionen. Es entstehe das Bild einer akuten Arthritis/„Periarthritis". Schultern, Hüfte, Hand-, Ellbogen-, Finger- und Kniegelenke können erkranken. Die Diagnose beruht auf dem radiologischen Befund. Mindestens drei Gelenke müssen periartikulär verkalkt sein.

Die im *höheren Lebensalter beginnende Arthritis urica* verläuft nicht selten polyartikulär und ähnelt der RA. Frauen erkranken (nach der Menopause) deutlich häufiger. Im Gegensatz zur Arthritis urica des mittleren Lebensalters *dominieren primär chronische polyartikuläre Verläufe.* Knie-, Hand- und Fingergelenke sind häufiger „erstbefallen" als das Großzehengrundgelenk. Klassische radiologische Symptome sowie der Nachweis von *Uratkristallen* grenzen gegenüber der RA ab.

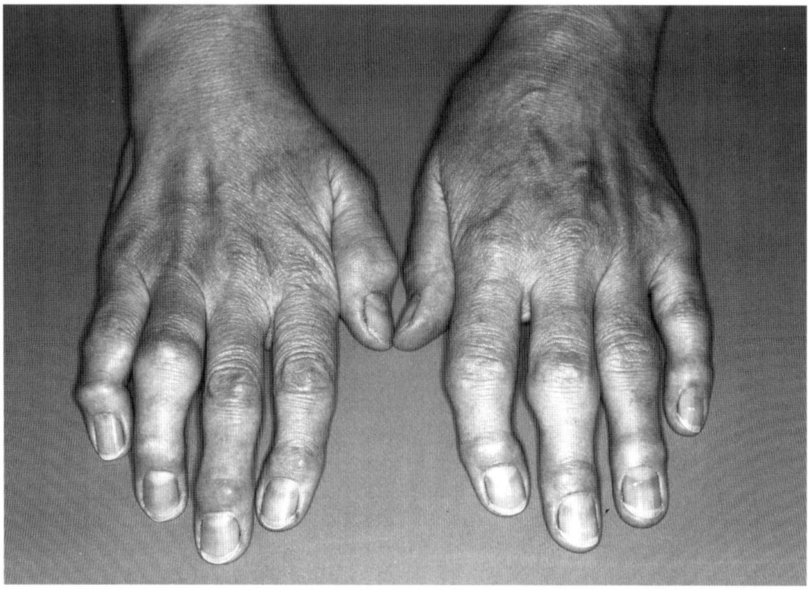

Abb. 9.**22** **Destruierende Fingerpolyarthrose.** 54jährige Frau. Heberden-Knötchen an allen distalen Interphalangealgelenken. Deviation und Fehlhaltungen an den distalen Interphalangealgelenken II beidseits, IV und V rechts. Bouchard-Fingerpolyarthrose.

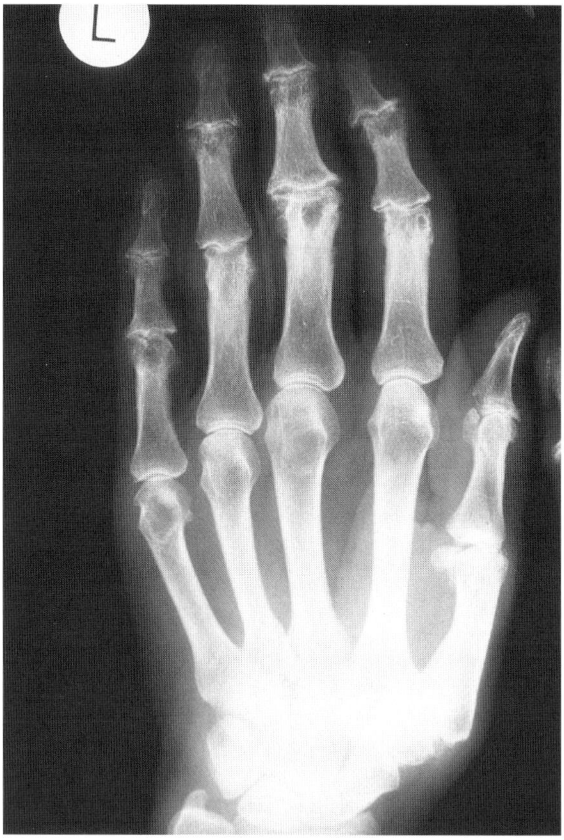

Abb. 9.23 **Destruierende Fingerpolyarthrosen.** 54jährige Frau (linke Hand von Abb. 9.22). Gelenkspaltverschmälerungen, Geröllzysten, osteophytäre Anbauten an allen Metakarpophalangealgelenken. Vogelschwingenform an den distalen Interphalangealgelenken II, III, (IV).

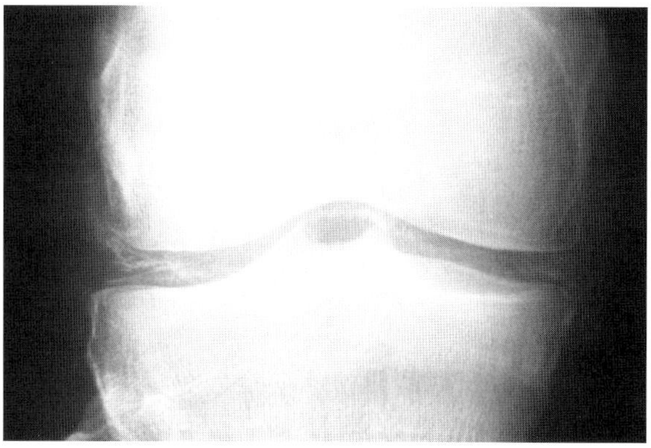

Abb. 9.24 **Chondrokalzinose.** 57jährige Frau. Chronisch rezidivierende Schwellungen des rechten Kniegelenks. Strichförmige Ossifikationen und Verkalkungen beider Menisci.

Die Kombination unklarer, aber deutlich erhöhter unspezifischer Entzündungszeichen, Gelenkschmerzen (Arthralgien, Arthritiden), Myalgien und schlechtes Allgemeinbefinden muß beim älteren Menschen immer an die Möglichkeit *paraneoplastischer Arthritiden* denken lassen: Gelenkbefallmuster wie die der rheumatoiden Arthritis sind bei Leukämien, Lymphomen, beim Morbus Waldenström und auch beim multiplen Myelom bekannt. Auch können metabolische Folgen einer Neoplasie (Hyperurikämie, Hyperkalzämie usw.) zu Arthritiden führen. Lungenmalignome können eine *Osteoarthropathia hypertrophicans* induzieren. Es entwickeln sich chronisch proliferative Periostitiden an Röhrenknochen, Trommelschlegelfinger oder -zehen. Bevorzugt erkranken mon- oder oligarthritisch die Knie-, Sprung- bzw. Handgelenke. Nicht zuletzt dürfen auch primäre Neoplasien des Skeletts und der Gelenke und Skelett- sowie Gelenkmetastasen nicht außer acht gelassen werden.

Am Ende des 5. und 6. Lebensjahrzehnts entstehende Arthritiden müssen auch an Krankheiten denken lassen, die sich zu diesem Zeitpunkt bevorzugt manifestieren: Morbus Felty, Morbus Wegener, villonoduläre Arthropathie, Morbus Whipple und „akute ödematöse Alterspolyarthritis" (das RS3PE-Syndrom [remitting seronegative symmetric synovitis with pitting edema]).

Wichtige und häufige „banale" Differentialdiagnosen

Als „tägliches Brot" in der Differentialdiagnose des Rheumatologen sind *aktivierte Arthrosen* bekannt. Das geschilderte Schmerzbild (Anlaufschmerz, Belastungsschmerz), klinischer Befund, fehlende Zeichen einer Systemerkrankung und die radiologischen Untersuchungsergebnisse trennen von der rheumatoiden Arthritis (1219).

Auch die Erkrankungen der Weichteilmäntel großer Gelenke, die *Periarthropathien,* besonders an der Schulter (in ihren verschiedenen Verlaufsformen als Periarthropathia humeroscapularis (P. hs.) acuta, simplex, ankylosans, pseudoparetica; früher Peri*arthritis*!) bzw. der Hüfte verwirren nicht selten. Erkrankt sind Sehnenansätze und Sehnen, die Rotatorenmanschette an der Schulter oder aber z. B. die Bursa trochanterica an der Hüfte. Zirkumskripter Palpationsbefund, entsprechende Funktionsprüfungen, radiologisches Korrelat und der Ausschluß einer systemischen Erkrankung differenzieren gegenüber der RA.

Erkrankungen von *Sehnen, Sehnenscheiden* und *Bursen* entstehen einmal als Folge lokaler Überbelastung, zum anderen können sie Teil des systemischen Charakters unterschiedlicher Erkrankungen sein. Auch überlastungsbedingte Sehnenscheidenentzündungen verursachen Schwellungen. Sie sind aber meist bewegungs- und belastungsabhängig. Humorale Entzündungszeichen fehlen bei diesen Tendovaginitiden und Tendopathien ebenso wie die überlastungsbedingten Bursitiden.

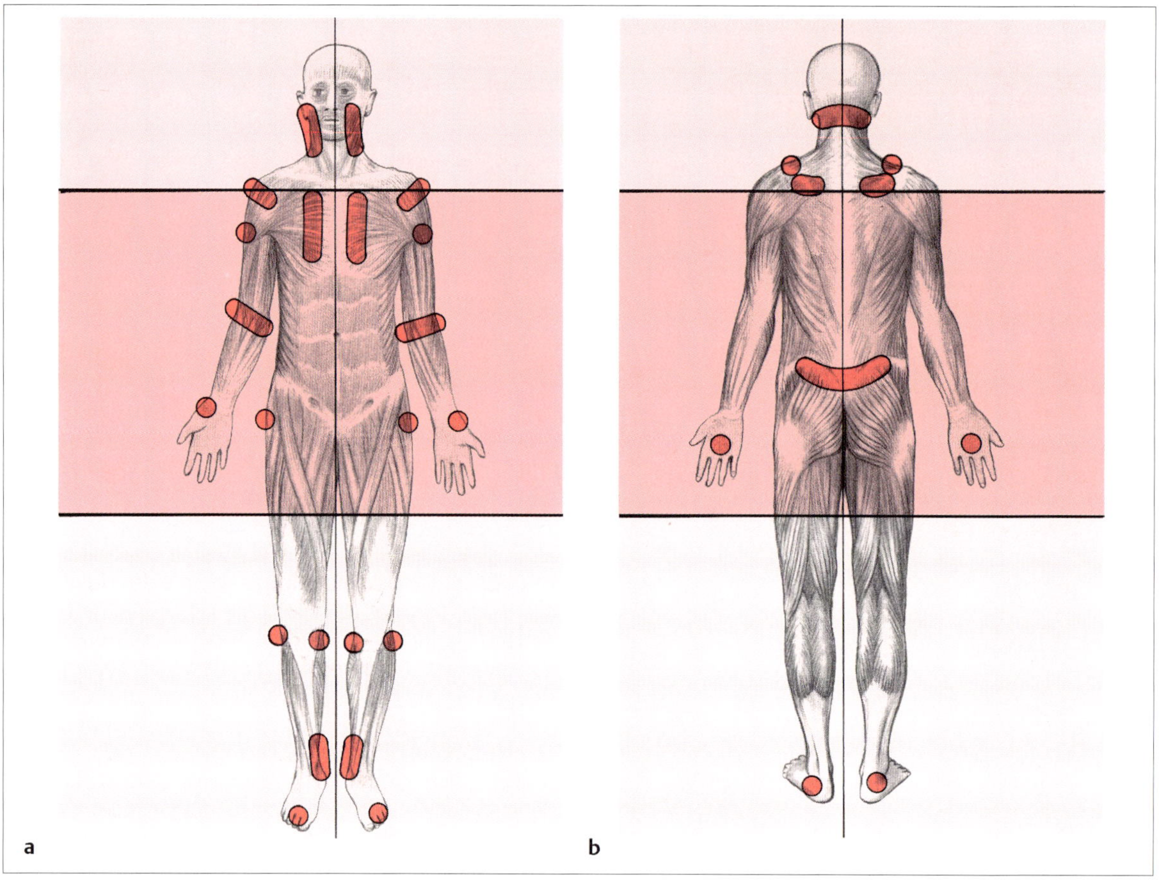

Abb. 9.25 **Fibromyalgiesyndrom.** Druckempfindliche Punkte und Bereiche (tender points, areas).

> Abgrenzend zur Entstehung im Verlauf einer RA sind Tendopathien als Folge einer Arthritis urica, einer Chondrokalzinose oder einer Hydroxyapatiterkrankung und Tendovaginitiden bzw. Bursitiden als Folgen einer Arthritis urica bzw. anderer entzündlicher Systemerkrankungen zu charakterisieren.

Morgensteife, das Gefühl von Gelenkschwellungen und Parästhesien, ein raynaudähnliches Syndrom und nicht selten periphere Nervenkompressionssyndrome (vor allem Karpaltunnelsyndrom) induzieren die Notwendigkeit, ein *Fibromyalgiesyndrom*, von einer RA zu differenzieren. Zwar gibt es (bereits angesprochene) Gemeinsamkeiten zwischen beiden Krankheitsbildern – das Trennende überwiegt aber entscheidend. So entwickelt das Fibromyalgiesyndrom nicht selten vegetative Symptome wie kalte Akren oder Mundtrockenheit. Diagnostisch entscheidend ist der *Spontanschmerz* an mindestens vier verschiedenen Stellen und *vier klassische „tender points"* (Abb. 9.**25**). Diese „tender points" dürfen nicht mit „trigger points" (myofasziale Schmerzsyndrome) oder Symptomen des „chronic fatigue syndrome" verwechselt werden. „Tender areas" müssen an der oberen und unteren, rechten und linken, vorderen und hinteren Körperhälfte festzustellen sein. Mindestens 11 von 18 definierten „tender points" sind bei Palpation druckschmerzhaft. Ständige Müdigkeit, ein *nicht erfrischender Schlaf* differenzieren weiterhin. Letztlich vereinfachen auch die Diskrepanz zwischen subjektiv geäußerten Beschwerden und objektivierbaren Befunden und der Ausschluß einer entzündlichen Systemerkrankung die Abgrenzung.

10 Medikamenten-, Immun- und Radiotherapie

Medikamentöse Therapie

Die *Zielsetzungen* verschiedener Therapeutika der rheumatoiden Arthritis haben einige Gemeinsamkeiten:

- Alle Medikamente sollen den *Krankheitsprozeß* anhalten, zumindest *verlangsamen*, wenn möglich, heilen.
- Im Vordergrund jeder medikamentösen Therapie steht die Intention, die *Lebensqualität* des Patienten *zu verbessern*; das bedeutet Schmerzverminderung, z. B. durch NSA, um die Abläufe des täglichen Lebens zu erleichtern und seine normalen Aktivitäten zu ermöglichen.
- Die *Linderung des Schmerzes ermöglicht* auch - und das ist ein wesentliches Ziel vieler sogenannter Antirheumatika – die bei nahezu allen Krankheiten des Bewegungsapparates notwendige *Krankengymnastik*.

Die Behandlung der rheumatoiden Arthritis zielt darauf, Entzündungsprozesse zu dämpfen, die Progredienz der Krankheit zu verlangsamen und durch unterschiedliche Wirkungsmechanismen (langsamwirkende Antirheumatika) bereits früh in die vermutete Pathogenese einzugreifen.

Der in den letzten Jahren strapazierte Begriff der *Compliance* – interpretiert als Deckungsgleichheit zwischen ärztlichen Vorstellungen und der Bereitschaft des Patienten zur Mitarbeit – spielt eine Rolle. Allerdings dient schon allein der Schmerz des RA-Patienten als immer vorhandenes, mahnendes und erinnerndes Signal für die notwendige Tabletteneinnahme. Patienten mit Schmerzen zeigen nur selten eine unzureichende Compliance! Nehmen Patienten ihre Medikamente nicht ein, so tun sie es in der Regel absichtlich und sind demnach bereit, Schmerzen auszuhalten. Andere Voraussetzungen schafft die Gruppe der langsamwirkenden Antirheumatika, die der Kranke über längere Zeiträume ohne sofortiges Schmerzdämpfungserlebnis nehmen muß. In diesen Fällen läßt sich die größtmögliche Deckungsgleichheit zwischen ärztlichem Wollen und dem Handeln des Patienten sicherlich nur durch genaue Information über das Medikament erreichen – *Information als Motivation.*

Die RA wird mit

- nichtsteroidalen Antiphlogistika (NSA),
- Glucocorticoiden,
- langsamwirkenden Antirheumatika (LAR) und
- reinen Analgetika

behandelt. Die letzten werden immer nur als Adjuvanstherapie ergänzend, aber nie oder nur sehr selten allein eingesetzt. LAR werden ausschließlich bei chronischen Arthritiden verwendet. Die früher übliche Nomenklatur von „Basistherapeutika" und „Symptomatika" kann aus vielen Gründen heute nicht mehr gelten. Zum einen, da die Symptomatika (z. B. NSA) oft direkt die *Progression* der Krankheit *hemmend beeinflussen* und ebenso oft *indirekt wirken*, z. B. ermöglichen sie schmerzungehemmte Krankengymnastik. Ihre Wirkung geht deshalb über eine rein symptomatische hinaus; zum anderen, da wir trotz deutlicher Fortschritte in der Kenntnis von Ätiologie und Pathogenese der RA die eigentliche „Basis" dieser Erkrankung (noch) nicht kennen und deshalb nicht von „Basistherapie" sprechen können. Auch decken sich einige NSA-Wirkungen mit denen der langsamwirkenden Antirheumatika.

Nichtsteroidale Antiphlogistika

Nichtsteroidale Antiphlogistika (NSA) sind die in der Therapie der RA gebräuchlichsten Medikamente mit antiphlogistischer und analgetischer, meist rasch eintretender Wirkung. *Klinisch dominiert ihre antiphlogistische Wirkung.* NSA waren bisher nach *chemischen Gruppen* (z. B. Salicylate, Arylessigsäuren, Propionsäuren, Piroxicame usw.), ihrer *Halbwertszeit* (kurz, mittel, lang) bzw. durch Ausmaß und Art ihrer *Cyclooxygenasehemmung* eingeteilt worden (Tab. 10.**1**).

> **Cyclooxygenasehemmung**
>
> Eine neue Möglichkeit der Differenzierung ist der Umfang der Cyclooxygenase-1- und -2-(COX-1-, COX-2-)Hemmung: *selektive COX-1*-Hemmer (Acetylsalicylsäure), *nichtselektive COX-2-Hemmer* (hochdosierte Acetylsalicylsäure, Indometacin, Piroxicam, Diclofenac und Ibuprofen), Substanzen, die die *COX-2 bevorzugt hemmen* (Meloxicam, Nimesulide) und *hochselektive COX-2-Hemmer*, wie z. B. Celecoxib oder Rofexocib (definiert durch eine COX-2-/COX-1-Ratio von $<0{,}001$ in intakten Zellen; [374]).

Freie Sauerstoffradikale werden von einigen NSA und Glucocorticoiden neutralisiert. Die Wirkung von NSA auf *Kinine*, die vasodilatatorisch wirken, die Gefäßpermeabilität erhöhen und Schmerz vermitteln, scheint von Bedeutung. Alle im unteren Teil der Tab. 10.**1** dargestellten Wirkungsmechanismen wurden experimentell für einzelne NSA mit hohen Konzentrationen nachgewiesen, die sich humantherapeutisch nicht erreichen lassen. Dagegen *modifizieren NSA Leukotriene* und *Prostaglandine* relevant.

Tabelle 10.1 Wirkungsmechanismen nichtsteroidaler Antiphlogistika

Hemmung der Prostaglandinbiosynthese durch • unterschiedliche Inhibition – der Cyclooxygenase 1 (COX-1) – der Cyclooxygenase 2 (COX-2) Hemmung der Leukotriensynthese
Stabilisierung der lysosomalen Membran
Hemmung der • Histamin-Serotonin-Freisetzung • Zellproliferation • Zellmigration an den Entzündungsort • Lymphozytentransformation • Kollagenase, Hyaluronidase • Aktivität lysosomaler Enzyme Neutralisation von Sauerstoffradikalen Beeinflussung der DNA-Synthese und Reparatur

> PGE_2 hat eine zentrale Rolle als Entzündungsmediator und im Rahmen der Hyperalgesie. Durch monoklonale Antikörper gegen PGE_2 gelingt eine vollständige Unterdrückung der Entzündung und der Hyperalgesie (880).

Die Entdeckung *unterschiedlicher Cyclooxygenasen* hat bekannte Relationen von Wirkungen zu unerwünschten Effekten unterschiedlicher NSA noch transparenter gemacht. Beide Cyclooxygenasen werden sowohl *transkriptional* als auch *posttranskriptional reguliert* (794, 1075).

Induktion von COX-2

Die Induktion von COX-2 durch Lipopolysaccharid (LPS) oder Zytokine wurde in humanen Monozyten, Mesangialzellen, Astrozyten und Mikroglia, in Endothelzellen, Synoviozyten, humanen Chondrozyten und Osteoblasten beobachtet (41, 143, 179, 597, 807, 846). Es finden sich annähernd gleiche Mengen von COX-1 und COX-2 im menschlichen Gehirn und Magen, dagegen heterogene Verteilungen in der Niere (450). Nierenprostaglandine werden im Nierenmark, der aufsteigenden Henle-Schleife und der Nierenrinde gebildet. Die COX-1-generierten PG beeinflussen den renalen Blutfluß, seine Verteilung und die Wasser- und Natriumrückresorption (1102). Nur die Reninsekretion scheint von der COX-2-Aktivität abzuhängen (373). Diese COX-1-/COX-2-Verteilungen legen nahe, daß beide COX-Formen eine physiologische Rolle spielen (539). COX-1-Spiegel sind in den Zellen konstitutiv in stabilen Mengen vorhanden. COX-1 hat als Hauptfunktionen die PG-Synthese im Magen (PGE_2), der Niere (PGE_2 und PGI_2), den Endothelzellen und Thrombozyten (TXA_2) (342). COX-1 kann auf das 2- bis 4fache ansteigen und wird durch Glucocorticoide (nahezu) nicht beeinflußt (931). COX-2 muß zur Synthese angeregt werden; das geschieht durch Wachstumsfaktoren, Zytokine (IL-1α, IL-1β, TNFα, γ-Interferon usw.) oder z. B. durch LPS bzw. Hormone. COX-2 kann von aktivierten Zellen um das 10- bis 80fache vermehrt gebildet werden. Glucocorticoide hemmen diese Synthese (1074).

Die *Isoformen der Cyclooxygenase* sind im menschlichen Gewebe in unterschiedlicher Konzentration vorhanden (198, 313). COX-1 und COX-2 werden durch verschiedene Ausgangsmechanismen aktiviert. Via Phospholipase A_2 aus der Zellmembran freigesetzte Arachidonsäure wird von der konstitutiv in stabilen Konzentrationen vorhandenen COX-1 kontinuierlich zu PG (PGI_2, PGE_2) und TXA_2 metabolisiert, deren Funktionen dominierend „organprotektiv" sind (Abb. 10.**1**). Dagegen wird COX-2 ausschließlich durch einen Entzündungsstimulus getriggert (263, 1173).

Um die Funktionen von COX-1 und COX-2 aufzuklären, wurden jeweils COX-1- und COX-2-Knock-out-Mäuse „hergestellt" (640, 780). Die COX-1-Knock-out-Mäuse (ohne COX-1-Enzym) überlebten erstaunlich gut (262, 640). Nach Behandlung mit Indometacin zeigten sie weniger Ulzerationen im Gastrointestinaltrakt als Mäuse des Wildtyps (640, 931). Aus diesen Befunden ließe sich schließen, daß das bloße Fehlen von COX-1 allein nicht für die Ulzerationen im Gastrointestinaltrakt verantwortlich gemacht werden kann (388). Die COX-2-Knock-out-Mäuse (ohne COX-2-Enzym) zeigten keine Auffälligkeiten im Gastrointestinaltrakt, reagierten auf akute Entzündungen durch Arachidonsäure normal, entwickelten aber sehr schwere tubuläre Nephropathien, die pränatal oder mit zunehmendem Alter zum Tod führten (272, 780). Diese Ergebnisse verdeutlichen, daß COX-2 auch für physiologische Funktionen wichtig ist.

Abgesehen von der Frage, ob diese Ergebnisse sich auf den Menschen übertragen lassen (Maus: bereits vorliegender genetischer Defekt in der embryonalen Entwicklung der Tiere; Mensch: Hemmung von COX-1-COX-2 in ausgereiften Geweben), beweisen diese Experimente weder, daß COX-1-Aktivität für den Magenschutz unwichtig ist, noch, daß eine totale COX-2-Hemmung Entzündungsabläufe vollständig beherrschen kann (1059).

Die *Hemmung der Cyclooxygenasen* und daraus resultierend der Prostaglandinsynthese (Abb. 10.**1**, Tab. 10.**1**) ist die dominierende NSA-Wirkung. In den letzten Jahren publizierte COX-1-/COX-2-Hemmpotenzen unterschiedlicher NSA sind für die klinische Praxis – vor allem aber für den Vergleich – sehr schlecht oder nur bedingt verwertbar. Das liegt an der extremen Streubreite der gewählten experimentellen Bedingungen dieser Untersuchungen. Aussagekräftig sind halbmaximale Hemmkonzentrationen für COX-1 und COX-2 im humanen Vollblutassay.

Das individuelle „Hemmprofil" eines NSA ist für den klinischen Alltag wichtig:

- NSA, die *überwiegend COX-1* (Acetylsalicylsäure, Indometacin, Piroxicam, Tenoxicam, Naproxen) oder
- NSA, die *COX-1 und COX-2 annähernd gleich* hemmen (Diclofenac, Ibuprofen),
- NSA, die *bevorzugt COX-2* hemmen (Meloxicam, Etodolac, Nimesulide – die beiden letzten in Deutschland noch nicht auf dem Markt.)

NSA – in der Entwicklung – die *COX-2-hochselektiv* hemmen, wie

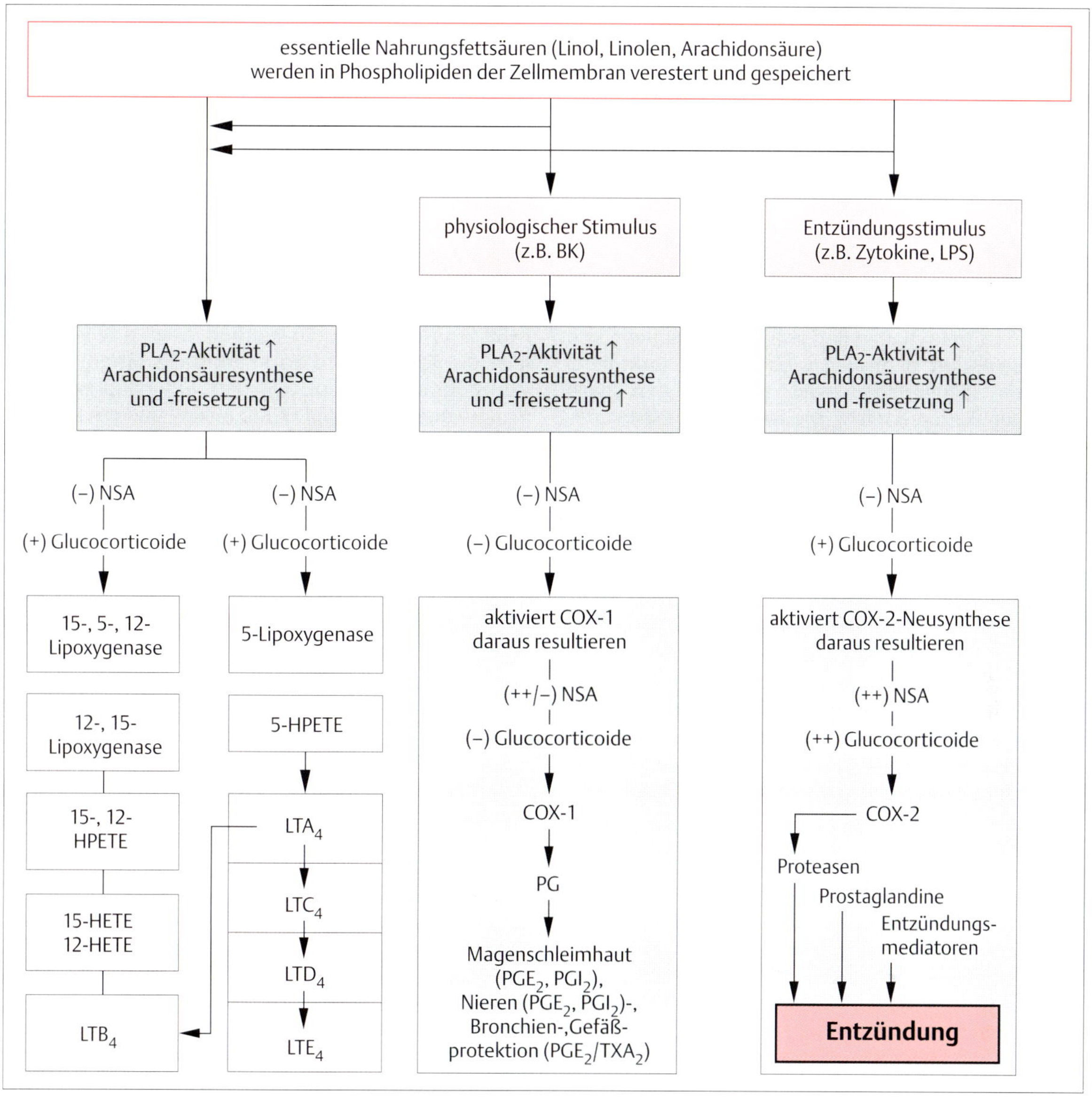

Abb. 10.1 **Prostaglandin- und Leukotrienstoffwechsel.**

- Rofecoxib (Vioxx [833]) und
- Celecoxib (Celebrex [502] – beide noch nicht auf dem Markt).

Stellvertretend für die einzelne NSA soll die *Pharmakokinetik* einiger bisheriger Hauptvertreter dargestellt werden, so die der Acetylsalicylsäure (ASS), von Diclofenac-Natrium, Indometacin, Ibuprofen und Meloxicam.

Als *neueste NSA-Vertreter* werden Celecoxib und Rofecoxib beschrieben.

ASS (z. B. Aspirin) ist quasi ein „Prodrug" der Salicylsäure. Sie wird durch Esterasen in 15–30 Minuten zu Salicylat metabolisiert. 50% einer oral gegebenen Salicylatdosis wird 2 Stunden nach Applikation überwiegend im Duodenum absorbiert. Nach 2 Stunden sind *maximale Blutkonzentrationen* erreicht. ASS findet sich in der Synovia, in zerebrospinaler, peritonealer sowie in der Tränenflüssigkeit und der Muttermilch. ASS passiert auch die Plazentaschranke. *50–90% sind an Albumin gebunden.* Da Salicylate unmittelbar nach der Applikation zu ca. 85% über den Urin ausgeschieden werden, hängt die Eliminationsrate von der gegebenen Dosis ab. Da die Eliminationsgeschwindigkeit nach niedriger Dosierung zwischen 2 und 4, nach hohen Dosen zwischen 15 und 30 Stunden liegt und langsamer ist als die Absorptionsgeschwindigkeit, besteht die Gefahr der Kumulation. Niedrigdosierte ASS (<2 g/Tag) wirkt überwiegend analgetisch – erst hochdosierte ASS (5–7 g/Tag) wirkt antiphlogistisch.

Diclofenac-Natrium. Die Absorption von Diclofenac-Natrium (z. B. Voltaren) nach oraler und rektaler Gabe erfolgt schnell und fast vollständig. Diclofenac ist zu *99,5% an Plasmaproteine* gebunden. Nach oraler Applikation entstehen maximale *Plasmaspiegel* nach 0,5–2 Stunden. Die *Plasmahalbwertszeit* liegt zwischen 1 und 2 Stunden. Korrespondierend zu den Plasmaspiegeln finden sich – mit längerer Halbwertszeit – 40–50%

des Diclofenacs in der Synovia. Die *Bioverfügbarkeit* liegt zwischen 25 und 75% – im Mittel bei 50%. Zwei der vier Hauptmetaboliten haben eine dem Diclofenac unterlegene antiphlogistische, analgetische und antipyretische, die beiden anderen eine mäßige analgetische Wirkung. Im Urin wird Diclofenac zu 60%, der Rest in die Fäzes ausgeschieden. 90% sind nach 1 1/2–2 1/2 Stunden ausgeschieden, 10% folgen in weiteren 4–6 Stunden.

Indometacin (z. B. Amuno) gilt neben der ASS als eine der Referenzsubstanzen aller NSA. Es hat äußerst potente antiphlogistische, analgetische und gute antipyretische Eigenschaften und wird fast vollständig und sehr schnell aus dem Magen-Darm-Trakt absorbiert; *maximale Plasmaspiegel* sind 0,5–3 Stunden nach oraler Applikation erreicht. Die *Bindung an Plasmaproteine* beträgt *92–99%*. Die *Plasmahalbwertszeit* ist 2–4–8–11 Stunden. Dieser weite zeitliche Spielraum gilt als Beweis für eine *enterohepatische Rezirkulation*. Fünf Stunden nach der Applikation sind annähernd gleiche Konzentrationen in Serum und Synovia erreicht. Je 30% der Substanz werden unverändert im Urin, metabolisiert im Urin und metabolisiert in die Fäzes ausgeschieden. Leichte Niereninsuffizienzen verändern Ausscheidung und Halbwertszeit nicht. Bei schwerer Einschränkung der Nierenfunktion werden die Indometacinmetaboliten nicht mehr renal, sondern langsamer über Galle und Darm ausgeschieden und kumulieren im Serum. Die *Bioverfügbarkeit* aller Applikationsformen ist hoch und schwankt nur gering zwischen 95 und 100%.

Ibuprofen (z. B. Brufen), ein Propionsäurederivat, wirkt gering antiphlogistisch, gut *analgetisch* und fiebersenkend. Die Substanz wird schnell absorbiert und erreicht innerhalb von 1–2 Stunden nach einer oralen Dosis die *maximalen Serumkonzentrationen*. Ibuprofen ist zu *99% an Serumalbumin* gebunden. Auch die Ausscheidung mit einer *Halbwertszeit* von etwa 1–2 Stunden, geht sehr schnell vor sich. Innerhalb von 24 Stunden werden nahezu 100% einer oralen Dosis im Urin als Ibuprofen (10%) oder als Metaboliten (90%) ausgeschieden.

Meloxicam. Das zu den Oxicamen zählende Meloxicam (Mobec) hemmt die COX-2-vermittelte PG-Synthese beim Tier ausgeprägt in Pleura- und Peritonealergüssen. Die COX-1 des Magen-Darmtrakts (PGE_2) wird dagegen nur schwach, die renale COX-1 ebenfalls nur gering gehemmt. Meloxicam *hemmt* bevorzugt die *COX-2-generierten Prostaglandine*. Antientzündliche Dosen hemmen die Leukozytenmigration, beeinflussen aber weder die Lipoxygenaseaktivität noch den Tonus der Bronchien (314). Die absolute *Bioverfügbarkeit* von Meloxicam – nach Einmalapplikation von 30 mg – beträgt 89% (1154). Wie alle anderen NSA ist es hoch – zu ca. 99,5% – an *Plasmaproteine*, überwiegend Albumin, gebunden. *Maximale Plasmaspiegel* finden sich nach 5–6 Stunden – bei Einnahme nach einem Essen. Ein *Steady-state* ist nach 3 bis 4mal $t_{1/2}$ (20 Std.) in 3–4 Tagen erreicht (1155). Hohe Konzentrationen finden sich in Blut, Niere, Leber, Lunge und entzündetem Gewebe sowie der Synovia (40–50%). Meloxicam wird nahezu vollständig in der Leber verstoffwechselt. Es entstehen vier inaktive Metaboliten, die je zur Hälfte renal und via Fäzes eliminiert werden (1156). Es besteht kein Unterschied pharmakokinetischer Parameter von jüngeren (<55 Jahre) und älteren (>65 Jahre) Männern, dagegen kommt es bei über 65jährigen Frauen im Vergleich zu jüngeren zu einem 59%igen Anstieg von Meloxicam-Plasmakonzentrationen (964).

Celecoxib (**Celebrex** – noch nicht auf dem Markt) hemmt COX-2 375fach ausgeprägter als COX-1. Nach oraler Applikation sind maximale Plasmaspiegel in 3 Stunden erreicht. Die Eliminationshalbwertszeit liegt bei 10 Stunden. Celecoxib wird vom menschlichen P450-Enzym CYP2C9 metabolisiert. Es wird zu 99% biliär über die Fäzes und zu 1% in Form des unveränderten Wirkstoffs mit dem Urin eliminiert. Der Hauptmetabolit ist bezüglich COX-1 und COX-2 inaktiv und erscheint zu 18% der Dosis im Urin und zu 52% der Dosis im Stuhl. Ein Steady state im Plasma ist in 4–5 Tagen erreicht. Plasmakonzentrationen und AUC_{24} verhalten sich dosisproportional. Mit dem Essen gegeben, verlängert sich die Zeit bis zu maximalen Plasmaspiegeln um 40% (843, 852). Celecoxib hat ein Verteilungsvolumen von 2–3 l/kg. Seine relative Bioverfügbarkeit nach oraler Gabe liegt bei 99%. Es ist im Plasma zu 97% an Albumin und α_1-saures Glykoprotein gebunden. Celecoxib ist plazentagängig und erscheint in der Muttermilch.

In einer Untersuchung an Hunden wurden Meloxicam und Nabumeton in therapeutischen Dosen über 2 Wochen gegeben. Celecoxib wurde in hoher therapeutischer Dosis über 13 Wochen verabreicht. Schäden im Gastrointestinaltrakt konnten bei Meloxicam bereits bei Plasmaspiegeln, die der 3fachen therapeutischen Dosierung folgten, beobachtet werden. Nabumeton verursachte gastrointestinale Schäden bei allen Hunden bereits in therapeutischer Dosis. Auch bei 16facher therapeutischer Dosierung und über einen längeren Zeitraum appliziert, waren durch Celecoxib verursachte Schäden nicht objektivierbar (717).

128 gesunde Freiwillige mit endoskopisch gesicherter gesunder Magen-Darm-Schleimhaut wurden – 32 Patienten je Gruppe – in 4 Gruppen unterteilt: 2mal 100 mg Celecoxib, 2mal 200 mg Celecoxib, 2mal 500 mg Naproxen und Plazebo. Nach 7 Tagen wurde erneut gastroskopiert: weder unter Celecoxib noch unter Plazebo hatten sich Magen-Darm-Schäden entwickelt, dagegen fanden sich bei 6 (19%) der Naproxenpatienten Magengeschwüre (646).

500 von 655 RA-Patienten einer doppelblinden Double-dummy-Parallel-Gruppenstudie (326 erhielten 2mal 200 mg Celecoxib/Tag, 329 erhielten 2mal 75 mg Diclofenac/Tag) beendeten die Untersuchung nach 6 Monaten. Celecoxib und Diclofenac waren gleich wirksam. 8 bzw. 7 % beendeten die Studie wegen mangelnder Wirkung. 10 % der Celecoxib-Patienten bzw. 19 % der Diclofenac-Patienten mußten die Studie wegen Nebenwirkungen beenden. Nach 24 Wochen (oder früher) dieser Studie wurden 430 Patienten gastroskopiert, von denen 212 Celecoxib und 218 Diclofenac erhalten hatten. Gastrointestinale Beschwerden entwickelten sich in 36 % in der Celecoxib- und 48 % der Diclofenac-Gruppe. Magengeschwüre fanden sich in 2 bzw. 11 %, Duodenalulzera in 2 bzw. 7 % jeweils der Celecoxib- bzw. Diclofenac-Gruppe (p = 002; p = 003; 1280, 1281).

Tabelle 10.2 Nichtsteroidale Antiphlogistika – Präparate, Tageshöchstdosen und Plasmaeliminationshalbwertszeiten

Chemische Kurzbezeichnung	Präparat	Empfohlene Tageshöchstdosis (mg)	Plasmahalbwertszeit (ca. Wert, Std.)
Acetylsalicylsäure (ASS) Salicylsäure[3]	Aspirin	2000–6000	0,2–0,3 2–5
Phenylbutazon°	Butazolidin	300–600	68–84
Mefenaminsäure	Parkemed	500–1500	3–5
Acemetacin[3] Diclofenac-Natrium[1,3] Aceclofenac[1] Indometacin[2] Sulindac[1,3] Tolmetin	Rantudil (retard) Voltaren (retard) Beofenac Amuno (retard) Imbaral Tolectin	120–180 150–200 100–200 150–175 200–400 600–1800	3–5 1–2 3–6 2–11 7–16 4–6
Ibuprofen[3] Ketoprofen[3] Naproxen[1,3]	Brufen Alrheumun Proxen	600–2400 150–300 750–1000	1–2 1,5–2,5 12–15
Piroxicam[1,2,3] Meloxicam[1]	Felden Mobec	10–20 7,5–15	45–57 18–22
Nabumeton	Arthaxan	500–1000	22–26
Etodolac*	Lodine	200–600	6–7
Celecoxib*/**	Celebrex	200–400	10–12
Rofecoxib**	Vioxx	12,5	16

° Anwendungsbeschränkung beachten.
* In den USA auf dem Markt.
** In Deutschland noch nicht auf dem Markt.

[1] Beeinflussung durch enterohepatische Rezirkulation.
[2] Starke Beeinflussung durch enterohepatische Rezirkulation.
[3] Dosisabhängige Elimination.

1149 RA-Patienten erhielten entweder Celecoxib (2mal 100 mg/Tag – n = 240; 2mal 200 mg/Tag – n= 235; oder 2mal 400 mg/Tag – n = 218), Naproxen (2mal 500 mg/Tag – n= 225) oder Plazebo (n = 231) über 12 Wochen. Vor Beginn der Studie, nach 12 Wochen (oder wenn nötig früher) wurde der obere Gastrointestinaltrakt endoskopiert: gastroduodenale Ulzera fanden sich in 26% in der Naproxen-Gruppe, in 6% der Gruppe mit 2mal 400 mg Celecoxib, in 4% der Gruppe mit 2mal 200 mg Celecoxib (Inzidenz bei Plazebo) und in 6% der Gruppe mit 2mal 100 mg Celecoxib (1279).

In einem 10tägigen Vergleich von 2mal 600 mg Celecoxib, 2mal 500 mg Naproxen und Plazebo verursachte Naproxen eine signifikante Verminderung von kollagen- und arachidonsäureinduzierter Thrombozytenaggregation und verlängerte die Blutungszeit signifikant. Celecoxib dagegen hemmte die Plättchenaktivität von COX-1 nicht ($p < 0,05$) (730).

■

In einer einfachblinden Crossover-Studie erhielten 14 RA-Patientinnen neben (mindestens 3 Monate) stabilen wöchentlichen MTX-Dosen von 5–20 mg über 7 Tage 2mal 200 mg Celecoxib. AUC und C_{max} von MTX waren mit und ohne Celecoxib gleich. Patienten, deren Prothrombinzeit durch die Gabe von Warfarin 1,2–1,7 niedriger lag und über 3 Tage stabil waren, erhielten über 7 Tage 2mal 200 mg Celecoxib/Tag oder Plazebo. Weder die Pharmakokinetik von Warfarin noch die Prothrombinzeit wurde signifikant beeinflußt (1285).
330 Patienten mit aktiver RA erhielten über 4 Wochen Plazebo, 2mal 40, 2mal 200 oder 2mal 400 mg/Tag Celecoxib. Nach 1, 2 und 4 Wochen erwiesen sich Celecoxib 200 und 400 mg 2mal/Tag Plazebo als statistisch signifikant überlegen (modifizierter ACR-Responder-Index). Wegen Ineffektivität beendeten 37 Patienten die Untersuchung (15 Plazebo, 14 40 mg Celecoxib, 3 bzw. 5 in den 200-/400-mg-Celecoxib-Gruppen (502).

■

■

In einer doppelblinden plazebokontrollierten Parallelgruppenstudie wurde die Wirksamkeit, Verträglichkeit und Sicherheit von Celecoxib bei 1004 Patienten mit aktivierter Gonarthrose untersucht. Nach Randomisation erhielten die Patienten Celecoxib (2mal 50 mg/Tag – n = 203; 2mal 100 mg/Tag – n = 197; 2mal 200 mg/Tag – n = 202), Naproxen (2mal 500 mg/Tag – n = 198) oder Placebo (n = 204) über 12 Wochen. Als Beurteilungskriterien wurden die Meinung des Arztes und des Patienten über den Erfolg der Behandlung, die Einschätzung des Schmerzes durch den Patienten und ein Osteoarthritisschwere-Index genützt.
Celecoxib in Dosen von 2mal 100 bzw. 2mal 200 mg/Tag war vergleichbar – beide Dosierungen waren Plazebo signifikant überlegen. Bezüglich der Wirksamkeit gab es keinen statistisch signifikanten Unterschied zwischen Celecoxib und Naproxen (1282).

■

Zusammenfassend liegt Celecoxib in 100- und 200-mg-Kapseln vor. Kontraindikationen sind Sulfonamidallergie, Patienten <18 Jahre, Schwangere, Stillende und Patienten mit Lactuloseintoleranz (Lactulose ist ein Hilfsstoff in den Kapseln). In mehreren Studien bei RA- und Arthrosepatienten erwiesen sich 200–400 mg/Tag Plazebo hochsignifikant überlegen und 500 mg Naproxen gleichwertig. Interaktionen (Omeprazol, Fluconazol, Glyburid) waren klinisch nicht relevant. Celecoxib (Celebrex) wird in einer täglichen Dosis von 200–400 mg empfohlen.

An unerwünschten Wirkungen wurden eine flüchtige Verminderung der renalen Natriumausscheidung (nicht relevant) und Nebenwirkungen am Respirationstrakt (die im Plazebobereich lagen) beobachtet. Celecoxib beeinflußt weder die Plättchenaggregation noch die Blutungszeit oder die GFR.

Rofecoxib (Vioxx – noch nicht auf dem Markt). Im Vollblutassay (in vitro) reflektiert die TXB_2-Synthese die COX-1-Aktivität. Dagegen spiegelt die Menge von PGE_2 nach LPS-Stimulation die COX-2-Aktivität wider. In vier Gruppen wurden gesunden Probanden Plazebo (n = 8) bzw. Rofecoxib (25-, 100-, 250- oder 375 mg/Tag – n jeweils = 8) über 14 Tage gegeben und die COX-2- bzw. COX-1-Hemmung gemessen.

Die maximale Hemmung der COX-2-Synthese nach 14 Tagen betrug (Plazebo, 25-, 100-, 250- oder 375 mg/Tag) 37,0, 77,0, 98,0 und 97 %. Keiner der mit Rofecoxib behandelten Probanden zeigte eine signifikante Hemmung von TXB_2 ($p < 0,1$). Rofecoxib (Vioxx) hemmt potent und selektiv die Aktivität von COX-2 – auch in 10fach höheren Dosen als für klinisch positive Ergebnisse bei der Arthrose (12,5–25 mg/Tag) nötig sind (1275).

Rofecoxib (Vioxx), ein hochselektiver COX-2-Hemmer, wurde in einer doppelblinden, randomisierten plazebokontrollierten multizentrischen Studie vs. Plazebo getestet. Patienten mit Gon- oder Koxarthrosen erhielten über 6 Wochen oral je 4mal 5 mg (n = 149), 12,5 mg (n = 144), 25 mg (n = 137) bzw. 50 mg (n = 97: nur Gonarthrosen) oder Plazebo (n = 145). Bei primären Studienparametern (WOMAC-VA, Schmerzen beim Gehen, Urteil von Patient und Arzt) und sekundären Zielparametern (Steife, Einschränkungsskala) waren alle Rofecoxib-Dosen gegenüber Plazebo erfolgreicher ($p < 0,001$). Die 12,5- bis 50-mg-Dosen waren der 5-mg-Dosis überlegen (295).

565 von 672 Patienten mit Knie- und Hüftgelenkarthrosen erhielten in einer doppelblinden, randomisierten, plazebokontrollierten multizentrischen Studie Plazebo (n = 145), Rofecoxib oral (5 mg – n = 149; 12,5 mg – n = 144; 25 mg – n = 137 und 50 mg/Tag – n = 90 [nur Kniegelenkarthrosen]) über 6 Wochen. Anschließend bekamen 472 dieser Patienten (auch jene, die vorher Plazebo oder 5 mg Rofecoxib eingenommen hatten) 12,5 mg, 25 mg Rofecoxib oder 150 mg Diclofenac. Primäre Zielparameter dieser Studie waren der WOMAC (VA-Schema), Gehen auf flachem Boden und die Beurteilung der Therapie durch den Patienten sowie das Urteil des Arztes über die Krankheitsaktivität.
Nach 6 Wochen waren alle mit Rofecoxib behandelten Patienten gegenüber Plazebo signifikant gebessert ($p < 0,001$). Die 12,5- bis 50-mg-Dosen waren der 5-mg-Dosis überlegen. Im folgenden Zeitraum über 6 Monate konnte diese Besserung in den Rofecoxib-Gruppen gehalten werden. Patienten, die vorher Plazebo oder 5 mg Rofecoxib erhalten hatten, zeigten ebenso wie die Diclofenac-Patienten eine deutliche klinische Besserung (1277). Die somatisch und psychisch empfundene Lebensqualität (SF-36) war in allen Rofecoxib-Gruppen gegenüber Plazebo signifikant verbessert ($p < 0,05$; 1276).

Im Rahmen der Therapie der RA sind NSA (Tab. 10.**2**) indiziert, da sie den *Entzündungsprozeß* und seine Folgen, *Schmerzen* und schmerzbedingte *Funktionseinschränkungen* hemmen oder reduzieren. Sind langsamwirkende Antirheumatika (LAR) wirkungslos oder kontraindiziert, können NSA (neben Glucocorticoiden) die einzige medikamentöse Therapie bleiben. Relative und absolute *Kontraindikationen* sind alle pathologischen Organ- oder Blutbildbefunde, die auch als mögliche Nebenwirkungen der NSA bekannt sind. Die Schwangerschaft wird aus Vorsicht als Kontraindikation genannt, auch wenn Fruchtschäden nur sehr selten beobachtet worden sind.

Die *Plasmaeliminationshalbwertszeiten* bestimmen sich nach dem an Eiweiß gebundenen inaktiven Anteil der Wirksubstanz (Tab. 10.**3**). Die Wirkdauer von Präparaten mit langer Halbwertszeit ist *kürzer*, als es der Halbwertszeit entspricht. Das birgt die Gefahren der Dosiserhöhung bzw. Frequenzsteigerung der Tagesdosen. Kumulativ erhöhte *bleibende Wirkstoffspiegel* (steady state) würden häufiger zu Unverträglichkeiten führen. Präparate mit kurzer Halbwertszeit wirken dagegen meist länger, als es die Halbwertszeit erwarten läßt. Nur der lokale *Wirkstoffspiegel im Gelenk* entscheidet über Ausmaß und Dauer der antiphlogistischen und analgetischen Wirkung.

Als Faustregel gilt: Das *Wirkungsmaximum*, gemessen an der Höhe des Blutspiegels der eiweißgebundenen Substanz, wird etwa nach dem *Vierfachen der Halbwertszeit* erreicht. Ein Präparat mit einer Halbwertszeit von etwa 2 Stunden wirkt schon am ersten Tag voll, während eine Halbwertszeit von z. B. 40 Stunden erst nach etwa 1 Woche zur vollen Wirkung führen kann (711).

Tabelle 10.3 Halbwertszeiten nichtsteroidaler Antiphlogistika

NSA mit kurzer Halbwertszeit (3–7 Std.)	– Acetylsalicylsäure – Acemetacin – Diclofenac – Indometacin – Ibuprofen – Ketoprofen – Etodolac
NSA mit mittlerer Halbwertszeit (8–16 Std.)	– Sulindac – Naproxen – Celecoxib – Rofecoxib
NSA mit langer Halbwertszeit (>16 Std.)	– Piroxicam – Meloxicam – Nabumeton – Phenylbutazon

Erlaubte Tagesdosen sind Resultate wissenschaftlicher Versuche und klinischer Erfahrungen. Dosiserhöhung bringt entweder *keine wesentliche Verbesserung* der Wirkung mehr oder läßt eine *zunehmende Unverträglichkeit* erkennen. Für eine Langzeittherapie geeignete Tageshöchstdosen sind in Tab. 10.**2** (s. S. 139) aufgeführt.

> Alle *Abweichungen* von einem strikten Schema sind problemloser bei Präparaten mit kurzer Halbwertszeit möglich, da sie sich den individuellen Verhältnissen leichter anpassen lassen.

Präparate mit *langer Halbwertszeit* und Retardpräparate haben den (besonders für *Berufstätige* wichtigen) Vorteil der (nur) 1- bis 2maligen Einzelgabe(n).

Unerwünschte Wirkungen von NSA der älteren Generation können in Befindensstörungen und ernste *Nebenwirkungen* unterteilt werden (Tab. 10.**4**). Ein besonderes Problem ist die *substanzbedingte Magenunverträglichkeit*, die zwangsläufig alle Substanzen aufweisen, die dominierend die COX-1-vermittelte PG-Synthese hemmen. Aber auch weniger über eine PG-Synthesehemmung wirkende Präparate können magenunverträglich sein.

Magenschutz

Aluminium- und Magnesiumpräparate mindern die Bioverfügbarkeit mancher NSA (z. B. für ASS, Diflunisal, Phenylbutazon, Indometacin). Ähnliches gilt auch für H_2-Antagonisten (z. B. Ranitidin), H^+-Protonenpumpen-Hemmer (z. B. Omeprazol), Sucralfat (z. B. Ulcogant) oder Prostaglandinderivate (Misoprostol). NSA verdreifachen das gastrale Blutungsrisiko; kombiniert mit Glucocorticoiden wird diese gefährliche (weil oft symptomlose) Nebenwirkung vervielfacht.

Risikopatienten sind multimorbide, mehrfach medikamentös behandelte Patienten, meist Frauen in höherem Lebensalter (>60 Jahre). Auch eine Ulkus- oder Blutungsanamnese, Heliobacter-pylori-Gastritis, Rauchen und Alkoholabusus zählen zu den Risikofaktoren. Die prophylaktische/präventive Gabe der erwähnten „Magenschutzpräparate" bei Patienten mit diesen Risikofaktoren ist indiziert. Für die Prävention/Prophylaxe gastrischer und duodenaler Ulzera eignen sich H^+-Protonenpumpen-Hemmer (z. B. Omeprazol) und Misoprostol (z. B. Cytotec), für die Heilung NSA-induzierter Ulzerationen H_2-Antagonisten (z. B. Ranitidin) und Sulfacrat (z. B. Ulcogant) (278).

Suppositorien haben keinen direkten Kontakt mit der Magenschleimhaut, wirken aber wie *„Prodrugs"* systemisch. Schweren (seltenen) Nebenwirkungen liegt häufig eine individuelle, genetisch-immunologische *Prädisposition* zugrunde.

Patienten können bereits in den ersten Behandlungswochen allergisch/toxisch reagieren; deshalb sind in den ersten 3 Behandlungsmonaten Kontrolluntersuchungen in 2wöchigen Abständen indiziert:

- Befragungen (ZNS, Gastrointestinaltrakt),
- Inspektion von Haut und Schleimhäuten,

Tabelle 10.4 Nebenwirkungen nichtsteroidaler Antiphlogistika (NSA)

Häufig
➤ Gastrointestinaltrakt Magenunverträglichkeit (evtl. Ulkus oder Blutungen) Magenschmerzen, Übelkeit, Erbrechen Obstipation, Durchfälle ➤ Haut Exantheme, Pruritus allergische Reaktionen (auch Asthmaanfälle, anaphylaktische Reaktionen) ➤ zentrales Nervensystem Kopfschmerzen, Müdigkeit, Schwindel, Verwirrtheit
Manchmal
➤ blutbildendes System Leukozytopenie, Thrombozytopenie, Agranulozytose ➤ Niere Ödeme, Nierenfunktionsminderung
Selten
➤ Leber Transaminasenerhöhung (meist passager) ➤ Sonstiges Strumawachstum, Herzklopfen, Ohrensausen, Schwerhörigkeit

Tabelle 10.5 Interaktionen nichtsteroidaler Antiphlogistika (NSA)

Einschränkung der Substanzabsorption durch – Beschleunigung der Darmpassage (Laxanzien, Antibiotika) – Verkürzung der Absorptionszeit – Antazida, Aktivkohle, Pectin, Colestyramin – gleichzeitige Einnahme zweier nichtsteroidaler Antiphlogistika (z. B. ASS + Indometacin) Verbesserung der Substanzaufnahme durch – Bicarbonat – H_2-Blocker (z. B. Cimetidin)
Die gleichzeitige Gabe von NSA und anderen hoch an Plasmaeiweiß gebundene Substanzen führt durch eine Überfrachtung der Plasmabindungskapazität zur Freisetzung anderer Pharmaka aus der Eiweißbindung und resultiert z. B. in ➤ NSA (Pyrazolone, Fenamate, Kombinationspräparate) + Warfafin, Acenocoumarol: erniedrigter Prothrombinwert, Möglichkeit von Blutungen ➤ NSA (Pyrazolone) + Sulfonylharnstoffe: Hypoglykämie ➤ NSA + Digitalisglykoside: Anstieg des (z. B.) Digoxinplasmaspiegels ➤ NSA (z. B. Diclofenac) + Lithium: Anstieg des Lithiumplasmaspiegels ➤ NSA (alle?) + Diuretika: Verlust der diuretischen Wirkung ➤ NSA (alle?) + Betablocker: Verlust von Wirkung beider Substanzgruppen

- regelmäßige Blutuntersuchungen (Blutbild, Leber- und Nierenwerte) und
- Blutdruckkontrollen

sind nach Ablauf der ersten 3 Therapiemonate in 1- bzw. 2monatigen Abständen nötig. *Magenbeschwerden* müssen *gastroskopisch untersucht* werden. Gerade Magenschleimhautschäden durch NSA können sich unbemerkt entwickeln.

> Da sich manche Nebenwirkungen addieren oder potenzieren können, ist es falsch, zwei NSA zusammen zu geben. Auch läßt sich die Gesamtwirkung zweier gleichzeitig verordneter NSA nicht abschätzen.

Interaktionen zweier NSA entstehen nicht nur auf der Ebene der Plasmaeiweißbindung. Auch die gegenseitige Beeinflussung der Absorption, Metabolisierung, Gewebsbindung und Ausscheidung ist möglich (Tab. 10.**5**). Erwähnenswert sind Interaktionen von *NSA mit MTX und Cyclosporin A* (S. 179, 169). Zusammenfassend gelten die in Tab. 10.**4** und 10.**5** aufgeführten Nebenwirkungen und Interaktionen vor allem für NSA älteren Datums. Bedenkt man die physiologischen Funktionen der COX-2 und ihr konstitutives Vorkommen, können neue unerwünschte Wirkungen COX-2-selektiver Verbindungen – z. B. zentralnervöse Effekte, Nephrotoxizität, Infertilität – nicht grundsätzlich ausgeschlossen werden (146).

Die NSA-eigenen, gastrointestinalen Risiken haben den Versuch induziert, NSA örtlich durch die Haut zu applizieren. *Salben, Gele* und *Emulgele* wurden entwikkelt, die im Rahmen der antirheumatischen Therapie wirksamer antientzündlich als die bisherigen topischen Präparate agieren und orale Medikamentendosen reduzieren können (Tab. 10.**6**). Die topische Therapie bietet den Vorteil, ein wirksames Medikament in der Nähe des entzündeten Ortes zu applizieren, dabei systemische Wirkungen bzw. Nebenwirkungen aussparend. Diese Therapie verursacht nur niedrige Plasmaspiegel; die Resorption erfolgt langsamer, die Nebenwirkungen sind deutlich geringer.

> Unabdingbare Voraussetzung für den Erfolg ist, daß der jeweilige Wirkstoff in ausreichender Menge die Hautbarriere durchdringen kann.

Der Wirkstoff muß lipophil und hydrophil sein (Hautpenetration). Er sollte in den entsprechenden galenischen Formulierungen in ausreichender Konzentration enthalten sein, und er muß unbedingt das Zielorgan in möglichst hoher Konzentration erreichen (255). Mehr Aufmerksamkeit als bisher muß dabei neben dem Hauptwirkstoff den einzelnen *galenischen Zubereitungen* (Hilfsstoffen) gelten, die über so wesentliche pharmakokinetische Eigenschaften wie Löslichkeit, Konzentration, Hautpenetration, Speicherung in subkutanen Schichten, Verteilung usw. entscheiden.

Allgemeine Therapieziele der Salben/Gele bestehen in lokaler Therapie (Aussparung des Systems Körper), Erwärmung/Abkühlung, unspezifischen Reizen, Analgesie, Antiphlogistik und Absorptionsförderung.

Indikationen sind die unterstützende Therapie entzündlich-schmerzhafter Gelenk- und Muskelerkrankungen, Hautnahe Gelenk- oder Sehnen(scheiden)erkrankungen im Rahmen einer RA wie Tendosynovialitiden können behandelt werden. Auch die RA häufig begleitende Weichteilerkrankungen (z. B. Periarthropathia humeroscapularis) finden sich im Indikationsspektrum.

Kontraindikationen sind die Allergie gegen den jeweiligen Inhaltsstoff, Hautverletzungen am Applikationsort, manifeste Dermatosen, der großflächige Einsatz in der Schwangerschaft bzw. Stillzeit und die Applikation bei Kleinkindern.

Der Versuch, entsprechende Gele/Emulgele mit Hilfe der *Phonophorese* und *Iontophorese* bei entsprechend naher Lokalisation des anatomischen Zielsubstrats zu applizieren, ist häufig erfolgreich. In der Praxis hat sich die *kurzfristige* Anwendung von *Okklusivverbänden* bewährt. Die parenterale Applikation von NSA ist entbehrlich (260).

Tabelle 10.**6** Topische Therapie mit nichtsteroidalen Antiphlogistika (Auswahl)

Handelsname	Wirkstoff-zusammensetzung	Darreichungsform	Dosisempfehlung
Target	Felbinac	Gel	2–4mal täglich 3–6 cm Gelstrang auftragen
Mobilisin	Flufenaminsäure Salicylat Mucopolysaccharid-schwefelsäureester Benzylnicotinat	Salbe	mehrfach täglich einen Salbenstrang von 5–10 cm einreiben
Rheumon-Gel Rheumon-Salbe	Etofenamat	Gel Salbe	mehrfach täglich 5–10 cm Strang über den erkrankten Stellen großflächig einreiben
Amuno-Gel Amuno-Salbe	Indometacin	Gel Salbe	mehrfach täglich 5–10 cm Strang über den erkrankten Stellen großflächig einreiben
Voltaren-Emulgel	Diclofenac Diäthylamin	Emulgel	mehrfach täglich dünn und großflächig auftragen und trocknen lassen

Glucocorticoide

Wir unterscheiden die *Substitutionstherapie* (primäre/sekundäre Nebennierenrindeninsuffizienz) von der *Suppressionstherapie* (adrenogenitales Syndrom) und der im folgenden besprochenen *pharmakodynamischen Therapie* mit Glucocorticoiden.

Glucocorticoide passieren durch passive Diffusion die Zellmembran und binden sich an in nahezu allen Körperzellen vorhandene Rezeptoren. Entstandene *Glucocorticoidrezeptoren-Komplexe* binden sich an Chromatin und beeinflussen die Transkription und damit die Synthese bestimmter Proteine (29).

Transkription der Glucocorticoide

Glucocorticoide hemmen die Translokation von NFϰB zum Zellkern. Dieser Schritt ist sehr wichtig für den Ablauf der Gentranskription. Die Einbindung von Transkriptionsfaktoren – wie NFϰB – in eine große Zahl proinflammatorischer Phänomene und die Tatsache, daß Glucocorticoide diese Faktoren beeinflussen, macht ihre außerordentlich große Breite antiinflammatorischer Wirkungen verständlich (119).

Glucocorticoide inhibieren durch ein „Hemmprotein" – Lipocortin – die Aktivität der *Phospholipase A_2* und damit die Synthese von Prostaglandinen, Thromboxanen und Leukotrienen (1195). Sie hemmen durch Glucocorticoidrezeptoren-Komplexe die Genexpression der *zytokininduzierten COX-2-Synthase*, beeinflussen die COX-1-Synthase jedoch nicht (706, 707).

Stickstoffmonoxid (NO) wird durch zwei konstitutive NO-Synthasen und eine durch z. B. TNFα, -Interferon, IL-1 und IL-2 induzierbare NO-Synthase (NO II) gebildet (975). Vermutlich intraartikulär entstanden, findet sich NO bei RA-Patienten im Vergleich zu gesunden Kontrollpatienten signifikant erhöht (558, 1101). Große Mengen von *NO schädigen* das Gewebe (335). *Glucocorticoide hemmen* die Induktion der *induzierbaren NO-II-Synthase* (275, 389) und reduzieren so die gesteigerte NO-Synthase und die Krankheitsaktivität. Glucocorticoide beeinflussen je nach Konstellation die humorale und/oder zelluläre Entzündung (Tab. 10.**7**).

Tabelle 10.**7** Wirkmechanismen der Glucocorticoide (29, 145, 392)

- Nach Passage der Kernmembran bindet der Glucocorticoidrezeptor-Komplex an das Chromatin und beeinflußt die Synthese bestimmter Eiweißstoffe
- Lipocortin wird vermehrt gebildet
- Glucocorticoide reduzieren/verhindern die Bildung von Zytokinen – vor allem von Interleukin-1 – aber auch von IL-2, IL-3, IL-Rezeptoren, TNF und α-Interferon

Glucocorticoide

- ➤ hemmen die Phospholipase A_2, verringern dadurch die Entzündungsmediatoren (Prostaglandine, Leukotriene) und dichten das Gefäßsystem ab (Kapillarpermeabilität und Blutfluß in den Kapillaren nehmen ab)
- ➤ hemmen die Neutrophilenmigration
- ➤ senken die Antigenpräsentation auf T-Lymphozyten und die FC-Rezeptor-Expression
- ➤ beeinflussen humorale (IgG und IgA sinken im Serum; die B-Lymphozyten-„Ansprechbarkeit" reduziert sich) und zelluläre (Umverteilung mononukleärer Zellen, T-Lymphozyten-Zahl und -Funktion nehmen ab) Immunreaktionen

Pharmakokinetik der Glucocorticoide

Glucocorticoide werden nach oraler Applikation schnell und vollständig wahrscheinlich im oberen Jejunum absorbiert. Das andrenokortikotrope Hormon (ACTH) des Hypophysenvorderlappens steuert ihre Sekretion über die Höhe des peripheren Blutspiegels. Die ACTH-Ausschüttung wird wiederum vom im Hypothalamus gebildeten Corticotropin-Freisetzungshormon (CRH) geregelt. In der Leber werden Cortisol und Prednison, die keine Glucocorticoidaktivitäten besitzen, zu Cortison und Prednisolon umgewandelt. Durch die Substitution von Fluor in 9β-Position wird eine Wirkungsverlängerung und -steigerung, allerdings auch eine erhöhte Nebenwirkungsrate „erreicht" (Betamethason, Dexamethason). Cortison und seine synthetischen Derivate sind im Blut an ein Transportprotein, das corticosteroidbindende Globulin (CBG), ein Glykoproteid, gebunden. Proteingebundenes Glucocorticoid ist unwirksam. Ein kleinerer Teil ist an Albumin fixiert und ein noch kleinerer Teil bleibt frei und deshalb aktiv. Glucocorticoide werden in der Leber inaktiviert. Die Metaboliten werden zu 99% als Glucuronide über die Nieren ausgeschieden, weniger als 1% erscheint als freies Cortisol im Urin.

Glucocorticoide lassen sich in *kurz-, mittel- und langfristig wirkende* einteilen, je nachdem, wie lange eine Prednisolondosis von 50 mg (oder das Äquivalent davon) die ACTH-Ausschüttung supprimiert (Tab. 10.**8**).

Indikationen für Glucocorticoide sind alle Therapiephasen von LAR, in denen NSA und physikalische Therapie bis zum Einsetzen der LAR-Wirkung nicht genügend schmerzlindernd wirken, akute oder exsudative (maligne oder lupoide) RA-Verläufe bzw. durch Vaskulitiden oder andere viszerale Komplikationen charakterisierte Zeiträume/RA-Verlaufsformen.

Neben der *oralsystemischen* Glucocorticoidgabe im Sinn einer pharmakodynamischen Therapie mit den zu beachtenden Schwierigkeiten des Beginns, des Absetzens, der Langzeitrisiken und der jeweils individuellen „Cushing-Schwelle" werden Glucocorticoide auch im Rahmen besonderer Konstellationen in Form der sogenannten *Pulse-Therapie* und lokal zur *intraartikulären* bzw. *Infiltrationstherapie* eingesetzt. Muß eine RA-Patientin während der Schwangerschaft Medikamente einnehmen, sind Glucocorticoide, nicht aber NSA, Mittel der Wahl.

Kontraindikationen resultieren aus Befunden, die als mögliche unerwünschte Wirkungen bekannt sind (Tab. 10.**9**). Ein Magenulkus ist keine absolute Kontraindikation mehr – NSA wirken ulzerogener. Ihre Kombination mit Glucocorticoiden kann unter Umständen die Ulkusentstehung noch begünstigen (S. 140).

Die starke antiphlogistische, in hohen Dosen antiproliferative *klinische Wirkung* tritt dosisadäquat *rasch*, meist innerhalb der ersten beiden Tage ein. Jede einzelne Dosis im Rahmen einer länger dauernden Therapie in entsprechenden Tagesdosen wirkt nur kurz, höchstens einen Tag, da die *Plasmaeliminationshalbwertszeit nur 2–3 Stunden* beträgt. Dagegen ist die Dauer der *biologischen Wirkung* (ACTH-Suppression), zwischen 18 und 24 Stunden (für Prednisolon und Methylprednisolon) bzw. 37–72 Stunden (für Triamcinolon, Betamethason und Dexamethason), *sehr viel länger*. Um die klinische Wirksamkeit einer Glucocorticoiddosis zu beurteilen, sind mindestens 3–4 Tage nötig.

> Glucocorticoidäquivalenzdosen werden durch die applizierte Wirkstoffmenge, Gewebepenetration, Eiweißbindung, Rezeptoraffinität, Bioverfügbarkeit und Applikationsart beeinflußt. Eine gewisse Austauschbarkeit ist in den Kategorien „sehr kurz – kurz – mittellang – lang wirksame Substanzen" möglich.

Dennoch sind aus Praktikabilitätsgründen bei allen Dosisangaben *Äquivalenzdosen* (Tab. 10.**8**) der eingesetzten Derivate zu beachten. Alle folgenden Angaben beziehen sich auf Prednisolonäquivalenzdosen. Wenn Dosen von ≥10–15 mg nicht überschritten oder nur kurzfristig gegeben werden, nimmt die NNR in wenigen Tagen nach Absetzen der Therapie ihre Funktion wieder auf. Dabei bestehen jedoch erhebliche individuelle Unterschiede: Dexamethason und Betamethason hemmen – im Vergleich zu ihrer therapeutischen Äquivalenzdosis – die Hypophysen-NNR-Funktion stärker. Neben bewährten Präparaten (Prednisolon, Prednison, Methylprednisolon: Ultralan, Urbason) stehen seit einigen Jahren Cloprednol (Syntestan) und seit kurzem Deflazacort (Calcort 6) zur Verfügung.

Nebenwirkungen der Glucocorticoide entsprechen ihren (exogen verstärkten) Wirkungen, sind zwangsläufige „Begleiteffekte", die die therapeutisch notwendige Dosierung, vor allem bei höheren Dosen und langzeitiger Gabe verursachen kann (Tab. 10.**9**). Zu berücksichtigen sind Symptome, die, aus der *Nebennierenrindensuppression* bis *-atrophie* resultierend, entsprechende Insuffizienzerscheinungen nach sich ziehen. Über notwendige klinische und laborchemische Kontrollen und Interaktionen der Glucocorticoide informieren Tab. 10.**10** und 10.**11**.

Glucocorticoide sollen in der Langzeittherapie nicht über 7,5 mg Prednisolonäquivalent pro Tag dosiert werden.

> Langzeitige Gaben in höheren Dosen als 10 mg Prednisolonäquivalent pro Tag sind problematisch.

Anfangs ist bei höheren Dosen über kurze Zeit eine Dosisaufteilung – 2/3 der Dosis morgens, 1/3 abends (*ultradiane Therapie*) – möglich. Entzündungsadäquat und falls ein Glucocorticoid überhaupt indiziert erscheint, startet eine Stoßtherapie mit 20–30 mg/Tag. Selten sind Dosen über 25 mg/Tag, sehr selten über 40 mg/Tag notwendig. Dann wird alle 3 Tage um 2,5 mg Prednisolonäquivalent reduziert, bis sich die Beschwerden wieder verschlimmern.

Tabelle 10.**8** Äquivalenzdosen, relative Wirkung, biologische und Plasmahalbwertszeit von Glucocorticoiden

Substanz (Handelsname) Auswahl	Dauer der ACTH-Suppression (biologische Halbwertszeit) (Std.)	Relative Glucocorticoid-wirkung (Cortisol = 1)	Äquivalenz-dosen (mg), auf Prednisolon bezogen (approximativ)	Mineralo-corticoid-wirkung (+/–)	Plasma-halbwerts-zeit (min)	Geschätzte Cushing-Schwelle (mg)
Cortisol	8–12	0,8	25	2+	60–180	30
Cortison (Hydrocortison)	8–12	1,0	20	2+	60–180	37,5
Prednison (Decortin, Ultracorten)	18–36	4	5	1+	120–180	7,5
Prednisolon (Decortin-H)	18–36	4	5	1+	120–180	7,5
Prednyliden (Decortilen)	18–36	3,5	6	1+	120–180	9
Methylprednisolon (Urbason)	18–36	5	4	0	90–180	6
Cloprednol (Syntestan)	18–36	4	2,5–5	0	120	7,5
Deflazacort (Calcort-6)	24–48	3,5	6	0	90	9
Fluocortolon (Ultralan)	24–48	4	5	0	80–120	7,5
Triamcinolon (Volon)	37–72	5	4	0	180–300	6
Paramethason (Monocortin)	37–72	10	2	0	300	3
Betamethason (Celestan)	37–72	25	0,75	0	300–420	1
Dexamethason (Fortecortin)	37–72	30	0,75	0	180–370	1

Tabelle 10.9 Unerwünschte Wirkungen kurz- oder langfristig gegebener Glucocorticoide und daraus resultierende Symptome, Befunde, Kontrolluntersuchungen und relative Kontraindikationen

Glucocorticoide	Kurz (K) oder langfristig (L) gegeben	Können zu folgenden Symptomen, Befunden führen	Deshalb sind diese Kontrolluntersuchungen nötig	Relative Kontraindikationen
➤ wirken katabol ➤ vermindern Osteoblasten ➤ stimulieren Osteoklasten ➤ behindern die enterale Calciumresorption und hemmen die Calciumrückresorption im distalen Tubulus ➤ wirken auf Größe und Blutgerinnung	L	– schlechter Allgemeinzustand – Rückenschmerz (Osteoporose) – Myopathie – Hautgefäßblutungen – Hüftkopfnekrosen – (Gefäßverschluß?)	– Befragen – Knochendichtemessung – Röntgen der Wirbelsäule – klinische Untersuchungen – Gesamteiweiß bestimmen	– Osteoporose
➤ reduzieren die Glucoseaufnahme in die Muskelzelle ➤ steigern die Glukoneogenese ➤ wirken katabol ➤ hemmen die Fibroblasten	K/L	– Diabetes mellitus – sekundäre Hyperlipoproteinämie	– Blut-Urin-Zucker- und Fettstoffwechselkontrollen	– Diabetes mellitus – Stoffwechselbeeinflussung
➤ hemmen die zelluläre Abwehr	L	– z. B. Aktivierung alter Tuberkulose – Pilzinfektionen	– laufende Kontrolluntersuchungen	– Infektionen
➤ mit NSA kombiniert steigt die ulzerogene Wirkung	K/L	– Magenschmerzen – Ulkusnachweis	– Befragen/klinische Untersuchung – Gastroskopie	– Ulkusanamnese (nur mit NSA)
➤ retinieren Wasser und Natrium (Prednisolon) ➤ steigern die Kaliumausscheidung	K	– Ödeme – Hypertonie – Verschlechterung einer Herzinsuffizienz	– klinische Untersuchung	– kardiale Dekompensation
➤ wirken auf Blutgerinnung und Gefäße	L (K)	– Thrombosen und Embolien (hohe Dosen von Glucocorticoiden + Zytostatika)	– klinische Untersuchung	– Thromboseneigung
➤ inaktivieren die Nebennierenrinde ➤ führen zum Glucocorticoidpseudorheumatismus	L L	– Muskelschmerzen cave viszerale Gefährdung	– präoperativ: CRH-Test	– prospektive Streßbelastung
➤ hemmen die Proteinsynthese ➤ wirken katabol ➤ retinieren Wasser	L	– Vollmondgesicht – Stammfettsucht – Hochdruck – Osteoporose – Haut- oder Muskelatrophie	– Inspektion – Untersuchung	– Langzeittherapie mit Dosen >10 mg/Tag
➤ wirken psychotrop ➤ haben vegetative Einflüsse	L (K)	– Euphorie – Depression – Psychosen – Schwitzen, Herzklopfen usw.	– Befragung – klinische Untersuchung – cave Cortisonentzug	– Depression
➤ hemmen das Wachstum ➤ stören die Menstruation ➤ führen zu Hirsutismus	L	– Wachstumsrückstand – Menstruationsstörung – vermehrte Behaarung	– Befragung – Untersuchung	– jugendliches Alter
➤ wirken immunsuppressiv ➤ inaktivieren die juvenile Nebennierenrinde (relativ geringe Bedeutung) ➤ erhöhen den intrakraniellen Druck (bei Kindern)		Hirndruckzeichen: – Kopfschmerz – Bradykardie – Bewußtlosigkeit – Krämpfe	– Befragung – Untersuchung (bezüglich Schwangerschaft) – Befragung – Untersuchung	– Schwangerschaft
können zu ➤ Katarakt und ➤ Glaukom führen	L	– Sehstörungen – Augenschmerzen	– augenärztliche Untersuchung	– Augenveränderungen

Tabelle 10.**10** Routinekontrolluntersuchungen bei Glucocorticoid-Langzeittherapie (545)

Wenn nicht Klagen des Patienten oder besondere Situationen zu sofortigen Untersuchungen Anlaß geben, gelten folgende Vorschläge:

- Befragung und Untersuchung bis 3. Monat alle 2 Wochen, dann jeden Monat
  - Gesicht anschauen
  - Gewicht feststellen
  - Blutdruck messen
  - Temperatur prüfen
  - nach Magenschmerzen bzw. Blutstuhl fragen
  - nach Rückenschmerzen fragen

- Untersuchungen alle 2 Monate
  - Blutsenkung und Blutbild
  - Urinsediment, eventuell Kultur (Uricult)
  - Urin auf Zucker/postprandialen Zucker
  - augenärztliche Kontrolle: Hornhaut, Linse, Augeninnendruck

- Untersuchungen alle 6 und/oder 12 Monate
  - Knochendichtemessungen (bei Verdacht auf Osteoporose)
  - Thoraxröntgen (bei Verdacht auf Tbc)
  - Gastroskopie (bei Verdacht auf Ulkus)

Glucocorticoiddosierungen

Als „Faustregel" für initiale Glucocorticoiddosierungen bei einer RA können 0,25–0,5 mg/kg KG/Tag gelten. Das entspricht bei einem 70 kg schweren Menschen 17,5–35 mg/Tag. Vaskulitiden bzw. auf ihrem Boden entstandene viszerale Manifestationen erfordern dagegen 1–2 mg/kg KG/Tag (70–140 mg/Tag bei 70 kg Körpergewicht). Die *zirkadiane* Gabe, die neben der alternierenden die NNR am meisten schont – der Patient erhält das Glucocorticoid einmal am Tag, frühmorgens zur Zeit des höchsten endogenen Glucocorticoidspiegels – hat sich inzwischen als Therapie der Wahl etabliert. Dennoch wird dieses Konzept in der letzten Zeit erneut diskutiert.

Entscheidend für die Wahl eines oralen Glucocorticoids sind dessen Bioverfügbarkeit, die metabolische Clearance und die Rezeptoraffinität sowie die Mineralocorticoidaktivität. Die Steuerbarkeit der Glucocorticoidwirkung ist bei oraler Medikation ungleich größer als bei (Depot-)Injektionen oder Suppositorien; deshalb sind letztere in der Therapie entzündlicher rheumatischer Erkrankungen obsolet.

Die *alternierende Therapie* (doppelte Tagesdosis alle 2 Tage) ist noch schonender für die NNR. Sie kontrolliert eine RA jedoch oft nicht, da es nicht immer gelingt, den Tag zwischen den Glucocorticoidgaben mit NSA zu überbrücken.

Art und Schnelligkeit jeder *Dosisreduktion* haben sich weitgehend nach der *Vormedikation*, ihrer Dosierung und Dauer zu richten (Tab. 10.**12**).

Reduzieren/Absetzen der Glucocorticoide

Sehr wichtig ist das *patientenindividuelle* Reduzieren/Absetzen der Glucocorticoide. Das gilt bereits für mittelfristige orale „Stoßtherapien", aber auch für die Beendigung einer „Low-dose-Therapie". Unter mittel- bis langfristiger Glucocorticoidtherapie entsteht eine iatrogen induzierte *Hemmung der hypophysären ACTH-Synthese* und *-sekretion*, die Funktionsunfähigkeit des Hypophysenvorderlappens. Der zur Streßbewältigung nötige Vorgang „Corticotropin releasing hormone (CRH) – adrenokortikotropes Hormon (ACTH) – Cortisolproduktion" kann nicht anlaufen!

Absetzmanöver bei mit unterschiedlichen Glucocorticoiddosen und über verschieden lange Zeiträume behandelten Patienten ließen erkennen, daß die Stimulation der *Hypothalamus-Hypophysen-(Nebennierenrinden-)-Achse* durch *CRH* bei insgesamt 279 Patienten, die zwischen 1 Woche und über 2 Jahren wegen chronisch-entzündlicher Erkrankungen (z. B. Vaskulitis) täglich mit zwischen 5 und 30 mg Prednisolonäquivalent behandelt wurden, *drei verschiedene „Cortisolantworten"* verursachte (989, 990). In einer Gruppe fehlte der

Tabelle 10.**11** Glucocorticoidinteraktionen

Medikamentengruppe	Interaktion	Interaktionsresultat
NSA	zusätzliche Blockade der Phospholipase A_2	Wirkungsverstärkung von Glucocorticoiden deutliches Ansteigen des Nebenwirkungspotentials (insbesondere Ulkusneogenese)
Antidiabetika (Insulin, Sulfonylharnstoffe)	gegenseitige Glucocorticoid-Antidiabetikabeeinflussung	schwierigere Zuckereinstellung durch katabole Wirkung und Verschlechterung der Glykolyse durch Glucocorticoide
Colestyramin	Colestyramin bindet Glucocorticoide	Wirkungsverlust von Glucocorticoiden
Tuberkulostatika (Rifampicin)	Biotransformationsenzyme der Leber werden aktiviert	Wirkungsverlust von Glucocorticoiden

Tabelle 10.12 Mögliche Absetzprobleme und Reduktionsschemata bei ausschleichender Glucocorticoidtherapie

Zeitdauer der Glucocorticoidtherapie bei Reduktionsbeginn	Dosis bei Reduktionsbeginn	Reduktionsmodus	Risiken diagnostische Maßnahmen
4–8 Tage	niedrige (<5 mg) hohe Dosen (>20 mg)	(meist) sofort	meist ∅ in Einzelfällen (Klinik!) ACTH-CRH-Test vorschalten
≤1 Monate	≥30 mg 15–30 mg	bis zu 15 mg/Tag täglich um 5 mg reduzieren; danach alle 3 Tage um 2,5 mg reduzieren	bei sofortigem Absetzen Nebenniereninsuffizienz, Exazerbation der Grundkrankheit; eventuell CRH-/ACTH-Test vorschalten
	<15 mg	alle 3 Tage um 2,5 mg reduzieren	CRH-Test vorschalten; eventuell rascheres Absetzen möglich
>2–12 (24/36) Monate	≥30 mg	bis zu 15 mg um 2,5 mg alle 3 Tage absetzen; danach pro Woche 2,5 mg absetzen; ab 7,5 mg alternierend 1/2,5 mg absetzen	bei sofortigem Absetzen Cortisonentzugssyndrom; Nebenniereninsuffizienz; Exazerbation der Grundkrankheit
	15–30 mg	bis 15 mg/Woche um 5 mg absetzen, dann pro Woche um 2,5 mg absetzen, ab 7,5 mg alternierend 1/2,5 mg absetzen	ACTH-/CRH-Test vorschalten; eventuell rascheres Absetzen möglich
≤1 Monate	2–10 mg	alle 4 Tage 2 mg reduzieren	bei sofortigem Absetzen Exazerbation der Grundkrankheit
2–12 (24/36) Monate	2–10 mg	pro Woche 1, 5mg reduzieren	eventuell: ACTH-/CRH-Test vorschalten; rascheres Absetzen möglich?
>12 Monate	2–10 mg	wöchentlich 1/0,5 mg absetzen	bei schneller Reduktion Risiko der Exazerbation. CRH-Test vorschalten. Entzündungsaktivität kontrollieren

Cortisolanstieg, in einer zweiten zeigte er sich vermindert, und in der dritten blieb der Anstieg normal.

> Der CRH-Stimulationstest ermöglicht es, unter mittel- bis langfristiger Glucocorticoidtherapie Patienten mit einer intakten kortikotropen Achse zu berücksichtigen. Ein langsameres Ausschleichen könnte sich bei diesen Patienten erübrigen.

Eine Sonderkonstellation, die dem Kliniker nicht selten begegnet, muß erwähnt werden. Patienten mit juveniler rheumatoider Arthritis – inzwischen erwachsen – sind auf 2–4 mg Prednisolon/Tag eingestellt. Auf 0,5- oder 1-mg-Reduktionsversuche reagieren diese Patienten häufig (Sollwertverstellung?) mit einer Exazerbation ihrer (schon über Jahre ruhigen) Krankheit.

Abgrenzend zur *niedrig dosierten Therapie* von Glucocorticoiden (7,5–15 mg) wird eine Behandlung mit einer noch geringeren Glucocorticoidmenge, die im individuellen Fall noch ausreichend klinisch wirkt (häufig ≤5 mg/Tag) als *„Low-dose-Glucocorticoidtherapie"* bezeichnet.

■

Das englische Joint-Committee verglich Anfang der 50er Jahre in mehreren Untersuchungen der Therapie der RA Glucocorticoide mit Acetylsalicylsäure und konnte klinisch keinen Vorteil, röntgenologisch aber eine deutlich *geringere Zunahme* der *Erosionen unter Glucocorticoiden* feststellen. In einer späteren Untersuchung wurde Prednison – mit einer Initialdosis von 20 mg nach 1 Jahr 12 mg, nach 2 Jahren 20 mg/Tag – wiederum mit Acetylsalicylsäure verglichen. Die *Glucocorticoidgruppe* entwickelte signifikant *weniger Erosionen*. Dosen über 10 mg Prednisolonäquivalent/Tag wirken krankheitsmodifizierend, da sie artikuläre Erosionen hemmen, sind aber mit einem deutlich höheren Risiko von Nebenwirkungen belastet (535, 536). Diese Ergebnisse werden von einer jüngeren Studie bestätigt (583).

■

Diese Studien und eigene Erfahrungen zusammengefaßt zeigen, daß besonders bei der frühen RA Glucocorticoide vs. Plazebo die radiologische Progression hemmen, ein Aspekt, der für entsprechende Verläufe den Einsatz von Glucocorticoiden als „Basistherapie" denkbar macht, ohne daß dabei die dosiskorrelierten Risiken einer Langzeitbehandlung mit Glucocorticoiden vernachlässigt werden dürfen.

Einer *Langzeittherapie* folgt meist die Reduktion der initial nötigen, höheren Glucocorticoiddosis. Sonderkonstellationen wie die Schwangerschaft oder diskret-entzündliche Verläufe in höherem Lebensalter erlauben jedoch auch den Beginn mit 3–5 mg Prednisolon/Tag, Steigerung – bis zu einem befriedigenden Wirkungsprofil – um 0,5 mg pro Zeitintervall (2 Tage).

Die *Risiken* der Entwicklung bzw. Verstärkung einer Osteoporose durch die niedrigdosierte Langzeittherapie mit Glucocorticoiden werden kontrovers diskutiert (603, 616).

Insbesondere bei juvenilen Patienten mit rheumatoiden Arthritiden und postmenopausalen Frauen scheint die Glucocorticoiddauertherapie auch im Low-dose-Bereich einen zusätzlichen Risikofaktor für den Verlust an Knochenmasse darzustellen (150, 259).

Deshalb sind bei langfristiger, auch niedrigdosierter Glucocorticoidtherapie die prophylaktische Gabe von Calcitriol (Doss), von 500–1000 mg Calcium/Tag, von 1000 Einheiten Vitamin-D/Tag und, wenn nötig zusätzlich die Gabe von Östrogen indiziert.

Die Monotherapie mit Glucocorticoiden erhöht die gastrointestinale Toxizität nicht. Die prophylaktische Therapie mit Antazida oder H_2-Antagonisten entfällt. Die parallele Gabe eines NSA+Prednison-/Prednisolon-Dosen >10 mg/Tag sollte unterbleiben; NSA+Dosen unterhalb von 10 mg Prednisolon sollten möglichst vermieden werden, da ein deutlich höheres Ulkusrisiko besteht (1269).

Pulse-Therapie. Bei hoher therapiefraktärer Krankheitsaktivität und komplizierten *(„malignen") Fällen einer RA* (BSG ≥100 mm/Std., CRP ≥8 mg/dl) sowie auch bei *Kollagenosen* läßt sich der ausgeprägte immunsupprimierende Effekt hoher Glucocorticoiddosen („Pulse-Therapie") nutzen: 1 g Methylprednisolon in 250 ml physiologischer Kochsalzlösung i.v. an alternierenden Tagen, insgesamt 3mal infundiert, bedeutet oft eine nachhaltige Wirkung über 4–10 Wochen (1072), in denen man dann auf eine orale Glucocorticoidtherapie verzichten oder diese gering dosieren kann. Blutdruck- und Frequenzverhalten sind während der Infusion zu überwachen. Selbst bei diesen höchstdosierten, jeweils kurzfristigen Gaben bleibt die NNR-Funktion voll erhalten, wenn sie nicht schon vorher durch eine höherdosierte Langzeittherapie eingeschränkt war. Unerwünschte Wirkungen dieser Pulse-Therapie sind Blutdruckanstieg während der Behandlung (382, 1225), Gesichtsflush und Glucoseintoleranz. Zusammenhänge zwischen Pulse-Therapie und der Entwicklung eines Ulcus ventriculi bzw. einer Osteonekrose des Hüftkopfs – Wochen nach der Therapie – werden diskutiert (Übersicht bei [1225]).

Akute und chronische bakterielle/virale Infektionen, eine unbehandelte arterielle Hypertonie, ein manifester Diabetes mellitus, ein Ulcus ventriculi und/oder duodeni, endogene Psychosen, eine Lungentuberkulose (anamnestisch) stellen ebenso wie gravierende renale Funktionsstörungen *Kontraindikationen* dar.

Grundlagen für den Einsatz der Pulse-Therapie sind Nichtansprechen auf NSA, auf Glucocorticoide (≥3 Monate), auf langsamwirkende Antirheumatika und ein persistierend hohes humorales Entzündungsprofil, das auch quantitativ gemessene hohe C-reaktive Proteinspiegel (radiologisches Destruktionspotential!) mit einbezieht.

Pulse-LAR-Therapie

Entscheidend für den langfristigen Erfolg ist, daß das durch diese Infusionstherapie nivellierte Entzündungsniveau durch eine parallel laufende oder zeitgleich beginnende Therapie mit LAR auf niedrigem Niveau gehalten wird. Ausschließlich 1000-mg-Infusionen (nicht 250 oder 500 mg) sind geeignet, das zeitliche Intervall zwischen Wirkung der Pulse-Therapie und Wirkung der LAR-Therapie zu überbrücken. Das wurde für D-Penicillamin und Sulfasalazin sowie Natriumthiomalat bewiesen (799, 1196), für Azathioprin verneint (102). Langsamwirkende Antirheumatika mit schnellerem Wirkungseintritt (MTX, Cyclosporin A) eignen sich besonders für diese Kombinationstherapie.

Intramuskuläre Glucocorticoidinjektionen mit *Depotwirkung* haben in der Rheumatologie keinen Platz. Sie entsprechen noch mehr als die oralen *Retardpräparate* über den Tag oder besser über Tage bis Wochen verteilten, je nach Präparat meist sehr hohen Dosen, die die Inaktivierung und schließlich Atrophie der NNR fördern.

Prednisolon als **Suppositorium** wird nicht sehr zuverlässig absorbiert und sollte deshalb zur systemischen Therapie, von Ausnahmefällen abgesehen (lokale Wirkung, Schluckunfähigkeit), nicht eingesetzt werden.

Kristallgebundene und wasserlösliche Glucocorticoide werden sehr häufig zur intraartikulären Therapie bzw. im Rahmen der Infiltrationstherapie (mit Lokalanästhetika) eingesetzt.

Intraartikuläre Injektionen wirken überwiegend lokal; systemische Wirkungen entwickeln sich nur selten und sind meist dosiskorreliert. Die intraartikuläre Therapie erlaubt manchmal die *Dosisreduktion* der oralen Medikation. *Therapeutische Vorteile* der intraartikulären Punktion und Applikation eines kristallgebundenen Glucocorticoids liegen in der Entlastung des Gelenks, der Schonung gelenkführender Strukturen und - durch das Entfernen von Kristallen – der Abkürzung der Phase der Entzündung der akuten Pseudogicht und anderer Kristallerkrankungen. Die Punktion eines Ergusses ist häufig Voraussetzung für eine erfolgreiche Krankengymnastik wie im Fall eines prospektiven geplanten Trainings des M. quadriceps. Die pathologisch veränderte, knorpel- und knochendestruierende Enzyme enthaltende Synovia wird entfernt. Die Injektion kristallgebundener Glucocorticoide hilft, die Entzündung in Gelenken von Patienten zu kontrollieren, die nicht auf eine systemische Therapie ansprechen bzw. für die eine systemische Therapie kontraindiziert ist.

Der Nachweis von Kristallen, direkten Erregern oder des „Rheumafaktors" ist andererseits *diagnostisch* wertvoll. Die klinische Vermutung einer Arthritis kann durch eine Punktion und die Synoviaanalyse unterstützt werden: Differentialdiagnose Arthritis/Arthrose, Untersuchung der weißen Zellzahlen, Färbung nach Gram usw. Durch den analgetischen Effekt nach Injektion eines Lokalanästhetikums kann ein Schmerz als artikulär oder nicht-artikulär klassifiziert werden.

Ein unkooperativer Patient, sehr schwierige anatomische Verhältnisse, eine Bakteriämie bzw. eine zusätzliche Sepsis des Weichteilgewebes sind *Kontraindikationen* für die Punktion. Glucocorticoid-Kristallsuspensionen sollen auch nicht bei Gelenkinstabilität, septischer Arthritis, avaskulärer Nekrose, Osteonekrose oder neurotropen Gelenken injiziert werden.

Wirkungsdauer von Glucocorticoid-Kristallsuspensionen

Die durchschnittliche Wirkungsdauer von Hydrocortisonacetat wird mit 8 Tagen als sehr kurz angegeben (1260). Im Vergleich zwischen Methylprednisolonacetat, Triamcinolonhexaacetonid und Betamethason wurde eine mittlere Wirkungsdauer – definiert als erneute Notwendigkeit einer intraartikulären Therapie – bei 9 mg Betamethason von 79 Tagen, bei 60 mg Methylprednisolonacetat von 125 Tagen und bei 30 mg Triamcinolonhexacetonid von 176 Tagen ermittelt (528). Bewährt haben sich Triamcinolonacetat (Volon A) und Triamcinolonhexacetonid (Lederlon).

Als Dosis im Rahmen einer Einmalapplikation erhalten größere Gelenke 20–40 mg Triamcinolonhexacetonid, mittlere Gelenke 5–10 mg und kleine Gelenke 2–5 mg dieser Kristallsuspension (Tab. 10.**13**). Mögliche Nebenwirkungen intraartikulärer Glucocorticoidapplikationen zeigt Tab. 10.**14**. Triamcinolonhexacetonid hat die längste biologische Halbwertszeit und supprimiert deshalb die Entzündung am längsten (385).

Tabelle 10.**14** Mögliche Nebenwirkungen intraartikulärer Glucocorticoid-Kristallsuspensionsinjektionen

- Glucocorticoidarthropathie (vor allem der gewichttragenden Gelenke)
- Gelenkinfektion (sehr gering, wenn die vorgeschriebenen Kautelen beachtet werden).
- Systemische Effekte (kaum, wenn die Dosis kleiner als 40 mg Triamcinolon ist).
- Hautreaktionen (Atrophie, Hypopigmentierung, Fettnekrosen, Flush)
- „Kristallarthritis" (selten 1–2%)

Die Untersuchung eines Gelenkergusses ist für die Diagnose einer Gelenkerkrankung genauso wichtig wie die Untersuchung des Urins für die Diagnose einer Nierenerkrankung (386).

Die Kenntnis der normalen und durch die Krankheit veränderten Gelenkanatomie ist notwendig, um Blutgefäße und Nerven nicht zu verletzen. So sollten größere Kniegelenkergüsse von lateral direkt durch den suprapatellaren Rezessus abpunktiert werden. Kleinere Ergüsse punktiert man direkt unterhalb der Mitte der Patella. Meist führt der *Nadelzugang* durch die Seite der Extensoren, dabei diese Strukturen vermeidend (Ausnahmen Hüften und Schultergelenke). *Strikte Sterilität* und *standardisiert-stereotype Abläufe* sind nötig bzw. erleichtern das Vorgehen bei der Punktion (Tab. 10.**15**). Um den Punktionsschmerz zu vermeiden bzw. zu lindern, sind lokale Äthylchlorid- oder Fluorylmethansprays, eventuell als Lokalanästhethikum Bupivacain, nötig. Nadelgrößen und jeweiliges Vorgehen variieren von Gelenk zu Gelenk und auch von Erfahrung zu Erfahrung.

Tabelle 10.**13** Glucocorticoid-Kristallsuspensionen zur intraartikulären Therapie (Auswahl)

Chemische Kurzbezeichnung	Präparat (Kristallsuspension)	Dosiseinheit (mg in ml/Ampulle)	Dosis bei Einmalapplikation		
			große Gelenke (mg)	mittlere Gelenke (mg)	kleine Gelenke (mg)
Triamcinolondiacetat	Delphicort	24, 40	10–20	5–10	2–5
Triamcinolonacetonid	Volon A Kenacort	10, 40, 80	20–40	10–20	5–10
Triamcinolonhexacetonid	Lederlon	5, 20	20–40	5–10	2–5
6-Methylprednisolonacetat	Depo-Medrate	40	20–80	10–40	4–10
Dexamethason Dexamethason-Palmitat	Decadron Lipotalon	2–8 4	8–12	4–8	2–4
Betamethason	Dipropos Diprosone Depot	5–15 2 in Lösung 5 als Kristallsuspension	1–2	0,75–1,25	0,25–0,5

Infiltrationstherapie. Im Rahmen der RA entstehende/bestehende Tendomyopathien, Bursitiden (Bursae trochanterica, praepatellaris; zwischen den Metatarsalköpfchen, achillär) sowie Tendovaginitiden (z. B. der Fingerbeuger, -strecker, retromalleolär) werden mit *Lokalanästhetika* und/oder wasserlöslichen Glucocorticoidlösungen oder Glucocorticoid-Kristallsuspensionen infiltrativ therapiert (Tab. 10.**16**). Das Wissen um die ein Karpaltunnelsyndrom verursachende Grunderkrankung (DD rheumatoide Arthritis, Schwangerschaft, Hypothyreose usw.) bestimmt die Entscheidung über eine Injektion mit wasserlöslichen Glucocorticoiden in den Karpaltunnel.

Tabelle 10.**15** „Punktionsset" und Vorgehen bei intraartikulärer Therapie

- Sterile Handschuhe, Mundschutz (für Patient, Arzt und Assistenz)
- Desinfektionsspray, Lokalanästhetikum, Glucocorticoidkristallsuspension
- Sterile Einmal-(Wegwerf-)Tupfer, -Nadeln, -Spritzen

1. Das „Punktionsset" ist vorbereitet.
2. Nur sterilisierte Wegwerfnadeln und -spritzen verwenden, die vor der Punktion nicht aus ihren Packungen entfernt werden dürfen.
3. Saubere, trockene Hände und/oder sterile Handschuhe.
4. Markierung der Punktionsstelle
   - durch ein relativ großes, mit dem Kugelschreiber markiertes Kreuz an der Punktionsstelle, dessen Mittelpunkt „wegdesinfiziert" wird.
   - durch einen kräftigen Markierungsdruck mit dem Daumennagel.
5. Wiederholte, intensive, langdauernde Desinfektion der Punktionsstelle.
6. Die Injektionsnadel nicht mit dem Finger steuern.
7. Während der Punktion nur sprechen, wenn Mundschutz für Arzt, Patient und Assistenz.
8. Nach der Injektion einer differenten Substanz (z. B. Yttrium 90, Glucocorticoide) durch Nachspritzen von Lokalanästhetikum/physiologischer Kochsalzlösung den Stichkanal freimachen.

Tabelle 10.**16** Wasserlösliche Glucocorticoide zur „Pulse"-Therapie und zur Infiltrationstherapie-Lokalanästhetika

Chemische Kurzbezeichnung	Handelsname
Prednisolon	Prednabene 25 mg
Methylprednison	Urbason solubile 16, 32, 250, 1000 mg
Dexamethason	Fortecortin Mono 4–800 mg
Triamcinolon	Volon A solubile 10–200 mg
Procain	Novocain 1%, 2%
Lidocain	Xylocain 0,5, 1, 2%
	Xyloneural 1, 2%
Mepivacain	Scandicain 0,5, 1, 2%
Bupivacain	Carbostesin 0,25, 0,50, 0,75%

Für alle Infiltrationen gilt: je näher die Glucocorticoidkristallsuspension-/Lokalanästhetikum-Mischung am Schmerzmaximum, desto erfolgreicher – je weiter entfernt, desto erfolgloser.

Die im Rahmen der rheumatoiden Arthritis nicht seltene Tendovaginitis der langen Bizepssehne wird entlang ihrem Verlauf infiltriert, der Ansatz der Biceps-brevis-Sehne am Akromion.

Infiltrationen der Bursen – z. B. der Bursa trochanterica und der Bursa praepatellaris oder der Bursen, die im Verlauf einer RA unter den Metatarsalköpfchen entstehen können – teilen sich in die Aspiration des Burseninhalts und darauffolgend die auf die jeweilige Bursengröße abgestimmte Injektion einer Glucocorticoid-Kristallsuspension.

Injektionen bei Tendosynovialitis und Karpaltunnelsyndrom

Die im Rahmen einer RA entstandenen *Tendosynovialitiden* der Fingerbeuger und -strecker oder der Sehnenscheiden im Wadengebiet werden so behandelt: Man arbeitet mit kleinen Spritzen (2 ml), kleinen Kanülen und mischt nur kleine Mengen von 1%igem Lidocain mit Triamcinolonhexaacetonid. Die Sehnenstrecker II, III und IV haben eine gemeinsame Loge, während der Finger V über eine eigene Sehnenscheide verfügt. Die Hand des Patienten liegt, mit der Innenfläche nach oben zeigend, auf einem Tisch. Die Injektionsrichtung zeigt in Richtung des Handgelenks und die Nadel wird langsam bis an eine Stelle vorgeschoben, wo die Injektion ohne großen Widerstand gegeben werden kann. Wer die Technik nicht beherrscht, kann die Nadel ohne Spritze langsam einführen, bis ein Punkt gefunden wird, an dem sich - bei Beugung des Fingers – die Nadel bewegt. Die Nadel wird dann ganz wenig zurückgezogen, die Spritze wieder aufgesetzt und die Injektion durchgeführt (276).
Die schon erwähnte Injektion eines *Karpaltunnelsyndroms* geschieht folgendermaßen: Der N. medianus liegt unter der Sehne des M. palmaris longus. Die Injektion wird im Verlauf der Falte, an der Hand und Unterarm zusammenstoßen, durchgeführt. Die Nadel muß nach innen und etwas in Richtung des Handtellers gerichtet werden. Berührt das Lokalanästhetikum im Injektionsgemisch den N. medianus, kann eine vorübergehende Taubheit im Daumen und in den radialen drei Fingern resultieren. 4 mg Triamcinolonhexaacetonid, auf 1 ml 1%iges Lidocain aufgefüllt, werden mit einer feinen Nadel in einen wenig Widerstand bietenden Zwischenraum injiziert.

Jede *Operation* bedeutet Streß, der hinsichtlich einer laufenden oder vorangegangenen Glucocorticoidtherapie zu berücksichtigen ist. Bei einer partiellen oder totalen NNR-Insuffizienz sollte in jedem Fall ein Glucocorticoidstoß mit einer höheren Dosis als bei der evtl. laufenden Therapie durchgeführt werden, der dann postoperativ wieder abzubauen ist. Eine Aussage zur Reaktionsfähigkeit (Funktionsreserve) der NNR kann der CRH-Test liefern (990).

> Wichtig ist es, eine laufenden Pharmakotherapie (z. B. Prednison bei RA) von der nötigen Substitutionstherapie (Hydrocortison) zu trennen. Beide Corticoide müssen simultan appliziert werden (592).

Ist der Einsatz von Glucocorticoiden zwingend notwendig, versucht man, die Dosis durch überwiegend die COX-2-Synthese hemmende NSA zu vermindern. Für die *Kombinationstherapie* gilt, daß beide Substanzen so niedrig wie möglich dosiert werden sollen. Die Reduktion der Glucocorticoide hat immer Vorrang. Bei der Einstellung auf die kombinierte *Glucocorticoid-Nichtglucocorticoid-Therapie* sollte nie mit zwei Unbekannten gearbeitet werden.

In den *initialen Phasen* einer Therapie mit *LAR* ist meist die Gabe eines NSA und/oder von Glucocorticoiden als überbrückende „Hilfe" nötig. Wirken LAR, werden Glucocorticoide und/oder NSA reduziert. Zunächst wird versucht, das Glucocorticoid mit dem Ziel des Absetzens zu reduzieren.

ACTH-Therapie

Eine ACTH-Therapie vermeidet „nur sehr bedingt" die Nachteile einer Glucocorticoidbehandlung. ACTH-Depot-Injektionen wirken in erster Linie durch Freisetzung von Cortisol (Hydrocortison). Das Ausmaß der Wirkung ist in Abhängigkeit vom Funktionszustand der Nebennierenrinde, evtl. beeinflußt durch eine Vormedikation, aber auch individuell bedingt, unterschiedlich. Die ACTH-Therapie hat – mit Ausnahme der fehlenden NNR-Aktivierung – die gleichen Nebenwirkungen wie eine orale Glucocorticoidtherapie mit dem zusätzlichen Nachteil einer Mitaktivierung der Mineralocorticoidausschüttung (vermehrte Natrium- und Wasserretention und vermehrter Kaliumverlust) und einer Androgenausschüttung (mehr Virilisierungserscheinungen bei Frauen). Eine bestehende NNR-Insuffizienz (evtl. auch durch eine hochdosierte Langzeitbehandlung mit oralen Glucocorticoiden) ist eine *Kontraindikation*. Als ***relative Indikation*** gilt die ausgesprochene Magen-Darm-Unverträglichkeit einer oralen Glucocorticoidtherapie.

> Die wesentlichen Nachteile der ACTH-Therapie liegen in der Notwendigkeit von 1–2 intramuskulären Injektionen pro Woche (1–0,5 mg Synacthen Depot pro Dosis) und der individuellen (und damit nicht berechenbaren) endogenen Cortisolfreisetzung. Insgesamt ist die ACTH-Therapie weitgehend obsolet (711).

Zusammenfassung

Die Kriterien Schmerz, Schwellung, radiologisches Destruktionspotential, genetische Kodierung (schwerere Verläufe?), humorales Entzündungsprofil (z. B. persistierend hoher CRP-Spiegel, hohes Ferritin und Interleukin-6 in der Synovia), Produktion von Autoantikörpern (Rheumafaktoren) einerseits und die Therapieresistenz gegenüber NSA, langsamwirkenden Antirheumatika, Analgetika und Kryotherapie andererseits geben den Ausschlag für den Einsatz von Glucocorticoiden bei der RA.

Die *orale Stoßtherapie* beginnt mit 20–30 mg Prednisolonäquivalent/Tag. Danach wird „zügig" in 5-mg- bis 2,5-mg-Schritten bis zu 10–15 mg/Tag reduziert. Dauer und Höhe der vorausgegangenen Glucocorticoidtherapie, die jeweils individuelle Cushing-Schwelle sowie die individuelle kortikotrope Achse (CRH) und damit verbundene Absetz- bzw. Reduktionsrisiken bestimmen den jeweiligen Absetzmodus! Je sicherer über der Cushing-Schwelle und je länger die Glucocorticoidapplikation andauerte, um so vorsichtiger muß von einer 10- bis 15-mg-Dosis abwärts reduziert werden. Am besten in 1- bzw. 0,5-mg-Schritten.

Die langfristige Gabe niedrigdosierter Glucocorticoide als *„Low-dose-Therapie"* beeinflußt den Krankheitsverlauf einer RA häufig günstig. Die Patienten bleiben mobiler und leiden unter weniger Schmerzen. Inwieweit diese Therapie einen krankheitsmodifizierenden Charakter hat, ist allerdings noch in weiteren Untersuchungen zu sichern.

Die Therapieresistenz gegenüber NSA, Analgetika, LAR und niedrigdosierten Glucocorticoiden einerseits, andererseits polytope exsudative Verlaufsformen mit persistierend hohem humoralem Entzündungsprofil über einen Mindestzeitraum von 3–5 Monaten und fehlende Kontraindikationen sind *Voraussetzungen* für die sogenannte *Pulse-Therapie* der rheumatoiden Arthritis. An drei verschiedenen Wochentagen (z. B. Montag, Mittwoch, Samstag) werden 500–1000 mg Methylprednisolon in 500 ml physiologischer Kochsalzlösung über 60–80 Minuten infundiert.

> Diese Therapie muß immer mit immunmodulierenden (suppressiven) Medikamenten kombiniert werden.

Die *intraartikuläre* Therapie mit Triamcinolonhexacetonid oder Triamcinolonacetat ist an *nichtgewichttragenden Gelenken* (z. B. Fingergelenke, Ellbogengelenke) immer erfolgreicher als an den gewichttragenden. Trotz der großen Synovialisfläche, die am Kniegelenk beeinflußt wird (systemische Wirkung), stellt das Knie keine ideale Indikation zur intraartikulären Glucocorticoidtherapie dar.

Von der RA verursachte Bursitiden, Tendovaginitiden oder manchmal auch periphere Nervenkompressionssyndrome stellen – situationsadäquat – Indikationen für eine *Infiltrationsbehandlung* mit wasserlöslichen Glucocorticoiden dar.

Analgetika

Zur Therapie einer RA werden Analgetika *ohne antiphlogistischen Effekt* nur dann eingesetzt, wenn sich Schmerzspritzen durch Höchstdosen von NSA allein nicht beherrschen lassen und/oder wenn man auf den Einsatz von Glucocorticoiden verzichten will bzw. muß.

Der Einsatz dieser Analgetika läßt noch viele Fragen offen:

- Ist ein additiver Effekt zwischen peripher antiinflammatorisch/analgetisch wirkenden NSA und einem zentral wirkenden Analgetikum von Nutzen?
- Soll man Analgetika als Bewegungsstarter einsetzen?
- Soll man sie als „Schmerzkiller" für den Patienten in petto haben?

Leider gibt es nur sehr wenige Erfahrungen über additive Effekte zwischen Analgetika und NSA.

Paracetamol. Neben allen NSA entfaltet Paracetamol (z. B. ben-u-ron) seine Hauptwirkung peripher. Es hat keine oder nur eine sehr geringe antientzündliche Wirkung.

Pharmakokinetik von Paracetamol

Paracetamol wird schnell und fast vollständig überwiegend im Dünndarm absorbiert. Maximale Plasmakonzentrationen entwickeln sich in 30–60 Minuten, die Plasmahalbwertszeit beträgt 1–3 Stunden. Der überwiegende Teil wird nach der Konjugation der Leber über die Nieren ausgeschieden. Als Antidot dient Acetylcystein (144). Paracetamol hat eine geringe therapeutische Breite. In höheren Dosen induziert es irreversible Leberzellnekrosen. Schwere Nierenfunktionsstörungen und Lebererkrankungen stellen Kontraindikationen dar. Die tägliche Dosis richtet sich nach dem Schmerz und liegt zwischen 500 und 1000 mg.

Dextropropoxyphen (z. B. Develin retard) ist ein zentral wirkendes Analgetikum ohne antipyretische oder antientzündliche Wirkung.

Die Substanz wird schnell absorbiert, maximale Plasmaspiegel sind in 2 Stunden erreicht. Die Plasmahalbwertszeit beträgt etwa 12 Stunden. Die empfehlenswerte Dosis liegt bei 150–300 mg entsprechend 2mal 1 Kapsel Develin retard, morgens und abends.

Entscheidungskriterien für unterschiedliche Analgetika sind Schmerzintensität, Schmerzprofil und Schmerzursache, Akuität und Dauer. Eingesetzt werden

- gegen Schmerzen entzündlicher Genese: *NSA* (S. 139ff.);
- gegen Schmerzen mechanisch-degenerativer Genese: *analgetisch akzentuierte NSA* bzw. *peripher wirkende Analgetika* ohne antientzündliches Potential
- gegen akute und chronisch persistierende Schmerzen, die die genannten Substanzen nicht ausreichend unterdrücken können: *Opioidanalgetika.*

Schwache Opioide sind Dihydrocodein (Paracodein retard), Dextropropoxyphen (Develin retard), Tramadol-Hcl (Tramal long retard) und Tilidin (+Naloxon = Valoron N).

Starke Opioide sind Buprenorphin (Temgesic), retardiertes Morphin (MST Mundipharma retard; 1271, 1272).

Die „Stufenleiter" der Schmerztherapie orientiert sich am individuellen Schmerzprofil und eskaliert über NSA, Analgetika ohne Entzündungshemmung zu schwachen und letztlich stark wirksamen Opioiden.

Strikt zu beachtende Therapieregeln: orale Medikation, das Schmerzprofil lückenlos abdeckende Medikation und prophylaktische Behandlung der Nebenwirkungen (896).

Nebenwirkungen der NSA werden auf S. 140 beschrieben. Leberfunktionsstörungen können sich unter Paracetamol entwickeln. Bei Metamizol ist auf Blutbildveränderungen zu achten. Opioide sind kontraindiziert bei zentraler Atemdepression und bestehender Medikamentenabhängigkeit. Häufigste *Nebenwirkungen der Opioide* sind Obstipation (lang anhaltend), Müdigkeit/Erbrechen, Schwitzen und Hautjucken (meist passager).

Myotonolytika und psychotrope Substanzen

Myotonolytika bekämpfen vor allem ein Symptom und dessen Folgen: den erhöhten Tonus der Muskulatur und den daraus resultierenden Schmerz! Kausale Mechanismen einer Fehlentwicklung müssen vorrangig beseitigt werden.

Der Circulus vitiosus polyätiologischer Faktor (Noxe), Verspannung, Schmerz, Irritation des Bewegungsapparats, Schmerz, Verspannung muß unterbrochen werden.

Die Anforderungen, die an ein Myotonolytikum zu stellen sind – effektive orale Applikation, Erhaltenbleiben des Muskeltonus, keine Störung der Feinkoordination (Krankengymnastik), kein Sedieren bzw. keine hypnotischen Wirkungen – zeigen, daß es ein ideales Myotonolytikum noch nicht gibt. Auch divergieren die Meinungen, ob die Störung der Feinkoordination die Krankengymnastik erschwert oder aber ob Myotonolytika die Krankengymnastik überhaupt erst ermöglichen. Immer handelt es sich um eine zeitlich begrenzte, ausschließlich symptomatische Therapie ohne Einfluß auf die Grundkrankheit (740).

Indikationen sind Myogelosen, zentrale, sekundär zur Reizung peripherer Schmerzrezeptoren führende Funktionsstörungen (Tenesmen, Kreuzschmerzen), „rheumatische" Neuritiden, Kokzygodynie, muskuläre Schmerzen eines Hals- oder Lendenwirbelsäulensyndroms, ebenso schmerzhafte Muskelkrämpfe sowie andere Weichteilaffektionen.

Nichtindikationen sind zentrale spastische Zustände und der Rigor als Ursache des extrapyramidalen Hypertonus, irreversible degenerative Muskelkontraktionen und *reversible Muskelverkürzungen*. Wirksam dosierte Myotonolytika hemmen subkortikal oder spinal die nervalen Erregungen. Eine Krankengymnastik ist nur dann erfolgreich, wenn auch noch die feinste Koordination, insbesondere über die Gammaschleife, gewährleistet ist.

Nebenwirkungen sind Blutdruckerniedrigung, Kollapsneigung, Sekretionsstörung (Mundtrockenheit), Sehstörungen (Akkommodation), psychische Störungen (Exzitation), gesteigerte Irritation, Parkinsonismus und toxische Erscheinungen wie z. B. Photosensibilisierung.

Aus der nicht kleinen Zahl von Myotonolytika seien zwei als Beispiele erwähnt: Tetrazepam (Musaril) gibt es in Tablettenform à 50 mg. Die tägliche Höchstdosis soll bei 150 mg liegen. Schon lange ist bekannt, daß Tranquilizer myotonolytisch wirken. Das gilt insbesondere für das auch psychovegetativ ausgezeichnet distanzierende Diazepam (Valium). Diazepam hemmt spinale Reflexe, beeinflußt zentrale mit dem limbischen, dem thalamischen und dem hypothalamischen System in Beziehung stehende Substrate (740).

Dosisempfehlungen, z. B. für Diazepam, gehen weit auseinander. So sind im Fall eines akuten Geschehens, z. B. einer Diskushernie, Dosen zwischen 30 und 60 mg/Tag nötig. Diese Höhe der Dosierung verhindert meist eine begleitende physikalische Therapie.

Auch viele **Neuroleptika** (z. B. Fluphenacin oder Levomepromazin) wirken myotonolytisch.

Ohne dem Kapitel 14 „Psychologische Therapiestrategien" vorgreifen zu wollen: Psychische Symptome im Verlauf der rheumatoiden Arthritis können durch organische Veränderungen entstehen oder aber vor allem *als Reaktion* auf chronischen Schmerz, zunehmende Funktionseinbußen usw.

Allgemeine *Indikationen* zur Therapie mit **Psychopharmaka** sind Angst, reaktive Depressionen (RA!) und Schmerz – vor allem therapieresistenter Schmerz. Das „Brennglas- oder Fernrohrerlebnis" der täglichen Visite ist nicht selten. Die pharmakologisch veränderte oder auch unbeeinflußte Einstellung eines Menschen zu seiner rheumatoiden Arthritis läßt ihn das Geschehen entweder wie durch ein Brennglas vergrößert überproportional und manchmal realitätsfremd betrachten oder aber wie durch ein umgekehrtes Fernrohr verkleinert wirklich vorhandene Beschwerden minimierend erleben.

Langsamwirkende Antirheumatika

Die Therapie mit langsamwirkenden Antirheumatika (LAR) unterscheidet sich von der Behandlung mit NSA oder Glucocorticoiden durch

- den langsameren Wirkungseintritt,
- eine ihr Absetzen überdauernde Wirkung,
- die Besserung klinischer und laborchemischer Entzündungsparameter (Tab. 10.**17**),
- die kurz-, mittel-, unter bestimmten Konstellationen auch langfristige Progressionsverlangsamung therapierter Krankheiten (meist der RA; die folgenden Beispiele beziehen sich überwiegend auf sie) (Tab. 10.**18**).

Nomenklatur der LAR

Im deutschsprachigen Raum werden langsamwirkende Antirheumatika als „Basistherapeutika" oder „Remissionsinduktoren", in den angelsächsischen Ländern als „slow acting agents", „second line drugs (SLD)", „disease modifying antirheumatic drugs (DMARDs)", long acting drugs", „remission inducing drugs (RID)", „slow acting antirheumatic drugs (SAARDs)", „SM-ARDs (symptoms modifying antirheumatic therapy)" bzw. als „DC-ART" (disease controlling antirheumatic therapy)" bezeichnet.

Tabelle 10.**17** Wirkungsunterschiede langsamwirkender Antirheumatika und nichtsteroidaler Antiphlogistika (NSA)

Wirkung/Zeitpunkt des Wirkungseintritts	NSA (Std., Tage)	LAR (Monate)	
Schmerzscore, Pain visual scale	↓	↓	Klinik
Zahl schmerzender Gelenke	↓	↓	
Dauer der Morgensteife	↓	↓	
Handkraft	↑	↑	
Plasmaviskosität	0	↓	Labor
CRP	0	↓	
BSG	0	↓	
Thrombozytenzahl	0	↓	
Hämoglobin	0	↑	
Albumin	0	↑	
Kurzfristige Verzögerung von – radiologischer (?)	0	↓	Röntgen
und/oder – funktioneller Verschlechterung	0	↓	

Therapieziele von LAR sind *Voll-* bzw. *Teilremissionen* (S. 86). Während Vollremissionen eine Parameternivellierung unterschiedlichster Ebenen (humoral, radiomorphologisch, klinisch usw.) beinhalten, sind Teilremissionen durch eine (zu graduierende) partielle Besserung charakterisiert. Von LAR erzielte Erfolge lassen sich nur mit Hilfe des *gesamten Parameterinventars* einstufen. Da LAR nicht heilen, werden sie – vorausgesetzt sie wirken und sind verträglich – als Dauertherapie geplant. Eine Unterdosierung macht sich oft erst nach langer Zeit durch eine Befundverschlechterung bemerkbar.

> Für alle LAR gilt, daß sie im Fall ihrer Wirksamkeit nur dann das Krankheitsgeschehen entscheidend modifizieren können, wenn sie *frühzeitig* gegeben werden.

Nomenklatorische Vielfalt signalisiert meist kausale Probleme. Auch der Vorschlag einer neuen Klassifikation macht hier keine Ausnahme und hilft im Grundsätzlichen nicht weiter: Die RA kontrollierende Medikamente und/oder Strategien, sollen erst nach einem Zeitraum von einem Jahr, in dem sie die in Tab. 10.**19** aufgeführten Kriterien erfüllt haben, „DC-ART (disease controlling antirheumatic therapy)" genannt werden dürfen. Dieses Ziel werde im Fall einer mild verlaufenden RA aber auch die Kombination „niedrigdosierte Glucocorticoide+Physiotherapie" erreichen. Auch das Zugeständnis, die vorgeschlagene neue Klassifikation sei provisorisch und müsse über längere Zeit getestet werden (290, 291), läßt viele Probleme unberücksichtigt, z. B. unterschiedlich aktive Phasen der RA, lange oder kurze Remissionen, unterschiedliches Ansprechen unterschiedlicher Patienten auf unterschiedliche Strategien, Entkopplungsphänomene usw.

Tabelle 10.18 Zur Langzeittherapie der RA eingesetzte Substanzen (Auswahl)

Substanz	Handelsname	Anwendungsform mg	Dosis anfangs	Dosis Dauer
Antimalariapräparate			körpergewichtorientiert	
– Chloroquin	Resochin	Tabl. – 250	1mal 1	1mal 1
– Hydroxychloroquin	Quensyl	Drg. – 200	2mal 1 1mal 1½	1mal 1½
Goldpräparate – intramuskulär				
Aurothiomalat	Tauredon	Tabl. – 10, 20, 50	s. Schema	
Aurothioglucose	Aureotan	Tabl. – 10, 50, 100		
– oral Auranofin	Ridaura	Tabl. – 3	1–2mal 1	2–3mal 1
D-Penicillamin	Trolovol Metalcaptase	Tabl. – 300 Tabl. – 150, 300	1mal 1 1mal 1	2mal 1 2mal 1 (à 300)
Sulfasalazin	Azulfidine-RA Salazopyrin	Drg. – 500	1mal 1 bis 2mal 2	evtl. 3mal 2
Leflunomid	Arava	Tabl. – 100 Tabl. – 10, 20	3 Tage 100 mg	1mal 20
Hochpotentes und langwirkendes Antiphlogistikum – Methotrexat	Lantarel Metex	Tabl. – 2,5, 7,5, 10 Amp. – 7,5, 10, 15, 20 Tabl. – 7,5, 10 Amp. – 7,5	nierenfunktionsorientiert 7,5–25 (30)/Woche	 individuell
Zytostatika und Immunsuppressiva				
– Azathioprin	Imurek	Filmtabl. – 50, 25	pro kg Körpergewicht	individuell
– Cyclophosphamid	Endoxan	Drg. – 50, 100 Amp. – 100–1000	orientiert nierenfunktions-	
– Cyclosporin A	Sandimmun Sandimmun Optoral	Kaps. – 25, 100 Lösung – 50 ml Amp. – 1 ml, 5 ml	orientiert	

Tabelle 10.19 „Neues" Klassifikationskonzept antirheumatisch wirkender Substanzen (290, 291)

1. **Symptom-modifizierende antirheumatische Substanzen (SM-ARDs)**
   lindern Symptome und Zeichen der Synovialitis:
   I. nichtsteroidale Antiphlogistika (NSA)
   II. Glucocorticoide
   III. langsamwirkende Antirheumatika wie Chloroquin/Hydroxychloroquin, DPA, parenterales Gold, Immunsuppressiva und Zytostatika usw.
2. **Die Krankheit kontrollierende antirheumatische Therapie (DC-ART)**
   die über (zu definierende?) Zeiträume
   I. die Funktion verbessert bzw. erhält und die Synovialitis unterdrückt
   II. Gelenkschäden verhindert oder in ihrer Entstehung signifikant hemmt

Nicht systematische Forschung, sondern der Zufall führte zu vielen der heute eingesetzten LAR. So wurden Goldsalze zuerst gegen die Tuberkulose, Sulfasalazin unter der Annahme einer bakteriellen Ätiologie der RA, D-Penicillamin zunächst beim Morbus Wilson und die Antimalarika initial zur Bekämpfung der Malaria eingesetzt (740).

LAR werden überwiegend zur Therapie der RA, aber auch bei bestimmten Verlaufsformen der Arthritis psoriatica, des Reiter-Syndroms oder der dominierenden peripheren Gelenkbeteiligung im Rahmen einer Spondylitis ankylosans verwendet.

Tab. 10.**18** (S. 153) gibt, nach Substanzklassen geordnet, einen Überblick über die häufigsten langsamwirkenden Antirheumatika. Die Einteilung nach dem Zeitraum des Wirkungsbeginns läßt erkennen, daß die früher für alle LAR formulierte These des *sehr langsamen Wirkungseintritts* heute differenziert betrachtet werden muß (Tab. 10.**20**).

Tabelle 10.**20** Einteilung langsamwirkender Antirheumatika nach Wirkungseintritt

Schnell bis mittelschnell wirkend (Wirkungseintritt 4–12 Wochen)		
Methotrexat	Lantarel, Metex	4–8 Wo
Cyclosporin A	Sandimmun Sandimmun Optoral	
Leflunomid	Arava	
Cyclophosphamid	Endoxan	
Sulfasalazin	Azulfidine RA Salazopyrin	8–12 Wo
Azathioprin	Imurek, Azamed Zytrim	
Langsam wirkend (Wirkungseintritt meist >16 bis <24 Wochen)		
Chloroquin	Resochin	
Hydroxychloroquin	Quensyl	
Aurothiomalat	Tauredon	
Aurothioglucose	Aureotan	
Auranofin	Ridaura	
D-Penicillamin	Trolovol, Metalcaptase	
OM-8980	Subreum	

Pyramidenmodell

Als *Entscheidungskriterien* für den Einsatz eines LAR dienen subjektive (z. B. Schmerz) und objektive (z. B. Schwellungen) klinische Parameter, die jeweilige funktionelle Kapazität (z. B. Health Assessment Questionnaire – HAQ), die radiologische Progredienz über einen bestimmten Zeitraum, das humorale Entzündungsprofil, die immunpathologische Konstellation und die Kenntnisse von Pathogenese und Spontanverlauf der RA (745). Daneben spielte und spielt die Empirie eine große Rolle. Das über Jahrzehnte praktizierte Pyramidenmodell (Abb. 10.**2**) sieht nach gesicherter Diagnose einer RA initial körperliche Schonung, physikalische Therapie, Krankengymnastik, Patientenführung und -aufklärung vor. Als zweiter Schritt ist die Gabe von NSA oder Acetylsalicylsäure geplant. Danach sind in einem dritten Schritt („die Pyramide in der Pyramide") zunächst „milde" LAR wie Chloroquin, Hydroxychloroquin, Auranofin und Sulfasalazin vorgesehen, erst danach parenterales Gold, D-Penicillamin, Azathioprin und Methotrexat. Helfen diese Medikamente nicht, wird eine Langzeitglucocorticoidtherapie erwogen. Versagt auch diese Behandlung, ist die Spitze der Pyramide erreicht: „experimentelle Therapie" (z. B. Therapie mit monoklonalen CD4-Antikörpern, Therapie mit Cyclosporin A, Kombinationstherapie usw.). Abb. 10.**3** zeigt eine sinnvolle *Modifikation* des alten „die Pyramide in der Pyramide"-Modells.

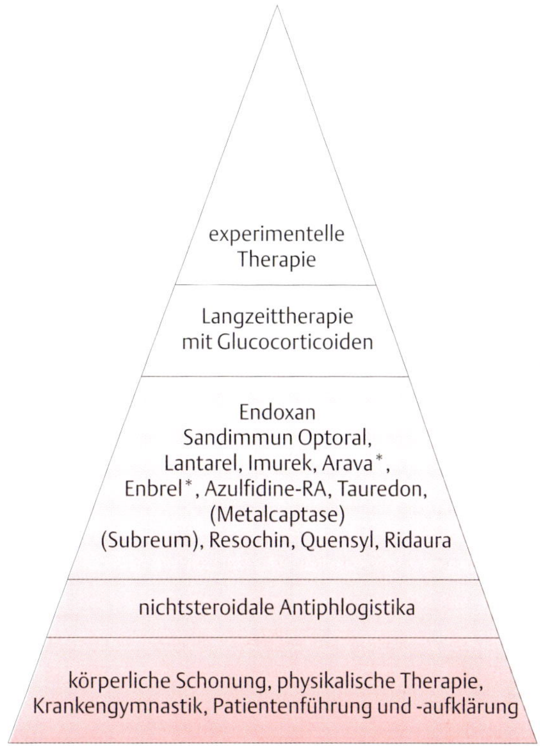

* noch nicht auf dem deutschen Markt

Abb. 10.**2** **Therapie mit langsamwirkenden Antirheumatika** – die Pyramide in der Pyramide.

Jede rational begründete Therapie muß die kausale Dualität Ätiologie (oder zumindest Pathogenese) einerseits und Wirkungsmechanismen eingesetzter Substanzen andererseits berücksichtigen.

Legt man dieses Prinzip zugrunde, stellt die Therapie mit LAR Fragen, die die langsamwirkenden Antirheumatika selbst betreffen oder in Unklarheiten um Ätiologie und Pathogenese der therapierten Krankheiten begründet sind:

- Erlauben es frühe Spontanverlaufsparameter und frühdiagnostische Kriterien, den Zeitpunkt einer frühen (aggressiven) Therapie mit LAR festzulegen?
- Ermöglichen Kenntnisse um Wirkungsmechanismen der LAR und die jeweilige Phase einer RA Antworten auf die Fragen
  - wie wirken LAR – gesondert betrachtet MTX – auf den Langzeitverlauf/die Pathogenese der RA?
  - wie wirken LAR in frühen Phasen der RA?
- Warum wirken unterschiedliche LAR nicht bei jeder RA (Syndrom RA?).
- Wurden LAR bisher lange genug eingenommen?
- Ergänzen sich LAR in ihren Wirkungsmechanismen (Kombinationstherapie)?

Positive Wirkungen der in Tab. 10.**18** (S. 153) angeführten LAR auf den Verlauf der RA *über kurze bis mittlere Zeiträume* (6–36 Monate) sind in zahlreichen Untersuchungen bewiesen. Andererseits dokumentieren Langzeitbeobachtungen, daß diese Substanzen (Ausnahmen MTX, Cyclosporin A?) eine RA nur selten über einen längeren Zeitabschnitt vollständig kontrollieren können (381, 513, 582, 629, 893, 1183). Heterogene Ausgangssituationen zu Beginn, unterschiedliche Phasen während und am Ende von Therapiestudien, differierende Studienprotokolle sowie individuelle Verlaufsspektren der RA unter Therapie erschweren Aussagen über den Einfluß von LAR auf den RA-*Spontanverlauf.* Fast alle vorliegenden Untersuchungen erfassen einen zu kurzen Zeit-

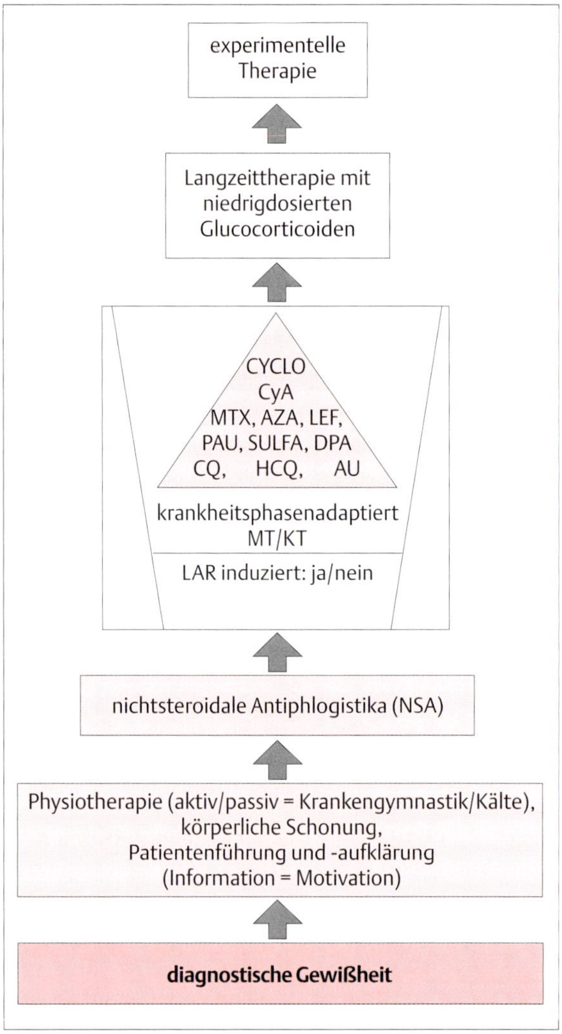

Abb. 10.3 **Modifikation der Pyramide in der Pyramide.**
CYCLO= Cyclophosphamid
CyA = Cyclosporin A
MTX = Methotrexat
AZA = Azathioprin
LEF = Leflunomid
PAU = parenterales Gold
SULFA = Sulfasalazin
DPA = D-Penicillamin
CQ = Chloroquin
HCQ = Hydroxychloroquin
AU = orales Gold
MT = Monotherapie
KT = Kombinationstherapie

raum, meist sind die Patientenzahlen zu klein, und Kontrollgruppen fehlen. Individuelle Krankheitsschwere und -verläufe, Plazeboeffekte und Behandlungsausfälle *komplizieren* eine *ausgewogene Bewertung* längerer Zeiträume zusätzlich. Der Patient hat meist bereits einige chirurgische Interventionen sowie physiotherapeutische Verfahren unterschiedlicher Intensität und Dauer hinter sich. Häufig hatte er schon mehrere NSA, eventuell Glucocorticoide und verschiedene LAR erhalten.

Die ursprünglichen diagnostischen RA-Kriterien der ARA (jetzt American College of Rheumatology – ACR), 1958 revidiert, dienten über Jahrzehnte als wissenschaftliche Grundlage vieler Untersuchungen (935).

Jede RA verläuft anders, und auch die eingesetzten LAR wirken individuell unterschiedlich. (Noch) mangelnde Kenntnisse über den frühen (0–6 Monate) Spontanverlauf und die für eine frühe (aggressive) Therapie mit LAR unbedingt nötige diagnostische Sicherheit lassen einen entsprechenden Therapiebeginn erst in den Monaten 7–18 nach Krankheitsbeginn einer persistierend klinisch und humoral aktiven RA als sinnvoll erscheinen (375, 1247).

Die Einschätzung *radiologischer Spontanverläufe* war bisher durch den Begriff der „stetigen radiologischen Progression" gekennzeichnet: Nach 10jährigem Verlauf befanden sich nahezu alle Patienten im radiologischen Steinbrocker-Stadium III/IV (1098).

Neuere Untersuchungen nutzen die *Funktionskapazität als prognostischen Parameter.* Um sie zu bestimmen, wurden früher die ARA-Klassifikationen (I–IV) eingesetzt, die einen weiten Spielraum funktioneller Beurteilung zuließen. So fanden sich nach 4- bis 6jährigem Verlauf zwischen 12% und 75% aller Patienten in den Stadien III/IV (1012, 1039). In jüngeren Arbeiten werden überwiegend der Stanford Health Assessment Functional Disability Index (HAQ 0–3) und der Modified Health Assessment-Score (MHAQ 0–4) verwendet (870, 1246).

Bei einer nicht kleinen Patientenzahl ist eine deutliche radiologische Progression zu beobachten, obwohl die Entzündungsaktivität über die gleichen Zeiträume nur gering ausgeprägt ist bzw. fehlt *(Entkopplungsphänomene).* Vielleicht sind zur Kontrolle der akuten Entzündungsaktivität andere medikamentöse Wirkungsmechanismen nötig als zur Beherrschung der chronischen Entzündungsprozesse (60). Dennoch sollte die *totale und dauerhafte Entzündungskontrolle* angestrebt werden (249).

Ein Problem der objektiven Beurteilung des therapeutischen Einflusses der LAR auf die RA ist ihre Applikationsdauer. Der *vorzeitige Abbruch* der Therapie mit LAR ist ein oft angeführtes Argument für ihr (vermeintlich dadurch verursachtes) „Nichtwirken". Jeder mit dieser Materie Vertraute weiß um die vertane Chance einer aus vermuteter Ineffektivität oder als Reaktion auf eine beherrschbare Nebenwirkung zu früh abgebrochene Behandlung. Auch das für die Therapie mit NSA häufig angesprochene Problem der Non-Compliance spielt in der Behandlung mit LAR eine wichtige Rolle.

Die mittlere Dauer einer Therapie mit *parenteralem Gold* betrug 1,72 Jahre (1246). Etwa 30% aller Patienten beendeten die Therapie nach einem Jahr, 80–90% nach 3 Jahren und 92% nach 5 Jahren (1064). Etwa 25–40% aller mit *Sulfasalazin* behandelter Patienten beendeten die Therapie nach einem Jahr wegen Ineffektivität, weitere 10–30% unterbrachen wegen Nebenwirkungen (79, 197). 42% der mit *D-Penicillamin* therapierten rheumatoiden Arthritiker waren „non-compliant" (1064).

Probleme der Frühdiagnose sind eng mit der Forderung nach früher „aggressiver" Therapie verknüpft. Das früheste Symptom einer RA ist vielleicht die *undifferenzierte Synovialitis*. Verlaufsbeobachtungen dieser Stadien zeigen, daß sich daraus nur zu einem Drittel eine RA entwickelt (802, 1270). Grundlagen der frühen RA-Diagnose sind persistierende Synovialitis (>12-Wochen), exakte Festlegung des Beginns (Schmerz, persistierender Schmerz und/oder Schwellungen?) und symmetrische Schwellungen der kleinen (Finger-)Gelenke (307, 308).

Um eine *persistierende inflammatorische symmetrische Arthritis (PISA)* vorauszusagen, scheint der Nachweis von hochtitrigen Rheumafaktoren noch am besten geeignet (1162). Zur Einschätzung der Entwicklung von Erosionen erwiesen sich der initial erhobene HAQ, die Dauer der Entzündungspersistenz (>12 Wochen) und das frühe Erkranken großer Gelenke (Knie-, Schulter-, Ellbogengelenke) als am einflußreichsten (132).

Da *erste Röntgenzeichen* immer innerhalb der ersten 2 Jahre nach Beginn der RA beobachtet werden (375) und *hochtitrige Rheumafaktoren* für die Frühdiagnose (wieder) einen größeren diagnostischen Stellenwert bekommen (258), ist verständlich, daß einige Autoren zur frühen Diagnose der RA den *Rheumafaktornachweis* und *typische radiologische Erosionen* fordern (519).

> Diese Forderung widerspricht jedoch einem schon früher und erst recht heute formulierten therapeutischen Postulat: „Die Therapie mit LAR soll vor den ersten radiomorphologischen Zeichen der RA beginnen".

Immer ist zu prüfen, für welche rheumatoiden Arthritiden LAR indiziert sind. Angesichts der bekannten *Entkopplungsphänomene* und (noch) fehlender verläßlicher *Voraussagewerte* für den *Verlauf* ist noch offen, welche Entscheidungsebene bei der Wahl eines LAR ausschlaggebend sein muß: die klinische, die humorale, die radiologische oder immunpathologische usw.

Voraussetzungen für diese Entscheidung sind Kenntnisse der *Spontanverläufe* und relevante *Verlaufsparameter*. Standardisierte Funktionsscores wie der HAQ, der MHAQ und andere (z. B. AIMS) erfassen die jeweilige Funktionskapazität gut. Das *humorale* und *klinische Profil* einer RA ist am besten mit über die Zeit gemittelten Werten bzw. kumulativen Werten (als „Area under the curve"-Werte) darzustellen. Diese Parameter (BSG, CRP, Hb, Thrombozyten, Ritchie-Index, Zahl der geschwollenen Gelenke, Morgensteife und Griffstärke) dienen zum einen als retrospektive *Aktivitätsbeurteilung/prognostische Hilfen* und erfassen zum anderen die *situative Aktivität* der RA.

Schmerz und *Funktionsverlust* sind Ergebnisse persistierender Entzündungsaktivität und dienen der situativen Einstufung einer RA. Kumulative Verlaufsparameter wie radiologische Veränderungen, Mortalität und therapieinduzierte Nebenwirkungen runden die Einschätzung jeder einzelnen RA ab.

LAR-Indikationen. Ausgehend von einer *gesicherten Diagnose* (persistierende [Poly-]Synovialitis, begleitend hohe humorale und klinische Aktivität (die Summe reversibler entzündlicher Krankheitszeichen; [733]) und der Sicherheit einer mittelfristigen, zumindest 2 Jahre umfassenden *Prognose:* RA, juvenile rheumatoide Arthritiden, Sonderverläufe der RA (adulter Still, Alters-RA, Felty-Syndrom) bei dominierend peripherer Gelenkmanifestation die Spondylitis ankylosans, chronische Verlaufsformen reaktiver Arthritiden (Reiter-Syndrom, chlamydieninduzierte Arthritis) einige Arthritisverläufe im Rahmen chronisch entzündlicher Darmerkrankungen, SLE, PSS, Poly- und Dermatomyositiden, MCTD und Vaskulitiden. Nur für die RA stehen, abhängig von den genannten Anwendungskriterien, alle im folgenden genannten LAR zur Verfügung. Einzelne LAR werden schwerpunktmäßig im Bereich chronisch gewordener reaktiver Arthritiden (z. B. MTX, Sulfasalazin) oder der Kollagenosen (z. B. MTX, CQ/HCQ, Azathioprin) eingesetzt.

Non-Indikationen sind die mit NSA und Physiotherapie beherrschbare RA, spezielle Verläufe juveniler rheumatoider Arthritiden, der palindrome Rheumatismus, die ausschließlich axial verlaufende Spondylitis ankylosans, Frühphasen reaktiver Arthritiden (mit der Möglichkeit der Selbstlimitierung), bland verlaufende Spondarthritiden, durch eine Psoriasis induzierte Arthralgien, die Osteopathia psoriatica, die Lyme-Arthritis, das rheumatische Fieber und das PMR-RZA-Syndrom (Polymyalgia arteriitica). Immer zu bedenken ist das „Antigenpotential" einzelner LAR (z. B. parenterales Gold bei SLE usw.)

Vor Beginn jeder LAR-Therapie steht die *Bestandsaufnahme* der aktuellen Krankheitsaktivität. Entsprechend dem zeitlichen Ausmaß der Retrospektive steht ein manchmal ausreichender, häufig aber unzureichender *Längsschnitt* (Resultate der Entwicklung) zur Verfügung. Bildet ausschließlich die augenblickliche Phase der RA, der *Querschnitt*, die Entscheidungsgrundlage, bleiben wesentliche, den Zugang zur Therapie mit LAR beeinflussende Fragen unbeantwortet.

Für die *Kombination* verschiedener langsamwirkender Antirheumatika (teilbekannte Wirkmechanismen der LAR, teilbekannte pathogenetische Zielsubstrate, [noch] ungenügende Definition früher RA) ist die *rationale Basis* im Augenblick noch nicht vollständig gesichert (593), obwohl Arbeiten der letzten Jahre diese Grundlage erheblich verbreitert haben.

Kombinationen (S. 182) von z. B. DPA/HCQ bzw. parenteralem Gold und MTX werden entweder als nicht wirkungssteigernd (154), mäßig erfolgreich (DPA+HCQ; [397]) oder erfolgreich (Cyclophosphamid+Azathioprin+Hydroxychloroquin; [720]) eingestuft (Tab. 10.**34**, S. 182).

Wachsendes Wissen um bestimmte RA-Unterformen („benigne" RA), die sich verändernde Epidemiologie (abnehmende Schwere und Inzidenz der RA) und die zunehmenden Differenzierungsmöglichkeiten zu anderen (seronegativen, reaktiven HLA-B27-assoziierten) Arthritiden mahnen in den „frühesten Phasen" (<6 Monate) einer RA zur therapeutischen Vorsicht.

> Den Zeitraum bis zum Behandlungsbeginn mit einem LAR muß ein intensives aktives, funktionserhaltendes krankengymnastisches Prozedere gemeinsam mit einem ebenso aggressiven, die Symptome Schmerz und Schwellung bekämpfendes symptomatisches Programm (NSA, eventuell Glucocorticoide, kryotherapeutische Maßnahmen) überbrücken.

Dieses therapeutische Prozedere gilt – in *zeitlich erweitertem Rahmen* – vor allem für diagnostisch noch nicht zu sichernde Phasen *undifferenzierter Arthritiden.* Die Kombination „NSA+aktive Krankengymnastik+ schmerzstillende Balneologie" ist das Konzept, um z. B. zu vermeiden, einen beginnenden systemischen Lupus erythematodes bzw. eine sich vielleicht selbst limitierende reaktive Arthritis mit einem LAR zu therapieren (im ersten Fall gefährlich: Antigenpotential; im zweiten Fall gefährlich: die richtige Diagnose wird noch länger verschleiert, und der Einsatz eines LAR ist von der Nutzen-Risiko-Abwägung her nicht vertretbar).

> Etwa 20–30% aller rheumatoiden Arthritiden entwickeln die Diagnose und die Prognose sichernde und die Wahl eines LAR bestimmende Parameter in ihrem frühen 7- bis 18monatigen Verlauf (375, 1244). Wird eine RA in der Frühphase vom systemischen Profil dominiert (persistierende, polytope Synovialitis = >8–12 Gelenke, frühe Erosionen; hochtitriger Rheumafaktor und Manifestation von Rheumaknoten), ist der Einsatz eines potenten LAR indiziert.

Die Kritik an der zeitlich gestaffelten, sich überwiegend an der „Nebenwirkungsarmut" orientierenden alten Pyramidenform bezog sich vor allem auf die Behandlung dieser rheumatoiden Arthritiden, die bereits im angesprochenen zeitlichen Rahmen mit MTX, Cyclosporin A, parenteralem Gold oder das Immunsystem modifizierenden Substanzen therapiert werden müssen.

Läßt sich im weiteren Verlauf – auf sicherem diagnostischem Boden – der von der RA eingeschlagene (pathogenetische) Weg einstufen, ergibt die Summe aller Verlaufs- und Voraussagewerte ein bestimmtes pathogenetisches Profil der RA. Verknüpft mit dem Wissen um unterschiedliche Potenz und Wirkungsprofile einzelner langsamwirkender Antirheumatika ist dann die Wahl eines LAR zur immer noch frühen, eingreifenden Therapie der RA möglich.

Substanzen mit langsamem Wirkungseintritt und immunmodulierender/antiphlogistischer Wirkung („Basistherapeutika")

Alle früher „Basistherapeutika" genannten LAR brauchen meist 4–6 Monate bis zu ihrem vollen Wirkungseintritt. Dazu zählen parenterales und orales Gold, D-Penicillamin sowie Antimalarika. Diese Substanzen werden im folgenden Abschnitt besprochen, und es werden „neue" LAR mit noch nicht definiertem Stellenwert, aber langsamem Wirkungseintritt (OM-8980) bzw. fraglichem Wert (γ-Interferon) kurz dargestellt.

Chloroquin/Hydroxychloroquin

Zur Verfügung stehen Chloroquin (CQ, Resochin) und Hydroxychloroquin (HCQ, Quensyl) (Tab. 10.**21**).

Die Anreicherung in Lysosomen behindert die Antigenprozessierung, woraus die Hemmung der Antikörperproduktion, die Verminderung der Aktivität natürlicher Killerzellen und der Freisetzung von IL-1, IL-2 und TNFα resultieren (365). Außerdem wird die rezeptorabhängige Endozytose des Rezeptorrecyclings gehemmt (618). Die *immunsuppressive Wirkung* von CQ/HCQ im Rahmen der RA kann auf der Suppression der Lymphozytentransformation und der verminderten Ansprechbarkeit peripherer Lymphozyten von RA-Patienten auf PHA, CON A und andere spezifische Antigene beruhen. Auch die Spaltung von Immunkomplexen, die Hemmung von RF, antinukleären Antikörpern und Kälteagglutininen können Teil des Wirkmechanismus sein. Chloroquin/Hydroxychloroquin hemmen in hohen Konzentrationen die Funktionen der DNA- und RNA-Polymerase sowie die Bildung von LE-Zellen. CQ/HCQ lagern

Pharmakokinetik von CQ/HCQ

Chloroquin/Hydroxychloroquin werden rasch und nahezu vollständig resorbiert. Sie sind zu 90% bioverfügbar und reichern sich 2- bis 5fach in Erythrozyten und anderen Blutzellen, mehr als 10fach in Leber, Lunge, Nieren und Herz an. Lysosomen- oder melaninhaltige Gewebe speichern bis zu 1000fach. Da sehr wenig freie Substanz im Blut bleibt und die Gewebespeicher nur langsam entleert werden, beträgt die terminale Halbwertszeit mehr als 40 Tage (1132). Ein Plasma-Gewebe-Gleichgewicht erreicht Chloroquin nach 4 Wochen, Hydroxychloroquin erst nach 6 Monaten (74). Die höchsten Konzentrationen werden im Auge und dort speziell in melaninhaltigen Strukturen (Pigmentepithel der Retina, Uvea) gefunden (952). Die starke Bindung von CQ an Melanin und die Einlagerungen in dieses Makromolekül erklären, warum CQ in unveränderter Form bis zu 16 Jahre nach der letzten Einnahme im Pigmentepithel nachgewiesen werden kann. CQ wird nur sehr langsam, zu 40–70% unverändert renal, der Rest über Leber und Gallenwege sowie über die Fäzes ausgeschieden.

Tabelle 10.21 Chloroquin-/Hydroxychloroquinpräparate

Chemische Kurzbezeichnung	Handelsname	Darreichungsform Dosiseinheit – mg	Tagesdosis bei (mg Dauertherapie) Erwachsene	Kinder	Therapiedauer
Chloroquindiphosphat	Resochin	Tabl.-250	250	4/kg KG	bei Ansprechen auf die Therapie (Anlaufzeit von eventuell ≥6 Monaten beachten) und bei Verträglichkeit als Dauertherapie unter entsprechenden Kontrollen in gleicher Dosierung weitergeben
Hydroxychloroquindiphosphat	Quensyl Plaquenil	Drg.-200	200–400 (s. Text) die Tagesdosis orientiert sich am Idealgewicht	4/kg KG	

sich an Hautpigmente an; dadurch entsteht eine Art „Lichtfilter" (944). Bekannt sind die Hemmung der Thrombozytenaggregation (679) und die Senkung glucocorticoidinduzierter Cholesterin- und Blutzuckererhöhungen (491, 858).

Hydroxychloroquin unterdrückt die Monozytensynthese von IL-1 und IL-6. HCQ beeinflußt die Produktion von IL-2, IL-4 oder γ-Interferon durch T-Zellen nicht, jedoch die von IL-6 deutlich. HCQ könnte selektiv auf IL-1 und IL-6 wirken (1086).

Dagegen übt Chloroquin einen deutlichen Effekt auf T-Zellen aus; es hemmt die Monozytenproduktion von IL-1, TNF-α und IL-6 (861).

Nicht organbedrohende Verläufe des *systemischen Lupus erythematodes* (SLE), vor allem auch des *kutanen diskoiden* Lupus erythematodes sind *Indikationen* für Chloroquin/Hydroxychloroquin. Wenig aktive Frühfälle von *rheumatoider Arthritis* sprechen besser an als aktivere und schon länger fortschreitende (711). CQ/HCQ haben bei geringer Nebenwirkungsquote eine lange Anlaufzeit (bis zu 4–6 Monaten).

Genetisch bedingter Glucose-6-Phosphat-Dehydrogenase-Mangel, Myasthenia gravis, Erkrankungen der blutbildenden Organe und des ZNS sind *Kontraindikationen*. CQ/HCQ führen zu einer etwa 10%igen Reduktion der Kreatinin-Clearance. Auf keinen Fall sollten Chloroquinpräparate bei bereits bestehenden Netzhautschädigungen (Retinopathien), in der Schwangerschaft und Stillzeit gegeben werden.

CQ/HCQ wirken gegen die RA in etwa 25% der Fälle. Daß es sich sehr oft nicht um eine zufällige Spontanremission gehandelt haben kann, beweisen die Fälle, in denen bei Absetzen des Präparats das Krankheitsbild nach einiger Zeit wieder aktiv wurde, aber eine Wiederaufnahme der Therapie nach entsprechender Anlaufzeit wieder eine Besserung brachte, die unter der Weiterführung der Therapie dann auch anhielt.

Unwirksamkeit sowie *Nebenwirkungen* von CQ/HCQ sind häufig Gründe des Therapieabbruchs. Bei den Nebenwirkungen dominieren okuläre Erscheinungen deutlich vor unerwünschten gastrointestinalen Symptomen, Allergien/Exanthemen, Pigmentstörungen, Cholestase und Schlafstörungen. Selten wirken diese Substanzen ototoxisch.

Entsprechend den Eigenschaften dieser LAR entwickelt sich eine *Wirkung* oft erst *nach mehreren Monaten*. Erst nach 6 Monaten kann man endgültig entscheiden, ob eine Therapie als unwirksam bezeichnet werden darf.

Für Chloroquindiphosphat (Resochin) wird täglich 1 Tabl. à 250 mg (entsprechend 150 mg Chloroquinbase) empfohlen. Die entsprechenden Angaben für Hydroxychloroquinsulfat (Quensyl): täglich 2mal 1 Drg. zu 200 mg (1 Drg. entsprechend 155 mg Chloroquinbase) (Tab. 10.**21**, S. 158). Die Differenzen in der Dosierungsempfehlung gegenüber Resochin sind nicht transparent (711). Wegen der ausgeprägten Abhängigkeit der Augenerkrankungen von der täglichen Dosis variieren *Dosisempfehlungen* für HCQ. Initialtherapie bedeutet 6 mg/ kg/Tag (also ca. 400 mg/Tag), bei Frauen eventuell nur 300 mg/Tag und bei kleinen und schlanken Frauen nur 200 mg/Tag (951). Da die Abhängigkeit der Retinopathie von der täglichen Dosierung erwiesen ist (305, 701), sind letztlich für die *Dauerbehandlung* mit HCQ maximal 1–1½ Drg./Tag einzusetzen. Während früher als Ursache einer Makulopathie allein die *kumulative Gesamtdosis* verantwortlich gemacht wurde, spricht heute vieles dafür, daß die *Tagesdosis* entscheidend ist. Da die tägliche Dosis von CQ 4 mg/kg KG, von HCQ 6 mg/kg KG nicht überschreiten soll (54, 1129), dürfen Chloroquinpatienten nicht mehr als 62 kg und Hydroxychloroquinpatienten nicht mehr als 66 kg wiegen – vorausgesetzt, sie nehmen 1mal 1 Tabl. Resochin bzw. 2mal 1 Drg. Quensyl. Ein Patient mit mittlerem Idealgewicht von 70 kg erhält durch die Dosierung von 1 Tabl. Resochin pro Tag ca. 3,5 mg Chloroquin/kg KG; der Patient, der 2mal 1 Drg. Quensyl einnimmt, ca. 5,7 mg Hydroxychloroquin/kg KG.

Praxis der Quensyldosierung

Da Quensyldragees nicht teilbar sind, stellt diese galenische Form bei einer Dosierung von z. B. 300 mg ein Problem dar. Zwei Lösungsmöglichkeiten bieten sich an: die 3tägige Gabe von 1mal 1 Drg., gefolgt von 4 Tagen mit 2mal 1 Drg., oder „das Zermörsern der Dragees" und dosisgerechte Umfüllen in entsprechende Kapseln aus harter Gelatine.

Nach initialer Augenuntersuchung, Objektivierung von Leber- und Nierenfunktion orientiert sich die Suche nach der jeweils spezifischen Maximaldosis von HCQ/CQ am *Idealgewicht* des Patienten, da sich beide Substanzen im Fettgewebe übergewichtiger Patienten nicht anreichern (Folge Überdosierung, [808]).

Die *Behandlungsdauer* wird unterschiedlich angegeben. Während einige Autoren kein Zeitlimit sehen, wurde durch Langzeituntersuchungen ermittelt, daß sich eine Retinopathie erst nach Einnahme einer Gesamtmenge von etwa 100 g Chloroquinbase entwickelt (andere Autoren 200 g). Aus dieser kumulativen Dosis wurde die Empfehlung zum Therapieende abgeleitet.

Von den möglichen Nebenwirkungen sind die *Augenveränderungen* klinisch am bedeutsamsten. Chloroquin- (in bis zu 90%) und Hydroxychloroquinablagerungen (in bis zu 20%) führen zu Flimmern, Akkommodationsstörungen und manchmal zu Halos, sind jedoch nach Dosisreduktion bzw. Absetzen von CQ/HCQ reversibel (286). Seltener, aber schwerwiegender ist die *irreversible Retinopathie*.

Risikokonstellationen für die Entstehung einer Retinopathie sind eine kumulative Dosis >800 g + Patientenalter >70 Jahre (755) sowie eine tägliche Dosis von CQ >4 mg/kg KG bzw. HCQ >6–6,5 mg/kg KG + Leber- und/oder Nierenfunktionseinschränkungen (97). Zur Diagnose einer Retinopathie ist ein Elektroretinogramm nötig.

Während in jüngsten Empfehlungen (34, 665) eine Untersuchung vor Therapie bei Patienten, die jünger als 4 Jahre sind und die keine Augenerkrankungen in ihrer familiären Anamnese haben, nicht für nötig gehalten wird, plädieren andere Autoren (808, 955), um eine bereits bestehende, von der CQ/HCQ-Therapie unabhängige Retinopathie zu erkennen, für die *augenärztliche Untersuchung vor Beginn* einer geplanten Therapie. Bei Tagesdosen von ≤250 mg/≤300–400 mg ist kaum mit einer Retinopathie zu rechnen. Ablagerungen in der Kornea treten bei längerer Behandlungsdauer häufiger auf.

Die Induktion einer Retinopathie hängt mit großer Wahrscheinlichkeit von der täglichen Dosis und nicht von der Gesamtdosis ab.

Das Vollbild einer Retinopathie wurde bei 29 von 5675 mit CQ/HCQ therapierten Patienten (0,5%) beobachtet (Übersicht bei 740). Bei 1225 Patienten unter CQ und 275 Patienten unter HCQ über 15 Jahre konnte bei 3,4% der CQ-Patienten und 1,8% der HCQ-Patienten eine irreversible Makulopathie beobachtet werden (286).

Häufigere Nebenwirkungen sind Befindensstörungen wie Magenunverträglichkeit, Nervosität, Schlafstörungen, Kopfschmerzen und Hautaffektionen. Patienten mit Unruhe und Schlafstörungen sollten das Präparat nicht abends erhalten. Treten nur leichtere Magenbeschwerden auf, die die Nachtruhe nicht stören, ist die abendliche Gabe besser. CQ verursacht deutlich häufiger als HCQ durch Glucose-6-Phosphat-Dehydrogenase-Mangel bedingte Hämolysen, aplastische Anämien und reversible Neuromyopathien (51).

Die parallele Gabe von CQ/HCQ und MTX verringert die Bioverfügbarkeit von MTX um ca. 25% (1021). HCQ gleichzeitig mit Digoxin gegeben erhöht die Digoxinplasmaspiegel (661).

In einer Doppelblindstudie wurde die Wirkung von HCQ + Sulfasalazin, MTX+HCQ + Sulfasalazin bzw. MTX allein bei RA verglichen. Eine mindestens 50% betragende Besserung von mindestens 3 von 5 Parametern ließ sich durch die Triple-Therapie in 77% durch die Kombination HCQ + Sulfasalazin in 40% und durch MTX allein in 33% erreichen (256).

Die Antimalariapräparate Chloroquin/Hydroxychloroquin sind die „sichersten" langsamwirkenden Antirheumatika. Andererseits ist ihre Effektivität nicht sehr hoch. Belegt ist ihr antisynovialitischer Effekt, nicht bewiesen ist eine Hemmung der radiologischen Progression. Möglicherweise sind Chloroquin/Hydroxychloroquin „ideale" Kombinationspartner für andere LAR (s. später).

Orale Goldpräparate

Auranofin hemmt zelluläre Abläufe (wie die Phago und Pinozytose) sowie die Helferfunktionen von Makrophagen. Andere nachgewiesene Wirkungen sind die *Beeinflussung zellulärer* und *humoraler Immunität* – wie die Hemmung der Freisetzung lysosomaler Enzyme, die Hemmung der Phagozytose, Chemotaxis, Prostaglandinwirkung und Thrombozytenaggregation sowie die Bindung von Sauerstoffradikalen. Auranofin hemmt die Synthese von IL-1 und TNFα durch Monozyten (52).

Pharmakokinetik von Auranofin

Es gibt nur ein orales Goldpräparat: Auranofin (Ridaura) ist eine lipophile Komplexverbindung mit Gold als Zentralatom, das koordinativ an Triäthylphosphin und atomar an Schwefel und einen Zuckerrest gebunden ist. Deshalb hat Auranofin im Vergleich zu den intramuskulär applizierten Goldsalzen eine bessere Fettlöslichkeit, die die Penetration von Membranen erleichtert. 60% des intravasalen Goldes sind an Serumeiweiß, 40% überwiegend an Erythrozyten gebunden. Die Plasmahalbwertszeit beträgt 11–31 Tage, die Gesamtkörperhalbwertszeit 81 Tage. Nach 6monatiger Therapie ist mit einer Retention von ca. 59 mg Gold zu rechnen. Der Goldgehalt von 3 mg Auranofin beträgt 29%, entsprechend 0,87 mg Gold. Nach oraler Gabe werden ca. 25% im oberen Dünndarm absorbiert (378). Die übliche Dosierung – zwischen 3 und 9 mg pro Tag – läßt die Goldplasmaspiegel täglich ansteigen, bis nach 3 Monaten ein stabiles Plateau erreicht wird (0,6 ng/ml). Die Plasmahalbwertszeit des Auranofins liegt deutlich niedriger als die der intramuskulären Goldsalze (bessere Steuerbarkeit). Maximale Goldplasmaspiegel durch intramuskuläre Präparate betragen etwa das 10fache der Auranofinwerte. Auranofin reichert sich im Gegensatz zu den intramuskulären Goldsalzen in Erythrozyten und anderen Blutzellen an. Serum- und Blutspiegel liegen sehr nahe beieinander. Während intramuskuläre Goldsalze überwiegend über den Urin ausgeschieden werden, finden sich bei oraler Applikation nur 5% des Goldes im Urin, dagegen 95% im Stuhl (740). Auranofin zeigt die gleiche Verteilung (RES, Nieren, Gelenke) wie die intramuskulären Goldsalze (Lymphknoten, Leber, Nieren, Knochenmark und Milz), allerdings in wesentlich niedrigeren Konzentrationen.

Indikationen. Orale Goldpräparate haben eine etwas höhere Erfolgsquote als CQ/HCQ, induzieren aber auch häufiger Nebenwirkungen. Sie sind in allen Phasen rheumatoider Arthritiden indiziert, für die CQ/HCQ nicht mehr in Frage kommen. Wegen ihrer erheblichen Allergisierungstendenz sind Goldpräparate bei lupoiden oder malignen Verlaufsformen der RA kontraindiziert. Weitere *Kontraindikationen* sind bekannte Allergieneigung, Lebererkrankung, Nierenkrankheiten.

Orales Gold wirkt, im Gegensatz zur Injektionsbehandlung, etwas schwächer und verzögert (982). Nur in etwa 1/3 bis 1/2 aller Fälle von RA kann mit einem Erfolg gerechnet werden. Bei oraler Therapie tritt im Fall des Ansprechens die Wirkung nach einer Dosis von etwa 0,18–0,24 g reinen Goldes (entsprechend etwa 0,045–0,06 g resorbierten Goldes) ein, also nach etwa 4 Monaten.

Auranofin (Ridaura) liegt in Tablettenform – 1 Tabl. à 3 mg – vor. Die Behandlung der RA muß mit *1–2 Tabl. à 3 mg/Tag* (entsprechend 1 mg Gold) begonnen werden. Diese Menge kann als Einmaldosis morgens oder in zwei Dosen morgens und abends jeweils zu den Mahlzeiten eingenommen werden. Da etwa 25% absorbiert werden, erhält der Patient täglich 0,5 mg orales Gold. Nach 10 Wochen entsteht ein ausreichendes Goldspiegelplateau von 0,6 μg/ml. Nach Wirkungseintritt wird die gleiche Dosis auch weiter als Dauertherapie gegeben. Spricht die Krankheit nach 4–6 Monaten auf diese Dosierung nicht befriedigend an, soll auf 3mal 1 Tabl. erhöht werden (Tab. 10.**23**, S. 164).

Da Auranofin überwiegend über den Darm ausgeschieden wird, erklären sich *Diarrhöen* als Folge der Medikation (30%). Hauterscheinungen entwickeln sich in ca. 15% aller Fälle. Auswirkungen auf das hämatopoetische System sind ebenso wie Proteinurien nur selten. Dagegen entstehen Alopezien relativ häufig. Auranofin senkt das *renale Risiko auf Kosten des Darms.*

Kontrollen des roten und weißen Blutbildes, der Transaminasen, der alkalischen Phosphatase, der harnpflichtigen Substanzen in Serum und des Urinstatus sind nötig. Im ersten Behandlungsjahr empfehlen sich monatliche, später Kontrollen in größeren Abständen.

In einer Vorphase von 6 Monaten wurden 267 RA-Patienten mit der *Kombination Auranofin* und *Methotrexat* behandelt. Zu diesem Zeitpunkt zeigten 89% der auswertbaren Fälle eine Besserung der klinischen Symptome, definiert als >50% Rückgang betroffener Gelenke und der globalen ärztlichen Meinung. In einer sich daran anschließenden 6monatigen doppelblinden Phase erhielt die Hälfte der Patienten Plazebo statt Methotrexat. Bei 74% der Kombinationsgruppe und 51% der Auranofingruppe blieben die einmal erreichten Erfolge stabil. Es ließ sich keine erhöhte Toxizität unter Kombinationstherapie objektivieren (555).

Auranofin (Ridaura), in einer täglichen Dosis von 6 mg, gehört zur Gruppe der schwächer wirkenden LAR. Im Gegensatz zu parenteralem Gold ist das Nebenwirkungsrisiko von der Niere in den Darm verlagert. Erfolgsquoten von Auranofin liegen geringfügig über denen von Chloroquin/Hydroxychloroquin.

γ-Interferon und OM-8980

Eine zusammenfassende bzw. überwiegend positive Einschätzung von γ-Interferon (IFNγ) zur Therapie der RA fällt aus verschiedenen Gründen schwer. Trotz eines „attraktiven hypothetischen Konzepts“ scheinen durch IFNγ und Plazebo erzielte Effekte nicht entscheidend voneinander entfernt zu sein (178, 1181). Auch ist das angestrebte Ziel dieser Therapie, „... die RA über einen längeren Zeitraum auf einem niedrigeren Aktivitätsniveau zu halten, um den Einsatz toxischer langsamwirkender Antirheumatika hinauszuzögern ...“, unbefriedigend. Die Beeinflussung wesentlicher *pathogenetischer Parameter* (z. B. Rheumafaktoren, zirkulierende Immunkomplexe usw.) ist bisher ebenso wenig dokumentiert wie der Einfluß von IFNγ auf die *radiologische Progression.* Ein großes Problem stellt die auf dem Boden der Wirkungshypothese des IFNγ postulierte *Flexibilität der Dosierung* dar. Welches sind die Parameter, die zu welchem Zeitpunkt der RA dazu auffordern, die Dosis/Applikationsfrequenz zu erhöhen bzw. zu verringern (747)?

Der *OM-8980-Komplex* (Subreum, ModimMunal) ist ein aus ausgewählten *Escherichia-coli-Stämmen* gewonnener lyophilisierter Extrakt, der 10%ige lipopolysaccharidfreie Peptidfraktionen mit immunmodulierenden Eigenschaften enthält. Die Endotoxinkonzentration ist kleiner als 0,1 µg/l mg aktiver Fraktion. OM-8980 enthält Aspartate und Glutamate und geringe Mengen von Argeninlysin.

OM-8980 *beeinflußt klinisch* und *humoral den RA-Verlauf.* Das zeigen randomisierte und kontrollierte Doppelblindstudien gegen Plazebo über 6 Monate (122, 460), randomisierte doppelblinde Studien gegen Auranofin (6 Monate) (1184) und DPA (12 Monate) (1180) sowie eine Rolle offener, teils multizentrischer Studien über 12 Monate (459, 1185) und eine retrospektive Langzeitstudie (im Mittel wurden die Patienten 60 Monate beobachtet; [942]).

Wie bei (fast) allen anderen LAR ist die *Hemmung der radiologischen Progression* – ohnehin erst nach mindestens 6monatiger Therapie zu erwarten – (noch) *nicht bewiesen.* Die orale Applikation einer Substanz, die Bestandteil des Zielsubstrats ist und die Pathogenese regulierender T-Zellen beeinflußt (Erzeugung oraler Toleranz gegen ein Tolerogen) ist schon lange im Gespräch. Hypothetischer Ansatz der ermutigenden Resultate der oralen Gabe von Kollagen II bei RA (1149) ist die Nivellierung organspezifischer autoimmuner Antworten. Dieser Ansatz liegt auch bei OM-8980 zugrunde. Offen bleiben, inwieweit – über Langzeitbeobachtungen zu klären – die radiologische Progredienz beeinflußt werden kann und ob das Wirkungsprinzip nur in sehr frühen Phasen der RA eingreift.

D-Penicillamin und Pyritinol

D-Penicillamin (D-(–)-2-Amino-3-mercapto-3-methylbutyrilsäure; DPA) ist ein Penicillinmetabolit. Jedoch haben Penicillin und D-Penicillamin weder die gleiche Toxizität noch ein sich ähnelndes allergisches Potential (747).

DPA bindet Schwermetalle durch seine Reaktion mit R-SH- und R-NH_2-Gruppen in unterschiedlichem Ausmaß. Die Depolymerisierung immunkomplexer Makroglobuline (z. B. des IgM-RF) durch Sprengung intermolekularer Disulfidbrücken in vitro und eine Reduktion zirkulierender Immunkomplexe im Serum DPA-behandelter Patienten sind bewiesen (525). DPA verdrängt Zytokine von deren Bindungsstellen an α_2-Makroglobulinen; „Freie Zytokine“ werden schneller abgebaut (1130). DPA hemmt die Transformation peripherer Lymphozyten und die Proliferation rosettenbildender Lymphozyten. Sowohl aktivierte als auch ruhende T-Zellen werden vom DPA-Kupfer-Komplex beeinflußt. Therapeutische DPA-Konzentrationen hemmen weder die monozytäre Produktion von IL-1 noch TNFα (242, 810). Dagegen hemmt DPA die Proliferation und IL-8-Gen-Expression sowie Synthese durch Endothelzellen (254) und verringert die Neovaskularisation in vivo (712). Diese antiangiogenetischen und antifibrotischen Eigenschaften sind für Erfolge in der Therapie der RA und der PSS bedeutend. Weitere postulierte *Wirkungsmechanismen:* Einfluß auf den Mesenchymstoffwechsel, die Syntheseorte der Immunglobuline, Stabilisierung von Lysosomen (in vitro) und die Hemmung des Wachstums von Viren und tierischen Tumoren (745).

Pharmakokinetik von D-Penicillamin

D-Penicillamin (DPA) wird zu etwa 40–70% im Duodenum und Jejunum absorbiert. Die Absorption des Präparats erhöht sich durch proteinreiche Diät in saurem Milieu und wird durch die gleichzeitige Gabe eines oralen Eisenpräparats verringert. Nüchterne oder fastende Patienten absorbieren nahezu die doppelte Menge D-Penicillamin. Dagegen führen Krankheiten des gastrointestinalen Trakts (wichtig z. B. bei der Therapie der progressiven systemischen Sklerose; [478]) zu einer reduzierten Absorption. Der Metabolismus der absorbierten Substanz ist komplex; mindestens drei Metaboliten – D-Penicillamin-Disulfid, D-Penicillamin-Cystein sowie S-Methyl-Derivat – werden renal eliminiert. DPA reichert sich vor allem in kollagenreichem Gewebe, so in der Haut und in Sehnen und in proteinreichen organen (Pankreas, Hoden) an. DPA bindet sich im Plasma vorwiegend an Albumin, aber auch an α-Globuline und Coeruloplasmin (trotz hoher „Chelatavidität" zu Kupfer ist die Reduktion erhöhter Kupferspiegel im Serum von RA-Patienten als Folge der Abnahme des kupferbindenden Akute-Phase-Proteins Coeruloplasmin zu interpretieren). Die Halbwertszeit im Plasma beträgt 70–100 Stunden. Die Ausscheidung aller Metaboliten erfolgt zu 75–80% über den Urin und zu 15–20% über die Fäzes. Die Elimination geschieht biphasisch mit einer kurzen (1,4 Stunden) und einer längeren (7,4 Stunden) Halbwertszeit (Übersicht bei [740]).

Die *Indikationen* decken sich im allgemeinen mit denen der Goldtherapie (S. 163 f). Lupoide Verlaufsformen einer RA sowie alle Bindegewebserkrankungen sind eine *absolute Kontraindikation*, während der Nachweis niedrigtitriger antinukleärer Faktoren ohne Anti-DNA-Antikörper allein keine Kontraindikation ist. Eine RA begleitende Vaskulitis und vaskulär bedingte Polyneuropathie werden nicht als Kontraindikationen, sondern eher als spezielle Indikation angesehen. *Weitere Kontraindikationen* sind Leukozytopenie und Thrombozytopenie stärkeren Ausmaßes sowie Leberschädigungen und nephrotisches Syndrom.

RA-Patienten sprechen auf DPA durchschnittlich zu 50–70% gut bis sehr gut an. Der *Wirkungseintritt* von DPA ist nach 4–6 (–8) Monaten zu erwarten. Wenn nach dieser Zeit die bis dahin erreichte Therapiedosis von 600 (passager bis 900/1200) mg keinen Erfolg hat, ist DPA abzusetzen.

Da nach Absetzen von DPA eine etwa eingetretene Wirkung nach einigen Wochen bis Monaten wieder abklingt, sollte die Therapie bei entsprechender Verträglichkeit mit der empfohlenen Dosis als *Langzeittherapie* weitergeführt werden.

Es stehen Präparate aus synthetischen (Metalcaptase) und halbsynthetischen (Trolovol) Herstellungsverfahren zur Verfügung (Tab. 10.**22**).

Wichtigstes Prinzip der initialen Behandlung ist die niedrigdosierte, schrittweise Einführung des Medikaments, gefolgt von einer langsamen Dosissteigerung bis zur objektivierbaren positiven Reaktion.

Das Motto „go low, go slow" kennzeichnet den *Therapiebeginn* mit DPA, das am besten 1–2 Stunden nach dem Essen, auf keinen Fall zusammen mit anderen Medikamenten, eingenommen wird. Die tägliche initiale Dosis von 150 oder 300 mg wird im 2-Wochen-Rhythmus um 150 bzw. 4-Wochen-Rhythmus um 300 mg bis zum eindeutigen Wirkungseintritt bzw. maximal und nur kurzfristig (3–5 Wochen) auf 900(–1200)mg/Tag gesteigert. Nach *vollem Wirkungseintritt* beträgt die Dauerdosis *600 mg/Tag*, eine Menge, die heute allgemein maximale Wirksamkeit bei minimaler Toxizität verspricht.

Nahezu alle *Nebenwirkungen* des DPA sind nach Dosisreduktion bzw. Absetzen reversibel. Am häufigsten finden sich unerwünschte Wirkungen *dermatologischer* Natur: Juckende makulopapulöse Hautausschläge, Flecken, Blasen können entstehen wie auch ein autoimmuninduzierter Pemphigus (487) oder die sehr lästige aphthöse Stomatitis. Gefürchtet sind *hämatologische* Nebenwirkungen. Die initial nicht seltene Eosinophilie kündigt nicht immer eine allergische Nebenwirkung an. In 10% der Fälle entstehen Thrombozytopenien; auch Leukozytopenien und seltene aplastische Anämien kommen vor. Dosiserhöhung ist oft eine besonders gefährliche Phase für das Auftreten von Knochenmarksdepression. In 20–30% der Fälle können *Proteinurien* als renale Nebenwirkungen auftreten (435). Etwa die Hälfte davon entwickelt sich zum nephrotischen Syndrom. Patienten, die weniger als 500 mg DPA/Tag erhalten, entwickeln deutlich seltener eine Proteinurie. Ähnlich wie bei der parenteralen Goldtherapie ist die DPA-

Tabelle 10.**22** D-Penicillamin-Präparate und Dosierungsempfehlungen

Präparat	Darreichungsform Dosiseinheit – mg	Dosierung Erwachsene	Kinder	Dauer der Gabe
Metalcaptase Trolovol	Tabl.-150/300 Tabl.-300	Beginn mit 150 mg täglich, nach 2 Wochen Steigerung auf 300 mg; danach – bis zum Therapieerfolg – Steigerung alle 4 Wochen um 300 mg Maximaldosis (nur kurzfristig) 1200–1500 mg	Beginn mit 150 mg täglich; alle 2 Wochen um 150 mg täglich steigern bis maximal 15 mg/kg KG täglich	bis zur weitgehenden Befundbesserung oder nach Absetzen der symptomatischen Therapie, was noch 4, 6, 8 Monate nach Beginn der Therapie zu erwarten ist Fortführung mit einer Dauerdosis von 600–750 mg täglich

induzierte Proteinurie mit HLA-B8/-DR3 und die Thrombozytopenie mit HLA-A1/-DR4 assoziiert (761, 1104). DPA induziert einige *autoimmune* Nebenwirkungen wie die Myasthenia gravis, das Goodpasture-Syndrom, den SLE, das Sjögren-Syndrom, die Polymyositis und – wie schon erwähnt – den Pemphigus. Nicht selten führen die Hypo- bzw. Dysgeusie zum Abbruch der Therapie. Weitere zum *Absetzen der Therapie zwingende* Nebenwirkungen sind aplastische Anämie, Leukozytopenie (<2500/ml), Thrombozytopenie (<100000/ml) und eine persistierende Hämaturie. Auch Autoimmunkrankheiten, ein nephrotisches Syndrom und eine Proteinurie mit 2 g/24 Stunden geben Anlaß zum Absetzen des DPA. Von Interesse ist, daß mit DPA behandelte RA-Patienten im Vergleich zu nichttherapierten vermehrt Antizentromerantikörper (426) und Antikörper gegen Histone (789) bilden. Besonders gefährdet in dieser Hinsicht scheinen Anti-SS-A-Träger zu sein (1067).

Sehr seltene Nebenwirkungen der DPA-Therapie sind durch Vitamin-B_6-Mangel induzierte periphere Neuropathien und die Mammahyperplasie (1080).

Die Therapie mit DPA erfordert *engmaschige Kontrolluntersuchungen:*

- In der Initialphase sollte der Patient durch *Eigenuntersuchungen den Urin* auf Eiweiß und rote Blutkörperchen testen.
- Alle 14 Tage Untersuchung im Labor: Differentialblutbild, Urinstatus, alkalische Phosphatase.
- Alle 4 Wochen: antinukleäre Antikörper und die die Prozeßaktivität dokumentierenden unspezifischen Entzündungszeichen.
- Fragen nach Hauterscheinungen, Seh- und Geschmacksstörungen sowie die Suche nach okulären Frühformen einer Myasthenia gravis ergänzen das Kontrollprogramm.

In den ersten 3 Monaten der Therapie zwingen in 20–30% aller Fälle Nebenwirkungen zum *Abbruch* (1091). Die Rate der *„Non-Compliance"* ist unter DPA-Behandlung *ungewöhnlich hoch:* 1 bzw. 2 Jahre nach Therapiebeginn nahmen nur noch 32,5% bzw. 9,6% aller Patienten DPA noch ein. Abbrüche wurden überwiegend durch Nebenwirkungen erzwungen. Auffallend hoch ist die 40%ige Rate der Abbrüche, die die Patienten von sich aus selbst entscheiden (623). Die *Absorption* von DPA wird durch gleichzeitige Einnahme von *Eisenpräparaten* oder Magnesium/Aluminium enthaltende *Antazida*, um bis zu 66% *reduziert* (820). Die parallele Einnahme von Indometacin oder HCQ erhöhte die Plasma-DPA-Spiegel um bis zu 34% (1022).

Penicillaminähnliche Substanzen wirken sowohl auf extraartikuläre Manifestationen als auch auf Gelenke, reduzieren die Blutsenkungsgeschwindigkeit und den Rheumafaktortiter, verlangsamen möglicherweise die radiologische Progression und verändern damit den Krankheitsverlauf. Neben diesen Eigenschaften und der chemischen Verwandtschaft zum DPA sind es auch die unter *Pyritinoltherapie* (Encephabol) beschriebenen Nebenwirkungen, die ein ähnliches Agieren glaubhaft machen: nephrotisches Syndrom, Pemphigus vulgaris sowie Myasthenia gravis. Der Vorteil des Pyritinols im Vergleich zu anderen LAR liegt in geringeren Nebenwirkungen (15–20%), die sich überwiegend als Hautunverträglichkeiten (zu etwa 50%) in Form von Pruritus und Hautausschlägen manifestieren. Selten zwingen Dyspepsie, Diarrhö oder Proteinurie zum Absetzen des Medikaments.

> Gemessen an seinem Wirkungs-/Nebenwirkungsindex ist Pyritinol eine Alternative zu Chloroquin/Hydroxychloroquin. Initiale, nicht zu aggressive Verläufe von RA ohne Hinweis auf viszerale Manifestationen sind Indikationen.

In einer offenen kontrollierten Untersuchung über 24 Wochen wurden 30 Patienten mit aktiver RA in zwei Gruppen eingeteilt. Die erste Gruppe erhielt 2 g *Sulfasalazin*/Tag und 500 mg *D-Penicillamin*/Tag, die zweite Sulfasalazin allein (1123). Die Kombinationstherapie erwies sich der Monotherapie mit Sulfasalazin im Ritchie-Index und der Plasmaviskosität signifikant überlegen. 7 von 15 Patienten (vs. 3 von 15) entwickelten in der Kombinationsgruppe unerwünschte Wirkungen.

Die hohe Nebenwirkungsrate, insbesondere das *renale Risiko* einer DPA-Therapie, verknüpft mit dem *sehr späten Wirkungseintritt* und der offensichtlich darin begründeten hohen *Non-Compliance* der Patienten, aber auch die Resultate mehrerer Metaanalysen und vergleichender Untersuchungen, die das Nutzen-Risiko-Verhältnis von DPA im Verhältnis zu anderen LAR ungünstig abschneiden ließen, führten dazu, daß diese Substanz (zu Unrecht?) im Augenblick nur als zweite Wahl der Therapie der RA gewertet wird. Andererseits bietet DPA doch, betrachtet man seine Wirkmechanismen in Verbindung mit der Pathogenese der RA „stichhaltige" theoretische Ansätze.

Parenterales Gold

Mit keinen anderen LAR läßt sich das in vivo und in vitro erforschte *Wirkungsspektrum* so gut demonstrieren wie mit parenteralem Gold. Sehr viele, zum Teil sich widersprechende Wirkungsmechanismen – die *Up-and-down-Regulation* pathogenetischer Schritte – sind dokumentiert.

Parenterale Goldpräparate wirken *immunmodulierend,* da sie die Synthese von Immunglobulinen und von Rheumafaktoren reduzieren, die Anzahl zirkulierender Immunkomplexe und peripherer Lymphozyten senken und die mitogeninduzierte Antwort der Lymphozyten dämpfen (482, 674, 683). Parenterale Goldsalze hemmen die von Interleukin-1 und Interleukin-2 induzierte Lymphozytenproliferation (453). Sie modulieren die Expression von HLA-DR-Antigenen auf Lymphozyten, Makrophagen und Deckzellschicht der Synovialis und die IL-1 und IL-6-Synthese von Monozyten (52, 199, 1197). Ein interessanter Ansatz ihrer Wirkung ist die frühe Beeinflussung der Pathogenese der RA durch die Hemmung der ELAM-1-Expression (226). Parenterale Goldsalze beeinflussen Monozytenfunktionen und Komplementsynthese (965).

Parenterale Goldsalze wirken *antientzündlich*. Sie reduzieren die Synthese von Akute-Phase-Proteinen (1215), hemmen in vitro die Synthese von Sauerstoffradikalen (238), von NO (424) und hemmen lysosomale, zelluläre und extrazelluläre Enzyme (wie z. B. Elastase, Kollagenase, Hyaluronidase; [1069]). Sie reduzieren die Prostaglandinbiosynthese (456, 1068), senken die Proteinkinase (456), hemmen Adenosinphosphat und setzen antiinflammatorische Tryptophan frei (793).

Parenterale Goldpräparate mit ihren gegenüber den Antimalarika höheren Erfolgs-, aber auch Nebenwirkungsquoten kommen für alle Fälle von RA in Frage, die keine Indikation mehr für CQ/HCQ, jedoch prinzipiell eine *Indikation* für eine Therapie mit LAR sind. Ihr Allergisierungspotential verbietet sie allerdings bei lupoiden Verlaufsformen der RA und beim SLE. Gold wird auch bei der Arthritis psoriatica mit Erfolg eingesetzt. Die Psoriasis erfordert besonders strenge Kontrollen der Hautveränderungen.

Kontraindikationen sind bekannte Allergie gegen Goldsalze, Lebererkrankungen, Nierenerkrankungen, lupoide und maligne RA-Verlaufsformen (antinukleäre Faktoren) sowie der SLE.

Die *volle Wirkung* der intramuskulären Therapie mit dem in Tab. 10.**23** angegebenen Dosierungsschema tritt in der Mehrzahl der Fälle zwischen dem *3. und 6. Monat* ein. Goldinduzierte Remissionen sind aber auch deutlich vor und nach diesem Zeitpunkt möglich.

> Blutspiegelbestimmungen korrelieren weder mit Erfolg/Mißerfolg noch mit unerwünschten Wirkungen bzw. deren Ausbleiben.

Pharmakokinetik von parenteralem Gold

Bei einer wöchentlichen Gabe von 50 mg Natriumaurothiomalat (Tauredon) erreicht die Konzentration des elementaren Goldes 2 Stunden nach der Injektion im Serum einen Spitzenwert von etwa 700 µg/dl. Dieser Spiegel sinkt dann in den nächsten 7 Tagen auf die Hälfte des erreichten Wertes. Aurothiglucose (Aureotan), ölgebunden, wird langsamer absorbiert; der Goldspiegel steigt langsamer an. 6–8 Wochen nach wöchentlichen Injektionen stabilisieren sich die Goldspiegel zwischen 300 und 400 µg/dl. Eine Erhaltungstherapie von 50 mg alle 3–4 Wochen führt zu einem Steady-state-Goldspiegel zwischen 75 und 125 µg/dl. Nur sehr wenig des applizierten Goldes wird am Anfang in den Erythrozyten gefunden. Raucher „speichern" etwa 18% Gold in den Erythrozyten (Nichtraucher 3%). Im Serum von Rauchern entstehen erhöhte Spiegel von Cyanid und Thiocyanid; beide Verbindungen können mit Gold Komplexe bilden, die dann fähig sind, in die Erythrozyten zu dringen. Gold ist zu 99% stabil an Plasmaprotein, fast ausschließlich an Albumin, gebunden. 80–90% einer i.m. Injektion werden über die Nieren, 10–20% über den Darm eliminiert. Patienten, die wöchentliche Injektionen erhalten, speichern etwa 60% des Goldes. Werden die Injektionen monatlich gegeben, werden nur 20% retiniert. Gold speichert sich vorwiegend im retikuloendothelialen System: Lymphknoten, Leber, Milz und Nieren sind am „goldreichsten". Die Affinität von Goldsalzen zu entzündeten Geweben (z. B. der Synovialis) ist bekannt. Die Vorgänge Speicherung, Akkumulation, Entspeicherung und Elimination brauchen lange Zeitintervalle (Monate). Noch ein Jahr nach parenteraler Applikation wird Gold ausgeschieden (452, 977).

Tabelle 10.**23** Dosierungsschemata bei Goldtherapie

Chemische Kurzbezeichnung	Handelsname Goldgehalt (%)	Therapie bis Wirkungseintritt	nach Wirkungseintritt
Aurothiomalat	Tauredon (46)	2mal wöchentlich i.m. Injektionen: 1.–3. Injektion je 10 mg 4.–6. Injektion je 20mg ab 7. Injektion je 50 mg oder maximal 1mal 100 mg bis zur eindeutigen Wirkung, maximal bis etwa 1,7 g Tauredon (ca. 0,8 g Gold), die in ca. 9 Monaten erreicht werden	nach Wirkungseintritt weiter monatlich 100 mg Tauredon, bei nachlassender Wirkung Verkürzung der Injektionsintervalle (bei eventuell reduzierter Dosis auf 50 mg)
Aurothioglucose	Aureotan (50)	2mal wöchentlich Injektionen: 1.–3. Injektion je 10 mg 4.–6. Injektion je 20 mg ab 7. Injektion 50 mg bis zur eindeutigen Wirkung, maximal bis etwa 1,7 g Aureotan (ca. 0,85 g reinem Gold entsprechend), die in knapp 9 Monaten erreicht werden	nach Wirkungseintritt weiter monatlich 100 mg Aureotan, bei nachlassender Wirkung Verkürzung der Injektionsintervalle (bei eventuell reduzierter Dosis auf 50 mg)
Auranofin	Ridaura (29)	2mal 1 Tabl. zu 3 mg (1 mg Gold) täglich, wovon etwa 25% absorbiert werden; damit erhält der Patient täglich 0,5 mg Gold; nach 10 Wochen wird ein ausreichendes Goldspiegelplateau von 0,6 µg erreicht (etwa ⅕ des Spiegels bei i.m.Therapie)	Weitergabe der gleichen Dosis auch in der Dauertherapie; bei Wirkungsverminderung oder nicht ausreichender Wirkung: 3mal 1 Tabl. à 3 mg

Durch parenterale Goldsalze induzierte Remissionen sollen einerseits weniger als 10% der behandelten Patienten erfahren (316), die Langzeitbehandlung korreliert andererseits mit einer hohen Überlebensrate der RA-Patienten (663). Nach Absetzen der Behandlung einer wirksam gewordenen Goldtherapie ist nach einigen Wochen, u. U. noch nach über einem Jahr, mit einer Wiederverschlechterung zu rechnen. Man führt deshalb heute *keine Intervalltherapie* mehr durch, sondern eine *Dauertherapie* mit bei intramuskulärer Therapie entsprechend verlängerten Applikationsintervallen. Entsteht während der Langzeittherapie eine Unterdosierung, kann sich das Krankheitsbild verschlechtern. Oft glaubt man an einen Verlust der Wirkung und setzt die Goldbehandlung ab, anstatt das Depot durch kürzere Injektionsintervalle bzw. Dosiserhöhung wieder aufzufüllen.

Ein metaanalytischer Ansatz, der zwischen verschiedenen Studien Verum mit Verum oder Verum gegen Plazebo verglich, bewies ebenfalls die Wirksamkeit von parenteralem Gold (207, 337). Interessant ist die *Korrelation* zwischen zum Therapieabbruch zwingenden *Hautnebenwirkungen* und danach einsetzenden *längerdauernden Remissionen* (191, 738, 909).

Ist parenterales Gold toxisch und ineffektiv in der Therapie der RA und nur noch aus medizin-historischer Sicht von Bedeutung (315, 344)? Oder ist es nur wertvoll für Patienten, die es langfristig vertragen? Auf diese Fragen gibt es eine klare Antwort:

> Gold hat seinen festen und gesicherten Stellenwert in der Therapie der RA.

Parenterales Gold wirkt in frühen Phasen nichterosiver, seronegativer rheumatoider Arthritiden – innerhalb der ersten 12–16 Monate nach Krankheitsbeginn gegeben – am besten (685).

Wenige Untersuchungen objektivieren eine *Verzögerung* der *radiologischen Progredienz* durch die parenterale Goldtherapie (225, 916, 1051).

Durch den radiologischen Vergleich (Hände, Handgelenke, Vorfüße) von 22/18 bzw. 14/12 mit Auranofin/Aurothioglucose über 6/12 Monate behandelten RA-Patienten konnte festgestellt werden, daß parenterales Gold die neue Entwicklung von Erosionen signifikant besser hemmt als Auranofin (921). Das wurde auch schon in einer parenterales Gold, Auranofin und Plazebo vergleichenden Untersuchung nachgewiesen. In dieser wie in anderen Studien wurde in den ersten 6 Monaten der Therapie mit parenteralem Gold keine Beeinflussung der radiologischen Progression sichtbar. Nach 12monatiger Therapiedauer war jedoch die Zahl reparierter Erosionen deutlich erhöht (149). Ähnliche Beobachtungen wurden unter der Therapie mit Methotrexat oder Natriumaurothiomalat gemacht (480, 734).

> Die all diesen Studien gemeinsamen Aussagen: Keine Retardierung der radiologischen Progredienz in den ersten 6 Therapiemonaten, danach – je früher im Verlauf der RA (<12–18 Monate) die Therapie eingesetzt wurde, um so besser – Hemmung der radiologischen Progression.

Unwirksamkeit und *Nebenwirkungen* (vielleicht auch die größere Zahl von Remissionen?) limitieren die zeitliche Dauer der Anwendung parenteraler Goldsalze. So wurde für die mittlere Dauer einer Therapie mit parenteralem Gold 1,72 Jahre ermittelt (1246). Etwa 30% aller Patienten beendeten die Therapie nach einem Jahr, 80–90% nach 3 Jahren und 92% nach 5 Jahren (36, 1064). Unwirksamkeit bzw. Nebenwirkungen führten in 30% respektive 57% der Fälle zum Therapieende.

Wichtig ist die Berechnung der bis zu einem gewissen Zeitpunkt verabreichten *reinen Goldmenge* in Milligramm. Die Aufsättigungsschemata und *Dosisempfehlungen* variieren zwischen den Goldpräparaten entsprechend ihrem reinen Goldsalzgehalt. Eine initiale kleine Testdosis (10 mg) von Aurothioglucose oder Natriumaurothiomalat soll mögliche allergische Reaktionen aufdecken. Danach folgt eine Woche mit einer Injektion von 25 oder 50 mg. 50 mg werden dann wöchentlich weiter gegeben bis zur Dosis von 0,8–1,2 g Substanz (ca. 400–600 mg „reines" Gold bei Aurothioglucose bzw. Natriumaurothiomalat). Bis zur Besserung aller klinischen Symptome oder zum möglichen Absetzen der symptomatischen Therapie (z. B. mit NSA), aber höchstens bis zu einer Gesamtgolddosismenge von 0,8–1,2 g, wird entsprechend den jeweiligen Schemata weitertherapiert. Nach dem Wirkungseintritt wird die Therapie mit jeweils dem Goldsalzgehalt des Präparats entsprechenden Dosen alle 3–4 Wochen fortgeführt. Bei Verschlechterung der RA werden die Applikationsintervalle verkürzt.

Die Therapie mit Goldsalzen ist eine *differente Therapie!* Der möglichen Nebenwirkungen wegen sind engmaschige *Therapiekontrollen* nötig (Tab. 10.**24**). Viele Nebenwirkungen kündigen sich bereits im Urin (Eiweiß), im Differentialblutbild (Eosinophilie) oder bei der Prüfung der Leberwerte an und können durch sorgfältige Überwachung abgefangen werden. Laborchemische Untersuchungen (Blutbild, Thrombozyten (2), Urinstatus, Kreatinin, Harnstoff, γ-GT, alkalische Phosphatase, SGOT, SGPT) sollten in den ersten 3 Monaten alle 2 Wochen, dann jeden Monat bis zum Beginn der Langzeittherapie stattfinden. Während der Langzeittherapie sind sie alle 2 Monate nötig. Von den Nebenwirkungen, deren Häufigkeit unterschiedlich (5 über 50%) angegeben wird, sind Hautallergien, Proteinurie und Stomatitis am häufigsten, aber auch die übrigen Nebenwirkungen sind oft schwerwiegend (561). Goldinjektionen können zu vasomotorischen nitritoiden Reaktionen wie Gesichtsrötung, Palpitationen und Dyspnoe führen

In einer offenen retrospektiven, nichtrandomisierten Studie über insgesamt 48 Monate an 269 RA-Patienten wurden folgenden Gruppen gebildet: Methotrexat + parenterales Gold gegen Methotrexat + andere LAR gegen Methotrexat allein (Dosis 20–10 mg/Woche; [908]). Es fanden sich signifikante Besserungen in jeder Gruppe, ohne Gruppenunterschiede. Die radiologische Progredienz verringerte sich durch MTX auch nach Versagen vorausgegangener Therapie. Die Häufigkeit von Teilremissionen war unter MTX etwas höher als in der Kombinationstherapie. Die Nebenwirkungen in allen drei Gruppen waren ohne signifikante Unterschiede gleichmäßig verteilt.

Tabelle 10.**24** Parenterale Goldtherapie – mögliche Nebenwirkungen und Überwachungsprogramm

Selten	Überwachungsprogramm	Häufig
– Alopezie, Photosensibilität – Hämaturie – Nephrotisches Syndrom, Niereninsuffienz – Thrombozytopenie oder Granulozytopenie – Aplastische Anämie – Konjunktivitis, Iritis – Anaphylaxie, Geschmacksverlust – Synkopen, Kopfschmerzen – Diffuse Lungeninfiltration – Enterokolitis – Periphere Neuritis	1. Befragungen (z. B. Geschmacksverlust), Inspektionen (z. B. Schleimhaut, Haut) bzw. Untersuchungen (z. B. Neuritis) **vor jeder neuen Injektion** 2. Laborchemische Untersuchungen in den ersten 3 Monaten alle 2 Wochen; dann jeden Monat bis zum Beginn der Langzeittherapie, während der Langzeittherapie alle 2 Monate a) ganzes Blutbild Thrombozyten b) Urinstatus Kreatinin Harnstoff-N c) γ-GT alkalische Phosphatase SGOT SGPT 3. Ab einer „Reingoldmenge" von 1 g alle 3 Monate ophthalmologische Kontrolle	– Dermatitis, Stomatitis – Pruritus – Proteinurie – Eosinophilie – Einlagerung in die Kornea oder Linse – vasomotorische Reaktionen – Myalgie – Gelenkschwellungen – Gelenksteife – Metallgeschmack

(788). Möglicherweise treten diese Reaktionen bei paralleler Gabe eines ACE-Hemmers häufiger auf (361, 464).

Parenterales Gold, jahrzehntelang der „Goldstandard" der Therapie der RA, hat durch die Entwicklung der letzten Jahre (MXT, Cyclosporin A, Sulfasalazin usw.) einen anderen, meist zu niedrig angesetzten Stellenwert erhalten. Ohne Zweifel hat es einen berechtigten und festen Platz in der Therapie der RA. Voll- oder Teilremissionen entwickeln sich in ca. 2/3 aller Fälle. Ein „harter" Kern der mit parenteralem Gold Therapierten erlebt Langzeitvollremissionen.

Substanzen mit schnellem Wirkungseintritt und überwiegend immunsuppressiver Wirkung

Substanzen dieses Abschnitts sind teils schon lange Zeit als „Basistherapeutika" im Einsatz (Azathioprin, Cyclophosphamid), teils sind sie erst in letzter Zeit entwikkelt worden (Cyclosporin A). Während Cyclosporin A und Cyclophosphamid sich in der Wirkungseintrittsdauer ähneln, liegt Azathioprin aus dieser Sicht zeitlich näher an den (früher so definierten) Basistherapeutika. All diesen Substanzen ist der *dominierend immunsup-*

Tabelle 10.**25** Immunsuppressiva

Chemische Kurzbezeichnung (INN)	Handelsname	Darreichungsform Dosiseinheit – mg	Dosierung (mg)	Dauer der Gabe
Cyclophosphamid (Alkylantium)	Endoxan	Drg.-50 Amp.-100, 200, 500	50–100/Tag (Gesamtdosis 6–12 g)	individuell: cave kumulative Dosis
Chlorambucil (Alkylantium)	Leukeran	Tabl.-2, 5	0,1/kg/Tag in 3 Einzeldosen über den Tag verteilt	keine langfristige Therapie; bei Wirkungslosigkeit nach 8 Wochen absetzen
Podophyllin	Proresid	Amp.-200	initiale Infusionstherapie; in hochaktiven Fällen 1 g/Tag in 500 ml 5%iger Lävulose	Infusionen über 20 Tage, dann Fortsetzung der Therapie mit Azathioprin
Azathioprin (Purinantagonist)	Imurek	Tabl.-50	nach Blutbildbefund initial 1- bis 3mal 50 mg Kinder 2,5–3 mg/kg/Tag	nach Wirkungseintritt Reduktion auf 2mal 50 mg; bei Wirkungslosigkeit trotz suffizienter Dosis über 8–16 Wochen absetzen
Cyclosporin A (zyklisches Polypeptid)	Sandimmun	Amp. 1 ml-50 Lösung 1 ml-100	individuell 5–10 ml/kg KG	individuell

Tabelle 10.26 Nebenwirkungen der Therapie mit Immunsuppressiva (Zytostatika)

Mögliche Nebenwirkungen	Kontrolluntersuchungen Vorsichtsmaßnahmen	Besondere Risikostoffe	Erhöhtes Risiko Einzelsubstanzen
Hämatopoetisches System – Leukozytopenie – Thrombozytopenie – Anämie	ganzes Blutbild, Thrombozyten: in den ersten 3 Monaten alle 2 Wochen, dann jeden Monat; bei Cyclophosphamid die Leukozyten 3mal in der Woche. Cave Granulozyten <2000, Thrombozyten <20000	– Alkylanzien – Purinantagonisten – Podophyllinanalogie	– Chlorambucil, Cyclophosphamid – Azathioprin – Podophyllin
Niere und Harnwege – Nierenschädigung – hämorrhagische Zystitis	Harnstoff-N, Kreatinin, Kreatinin-Clearance, Urinstatus	– Alkylanzien	– Cyclophosphamid
Leber – Leberschädigung – Cholestase	SGOT, SGPT, γ-GT, alkalische Phosphatase	– Purinantagonisten	– 6-Mercaptopurin
Haut und Schleimhäute – Alopezie – Stomatitis – Nagelveränderungen – Photosensibilisierung	Inspektion		– Cyclophosphamid
Schwächung der Infektabwehr	Anamnese/Inspektion/Untersuchung; bei Infektionen frühzeitig antibiotische Behandlung und eventuell Substitution mit γ-Globulinen		– dosisabhängig – alle Zytostatika
Teratogene, mutagene, kanzerogene Wirkung	Zytostatika und Immunsuppressiva sind im gebärfähigen Alter zu vermeiden; ist das nicht möglich, eventuell Kontrazeption oder zumindest entsprechende Aufklärung – auch für Partnerinnen von männlichen Patienten, die Immunsuppressiva bekommen	– Alkylanzien	– Chlorambucil – Cyclophosphamid

pressive Wirkungsmechanismus gemein. Eine Übersicht über Immunsuppressiva, ihre häufigsten Nebenwirkungen und nötige Kontrolluntersuchungen geben die Tab. 10.**25**, 10.**26**.

Azathioprin

Azathioprin ist 6-(1-Methyl-4-nitro-5-imidazolyl-)mercaptopurin. Es wird in Leber und Erythrozyten zu 6-Mercaptopurin (6-MP) verstoffwechselt (211).

Azathioprin unterdrückt in vitro die Proliferation von T- und B-Lymphozyten (1261). Die gemischte Lymphozytenreaktion und eine bestimmte Lymphozytenpopulation (Killerzellen) werden gehemmt (56, 886). Immunoglobulinkonzentrationen und Rheumafaktoren werden von Azathioprin nicht beeinflußt. Azathioprin und 6-MP hemmen die Bioaktivität von IL-6 (72, 73).

Die RA ist dann Azathioprin*indikation* wenn andere LAR unwirksam, unverträglich oder kontraindiziert sind – in hochaktiven Fällen besonders bei hohem Glucocorticoidbedarf und bei extraartikulären viszeralen Manifestationen (710).

Während der Schwangerschaft sowohl bei deutlicher Leber- und Knochenmarkvorschädigung oder Azathioprinüberempfindlichkeit bei Frauen im gebärfähigen Alter und zeugungsfähigen Männern ist Azathioprin *kontraindiziert*, bzw. es muß während der Azathioprinbehandlung und bis zu 6–12 Monaten danach eine Kontrazeption durchgeführt werden.

Die *Wirkung* tritt *langsam*, nicht vor 3 Monaten, eher erst nach 6 Monaten ein (847). Die *Hemmung* der *radio-*

Pharmakokinetik von Azathioprin

Nach oraler Gabe von Azathioprin werden ca. 88% absorbiert – nach 1–3 Stunden sind maximale Blutspiegel erreicht (511). 12% unverändertes Azathioprin werden im Stuhl ausgeschieden. Unverändertes Azathioprin bindet sich zu ca. 30% an Plasmaproteine. In vivo entstehen mehrere *Metaboliten*, deren Endprodukt immunsuppressiv inaktive 6-Thioharnsäure ist. Die Plasmahalbwertszeit beträgt beim Erwachsenen etwa 60–90 Minuten, bei Kindern ist sie etwas kürzer. Während der Verstoffwechselung hemmt Azathioprin mehrere Enzyme des Purinstoffwechsels (169). Die *Ausscheidung* erfolgt hauptsächlich (50% als Mercaptopurin) über die Nieren [168]); Azathioprin und seine Metaboliten lassen sich dialysieren.

logischen Progression wird kontrovers beurteilt (167, 434, 506).

Azathioprin (Imurek) gibt es in Tabletten zu 25 bzw. 50 mg. Die Höhe der *initialen* Dosis ist strittig. Die anfangs niedrige, später ansteigende Dosis hat den Vorteil, toxisch bzw. myeloproliferative Einflüsse frühzeitig erkennen zu können. Ein brauchbarer Weg scheint die kg-Körpergewicht-Dosis-korrelierte Applikation zu sein. Erwachsene erhalten 1,5–3 mg/kg KG (2,5 mg/kg KG pro Tag haben sich am meisten bewährt), Kinder 2,5–3 mg/kg KG/Tag.

Häufigste *Nebenwirkungen* sind *hämatologische Komplikationen* (dosiskorrelierte, meist reversible Leukozytopenie, Thrombozyto- und Neutropenien, Anämien bzw. Knochenmarktransplasie), die Herabsetzung des Widerstands gegen *Infektionen* und *gastrointestinale Beschwerden* (Übelkeit, Erbrechen, Durchfälle). In 15–25% der Fälle muß die Therapie wegen ernsthafter Nebenwirkungen abgebrochen werden. Fast alle Nebenwirkungen sind reversibel. Die Wirkung des Azathioprins auf die Leukozytenzahl beginnt erst nach einigen Tagen und hält auch noch nach dem Absetzen mindestens 3–4 Tage an. Eine erhöhte Inzidenz maligner Lymphome und anderer bösartiger Tumoren nach langzeitiger Einnahme von Azathioprin ist sowohl wegen der kontrovers geführten Diskussion um die erhöhte Inzidenz von Neoplasien im Verlauf der RA selbst als auch in direktem Bezug auf Azathioprin nicht bewiesen, wird jedoch diskutiert (433, 518, 666).

Eine *erfolgreiche Therapie* muß – an entsprechenden Kontrollwerten (Differentialblutbild, Nierenfunktion) orientiert – *über Jahre* hinweg fortgeführt werden, da die Grundkrankheit nach Absetzen der Substanz häufig wieder aufflammt. Es versteht sich von selbst, daß ein so differentes Medikament einer lückenlosen ärztlichen und laborchemischen *Überwachung* bedarf. Azathioprin darf nur unter laufender Blutbildkontrolle gegeben werden, die während der ersten 8 Wochen mindestens einmal wöchentlich, später mindestens einmal monatlich durchzuführen ist. Als unterster zu tolerierender Bereich für die Leukozytenzahl gelten 2500–4000/mm^3. Werte unter 2500 m^3 zwingen zum Verringern der Dosis, oft zum Absetzen des Medikaments. Ein Abbruch der Behandlung ist bei Infekten und eventuell im perioperativen Umfeld in Betracht zu ziehen. Durch Vergleich täglicher und alternierender Applikationen von 300 mg Azathioprin an je 15-RA-Patienten über 12 Wochen wurden Vorteile der alternierenden Anwendung objektiviert (237). Da die Substanz maßgeblich durch das Enzym Xanthinoxidase abgebaut wird, das auch durch Allopurinol/Oxypurinol (z.B. Zyloric) gehemmt wird *(Interaktion)*, muß die Azathioprindosis bei gleichzeitiger Allopurinolapplikation auf 25% (!) des Ausgangswerts gesenkt werden.

Azathioprin – bei lupoiden bzw. malignen Verlaufsformen einer RA, SLE, Polyarteriitis nodosa, Felty- und Sjögren-Syndrom eingesetzt – ist nach Abwägen aller Risiken (und bei engmaschiger Kontrolle) ein gut wirksames LAR.

209 Patienten wurden in drei Therapiegruppen eingeteilt: MTX (5–15 mg/Woche), Azathioprin (50–150 mg/Tag) und die Kombinationsgruppe mit 5–7,5 mg MTX/W + 50–100 mg Azathioprin/Tag. Nach 48 Wochen Beobachtungszeit konnten die Daten von 110 Patienten ausgewertet werden. Eine Besserung um 30% vom Ausgangswert von mindestens 3 von 4 Variablen (Zahl schmerzender und geschwollener Gelenke, Beurteilung durch den Patienten und den Arzt) war nötig, um von einem Responder zu sprechen. In der MTX-Gruppe waren 45% in der Azathiopringruppe 26% und in der Kombinationsgruppe 38% Responder. Unerwünschte Wirkungen traten in der Kombinations- und Azathiopringruppe häufiger auf als in der MTX-Gruppe (1240).

Cyclosporin A

Cyclosporin A (CyA; Sandimmun, Sandimmun Optoral) ist ein aus dem Bodenpilz Tolypocladium inflatum Gams isoliertes zyklisches Polypeptid.

CyA *hemmt* dosisabhängig und reversibel die Aktivierung von *Helfer-T-Lymphozyten* (466). Die Synthese verschiedener Zytokine, insbesondere von Interleukin-1, aber auch γ-Interferon und BCGF, und die Expression von deren Rezeptorprotein an der Lymphozytenmembran sowie die Bildung von nukleären Transkriptionsfaktoren werden gehemmt (526). Dieser *Wirkungsmechanismus* könnte in den *frühen Phasen der RA-Pathogenese* erfolgreicher sein (954) und eine Grundlage für Kombinationstherapien darstellen (S. 182). CyA und HCQ hemmen in vitro synergistisch die T-Lymphozytenproliferation und die γ-Interferon-Produktion

Pharmakokinetik von Cyclosporin A

Cyclosporin A (Sandimmun) wird im oberen Dünndarm absorbiert. Die Bioverfügbarkeit schwankt zwischen 4 und 26% und steigt im Verlauf der Therapie bis auf 50% an. Die neue, orale – auf einer Mikroemulsionsgalenik beruhende – Form von CyA (Sandimmun Optoral) ist im Mittel um 29% bioverfügbarer als Cyclosporin A aus Sandimmun. Von der Gesamt-CyA-Dosis sind 50–70% zellulär gebunden (115). *Primärer* Bindungspartner (80%) sind *Erythrozyten*. Die restlichen 30–50% der Plasmafraktion sind zu 85–90% vor allem an Lipoprotein gebunden. Cyclosporin A wird im Menschen zu etwa 28 Metaboliten abgebaut und reichert sich in fast allen Geweben, besonders in der Niere, *Leber*, Haut und im *Fettgewebe* an. CyA wird intensiv in der Leber (mikrosomal oxidativ) metabolisiert. Andere Substanzen, die mit diesem Metabolisierungssystem (P450-Cytochrom) interferieren, können die Pharmakokinetik von CyA erheblich verändern (351) (S. 169). CyA wird *überwiegend biliär*, zu einem kleinen Teil (ca. <1%; [543]) renal ausgeschieden. Die durchschnittliche *Eliminationshalbwertszeit* nach oraler Verabreichung beträgt bei Patienten mit normaler Nierenfunktion 6–20 Stunden. Sandimmun Optoral weist eine verbesserte Linearität zwischen verabreichter Dosis und erzielten Blutspiegeln auf, eine schnellere und gleichmäßigere Absorption, geringere Abhängigkeit von Nahrungsaufnahme und biologischem Tagesrhythmus. Die intraindividuelle Pharmakokinetik von Sandimmun Optoral ist konstanter als die von Sandimmun. Für die Mikroemulsion zeigte sich in einer multizentrischen doppelblinden Vergleichsstudie eine bessere Wirksamkeit bei niedrigerer benötigter Durchschnittsdosis und gleicher Verträglichkeit (624).

(268). CyA modifiziert die Gentranskription der Lymphokine und die Expression der HLA-DR-Antigene (753). Es hemmt die IL-1-Sekretion von Makrophagen und die Proliferation menschlicher Keratozyten. Die Modifikation der Lymphokine (auch von IL-6; [233]) erklärt *antiphlogistische Wirkungen*, die des γ-Interferons die *reduzierte Expression von HLA-Antigenen*. Zum Zeitpunkt des ersten Antigenkontakts gegeben, „stoppt" CyA alle zellulären und humoralen T-Helfer-Immunreaktionen. Schon differenzierte zytotoxische T-Lymphozyten werden nicht modifiziert (351).

Indikationen. War bis vor 1–2 Jahren nur die hochaktive therapierefraktäre RA eine Indikation, ist der Einsatz von CyA aus heutiger Sicht dem anderer LAR gleichzusetzen. Auch die Psoriasis (423, 694, 812, 875) und die foudroyante Uveitis anterior gelten als etablierte Indikationen. Weitere mögliche Indikationen, bei denen die Wirksamkeit von CyA im Augenblick untersucht wird, sind das adulte Still-Syndrom und das primäre Sjögren-Syndrom (607, 700). Da die therapeutischen Erfahrungen beim SLE begrenzt sind, wurde die Indikation SLE bisher zurückhaltend gestellt.

Bestehende oder frühere Malignome, Situationen, die Malignomentstehungen begünstigen (z. B. monoklonale Gammopathie, Leukoplakie), ein nicht einstellbarer Hypertonus und die eingeschränkte Nierenfunktion stellen ebenso *Kontraindikationen* dar wie „Immunschwäche", schwere Organerkrankungen, Knochenmark- und Leberfunktionsstörungen, eine Behandlung mit Cyclophosphamid ≤3 Monate vor Therapiebeginn sowie Gravidität und Stillzeit (CyA tritt in die Muttermilch über; [44]). Mit Vorsicht ist CyA bei Patienten, die älter als 65 Jahre sind, bei kontrollierter Hypertonie und deutlichem Übergewicht einzusetzen (Tab. 10.**27**).

Der *Wirkungseintritt* ist nach 4–8 Wochen zu erwarten. Die *klinische Wirkung* korreliert nicht mit der Beeinflussung serologischer Parameter (BSG, RF), jedoch in 30% mit einer Reduktion des CRP (1213) und reicht nicht über den Zeitraum der Verabreichung hinaus (621). Wirkt Cyclosporin A nach insgesamt 6monatiger Therapie (3 Monate davon maximale Dosis) nicht, ist es abzusetzen.

Tabelle 10.**27** Kontraindikationen und strenge Indikationsstellung beim Einsatz von Cyclosporin A (622)

Absolute Kontraindikationen	Strenge Indikationsstellung
➤ mangelhafte Compliance ➤ bestehende Nierenfunktionsstörung ➤ unkontrollierte Hypertonie ➤ Malignomanamnese (aktuell/früher) ➤ Leberfunktionstests mit mehr als doppelter Normabweichung ➤ Laktation	➤ Alter >65 Jahre ➤ kontrollierte Hypertonie ➤ bestehende Abwehrschwäche ➤ Gravidität ➤ Adipositas ➤ Leukozytopenie ➤ gleichzeitige Verwendung von Substanzen mit bekannten Interaktionen mit CyA (Tab. 10.**28**) ➤ prämaligne Zustände (z. B. monoklonale Gammopathie) ➤ gleichzeitiger oder früherer Einsatz von Alkylanzien

In einer doppelblinden plazebokontrollierten Studie über 48 Wochen verlangsamte sich die radiologische Progression (358). In einer offenen randomisierten Langzeitstudie (12 Monate) wurden 167 Patienten mit aktiver RA (Dauer <4 Jahre) mit CyA, 173 mit unterschiedlichen LAR (Ausnahme MTX) behandelt. Nach 12 Monaten zeigte sich in der CyA-Gruppe vs. LAR-Gruppe eine Verlangsamung der Gelenkdestruktionen an Händen und Vorfüßen (p <0,01). Zu Studienbeginn erosionslose Gelenke entwickelten nur in 10,8% der CyA-Patienten vs. 51,8% der Vergleichsgruppe Erosionen (845). Nach 24 Monaten wurden bei 129 CyA-Patienten signifikante Vorteile gegenüber den 124 LAR-Behandelten festgestellt. Das galt sowohl für neue Erosionen als auch generell die radiologische Progression (p <0,05) [348]).

Cyclosporin A (Sandimmun, Sandimmun Optoral) gibt es als 25-mg-, 50-mg- und 100-mg-Kapseln, als Lösung zur Einnahme (1 ml enthält 100 mg CyA) und als Infusionslösungskonzentrat (1 ml enthält 50 mg CyA). Zu empfehlen ist eine *initiale Dosis* von 2,5–3 mg/kg KG/Tag – 4 (in Ausnahmefällen 5) mg/kg KG sollten nicht überschritten werden. Für CyA gilt das Motto „go low, go slow" (833). Studien, die mit 10 mg, 5 mg bzw. 2,5 mg CyA/kg KG/Tag begannen, entwickelten überwiegend nephrotoxisch induzierte *Abbruchraten* von 30% bei 10 mg (1254) bzw. 10–25% bei 5 mg, im 2,5-mg-Bereich dagegen nur von 5,5% (1157). Die tägliche CyA-Dosis kann geteilt oder in einer einzigen Dosis eingenommen werden. Anfangsdosen unter 2,5 mg sind möglicherweise nicht effizient (z. B. 1 mg; [1254]).

Es besteht eine inverse Beziehung zwischen Körperfett und der nötigen Cyclosporin-A-Dosis. „Dicke" brauchen weniger Cyclosporin A!

Stellt sich nach 4–8 Wochen keine (Teil-)Remission ein, wird CyA in Schritten von 0,5–1 mg Intervallen von 1–2 Monaten nach oben titriert, bis zu einem Maximum von 4 mg/kg KG/Tag (in Ausnahmen bis zu 5 mg). Erreicht eine Dosis eine stabile, über 3 Monate andauernde klinische Wirkung, kann CyA in Intervallen von 1–2 Monaten um jeweils 0,5 mg/kg KG/Tag bis zur niedrigsten noch effektiven Dosis gesenkt werden (834). Soll bei laufender Sandimmun-Therapie zu Sandimmun Optoral gewechselt werden, muß das im Verhältnis 1:1 geschehen.

Da – ähnlich wie bei der niedrigdosierten Therapie mit MTX – das Absetzen von Cyclosporin A zu einem raschen Wiederauftreten der Symptome, manchmal sogar zu einem ausgesprochenen Reboundeffekt führt, wird ausschleichendes Absetzen empfohlen.

Erhöhte *Nebenwirkungsrisiken* birgt die Komedikation mit Substanzen, die den Cyclosporin-A-Spiegel erhöhen, erniedrigen und die Nephrotoxizität steigern (Tab. 10.**28**). Jede *Komedikation mit NSA* beeinflußt über hemmende Effekte via Prostaglandibiosynthese die renale Elimination negativ (1135). Jeder Wechsel von einem NSA zu einem anderen ist sorgfältig zu überwachen (Serumkreatinin).

Tabelle 10.28 Cyclosporin-A-Interaktionen

Substanzen, die den Cyclosporinspiegel erhöhen		
– Allopurinol – Amiodarone – Antikonzeptiva – Danazol – Diltiazem – Doxycyclin	– Erythromycin (und verwandte Makrolid-antibiotika) – Ketoconazol (und verwandte Substanzen) – Methylprednisolon (hochdosiert)	– Metoclopramid – Nicardipin – Propafenon – Verapamil
Substanzen, die den Cyclosporinspiegel erniedrigen		
– Barbiturate – Carbamazepin – Metamizol	– Nafcillin – Phenytoin – Rifampicin	– Sulfonamide (i.v.) – Trimethoprim (i.v.)
Substanzen, die die Nephrotoxizität steigern können		
– Aminoglykoside – Amphotericin B	– Ciprofloxacin – Colchicin	– Melphalan – NSA
Spezielle Interaktionen		
– Diclofenac (Erhöhung des Diclo-Wirkspiegels durch CyA, s. Text) – HMG-CoA-Reductase-Hemmer, z. B. Pravastatin (Erhöhung der Bioverfügbarkeit durch CyA) – kaliumspiegelsteigernde Substanzen, z. B. kaliumsparende Diuretika (Verstärkung der Hyperkaliämie) – Digoxin (Digoxinspiegelsteigerung durch Verminderung der renalen Clearance)		

Wenn eine Komedikation unumgänglich ist, sind engmaschige Wirkstoffspiegelbestimmungen nötig (417). Ein Vorlauf von Cyclophosphamid (≤3 Monate) ist zu beachten. Infektionen und chirurgische Eingriffe können die Unterbrechung der Cyclosporin-A-Therapie erzwingen. Als Komedikation sind niedrigdosierte Glucocorticoide zu empfehlen (619). Behandlungszeiträume von 21 und 29 Monaten bewiesen, daß die Höhe der CyA-Dosis über Entstehung/Nichtentwicklung renaler Schäden entscheidet und daß renale Funktionen bei langfristiger Cyclosporin-A-Applikation engmaschig überwacht werden müssen (692, 1157).

Serumkreatininwerte von weniger als 30% des vor der Therapie gemessenen Ausgangswerts induzieren die Reduktion der CyA-Dosis oder das Absetzen.

Weitere *Nebenwirkungen* sind Hypertrichosis, Gingivahyperplasie, Hyperkaliämie, Hyperurikämie, Muskelkrämpfe, Übelkeit, Erbrechen, Kopf- und Bauchschmerzen (wie insgesamt *gastrointestinale Erscheinungen*), Parästhesien und Schwindel (619, 1199). Einer von 1000 Cyclosporin-A-Patienten entwickelt ein Lymphom; das entspricht der Häufigkeit von Lymphomen unter Azathioprintherapie (215). Das erhöhte Risiko von Neoplasien erfordert immer das individuelle Abwägen von Nutzen und Risiko der Therapie, insbesondere bei einer geplanten Langzeittherapie junger Menschen.

In einer randomisierten doppelblind angelegten Studie zeigten Patienten mit schwerer RA und nur partiellem Ansprechen auf MTX unter der Kombinationstherapie mit CyA klinisch eine deutliche Besserung bei nicht substantiell erhöhtem Nebenwirkungsprofil. An dieser 6 Monate dauernden Multicenterstudie nahmen 148 Patienten mit aktiver RA teil. Sie mußten folgende Eingangskriterien erfüllen: gleichbleibende MTX-Dosis (≤15 mg/Woche), gleichbleibender klinischer Status mit Befall von mindestens 6 Gelenken, tägliche Glucocortikoiddosis <10 mg/Tag Prednisolon und/oder gleichbleibende NSA-Dosis während der letzten 4 Wochen vor Studienbeginn. Patienten, die auf eine maximal tolerierte MTX-Dosis nur ungenügend angesprochen hatten, erhielten zusätzlich CyA in einer initialen täglichen Gesamtdosis von 2,5 mg/kg KG oder Plazebo (P). CyA wurde abhängig von Verträglichkeit und Kreatininwert bis zum optimalen Dauerdosisbereich (durchschnittlich 2,97 mg/kg KG) nach oben titriert. Nach 6 Monaten ließ sich bei Patienten der Kombinationsgruppe (n = 56) eine statistisch signifikante Besserung der klinischen Symptomatik erkennen. Verglichen mit der MTX-Gruppe (n = 61) lag die Zahl schmerzhafter und geschwollener Gelenke jeweils um 25% niedriger. Die Schmerzintensität wurde ebenso wie das Ausmaß der Behinderung deutlich geringer bewertet (–23- bzw. –26%). In der gewählten Dosis entsprach die Nebenwirkungshäufigkeit der Kombinationstherapie etwa der einer Monotherapie mit einer der beiden Substanzen (1158). In einer kürzlich veröffentlichten offenen Fortsetzungsstudie konnten diese Ergebnisse ohne Toxizitätszunahme über weitere 6 Monate stabilisiert werden. Patienten der MTX-Plazebo-Gruppe, die in die MTX-CyA-Gruppe wechselten, erzielten ebenfalls diese Erfolge (1097).

Je 14 gegenüber intramuskulär appliziertem MTX und HCQ therapieresistente RA-Patienten bekamen zusätzlich CyA über 6 Monate. Die initiale Dosis betrug in beiden Gruppen 2,5 mg/kg KG/Tag. Alle 24 die Studie beendenden Patienten (12 in jeder Gruppe) zeigten eine deutliche klinische Besserung. Die am Schluß der Untersuchung gegebene CyA-Dosis betrug 3,3±0,8 mg/kg KG/Tag in der HCQ+CyA-Gruppe und 3,1±0,9 mg/kg KG/Tag in der MTX+CyA-Gruppe. In Kombination mit HCQ oder MTX kann CyA ohne steigende Toxizität über eine Periode von 6 Monaten die Wirksamkeit verbessern. MTX+CyA scheint der anderen Kombination überlegen zu sein (958). Nach 16wöchiger offener Therapie mit CQ wurden 88 RA-Patienten (Dauer der RA <3 Jahre) in drei Gruppen geteilt: CQ+P, CQ+CyA 1,25 mg/kg KG/Tag und CQ+CyA 2,5 mg/kg KG/Tag. Primäre Zielparameter waren die Zahl schmerzhafter Gelenke und die ACR-Remissionskriterien. Nach 24 Wochen doppelblinder Untersuchung (ausgeschieden waren 2 Plazebo-, 7 CyA-1,25 mg- und 8 CyA-2,5 mg-Patienten wegen Ineffektivität und Nebenwirkungen) sank die Zahl schmerzhafter Gelenke in der Plazebogruppe um 17% vs. 14% der CyA-1,25-mg-Patienten und 40% der CyA-2,5-mg-Patienten (p = 0,04). Am Studienende erfüllten 26% (Plazebo) vs. 41% (CyA 1,25 mg) vs. 55% (CyA 2,5 mg; p = 0,05) die ACR-Remissionskriterien (116).

Im Mittelpunkt der *Kontrolluntersuchungen* stehen die Nierenfunktion (Serumkreatinin) und die Entwicklung einer Hypertonie. Während der ersten drei Behandlungsmonate sind Blutdruck und Serumkreatinin in *14tägigen Abständen* zu kontrollieren, danach *monatlich*. Diastolische Blutdruckwerte von ≥105 mmHG dürfen nicht mit Diltiazem oder Verapamil behandelt werden, sondern z. B. mit Nifedipin, Nitredipin oder Isradipin (834). *Blutspiegelbestimmungen* von Cyclosporin A können sich zur Abschätzung der Compliance oder medikamentöser Interaktionen als nützlich erweisen. Sie werden 12 Stunden nach der letzten Cyclosporin-A-Einnahme durchgeführt (1085). Obwohl publizierte Ansichten über das Interaktionsrisiko NSA/CyA divergieren (33, 174, 1160), besteht – bei nicht zu umgehender Komedikation erhöhte Überwachungspflicht – insbesondere für die Kombination Diclofenac/CyA. Der Diclofenacspiegel kann bei dieser Kombination um das Doppelte erhöht sein (605).

Anfangs mit den Schwierigkeiten einer zu hoch angesetzten Dosierung behaftet, ist Cyclosporin A auf dem Weg zur „Low-dose-Therapie". Von Vorteil ist die Entwicklung von Sandimmun Optoral mit besserer Absorption, Bioverfügbarkeit und linearer Kinetik. Dennoch sind die Probleme der initialen Dosis, vor allem aber auch der Nierentoxizität, noch nicht endgültig gelöst (269). Charakteristisch sind schneller Wirkungseintritt, die niedrige Dosierung und rasches Wiederauftreten der Symptome nach Therapieabbruch (281, 1204). CyA wirkt sehr selektiv und als Chemosensitizer bei Patienten mit Multidrugresistenz (959), Gründe, die für CyA als *Kombinationspartner* sprechen. In frühen RA-Phasen scheint CyA die *radiologische Progression* zu hemmen bzw. zu verlangsamen (284, 348, 359, 845).

Cyclophosphamid

Cyclosphosphamid (CYCLO) ist ein N-Lost-Derivat. Es gehört zur Gruppe der Alkylanzien. Es wurde 1951 zum erstenmal gegen therapierefraktäre rheumatoide Arthritiden eingesetzt (265).

Die Untersuchung der *Wirkungsmechanismen* von Cyclophosphamid in vitro ist schwierig, da die Substanz selbst inaktiv ist. Aus diesem Grund müssen die *aktiven Metaboliten* untersucht werden. Deren Wirkungen sind teils dosisabhängig, teils hängen sie von der Dauer der Therapie ab. Lymphatisches Gewebe wird supprimiert (509), das betrifft sowohl die T- als auch die B-Zellen (400). B-Zellen scheinen gegen Cyclophosphamid empfindlicher als T-Zellen zu reagieren (1105).

Pharmakokinetik von Cyclophosphamid

Cyclophosphamid, ein reaktionsträges Prodrug, wird nach oraler Einnahme schnell und fast vollständig absorbiert, erreicht Plasmaspitzenspiegel nach etwa 1 Stunde und wird überwiegend in der Leber zu aktiven Metaboliten umgewandelt. Die *Plasmahalbwertszeit* beträgt 2–10 Stunden. Weniger als 20% der Substanz wird innerhalb der ersten 24 Stunden unverändert im Urin ausgeschieden (606). Der Metabolismus von Cyclophosphamid wird durch Glucocorticoide, Phenobarbital, Allopurinol und viele andere Medikamente beeinflußt. Cyclophosphamid wird zunächst zu 4-Hydroxycyclophosphamid metabolisiert, das sich im Steadystate mit Aldophosphamid befindet. Eine zusätzliche Oxidation führt dann zur Bildung inaktiver (4-Ketocyclophosphamid, Carboxyphosphamid) und aktiver Metaboliten (Phosphoamidmustard und Acrolein) (168).

Zusammenfassend wirken alkylierende Substanzen und hier besonders Cyclophosphamid über zytotoxische Einflüsse auf viele Komponenten, die Teile entzündlicher Vorgänge und von Immunantworten sind. Das Resultat ist sowohl eine *antientzündliche* als auch eine *immunsuppressive Wirkung.*

Viele kontrollierte und unkontrollierte Studien (1077, 1146, 1233) haben den erfolgreichen Einsatz von Cyclophosphamid gegen die RA dokumentiert. Eine *klinische Besserung* erfuhren zwischen 50 und 90% der Patienten. Nur schwerste Verlaufsformen mit Organbeteiligung und vorangegangenem Versagen mehrerer LAR (insbesondere MTX) stellen *Indikationen* dar. Mit dem Eintritt der Wirkung nach Beginn einer oralen Dauertherapie kann nach 3–5 Wochen gerechnet werden (330), nach intravenöser Bolustherapie vergehen 7–11 Wochen (2.–3. Bolus) bis zum Wirkungseintritt. Allerdings schneidet Cyclophosphamid im Vergleich zu Azathioprin oder parenteralem Gold im Rahmen der Therapie der RA nur geringfügig besser ab. Angesichts der möglichen Nebenwirkungen und der Langzeitrisiken – Entwicklung eines Karzinoms, Mutagenität – sind deshalb parenterales Gold und Azathioprin vorzuziehen.

Nach hohen intravenösen Einzeldosen werden etwa 15% der Substanz unmetabolisiert, 60% in Form von Metaboliten renal ausgeschieden. Daraus erklärt sich, daß schon leichtere Formen von Niereninsuffizienz eine Dosisreduktion induzieren müssen, mittlere Formen stellen eine *Kontraindikation* dar.

Cyclophosphamid (Endoxan) gibt es als 50 mg Cyclophosphamid enthaltende Dragees bzw. nur parenteralen oder intramuskulären Applikation in Injektionsflaschen mit unterschiedlichen Mengen. Am häufigsten – im Rahmen der oralen Dauertherapie – wird eine Dosierung von 1,0–3,0 mg/kg KG/Tag eingesetzt (330). Diese Applikationsform führt jedoch schnell zu einer hohen *kumulativen Dosis* (z. B. 150 mg/Tag über 6 Monate: kumulative Dosis 27 g).

Die Dauer der oralen Behandlung richtet sich nach dem klinischen Ansprechen. Die Dosis muß je nach Eintritt und Ausmaß einer Knochenmarkdepression angepaßt werden.

> Die kumulative Gesamtdosis von 50 g Cyclophosphamid darf nie überschritten werden. Hier steigt das Risiko einer Spätneoplasie deutlich an (1268).

Nach den Empfehlungen der Deutschen Gesellschaft für Rheumatologie (897) sollen sowohl eine orale als auch eine intravenöse (s. später) Cyclophosphamidtherapie möglichst nur stationär erfolgen. Bei der oralen Dauertherapie sollte die gesamte Dosis morgens eingenommen werden. Auf eine ausreichende Trinkmenge ist bei der Dauer- und Bolustherapie zu achten.

Im Rahmen der intravenösen Bolustherapie werden – meist im Abstand von 3–4 Wochen – 15–20 mg/kg KG Cyclophosphamid als Infusion mit ausreichend parenteraler Flüssigkeitszufuhr appliziert (50). Als Harnblasenprotektivum wird parallel Mesna (Uromitexan) appliziert, verteilt auf 3 Tagesdosen: Stunden 0, 4 und 8.

Um die Toxizität des Cyclophosphamid zu reduzieren und gleichzeitig seine Effektivität zu erhalten, wird die Behandlung mit niedrigeren Dosen und einer intermittierenden intravenösen Stoßtherapie durchgeführt, die 200 mg Cyclophosphamid i.v. jeden 2. Tag über einen Zeitraum von 3 Wochen umfaßt. Daran schließt sich eine orale Gabe von 100 mg/Woche bis zu einer gesamtkumulativen Dosis von 3 g an, die nach 13 Wochen erreicht ist.

Die häufigsten *Nebenwirkungen* sind *hämatologischer* Art. Beschrieben sind Leukozytopenien (362), Thrombozytopenien (1146), Anämien einschließlich aplastischer Anämien, Panzytopenien und Eosinophilien. Die durch eine Cyclophosphamidtherapie verursachte Leukozytopenie ist dosisabhängig; sie kann nach dem Absetzen der Substanz über einige Monate persistieren (1233).

Gastrointestinale Nebenwirkungen wie Aufstoßen, Stomatitis und Durchfall sind häufige unerwünschte Wirkungen (224).

Während der Therapie mit Cyclophosphamid können sich *bakterielle* und andere *Infektionen* entwickeln (123). Häufige Komplikationen bei RA ist ein Herpes zoster (1077).

Urologische Komplikationen sind besonders zu beachten. Blasenschäden in Form einer Blasenfibrose, unbehandelbare hämorrhagische Zystitis und Blasenkarzinome (der *toxische Metabolit*, Acrolein, wird über die *Nieren*/die *Blase ausgeschieden*) (261) sind nicht seltene und sehr ernst zu nehmende Nebenwirkungen. Schon bei nur „leichten“ Blasenbeschwerden sollte deshalb zystoskopiert werden. Außerdem können zytotoxische Metaboliten des Cyclophosphamids durch die gleichzeitige Injektion von Mesna (Uromitexan) inaktiviert werden.

Unter Cyclophosphamidtherapie können *makulopapulöse Ausschläge* entstehen (1077). Zu beachten ist das cyclophosphamidinduzierte Risiko *männlicher Unfruchtbarkeit*. Sie wird entweder auf eine Dysfunktion der Leydig-Zellen (201) oder auf eine Schädigung des Fertilitätsapparats anderer Art zurückgeführt (628). Auch *ovarielle Fehlfunktionen* und *Amenorrhö* sind gut dokumentierte Komplikationen (1146).

Die Häufigkeit von *Tumoren* bei RA-Patienten mit Cyclophosphamid-Medikation wurde im Vergleich zu einer Patientengruppe ohne diese Therapie ermittelt (67). Es zeigte sich ein 4facher Anstieg solider Tumoren bei den Cyclophosphamidpatienten und eine 16fache Zunahme lymphoretikulärer bösartiger Tumoren. Neben dieser Untersuchung zeigen auch viele andere vorliegende Daten, daß Cyclophosphamid das *Risiko eines Tumors* erheblich erhöhen kann (898).

Es versteht sich, daß sowohl am Beginn als auch (zumindest) in Zeitabschnitten von 4 Wochen während der gesamten Therapie mit Cyclophosphamid *Blutbild, Differentialblutbild*, und *Thrombozytenzählung* nötig sind. Patienten mit einer intermittierenden Behandlung sollten wegen der Gefahr einer Leukozytopenie 8–12 Tage nach jeder Behandlung untersucht werden. Alle Patienten, die Cyclophosphamid einnehmen, sollten immer wieder darauf aufmerksam gemacht werden, *viel zu trinken*. Eine mögliche Zystitis sollte durch *regelmäßige Urinanalysen* so früh wie möglich erkannt werden. Leberfunktionstests und Leberwerte zu Beginn der Therapie, nach einem Monat und nach 3–6 Monaten sind nötig. Klinisch sind Hautausschläge, unerwünschte Wirkungen des Gastrointestinaltraks und Schleimhautentzündungen im Auge zu behalten.

In einer kontrollierten offenen randomisierten 3armigen Studie an 18 Patienten, mit therapieresistenter RA wurden MTX (5 mg/Woche), Cyclophosphamid (25 mg/Tag) und HCQ (400 mg/Woche) verabreicht. Die Referenzgruppe erhielt 10–15 mg MTX/Woche. In einer zweiten Referenzgruppe wurde die bisherige nichtzytotoxische Behandlung fortgesetzt. Jede Gruppe bestand aus 6 Patienten. Durch die Kombinationstherapie besserten sich klinisches Erscheinungsbild und Laborwerte um 50–90% (1141).

Cyclophosphamid ist eine wirksame Substanz in der Therapie therpierefraktärer, mit Organmanifestationen verlaufender rheumatoider Arthritiden und auch des SLE (S. 170). Des Risikos der Tumorinduktion (kumulative Dosis!) wegen ist sein Einsatz jedoch sicherlich auf einige wenige, keinen anderen Ausweg lassende RA-Verläufe limitiert.

Substanzen mit schnellem Wirkungseintritt und antiphlogistischer/immunmodulierender Wirkung

Sulfasalazin

Im Gegensatz zu den meisten anderen LAR wurde Sulfalazin speziell zur Behandlung der RA entwickelt (1117). Eine 1949 veröffentlichte unkontrollierte Untersuchung, die parenterales Gold, Sulfasalazin und eine „nichtspezifische Therapie“ miteinander verglich, sprach Sulfasalazin jedoch jede Wirkung auf die RA ab (1060). Erst 30 Jahre später legten kontrollierte Untersuchungen einen positiven Einfluß auf die RA nahe (721).

Sulfasalazin wirkt *immunmodulierend*, da es Immunglobulinspiegel, besonders IgA, erniedrigt. Die IgM-RF-Produktion wird gedrosselt. Sulfasalazin hemmt in vitro die mitogeninduzierte Proliferation peripherer Lymphozyten, erniedrigt die RNA-Synthese und hemmt die IgE-vermittelte Degranulation der Mastzellen. Es hemmt die Proliferation von Endothelzellen. Sulfasalazin beeinflußt weder Synthese noch Aktivität von IL-6 (72, 219, 243, 415), reduziert aber die T-Zellsynthese von IL-2 und γ-Interferon (183). Proliferative wie antiangiogenetische Wirkungen sind (IL-8-Gen-Expression und Synthese in der Endothelzelle) beschrieben (254). Abhängig von der Konzentration zugefügter Arachidonsäure kann Sulfasalazin in vitro die PG-Synthese in Mukosazellen sowohl stimulieren als auch hemmen (856). Sulfasalazin hemmt die Entwicklung von Leukotrien B_4 (1034): *entzündungshemmende Wirkung*.

Frühe Stadien mit geringer bis mittlerer Aktivität verlaufender rheumatoider Arthritiden, chronisch verlaufende reaktive Arthritiden, Spondarthritiden mit peripherer Gelenkbeteiligung (z. B. Spondylitis ankylosans) sind *Indikationen*.

Pharmakokinetik von Sulfasalazin

Sulfasalazin ist eine Azoverbindung zwischen Sulfapyridin und 5-Aminoacetylsalicylsäure (5-ASA). Zwischen 10 und 20% oral verabreichten Sulfasalazins werden absorbiert (58). Ein Teil der absorbierten Substanz kommt über den enterohepatischen Kreislauf und die biliäre Exkretion in den Dickdarm und wird dort durch Bakterien in Sulfapyridin und 5-ASA gespalten. Sulfasalazin wird primär und unverändert renal ausgeschieden (596). Die Ausscheidung wird genetisch vom Azetylierphänotyp gesteuert. Die Halbwertszeit liegt zwischen 5,5 und 15 Stunden und ist von der Schnelligkeit der Azetylierung abhängig.
Noch nicht endgültig geklärt ist der *Einfluß der einzelnen Substanzen* auf die unterschiedlichen Krankheiten. So scheinen Sulfapyridin überwiegend bei RA, die 5-ASA im Rahmen entzündlicher Darmerkrankungen und Sulfasalazin bei beiden Krankheitsbildern zu wirken. Sulfasalazin verändert die Flora des Dickdarms, Clostridien und anaerobe Bakterien werden reduziert (246). Sulfasalazin hemmt – im Gegensatz zu Sulfapyridin oder 5-ASA – den Folsäuremetabolismus; erniedrigte Folsäureserumspiegel können resultieren (439, 1119).

Eingeschränkte Leber- und Nierenfunktion, Sulfonamid-Salicylatallergie, Krankheiten des hämatopoetischen Systems, Glucose-6-Phosphat-Dehydrogenase-Mangel, Asthma, Schwangerschaft (teratogene Schäden sind allerdings bisher unbekannt) stellen *Kontraindikationen* dar.

Der *Eintritt der Wirkung* ist zwischen der 4.–8. und 12. Woche zu erwarten. 60% von mehr als 400 Patienten erlebten unter Therapie mit Sulfasalazin eine Besserung der Symptome (1118). Sulfasalazin zeigt – in Studien von 6, 12, 18 Monaten – gute klinische Effekte (325, 1200).

Eine 6monatige einfachblinde Untersuchung, die magensaftresistente Sulfasalazinkapseln (3 g/Tag) mit Natriumaurothiomalat und Plazebo verglich, ließ keine Wirkungsunterschiede zwischen den Substanzen ausmachen (892). Natriumaurothiomalat, Sulfasalazin (2 g/Tag) und Plazebo wurden in einer Doppelblindstudie verglichen (1235). Es ergaben sich keine signifikanten Unterschiede zwischen den Gruppen. Eine 15wöchige doppelblinde plazebokontrollierte Untersuchung mit 3 g Sulfasalazin/Tag zeigte eine *signifikante Verbesserung* der Gelenkempfindlichkeit, von Schwellungen, Morgensteife, Griffstärke und Schmerzscore in der *Sulfasalazingruppe*, verglichen mit der Plazebogruppe (865). Jedoch scheint Sulfasalazin dem parenteralen Gold vor allem in der Langzeittherapie unterlegen (978). Sulfasalazin soll die radiologische Progression der RA im zweiten Jahr nach Therapiebeginn verzögern (894).

Im Rahmen einer ausführlichen Metaanalyse wurde ermittelt, daß Sulfasalazin parenteralem Gold, Methotrexat und DPA entspricht, sowohl was Wirksamkeit als auch was Toxizität angeht (337). Sulfasalazin gibt es als 500-mg-Tabletten (Azulfidine RA). Die Therapie wird mit *500 mg/Tag begonnen*. In 1wöchigen Intervallen wird die Dosis um jeweils 500 mg erhöht bis auf 2mal 2 Dragees, bei Unwirksamkeit auf 2mal 3 Drag./Tag.

Tabelle 10.**29** Sulfasalazin – Nebenwirkungen und Kontrollprogramm

Häufige Nebenwirkungen	**Kontrollprogramm**
➤ Gastrointestinaltrakt – Übelkeit, Erbrechen – Aufstoßen – Magenschmerzen – Dyspepsie	Befragen Komedikation Intervall wenn nötig Gastroskopie
➤ ZNS – Kopfschmerzen – Lichtempfindlichkeit – Verwirrtheit	Befragen Medikamentenpause
➤ Allgemein – Allergien	Inspektion
Seltene Nebenwirkungen	
➤ Haut – Hautausschlag – Juckreiz – Alopezie	Inspektion Differentialblutbild
➤ Leber – Leberenzymanstieg	in den ersten 3 Monaten alle 14 Tage Blutuntersuchungen, später 1mal monatlich (außer bei Anlaß)
➤ Blut – Leukozytopenie (1–3%) – Thrombozytopenie (selten) – Anstieg MCV	Differentialblutbild
Sehr seltene und schwere Nebenwirkungen	
– Steven-Johnson-Syndrom – Serumkrankheit – Leberzellnekrose – fibrosierende Alveolitis – Methämglobinämie – aplastische Anämie – Agranulozytose – irreversible ZNS- und Nierenschäden	sofort absetzen

Die besondere Aufmerksamkeit gilt den *Nebenwirkungen* in den ersten Wochen der Therapie (bis zu 4 Monaten), und hier insbesondere Hautreaktionen sowie Blutbildveränderungen (Tab. 10.**29**). Viele der Nebenwirkungen sind harmlos und verschwinden nach Abbruch der Therapie. Vom Azetylierphänotyp abhängige und *dosiskorrelierte unerwünschte Wirkungen* sind Nausea, Übelkeit, Kopfschmerz, hämolytische Anämie, Retikulozytose, Methämoglobulinämie und Leberstoffwechselstörungen (585). Dagegen sind hypersensitive Reaktionen wie Ausschläge, aplastische Anämie und Autoimmunhämolysen *unvorhersehbare unerwünschte Wirkungen* (1122). Auch der nicht seltene juckende makulopapulöse Ausschlag entsteht oft innerhalb der ersten Therapietage. Die besondere Vorsicht gilt der Neutropenie (in 1,4–4,4%) (523) und der seltenen Agranulozytose, die sich meist innerhalb der ersten 2 Therapiemonate entwickeln (260).

Unter Therapie mit Sulfasalazin ist eine reduzierte Motilität der Spermien und eine abnorme Spermienpenetration beschrieben worden (923). Sulfasalazin kann einen SLE induzieren (212). Häufig ist die Induktion von Anti-DNA-Antikörpern. Ebenfalls nicht selten entwikkeln sich unter Sulfasalazin niedrige IgG- und IgM-Spiegel. Zu beachten ist die Panhypogammaglobulinämie, die (Infektionen!) zum Absetzen von Sulfasalazin zwingen kann (326).

Sind *Nebenwirkungen* eingetreten, kann der Versuch einer Desensibilisierung gemacht werden. 1–2 Wochen nach dem Therapiestopp folgt die erneute Behandlung mit Dosen zwischen 0,25 und 0,5 g/Tag, die dann nach und nach um 0,25 g/Woche erhöht werden; angestrebte Enddosis 2 g (1122). Zwischen 75 und 80% aller so behandelten Patienten tolerieren dann Sulfasalazin (208).

34 bzw. 35 bzw. 36 Patienten mit aktiver RA, die zuvor noch kein LAR erhalten hatten, nahmen 2 g Sulfasalazin/Tag + Plazebo bzw. 7,5 mg MTX/Woche + Plazebo bzw. 2 g Sulfasalazin/Tag und 7,5 mg MTX/Woche. Die Sulfasalazin-/MTX-Dosen wurden, wenn nötig, während der 52wöchigen Beobachtungszeit auf 3 g/Tag bzw. 15 mg/Woche erhöht. Obwohl alle Wirksamkeitsparameter (Krankheitsaktivität, Ritchie-Index, Zahl der geschwollenen Gelenke, BSG usw.) für die Kombinationstherapie günstig ausfielen, ließ sich zwischen den drei Gruppen kein statistisch signifikanter Unterschied objektivieren. Bei unerwünschten Wirkungen/Therapieabbrüchen konnten 16/9 von 34 Sulfasalazinpatienten, 11/2 der 35 MTX-Patienten und 23/5 der 36 kombiniert behandelten Patienten objektiviert werden (425).

Zusammenfassend zeigt Sulfasalazin wie andere LAR in Untersuchungen bis zu 24 Monaten gute klinische Effekte. Zwar ist beschrieben, daß Sulfasalazin die *radiologische Progredienz* der RA im 2. Jahr nach Therapiebeginn verzögert (z.B. gegenüber HCQ; [468]), jedoch erlauben alle bisher vorliegenden Langzeitbeurteilungen diesen Schluß nicht (327).

Methotrexat

Methotrexat (MTX; Lantarel, Metex) ist ein Folsäureantagonist mit der chemischen Bezeichnung 4-Amino-4-Desoxy-N_{10}-Methylpteroidyl-L-Glutaminsäure. Es wurde zur Therapie der akuten Leukämie bereits 1948 eingesetzt (324).

MTX bildet mit Dihydrofolatreductase (DHFR) einen Komplex, der die Bildung von Tetrahydrofolsäure hemmt und dadurch den Zellzyklus in der S-Phase supprimiert. DHFR wird auch durch den Hauptmetaboliten des MTX gehemmt. Nebenwirkungen durch niedrigdosiertes MTX wie Stomatitis und Knochenmarksuppression sind Folgen der MTX-induzierten Hemmung der Zellreplikation. Andererseits ist die *Prävention* dieser Nebenwirkungen durch Folsäure ohne Beeinträchtigung der Wirkung von MTX ein Beweis dafür, daß ein antiproliferativer Effekt und/oder die völlige Suppression anderer folsäureabhängiger zellulärer Abläufe nicht den entscheidenden Wirkungsmechanismus repräsentieren. Dennoch kann nicht ausgeschlossen werden, daß die *Hemmung der Dehydrofolatreductase* ein Effekt des MTX bei RA ist (956, 1020). So entsteht z. B. das sowohl pro- als auch antiinflammatorisch wirkende Stickstoffmonoxid (NO) durch NO-Synthasen, die unter anderem Tetrahydrofolsäure als Kofaktor brauchen (630). Möglicherweise wirkt MTX durch die Blokkade der Tetrahydrofolsäuresynthase hemmend auf die NO-Synthese (1092).

Die Suppression von Rheumafaktoren (RF) durch MTX wird in der Literatur kontrovers beurteilt (38, 612, 817).

Da auch andere LAR Rheumafaktoren in vivo und in vitro erniedrigen und zudem die Rolle der RF in der Pathogenese der RA noch unklar ist, kann diese Suppression nicht für die Wirkung von MTX bei RA als verantwortlich gelten.

Der Einfluß von MTX auf T- und B-Zellen bzw. deren Funktion, scheint für seine Wirkung bei RA nicht entscheidend zu sein (Tab. 10.**30**).

MTX *hemmt* ohne Interferenz mit der Produktion oder Sekretion die ***biologischen Aktivitäten*** von Interleukin-1 und konkurriert um die Bindung an den IL-1-β-Zellrezeptor (614, 1019). Die reversible Hemmung der IL-1-β-Bindung durch eine Substanz, die nur einmal wöchentlich appliziert wird und die ungebunden nur wenige Stunden, z. B. in der Synovia, vorhanden ist, ist unwahrscheinlich (137). Denkbar wäre lediglich ein lokaler Einfluß auf die IL-1-Produktion. Die Substanz hemmt die Antwort auf und die Produktion von Interleukin-2 (217). Auch andere proinflammatorische Zytokine wie TNFα und IL-8 werden lokal reduziert (352, 1023). Serumkonzentrationen von IL-6 nehmen unter MTX-Therapie ab (71, 231).

In einer vergleichenden Messung von sIL-2R und p55 erniedrigte MTX im Vergleich zu Azathioprin diese Parameter signifikant besser. Das kann als Ausdruck potenter Entzündungshemmung interpretiert werden (71, 73). Möglicherweise werden im Rahmen der klinischen Besserung Sekundärphänomene beeinflußt.

Tabelle 10.**30** Wirkungsmechanismen von Methotrexat

MTX senkt
➤ Serumspiegel von Immunglobulinen ➤ Serumspiegel von Rheumafaktoren
MTX hemmt
➤ LTB_4-Synthese neutrophiler Zellen ➤ Aktivität der Phospholipase A_2 peripherer Thrombozyten ➤ Chemotaxis polymorphkerniger Leukozyten ➤ biologische Aktivität von IL-1 und konkurriert um Bindung an die IL-1-T-Zellrezeptoren ➤ Synthese und Aktivität von IL-2 ➤ (Dihydrofolatreductase)
MTX setzt frei
➤ Adenosin aus Fibroblasten und Endothelzellen; höhere Adenosinkonzentrationen hemmen in der frühen Entzündungsphase die Leukozytenadhäsion

Die Zusammenfassung aller Studien über die Interaktionen von MTX und Zytokinen läßt den Schluß zu, daß die Beeinflussung der *Synthese von Zytokinen* in der Synovialis zumindest ein *MTX-Wirkungsmechanismus* ist (236).

MTX beeinflußt weder komplementaktivierende Substanzen noch Prostaglandine. Dagegen *hemmt* es die endotheliale Proliferation der Synovialzellen, die Produktion stimulierender Faktoren durch Fibroblasten und schon am Tag nach der ersten Gabe die *LTB_4-Synthese neutrophiler Zellen* (410, 1087). Korrelierend zur klinischen Wirksamkeit hemmt MTX die Aktivität der *Phospholipase A_2 peripherer Thrombozyten* (737).

Jedoch kann die LTB_4-Hemmung nicht für den MTX-Effekt verantwortlich sein, bedenkt man, daß die durch Fischölgabe induzierte Verminderung von LTB_4 in der Synovia – nur zur diskreten Besserung einer RA führend – der von MTX verursachten gleicht (609, 612, 613).

MTX-Polyglutamate hemmen ausgeprägt das Enzym 5-Amino-imidazol-4-carboxamid-ribonucleotid-transformylase (AICAR; [27, 380]). MTX wirkt *überwiegend antiphlogistisch* (38, 533). AICAR setzt Adenosin aus Fibroblasten und Endothelzellen frei (235). Höhere Adenosinkonzentrationen hemmen die durch CD11b/CD18 vermittelte *Leukozytenadhäsion* in einer frühen Entzündungsphase (234). Zufuhr von Adenosindesaminase (ADA) oder Adenosinelimination heben ebenso wie Antagonisten des Adenosinrezeptors 2 den antiinflammatorischen MTX-Effekt auf Granulozyten auf (234, 235).

Adenosin wirkt antientzündlich und immunologisch: Hemmung der Freisetzung von Sauerstoffradikalen, der mitogenvermittelten Lymphozytenproliferation, der Produktion von TNFα, IL-6 und IL-8.

MTX hemmt die Chemotaxis polymorphkerniger Neutrophiler signifikant (173).

Zusammengefaßt können als Wirkmechanismen mit wahrscheinlich sehr geringem Einfluß der Folsäureantagonismus und die Modifikation der T- und B-Zellen bzw. deren Funktion und der LTB_4-Produktion diskutiert werden.

Von größerer Bedeutung scheint die Wirkung auf die Zytokine (IL-1-Rezeptor-Bindung lokal, IL-6 systemisch?) zu sein. Im Vordergrund der antiphlogistischen Wirkung stehen die Hemmung der Chemotaxis polymorphkerniger Neutrophiler und der Proliferation von Gefäßendothelzellen, vor allem aber die Freisetzung von Adenosin und daraus resultierend die Hemmung der Leukozytenadhäsion und wiederum unterschiedlicher Zytokine. MTX wirkt bei RA nicht zytotoxisch, dagegen dosisabhängig antiödematös. Es hemmt die Neovaskularisation.

Neben der RA des Erwachsenen und der juvenilen rheumatoiden Arthritis sind auch die Arthritis psoriatica und die Psoriasis *Indikationen.* Jede Niereninsuffizienz – Serumkreatinin >2 mg/dl, Kreatinin-Clearence ≤30 ml/min – gilt als *Kontraindikation.* MTX sollte auch nicht bei Ulcera ventriculi sowie relevanten Leber-, Lungen- oder hämatopoetischen Systemerkrankungen gegeben werden.

Vor Beginn jeder Therapie mit MTX stehen Fragen nach Leber- und Nierenfunktion, nach Risikokonstellationen und die intensive Patienteninformation (Tab. 10.**31**).

Pharmakokinetik von MTX

Nach Aufnahme über den Darm oder parenteraler Applikation finden sich MTX oder sein aktiver Metabolit 7-Hydroxy-MTX nur kurze Zeit im zirkulierenden Blut. MTX und 7-Hydroxy-MTX werden von den Zellen aufgenommen und intrazellulär zu ihren Polyglutamaten umgewandelt, die aktiv sind und eine lange Halbwertszeit haben. Diese Polyglutamate akkumulieren z. B. in Erythrozyten und Hepatozyten, was Wirkung und Toxizität erklären könnte. Die *Bioverfügbarkeit* von MTX nach oraler (Einmaldosis – über den Tag verteilt – nüchtern, nach dem Essen), intramuskulärer, intravenöser oder subkutaner Applikation ist innerhalb einer Schwankungsbreite mit etwa 70% gleich. Obwohl die Bioverfügbarkeit individuell zwischen 25% und 100% sehr unterschiedlich sein kann (483) – eine Erklärung für das nicht seltene schlechte Ansprechen auf die orale MTX-Medikation? Lediglich die Spitzenkonzentrationen nach 40 mg subkutan appliziertem MTX sind im Vergleich zur oralen Gabe 3fach höher (65). MTX selbst ist zu 30–55%, 7-Hydroxymethotrexat zu 90–95% an *Albumin* gebunden (481). Die *Eliminationshalbwertszeit* liegt im Mittel zwischen 6 und 8 Stunden, kann aber bis zu 16–22 Stunden betragen. MTX unterliegt in unterschiedlichem Ausmaß der *enterohepatischen Rezirkulation.* Methotrexat läßt sich in der Synovia nachweisen (Verhältnis zur Serumkonzentration 1:1).

MTX wirkt meist *4–8 Wochen,* im Schnitt *6 Wochen nach Behandlungsbeginn.* Es unterscheidet sich damit deutlich von anderen LAR. Stellt sich nach oraler Gabe kein Erfolg ein, kann die i.v. Applikation dennoch eine Wirkung ermöglichen (Absorptionsprobleme). MTX wird als Langzeittherapie *über mehrere Jahre* gegeben. Unbedingt zu beachten ist, daß jede über längere Zeit mit MTX behandelte RA nach Absetzen des Präparats exazerbieren kann.

Tabelle 10.**31** Methotrexattherapie – Wichtiges vor Therapiebeginn

- ➤ Indikation
- ➤ Ausschluß von absoluten Kontraindikationen
- ➤ Intensive Patienteninformation
  - in dieser Form gegeben ist MTX kein „Krebsmittel"
  - Alkohol meiden
  - Information; MTX und Schwangerschaft
  - Erfolgsquoten, Wirkungseintritt
  - Einnahmedauer
- ➤ Voraussetzungen, vor Therapie klären
  - Niere: Funktion (Kreatinin, Kreatinin-Clearance)
    Morphologie (Sonographie)
  - Leber: Funktion (Transaminasen, Cholinesterase, alkalische Phosphatase)
    Morphologie (Sonographie)
  - Knochenmark: Blutbild, Differentialblutbild
  - fakultativ: Lungenfunktion, Thoraxaufnahme, Blutzuckertagesprofil
- ➤ Sonstiges
  - vorhandene Risikokonstellationen? z. B. hochdosiertes NSA mit langer Halbwertszeit und diskret eingeschränkte Nierenfunktion
  - Welche Komedikation? (cave z. B. Trimethoprim)

In offenen Studien ist MTX bei RA erfolgreich (493, 1231, 1238). Mehrere kurzzeitplazebokontrollierte Untersuchungen – Dosis zwischen 5 und 25 mg/Woche, Dauer der Therapie zwischen 6 und 26 Wochen – zeigen die Wirksamkeit von MTX als Therapie der RA (13, 379, 1138, 1209, 1217). Alle *klinischen Parameter* werden *positiv beeinflußt.* Die Zahl entzündeter Gelenke reduziert sich, der Schmerz nimmt ab, die Gelenkdruckempfindlichkeit verringert sich, und die Aktivitäten des täglichen Lebens können besser bewältigt werden. Das gilt auch für einige offene prospektive Langzeitstudien (231, 608, 1143, 1206) und doppelblindkontrollierte Kurzzeituntersuchungen, die MTX mit Auranofin, Azathioprin und parenteralem Gold verglichen.

84 Monate nach Therapiebeginn mit MTX befanden sich noch 46% aller Patienten (n = 12) in der Studie. Bei 11,5% mußte die Therapie wegen Toxizität abgebrochen werden. Bei den anderen Patienten zeigte sich nach wie vor eine deutliche Besserung aller klinischen Parameter (1207). 90 Monate nach Beginn der MTX-Therapie im Rahmen einer offenen Beobachtungsstudie nahmen noch 62% aller Patienten MTX ein. Parallel zur Dosisreduktion von MTX (von im Mittel 14,6 mg/Woche auf 11,7 mg/Woche) stieg die Zahl druckschmerzhafter Gelenke, und die Blutsenkungsbeschleunigung nahm zu. Die *Abnahme der klinischen Wirkung* zwischen dem 53. und 90. Beobachtungsmonat korrelierte mit der *Reduktion der wöchentlichen MTX-Dosis* (611).

Alle diese beeindruckenden Langzeituntersuchungen wurden mit niedrigen Patientenzahlen durchgeführt. In einer französischen Langzeitstudie wurden dagegen 191 RA-Fälle (schwerste Verläufe; durchschnittliche Krankheitsdauer 10 Jahre; frustrane und vielfache LAR-Einsätze vor MTX) beobachtet (968).

Nach *2jähriger MTX-Therapie* befanden sich noch 12 Patienten (6%) in einer *Vollremission.* Die BSG sank nach dem 3. Therapiemonat signifikant und blieb im Beobachtungszeitraum signifikant niedriger als bei Therapiebeginn. Glucocorticoide konnten während der MTX-Therapie reduziert werden und mußten keinem der Patienten wieder verordnet werden. 1–5 Jahre nach Behandlungsbeginn nahmen noch 73%, 65%, 61%, 46% und 41% MTX ein. 16% aller Patienten mußten die Therapie wegen Nebenwirkungen (überwiegend pulmonal), 6% wegen Ineffektivität, 5% wegen des neuen Auftretens extraartikulärer Manifestationen (z. B. Vaskulitis) und 6% wegen der Exazerbation der RA beenden (968).
In einer Metaanalyse aller plazebokontrollierten und vergleichenden Studien aller LAR zeigte sich MTX signifikant wirkungsvoller als Plazebo und Auranofin, vergleichbar mit D-Penicillamin, Sulfasalazin und parenteralem Gold (337).

Der *ältere Patient* toleriert MTX gut (239). Von 33 Patienten (Durchschnittsalter 69,5 Jahre; Durchschnittsdauer der RA 16,8 Jahre), die im Mittel 22 Monate MTX einnahmen, profitierten 2 Jahre nach Therapiebeginn noch 23 Patienten von Methotrexat (879).

Tabelle 10.32 Methotrexattherapie – Beginn/Kontrollen

- Festlegen der wöchentlichen Dosis (7,5–30 mg)
  - körpergewichtorientiert
  - RA-phasenorientiert
- Im „7,5–30-mg-Spektrum" eher hoch-, nicht niedrigdosiert beginnen
- Einnahmemodus
  abhängig von der Phase, in der sich die RA (wie lange schon?) befindet:
  - oral 1mal/Woche morgens oder abends (essensunabhängig) die gesamte Dosis, oder i.v., i.m. oder subkutan bei Sondersituationen (nach frustranem oralem Versuch; wenn es „lichterloh brennt")
  - parallele NSA-Applikation meist möglich
  - 24 Stunden später Folsäure (50% oder MTX-Dosis)
- Labor- und andere Untersuchungen vor Therapie (Basisuntersuchungen)
  - Blutbild, Differentialblutbild, SGOT, SGPT, γ-GT, Cholinesterase, alkalische Phosphatase, Kreatinin, Kreatinin-Clearance; Thorax röntgen
- Kontrollen in den ersten drei Therapiemonaten
  - Basisuntersuchung (außer Kreatinin-Clearance und Thorax röntgen) alle 3 Wochen
- Kontrollen danach
  - Basisuntersuchung (außer Kreatinin-Clearance und Thorax röntgen) alle 4–6 Wochen

Auch für MTX ist noch *nicht geklärt,* ob es die *radiologische Progression* hemmt. Einige Untersuchungen legen diese Hemmung nahe (480, 1208). In einer Untersuchung an mit MTX behandelten Patienten über durchschnittlich 53 Monate wurde die Verlangsamung der radiologischen Progression beschrieben (610). Ein Vergleich von Aurothiomalat mit MTX zeigte, daß der „Larsen-Score", die Summe von 32 bewerteten Gelenken (MCP, PIP, IP-Daumen, Handgelenke, MTP), in den *ersten 6 Monaten nach Therapiebeginn* (Aurothiomalatgruppe 50 mg/Woche, MTX-Gruppe 15 mg/Woche) in beiden Gruppen signifikant *anstieg.* In der MTX-Gruppe setzte danach – Beobachtung 2 Jahre – eine Verzögerung ein und der Score nahm in der Goldgruppe bei Gelenken mit Erosionen (als Hinweis auf Repairwirkungen) des Goldes ab. Alle Unterschiede zwischen den Gruppen waren jedoch nicht signifikant (480). Die Hemmung der radiologischen Progression durch MTX war auch bereits vs. Azathioprin objektiviert worden (531). Nach 9monatiger Therapie mit entweder MTX oder Auranofin konnte bei den mit Auranofin behandelten Patienten eine signifikante Zunahme an Erosionen und Gelenkspaltverschmälerungen gegenüber der MTX-Gruppe festgestellt werden (1208).

Zur Therapie der RA steht Methotrexat (Lanteral, Metex) in Tabletten- (2,5, 7,5, 10 mg) und Ampullenform (7,5, 10, 15, 20 mg) zur Verfügung. MTX kann *oral* und *parenteral* (subkutan, intramuskulär, intravenös) appliziert werden.

Man spricht von einer *Low-dose-MTX-Therapie* bei zwischen 5 und 25 mg/Woche und von einer *High-dose-MTX-Therapie,* wenn die wöchentliche Dosis über 30 mg liegt.

Die jeweilige einmalige wöchentliche Dosis kann in einer *einmaligen Gabe nüchtern* oder aber (bei gastrointestinaler Unverträglichkeit) *dreigeteilt über 12 Stunden* gegeben werden. Erfahrungen der letzten Jahre haben gezeigt, daß viele Patienten, die das Therapieregime „1mal pro Woche, morgens, nüchtern" nicht vertrugen, MTX nach dem Wechsel zur *abendlichen Applikation* tolerierten. Für diese Art der Einnahme sprechen auch noch andere chronopharmakologische Gründe (1179).

Nach entsprechendem „Organscreening" (Leber, Niere, Lunge, Magen, Knochenmark usw.) wird die Therapie eingeleitet (Tab. 10.**32**). Magenempfindliche Patienten können die Behandlung auch intravenös erhalten und nach einigen Wochen auf die orale Gabe übergehen. Die *initiale Dosis* orientiert sich an der Aktivität der RA und am Körpergewicht des Patienten. Ältere Patienten bzw. Patienten mit einer diskreten Nierenfunktionseinschränkung beginnen mit 7,5 mg/Woche. Im Regelfall liegt die Initialdosis *zwischen 10 und 20 mg/Woche.*

Abgesehen von Risikosituationen (Niere, Leber) ist der Therapiebeginn mit einer höheren MTX-Dosis im Low-dose-Bereich sinnvoller als mit einer niedrigen.

Gerade bei aktiven rheumatoiden Arthritiden vergehen während der „aszendierenden MTX-Behandlung" (Steigerung in Schritten von 2,5–5 mg alle 4–6 Wochen) möglicherweise destruktionsreiche Monate. Die initial höhere Dosis verhindert diesen Zeitverlust und kann, ist die Aktivität der RA kontrolliert, nach und nach – in 2,5-mg-Schritten – auf die noch wirksame MTX-Dosis reduziert werden. Diskutiert wird zur Zeit auch die Applikation von MTX in 14tägigen Abständen. Von 15 Patienten mit durch MTX kontrollierter RA wurden 13 vom 1- auf den 2wöchigen Applikationsrhythmus umgestellt. Bei allen waren nach 12 Wochen 14tägiger Therapie klinische und laborchemische Parameter noch stabil (1142). Die *parallele Gabe* eines NSA am Tag der MTX-Einnahme muß *nicht generell unterbleiben.* Nur in speziellen Fällen (deutliche Niereninsuffizienz, hohe Dosis des NSA oder beides) ist sie kontraindiziert. Da MTX sowohl glomerulär als auch aktiv tubulär ausgeschieden wird, sollen Patienten mit einer *Niereninsuffizienz* (Serumkreatinin <2,0 mg/dl oder Kreatinin-Clearance <30 ml/min *kein MTX* erhalten (503). Bei über einen längeren Zeitraum andauernder Therapieresistenz gegenüber oraler Low-dose-MTX-Therapie ist die hochdosierte intravenöse MTX-Gabe (40–500 mg/m^2) zu erwägen.

Im Mittelpunkt der Überlegungen einer *Folsäuresubstitution* bei laufender MTX-Therapie stehen folgende Überlegungen:

1. Verhindern/reduzieren/egalisieren parallele Folsäuregaben mögliche MTX-Nebenwirkungen?
2. Nivellieren Folsäuregaben die MTX-Wirkung?
3. Wenn man die erste Frage mit ja und die zweite mit nein beantworten kann: Folsäure (z. B. Folsan) in welcher Dosis und in welchem zeitlichen Abstand zur MTX-Applikation? Und:
4. Sollte Folsäure immer *präventiv parallel* gegeben werden *oder nur bei Bedarf?*

Die erste Frage kann uneingeschränkt mit ja beantwortet werden.

In einem mittleren Beobachtungszeitraum von 47,7 Monaten entwickelten von 138 MTX + Folsäure einnehmenden Patienten 16%, von 269 nur mit MTX behandelten Patienten 60% Nebenwirkungen (505). Im Vergleich zweier Gruppen „MTX + Folsäure" vs. „MTX + Plazebo" entstanden in der ersten Gruppe im Verlauf von 6 Monaten 33%, in der zweiten Gruppe 67% unerwünschte Wirkungen (774). Auch gastrointestinale Nebenwirkungen werden von der parallel zur MTX eingenommenen Folsäure reduziert (1159).

Die zweite Frage wird in der Literatur kontrovers, jedoch überwiegend mit nein beantwortet (505, 777, 778).

Zur dritten Frage: Die Dosis der Folsäure und das zur MTX-Applikation einzuhaltende zeitliche Intervall spielen eine wichtige Rolle. So ist ein Wirkungsverlust bei früher, 2 Stunden nach MTX erfolgter Einnahme von Folinsäure beschrieben (540). Dosisempfehlungen reichen von 5–50 mg Folsäure/Woche bei parallel gegebenem MTX-Dosen von 7,5–16,5 mg (578, 777, 778, 779) und resultieren letztlich in einer Dosis der Folsäure, die 50% von MTX entspricht.

Auch die letzte Frage wird in der Literatur noch kontrovers diskutiert. Da viele MTX-therapierte Patienten keine Nebenwirkungen entwickeln, wird die routinemäßige fixe Kopplung von Folsäure an MTX abgelehnt (725).

Tabelle 10.**33** Mögliche Nebenwirkungen von Methotrexat

Leber
– Transaminasenanstiege – Fibrose, Zirrhose
Magen-Darm-Trakt
– Übelkeit, Erbrechen – Magenunverträglichkeit – Durchfälle
Haut- und Schleimhäute
– Ausschläge – Alopezie – Stomatitis – (Entstehung neuer „Rheumaknoten") – (Entstehung von „Nagelfalzvaskulitiden")
Hämatopoetisches System
– Leukozytopenie – Thrombozytopenie – Panzytopenie
Lunge
– Pneumonitis – interstitielle Fibrose
Sonstiges
– Reproduktion

Zusammenfassend kann gesagt werden, daß der präventiv-hemmende und lindernd-heilende Einfluß von Folsäure auf einige von MTX induzierte bzw. induzierbare Nebenwirkungen bewiesen ist. Folsäure beeinflußt die Wirkung des MTX in der Therapie der RA nicht oder nur marginal. Folsäure, in einer Dosis von 50% der MTX-Dosis 24 Stunden nach MTX-Applikation gegeben, ist – auch in präventiver (MTX-angekoppelter) Form – indiziert.

Erhöhtes Serumkreatinin und Harnstoff waren bei 124 RA-Patienten mit höherer MTX-Toxizität verknüpft (331). Tab. 10.**33** zeigt einen Überblick über mögliche unerwünschte Wirkungen unter Methotrexat. *Gastrointestinale Nebenwirkungen* schließen Magenschmerzen, Erbrechen, Diarrhö und Übelkeit ein, die oft 24–48 Stunden nach der MTX-Einnahme ent- und bestehen. In bis zu 35% der Fälle entsteht eine Stomatitis, die jedoch meist durch die Gabe von Folsäure beherrscht werden kann. Eine Alopezie wird in etwa 4% der Fälle beschrieben (331). *Hautnebenwirkungen* kommen in bis zu 9% der Fälle vor (Urtikaria, photosensitive Reaktionen, anaphylaktische Reaktionen). *Kopfschmerzen* werden während Kurzzeitstudien nicht beobachtet, in Langzeituntersuchungen dagegen leiden zwischen 14 und 36% der Patienten darunter. Sie sind meist mild und verschwinden nach Dosisreduktion (380, 1217).

Mögliche *Lebernebenwirkungen*, vor allem unter Langzeittherapie, standen lange im Mittelpunkt rheumatologischen Interesses.

Tägliche Dosen von MTX, das Trinken größerer Mengen von Alkohol, eine vorausgegangene Therapie mit Vitamin A, Adipositas und Diabetes werden als Risikokonstellationen für die Entwicklung einer MTX-induzierten Leberfibrose und -zirrhose bei Psoriatikern interpretiert (806, 1032).

In einer Übersicht, die die MTX-Behandlung von 625 RA-Kranken analysierte, wurde in 11% der Fälle eine Leberzirrhose festgestellt (135). Regelmäßige Kontrollen der Transaminasen und der alkalischen Phosphatase sind indiziert. Vor Beginn einer MTX-Behandlung müssen die Transaminasen bestimmt werden. Ein Hepatitis-B- und -C-Screening ist durchzuführen (380). Vorübergehendes, nicht persistierendes *Ansteigen* der SGOT, SGPT, γGT, der alkalischen Phosphatase bis auf das 2- bis 3fache des Werts werden, vor allem in initialen Phasen, *über kurze Zeiträume toleriert.*

Die Häufigkeit von Leukozytopenien und/oder Thrombozytopenien in Kurzzeitstudien liegt zwischen 1 und 11%, in Langzeitstudien zwischen 6 und 24% der Fälle. Die *hämatologische Toxizität* des MTX erhöht sich durch eine eingeschränkte Nierenfunktion (689), Folsäuremangel (1203) und die gleichzeitige Behandlung mit Trimethoprim und Sulfamethoxazol (1136).

Symptome der *Lungennebenwirkungen* des MTX sind trockener Husten, Atemnot (cave parallele Therapie mit einem ACE-Hemmer), Fieber und systemische Erkrankungen. Das Röntgenbild zeigt häufig normale Befunde, allerdings auch diffuse interstitielle und alveoläre Infiltrate. Die die Lunge involvierenden unerwünschten Wirkungen des MTX sind bei RA zu beachten (404, 920). Die Häufigkeit der „MTX-Pneumonitis" wird in der Literatur mit ca. 3,1 bis zu 6,8% der Fälle angegeben (185, 1017). Obwohl also die MTX-Pneumonitis nicht häufig auftritt, müssen Patienten mit vorbestehenden interstitiellen Lungenerkrankungen sorgfältig überwacht werden. Auch der ältere Patient (>65 Jahre), früher erlebte Nebenwirkungen auf LAR, das Raynaud-Phänomen und ANA können mit der Entwicklung einer MTX-Pneumonitis assoziiert sein (809). Die Häufigkeit von *Infektionen* unter MTX-Therapie wird in der Literatur kontrovers angegeben. So werden in 25% der Fälle Haut- und andere Infektionen (1187) und in bis zu 8% Herpes-zoster-Infektionen (1018) beschrieben. Methotrexat ist als „Kofaktor" möglicherweise in Todesfälle, die durch Infektionen verursacht wurden, impliziert (15).

185 RA-Patienten erhielten initial 15 (n = 100) oder 25 (n = 85) mg MTX/Woche. 17 Patienten schieden während der ersten Studienmonate aus der Studie aus. Im 30monatigen Beobachtungszeitraum sank die Dosis der initial mit 25 mg Behandelten, die der mit 15 mg Behandelten stieg. Die mittlere Dosis MTX/Woche betrug letztlich 18 mg MTX. Der Beobachtungszeitraum wurde in zwei Intervalle eingeteilt: 1.–12. Monat und 13.–30. Monat. Es zeigte sich, daß Dosen über 15 mg längere Zeit gut toleriert werden können. Die effektivste Dosis liegt zwischen 16 und 18 mg MTX/Woche. In den ersten 12 Monaten mußte, durch Nebenwirkungen induziert, MTX in 17% der Fälle abgesetzt werden (vs. 4% zwischen dem 13. und 30. Monat). Im ersten Intervall traten in 47% Leberenzymerhöhungen auf (vs. 10% im zweiten). Gastrointestinale Nebenwirkungen waren mit 26% im ersten Intervall geringer als mit 39% im zweiten (Stomatitis 27%). Dagegen erhöhten sich die ZNS-Nebenwirkungsrate von 2 auf 15%, die Alopezie von 5 auf 15%, die Infektionen von 24 auf 53% der Fälle (997).

In der dann folgenden, nochmals 30 Monate umfassenden Phase betrug die Inzidenz von Therapieabbrüchen 11% (in 10% als Folge von Nebenwirkungen), die mittlere MTX-Dosis 17 mg/Woche. Die Autoren schlußfolgern, daß unerwünschte Ereignisse während des 1. Jahres am häufigsten auftreten, während Nebenwirkungshäufigkeit und -profil in den Monaten 13–30 und 31–60 weitgehend konstant bleiben (735).

MTX muß *perioperativ nicht abgesetzt werden.* 60 mit MTX behandelte Patienten, die 92mal einen Gelenkersatz bekamen, wurden mit einer Kontrollgruppe von 61 nicht mit MTX behandelten RA-Patienten, die sich 110mal diesen Operationen unterziehen mußten, verglichen. Es fand sich keine höhere Anzahl lokaler infektiöser Komplikationen (853). Das Auftreten *multipler Rheumaknötchen* unter der Behandlung mit MTX ist eine seltene Nebenwirkung. Nach Abbruch der Therapie verschwinden die Knötchen wieder (749, 1153). Juvenile rheumatoide Arthritiden entwickeln unter MTX-Therapie weniger unerwünschte Wirkungen als Patienten mit adulter RA (396, 412). So wurde z. B. bei 62 polyartikulären juvenilen rheumatoiden Arthritiden, die mit MTX-Dosen zwischen 5 und 20 mg/Woche über durchschnittlich 2 Jahre behandelt wurden, keine einzige Stomatitis – bei der adulten RA als MTX-Nebenwirkung häufig – beobachtet (412). Jedoch scheint in der Beurteilung dieser Beobachtung eine gewisse Vorsicht am Platz: Die meisten Untersuchungen sind Kurzzeitbeobachtungen (<6 bis <12 Monate). Nur jahrelange Beobachtungen werden über negative Auswirkungen der MTX-Therapie juveniler rheumatoider Arthritiden exakte Angaben erlauben (1227).

Das Risiko eines Patienten mit rheumatoider Arthritis, ein Lymphom – unabhängig von einem Medikament – zu entwickeln, scheint erhöht zu sein (393). Dennoch wird dies in der Literatur kontrovers diskutiert, und das Entstehen von Lymphomen unter der MTX-Therapie ist ebenfalls nicht bewiesen. Um diese Hypothese zu entkräften bzw. zu beweisen, sind prospektive Kohortenstudien nötig (190).

Da MTX schwach *mutagen* ist, ist als Karenzzeit für den männlichen Patienten nach MTX-Therapie die Dauer eines Spermiogenesezyklus (etwa 3 Monate) zu empfehlen. Die Frau sollte mindestens 3 Menstruationszyklen nach MTX-Therapie vergehen lassen (3–4 Monate). MTX wirkt *teratogen.* Während der Therapie muß ein zuverlässiger Konzeptionsschutz gewährleistet sein.

Interaktionspotentiale bestehen zwischen MTX und NSA bzw. MTX und Antibiotika! *Nichtrelevante* Interaktionen von Phenylbutazon, Sulfonamiden, Dipyridamol, Insulin, Penicillamin usw. *verstärken* die *MTX-Wirkung;* nichtresorbierbare Antibiotika wie Vancomycin, Neomycin, Nystatin und Polymyxin B führen zu deutlich reduzierter MTX-Absorption (1037) und *mindern* so die *MTX-Wirkung.* Ihnen stehen *relevante* Interaktionen gegenüber:

- *Nichtsteroidale Antiphlogistika* (z. B. ASS, Ketoprofen; 182) hemmen ebenso wie die *Urikosurika* (Probenecid) die tubuläre Sekretion von Methotrexat. Das führt zu einer Retention von MTX in den Geweben. Die Ausscheidungsrate von MTX korreliert mit der Kreatinin-Clearance. Aus diesem Grund ist bei Niereninsuffizienz ein relevanter *enterohepatischer MTX-Kreislauf* möglich. Nephrotoxische Substanzen, die die renale Elimination von MTX senken und so seine Toxizität erhöhen können (z. B. Cyclosporin A), dürfen nur unter besonderen Vorsichtsmaßnahmen eingesetzt werden.
- Die gemeinsame Gabe von *MTX und Trimethoprim/Sulfamethoxazol* (z. B. Bactrim, Cotrim, Eusaprim, Sigaprim) kann erhebliche Nebenwirkungen verursachen (402). Postuliert wird ein synergistischer oder additiver Effekt von MTX und Trimethoprim/Sulfatmethoxazol, der z. B. eine Panzytopenie induzieren kann (411).
- Werden *HCQ* und *MTX* parallel gegeben, resultieren weniger Transaminasenerhöhungen als durch MTX allein. HCQ wirkt leberprotektiv (372).
- CQ und MTX gleichzeitig appliziert führen zu einer geringeren Bioverfügbarkeit von MTX (1021).

Die Ergebnisse von *Kombinationstherapien* mit MTX sind kontrovers. Das trifft sowohl auf die (zu erwartende) Steigerung der Nebenwirkungen als auch auf die (erhoffte) Verbesserung der Effektivität dieser Kombinationstherapien zu. Hypothetisch interessant ist die Kombination zweier bewiesen wirksamer Substanzen: von parenteralem Gold, mit dem Wirkungsmechanismus eines „echten Basistherapeutikums“, mit MTX, interpretiert als hochpotentes Antiphlogistikum.

In einer 24wöchigen Vorphase wurden RA-Patienten mit *MTX+HCQ* behandelt. In der 36 Wochen andauernden Studienphase (kontrolliert, multizentrisch, doppelblind; n = 141) wurden die Therapiekombinationen HCQ+MTX vs. HCQ+Plazebo vs. MTX+Plazebo getestet. Es ließ sich eine Besserung durch die Kombination HCQ+MTX objektivieren (209).
16 Patienten mit rheumatoider Arthritis, die unter MTX in maximaler tolerierter Dosis von 22,5 mg/Woche in Kombination mit Sulfasalazin (2 g/Tag) und/oder HQ (200–400 mg/Tag) anhaltend aktiv waren, wurden auf MTX+CyA (2,5 mg/kg KG/Tag, bei Bedarf Steigerung bis 4,5 mg/kg KG/Tag) eingestellt. Effektivität und Nebenwirkungen wurden nach 6, 12 und 26 Wochen beurteilt. Die Zahl geschwollener Gelenke betrug im Median (bei Therapieeinleitung/nach 26 Wochen) 9,5/5,0, die BSG 40/24 mm/Std., das CRP 4,1/1,5 mg/dl. Die CyA-Dosis betrug zu diesen Zeitpunkten im Median 2,5/2,7 mg/kg KG/Tag, die Prednisolondosis 7,5/5 mg/Tag. Die MTX-Dosis blieb unverändert. 11 von 16 Patienten erreichten eine Teilremission (859).

Während die dokumentierte Dauer der Einnahme von MTX der anderer LAR eindeutig überlegen ist (608, 1247), werden die Modifikation der BSG, des CRP und auch des Rheumafaktortiters kontrovers diskutiert (379, 1019, 1234). *Methotrexat muß* gegenüber klassischen langsamwirkenden Antirheumatika *abgegrenzt werden.* Es scheint möglich, daß es seine Erfolge unabhängig von den bei RA eingreifenden postulierten Wirkungsmechanismen anderer LAR (bzw. Immunmodulatoren) erzielt (S. 174). Hinweise darauf bieten der *schnelle Wirkungseintritt* (1087, 1205, 1208) und das *Fehlen* einer sein *Absetzen überdauernden Wirkung.*

Wie Langzeitstudien beweisen, ist die MTX-Compliance, verglichen mit der anderer LAR, ausgezeichnet. Ausgehend vom „harten Kern“ rheumatoider Arthritiden mit hohem Entzündungsprofil ist der Indikationsbereich zu erweitern. Verläufe, die früh ihr radiologisches Aggressionsprofil ankündigen, sehr schmerzhafte Synovialitiden, die sich durch NSA und/oder niedrigdosierte Glucocorticoide (und die entsprechende Physiotherapie) nicht beeinflussen lassen, sind Indikationen wie auch das Versagen anderer LAR. RA-Patienten, die mit einem LAR behandelt werden müssen, sollten MTX zwar nicht „früh im frühen Verlauf“, aber immer „spät im frühen Verlauf“, also zwischen dem 12. und 24. Monat nach Krankheitsbeginn erhalten.

Leflunomid

Leflunomid (LEF; Arava – in Deutschland noch nicht auf dem Markt, in den USA seit 10/1998 im Handel), eine Isoxazolverbindung, die keine strukturelle Verwandtschaft mit anderen Antirheumatika hat, ist ein Prodrug, das rasch in den aktiven Metaboliten A771726 konvertiert wird, der antiproliferativ/immunregulierend wirkt.

Pharmakodynamik. A771726 hemmt das mitochondriale Enzym Dihydroorotatdehydrogenase (DHODH), das eine Schlüsselrolle in der Biosynthese des Ribonucleotid-Uridinmonophosphats (rUMP) spielt. Aktivierte Lymphozyten müssen die Biosynthese ihrer Pyrimidin-Ribonucleotide etwa 8fach steigern, um von der G1-

Phase des Zellzyklus in die S-Phase überzugehen und damit die Voraussetzung zur Zellteilung zu schaffen. Hemmung der DHODH – und damit Senkung der Konzentration von rUMP und anderen Pyridinribonucleotiden – wirken als „Streßfaktor", der die Translokation des Regulatorproteins p53 von Zytoplasma in den Zellkern bewirkt. Dort *induziert p53 die Transkription eines weiteren Proteins (p21)*, das den *Zellzyklus anhält*. Die klonale Expansion der aktivierten Lymphozyten wird gebremst, was immunmodulierend wirkt. Andere Zellen können ihren Bedarf an Pyrimidin-Ribonuleotiden durch Aufnahme von Uridin aus dem Plasma decken. Die autoimmunen Lymphozyten könnten deshalb besonders empfindlich auf Hemmung der DHODH reagieren, weil ihre DNA aufgrund der ständigen, durch Autoantigene ausgelösten Zellproliferationen vermehrt Schäden aufweist, die durch Mangel an rUMP noch verstärkt werden und dann zum Anhalten des Zellzyklus führen. Letztlich werden auf diese Weise autoimmune, aktivierte Lymphozyten selektiv aus dem Organismus entfernt (1278).

> Leflunomid bremst die klonale Expansion von aktivierten Lymphozyten und wirkt dadurch immunmodulatorisch. Autoimmune, aktivierte Lymphozyten werden selektiv aus dem Organismus entfernt.

Pharmakokinetik von Leflunomid

Das Prodrug Leflunomid (LEF) wird nach oraler Gabe fast vollständig und rasch zu seinem aktiven Metaboliten A771726 metabolisiert, der zu über 99 % proteingebunden ist. Die Pharmakokinetik von A771726 ist linear, d. h., die Plasmaspiegel sind dosisproportional. Die Ausscheidung erfolgt jeweils zur Hälfte biliär und renal (277). Die lange *Eliminationshalbwertszeit* von ca. 15 Tagen könnte neben der Proteinbindung vor allem auf der enterohepatischen Rezirkulation beruhen. Leflunomid ist nicht dialysierbar. Die *Durchschnittskonzentration* von A771726 beträgt im Steady state ca. 30 µg/ml bei 20 mg Tagesdosis, seine relative Bioverfügbarkeit nach oraler Applikation beträgt ca. 90 % und ist unabhängig von der Nahrungsaufnahme.

Indikation ist die rheumatoide Arthritis.

Kontraindikationen. Leflunomid war im Tierversuch teratogen. *Stillzeit* und *Schwangerschaft* sind Kontraindikationen. Frauen im gebärfähigen Alter müssen eine zuverlässige Kontrazeption durchführen. Frauen, die nach Behandlung mit Leflunomid schwanger werden wollen, sollten eine Auswaschprozedur mit Colestyramin durchführen (s. Interaktionen). Vorbestehende leichtere Leberschäden sind relative Kontraindikationen. Leflunomid ist nicht indiziert bei *ausgeprägter Leberinsuffizienz* und *positiver Hepatitis-B* und *C-Serologie*. Für Patienten mit eingeschränkter Nierenfunktion und Kinder liegen noch keine klinischen Daten vor. Patienten, von denen eine Überempfindlichkeit gegen Leflunomid oder eine der anderen Bestandteile von Arava bekannt ist, sollten Leflunomid nicht erhalten.

Wirkungseintritt, Wirkungsdauer, Wirkungsqualität. Die Wirkung von Leflunomid beginnt in den *ersten 4 Wochen* nach Behandlungsbeginn (1284). Diese frühe Wirkung beruht wahrscheinlich auf der initialen Dosierung von je 100 mg/Tag an den ersten 3 Tagen der Therapie.

In einer Dosisfindungsstudie erhielten 402 RA-Patienten in einer randomisierten plazebokontrollierten Phase-II-Studie entweder Plazebo (n = 102), 5 mg (n = 95), 10 mg (n = 101) oder 25 mg (n = 104) Leflunomid täglich. Eine Wash-out-Periode von 6–12 Wochen war gefordert, wenn vor der Studie ein LAR eingenommen worden war. Eine statistisch signifikante Besserung ($p < 0{,}05$) der primären (Zahl der empfindlichen und geschwollenen Gelenke, Gelenkscore) und sekundären Zielparameter (Paulus-Kriterien [848], Dauer der Morgensteife, Griffstärke, Health-Assessment-Questionnaire, Schmerzbeurteilung durch den Patienten, Laboruntersuchungen wie BSG, CRP und RF) ließ sich in der 10- und 25-mg-Leflunomid-Gruppe – verglichen mit Plazebo – objektivieren (in der 10-mg-Gruppe nicht signifikant: druckempfindliche Gelenke und Morgensteife (759).

Die klinische Phase-III-Studien wurden mit einer Initialdosis von 100 mg über 3 Tage und einer Erhaltungsdosis von 20 mg/Tag durchgeführt. Bei einer Vergleichsstudie gegen Plazebo und Sulfasalazin (insgesamt 358 Patienten, 6 Monate Behandlungsdauer, Sulfasalazindosis 2,0 g/Tag) war Leflunomid signifikant wirksamer als Plazebo und dem Sulfasalazin vergleichbar. Der *Therapieerfolg* gemäß ACR-20 % Kriterien war für Leflunomid 55 %, Sulfasalazin 56 % und Plazebo 29 % (1295).

In einer 12monatigen, randomisierten, doppelblinden, kontrollierten Studie wurde Leflunomid (n = 182) gegen Plazebo (n = 118) und Methotrexat (n = 182) bei Patienten mit aktiver rheumatoider Arthritis geprüft. Die Methotrexatdosis betrug 7,5 oder 15 mg/Woche. Alle Patienten erhielten 2 mg Folsäure/Tag. Die Abbruchrate wegen mangelnder Wirksamkeit betrug für Leflunomid 17 %, Plazebo 53 % und Methotrexat 24 %, wegen unerwünschter Ereignisse für Leflunomid 22 %, Plazebo 9 % und Methotrexat 10 %. Therapieerfolg gemäß ACR-20 %-Kriterien erreichten für Leflunomid 52 %, Plazebo 26 % und Methotrexat 46 % der Patienten. Leflunomid war signifikant wirksamer als Plazebo. Statistisch bestand kein Unterschied zu Methotrexat. Das Nebenwirkungsspektrum war dem in den anderen Studien beobachteten vergleichbar. Reversible Erhöhung der Leberenzyme traten unter Leflunomid in 11 %, Plazebo 2,5 % und Methotrexat 9,3 % der Patienten auf und führten zu vom Protokoll vorgeschriebenen Abbrüchen der Behandlung in 7,1 %, 1,7 bzw. 3,3 % der Fälle (1296).
Die Progression der Gelenkdestruktionen im Röntgenbild wurde mit der modifizierten Sharp-Methode gemessen. In der Leflunomidgruppe wurden 23 %, in der Methotrexatgruppe 41 % des Wertes der Plazebogruppe erreicht. Damit wurde gezeigt, daß *Leflunomid nach einjähriger Behandlung* das Fortschreiten der *Gelenkzerstörung deutlich hemmte* (1292).

Dosierung, Applikationsform, Therapieschema. Eine Analyse der Daten der Phase-II-Studie zeigte, daß sich sowohl die Steady-state-Plasmakonzentrationen als Prädiktoren für die klinische Wirkung eigneten als auch die gegebenen Leflunomiddosen. 5, 10 und 25 mg Leflunomid wurden über 6 Monate gegeben. Die Resultate dieser Studie: Die *Leflunomiddosis sollte > 11 mg/Tag und < 25 mg/Tag* sein, um einerseits einen klinisch *maximalen Erfolg*, andererseits ein akzeptables *Sicherheitsprofil* zu erzielen (1297).

Den Daten dieses pharmakokinetisch-pharmakodynamischen Modells folgend sollen nach einer *initialen 3tägigen Gabe von 100 mg LEF/Tag* als *Dauertherapie 20 mg/Tag* gegeben werden, die individuell auf 10 mg/Tag reduziert werden kann. Leflunomid (Arava) gibt es zu 10 mg, 20 mg und 100 mg Tabletten.

Interaktionen, Nebenwirkungen, Kontrolluntersuchungen. Colestyramin (3mal8 g/Tag) oder aktiviertes Holzkohlepulver (4mal 50 g/Tag) senken die *Plasmahalbwertszeit* des aktiven Metaboliten von Leflunomid auf ca. 1 Tag. Frauen, die nach Einnahme von Leflunomid schwanger werden wollen, wird empfohlen, Colestyramin in der angegebenen Dosierung für 11 Tage einzunehmen. Vermehrte Nebenwirkungen können bei gleichzeitiger Einnahme anderer hepatotoxischer Substanzen auftreten. In vitro wurden *geringfügige Interaktionen* auf der Ebene der Proteinbindung mit NSA, deren ungebundener Teil im Blut erhöht wird, Tolbutamid und Rifampin gesehen, die aber klinisch offensichtlich irrelevant waren (US-Packungsbeilage, 9/1998).

Als *unerwünschte Wirkungen* von Leflunomid wurden gastrointestinale Symptome (vor allem Diarrhö), erhöhte Leberenzyme (vor allem SGOT/SGPT), partieller Haarverlust und Exantheme identifiziert (759, 1295). Kontrolluntersuchungen der Leberwerte sollen vor Beginn der Untersuchung und anfangs in monatlichen Abständen erfolgen. Bei etwa dem Doppelten der Norm entsprechenden Transaminasen ist die Dosis auf 10 mg/Tag zu reduzieren. Transaminaseerhöhungen um das 2- bis 3fache erfordern – soll die Therapie fortgeführt werden – eine Leberbiopsie. Bei Erhöhungen über das 3fache, die Colestyramingaben „trotzen" und auch bestehen bleiben, wenn die Leflunomiddosis reduziert wird, muß die Therapie beendet werden.

Kombinationstherapie mit anderen langsamwirkenden Langzeittherapeutika. Der Einfluß von MTX auf T- und B-Zellen scheint für die Wirkung auf die RA nicht entscheidend zu sein (S. 175). MTX wirkt unabhängig von der p53/p21-Aktivität. Dagegen beeinflußt Leflunomid die p53/p21-Aktivität durch die Erniedrigung von Uridinmonophosphat. Aus dieser Sicht macht die Kombination von MTX und Leflunomid – unter besonderen Vorsichtsmaßnahmen für die Leber – Sinn.

Kombinationstherapien von Leflunomid mit intramuskulärem oder oralem Gold, DPA, Azathioprin, Cyclosporin A, Methotrexat und anderen Substanzen müssen in weiteren Studien untersucht werden.

In einer offenen Pilotstudie wurden 30 Patienten mit aktiver, über 6 Monate MTX-refraktärer (≥ 15 mg/Woche) RA zusätzlich mit Leflunomid behandelt. Einer durchschnittlichen MTX-Dosis von 17,2 mg/Woche wurden initial über 2 Tage 100 mg Leflunomid hinzugefügt. Danach erhielten die Patienten über 6 Monate 10 mg Leflunomid oder, wenn die Wirkung nicht ausreichte, 20 mg Leflunomid/Tag. Nach 6 Monaten erfüllten 54 % (n = 14 von 26) die ACR-Responderkriterien. Druckempfindliche und geschwollene Gelenke reduzierten sich um 34 % bzw. 63 % (1298). Die Kombinationstherapie von MTX und Leflunomid wurde gut vertragen, zwei der Patienten wurden wegen (reversibler) Transaminasenerhöhungen aus der Studie genommen.

Zusammenfassende Wertung. Leflunomid (Arava) ist eine Substanz mit immunmodulierenden Wirkungsmechanismen auf T-Lymphozyten und guter klinischer Beeinflussung der rheumatoiden Arthritis, bei gleichzeitiger akzeptabler Verträglichkeit (177). Es ist ein Prodrug, wirkt sehr schnell und hat eine lange Halbwertszeit. Seine Kombinationsmöglichkeiten sind noch nicht ausreichend geklärt.

Kombinationstherapie mit langsamwirkenden Antirheumatika

Da NSA ihrer Toxizität wegen und LAR wegen der zwar mittelfristigen, aber nicht langfristigen Modifikation des RA-Verlaufs kritischer denn je beurteilt werden, ist die Forderung nach einer frühen und aggressiven Behandlung (Abb. 10.**4**, 10.**5**) verständlich. *Befürworter* der Kombinationstherapie (z. B. 1241, 1242) führen folgende Argumente an:

- das *NSA-Risikopotential;*
- die nicht durch *eine* Substanz beeinflußbare Komplexität des Entzündungsvorgangs der RA (Insuffizienz der Monotherapie?);
- den *Zeitverlust,* der entsteht, wenn ein LAR nach dem anderen eingesetzt wird (viele radiomorphologische Schäden entstehen im Verlauf der ersten Jahre nach RA-Beginn);
- die frühe und totale *Suppression* der Entzündung;
- sich *ergänzende Wirkungsmechanismen* der LAR und
- die Möglichkeit, durch Kombination die Dosen einzelner LAR zu senken und so das *Nebenwirkungspotential* zu *vermindern.*

Diesen Argumenten kann entgegengehalten werden, daß

- bisher genützte LAR, intensiver und sachkundiger eingesetzt, einen noch erheblichen *positiven Spielraum* haben;
- LAR-Kombinationen mindestens die *Wirkung einzelner LAR* erreichen müssen (180);
- für den überwiegenden Teil aller rheumatoiden Arthritiden *keine zwingende Notwendigkeit* zur Kombinationstherapie besteht (306);
- viele Kombinationen theoretisch die Gefahr *erhöhter Toxizität* bieten, wie z. B. DPA und CQ/HCQ (397) oder Sulfasalazin und Glucocorticoide (408).

NSA	NSA + Sulfasalazin oder p.o. Gold oder Antimalarika	NSA + i.m. Gold +/- Sulfasalazin oder Antimalarika	NSA + MTX oder Azathioprin	NSA + experimentelle Therapie

Abb. 10.4 **Modifiziertes Stufenschema** (893).

Die Therapie der RA mit *einem* LAR ist eine Behandlung mit zwei nur teilbekannten *Variablen* (nicht berücksichtigt ist die Rolle der meist additiv verabreichten NSA und/oder Glucocorticoide). Die Hoffnung auf bessere Verträglichkeit durch Dosisreduktion einzelner in Kombination gegebener LAR setzt additiv positive, komplementäre oder synergistische Wirkprinzipien voraus. Bisher galten *bestimmte Dosen* einzelner LAR als *Minimalforderungen* für deren Wirksamkeit. Ein eindeutig positiv-additives Verhältnis zweier LAR – auf dem Boden zweier völlig oder weitgehend verschiedener Wirkungsmechanismen – läßt sich bisher (noch) nicht objektivieren. Eher wahrscheinlich erscheint ein additiver Effekt im toxischen Bereich.

> Dennoch sind eine frühe Beeinflussung und totale Suppression der Entzündung unbedingt anzustreben, um Schäden erst gar nicht entstehen zu lassen bzw. die Entzündung nicht „in Schwung kommen zu lassen". Zur Realisierung dieser Ziele sind exakte Kenntnisse über verschiedene Entzündungsarten der frühen und späten RA und differente Wirkungsmechanismen einzelner LAR nötig.

Die Diskussion um das Kombinieren von LAR muß folgende Fragen beinhalten:

- Welche Form der Kombinationstherapie darf/soll/kann man wählen?
- Sind pharmakokinetische Aspekte von Bedeutung?
- Spielen pharmakodynamische Aspekte eine Rolle?
- Ist die Wirkungspotenz eines LAR wichtig?
- Welche Verläufe einer RA sollen kombiniert, welche monotherapiert werden?
- Gibt es LAR, die sich zur Kombination anbieten, und andere, die nicht kombiniert werden sollen?

Unterschiedliche Möglichkeiten einer Kombinationstherapie zeigt Abb. 10.**6**. Bei einer erfolgreichen Monotherapie erübrigt sich natürlich eine Kombinationstherapie. Eine parallel mit verschiedenen Substanzen startende Kombinationstherapie wie der „step down bridge approach" ist nur bedingt zu befürworten (E). Dagegen sind die Therapieschemata D und C diskutierenswert. Die unbefriedigende Antwort auf ein LAR kann im Fall D eine kurze „Kombinationsüberlappungszeit" nützen, um dann das zweite LAR als Monotherapie weiterzuführen. Eine suboptimal wirkende Monotherapie kann in den jeweils postulierten Zeiträumen, in denen ein LAR wirken muß (4–8 Wochen, 3–6 Monate) zu partiellen Therapieversagern führen. Ein dann zusätzlich gegebenes zweites LAR muß jedoch immer Interaktionspotentiale, Eliminationswege und Intervalle bis zum Wirkungseintritt berücksichtigen. Bei paralleler Gabe von HCQ/CQ und MTX resultiert eine um 25% geringere Bioverfügbarkeit von MTX. Ist das der Grund geringerer Lebertoxizität von MTX (+ HCQ) oder ein Grund, beide Substanzen nicht zu kombinieren, da sich dadurch die Wirkung von MTX reduziert (wie es auch für die Kombination von DPA und CQ beschrieben ist)?

Weitere Denkansätze für zukünftige Kombinationstherapien sind die Schnelligkeit des Wirkungseintritts und die Potenz einzelner LAR. Ein früh einsetzendes mit einem spät wirkenden, ein hoch- mit einem niedrigpotenten zu kombinieren oder auf Wirkungssynergismen zu hoffen – z. B. beim selektiv wirkenden Cyclosporin A und HCQ, die beide in vitro die T-Lymphozyten-Proliferation hemmen – macht Sinn. Generell spielen pharma-

Glucocorticoide oder NSA + MTX + i.m. Gold + p.o. Gold + Antimalarika oder Azathioprin oder Sulfasalazin oder D-Penicillamin	MTX + i.m. Gold + p.o. Gold + Antimalarika oder Azathioprin oder Sulfasalazin oder D-Penicillamin	i.m. Gold + p.o. Gold + Antimalarika oder Azathioprin oder Sulfasalazin oder D-Penicillamin	p.o. Gold + Antimalarika oder Azathioprin oder Sulfasalazin oder D-Penicillamin	Antimalarika oder Azathioprin oder Sulfasalazin oder D-Penicillamin

Abb. 10.5 **Step down bridge approach** (1241).

kodynamische Aspekte für die Zukunft der Kombinationstherapie eine große Rolle. So scheint der (gemeinsame) Folsäureantagonismus von MTX und Sulfasalazin in der Kombinationstherapie keine negative Rolle zu spielen (S. 182).

Wenig Sinn liegt in der Kombination schwach potenter LAR (z.B. Auranofin+CQ/HCQ oder OM-8980 und Auranofin). Weitere Ansatzpunkte für Kombinationstherapien sind Art und Verlauf jeder einzelnen RA. So werden mild bis mittel verlaufende rheumatoide Arthritiden zunächst mit einem mild bis mittel wirkenden LAR (z.B. CQ/HCQ/Auranofin) oder dem potenteren Sulfasalazin behandelt. Bei Ineffizienz bzw. nicht ausreichender Wirkung werden diese Verläufe dann zusätzlich oder überlappend (Abb. 10.**6** – C, D) mit parenteralem Gold (1062) bzw. mit MTX (555) therapiert. Ist die RA dagegen bereits im frühen Verlauf aggressiv, empfiehlt sich initial der Einsatz von MTX, zu dem bei Ineffizienz bzw. nicht ausreichender Wirkung z.B. CQ/HCQ (209, 349), Sulfasalazin (425) oder niedrigdosiertes Cyclosporin A gegeben werden können (1158).

Grundsätzliche Überlegungen zur Kombinationstherapie verschiedener LAR untereinander führen zu folgendem Resultat:

- Wir kennen unzählige Wirkungsmechanismen einzelner LAR, die sich weder eindeutig der immunsuppressiven noch ausschließlich der antiphlogistischen Seite zuordnen lassen. Viele Wirkungsmechanismen sind noch unbekannt, viele überlappen sich, einige heben sich auf. Wir kennen viele einzelne Puzzleteilchen der Pathogenese der frühen und späten RA, aber noch nicht das komplette Spektrum (996). Keine der in Tab. 10.**34** aufgeführten Studien hat absolute Beweiskraft.
- Das „Schicksal" einer RA entscheidet sich meist in den ersten 3 Jahren nach Beginn. Bei aggressiven, therapieresistenten Verläufen kann die additive Kombinationstherapie oder die Kombinationstherapie, die einen „overlap" nützt, eingesetzt werden, vor allem, wenn dazu nötige Grundkenntnisse wachsen.
- Aggressive Verläufe sollten zunächst immer mit Methotrexat allein therapiert werden. Inwieweit die Kombination hochpotenter dosisreduzierter LAR, z.B. Methotrexat+Cyclosporin A, positiv wirkt, müssen weitere prospektive Studien objektivieren. Künftige Untersuchungen werden auch zeigen, ob Kombinationen dieser Substanzen oder der zusätzliche Einsatz anderer Strategien (z.B. von Antizytokinen) effektiv sein können.

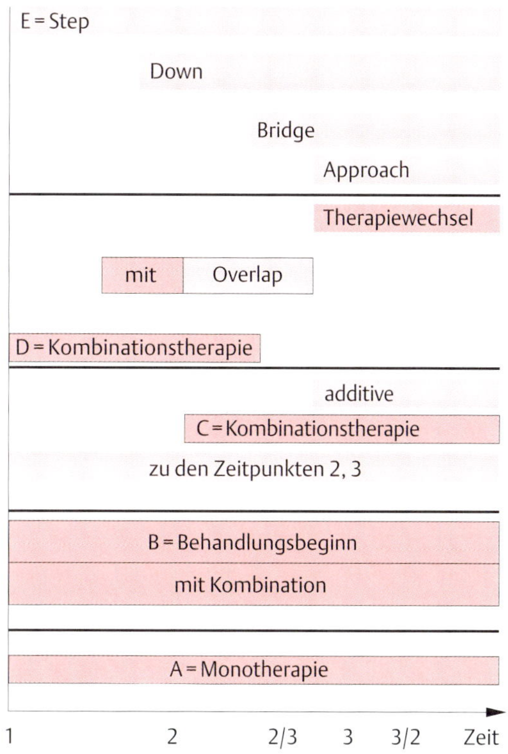

1 Start einer Therapie mit LAR
2 Zeit zwischen 3/4 und 7/8 Wochen. Optimale, suboptimale oder insuffiziente Wirkung der Monotherapie (z.B. MTX, Cyclosporin A)
3 Zeit zwischen 12. und 24. Woche. Optimale, suboptimale oder insuffiziente Wirkung der Monotherapie (Sulfasalazin, parenterales Gold, Chloroquin usw.)
2/3 unerwünschte Wirkungen, die zur Dosisreduktion
3/2 oder zum LAR-Wechsel zwingen
A erfolgreiche Monotherapie, macht Kombination überflüssig
B paralleler Behandlungsbeginn mit zwei oder drei LAR
C additive Kombinationstherapie
D LAR-„Kombinationstherapie" mit Overlap
E Step down bridge approach

Abb. 10.**6** **Möglichkeiten der Kombinationstherapie.**

Therapie der RA in verschiedenen Lebensabschnitten und bei Begleiterscheinungen

Therapie juveniler rheumatoider Arthritiden

Wie für Erwachsene gilt angelsächsischen Autoren die *Acetylsalicylsäure* (Godamed, Aspirin) als das Medikament der ersten Wahl für nahezu alle im Kindesalter vorkommenden rheumatischen Erkrankungen. *Salicylatplasmaspiegel* von 20, 25, 30 mg/dl kontrollieren meist Fieber und Arthritis der systemischen juvenilen Arthritis. Diese Plasmaspiegel lassen sich jedoch nur mit Dosen von wenigstens 100 mg/kg KG/Tag erreichen; oft ist eine höhere Dosierung nötig. Die ASS wird 4–5mal über den Tag verteilt gegeben, am besten zum Essen oder mit Milch beim Ins-Bett-Gehen. Die initiale Dosis liegt zwischen 75 und 100 mg/Tag. Regelmäßige Plasmasalicylatspiegelbestimmungen sind deshalb von besonderer Bedeutung, weil sie den toxischen Bereich bei noch nicht sprechfähigen Kindern objektivieren. ASS ist bei jüngeren Kindern mit Vorsicht einzusetzen, da Salizylismus sehr schnell auftreten kann und die Warnzeichen (Dösigkeit, Hyperventilation) leicht übersehen werden. Metabolisch entsteht bei sehr jungen Kindern eine Azidose, ältere entwickeln eine respiratorische Alkalose (192). Peptische Ulzerationen oder gastrointestinale Blutungen sind ebenso wie Überempfindlichkeitsreaktionen der Haut selten. Die Arthritis wird in etwa 70% der Fälle zufriedenstellend beherrscht.

Tabelle 10.34 Langsamwirkende Antirheumatika – Kombinationstherapie (Auswahl)

Autoren	Kombinationstherapie (KT) vs. Monotherapie (MT)	Patientenzahl (n) Studiendauer (Wo)	Effektivität KT vs. MT*	Toxizität KT vs. MT**
Doppelblinde, randomisierte kontrollierte Studien				
154	KT: DPA/HCQ vs. MT: DPA	56 96	KT<MT	KT≥MT
723	KT: PAU/DPA vs. MT_1: PAU MT_2: DPA	45 24	$KT<MT_{1,2}$	$KT = MT_{1,2}$
1014	KT: PAU/HCQ vs. MT: PAU+P	101 52	KT = MT	KT>MT
882	KT: PAU/HCQ vs. MT: PAU+P	142 26–52	KT = MT	KT = MT
321	KT: HCQ/SULFA vs. MT_1: HCQ MT_2: SULFA	91 26	$KT \geq MT_1$ $MT_1 = MT_2$	KT≥MT
555	KT: AU/MTX vs. MT: AU	267 24	KT>MT	KT = MT
282	KT: MTX/SULFA vs. MT_1: MTX+P MT_2: SULFA+P	205 48	$KT = MT_{1,2}$	$KT>MT_{1,2}$
1236	KT: AU/MTX vs. MT_1: AU MT_2: MTX	211 48	$KT = MT_{1,2}$	$KT \geq MT_{1,2}$
1239	KT: MTX/AZA vs. MT_1: MTX MT_2: AZA	158 24	$KT \leq MT_{1,2}$ $MT_2>MT_2$	$KT<MT_2$ $KT>MT_1$
350	KT: MTX/CQ vs. MT: MTX+P	82 24	KT>MT	KT<MT
1240	KT: MTX/AZA vs. MT_1: MTX MT_2: AZA	110 48	$KT \leq MT_1$ $KT \geq MT_2$	$KT>MT_2>MT_1$
1158	KT: MTX/CyA vs. MT: MTX+P	127 24	KT>MT	KT≥MT

* >besser, ≥diskret besser, =gleich, <schlechter
** >höher, ≥diskret höher, =gleich, <geringer
HCQ = Hydroxychloroquin, CQ = Chloroquin, P = Plazebo, MTX = Methotrexat, DPA = D-Penicillamin, PAU = parenterales Gold, AU = orales Gold, SULFA = Sulfasalazin, AZA = Azathioprin, CyA = Cyclosporin A

Tabelle 10.**34** Fortsetzung

Autoren	Kombinationstherapie (KT) vs. Monotherapie (MT)	Patientenzahl (n) Studiendauer (Wo)	Effektivität KT vs. MT*	Toxizität KT vs. MT**
256	KT_1: HCQ/SULFA KT_2: MTX/HCQ/SULFA vs. MT: MTX	98 36	KT_2>MT KT_1<MT	 KT_2 = MT
89	KT: PAU/CyA vs. MT: PAU+P	40 24	KT = MT	KT = MT
Vergleichende, offene Studien				
1123	KT: SULFA/DPA vs. MT: SULFA	32 24	KT>MT	KT>MT
397	KT: DPA/HCQ vs. MT_1: DPA MT_2: HCQ	72 48	 KT = MT_1 KT>MT_2 MT_1>MT_2	 KT>MT_1>MT_2

* >besser, ≥diskret besser, =gleich, <schlechter
** >höher, ≥diskret höher, =gleich, <geringer
HCQ = Hydroxychloroquin, CQ = Chloroquin, P = Plazebo, MTX = Methotrexat, DPA = D-Penicillamin, PAU = parenterales Gold, AU = orales Gold, SULFA = Sulfasalazin, AZA = Azathioprin, CyA = Cyclosporin A

Die Therapie muß, auch nachdem alle Aktivitätsmanifestationen supprimiert sind, über 2 Jahre fortgeführt werden (740).

Insgesamt hat die Acetylsalicylsäure an Bedeutung verloren. Nachteile (gastrointestinale Beschwerden, zentralnervöse Erscheinungen) wiegen die Vorzüge der Therapiekontrolle durch Plasmaspiegelbestimmungen nicht auf (429, 430).

Für Kinder besonders geeignet sind *Substanzen mit kurzer Halbwertszeit* wie Ibuprofen und Indometacin.

Ibuprofen (Imbun, Brufen) ist eine gut verträgliche Propionsäure, die in Dosen von 20–40 mg/kg KG/Tag appliziert werden kann. Als Nebenwirkungen entstehen manchmal Hautausschläge.

Indometacin (Amuno) ist in einer gutschmeckenden Suspension erhältlich, die Kleinkinder gerne annehmen. Mit korrekt aufgezogenen Einmalspritzen kann exakt dosiert werden. Zentralnervöse Nebenwirkungen stehen im Vordergrund.

Im Gegensatz zu diesen Substanzen hat *Naproxen* (Naprosyn, Proxen) eine deutlich längere Halbwertszeit. Dadurch ist die Steuerbarkeit geringer, die täglich nur 2mal nötige Verabreichung steigert aber die Compliance. Die Dosisempfehlung für leichtgewichtige kleinere Kinder lautet 10 mg/kg KG/Tag, für größere Kinder (Teenager) 2mal 250 mg/Tag. Für das Naproxen typische Nebenwirkungen sind Lethargie und psychische Störungen („being on a trip").

NSA sollten der besseren Verträglichkeit wegen immer zusammen mit Nahrung eingenommen werden.

Der Einsatz *langsamwirkender Antirheumatika (LAR)* ist bei persistierenden aktiven Oligarthritiden sowie den meisten juvenilen Arthritiden und den rasch destruktiven seropositiven Verläufen indiziert.

Die Therapie mit *parenteralen Goldsalzen* bekämpft die juvenile rheumatoide Arthritis ebenso wirksam wie die Erwachsenen-RA. Eingesetzt werden Natriumaurothiomalat (Tauredon) und Aurothioglucose (Aureotan). Die initiale (Test-)Dosis beträgt 5 mg. Wöchentliche Dosen werden schrittweise erhöht, bis etwa 0,75 mg/kg KG/Woche, insgesamt also 50 mg wöchentlich, erreicht sind. Diese wöchentlichen Injektionen werden über 20 Wochen fortgesetzt bis zu einer Gesamtdosis von 15 mg/kg KG. Setzen Besserung oder Remissionen ein, ist eine Erhaltungstherapie einzuleiten: 1 mg/kg KG alle 2 Wochen. Unerwünschte Wirkungen, die zum – zumindest zeitlich limitierten – Absetzen der Therapie zwingen, sind Leukozytenzahlen unter 5000, eine Eosinophilie, eine Proteinurie oder Hämaturie oder aber klinische Zeichen der Goldtoxizität. Absolute *Kontraindikationen* für eine erneute Goldtherapie sind die persistierende Leukozytopenie, Neutropenie oder Proteinurie oder eine exfoliative Dermatitis. Etwa 25% aller Kinder müssen die Therapie der Goldtoxizität wegen beenden, 25% reagieren nicht auf Gold und 50% erleben Remissionen unterschiedlichen Grades.

Vor allem die frühkindliche ANA-positive Oligarthritis spricht initial gut auf *Antimalariamittel* (Resochin, Quensyl) an. Die initiale Dosis beträgt 3–4 mg/kg KG (429, 430).

Sulfasalazin (Azulfidine RA) in einer Dosierung von 30–50 mg/kg KG soll besonders die HLA-B27-assoziierte Arthritis günstig beeinflussen. Nebenwirkungen entsprechen denen der Therapie des Erwachsenen. *Immunsuppressiv/antiphlogistisch wirkende Substanzen* wie Azathioprin (Imurek) und Methotrexat (Lantarel) werden vor allem bei systemischen Verlaufsformen, der chronischen Iridozyklitis und rasch progredienten seropositiven RA eingesetzt.

Azathioprin (Imurek) wird in der Dosis schrittweise gesteigert: 2–3 mg/kg KG täglich.

Die erstaunlich gute Verträglichkeit (hohe Clearance?) und Wirkung von *Methotrexat* (Lantarel) bei verschiedenen juvenilen rheumatoiden Arthritiden wurde bereits dargestellt.

In einer 6monatigen doppelblinden plazebokontrollierten Untersuchung erhielten Patienten entweder 10 mg MTX/m^2 Körperoberfläche, 5 mg MTX/m^2 Körperoberfläche oder Plazebo. Der Einsatz von Prednison (<10 mg/Tag) und NSA war erlaubt. Ausgehend von einem aus verschiedenen klinischen und Laborparametern zusammengesetzten Index zeigten 63% aller Kinder, die eine Low-dose-MTX-Therapie erhielten, verglichen mit 32% von denen mit der sehr niedrigen MTX-Dosis (5%) und 36% derer in der Plazebogruppe eine deutliche Besserung (396).

Die meisten Untersuchungen, die die Wirkungen von LAR während der juvenilen rheumatoiden Arthritis beurteilen, sind retrospektiv. Erstaunlich hoch ist in vielen dieser Studien der *Plazeboeffekt*, der zwischen 42 und 68% liegt (133, 395, 933).

Glucocorticoide sollten bei der juvenilen rheumatoiden Arthritis nur mit großer Zurückhaltung eingesetzt werden, da Kinder rasch corticoidpflichtig werden. Initial wird mit 1–2 mg Prednisolonäquivalent/kg KG – möglichst als Einzeldosis morgens – begonnen. Diese Dosis sollte dann sehr schnell reduziert werden, um eine Menge von 0,2 mg/kg KG/Tag zu erreichen.

Wachstumshemmungen, die ausgeprägte Osteoporose und die Gefahr von Nekrolysen vor allem des Femurkopfes sind belastende Nebenwirkungen.

Weitere *Indikationen* für Glucocorticoide sind die nichtkontrollierbare Iridozyklitis, eine zunehmend deutliche Anämie und eine Arthritis der Krikoarytänoidgelenke, die einen akuten laryngealen Stridor verursacht. Auch durch NSA nicht zu senkendes Fieber und eine Myokarditis indizieren Glucocorticoide. Bei Patienten mit kongestiver Myokardiopathie sollte etwa 1 Stunde vor Glucocorticoidapplikation Furosemid (z.B. Lasix) injiziert werden, das zu einer Volumenreduktion führt. Kalium kann sowohl durch Diuretika als auch durch Glucocorticoide ausgeschieden werden. Es kann nötig werden, Kalium zu substituieren (522).

Neben der systemischen Glucocorticoidtherapie sind diese Substanzen *lokal* im Verlauf der Iridozyklitistherapie und im Rahmen intraartikulärer Injektionen einzusetzen.

In der Regel reagiert die *akute Iridozyklitis* auf die Therapie mit *Mydriatika* (Vorbeugung der Entwicklung von hinteren Synechien) und lokal subkonjunktival gegebenen *Glucocorticoidtropfen*. Persistierende Iridozyklitiden werden ebenfalls mit Mydriatika und Glucocorticoiden therapiert. Als Mydriatikum ist Atropin sehr effektiv. Das Hauptrisiko einer längerdauernden lokalen Glucocorticoidmedikation ist das iatrogene Glaukom. Kommt die Iridozyklitis unter Lokalbehandlung innerhalb von 6–8 Wochen nicht zum Stillstand, können Azathioprin, vorübergehend auch Methotrexat zusätzlich eingesetzt werden (429, 430).

Therapie älterer Patienten

Im Alter ist Presbyopie nicht selten – der ältere Mensch muß Verschreibungen (Brille!) lesen können. Das Gehör wird schwächer – hat der Patient *akustisch* alles verstanden? Einen Älteren mit einem neuen Medikament vertraut zu machen, setzt voraus, sich seiner Aufmerksamkeit und Kooperation besonders zu versichern. Das *Arzt-Patient-Gespräch* zum Thema *Medikamente* ist besonders für den älteren Patienten von eminenter Bedeutung.

Wegen der verschiedenartigen Verpackungen ist immer die noch bestehende (fehlende?) *manuelle Geschicklichkeit* abzuschätzen. Das Schema der täglichen Tabletteneinnahme ist so einfach wie nur möglich zu gestalten (457).

Je einfacher die Verordnung gehalten ist, desto besser ist die Compliance und die Erinnerungsfähigkeit. Durch die allergisierende Lebensschule einer Vielfachmedikamenteneinnahme gegangen, reagieren ältere Patienten oft empfindlicher als jüngere. Die dem Alter eigene *Multimorbidität* führt zur Polymedikation, die das Risiko unerwünschter Wirkungen und die Interaktionswahrscheinlichkeit steigert.

Die *Serumalbuminkonzentration* des älteren Kranken ist häufig *erniedrigt*. Daraus resultieren eine verminderte Medikamenteneiweißbindung und das steigende Risiko der Verdrängung eines Arzneimittels durch ein anderes aus der Eiweißbindung. Das Risiko blutender *Ulzera* unter NSA-Therapie ist im Alter höher.

Wenn auch viele RA-Patienten *Suppositorien* alleine und ohne Hilfe nicht handhaben können, so helfen sie dennoch den Patienten, die wegen Dysphagie oder Bewußtseinseinschränkungen nicht schlucken können. Da viele alte Menschen eine geringe Muskelmasse haben und *Injektionen* als schmerzhaft und schwierig empfinden, ist diese Applikationsform beim älteren Menschen mit Zurückhaltung zu betrachten. Auch in diesen Fällen ist die Gabe von Suppositorien sinnvoll.

Die Pharmakokinetik nichtsteroidaler Antiphlogistika unabhängig vom Alter ist für einige Substanzen, z.B. Diclofenac, gut untersucht. Die *Bioverfügbarkeit* ist im Alter nicht verändert, sie ist zudem unabhängig von der Nahrungsaufnahme. Auch im Alter stehen gastrointestinale Nebenwirkungen mit Abstand an erster Stelle. Die Risiken renaler Nebenwirkungen sind im Alter erhöht (Zusammenfassung bei 131).

Der ältere Mensch muß mit einem deutlich höheren Risiko und unerwünschten Wirkungen durch Glucocorticoide rechnen als der jüngere (empirische Ausnahme: Therapie der Polymyalgia arteriitica). Unter hochdosierten systemischen Glucocorticoidgaben entwickeln sich häufig sehr rasch, manchmal in wenigen Tagen, z.B. Glucocorticoidpsychosen. Der Blutdruck kann schnell ansteigen (Wasserretention), ein Herzversagen sich entwickeln, ein (latenter) Diabetes mellitus kann entstehen bzw. sich manifestieren. Dem Alter eigene Konstellationen wie Osteoporose, Abnahme der Hautdicke usw. verstärken sich durch Glucocorticoide.

Allerdings ist besonders für die Therapie der im späten Alter beginnenden RA die Low-dose-Glucocorticoidtherapie „im Gespräch" (1030).

Therapie in der Schwangerschaft

Die Literatur beurteilt die potentielle Gefährdung durch verschiedene Medikamente während der Schwangerschaft einer RA-Patienten kontrovers.

Das Abwägen zwischen Risiko und Wirkung – ohnehin Grundlage jeder medizinischen Entscheidung – erhält mit dem un- bzw. neugeborenen Kind noch eine weitere schwierige Berechnungsgröße.

- Wie verhält sich das Risiko für das ungeborene Kind im Verhältnis zum therapeutischen Nutzen?
- Ist die Medikation auch während einer Schwangerschaft von vitaler Bedeutung?
- Überwiegen die Risiken einer ungebremst ablaufenden Krankheit die Nachteile einer Therapie?
- Gibt es risikoreichere und -ärmere Medikamente?
- Und nicht zuletzt: Ist überhaupt ein Medikament nötig?

Alle diese Fragen muß man sich am Beginn oder im Verlauf einer medikamentösen Therapie vor bzw. während einer Schwangerschaft stellen.

Nichtsteroidale Antiphlogistika sollten während der Embryonal- und Fetalzeit nicht verabreicht werden. Am besten untersucht ist die *Acetylsalicylsäure*, die wie alle Prostaglandin-Biosynthesehemmer die Geburt verzögert, also längere Schwangerschaften induziert und perinatal Grund für erhöhte Blutverluste sein kann. Die Behandlung mit niedrigdosierter Acetylsalicylsäure (<325 mg/Tag) ist nicht mit unerwünschten Wirkungen verknüpft.

Auch *Indometacin* ist plazentagängig. Sein Einsatz als tokolytische Substanz während der zweiten Hälfte der Schwangerschaft kann zu einer Verengung oder einem vorzeitigen Schluß des Ductus arteriosus Botalli führen. Über oligurische renale Funktionseinschränkungen, Hämorrhagien, intestinale Perforationen und fetale Schäden wurde berichtet. Die kurze Behandlung mit Indometacin etwa über 24–48 Stunden scheint dagegen nicht gefährlich (1002).

Die Therapie mit *Glucocorticoiden* wird bei einer RA und Schwangerschaft meist entbehrlich. In aller Regel bedeutet Schwangerschaft auch Remission. Theoretisch besteht durch Glucocorticoide in den ersten 3 Monaten das Risiko fetaler Mißbildungen. Glucocorticoide sind plazentagängig und erscheinen auch in der Muttermilch. Niedrigdosiert (5–15 mg/Tag) und kurzfristig gegeben führen sie nicht zu einer Häufung kongenitaler Defekte, unterdrücken die ACTH-Nebennierenrindenachse nicht und führen beim Neugeborenen nicht zu einem Cushing-Syndrom.

Eine einzelne Dosis (auch höher) gefährdet nicht und auch die Therapie über einige Tage scheint für den Fetus kein Risiko. Die niedrigste Erhaltungsdosis für eine Langzeittherapie während der Schwangerschaft mit Prednisolon liegt bei 10–20 mg. Auch kann eine tägliche morgendliche Dosis zwischen 20 und 40 mg betragen, um Krankheitsexazerbationen zu beherrschen. Trotz der Plazentagängigkeit der Glucocorticoide entwickelt sich nicht immer eine Nebennierenrindensuppression im Fetus (911).

Chloroquin bzw. *Hydroxychloroquin* sind plazentagängig und gelangen auch in die Muttermilch. Beide Substanzen können zu Mißbildungen führen, wirken im Tierversuch teratogen und dürfen im Rahmen einer Schwangerschaft überhaupt nicht eingesetzt werden (Ausnahme kurzfristige Malariaprophylaxe).

D-Penicillamin darf wegen seines gesicherten Einflusses auf den Kollagenstoffwechsel und der daraus resultierenden Risiken für den Fetus während der Schwangerschaft nicht gegeben werden. Eine laufende Therapie sollte abgesetzt werden. 2 von 46 Patientinnen, die während der gesamten Schwangerschaft DPA erhielten, brachten Kinder mit schweren Bindegewebsdefekten auf die Welt (309).

Parenterale Goldsalze sind plazentagängig. Sie gehen auf das Kind über und können dort enzymblockierend wirken. Während einer Schwangerschaft sind sie abzusetzen. Allerdings gibt es vereinzelte Literaturhinweise, daß auch nach Therapie mit Goldsalzen normale Kinder geboren wurden.

Alle *immunmodulierenden Medikamente* sind während Schwangerschaft und Stillzeit kontraindiziert, da sie teratogen, abortiv und embryotoxisch wirken können.

Azathioprin verursacht möglicherweise eine diskrete Suppression des Knochenmarks im Fetus.

Die Gabe von *MTX* im ersten Trimester hatte drei mißgebildete Kinder mit Schädelabnormitäten zur Folge. In 7 Fällen – Methotrexat wurde während der späten Schwangerschaft in unterschiedlichen Dosen zwischen 30 und 1300 mg gegeben – wurden 6 normale Kinder geboren. 1 Kind litt unter einer Panzytopenie und ein anderes unter einer fibrosierenden Alveolitis. Während einer Low-dose-Therapie mit Methotrexat von 8 RA-Patientinnen kamen 10 Kinder auf die Welt, 2 elektive und 3 spontane Aborte entstanden.

Beachtliche Mengen von *Cyclosporin A* finden sich in Plazentagewebe. In einigen wenigen Fällen fand sich Cyclosporin A auch bei Neugeborenen. Die Cyclosporin A-Konzentrationen fielen innerhalb einiger Tage nach der Entbindung bis auf 0. Im Rahmen von 75 Schwangerschaften von 70 Müttern und zusätzlichen 11 Schwangerschaften (die Väter nahmen Cyclosporin A ein) – die meisten Eltern wurden therapiert, um eine Organabstoßung zu verhindern – entwickelten sich in 40% aller Fälle der Neugeburten Wachstumshemmungen und Frühreife. Die zusätzliche Gabe von Prednisolon oder Methylprednisolon war üblich.

Unser Wissen über die Zusammenhänge von *LAR* und Schwangerschaft ist unzureichend. Das prophylaktische Absetzen von LAR vor einer geplanten Schwangerschaft erscheint nicht nötig. Das Risiko einer RA-Exazerbation würde die günstige Wirkung der Substanz überwiegen. Mehr noch, ein therapeutischer Abbruch einer Schwangerschaft wegen einer LAR-Therapie scheint auf der Basis der heute verfügbaren Daten nicht gerechtfertigt. Auch differieren die Meinungen der Rheumatologen. So könne Sulfasalazin während der Schwangerschaft weiter gegeben werden (?) ebenso wie Hydroxychloroquin, das weniger toxisch als Chloroquin ist. Cyclosporin A sollte bei schwangeren Patientinnen vermieden werden. Zytostatische Substanzen wie Cyclophosphamid, Chlorambucil und hochdosiertes Methotrexat erhöhen das Risiko fetaler Abnormitäten erheblich, vor allem wenn sie im Verlauf der frühen Schwangerschaft gegeben werden (821).

Therapie von Begleiterscheinungen: Anämie, Amyloidose, Osteoporose

Vor Behandlungsbeginn einer parallel zur RA bestehenden **Anämie** ist grundsätzlich zu klären, ob es eine

- die RA begleitende sekundäre Anämie,
- durch Medikamente (NSA, LAR usw.) induzierte Anämie,
- echte Eisenmangelanämie oder
- durch Folsäure- oder Erythropoetinmangel entstandene Anämie

ist.

Im Verlauf der RA entwickelt sich eine Anämie meist durch vermehrte Eisenspeicherung im retikuloendothelialen System (RES) und der entzündlich veränderten Synovialis. Der Eisengehalt in der Synovia von RA-Patienten ist im Vergleich zu Kontrollpersonen auf das 8- bis 20fache erhöht (786).

Die wichtigste Laborbestimmung ist die des Ferritins, das eng mit dem Eisengehalt des RES korreliert (95). Hohe Ferritinwerte signalisieren übermäßige Eisenablagerungen im RES (554).

> Bei RA-Patienten mit normalem oder erhöhtem Ferritin dürfen keine Eisenpräparate substituiert werden, da dieses Eisen dem RES zugeführt wird und nicht zur Hämoglobinsynthese verwertet werden kann.

Im Gegenteil, die Induktion sekundärer Hämochromatosen bzw. Hämosiderosen ist möglich. Die beste Therapie dieser Begleitanämie ist die *Unterdrückung der Krankheitsaktivität,* da sich dann Hämoglobin und Blutarmut normalisieren. Die Applikation oraler *Eisenpräparate* und deren i.m. bzw. i.v. Gabe sind *nicht indiziert.* Läßt sich die Aktivität der RA nicht beherrschen und wird die Anämie so ausgeprägt, daß sie zusätzliche Symptome wie z.B. Tachykardie, abnorme Müdigkeit usw. verursacht, so ist die *Transfusion von Vollblut* oder *Erythrozytenkonzentrat* zu erwägen, die das klinische Bild meist schlagartig verbessern (740).

Niedrige Erythropoetinspiegel und eine erhöhte Knochenmarkresistenz gegen *Erythropoetin* können zum Teil die Anämie der RA verursachen (1146). Das seit kurzem entwickelte rekombinante Erythropoetin kann diesen „Anämiepathogeneseanteil" bekämpfen. Eine weitere Einsatzmöglichkeit liegt in der Vorbereitung von RA-Patienten, die präoperativ anämisch sind und peri-/postoperativ eine autologe Bluttransfusion brauchen (64).

Primäre generalisierte **Amyloidosen** sind von sekundären generalisierten und die das multiple Myelom begleitenden Amyloidosen zu unterscheiden. Im Verlauf der RA entsteht manchmal eine sekundäre generalisierte Amyloidose, deren Prognose von der Progression und der Art der RA abhängt. Diese Amyloidose hat eine bessere Prognose als die anderen Formen (125).

> Die *Suppression der RA-Aktivität* ist der verläßlichste und beste Schutz gegen eine Amyloidose. Eine Remission der RA ist oft mit einer Regression der Amyloidose verknüpft.

Renale Funktionen müssen bewahrt werden. Alle für die Nieren negativen Einflüsse – Hochdruck, nephrotoxische Substanzen, Infektionen – sind zu behandeln bzw. zu meiden. Diuretika, salzfreie oder salzarme Kost, Humanalbumininfusionen, die Kontrolle von Natrium- und Wasseraufnahme können die meisten Patienten ödemfrei halten. Chirurgische Eingriffe können zu irreversiblen Auswirkungen auf die Nierenfunktion führen und sind daher zu vermeiden. Die konservative Behandlung der chronischen Niereninsuffizienz restriktiert diätetisch Proteine, sorgt für eine ausgewogene Balance zwischen Flüssigkeit und Natrium, korrigiert mögliche Azidosen und regelt das Verhältnis zwischen Calcium und Phosphat.

Ob die sekundäre generalisierte Amyloidose auf *Colchicin* anspricht, ist noch nicht geklärt. *D-Penicillamin* wird sowohl gegenüber der RA als auch deren sekundärer Amyloidose als wirksam beschrieben (632). *Chlorambucil* (Leukeran) ist besonders wirksam in der Behandlung der Amyloidose juveniler rheumatoider Arthritiden (1001). Dabei werden, wie auch bei der adulten RA, niedrige Erhaltungsdosen von Chlorambucil eingesetzt (etwa 0,1 mg/kg KG/Tag). In einigen Fällen besserte sich die RA und bildete sich auch die Amyloidose zurück (106). Bei der adulten RA hat sich erwiesen, daß Chlorambucil mit D-Penicillamin kombiniert besser wirkt als D-Penicillamin allein. 16 RA-Patienten mit renaler Amyloidose wurden mit D-Penicillamin behandelt. Vier zeigten eine deutliche Rückbildung des Amyloids, drei entwickelten eine mehr parenchymatöse als vaskuläre Amyloidablagerungsform (61, 62). Auch die Kombination von Azathioprin mit niedrigdosierten Glucocorticoiden ist erfolgreich (922).

Umschriebene und diffuse **Osteoporosen** können im Verlauf einer RA entweder

- durch die Entzündungsaktivität der RA selbst (Interleukin-1, TNFα) oder
- durch die durch die Krankheit erzwungene *Immobilität,*
- aber auch durch *Medikamenteneinnahme* (Langzeittherapie mit Glucocorticoiden) bzw.
- parallel verlaufende Ereignisse und Risikokonstellationen wie *beginnende Menopause* oder *falsche Ernährung* entstehen.

Jede einzelne dieser Ursachen kann für sich zu einer bestimmten Osteoporose führen. Wahrscheinlich verhalten sich die einzelnen Ursachen nicht additiv, sondern multiplizieren sich.

Wichtig ist die ausreichende Zufuhr von *Calcium* – 1–1,5 g/Tag entweder in Tablettenform oder durch entsprechende Ernährung (Milch, Milchprodukte). *Vitamin-D* zusätzlich – 400 Einheiten/Tag – ist zu empfehlen. Mit der Menopause entsteht ein Mangel an *Östrogenen.* Etwa jede 3.–4. Frau erleidet in der Menopause einen gesteigerten Knochenverlust, der bis zu 10% pro Jahr betragen kann (240).

Calcitonin ist ein natürliches Hormon, das im menschlichen Körper vorkommt. Es hemmt einen gesteigerten Knochenumbau – der *Knochenabbau* wird *mehr gebremst* als der *Knochenanbau*. Daneben wirkt Calcitonin schmerzstillend. Calcitonin sollte zyklisch eingesetzt werden (2–3 Monate Therapie, danach 2–3 Monate therapiefreies Intervall).

Fluoride stimulieren den Knochenanbau. Damit neugebildeter Knochen schnell genug mineralisiert wird, ist die gleichzeitige Verabreichung von 1–1,5 g Calcium und eventuell 400 Einheiten Vitamin D notwendig.

Bei jeder *mittel- bis langfristigen Glucocorticoidtherapie* (auch im Rahmen der „Low-dose-Therapie") muß gegen das Entstehen einer Osteoporose gearbeitet werden: Dazu zählt die Einnahme von Calcium und Vitamin D.

Knochendichtemessungen (Radius, Tibia, Lendenwirbelsäule) mit unterschiedlichen *densitometrischen Verfahren* haben gezeigt, daß *unabhängig* von der *Menge* des eingenommenen Prednisolons/Tag (3–10 mg) und der *Dauer* der Einnahme (6 Monate bis 3 Jahre) etwa *zwei Drittel* aller Patienten *Knochenmasse* unter Low-dose-Therapie mit Glucocorticoiden *verlieren:* jüngere Männer und Frauen weit vor der Menopause wenig oder nicht, dagegen ältere Männer und *Frauen perimenopausal*, insbesondere *postmenopausal deutlich*. Zu dieser „Osteoporoserisikogruppe" zählen auch juvenile rheumatoide Arthritiden.

In einer doppelblinden plazebokontrollierten Studie über 36 Monate wurden Schmerz, die Progression der Erosionen und der Verlust an Knochendichte bei 40 RA-Patientinnen untersucht. Eines der beiden Patientenkollektive erhielt im ersten Monat morgens *Lachscalcitonin* 200 IU/Tag, 100 IU als Spray in jedes Nasenloch. In den darauffolgenden Monaten wurde die Dosis auf 100 IU/Tag reduziert.
Die zweite Gruppe der Patientinnen erhielt Plazebo. Die Morgensteife reduzierte sich in der mit Calcitonin behandelten Gruppe nach 2 und 4 Monaten; nach durchschnittlich 28 Monaten konnte kein signifikanter Unterschied des Larsen-Score in beiden Gruppen beobachtet werden. Die *Knochendichte* wurde im Unterarm und in der Wirbelsäule gemessen. Während der ersten 12 Monate verlor die *Plazebogruppe* etwa 2% Knochen der Wirbelsäule und 4,8% pro Jahr am distalen Radiusdrittel. Im Gegensatz dazu stieg die Knochendichte in der Gruppe, die intranasal *Calcitonin* erhielt, um 1% in der Wirbelsäule, und es ließ sich kein Knochenverlust im distalen Radiusdrittel objektivieren (1052).

Calcitriol, das aus dem „Vitamin-D-(Prodrug-) Metaboliten" Alfacalcidol entsteht, steuert neben dem Parathormon und Calcitonin den Calciumphosphatstoffwechsel. Da Glucocorticoide die enterale Calciumresorption hemmen (924), Calcitriol über die Syntheseinduktion des calciumbindenden Proteins (Calbidin D) die enterale Calciumresorption steigert und damit die Knochenresorption hemmt, liegt sein Einsatz bei glucocorticoidinduzierter Osteoporose nahe. In einer Dosierung von 0,25 bis 1 µg (Doss) ist es zur Prävention und Therapie dieser Osteoporose geeignet (925). Da im positiven Wirkungsmechanismus gleichzeitig die Möglichkeit zu unerwünschten Wirkungen (Hyperkalzämie, Hyperkalzurie) liegt, ist bei einer durchschnittlichen Calciumzufuhr von ca. 800 mg/Tag keine zusätzliche Calciumgabe sinnvoll; bei niedrigerer Zufuhr ist individuelle Calciumsubstitution angezeigt. Bisher vorliegende Untersuchungen zeigten, daß die gesteigerte Knochenresorption unter Glucocorticoidtherapie durch Alfacalcidol gehemmt wird (127) und Calcitriol+Calcium mit oder ohne Calcitonin in der Lage ist, einen glucocorticoidinduzierten Knochensubstanzverlust zu verhindern (961).

Basisprogramm jeder glucocorticoidinduzierten Osteoporose sind Calcium und Vitamin D_3 sowie im peri-/postmenopausalen RA-Abschnitt die situative Östrogen-/Gestagensubstitution. Die Kombination von Biphosphonaten (z. B. Alendronsäure = Fosamax) zur Hemmung der Knochenresorption und Alfacalcidol (Doss) zur Stimulation der Osteoblasten ist ein erfolgversprechendes Konzept.

Immunmodulation und experimentelle Therapie

Physikalische Immunsuppression

Die Entfernung pathogenetisch relevanter Substanzen wie Autoantikörper (Anti-DNA-Antikörper, RF, CIC usw.) oder von B- und T-Lymphozyten durch Plasma- und Lymphopherese, durch eine Ductus-thoracicus-Drainage oder Leukapherese, Immunadsorption und Photophorese findet extrakorporal statt: *extrakorporale Therapie*. Eine Deblockade des mononukleären phagozytären Systems (MPS; früher RES) wird als weiterer Wirkmechanismus diskutiert (675).

Da die Plasmapherese in der Regel bei (auto)immunologischen Erkrankungen eingesetzt wird, muß sie immer mit einer medikamentösen Therapie des zugrundeliegenden Prozesses kombiniert werden.

Die Komedikation mit Azathioprin, Cyclophosphamid und Glucocorticoiden verzögert den Wiederanstieg der Antikörperspiegel deutlich.

Bei lebensbedrohenden Vaskulitiden oder Neuropathien kann die Plasmapherese bei RA indiziert sein (831, 1008).

Durch die *Immunadsorption* entfallen durch die Austauschflüssigkeit induzierte unerwünschte Wirkungen. Das mit dem unselektiven Entzug aller Plasmabestandteile entstehende Risiko wird gemindert. Im Rahmen der Immunadsorption werden IgG und zirkulierende Immunkomplexe (CIC) bindende Liganden (Phenylalanin, Tryptophan, Protein A, C1q, Anti-IgA-Antikörper) als Adsorber genützt. DNA und Dextransulfat binden Anti-DNA, humanes IgG bindet Rheumafaktoren (657, 999, 1116). Das zelluläre Kompartment des Immunsystems beeinflussen die Ductus-thoracicus-

Drainage (Lymphopherese) und die Leukapherese (600, 604). Die *Ductus-thoracicus-Drainage* entfernt B- und T-Lymphozyten. Die drainierte, zentrifugierte und zellfreie Lymphe wird nach 24 Stunden reinfundiert. Der initiale Rückgang aller Symptome einer RA (z. B. der Arthritis, der Morgensteife) ist dramatisch. *Besserungen limitieren sich* jedoch meist auf den Zeitraum der *Drainage.* Die Methode liefert nur temporäre Erfolge und hat in der Routinetherapie keinen Platz. Die *Leukapherese* kann allein oder in Kombination mit einer Plasmapherese durchgeführt werden. Sie separiert Leukozyten und Lymphozyten und erreicht bei RA bessere und stabilere Erfolge als die reine Plasmapherese. In der Regel werden 15–20 Behandlungen durchgeführt.

Eine *Ganzkörperbestrahlung* führt zu einer globalen Immunsuppression mit meist tiefgreifenden, nur im Rahmen einer Knochenmarktransplantation akzeptablen Nebenwirkungen. Eine lokale Bestrahlung wirkt – ohne Ganzkörpereffekte – immunsuppressiv. Bestrahlungsreaktionen sind Müdigkeit, Xerostomie, Gewichtsverlust, Karies, Durchfälle, Übelkeit, Erytheme, Anämie und Thrombozytopenie. Immer entwickelt sich eine deutliche *Lymphozytopenie.*

Die *totale Lymphknotenbestrahlung* wurde zum erstenmal während der parallelen Behandlung maligner Lymphome und einer RA „eingesetzt" (474). Sie supprimiert die Immunglobulinproduktion, verändert T-Zell-Subsets (604) und hemmt die Spontansekretion von IL-1 durch Synovialzellen (384). Erfolge sind über Zeiträume von 6 Monaten und länger beschrieben (1039). Die totale Lymphknotenbestrahlung darf nur in extremen Sonderfällen eingesetzt werden. Nicht bekannt sind Langzeitrisiken (z. B. Entwicklung einer Kardiotoxizität), nicht ausgeschlossen sind die schnelle Entstehung von Amyloid in späteren RA-Phasen und die Entwicklung sekundärer Malignome (551).

10 Jahre nach dem Beginn entweder einer Therapie der totalen Lymphknotenbestrahlung oder der Kombination von Cyclophosphamid (Endoxan 1 mg/kg KG/Tag) mit Azathioprin (Imurek 1 mg/kg KG/Tag) waren 7 von 10 der Lymphknotenbehandelten vs. 2 von 9 der RA-Patienten mit Chemotherapie gestorben. Drei der Lymphknotenbestrahlten entwickelten B-Lymphozyten-assoziierte Malignome (vs. 0 in der Chemotherapiegruppe) (1224).

In lebensbedrohenden Akutsituationen können Plasmapherese und Immunadsorption andere Therapieformen ergänzen. Es ist wichtig, die *Indikation* zur Plasmapherese *frühzeitig* zu stellen, vor allem, wenn sich die Zellen des gefährdeten Organs nicht regenerieren können (z. B. Glomeruli oder Nervenzellen; 999). Die Immunadsorption hat das *geringste „Nebenwirkungspotential"* aller extrakorporalen Therapien. Sie kann das Risiko von Folgeschäden durch Medikation und Krankheitsaktivität verringern. Filterleukapherese und die Photophorese zielen auf das zelluläre Immunsystem (Tab. 10.**35**).

Tabelle 10.**35** Immunmodulation

Immunsuppression
➤ Medikamentös – Glucocorticoide – Azathioprin (Imurek) – Chlorambucil (Leukeran) – Cyclophosphamid (Endoxan) – Methotrexat (?) (Lantarel, Metex) – Cyclosporin (Sandimmun, Sandimmun Optoral) – Leflunomid (Arava) – Podophyllin (Proresid) – Antilymphozytenseren, Antilymphozytenglobulin – Zileuton – experimentelle Substanzen (Tab. 10.**36**)
➤ Physikalisch – Ductus-thoracicus-Drainage – Plasmapherese – Lymphopherese, Leukapherese – Immunadsorption – extrakorporale Photophorese – Lymphknotenbestrahlung (lokal, total)
Immunstimulation
– Thymulin – Thymosin – γ-Interferon – OM-8980 (Subreum, Mondimunal) – Levamisol – Isoprinosin – i.v. Immunglobuline – experimentelle Substanzen (Tab. 10.**36**)

Immunstimulation

Polynucleotide, bakterielle Endotoxine, Viren usw. können unspezifisch sowohl die T- als auch die B-Zellfunktionen stimulieren. Endotoxine bzw. Polynucleotide stimulieren die Antikörperproduktion von Maus-B-Zellen, ohne die zellvermittelte Immunität zu erhöhen. Das T-Zell-stimulierende *Levamisol* hat verschiedenartige Effekte auf die Antikörperproduktion (784).

Immunmodulierend im Sinn einer Immunstimulation agieren auch noch andere Substanzen: *unspezifische Antigene* wie bakterielle Immunadjuvanzien (BDG, OM-893) und Interferon. Die Therapie mit *„körpereigenen Substanzen"* (Interferon, IL-1, IL-2) ist sicherlich das prospektiv interessanteste, zugleich aber auch komplexeste Feld möglicher therapeutischer Eingriffe in das immunologische Netzwerk (776). Alle *Interferone* wirken antiviral und modifizieren neben immunologischen Parametern auch Granulozyten, Makrophagen und die natürlichen Killerzellen (953). Interferone erhöhen die Aktivität von Makrophagen und natürlichen Killerzellen. γ-Interferon steigert die Expression von Histokompatibilitätsantigenen der Klasse I und II (758). Alle Interferone stimulieren vorwiegend unspezifische Abwehrleistungen.

Tabelle 10.**36** Experimentelle Therapieformen (Übersicht)

- Polyklonale Immunglobuline
  - hochdosiertes i.v. Immunglobulin (Tab. 10.**35**)
  - Anti-MHC-Klasse-II-Antikörper (Plazentaeluate)
- Monoklonale Immunglobuline (murin, chimär oder human)
  - Antilymphozytenglobuline
  - Anti-CD4-Antikörper
  - Anti-CD5-Antikörper (Ricin)
  - Anti-CD7/8-Antikörper
- Antizytokine, Antikörper gegen Rezeptoren
  - Anti-Tac
  - Anti-TNFα (cA2)
  - IX 207-887 (IL-1-Hemmer)
  - IL-2-Toxin
  - Campath-1H-Antikörper (IL-2-Rezeptorhemmer)
- T-Zellimpfung
- Sonstige (Auswahl)
  - Amiprilose-HCL, Captopril
  - 10-DAM, eisenbindende Substanzen
  - Geschlechtshormone, α-Interferon
  - Lobenzarit, Metronidazol
  - Minocyclin, Rapamycin (FK-506)
  - Rifampicin
  - Tacrolismus

Experimentelle Therapie

Unspezifischen Zielen immunsuppressiv wirkender Substanzen (z. B. Glucocorticoide, Cyclophosphamid oder Azathioprin) stehen definierte und selektive Ziele („targeted approach") wie z. B. Antigene der MHC-Klasse II oder CD4 gegenüber (Tab. 10.**36**). Jedoch sind auch diese Moleküle auf gesunden, nicht in den pathogenetischen Prozeß involvierten Zellen exprimiert, so daß ihre Modulation zu therapeutisch unerwünschten Wirkungen führen kann (949).

Therapeutische Ziele

Mononukleäres phagozytäres System, pathogene Antigene und Antikörper

Polyklonale humane Immunglobuline, i.v. appliziert, binden sich an Fc-Rezeptoren von Zellen des MPS und vermitteln die Phagozytose antikörperbeladener Zellen. Mit intravenösen Immunglobulinen verabreichte antiidiopathische Antikörper bilden mit pathogenen Autoantikörpern Immunkomplexe und fördern dadurch deren Elimination. Intravenöse Immunglobuline wirken auch über die Hemmung der Folgeprodukte der T-Zellaktivierung (203).

> Die hochdosierte intravenöse Immunglobulingabe beeinflußt das phagozytierende System, neutralisiert pathogene Antigene und pathologische Antikörper. Sie reguliert die humorale Immunantwort und normalisiert die B- und T-Zellfunktion bzw. -reaktion (228, 476).

10 Patienten mit aktiver, schwerer, therapieresistenter RA wurden mit hohen Dosen intravenösen Immunglobulins behandelt. Jeder Patient erhielt 5 Tage lang je eine Infusion mit 400 mg/Tag Immunglobulin. Als Erhaltungstherapie wurden 400 mg 1mal monatlich über 6 Monate gegeben.
9 von 10 Patienten entwickelten sehr schnell eine ausgeprägte Besserung. Im Zeitraum von 4 Wochen nach Therapiebeginn besserten sich Gelenkindizes, Morgensteife und CRP; die nötige Glucocorticoiddosis konnte reduziert werden, und der Schmerz (durch Arzt und Patient beurteilt) ging zurück. Diese Besserung erstreckte sich über die gesamte Behandlungsdauer. Jedoch entwickelten sich 12 Wochen nach Therapieende bei nahezu allen Patienten Symptome und Parameter wie vor der Therapie. Die Autoren schließen daraus, daß die Therapie mit intravenösen Immunglobulinen mehr antientzündlich denn krankheitsverändernd wirkt (1161).

Beeinflussung der T-Zellfunktionen

Das CD4-Antigen spielt eine entscheidende Rolle bei der Antigenerkennung durch T-Lymphozyten. *Anti-CD4-Antikörper* modulieren antikörperbeladene Zellen oder führen zur Phagozytose dieser Zellen durch das MPS.

25 therapieresistente rheumatoide Arthritiden wurden mit einem chimären monoklonalen Anti-CD4-Antikörper (cM-T412) behandelt. Die Patienten erhielten in ansteigender Dosis 10–700 mg/Tag. Den Infusionen von cM-T412 folgte ein sehr schneller Abfall von CD4+-T-Zellen. Die Anzahl zirkulierender CD4+-Zellen blieb bei den meisten Patienten auch 6 Monate nach Therapieende deutlich erniedrigt. Mitogen- und Antigenantworten waren im Vergleich zu denen vor Therapie reduziert. An Nebenwirkungen entwickelten sich Fieber (n = 19), meist verknüpft mit Myalgien, Krankheitsgefühl und einer asymptomatischen Hypotension. Alle diese Symptome limitierten sich selbst und korrelierten mit einer vorübergehenden IL-6-Erhöhung. 43% aller Patienten zeigten nach 5 Wochen und 33% der Fälle nach 6 Monaten eine signifikante klinische Besserung, definiert als Verbesserung von über 50% im Verhältnis zum Ausgangsbefund (z. B. druckempfindliche Gelenke). Alle Patienten erhielten parallel dazu niedrigdosiertes MTX (≤15 mg/Woche; 774).

Ein Problem der Applikation muriner monoklonaler Antikörper (MAK) ist bei ca 20% aller Patienten die Induktion *humaner Anti-Maus-Antikörper (HAMA)*, die eingesetzte Antikörper neutralisieren und auch selbst potentiell toxische Reaktionen initiieren können (159). Die Entwicklung und Verwendung *humaner* bzw. *chimärer MAK* – der variable murine Anteil ist in ein humanes Gerüst „eingebettet" – ist deshalb ein wichtiger und interessanter Aspekt. Die Therapie mit chimären MAK gegen CD4+ kann zu einer langfristigen antigenspezifischen und zur „Toleranz" gegen ein während der Therapiephase eingeführtes Antigen führen (91, 1016). MAK gegen CD4+ reduzieren alle CD4+-Zellen schnell und dramatisch. Die Behandlung mit CD4-Antikörpern nivelliert die Lymphozytenproliferation, ein inverser CD4-/CD8-Index entsteht; die BSG, das CRP, RF sowie Immunglobuline werden vermindert. Ritchie-

Index und Synovialitis bessern sich, die Griffstärke wächst. Wiederholte CD4-Antikörper-Infusionen lassen anaphylaktoide Reaktionen nicht ausschließen.

Im Rahmen von Therapien der RA wurden ca. 0,3 mg/kg KG intravenös über 7 Tage (das entspricht etwa 10–30 mg/Tag) gegeben (495, 496). 1–2 Wochen nach Therapiebeginn wurden klinische Erfolge bei 60–75% der behandelten Patienten beobachtet, die im Einzelfall bis zu 12 Monaten anhielten. Nebenwirkungen waren Urtikaria, Ausschläge mit Fieber sowie niedrigtitrige Antikörper, die jedoch meist einer Wiederholungsbehandlung nicht im Wege standen.

Die Wahl des MAK ist von großer Bedeutung. Der Anti-CD4-Effekt kann eventuell durch parenterales Gold, MTX oder DPA verlängert werden.

Dosierung und Applikationsintervalle sind wichtig. Über 5 Tage täglich infundiertes cM-T412 (50 mg) zeigte sich der einmaligen oder wöchentlichen Therapie überlegen (205).

64 Patienten mit therapierefraktärer RA wurden in einer randomisierten multizentrischen, doppelblinden, plazebokontrollierten Studie über 3 Monate entweder mit Plazebo oder mit 5, 10 bzw. 50 mg chimärem MAK gegen CD4+ behandelt. Parallel dazu erhielten sie MTX in gleichbleibender Dosierung (≤15 mg/Woche über mindestens 3 Monate vor Studienbeginn und während der Studie). Ausgehend von einer Verbesserung von 50% wurde bei 13–18% der Patienten beim Parameter geschwollene Gelenke bei 6–12% beim Parameter Druckschmerzhaftigkeit der Gelenke nach 3 Monaten eine therapeutische Antwort objektiviert. Grippeähnliche Symptome wie Fieber traten 24 Stunden nach der Infusion häufiger in der 50-mg- (29%) und 10-mg- (31%) Gruppe der CD4+-Antikörper auf. Die CD4+-T-Zellen wurden in der 50-mg-Gruppe signifikant supprimiert. Nach Ansicht der Autoren verursachten CD4+-monoklonale Antikörper bei den von ihnen untersuchten Patienten, die auch MTX einnahmen, weder einen klinischen Effekt noch eine erhöhte Toxizität oder Disposition zu Infektionen (trotz deutlicher peripherer CD4+-T-Zellsuppression; 775).

Zusammenfassend sind die therapeutischen Effekte der Lymphozytensuppression durch CD4+-Antikörper enttäuschend. Es scheint bedeutend schwieriger zu sein, Lymphozyten aus der Synovialis zu eliminieren als periphere Blutlymphozyten. Um das zu erreichen, müßten höchste Dosen eingesetzt werden, die wiederum zu einer schweren Immunsuppression führen würden (206).

IL-2 vermittelt seine Wirkung über IL-2-Rezeptor-Komplexe. *Antikörper* gegen den *IL-2-Rezeptor* (Anti-Tac) sind in Erprobung. In einer Phase II-Prüfung zeigten sich 75% aller mit CD5-Immunotoxin behandelten Patienten klinisch erheblich gebessert. Diese Besserung überdauerte die Suppression der CD5-positiven Zellen (1078). Um T-Zellen zu eliminieren, die einen IL-2-Rezeptor exprimieren, wurde *chimäres IL-2-Toxin* eingesetzt. Dieses Immunotoxin unterdrückt die Adjuvansarthritis der Ratte (189).

CD5 ist auf einer Subpopulation von B-Lymphozyten und auf allen T-Zellen exprimiert. 79 Patienten mit aktiver RA wurden mit *Anti-CD5 IC* (Immunokonjugat aus MAK gegen CD5 und Ricin-A-Kette) mit oder ohne Begleittherapie (MTX und/oder AZA) behandelt. Nach 1monatiger Therapie konnten 50–68%, nach 6monatiger Therapie 22–25% der Patienten als Responder betrachtet werden (1108, 1109). Eine sich anschließende doppelblinde plazebokontrollierte Studie mit MAK gegen CD5+ zeigte *keinerlei* signifikante *klinische Besserung*, obwohl die Medikation eine signifikante Lymphozytopenie induzierte (818). Therapiestudien mit *MAK gegen CD7* erzielten bei RA *keine signifikanten klinischen Ergebnisse* (581).

Erst die Weiterentwicklung zu humanem MAK gegen CD4+, der T-Zellen nicht erniedrigt, und prospektive Studien werden den Wert dieses „targeted approach" klären (776). CD5-IC und CD7-Antikörper haben in bisherigen Versuchen enttäuscht (581, 819).

Beeinflussung von MHC- und TCR-Interaktionen

Antikörperpräparationen humaner Plazenten (Anti-MHC-Klasse-II-Antikörper) wurden eluiert und zur Therapie der RA eingesetzt. 99% der *plazentaeluierten γ-Globuline* gehören zu den IgG-Antikörpern. Ihre Infusion erhöht die Lymphozytenreaktivität gegenüber Mitogenen und verändert die zirkulierenden Lymphozytensubpopulationen. Die aktiven Komponenten plazentaeluierter γ-Globuline sind polyspezifische Anti-HLA-DR-Antikörper, die sich in den Seren von Schwangeren befinden. Eine Besserung der Symptome, verknüpft mit dem Rückgang der BSG, ließ sich bei 60% der behandelten Patienten beobachten und blieb über Jahre hinweg bestehen (218, 782, 967).

Spezifische Autoantigene erkennende T-Lymphozyten wurden dem Körper entnommen, in vitro vermehrt und dann abgetötet *(T-Zellimpfung)*. Diese subpathogenen T-Lymphozyten wurden danach reinjiziert, um eine Therapieantwort einzuleiten (128), die sich gegen Autoantigen erkennende T-Lymphozyten richtet. Die klinischen Ergebnisse waren nicht überzeugend (579).

MHC-blockierende Peptide müssen eine hohe Affinität zum MHC-Molekül haben und dürfen T-Zellen nicht aktivieren (884). Die Therapie mit diesen Peptiden hat den Vorteil der Spezifität ohne generalisierte Immunsuppression. Monoklonale Antikörper gegen MHC-Antigenbindungsregionen können als Alternative betrachtet werden (4). Auch der Einsatz *synthetischer* Peptide mit struktureller Analogie zu T-Zellrezeptor-Sequenzen als T-Zellrezeptor-Antagonisten (monoklonal) ist denkbar (203).

Beeinflussung von Zytokinen

Ein muriner *Anti-IL-6-monoklonaler Antikörper* wurde in einer offenen Studie an RA-Patienten erprobt. Er wurde i.v. appliziert, über 10 Tage jeden Tag 10 mg. Resultat war eine signifikante klinische Besserung, die bis zu 6 Monaten andauerte und mit einer deutlichen Reduktion des CRP verknüpft war (1214, 1215). Ein IL-1-

Rezeptor-Antagonist *(IL-1-RA)* verringerte in einer doppelblinden Dosisfindungsstudie bei RA signifikant die Zahl geschwollener und schmerzender Gelenke (Manger 1997, persönl. Mitteilung).

TNFα induziert die Produktion von Prostaglandinen und Kollagenosen durch Synoviozyten. Es fördert katabole Vorgänge in den Chondrozyten. In der Familie der Zytokine wirkt es am intensivsten (> als IL-1, Lymphotoxin und IL-6). Zwei Rezeptoren (p55 und p75) regulieren unter anderem die Aktivität von TNFα. Lösliche TNFα-Rezeptoren deaktivieren auch die Expression von Adhäsionsmolekülen an das Endothel (ICAM-1, E-Selectin, VCAM) und reduzieren z. B. die Aktivität von IL-8 (1286). Obwohl im Verlauf einer RA überproduziert, gelingt es den löslichen TNF-Rezeptor-Fusionsproteinen nicht, die Entzündung zu neutralisieren.

Lösliche TNF-Rezeptor-Fusionsproteine sind also die natürlichen Gegenspieler der TNFα-Aktivität. Um die Halbwertszeit, Affinität und Bioverfügbarkeit von sTNFR zu erhöhen, wurde der Fe-Teil eines IgG-1-Immunglobulins mit dem monomeren sTNFR fusioniert. Es entstanden rekombinante sTNFR-Fusionsproteine: rTNFR:Fc pc 60 und rTNF:Fc pc 80 (764). In einer multizentrischen plazebokontrollierten Studie erreichten 68% der Patienten, die mit der höchsten Dosis von rTNFR:Fc pc 80 behandelt wurden, entsprechend den Paulus-Kriterien (848) nach 3monatiger Therapie klinische Erfolge, die >50% der Ausgangssituation lagen (78).

In eine offene unkontrollierte Studie wurden 20 therapierefraktäre RA-Kranke (15 Frauen, 5 Männer; Durchschnittsalter 51 Jahre; durchschnittliche Dauer der RA 10,5 Jahre; 17 bei Studienbeginn RF-positiv, alle mit Erosionen) aufgenommen. Mindestens einen Monat vor Studienbeginn wurden alle LAR abgesetzt. NSA und/oder Glucocorticoide ≤12,5 mg/Tag waren einen Monat vor und während der Untersuchung in konstanter Dosis erlaubt. Behandelt wurde intravenös über 2 Stunden mit einem *chimären TNFα-AK: cA2* (humanes IgG 1 + murines Fc). 15 Patienten erhielten initial und 14 Tage danach je eine Infusion von 10 mg/kg cA2, 5 Patienten wurden 4mal 5 mg/kg cA2 (initial, nach 4, 8 und 12 Tagen) infundiert. In der 8wöchigen Beobachtungsphase ließen sich eindrucksvolle Ergebnisse objektivieren. Weder grippeähnliche noch allergische Nebenwirkungen traten auf. Alle Leber-, Nieren- und hämatologischen Parameter blieben ebenso wie C3, C4 und die Immunglobuline unbeeinflußt. In der 6. Woche nach Therapiebeginn hatten sich Morgensteife, Schmerzscore, Ritchie-Index, Zahl der geschwollenen Gelenke und der HAQ durchweg mit einer Signifikanz von <0,001 gebessert. Am eindrucksvollsten wurde CRP von im Mittel 39,5 mg/l auf 8 mg/l (Norm <10; ebenfalls nach 6 Wochen; p <0,001) reduziert. Der RF von 6 von 14 Patienten sank um mindestens zwei Titerstufen (302, 303).
101 RA-Patienten wurden in Gruppen zu 14/15 eingeteilt. Sie erhielten 1, 3 und 10 mg cA2 mit oder ohne MTX oder Plazebo, Infusionen mit MTX. Die *cA2-Infusionen* wurden in den Wochen 0, 2, 6, 10 und 14 durchgeführt. Der Paulus-Index objektivierte die Wirksamkeit; nur die höheren cA2-Dosen waren effektiv – MTX schien ihre Wirkung zu verstärken (659).

Die Langzeittherapie mit monoklonalen Antizytokinantikörpern hat mögliche Nachteile: Die Entwicklung der „Antiglobulinantwort" könnte ihre therapeutische Wirksamkeit reduzieren, und die regelmäßige i.v. Applikation ist unpraktisch. Möglicherweise verspricht die Entwicklung von Zytokinhemmern wie Metalloproteinhemmern, die die Freisetzung von TNFα oder löslichen TNFα-Rezeptoren supprimieren, mehr Erfolg (421, 722).

Obwohl nur an einer kleinen Patientenzahl über kurze Zeit untersucht, lassen die Wirkungen eines *chimären MAK gegen TNFα* – cA2 – auf die Akute-Phase-Protein-Synthese, IL-6 und auf klinische Symptome vermuten, daß sich ein einzelnes Zytokin zum Nutzen der RA-Kranken modulieren läßt, ohne unerwünschte Wirkungen zu provozieren.

Leider exazerbierte die RA vieler der Patienten unter dieser Therapie nach 4–8 Wochen erneut. Die meisten Patienten konnten – bis zu einem Maximum von 4 Dosen – wiederum behandelt werden. Allerdings resultierte daraus nur eine zeitlich begrenzte Besserung, deren Dauer sich mit der Häufigkeit der Wiederbehandlung verkürzte. Wiederbehandelte Patienten entwickelten Antikörper gegen cA2 und Anti-dsDNA-Antikörper – wiederholte Behandlungen mit cA2 führten zu einem weiteren Anstieg der Anti-DNA-Antikörpertiter (303).
Aus diesem Grund wurde eine plazebokontrollierte dosisvariable (Plazebo, 1 und 10 mg/kg) Studie mit cA2 an 73 Patienten durchgeführt. Sie bestätigte die Resultate der früheren unkontrollierten Studien und zeigte, daß die Serumspiegel von cA2 für die Dauer der Wirkung verantwortlich sind (304).

Die Wirkungsmechanismen chimärer oder humaner MAK gegen TNF können eine Hemmung von zytokininduzierten Adhäsionsmolekülen und die Reduktion des Zustroms von Entzündungszellen sein (677, 827, 1125).

In einer doppelblinden randomisierten multizentrischen Studie wurden 234 Patienten mit aktiver RA behandelt. Sie erhielten 2mal pro Woche 10 oder 25 mg TNF-Rezeptor-Fusionsprotein p75 s. c. oder Plazebo. Konstante Dosen von NSA, Prednisolon (≤ 10 mg/Tag) und/oder Analgetika – nicht aber begleitende LAR – waren erlaubt. 90 % der Patienten hatten zuvor MTX erhalten.
Signifikant (< 0,05) gegenüber Plazebo verbessert waren nach 6 Monaten in der 25-mg-Gruppe die Zahl der geschwollenen und druckempfindlichen Gelenke, die Schmerzen (VAS) und die Morgensteife. Zugrundegelegt wurden die ACR-50 %-Remissionskriterien (1287, 1289). Sowohl in der 10-mg- als auch in der 25-mg-Gruppe verbesserte sich der HAQ gegenüber Plazebo signifikant (p < 0,05; 1293). Ausgehend von den Werten vor Studienbeginn zeigten sich die Laborparameter (20 %-ACR-Remissionskriterien), CRP, BSG, Thrombozytenzahl und Albumin in der Gruppe „25 mg 2mal/Woche" gegenüber Plazebo signifikant verbessert (≤ 0,05; 1294).

105 Patienten mit aktiver RA, die früher schon maximal 3 Monate TNFR:Fc (Enbrel – nicht auf dem Markt) erhalten hatten, erhielten Enbrel in einer offenen Langzeitstudie (mittlere Zeitdauer zwischen beiden Studien 18 Monate) über ≥ 1 Jahr 2mal 25 mg/Woche.
Klinische Parameter, die sich – Beurteilungsgrundlage 20%-ACR-Remissionskriterien – signifikant (< 0,05) nach 12 Monaten verbessert zeigten, waren die Zahl der geschwollenen und druckschmerzhaften Gelenke (1288).

In den zitierten Studien waren milde Reaktionen an der Injektionsstelle und „Erkältungen" die häufigsten Nebenwirkungen.

Zusammenfassend bestätigen diese Untersuchungen die wichtige Rolle von TNFα in der Pathogenese der RA und zeigen, daß die Hemmung von TNFα die Entzündung erfolgreich reduzieren kann. Jedoch sind wiederholte Behandlungen nötig. Weitere Untersuchungen müssen folgen, um Wirkung und Sicherheit von Anti-TNFα-monoklonalen Antikörpern bzw. TNF-Rezeptor-Fusionsproteinen zu objektivieren.

Orale Toleranz

Die orale Antigenapplikation induziert in den Peyer-Plaques des Darms die spezifische Sekretion von IgA, was eine weitere Absorption von Antigenen verhindert. Parallel dazu werden Suppressor-T-Zellen aktiviert, um eine systemische Toleranz zu erzielen.

Oral verabreichte Peptide müssen nicht mit denen identisch sein, die die Arthritis auslösen – sie müssen aber aus den jeweiligen Zielorganen stammen und pathogenetisch relevante Autoantigene sein.

Wird z. B. ein fremdes Kollagen Typ II oral appliziert, so wird das körpereigene Kollagen II in den entzündeten Gelenken von den durch fremdes Kollagen II aktivierten Zellen über eine Kreuzreaktion wiedererkannt. Es kommt zu einer Stimulation der spezialisierten T-Zellen und zu einer lokalen Sekretion von TGFβ und IL-4. Diese inhibierenden Zytokine supprimieren die Aktivität der benachbarten krankheitsinduzierenden TH-1-Zellen (*bystander suppression* [757, 1050]).

In einer randomisierten doppelblinden Studie an 60 Patienten mit schwerer aktiver RA wurde der Verumgruppe über 3 Monate Typ-II-Kollagen vom Huhn gegeben. Die Zahl der geschwollenen und druckschmerzhaften Gelenke nahm in der Verum-, nicht aber in der Plazebogruppe ab (1149).
90 Patienten mit früher RA (Krankheitsdauer ≤3 Jahre) wurden doppelblind randomisiert über 12 Wochen mit oralem bovinem Typ-II-Kollagen – entweder 1 mg/Tag oder 10 mg/Tag – oder mit Plazebo behandelt. Zwischen den drei Gruppen zeigte sich kein signifikanter Unterschied der Therapieantwort, jedoch war die Zahl der Responder in der Typ-II-Kollagen-Gruppe größer.

Beeinflussung von Adhäsionsmolekülen, Metalloproteinasen und der Apoptose

In einer offenen Studie wurde ein *muriner IgG-Anti-Icam-1-Antikörper* bei therapierefraktären rheumatoiden Arthritiden eingesetzt, entweder als einzelner Bolus oder an 5 aufeinanderfolgenden Tagen als i.v. Infusion. 9 der 13 Patienten zeigten klinisch eine über 50%ige Besserung. Allerdings rezidivierte die Krankheit bei den meisten Patienten nach 3 Monaten. Wie erwartet entwickelten alle Patienten HAMA (559). Die Therapie mit einem MAK gegen Icam-1 reduzierte die T-Zellantwort, was mit der klinischen Besserung korrelierte (248). Eine wiederholte Behandlung verursachte immunkomplexvermittelte Nebenwirkungen wie Urtikaria, Angioödem und Serumkomplementverbrauch (560).

Von wissenschaftlichem Interesse ist die Entwicklung von Matrixmetalloproteasenhemmern (z. B. Tetracyclin).

Ansteigende oder induzierte Apoptose von Synovialzellen könnte für die Hemmung der synovialen Proliferation verantwortlich sein. Fas (CD95) ist ein Zelloberflächenrezeptor, der auf normalen und proliferierenden Zellen einschließlich der Zellen im Rahmen der Synovialitis einer RA exprimiert ist (377). Eine Kreuzreaktion der Fas-Moleküle mit Anti-Fas-MAK oder durch Fas-Liganden induziert die Apoptose (488).

Zusammenfassung

Im Gegensatz zu früheren meist breit gestreuten Therapiezielen stellen neuere/experimentelle Therapieverfahren einen „*targeted approach*" dar. Therapeutische Ziele sind definiert als Modifikationen des MPS, pathogener Antigene und Antikörper, der zellvermittelten Immunantwort, zirkulierender T-Zellen und Makrophagen. Weitere Ziele sind die Modifikation von T-Zellfunktionen, MHC und TCR-Interaktionen, von Zytokinen, Adhäsionsmolekülen, Metalloproteinasen, der Apoptose und das Induzieren einer oralen Toleranz (Abb. 10.**7**).

Möglichen Nachteilen der Langzeittherapie mit monoklonalen Antizytokinantikörpern (Tachyphylaxie) stehen positive klinische Ergebnisse, z. B. im Fall der MAK gegen TNFα, gegenüber. Das breite Spektrum der gegenwärtigen Forschung diskutiert auch Metalloproteinasehemmer, MHC-T-Zellrezeptoren blockierende Peptide und protektive Zytokine (Interleukin 10, Interleukin-4 γ-Interferon, TGFβ).

Die Modulation der Makrophagen und Monozyten sowie Kombinationsstrategien (Anti-CD4- und Anti-TNF-Antikörper zur gleichen Zeit), unter Umständen in Verbindung mit z. B. MTX, sind ebenfalls noch im experimentellen Stadium.

Sonstige experimentelle Therapieformen

Amiprilose-HCl (synthetisch hergestelltes monosaccharides Amiprilosehydrochlorid) hat antientzündliche und immunmodulierende Eigenschaften (170, 171, 294, 498).

Abb. 10.7 **Immunmodulation.** Grundlagen (949).

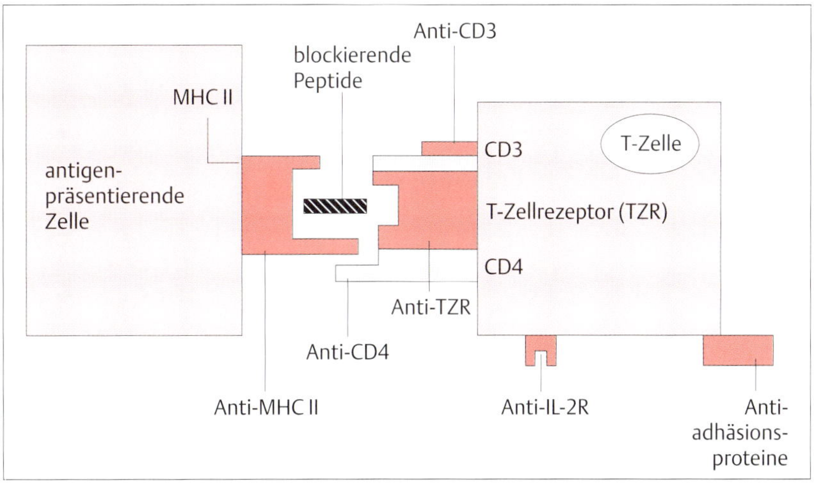

In einer doppelblinden 12wöchigen vergleichenden Studie zwischen 6 g Amiprilose-HCl/Tag und Plazebo an über 200 RA-Patienten zeigte sich die Zahl schmerzhafter und geschwollener Gelenke, Gelenkindizes, Schwellungsscores und die globale Beurteilung durch den Arzt und Patienten innerhalb von 4–6 Wochen im Vergleich zu Plazebo signifikant unterschiedlich gebessert. Allerdings gab es keine signifikanten Unterschiede bei der Morgensteife, der BSG, dem CRP oder dem Rheumafaktor zwischen beiden Gruppen (927). Mit der Amiprilose-HCl-Therapie verknüpft waren auch eine erhöhte IL-1-Produktion sowie deutliche klinische Besserungen über 6 Monate bei 18 RA-Patienten (781).

Viele Neurotransmitter regulieren Schmerz und Schmerzbeantwortung. Ein Peptidneurotransmitter, die **Substanz P,** spielt eine wichtige Rolle in der Entzündung (577, 664, 678). Aktive Arthritiden erhöhen Plasma- und Synoviaspiegel der Substanz P (703). **Capsaicin,** ein Bestandteil von rotem Pfeffer, hemmt bei experimentellen Arthritiden die Substanz P (514, 635).

Captopril, ein **ACE-Hemmer,** ähnelt (Thiolgruppe!) DPA. Eine Studie an RA-Patienten zeigte sowohl auf klinischer als auch auf Laborebene deutliche Besserung (705). Um zu bestimmen, ob die Wirkungen von Captopril an die Thiolgruppe gebunden war, wurde Pentopril, ein ACE-Hemmer ohne Thiolgruppe, bei RA erprobt (104). Die objektivierte Wirkungslosigkeit legt nahe, daß die Thiolgruppe „antirheumatisch" wirkt.

Ausgehend von MTX wurde nach einem weiteren Folsäureantagonisten gesucht, der bei gleicher Wirksamkeit eine bessere Verträglichkeit aufweist. **10-Deazo-Aminopterin** (10-DAM) wurde in einer doppelblinden Studie über 15 Wochen mit MTX an 26 RA-Patienten verglichen. Nach einem Jahr Therapie (10 Patienten in der 10-DAM-Gruppe; 8 in der MTX-Gruppe) zeigten 10-DAM- und MTX-Patienten das gleiche Wirkungs-/Nebenwirkungsprofil (12, 13).

Lobenzarit, ein „neuer Immunmodulator" (484, 521, 1042), wurde in einer multizentrischen Doppelblindstudie mit 230 RA-Patienten (je zur Hälfte 3mal 80 mg Lobenzarit/Tag oder Plazebo) eingesetzt. Nach 12–16 Wochen reduzierte Lobenzarit die Zahl geschwollener Gelenke, die Morgensteife und die BSG im Vergleich zu Plazebo signifikant, die Griffstärke stieg an. Insgesamt 36 Patienten der Verum- und 32 Patienten der Plazebogruppe mußten wegen Nebenwirkungen aus der Studie genommen werden. Ursachen des Ausscheidens in der Lobenzaritgruppe waren gastrointestinale Störungen (23%), Schluckauf (9%), Stomatitis (3%), ZNS-Nebenwirkungen wie Verwirrtheit, Kopfschmerzen und Tinnitus; in 1–4% aller Fälle Anstieg der GOT, der GPT und des Kreatinins (1042).

In einer anderen Untersuchung an 20 RA-Patienten hemmte Lobenzarit die Expression von IL-2-Rezeptoren auf aktivierten T-Helferzellen im Blut und in der Synovialflüssigkeit signifikant. Diese Senkung korrelierte mit einem signifikanten Rückgang des Gelenkscores (1167).

21 Patienten mit klassischer oder definierter RA wurden mit 600 mg **Rifampicin** und 300 mg **Isoniacid** täglich über 6 Monate behandelt. 14 dieser Patienten schlossen die Untersuchung ab. Es zeigte sich keine signifikante Verbesserung der Mittelwerte klinischer und gemessener Laborparameter. Allerdings erlebten Patienten mit einem Krankheitsverlauf unter 18 Monaten einen Rückgang der BSG und des CRP, der aber nicht mit klinischen Verbesserungen korrelierte (230).

16 Patienten mit definierter oder klassischer RA, die nicht länger als 12 Monate bestand, wurden in einer Studie untersucht, in der 600 mg Rifampicin pro Tag (9 Patienten) mit 400 mg HCQ (7 Patienten) verglichen wurde. 10 Patienten beendeten eine 12monatige Behandlung (4 Rifampicin, 6 HCQ). Kein Ergebnis wies darauf hin, daß Rifampicin in der Therapie der frühen RA von Nutzen sei (114).

Minocyclin (ein Tetracyclin) hemmt die Kollagenase durch Chelierung des Calciums. Zusätzlich wirkt es antientzündlich, da es die neutrophile Chemotaxis und die Phagozytose reduziert und auch die Produktion von Sauerstoffradikalen nivelliert (644). Positive Einflüsse wurden in einer Studie an 10 RA-Patienten demonstriert (130). Neun von 14 Krankheitsparametern besserten sich durch die Therapie mit 200 mg/Tag Minocyclin signifikant, keiner dagegen in der Plazebogruppe. Beobachtet wurden 80 rheumatoide Arthritiden mit hoher Aktivität (595). 46 Patienten, deren RA <1 Jahr andauerte, wurden über 6 Monate je zur Hälfte mit Plazebo oder 2mal 100 mg Minocyclin/Tag behandelt. Alle

Patienten waren RF-positiv. Ziel war eine 50%ige Besserung (Morgensteife, Gelenkdruckschmerz, geschwollene Gelenke, BSG <30/20 mm/Std. Frauen/Männer), das 65% der mit Minocyclin Behandelten (vs. 13% der Plazebotherapierten; p <0,001) erreichten (257).

In einer 12wöchigen doppelblinden Studie wurden **α-Interferon** und Plazebo an Patienten mit RA verglichen. α-Interferon wurde 2mal pro Woche mit je 5mal 105 IE appliziert. Während dieser Therapie waren folgende Medikamentenkombinationen erlaubt: 25 mg Natriumaurothiomalat 2mal wöchentlich; 150 mg DPA täglich; 3 mg Prednisolon täglich; 300 mg Thiopronin täglich. Alle Patienten nahmen NSA.

Untersucht wurden das CRP, die Thrombozytenzahl, die Anzahl schmerzhafter Gelenke und die Natural-Killer-Zellen sowie das Serumcalcium. Kein Patient entwickelte Nebenwirkungen. Es zeigten sich statistisch signifikante Verbesserungen im Gelenkscore, beim CRP und den Thrombozytenzahlen der Patienten, die mit α-Interferon behandelt wurden. Ebenso resultierte unter dem α-Interferon-Einfluß ein Anstieg des Serumcalciums und ein Abfall der alkalischen Phosphatase (1043).

Radioisotopensynoviorthese

Kennzeichen der zur Synoviorthese verwendeten Radioisotopen sind *lokal wirksame β-Strahlung* und die Abwesenheit von α-Strahlung. Das Radioisotop soll eine hohe und selektive Affinität zur Synovialis besitzen, in der die Speicherung vollständig und homogen ablaufen muß.

Radioisotope sind an Kolloidpartikel gekoppelt, die einen Durchmesser von etwas unter 100 nm haben, damit sie sich einerseits homogen im Gelenk und in der Synovialis verteilen und andererseits trotzdem nicht sofort abtransportiert werden (681, 785). Die *Gonadenbelastung* bei Applikation von Yttrium im Knie liegt z. B. bei 144 MBq (3,9 mCi) und damit im Bereich einer konventionellen Beckenröntgenaufnahme (1192). Die Isotope werden von den Zellen der Synovialis, den Makrophagen und Granulozyten, phagozytiert und strahlen von dort aus in das Stroma. Der Abtransport über Blut oder Lymphwege muß vermieden werden. Eine homogene Verteilung schont Weichteile, Knochen und Knorpel der Umgebung. Die adäquate Strahlendosis, die die spezifische Strahlenresistenz jeder individuellen Synovialis einbezieht, ist allerdings noch nicht gefunden. Ihre exakte Berechnung ist wegen der starken intra- und interindividuellen Variationen der Gelenkgröße, des Ausmaßes der Synovialitis und auch des unterschiedlichen Fibringehalts der Gelenke nicht möglich (783). Je größer die Partikel sind, um so weniger wird abtransportiert. Andererseits wird unregelmäßiger phagozytiert; die intraartikuläre Verteilung ist inhomogener (681, 930).

Die Radioisotopensynoviorthese ist vor allem im Rahmen der RA eine Alternative zur Synovialektomie. Frühfälle mon- oder oligartikulärer Synovialitiden ohne Anhaltspunkte für eine hypertrophe Synovialitis gehören zum *Indikationsbereich* ebenso wie die Arthropathia villonodularis, das Blutergelenk, die aktivierte Arthrose mit rezidivierenden Ergüssen und das Rezidiv einer Synovialitis nach Synovialektomie. Ein durch die Therapie mit LAR nicht beherrschbares Gelenk ist ebenfalls eine Indikation für die Synoviorthese wie auch das Versagen konservativer Therapiemethoden oder der nichtoperationsfähige Patient, der eine Behandlung an mehreren Gelenken gleichzeitig braucht (21).

Kontraindiziert ist die Radioisotopensynoviorthese in zu jugendlichem Alter (<35 Jahre), während einer Schwangerschaft sowie bei ausgeprägten Tenosynovialitiden. Relative Kontraindikationen stellen Bakerzysten, ausgeprägte Gelenkinstabilität und das Steinbrokker-Stadium IV einer RA dar. Folgende Faktoren sind für den späteren Erfolg oder Mißerfolg der Instillation eines Radioisotops von großer Bedeutung:

- die Dosis. Empirisch haben sich die in Tab. 10.**37** angegebenen Dosen für verschiedene Gelenke und Radioisotope bewährt. Vielleicht ist es in Zukunft möglich, mit Hilfe des CT, MRT oder der Sonographie die jeweilige Pannusdicke zu bestimmen, um damit von vornherein schlecht beeinflußbare Arthritiden auszugrenzen;
- das geeignete Isotop für das entsprechende Gelenk (Tab. 10.**37**);
- strengste Asepsis;
- exakte intraartikuläre Lage: Bildwandler;
- ein Erguß muß abpunktiert werden;
- die richtige Injektionsreihenfolge: anfangs Anästhetikum (z. B. Bupivacain) – Radioisotop – (Glucocorticoid) und abschließend wiederum Anästhetikum, um den Stichkanal vom Radioisotop freizumachen (Nekrosen!);
- Ruhigstellung. Während einige Zentren nur über 24–48 Stunden und nur nach Synoviorthesen der unteren Extremitäten ruhigstellen, gilt die Immobilisation über etwa 3 Tage in vielen Kliniken als wesentliche Voraussetzung, um den extraartikulären Abtransport des Radionucleids gering zu halten und die Zahl der z. B. durch Yttrium 90 induzierten Chromosomenaberrationen in Lymphozyten des strömenden Blutes zu vermindern (200, 1202).

4 Wochen nach Yttrium-90-Therapie entstehen in der Knorpelschicht zahlreiche *Chondrozytenkerne* mit *destruktiven Veränderungen.* Diese Kernschädigungen erweisen sich nach 12 Wochen als irreversibel; gleichzeitig zeigen sich lichtmikroskopisch Anzeichen einer *totalen Chondrozytolyse,* Resultat eines direkten Gelenkschadens. Insgesamt schädigt diese Therapie den Knorpel degenerativ, im Vergleich zu den Veränderungen als Folge der Synovialitis im Rahmen der rheumatoiden Arthritis jedoch gering (575).

Die *Besserung* nach Radioisotopensynoviorthese zeigt sich in einer Reduzierung der Schmerzen, der Überwärmung, der Schwellung und des Ergusses sowie in einer Zunahme der Funktionsfähigkeit. Radiosynovi-

Tabelle 10.37 Kernphysikalische Eigenschaften und Dosen zur Radiosynoviorthese eingesetzter Radioisotope (30, 194, 907)

Radioisotop (Reichweite: Durchschnitt, maximal: mm)	Gelenk	Dosis MBq (mCi)	Halbwertszeit (Tage)	Kolloidgröße (nm)
Yttrium (3, 6–11)	Knie	111–222 (3–6)	2,7	100
Yttrium oder Rhenium (1,2–3,6)	Hüfte	Y: 74–111 (2–3) R: 111–148 (3–4)	3,7	5–10
	Sprunggelenke	Y: 74 (2) R: 56–74 (1,5–2)		
	Schulter	Y: 74–111 (2–3) R: 74–111 (2–3)		
	Ellbogen	Y: 74 (2) R: 56–74 (1,5–2)		
Erbium (0,3–1,2)	Radiokarpalgelenke Metakarpophalangealgelenke proximale Interphalangealgelenke	56–111 (1,5–3) 19–37 (0,5–1) 9–18 (0,25–0,5)	9,5	30–50

orthesen bremsen die radiologische Progression; weniger neue Usuren treten auf, alte Usuren heilen ab (574).

Sechs Monate nach Therapie zeigten sich 24% der behandelten Kniegelenke ergußfrei (1036). Allgemein wird die Erfolgsrate in vielen Studien bei etwas über 50% angesiedelt (30, 194, 907); dabei ist die Ausgangssituation „Stadium I nach Steinbrocker" für den Erfolg günstig. Destruktive erosive Veränderungen oder Gelenkinstabilität sind ungünstige Voraussetzungen (822). Entgegen eigenen Erfahrungen werden den Aussagen in der Literatur nach Synovialitiden bei der Arthritis psoriatica nicht günstig beeinflußt (1112). Nahezu 60% von 633 Gelenken (123 Patienten) zeigten bei einer Nachkontrolle 7,6 Jahre nach Radiosynoviorthese eine Verminderung des lokalen entzündlichen Prozesses (966). Eine weitere Arbeit berichtet über eine Erfolgsrate von etwa 50%, bevorzugt an Knie- und Ellbogengelenken, bei insgesamt 164 Radiosynoviorthesen und 82 Patienten (1112).

Die Radioisotopensynoviorthese kann in Abständen von 6 Monaten *wiederholt* werden, da die durch Radioisotopen induzierten Veränderungen im Verlauf eines halben Jahres entstehen. Das *Abpunktieren* von Reizergüssen vor dieser Frist ist unbedenklich. Yttrium hat eine *Halbwertszeit* von 2,7 Tagen; seine Aktivität ist nach 10 Halbwertszeiten ganz abgeklungen. Bei Wiederholungssynoviorthesen wurden in 20% der Fälle komplette Remissionen und in 63% eine deutliche Schmerzerleichterung bei gering persistierender Synovialitis erreicht (1243).

Die *höchste Gesamtdosis* für eine Sitzung bei mehreren Gelenken beträgt 370–444 MBq (10–12 mCi). Als Gesamtdosis, die in einem Jahr nicht überschritten werden sollte, werden 740 MBq (20 mCi) angegeben.

Die Fibrosierung des Kapselgewebes, das Auftreten von Chondrozytennekrosen und Chondrozytenriesenzellen im Faserknorpel des Meniskus und der Kreuzbänder sind tierexperimentell gesicherte pathologisch-anatomische *Nebenwirkungen* der Radioisotopensynoviorthese. Nach der Injektion kann es zu Fieber, lokalen Schmerzen, Reizergüssen und einem Strahlenkater kommen.

Wandert das Radioisotop ab, können lokale Wirkungen entstehen. Dosisinhomogenität oder der Rückfluß des Isotops in den Stichkanal verursachen Strahlennekrosen der Haut. Bei gekammerten Gelenken wird lediglich „die Kammer" zerstrahlt. Die durch Radioisotopen erreichte Fibrosierung im Gelenkkapselbereich beeinträchtigt die Sauerstoff- und Substratversorgung des Knorpels und setzt direkte Knorpelläsionen.

Ein in letzter Zeit praktiziertes Vorgehen besteht in einer *transarthroskopischen Synovialektomie* und einer sich daran (in unterschiedlichen Zeitabständen) *anschließenden Radioisotopensynoviorthese*. Grundgedanken sind dabei das Abtragen einer „dicken" Synovialis, die durch ihren Umfang einer Isotopensynoviorthese allein nicht zugänglich wäre, und die Vernichtung bleibender aktiver und immunkompetenter Synovialisbestandteile nach transarthroskopischer Synovialektomie, die – methodenabhängig – nicht alle Synovialis restlos entfernen kann. Von 25 Fällen arthroskopischer Synovialektomie mit nach 2wöchigem Intervall durchgeführter Radiosynoviorthese waren lediglich 11 erfolgreich (1112). Dieses Vorgehen ist hypothetisch interessant. Jedoch sind noch einige methodische Lücken zu schließen und pathologisch-anatomische Prospektiven zu beantworten:

- Sollen Synoviorthese und Synovialektomie am gleichen Tag oder in welchen Abständen durchgeführt werden?
- Sind Knorpel (und vor allem auch *Knochen*) nach einer Synovialektomie durch eine Radioisotopensynoviorthese (Chondrozytendegeneration, Chondrozytenlyse, Verstärkung der durch die RA verursachten latenten Knochenschädigungen) bei diesem Vorgehen nicht besonders gefährdet?

Im direkten Vergleich der Wirkungen einer einmaligen, 20 mg *Triamcinolonhexacetonid* (Lederlon) enthaltenden Injektion gegen 2mal 6 ml *Natriummorrhuat* in 3- bis 7tägigem Abstand schnitt Natriummorrhuat (früher Varicocid) erheblich schlechter ab. Komplette Remissionen wurden bei keinem der beiden Therapieverfahren beobachtet. Partielle Remissionen mit einem Remissionsscore unter 66% fanden sich nach einem Jahr post injectionem für Triamcinolonhexacetonid bei 81,3% bzw. für Natriummorrhuat bei 33,3% der injizierten Gelenke; der mittlere Remissionsscore fiel im Gruppendurchschnitt bei Triamcinolonhexacetonid mit 31% wesentlich günstiger aus als bei Natriummorrhuat mit 69%. Der theoretische Vergleich zwischen der Injektion von Triamcinolonhexacetonid und der Radioisotopensynoviorthese mit Yttrium 90 läßt die Autoren folgern, daß diese beiden Verfahren gleich gute Ergebnisse erzielen (914).

Zu ähnlichen Aussagen kommt eine Studie nach 12monatiger Beobachtungszeit. 67 Kniegelenke (46 entzündet, 21 nichtentzündet) wurden entweder mit Yttrium 90 und Glucocorticoiden i. a. oder mit Glucocorticoiden allein behandelt. Die allein mit Glucocorticoiden Behandelten zeigten sich (bei klinischen Parametern) sogar diskret überlegen (1033).

11 Physiotherapie

Krankengymnastik

Voraussetzungen

Die krankengymnastische (und ergotherapeutische, balneologische = physiotherapeutische) Behandlung der RA *muß* der nie abreißende *rote Faden im Spektrum aller Therapiekonzepte* sein.

Beginnend beim allerersten diskreten diagnostischen Verdacht (Motivationsprobleme!), alle Intervalle wachsender Klarheit der Diagnose begleitend, bis hin zu späten und spätesten Stadien ist *diese Therapie entscheidend für den Verlauf* der RA. Entstehung bzw. Verhinderung von funktionellen Einbußen verschiedenster Art an unterschiedlichsten Gelenken.

Die kundige Krankengymnastik für die rheumatoide Arthritis stellt an Krankengymnasten und verordnende Ärzte hohe Anforderungen:

- detailreiches Wissen um die normale Anatomie von Bändern, Sehnen, Muskeln und Gelenken usw. sowie
- um die pathophysiologischen Strategien der RA in unterschiedlichen Entzündungs- und Funktionsstadien.
- Therapeuten und Ärzte müssen Informations- und Motivationskünstler sein, z. B. im Verdachtsstadium „... es fehlt mir doch eigentlich noch nichts ...“ oder in Spätstadien „... warum soll ich mich jetzt quälen, es ist alles zu spät ...“

Allgemeine Bewertungs- und Entscheidungskriterien sind vielschichtig und müssen die initiale, wesentliche Funktionsanalyse und die Graduierung bzw. Einstufung momentaner Entzündungsaktivitäten berücksichtigen. Ganz allgemein dient die Analyse der bestehenden Entzündungssituation und die jeweilige Funktionsphase des Patienten dazu, die „richtige Mischung“ eines Programms zu finden.

Die *Poly*arthritis muß behandelt werden; deshalb ist die Fähigkeit wichtig, aus vielen zugleich bestehenden Problemen das für den Patienten Entscheidende herauszusuchen und zu beachten. Neben prophylaktisch-präventiven oder rehabilitativen Übungen darf das Gesamtkonzept allerdings nie aus den Augen verloren werden. Und nicht zuletzt: Patienten müssen für sich selbst als Therapeuten ausgebildet werden.

Angesichts der regellosen Aktivitätsphasen der RA müssen Wollen und Einsicht vorhanden sein, den Patienten (und sich selbst) nach Enttäuschungen aufzufangen. Die 3wöchige Arbeit an einem Ellbogenstreckdefizit kann von der rheumatoiden Arthritis am Tag vor der Entlassung zunichte gemacht werden. Frustration ist zugunsten des Patienten sofort in Motivation umzusetzen.

Motivation ist häufig am leichtesten zu erreichen, wenn eine Übung, ein Handgriff, etwas Funktionelles gezeigt und durchgeführt wird. Das kann für den Patienten vom vorher negativen zum nachher positiven Erlebnis werden. Nichts motiviert und überzeugt mehr als ein sichtbares, praktisches Erfolgserlebnis.

Zusammenarbeit

Natürlich sind krankengymnastische Anstrengungen eingebunden in Allgemeinstrategien anderer Physiotherapien: der Ergotherapie, der konservativen Orthopädie, der Hydro- und Thermotherapie, in Vor- und Nachbehandlungen, in Anweisungen für den täglichen Ablauf usw.

Ein ausgezeichnetes umfassendes Konzept zeigt Tab. 11.**1**) (1028).

Die Analysen von Entzündungsaktivität, allgemeinem Krankheitsstadium, von Funktionskapazität, psy-

Tabelle 11.**1** Krankengymnastischer Plan für die rheumatoide Arthritis (1028)

Übungen für den Gesamtkörper: 50% der Zeit
– aktive/passive Gelenkbeweglichkeit (Wirbelsäule, Schulter, Hüft-, Kniegelenke) – Ausdauertraining (3mal 1 Stunde pro Woche)
Übungen für die Hände: 50% der Zeit
– Einzeltherapien (z. B. Kontrakturbehandlungen) – prophylaktische Handübungen (Hausprogramm, Gruppengymnastik)
Thermotherapie
– milde Wärme (Heublumen) – Kälte
Alltagsanforderungen
– Funktionsruhe: entzündungsdämpfend – physiologische Belastungen: Trophik verbessernd
Ergotherapie
– Nachtschienen – Hilfsmittel – Schuhe

chischem und physischem Wollen und Können des Patienten durch den Arzt, die Krankengymnastin, den Ergotherapeuten, den Balneologen usw. sollen und dürfen nie für sich allein stehen. Diese Analysen können sich in ungünstigen Fällen gegenseitig aufheben, Falsches induzieren – dem Patienten schaden. Adaptation und Interaktion sind wesentlich. Zum einen, da sich das Wissen einzelner Richtungen ergänzen kann, zum anderen, da angestrebte Ziele nur in einer „fein abgestimmten“ gemeinsamen Strategie erreicht werden können.

Da es bei einer rheumatoiden Arthritis meist an vielen Stellen „brennt“, macht es keinen Sinn, wenn Einzeltherapien der Hände durch Krankengymnasten, Ergotherapeuten und Balneologen durchgeführt werden. Absprachen sind nötig:

- Hände: schwerpunktmäßig Krankengymnastik;
- Schultern: schwerpunktmäßig Ergotherapie;
- Schultern und Kniegelenke und Weichteilmantel der Hüften (z. B.): die Balneologen.

Bezug zur Patientenrealität

Äußerst wichtig im Rahmen dieses Gesamtkonzepts, das die Prioritäten setzt und koordiniert, ist der gedankliche Bezug zur Patientenrealität:

- Ist der/die Patient(in) Hausmann/-frau (Familie versorgen, in der Küche hantieren usw.: Griffe adaptieren, Hebel verändern)?
- Arbeitet er/sie in einem rein schreibenden Beruf (Hände)?
- Übt der Patient einen überwiegend im Stehen und Gehen ablaufenden Beruf aus (Füße, Sprunggelenke)?
- Leidet er/sie sehr darunter, nicht mehr genügend für die körperliche Pflege tun zu können (Ellbogen, Schultern)?

> Patientenrealität und -anforderung, Phasen der RA im Längs- und Querschnitt, polytope Probleme, (leider meist) nur begrenzte Zeit, Leidensdruck des Patienten, gefordertes breites und hohes interdisziplinäres Wissen – diesen gordischen Knoten kann nur ein „Team“ durchschlagen.

Krankengymnastik kann mit oder ohne Muskelverkürzung arbeiten. Die aktive Übungsbehandlung wird zur Kräftigung der Muskulatur auch gegen (immer genau dosierten) Widerstand durchgeführt.

Wasser ist Weltraum, und Wasser ist ein idealer Bewegungsstarter. Aus diesen Gründen werden anfangs – wenn die Schmerzen für eine Krankengymnastik auf dem Trockenen zu groß sind – viele entzündliche Gelenkerkrankungen in warmem (>32 °C) Wasser behandelt. Bei langsamer Bewegung lassen sich die Bewegungsabläufe im Wasser durch die verminderte Eigenschwere (der Mensch trägt nur ein Zehntel seines Körpergewichts) leichter ausführen. Bei schnellen Bewegungen kann der Wasserwiderstand therapeutisch genützt werden. Wassergymnastik in gut temperiertem Wasser entspannt und lockert (Tab. 11.**2**).

Selbstverständlich lassen sich krankengymnastische Übungsbehandlungen mit Kälte- oder Wärmetherapie, aber auch mit unterschiedlichen elektrotherapeutischen bzw. balneologischen Methoden kombinieren.

Tabelle 11.**2** Möglichkeiten krankengymnastischer Übungsbehandlung (Auswahl)

Das Konzept der Krankengymnastik besteht aus geplanter körperlicher Übung und direkter therapeutischer Führung, die nach einer gewissen Zeit vom Patienten selbst durchgeführt werden kann. Entscheidend ist eine vorgegebene medizinische Zielsetzung, die die Krankengymnastik von der allgemeinen Gymnastik oder einzelnen Sportarten unterscheidet.
Im Trockenen/im Wasser/auf dem Schlingentisch oder -käfig
➤ Krankengymnastische Übungsbehandlungen (aktiv/passiv) können im Trockenen oder im Wasser, das sich besonders gut als „Bewegungsstarter“ eignet, oder mit Hilfe verschiedener unterstützender Geräte (z. B. Schlingentisch bzw. -käfig) aktiv unterstützt (Entlastung!) oder aktiv mit dosiertem Widerstand durchgeführt werden.
Atemtherapie
➤ Angewendet werden Behandlungsverfahren, die auf willkürlichem oder unwillkürlichem Weg die Atmung bzw. die Atemform verändern. Dem Patienten wird seine meist unbewußte Atmung bewußt gemacht.
Gangschulung
➤ Wenn Gelenke/Weichteile der Beine erkrankt sind, ist eine Gangschulung mit und ohne Entlastung durch Hilfsmittel besonders wichtig. Nur eine dem Krankheitszustand angepaßte Druckentlastung betroffener Gelenke hilft, das Fortschreiten der Krankheit zu verhindern.
Manuelle Medizin
➤ Durch die manuelle Medizin werden funktionelle Veränderungen von Wirbelsäulen- und anderen Gelenken, bei denen Störungen des Gelenkspiels Krankheitsursache sind, diagnostisch erfaßt und therapeutisch, z. B. durch Traktion oder Senken der muskulären Spannung an bestimmten Stellen, behandelt.

Entzündungsphasenbezogene Krankengymnastik und unterstützende Maßnahmen

Die *akute Entzündungsphase* (Schub) verlangt vorübergehende, jedoch keine völlige Gelenkentlastung:

- Bettruhe („bed-rest“),
- funktionsgerechte Lagerung zur Kontrakturprophylaxe (eventuell temporäre Bauchlagerung mit Hüftstreckung;
- keine Kissen unter das Kniegelenk;

- gepolsterte Kiste am Fußende des Betts zur Spitzfußprophylaxe;
- Kissen und Rolle zwischen die Beine zur Vermeidung einer Hüftadduktionskontraktur:
- Armlagerung auf Briefträgerkissen zur Vorbeugung einer Schulteradduktionskontraktur;
- eventuell temporäre Gelenkschienung im Hand- und Fingerbereich (nachts).

Unter allen Umständen und zumindest: passive krankengymnastische Bewegungstherapie mit isometrischen Anspannungsübungen und passivem Durchbewegen der Gelenke. *Kryotherapie* (Eiswickel, Eispackungen, kaltes Moor, Kaltwind, Kältekammer).

100 RA-Patienten erhielten – crossover – heiße oder kalte Packungen für ihre Kniegelenke. 22 der Patienten, die gut auf die Kältetherapie angesprochen hatten, bekamen zusätzlich Naloxon, einen Morphinantagonisten. Naloxon hob die analgetische Wirkung des Eises bei 20 dieser 22 RA-Patienten auf. Die Autoren vermuten, daß Kälteapplikationen durch die Freisetzung von Endorphinen wirken (1169).

Das *subakute Stadium* fordert weiterhin Kryotherapie, dazu passive und schrittweise gesteigerte aktive Mobilisation.

Im *chronischen Stadium* sind je nach Bedarf milde Wärme (Heublumen), weiterhin Kryotherapie, differenzierte Elektrotherapie angezeigt sowie möglichst tägliche aktive Krankengymnastik in der Gruppe und Einzeltherapie.

Übungen, die die Gelenke entlasten (Abb. 11.**1**) und die verkürzten Gelenkstrukturen dehnen (Abb. 11.**2a**) sind besonders wichtig.

Das Problem der Innervationsbehinderung durch einen Gelenkerguß ist für die muskuläre Rehabilitation von wesentlicher Bedeutung. Ist bei bestehendem Erguß die physiotherapeutische Kräftigungsbehandlung der gelenknahen Muskelgruppen sinnvoll oder nicht? Der Begriff *Reflexinhibition* bedeutet, daß ab einem bestimmten intraartikulären Druck das Heben des im Kniegelenk gestreckten Beins durch ein Versagen der Quadrizepsfunktion unmöglich wird (39). Für akute Ergüsse ist ein muskelinhibitorischer Effekt häufig bestätigt worden (1028, 1107). Wahrscheinlich sind Dehnungsrezeptoren für die muskuläre Inhibition verantwortlich. Es ließ sich zeigen, daß durch Punktion eines Kniegelenksergusses die Kraft des M. quadriceps signifikant verbessert werden kann. Vor Aufnahme des muskulären Trainings soll ein Kniegelenkerguß abpunktiert werden, einerseits, um die schädigenden Auswirkungen des durch Erguß und mögliche Kontraktur zusätzlich erhöhten Gelenkdrucks auf den Knorpel zu vermeiden, andererseits, um durch die Kontraktion maximale bzw. optimale Kraftwerte zu erreichen. Die sinnvolle Übungsposition ist aus Gründen des Gelenkbinnendrucks nicht die voll gestreckte, sondern die sehnenflektierte Kniehaltung (322).

Ständiges Üben kräftigt die Muskulatur, die alle Gelenke umgibt und sie zum Teil auch festigt. Das kann durch Muskelarbeit in Bewegung während des Laufens oder Schwimmens (dynamische Muskelarbeit) oder durch Muskeltraining, wie es etwa das Expanderziehen

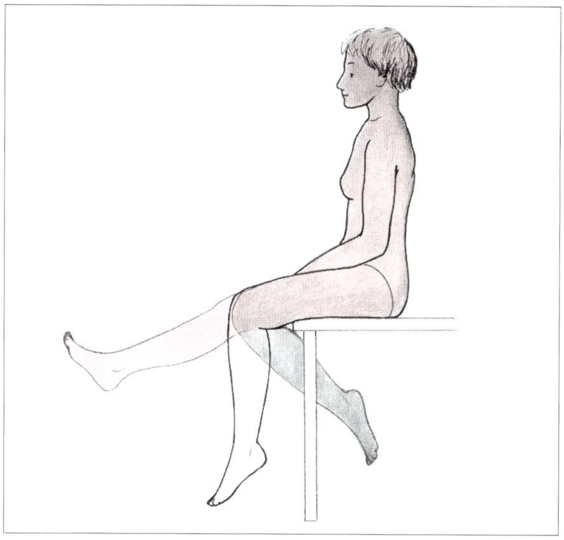

Abb. 11.1 **Rheumatoide Arthritis. Gelenkentlastende Übungen für die Kniegelenke.**

- Ausgangsstellung:
  Sitzend. Wichtig ist die Stuhlwahl: Raum nach vorne und nach hinten muß vorhanden sein; Bodenberührung darf auch mit gestreckten Sprunggelenken nicht möglich sein. Die Sitzfläche muß dünn sein (wenn sie dick ist, behindert sie die Beugung der Kniegelenke). Die Oberschenkel liegen der Stuhlfläche fast bis zur Kniekehle auf. Das Knie muß „pendelbar" sein.
- Übung:
  Unterschenkel bis zur Schmerzgrenze – nicht darüber – pendeln, sonst Gegenspannung. Keine aktive Bewegung im Sprung- oder Hüftgelenk.

verlangt (dynamische Muskelarbeit gegen Widerstand (Abb. 11.**2b**), geschehen. Die Muskulatur läßt sich auch gegen Widerstände anspannen, ohne daß Bewegung entsteht (isometrische Muskelarbeit) (Abb. 11.**3**).

Da ein entzündlicher Gelenkerguß das Verkleben und Verbacken der Gelenkinnenhaut, also die Vorstufe zur Versteifung fördert, muß der Krankengymnast auch in der akuten Phase einer RA jedes erkrankte Gelenk wenigstens einmal pro Tag durchbewegen. Je weniger entzündlich aktiv die Krankheit ist, um so intensiver muß sich die Gymnastik gestalten und um so eher sollte sie vom passiven Durchbewegtwerden zur aktiven Eigenbewegung wechseln (Abb. 11.**4**, 11.**5**).

Man sagt, die Hand sei die Visitenkarte des Rheumatikers. Richtig ist, daß sie durch die rheumatoide Arthritis (S. 22) häufig und auf typische Weise erkrankt, meist mit deutlichen Funktionseinbußen. Funktionen und Kraft der Hände zu erhalten, zu trainieren, eventuell wieder herzustellen, ist also in allen Phasen der RA sehr wichtig. Aus dem Begriffspaar Strategie/Gegenstrategie ergibt sich, daß die Krankengymnastik der RA immer individuell auf den Verlauf und das jeweilige Stadium der Krankheit abgestimmt werden muß.

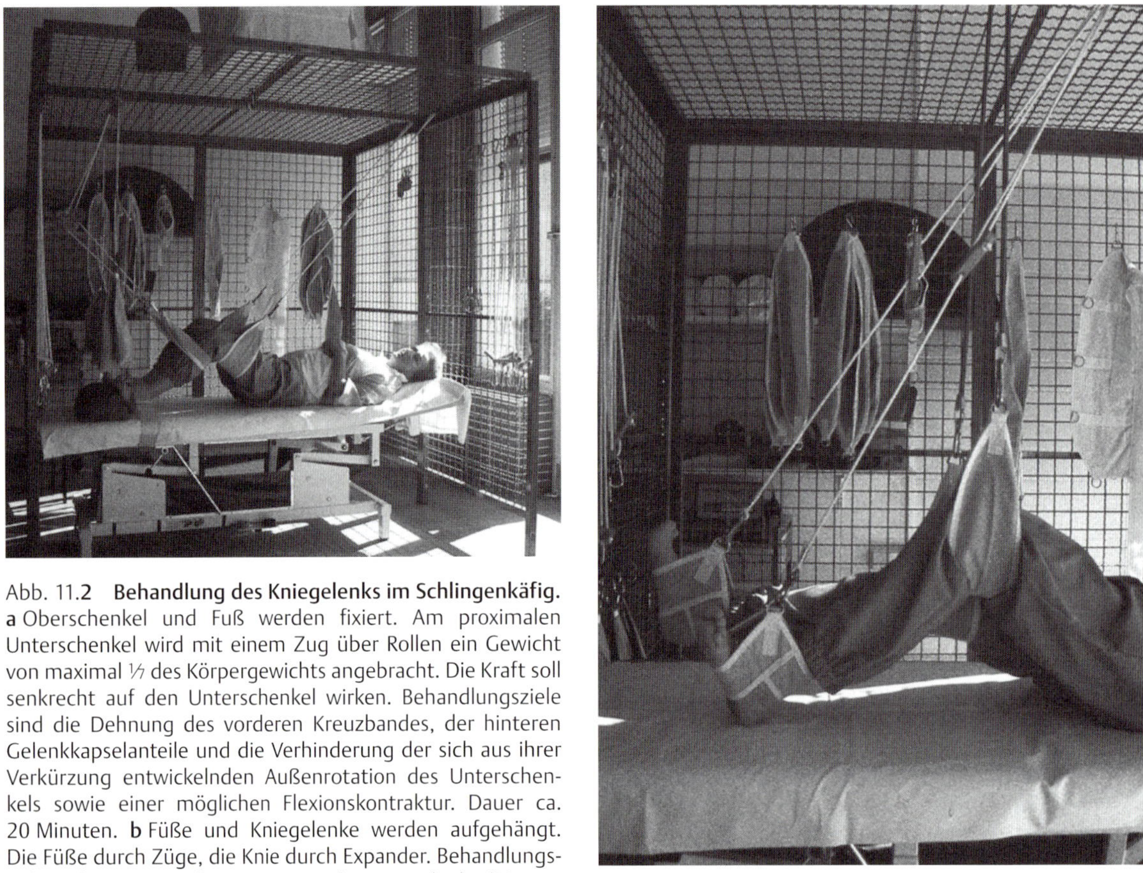

a

b

Abb. 11.2 **Behandlung des Kniegelenks im Schlingenkäfig.** **a** Oberschenkel und Fuß werden fixiert. Am proximalen Unterschenkel wird mit einem Zug über Rollen ein Gewicht von maximal 1/7 des Körpergewichts angebracht. Die Kraft soll senkrecht auf den Unterschenkel wirken. Behandlungsziele sind die Dehnung des vorderen Kreuzbandes, der hinteren Gelenkkapselanteile und die Verhinderung der sich aus ihrer Verkürzung entwickelnden Außenrotation des Unterschenkels sowie einer möglichen Flexionskontraktur. Dauer ca. 20 Minuten. **b** Füße und Kniegelenke werden aufgehängt. Die Füße durch Züge, die Knie durch Expander. Behandlungsziel ist das Training der Extensoren der Kniegelenke (M. quadriceps). Es ist vorteilhaft, diese Übung nach Übung **a** auszuführen.

Funktionsorientierte Krankengymnastik

Jede Deformation braucht Einzeltherapie. Vor allem für *Finger-* und *Handgelenke* hat sich eine Stadieneinteilung nach Seyfried (1031) bewährt, die zumindest zum Teil auch auf andere Gelenke übertragen werden kann:

- Der Patient kann die Deformität selbst aktiv korrigieren (Stadium I).
- Die Deformität kann passiv korrigiert und die Korrektur vom Patienten dann aktiv gehalten werden (Stadium II).
- Kann die Deformität passiv noch korrigiert werden, der Patient aber die Korrektur aktiv nicht mehr halten, ist Stadium III erreicht.
- Im Stadium IV kann die Deformität passiv nicht mehr korrigiert werden.

Die Art der Übungen richtet sich an den Hand- und Fingergelenken in *Stadium I* und *manchmal Stadium II* danach, ob die Metakarpophalangealgelenke *hyper-* oder *hypomobil* sind, Stadium III und IV müssen in Einzeltherapie behandelt werden.

Für den Fall der Hypermobilität (z. B. durch Bandlockerung) sind Übungen zu empfehlen, die in den Abbildungen 11.**6**–11.**9** dargestellt sind. Sind die Metakarpophalangealgelenke „zu stabil" und unbeweglich – der Patient hat Schwierigkeiten, die Faust zu schließen –, kommen Übungen, die in den Abbildungen 11.**10**–11.**13** dargestellt sind, an die Reihe.

Wichtige *Regeln zur Handgymnastik:*

- Alle Übungen sind langsam durchzuführen und dürfen im Gelenk nicht längere Zeit anhaltende Schmerzen verursachen.
- Schmerzhafte Übungen sollen zunächst weggelassen werden.
- In der *Kontinuität liegt der Erfolg:* Täglich üben und jede Übung mindestens fünfmal wiederholen.

Bei Gelenkentzündungen an Extremitäten oder der Wirbelsäule sind *Traktionsgriffe* zur Gelenkmobilisation nützlich (cave oberste HWS!). Sie schonen im Vergleich zur Gleitmobilisation die Gelenke.

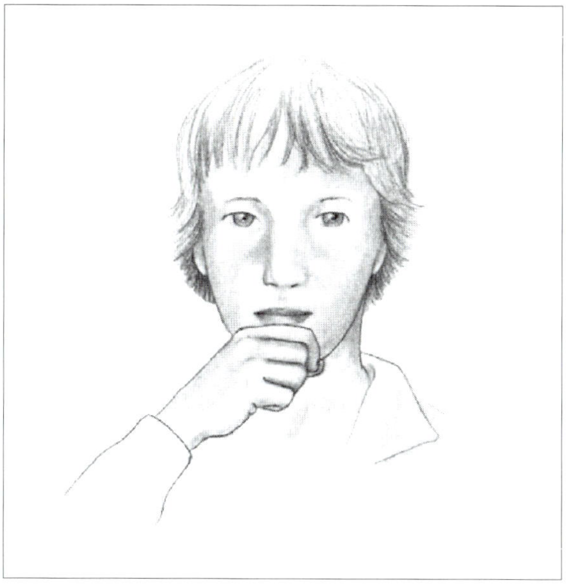

Abb. 11.3 **Isometrische Übung für die Kiefergelenke.** Am besten (der Kontrolle wegen) vor einem Spiegel sitzen. Den Unterkiefer im Kinnbereich mit der rechten Hand fassen. Die das Kinn fixierende Hand bestimmt den individuellen Widerstand, gegen den der Patient „so tut", als ob er den Mund öffnet und schließt.

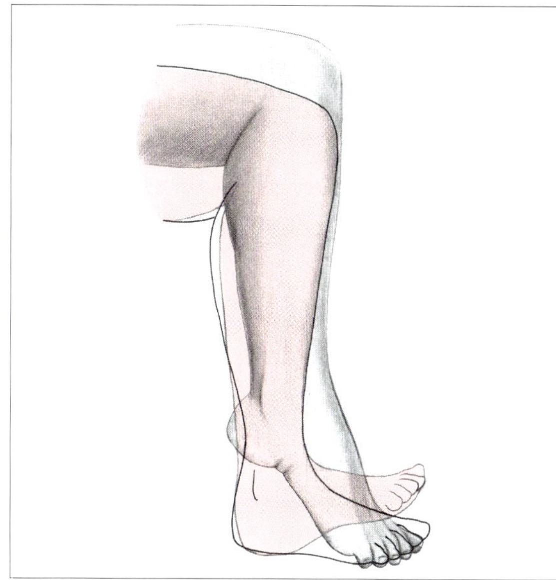

Abb. 11.4 **Übung für die Sprunggelenke.**
- Ausgangsstellung:
  Sitzend. Die Füße stehen gerade auf dem Boden.
- Übung:
  Den Fuß von den Fersen auf die Zehenspitze und zurück hin und her rollen lassen (Schaukelbewegung).

Abb. 11.5 **Übung für die Ellbogengelenke.**
- Ausgangsstellung:
  Sitzend. Die Füße stehen fest auf dem Boden. Der Abstand der beiden Kniegelenkinnenseiten beträgt etwa eine Faustbreite. Wichtig: Gerade sitzen, die Hände mit der Handinnenfläche auf die Oberschenkel legen.
- Übung:
  Oberarme am Körper lassen (!). Die Handinnenseiten und Handrücken im Wechsel auf den Oberschenkeln drehen.

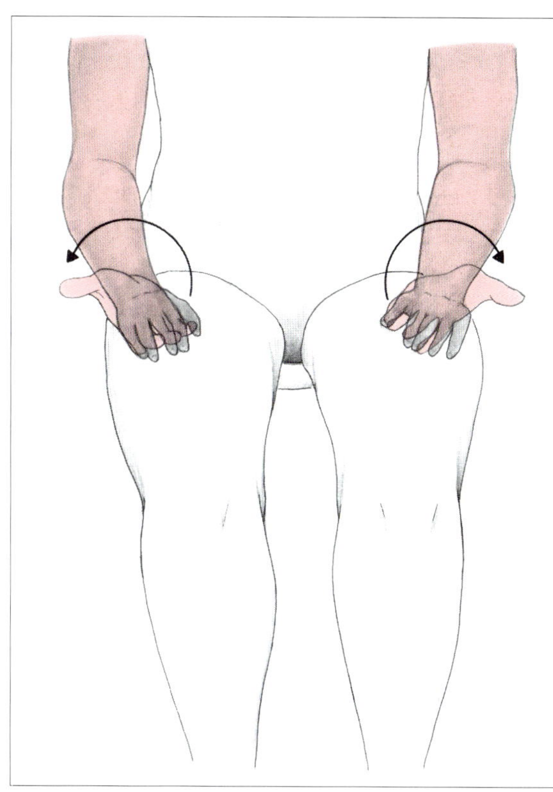

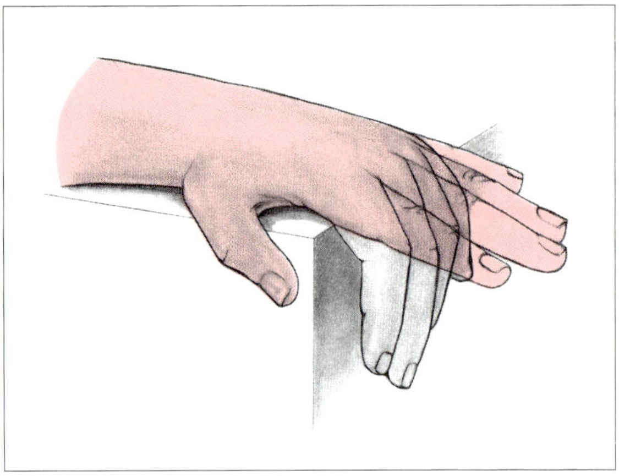

Abb. 11.6 **Gelockerte und zu bewegliche Fingergrundgelenke.**

- Ausgangsstellung:
  Die Hand wird mit der Handfläche auf den Tisch gelegt, so daß die Finger über die Tischkante herabhängen. Prüfen, ob die Hand im Handgelenk daumenwärts abweicht. Der Mittelfingerstrahl sollte in Verlängerung des Unterarms liegen, denkt man sich durch die Mitte des Unterarms eine Linie bis zu den Fingern. Wenn das nicht der Fall ist, soll das Handgelenk kleinfingerwärts korrigiert werden.
- Übung:
  Das Handgelenk bleibt in dieser Stellung liegen – die Finger werden jetzt gestreckt. Weichen die Finger kleinfingerwärts ab, muß diese Stellung korrigiert werden – die Finger daumenwärts ziehen. Diese korrigierte Stellung der Hand (Unterarm, Hand und Finger sollten gerade in einer Linie liegen) 6 Sekunden lang halten, und dann die Spannung langsam lösen. Diese Übung mehrmals wiederholen und dann die andere Hand nehmen.

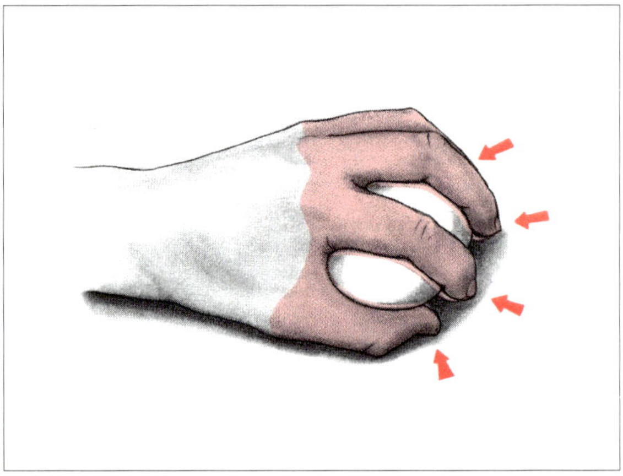

Abb. 11.7 **Gelockerte und zu bewegliche Fingergrundgelenke.**

- Ausgangsstellung:
  Die Hand wird so über einen festen (nie weichen!) Ball gelegt, daß die Finger ihn umschließen. Die Handgelenkstellung wird korrigiert, die Finger werden so „sortiert", daß sie in gleichmäßigem Abstand über dem Ball liegen und die Hand sich der Form des Balls anpaßt. Der Daumen liegt den Fingern gegenüber.
- Übung:
  Mit allen Fingern gleichzeitig und gleichmäßig in den Ball drücken, die Spannung 6 Sekunden lang halten und sie dann langsam lösen.

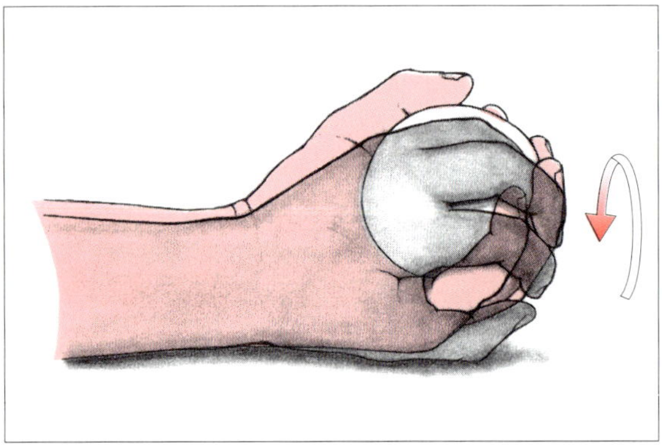

Abb. 11.8 **Gelockerte und zu bewegliche Fingergrundgelenke.**

- Ausgangsstellung:
  Den Ball mit allen Fingern umschlossen halten, und auch den Ellbogen auf dem Tisch liegen lassen.
- Übung:
  Der Unterarm wird jetzt mit dem Ball in der Hand so gedreht, daß einmal der Handrücken auf dem Tisch liegt und der Ball Richtung Decke zeigt und einmal der Ball auf dem Tisch liegt und der Handrücken nach oben zeigt. Der Ellenbogen bleibt dabei liegen.

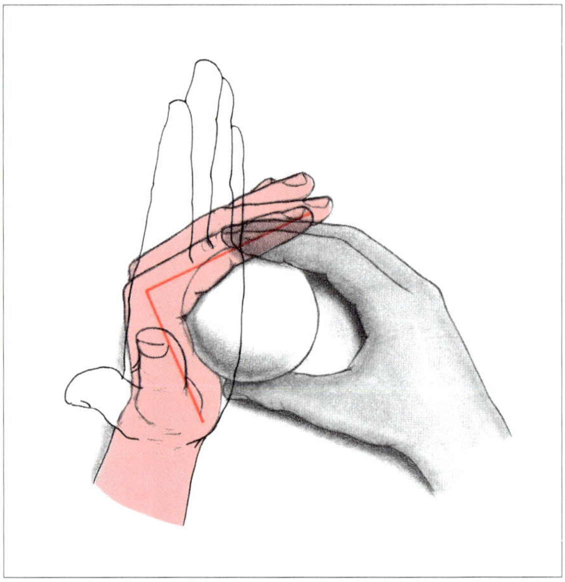

Abb. 11.9 **Gelockerte und zu bewegliche Fingergrundgelenke.**

- Ausgangsstellung:
  Die Hand liegt mit der Kleinfingerseite auf dem Tisch. Die Finger sind gestreckt.
- Übung:
  Mit der anderen Hand den Ball in die Handinnenfläche drücken und ihn dort festhalten.
  Jetzt versuchen, die geraden Finger (mit gestreckten Mittel- und Endgelenken) in den Grundgelenken über den Ball zu beugen und wieder zu strecken. Diese Bewegung fünfmal langsam wiederholen, die Beugung jeweils kurz halten. Dann Händewechsel.

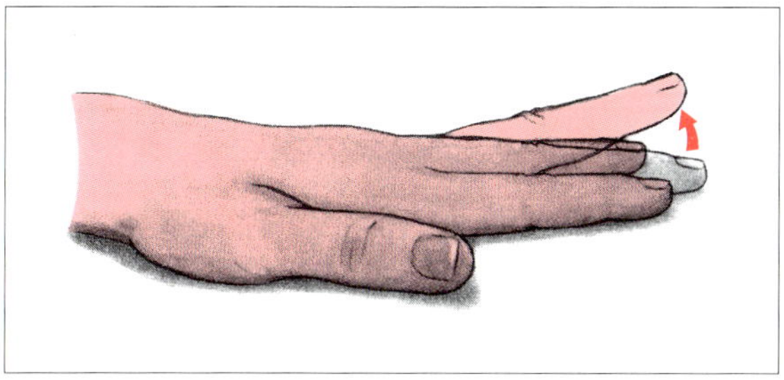

Abb. 11.10 **Starre und zu feste Fingergrundgelenke.**
- Ausgangsstellung:
  Eine Hand mit der Handfläche auf den Tisch legen, so daß der Mittelfinger jeweils die Verlängerung des Unterarms darstellt, wenn man sich durch die Mitte des Handgelenks eine Linie denkt.
- Übung:
  Die Hand flach auf den Tisch legen und getrennt voneinander die Zeige-, Mittel-, Ring-, Kleinfinger und Daumen so weit wie möglich von der Tischfläche abheben, ohne daß sich die anderen Finger dabei bewegen. Die (einzelnen) Finger jeweils 6 Sekunden gehoben halten und dann langsam senken.

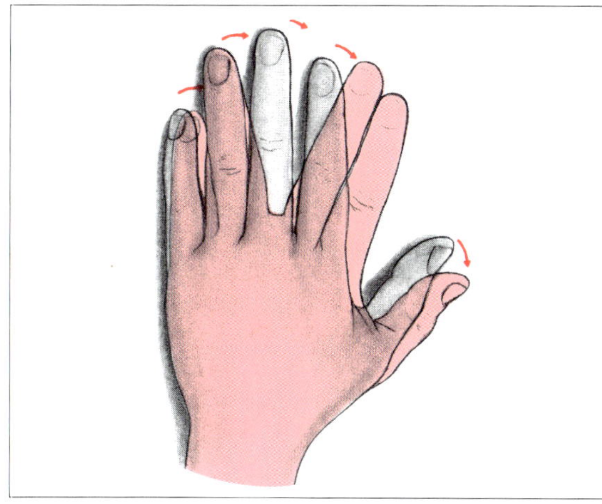

Abb. 11.11 **Starre und zu feste Fingergrundgelenke.**
- Ausgangsstellung:
  Die Hand mit der Handfläche auf den Tisch legen, so daß der Mittelfinger jeweils die Verlängerung des Unterarms darstellt, denkt man sich durch die Mitte des Handgelenks eine Linie.
- Übung:
  Den Daumen, danach den Zeigefinger so weit wie möglich nach innen abspreizen und anschließend der Reihe nach den Mittelfinger, Ring- und Kleinfinger hinzufügen. Die Finger in die Ausgangsstellung zurücklegen.

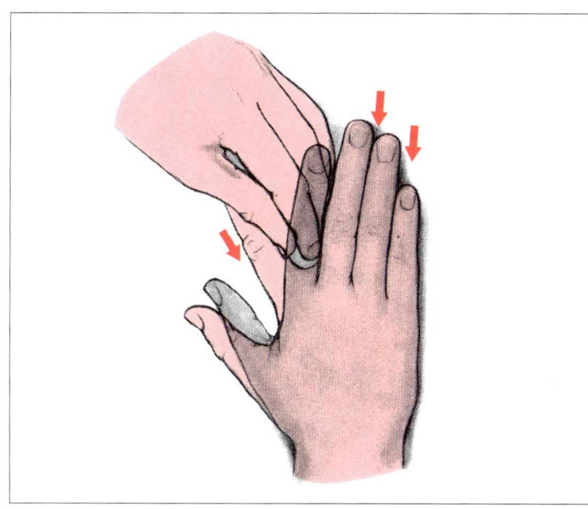

Abb. 11.12 **Starre und zu feste Fingergrundgelenke.**
- Ausgangsstellung:
  Die Hand mit der Handfläche auf den Tisch legen, so daß der Mittelfinger jeweils die Verlängerung des Unterarms darstellt, denkt man sich durch die Mitte des Handgelenks eine Linie.
- Übung:
  Den Daumen so weit wie möglich abspreizen. Mit Hilfe der anderen Hand den Daumen vorsichtig noch etwas weiter weg von der Hand ziehen. Diese Dehnung 6 Sekunden halten, danach langsam wieder loslassen. Danach den Zeigefinger so weit wie möglich nach innen abspreizen und auch hier mit Hilfe der anderen Hand Zeige- und Mittelfinger (vorsichtig!) so weit wie möglich auseinanderziehen. Dabei so nah wie möglich an den Grundgelenken fassen (nicht an den Fingerspitzen). Diese Dehnung 6 Sekunden lang halten, dann wieder loslassen. Diese Übung jetzt mit Mittel- und Ringfinger wiederholen – anschließend mit der anderen Hand.

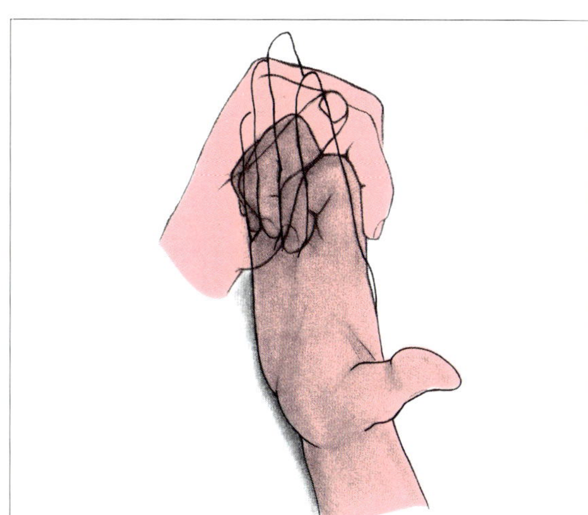

Abb. 11.13 **Starre und zu feste Fingergrundgelenke.**
- Ausgangsstellung:
  Die Hand mit der Kleinfingerseite (Handkante) auf den Tisch legen.
- Übung:
  Mittel- und Endgelenke der Finger so stark beugen, daß die Fingerkuppen die Grundgelenke erreichen (kleine Faust). Die Grundgelenke bleiben dabei gestreckt. Diese Beugung einen Moment halten, danach die Finger wieder ganz strecken. Diese Übung mehrmals wiederholen. Können die Finger nicht ganz gebeugt werden, vorsichtig mit der anderen Hand nachhelfen.

RA-Patient und Sport

Selbstverständlich darf der rheumatoide Arthritiker in akuten Phasen nicht Sport treiben. Sport ist ihm aber auch *nicht generell verboten* (1029), und – andererseits – gibt es *keine generelle Empfehlung* für die eine oder gegen eine andere Sportart (744). Sport kann auch für die RA vorteilhaft sein, solange er nicht als Leistungssport verstanden wird und erkrankte Gelenke falsch oder überbeansprucht. Grundsätzlich ist *Sport nicht mit Krankengymnastik gleichzusetzen!* Sport hat aber eine entspannende und positive sozialpsychologische Bedeutung. Man denke an das Ehepaar oder die ganze Familie, die gemeinsam etwas unternimmt. Sport ist auch empfehlenswert, da der Patient durch eine Sportart leichter und freudiger „in Bewegung kommt" und im Gegensatz zur täglich verordneten, meist strengen Krankengymnastik den „inneren Schweinehund" leichter überwindet. Günstig sind Ausdauersportarten, die keine akuten Spitzenleistungen von Herz und Kreislauf oder vom Bewegungsapparat verlangen.

30 Patientinnen mit RA wurden untersucht – dekonditioniert, Muskelkraft zwischen 30 und 50% reduziert und maximale Sauerstoffaufnahme bzw. -verbrauch um 30% reduziert. Ein 6wöchiges Trainingsprogramm mit täglich 2mal Physiotherapie, Muskeltraining, Bewegungsübungen und Intervalltraining resultierte im Vergleich zu einer Kontrollgruppe in einem 11%igen Zuwachs der sub-maximalen Herzfrequenz und einem 20%igen Zuwachs der maximalen Sauerstoffaufnahme und des -verbrauchs. Beide Gruppen verbesserten ihre Muskelkraft um 20–70%. Aufwärmphasen vor dem und Auslaufphasen nach dem Training können Stretching und Aerobicübungen enthalten (297, 298).

Sportarten mit *überwiegend negativem Einfluß auf Gelenke* sind Jogging, Basketball, Volleyball, Springen usw. Dagegen sind (auf geraden Flächen) Gehen, Radfahren, Ergometerradfahren, Schwimmen (nicht bei Synovialitis der Schulter- oder Ellbogengelenke und vor allem wenn die Halswirbelsäule miterkrankt ist) und Skilanglauf Sportarten mit *wenig Belastung für die Gelenke*. Bevor man einem RA-Patienten einen Sport empfiehlt, muß man sich folgendes fragen:

- Verschlechtert die jeweilige Sportart die RA?
- Welche Gelenke werden bei welcher Sportart wie gebraucht?
- Wie krank/gesund sind die Gelenke zur Zeit der Untersuchung?
- Wie technisch gut bzw. schlecht beherrscht der Patient den Sport, den er ausüben will?
- Darf für den RA-Patienten Sport Leistungssport sein (Antwort: nein)?

In einer 4- bis 8jährigen Untersuchung wurden an RA-Patienten Einflüsse von Schwimmen, Skifahren, Tanzen, Gymnastik, Gehen und Radfahren (Ergometer) im Vergleich zu einer Gruppe von RA-Patienten ohne diese Aktivitäten untersucht. Nahezu alle untersuchten Parameter sprachen zugunsten der „sportiven" RA-Patienten, die auch eine deutlich langsamere radiologische Progression erlebten (805). In unkontrollierten Kurzzeitbeobachtungen zeigten sich ähnlich gute Resultate durch Aerobic, Fahrradergometertraining und Schwimmen (444, 792, 962).

Es gibt viele Sportarten, in denen sich für die RA positive und negative Bewegungsabläufe die Waage halten. Was sind *günstige Voraussetzungen* für die Empfehlung einer Sportart?

- Der Patient muß diesen Sport vor seiner Erkrankung betrieben haben – er muß mit den Bewegungsabläufen vertraut sein.
- Die RA muß inaktiv oder medikamentös gut kontrolliert sein.
- Systemische Organmanifestationen dürfen nicht bestehen (z. B. Herz).

> Es darf kein Mimikry in den Bewegungsabläufen zwischen der spezifischen Sportart und der Entwicklung der rheumatoiden Arthritis bestehen.

Natürlich sind Sportarten, die ein hohes Verletzungsrisiko in sich bergen, nicht zu empfehlen. Dazu zählen alle Kampfsportarten und in deren Spektrum involviert nahezu alle Ballsportarten (z. B. Fußball, Hockey, Squash, Federball usw.). Auch Surfen ist bereits in frühen Stadien ungünstig und nicht möglich.

Das Rückhandschmettern beim *Tischtennis* führt zu einer Abweichung der langen Finger (beim Halten des Schlägers) und auch der Handgelenke hin zur Seite des Radius (beim Schmettern auf die Vorhandseite eines Rechtshänders) und arbeitet damit der RA direkt in die Hände.

Für entzündete Hüft- oder Kniegelenke bedeutet *Bergwandern* beim Bergaufgehen eine Überlastung der Hüften, beim Bergabgehen der Kniegelenke.

Das *alpine Skifahren* belastet alle gewichttragenden Gelenke und wirkt deshalb ungünstig.

Tennis hält zwar den ganzen Körper in Bewegung – die den Schläger umfassende Hand wird aber durch den Haltegriff belastet und überstreckt. Das bedeutet für die entzündete und deshalb „labile" Hand und angrenzende Gelenke zusätzlich ungünstige Druckverhältnisse (744).

Sind die Gelenke der Arme frei, lassen sich (mit Einschränkungen) Kegeln und Segeln empfehlen. Bei leichterem Befall und früherem Stadium sind *Radfahren* (ohne Widerstand – mit umgestaltetem Lenker), vielleicht auch Tennis (nur auf weichem Sandboden) und Reiten möglich. Sind die gewichttragenden Gelenke gesund, so eignen sich Wandern und Bergwandern, Joggen und Skilanglauf als Sportart.

Balneologie

> Im Spektrum der physiotherapeutischen Behandlung des RA-Patienten haben aktive (krankengymnastische, ergotherapeutische) Maßnahmen gegenüber passiven eindeutig den Vorrang.

Da passive physiotherapeutische Maßnahmen körpereigene Heilungsvorgänge unterstützen, spielen Zeit und Dauer der Anwendung eine große Rolle. Nur eine *genügend große Zahl physikalisch-therapeutischer Verordnungen* in richtigem zeitlichem *Abstand* ist erfolgreich.

Vollbäder mit medizinischen Zusätzen und *wechselwarme Bäder* lassen sich ebenso wie Teilbäder und Kneipp-Güsse bei der RA therapeutisch nur selten nützen.

Massagen als Teil- oder Vollmassage haben in der Therapie von Muskelverhärtungen einen hohen Stellenwert. Die klassischen Massagehandgriffe lockern die Haut, das Unterhautbindegewebe und die Muskulatur, aktivieren den lokalen Stoffwechsel, entstauen die behandelte Region und sorgen so für eine gesteigerte Durchblutung. Die Muskelmassage wirkt durch Druck und durch Dehnungsreize.

Die *Unterwassermassage* ist eine Kombination von Wärmeanwendung und Massage. Natürlich muß man Wassertemperatur und Druck des Wasserstrahls immer der jeweiligen Phase der RA anpassen.

Bindegewebsmassagen beeinflussen das vegetative Nervensystem und erfordern eine strenge Indikation. Ebenso wie bei der entstauenden Lymphdrainage sind gute therapeutische Kenntnisse wesentlich.

> Je akuter und entzündlicher das Stadium der RA ist, um so kürzer muß die physikalische Anwendung dauern, und um so geringer sollte sie dosiert werden. Je chronischer, subakuter bzw. inaktiver die RA verläuft, um so länger darf die Anwendung dauern und um so höher muß die Frequenz werden.

Letztlich sind Massagetechniken und elektrotherapeutische Verfahren in der physiotherapeutischen Behandlung der RA additive Anwendungen.

Wärmetherapie

Wärme läßt sich in vielen Formen anwenden: durch warme Auflagen oder wärmestauende Wickel, durch heiße Moor- und Fangopackungen oder Heublumenwickel, durch Moorbäder (Überwärmungstherapie), durch verschiedene Stromformen und durch Heißluft (z. B. im Stollen).

Die physiologische intraartikuläre Temperatur ist niedriger als die Körpertemperatur. Sie ist in aktiv entzündeten Gelenken bis auf 37,5 °C erhöht (497). Wärmezufuhr durch die 11-cm-Welle (Mikrowelle) und kurzwellige Diathermie erhöhen die Temperatur ebenso wie Ultraschall (662). Ansteigende intraartikuläre Temperaturen können zur Perpetuierung der Arthritis und Gelenkzerstörung beitragen (448).

> Heiße Kompressen, wärmestauende Bandagen und durchblutungsfördernde Elektrotherapie (z. B. auch Kurzwelle) verstärken meist die Entzündung, beschleunigen die zerstörende Aktivität gewisser Enzyme im Gelenk und erhöhen den Schmerz.

Kältetherapie

Jede Kälteapplikation bewirkt einen Abfall der Gewebetemperatur. Der Stoffwechsel wird verlangsamt bzw. verringert, die Arteriolen werden konstringiert, und Sauerstoff wird vermindert zugeführt. Sekundäre lokale Wirkungen sind Entzündungshemmung, Analgesie, Muskeldetonisierung (durch Dämpfung der Muskelspindelaktivität, der γ-Neuronen-Aktivität) und Schmerzstillung. Kälte senkt den Muskeltonus und erhöht die Schmerzschwelle. Die einer Kälteapplikation *folgende Krankengymnastik schmerzt weniger* und läßt sich leichter und mit größeren Bewegungsausschlägen durchführen. Die physikalisch-therapeutische Behandlung der RA erfordert also meist Kälte, allerdings angepaßt an das Krankheitsstadium und die -aktivität. Kälte läßt sich dem Körper auf verschiedene Weisen vermitteln:

- durch kalte Auflagen oder wärmeentziehende Wikkel,
- durch Eispackungen (z. B. als Kryogelauflage),
- durch Eisabrieb (zerstoßenes Eis),
- durch kaltes Wasser,
- in Kältekammern,
- durch Kaltwind (–20 °C bis –180 °C).

Zwischen *Kurzzeitkältetherapie* und *Langzeittherapie* ist zu differenzieren. Die bei der rheumatoiden Arthritis erwünschte antiphlogistische Wirkung kommt nur bei langwirkender Kälte zustande (995). Längerfristig applizierte Kälte (zwischen 20 und 30 Minuten) führt neben der schon angeführten Entzündungshemmung auch zu einer Senkung der intraartikulären Temperatur, zur Analgesie und zu einer deutlichen muskulären Entspannung. Kurzfristig angewendete Kälte (Kryogelpakkungen über 8–12 Minuten; Eisbäder, Eisabreibungen) erreichen weder eine Entzündungshemmung noch eine Senkung der intraartikulären Temperatur, dagegen durchaus Analgesie und auch eine – wenn auch diskrete – muskuläre Detonisierung.

Alle floriden und akuten Phasen der RA sind Indikationen für die lokale Kältetherapie. Beachtet man alle Vorsichtsmaßnahmen, treten fast keine unerwünschten Wirkungen auf. Stehen weder Kaltwind noch Kälteaggregate noch eine Kältekammer zur Verfügung, sind Kälteauflagen (z. B. Kryogelpackungen) in floriden Phasen der rheumatoiden Arthritis etwa 3–4mal täglich jeweils 15–20 Minuten indiziert. Wichtig ist es, ein trockenes Tuch zwischen Haut und Kältepackung zu legen.

> Je heißer ein Gelenk, desto kälter soll der Wickel bzw. die Kryogelauflage sein (Ausnahme: alte und magere Patienten).

Anwendung der Kältetherapie

Die Therapie mit Kaltwind kann Entzündungen unterdrükken und Schmerzen lindern. Gasförmiger Stickstoff wird als kräftiger Luftstrom auf die Haut des Patienten geblasen. Die allein Stickstoff enthaltende Luft kann am Austrittspunkt des Schlauches noch Temperaturen zwischen –170° C und –160° C erreichen. Ein Gelenk wird im Mittel 90 Sekunden lang behandelt. Es ist sehr wichtig, daß entweder der den Kaltwind zuführende Schlauch oder aber das im Augenblick behandelte Gelenk *bewegt* wird. Dieses Bewegen vermeidet eine tiefe Hautabkühlung, die zu Erfrierungen führen könnte. Die *trockene,* meist als angenehm empfundene Kälte bewirkt eine Gewebeabkühlung, die beim Gesunden über 3 und mehr Stunden, beim RA-Patienten wesentlich kürzer wirkt. Die lokale Kältetherapie – in jeder Form – sollte nach spätestens 3 Stunden wiederholt werden. Eine einmalige Anwendung, wie es häufig üblich ist, reicht keineswegs aus.

Die *Ganzkörperkältetherapie* arbeitet mit einer *Kältekammer,* in der trockene kalte Luft von –110° C bis –160° C ist. In dieser Kabine müssen sich die Patienten (im Badeanzug) bewegen. Ohren, Mund, Nase und Hände sowie Füße müssen geschützt sein. Aufenthaltsdauer 30–180 Sekunden.

Über einem Kompressor wird in *Kaltluftaggregaten* (nach dem Kühlschrankprinzip) Luft auf ca. –30° C abgekühlt.

Kontraindiziert sind Kälteapplikationen bei Patienten mit Morbus Raynaud, Vaskulitis, Kälteurtikaria, Kälteüberempfindlichkeit, Kryoglobulinämien sowie arteriellen Durchblutungsstörungen usw.

12 Konservative orthopädische Therapie und Ergotherapie

Viele Aufgabenbereiche der konservativen orthopädischen Behandlung und der Ergotherapie überschneiden sich (z. B. Schienenanfertigung).

Funktionsanalyse und Befundung führen den Ergotherapeuten beim RA-Patienten häufig zur Diagnose eingeschränkte Funktion. Es folgt dann die wichtigste Aufgabe der Ergotherapie, die Beurteilung, ob *„innere" Kompensationsmechanismen* (vom Körper ausgehende Selbsthilfe) vorhanden sind oder, wenn nicht, die Auswahl *„äußerer" Kompensationsmöglichkeiten* (Hilfsmittel). Diese differenzierende Entscheidung zwischen innerer und äußerer Kompensationsmöglichkeit des RA-Kranken ist die Hauptaufgabe des Ergotherapeuten. In sie involviert sind Kompensation verlorengegangener Körperfunktionen, Gelenkschutzberatung und Hilfsmittelangebote (Tab. 12.**1**). Die Kompensation verlorengegangener Fertigkeiten durch entsprechende funktionelle Übungen geschieht in der Zusammenarbeit zwischen Ergotherapeut/Arzt/Physiotherapeut (564).

Ergotherapie kann unter dem Aspekt der *Beschäftigungstherapie* gesehen werden, entweder funktionell (konstant wirkliche Arbeiten, Orthesen, Gelenkschutz) oder psychosozial (Milieu- und Gruppentherapie). Die *Arbeitstherapie* will die Arbeitsbelastbarkeit verbessern. Ergotherapie kann auf die Berufstätigkeit vorbereiten und Untersuchungen zur Berufsfindung bzw. Umschulung durchführen.

Die Ergotherapie „beschäftigt" jeden Patienten entsprechend seinem Leistungsvermögen und -können sowie Wollen (Wünsche und Ziele des Patienten). Normale *Werkzeuge* werden so angepaßt und verändert, daß der Patient durch seine handwerkliche Arbeit die gestörte Funktion seiner Gelenke *übend kompensieren* kann. Er kann – von fremder Hilfe weitgehend unabhängig – mit ihm besonders zusagendem Werkzeug arbeiten. Für Patienten, deren RA eine Anpassung des alltäglichen Werkzeugs (der Gebrauchsgegenstände) nicht mehr gestattet, werden besondere Geräte hergestellt.

In akut entzündlichen und dadurch mit starkem Schmerz verbundenen Phasen ist eine ergotherapeutische Übungsbehandlung nicht erlaubt. In diesen Stadien sorgt der Ergotherapeut für eine individuelle *Schienenversorgung*, z. B. durch die Nachtlagerungsschiene, die die Hand in einer günstigen Funktionshaltung stabilisiert. Leidet der Patient bereits unter einer Handgelenkarthritis mit begleitender Bandlockerung, werden neben Lagerungsschienen *Funktionsschienen* nötig, die – wie der Name sagt – die Funktion der Hand erhalten sollen. Sie verhindern ein Abgleiten der Fingergrundgelenke und des Handgelenks und unterstützen – in funktionsgünstiger Stellung – den Bandapparat vor allem des Handgelenks. Sie wirken auch der Überdehnung der Gelenkkapsel, Bänder und Sehnen entgegen.

Tabelle 12.1 Ziele und Methoden der Ergotherapie „innere oder äußere Kompensation"?

Übende Ergotherapie
Ziele – Gelenkmobilisation und Muskelkräftigung Sensibilitätstraining Methoden – Anwendung von funktionellen Übungsgeräten, Spielen, handwerklichen Techniken und Materialien, um die Funktion zu fördern – Adaptation von Werkzeugen und Geräten – Einrichtung spezieller Übungsplätze
Ablenkende Ergotherapie
Ziele – psychische Aktivierung – Bewältigung und realistische Einschätzung der persönlichen Situation Methoden – Förderung der kreativen Eigenschaften (Malen, Werken etc.) – problemorientierte Gesprächsgruppen – Gesellschaftsspiele
Schienenversorgung
Ziele – Erhalt der funktionellen Gelenkstellung durch Lagerungsschienen – Förderung der Gelenkbeweglichkeit durch Übungsschienen Methoden – Anfertigung statischer und dynamischer Schienen
Gelenkschutz
Ziele – Entlastung betroffener und gefährdeter Gelenke – Minderung von Schmerz und Deformierungsgefahr Methoden – Unterweisungen in die Prinzipien des Gelenkschutzes – praktische Übungen zum Gelenkschutz – Demonstration und Training mit Hilfsmitteln zum Gelenkschutz

Kreativität

Die Ergotherapie nützt mit ihren Möglichkeiten die in jedem Menschen steckende Kreativität. So kann beim Weben der entsprechend zugerichtete Kamm/Knauf das Handgewölbe des RA-Kranken aufrichten. Das Überkopfweben dehnt den M. pectoralis; zudem ist diese über der Schulterhöhe geleistete Arbeit gut für das Geradehalten der Lendenwirbelsäule und bestimmte Schulterbewegungen (Abb. 12.**1**).

Töpfern kräftigt die Muskulatur (und kühlt „nebenbei") fördert die Beweglichkeit (Streck-Spreiz-Übungen) der Finger. Peddigrohr, das nach mehrstündigem Einweichen in heißem Wasser sehr flexibel ist, eignet sich zur Verbesserung der Geschicklichkeit der Hände eines RA-Patienten.

Die rechte Hand soll den Spitzgriff mit Daumen und Zeigefinger üben. Um zu verhindern, daß das Daumenendgelenk überstreckt wird, und zu erzwingen, daß die Fingerendgelenke aktiv gebeugt werden, wird eine sogenannte *C-Schiene* angelegt. Die linke Hand kräftigt das Heranziehen und Beugen des Zeigefingers (Abb. 12.**2**).

Nicht zuletzt spielt die Freude am trotz der Behinderung fertiggestellten Produkt eine große Rolle. Als Beispiel gelte aus meiner Klinik eine an Hand- und Fingergelenken schwerbehinderte RA-Patientin, die aus Ton reizende kleine Elefanten herstellte, die sich sicherlich in jedem Kunstgewerbegeschäft hätten verkaufen lassen.

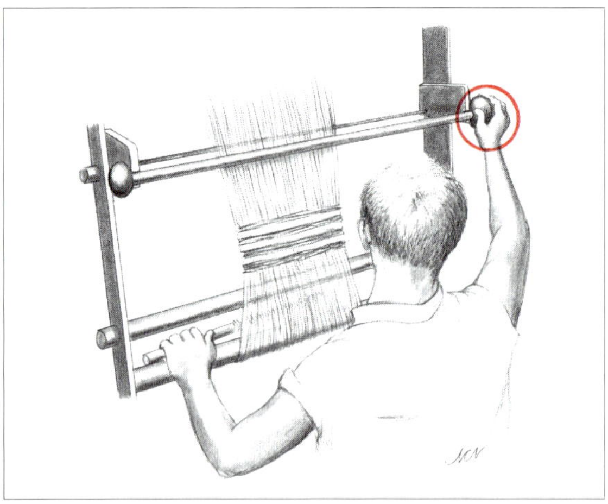

Abb. 12.1 **Überkopfweben.** Ein sehr großer Knauf (rosa Kreis) in Form eines Kugelgriffs sorgt wie hier beim Überkopfweben für ein gutes und sicheres Arbeiten. Das Quergewölbe der Hand wird unterstützt. Diese Kugelgriffe eignen sich besonders für den RA-Patienten.

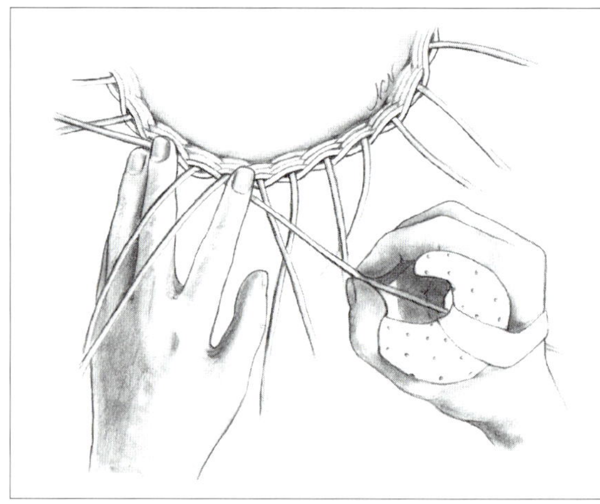

Abb. 12.2 **Korbflechten mit Peddigrohr.** Beim Üben mit äußerst flexiblem Peddigrohr wird mit der rechten Hand der Spitzgriff zwischen Daumen und Zeigefinger trainiert. Für die aktive Beugung der Fingergrundgelenke sorgt eine sogenannte C-Schiene, die gleichzeitig die Überstreckung des Daumenendgelenks verhindert. Die linke Hand arbeitet „statisch". Gekräftigt werden die Beugung des Zeugefingers und sein Heranziehen (Adduktion). Wenn das Fingermittelgelenk gestreckt gehalten wird, „arbeitet" man damit gegen eine beginnende Knopflochdeformität.

Gelenkschutz

Dem RA-Patienten schadet, besonders seinen erkrankten Hand- und Fingergelenken, jede gewaltsame Belastung. Kranke Gelenke brauchen während normaler Handaktivitäten Schutz. Dünne und harte Griffe an Arbeitsgeräten sind zu vermeiden; sie müssen durch *dicke, rauhe* und *weiche Griffe* ersetzt werden. Wenn ein Gegenstand über längere Zeit gehalten werden muß, sind Pausen einzulegen, Finger kurz durchzubewegen. Altgewohnte (tägliche?), aber fehlerhafte Bewegungsmuster müssen ausgeschaltet werden, z. B.:

- Der RA-Patient darf seinen Kopf nicht auf die Finger stützen, das fördert die Abweichung der Finger zur Ulna.
- Während des Lesens sollen die Zeitung oder ein schweres Buch nicht in der Hand gehalten werden; Hand- und Fingergelenke, aber auch die Halswirbelsäule, die langes Vorbeugen nicht verträgt, werden belastet (stattdessen Lesestativ).
- Druckkräfte gegen die radialen Seiten der Finger sollen vermieden werden.

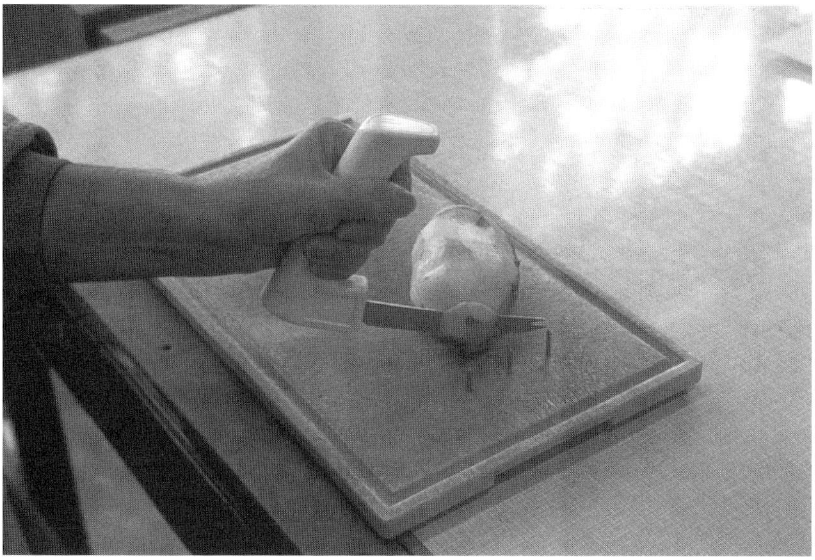

Abb. 12.3 **Gelenkschutz.** Kartoffelschneider. Achsengerechte Belastung des Radiokarpalgelenks und der Metakarpophalangealgelenke. Der Kartoffelschneider wird nicht (wie üblich) mit dem Hammergriff, sondern mit dem Zylindergriff (S. 15) umfaßt. Dadurch Entlastung, weniger Schmerz und größere Kraft!

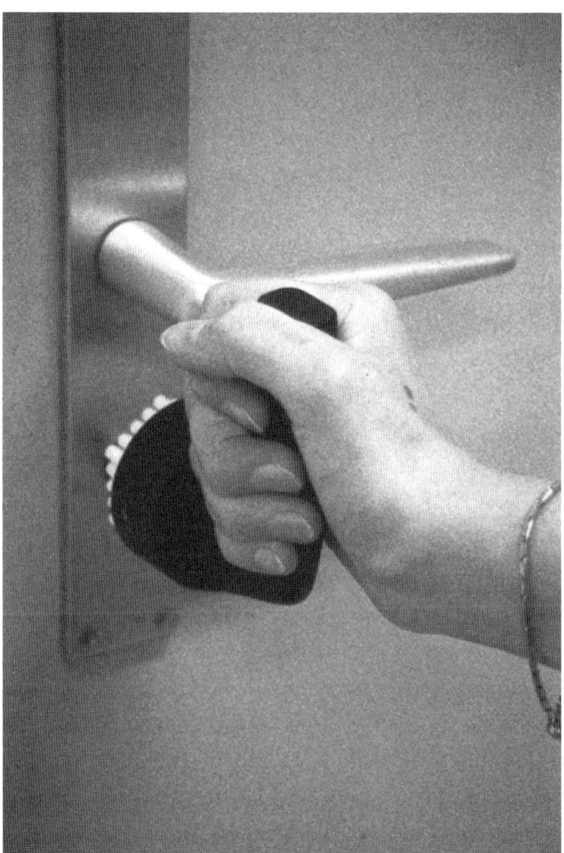

Abb. 12.4 **Gelenkschutz.** Alle Fingergelenke (vor allem die des Daumens und des Zeigefingers) werden beim Auf- und Abschließen einer Tür sehr belastet. Bestehende Fehlstellungen werden verschlimmert. Die „Vergrößerung" des Schlüssels durch den Aufsatz führt dazu, daß nötige Drehbewegungen/Kraftaufwände mit dem Unterarm durchgeführt werden.

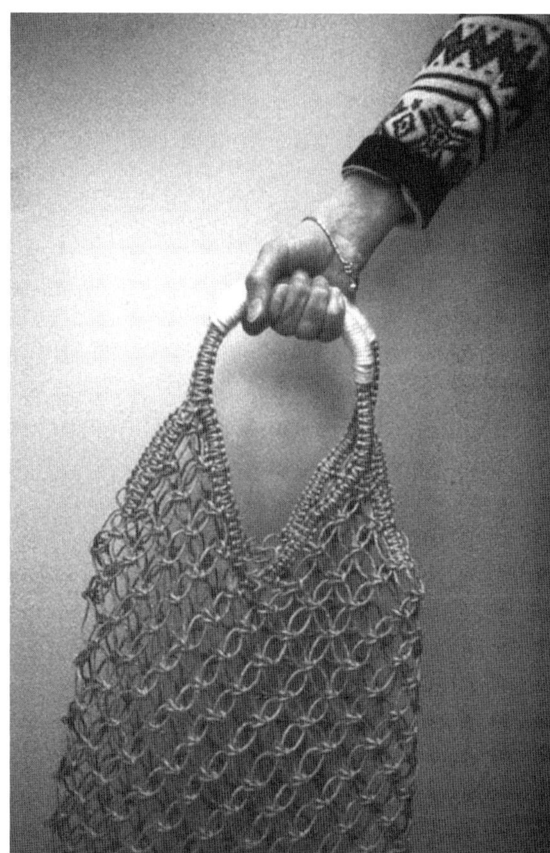

Abb. 12.5 **Hakengriff bei Einkaufstasche.**

Die Kraft für eine manuelle Aufgabe kann z. B. durch vergrößerte Knöpfe oder Veränderungen von Hebeln verringert werden (Abb. 12.**3**–12.**5**). RA-Patienten sollten Objekte mit ihren Händen parallel zu den MCP-Gelenken halten. Sie sollten *Druck* gegen die *distale palmare Oberfläche* der Finger *vermeiden*, er führt zur Subluxation der Metakarpophalangealgelenke. Der Patient soll seine Finger, wann immer das möglich ist, *gestreckt halten*. Ein kräftiger Händedruck fördert die Subluxation und ulnare Deviation der Metakarpophalangealgelenke, wenn Bänder geschwächt bzw. zerstört sind. Ein fester, mit einer *Rotationsbewegung* kombinierter Handgriff muß ebenso *vermieden* werden wie konstanter Druck gegen die Daumenspitze, der zur Subluxation des Daumengrundgelenks führt.

Manche Schalter sind für arthritisch erkrankte Finger nicht leicht zu bedienen. Eine Ziehschnur, die von der Zimmerdecke herabhängt, ist günstig. Jede hebelartige Türklinke läßt sich mit Ellbogen und Unterarm anstelle der Hand bewegen. Ein *Tastentelefon* kann viel leichter bedient werden als der klassische Apparat mit Wählscheibe. Das Wohnen in einem Haus mit unterschiedlichen Ebenen erfordert ein geeignetes seitliches und ausreichend hohes Geländer. In jedem Raum muß ein Stuhl mit der „richtigen Höhe" stehen. Die Sitzfläche des Arbeitsstuhls sollte so hoch sein, daß die Kniegelenke voll und die leicht gespreizten Hüftgelenke teilweise gestreckt werden können. Im Garten sind Geräte mit langen Stielen zur Arbeitserleichterung nützlich.

Ein erstrebenswertes optimales Ziel für Hausfrauen: Da sie einen großen Teil ihrer Arbeit in der Küche leisten müssen, sollen alle Kücheneinrichtungen und Möbel die richtige Höhe haben.

Die Höhe des Spültischs und des Kochherds müssen auf schmerzende Hüft- und Kniegelenke und auf den Rükken abgestimmt werden. Schubladen sollen mit der flachen Hand aufgezogen werden.

Hilfen im häuslichen Umfeld

Einen Tellerstoß trägt man am besten körpernah auf den flachen Händen – nicht mit den kleinen Fingergelenken. Spezialöffner zum Öffnen von Gläsern und Flaschen sind von unschätzbarem Wert. Für viele Patienten ist eine Dusche besser geeignet als die das Ein- und Aussteigen erschwerende Badewanne. In der Badewanne soll eine rutschfeste Matte liegen. Die Höhe des Betts spielt eine wesentliche Rolle. Welchem Auf und Ab, welchen Hebelwirkungen sind Lendenwirbelsäule und Hüftgelenke durch das Hinsetzen und Aufstehen bei einem sehr niedrigen Bett ausgesetzt! Beugefehlstellungen von Hüft- und Kniegelenken können durch die richtige Lagerung verhindert werden; es ist eine „Todsünde", über längere Zeit mit gebeugtem Knie (Kissen unter der Kniekehle) zu liegen (S. 28).

Ein nicht unerhebliches Problem im Rahmen der Gelenkschutzberatung und Vermittlung der Ergotherapie stellen *psychologische Barrieren* dar, die der Patient diesen Hilfen entgegensetzt. Niemand ist von Eitelkeit frei (Handstock), niemand will nach außen demonstrieren müssen, daß er von einer mechanischen Hilfe abhängig ist, niemand mag sich selbst das Gefühl der eigenen Minderwertigkeit vermitteln, wenn er diese oder jene Tätigkeit nur noch mit technischen Tricks bewältigen kann.

Die Summe täglicher gleichartiger ungünstiger Bewegungen kann den Verlauf der rheumatoiden Arthritis sehr negativ beeinflussen. Gelenkschutz muß deshalb immer und konsequent vermittelt werden.

Orthesen (Schienen)

Man unterscheidet statische Lagerungsschienen, statische Funktionsschienen und dynamische Schienen. Die funktionsgerechte, gelenkschonende (z. B. nächtliche) *statische Lagerung* kann, zeitlich immer begrenzt, sehr sinnvoll sein. *Lagerungsschienen* sind bei akuten Schubzuständen des Handgelenks oder der Langfinger indiziert (Abb. 12.**6**). Auch sind das Karpaltunnelsyndrom und die Tenosynovialitis der Extensoren weitere Indikationen. Während des Tages getragene Arbeitsschienen können Schmerzen bei Überbelastung der Gelenke in einer Fehlstellung vermindern. Es ist einfacher, der Bandlockerung eines Handgelenks (und der unter-

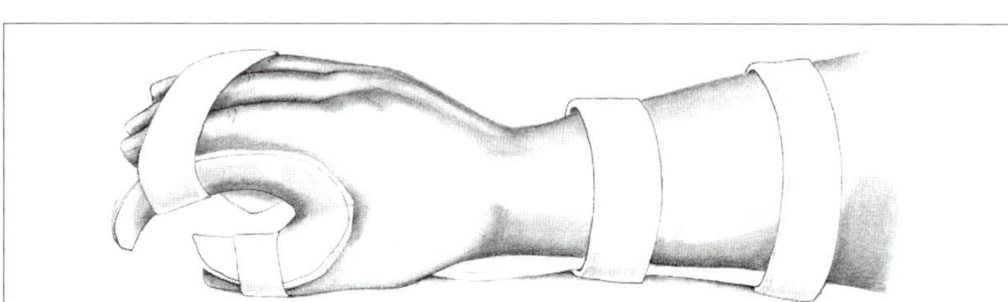

Abb. 12.**6** **Lagerungsschiene.** Bei akuten Schubzuständen des Handgelenks oder der Langfinger bietet eine Lagerungsschiene in Funktionsstellung Sicherheit und Entlastung.

schiedlich später folgenden Versteifung) vorzubeugen als sie später zu korrigieren. Eine Ruheschiene bei radiokarpaler Arthritis hält das Handgelenk in 15° Extension und reicht vom proximalen Drittel des Unterarms bis zur Daumenwurzel. Diese Schienen können auch während kraftfordernden Arbeiten getragen werden. Sie reduzieren die Entzündung und den Schmerz und nehmen den Druck vom Karpaltunnel. Eine „Futuro-Handschiene" wird meist bei einer milden Synovialitis verordnet. Sie sichert und unterstützt das Handgelenk in einer funktionellen Position.

Dynamische Schienen unterstützen die Beweglichkeit der Gelenke, ersetzen verlorene Muskelkraft oder unterstützen zu schwache Muskulatur.

Die dynamische Schiene nach Mannerfelt wird bei der Handskoliose eingesetzt. Das Handgelenk befindet sich in leichter Dorsalextension (20°) und ist dank der Stahlfeder an der Schiene auch in palmarer Richtung beweglich. Der Radialdrift am Handgelenk wird durch das Schienengelenk an einen ulnaren Zug aufgehoben. Der Ulnardrift der MCP-Gelenke und eine eventuell vorhandene Flexionsstellung werden durch dynamische Züge in dorsoradialer Richtung korrigiert. Der Daumen ist frei (1071).

Die Armlagerungsschiene (eine Schiene, die den Arm vom Körper wegspreizt) wird bei ausgeprägten, durch arthritische Veränderungen verursachten Schmerzen im Schultergelenk ebenso verwendet wie zur postoperativen Lagerung nach Eingriffen an der Schulter.

Schienen zur Korrektur einer Gelenkfehlstellung sollen so früh wie möglich eingesetzt werden. Sie verlangsamen möglicherweise z. B. die ulnare Deviation, reduzieren Schmerzen und die Synovialitis.

Die individuell angefertigte Fingerschiene für die sogenannte *Schwanenhalsdeformität* – mit einer Überstreckung oder Beugehemmung in den Fingermittelgelenken – korrigiert diese Fehlstellung (Abb. 12.**7**).

Geht es darum, die (Weiter-)Entwicklung zu einer *Knopflochdeformation* zu vermeiden, ist z. B. der „Caper Splint" indiziert. Das proximale Interphalangealgelenk wird extendiert, das distale Interphalangealgelenk bleibt frei beweglich.

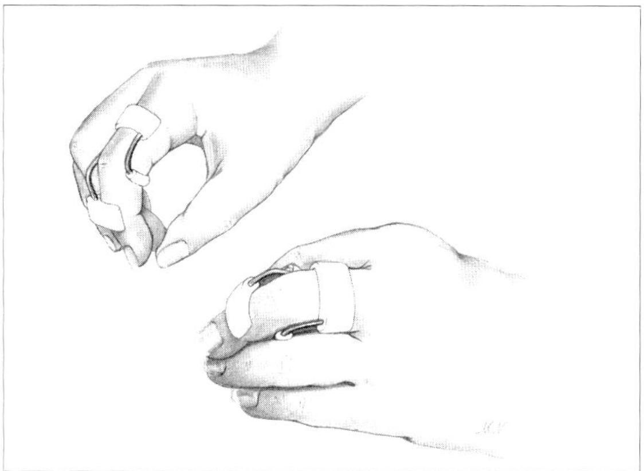

Abb. 12.7 **Dreipunktschiene für Schwanenhalsdeformation.** Entwickelt sich eine Schwanenhalsdeformität oder ist sie schon vorhanden, korrigiert die Dreipunktfederdrahtspange diese Deformität oder arbeitet der Entwicklungstendenz entgegen.

Sind die Metakarpophalangealgelenke betroffen (Gefahr der ulnaren Deviation sowie der Insuffizienz des transversalen Bogens), ist eine *Ulnardriftspange* indiziert, die den Hohlhandbogen stützt. Die Metakarpophalangealgelenke sind leicht extendiert. Die dünnen Lamellen zwischen den Fingern verhindern das Abweichen der Finger nach ulnar (1071).

Halskrawatten können hart oder weich sein. Das „Thomas-Collar" erlaubt eine Rotation von 93°, eine Lateralflexion von 92° und eine Flexion/Extension von 74°. Mit dem härteren „Philadelphia-Collar" ist eine Rotation von 44°, eine Lateralflexion von 66° und eine Flexion/Extension von 29° möglich (667).

Gehhilfen und Stützgeräte

Zur Entlastung von Hüft-, Knie- oder Fußgelenken dienen ein oder zwei Stöcke. Ein Stock entlastet sowohl das Knie als auch die Hüfte des kranken Beins. Die Länge des gewöhnlichen Handstocks muß genau stimmen. Der Patient stellt in aufrechter Körperhaltung und mit leicht gebeugtem Ellbogengelenk die richtige Stockhöhe fest. Beim Abstützen auf den Stock sollte der Unterarm nur ganz leicht angebeugt sein. Die Hand des RA-Patienten sollte den anatomisch geformten Handgriff in Handgelenkmittelstellung umgreifen können. Stärker veränderte Hände brauchen zur Gelenkschonung individuell geformte, am besten elastisch gepolsterte Handgriffe. Der richtige Handstock hat einen Horizontalgriff, der eine viel bessere Stellung des Handgelenks als der gebogene Griff des Spazierstocks erlaubt. Die Stockkappe muß rutschfest und großflächig sein. Die *Unterarmstützen* (wenn eine Unterarmstütze nötig ist, sollten *immer zwei* genommen werden) verleihen dem Patienten mehr Halt. Die allerdings sehr auffälligen *Schalenstützen* sind weitere Varianten. Sie sind nur angebracht, wenn die Handgelenke derartig schmerzen, daß das Abstützen auf einen Stock zur Qual wird.

Viele Patienten, bei denen im Rahmen ihrer RA gewichttragende Gelenke involviert sind, können *Gehhilfen* brauchen. Es gibt viele verschiedene Möglichkeiten (Unterarmstützen, Achselstützen, Vierfußgehhilfen usw.).

Schuhversorgung

Jede Arthritis der unteren und/oder oberen Sprunggelenke und/oder der Mittelfußgelenke bzw. der Zehengrundgelenke führt entweder zu einem Pes planovalgus und/oder entzündlichen Spreizfuß und/oder einem Windmühlenvorfuß usw. (S. 25 f). Diese Arthritiden wirken jedoch nicht nur durch ihre eigene zerstörerische Kraft. *Statisch-mechanische Kräfte* (man steht auf seinen Füßen) beschleunigen und verschlimmern häufig die Entzündung und die daraus entstehenden Fehlstellungen. Es entwickeln sich nicht nur sich auf das Fußskelett auswirkende, sondern auch die Statik der unteren Extremitäten und den Rumpf beeinflussende *Ausweichbewegungen, Schmerzen* und eine *Schonhaltung.* Arthritiden der oberen Sprunggelenke rufen meist nur geringe Funktionsbehinderungen hervor. Dagegen führen Entzündungen der unteren Sprunggelenke zu erheblichen Bewegungseinschränkungen und zu Fehlformen des Fußes (Knickplattfuß). Auch sind achilläre Bursitiden nicht selten. Die sich durch sie entwickelnden Schmerzen können durch Hohllegung oder Abpolsterung in den Schuhen gelindert werden.

Schuhe sind *dem Fuß anzupassen,* nicht umgekehrt. Sie sollten vorn im Zehenbereich genügend breit und hoch sein; das Oberleder sollte möglichst weich, die Sohle dagegen möglichst steif sein. Das weiche Oberleder erlaubt Anpassungen an veränderte Zehenformen, während die steife Sohle verhindert, daß die Zehen bei jedem Schritt während der Abrollphase allzu stark nach oben bewegt werden, was zu unnötigen Schmerzen führt. Der Absatz soll puffernd weich sein. Nicht selten sind zusätzlich Einlagen nötig. Es muß Platz im Schuh dafür vorhanden sein (beim Kauf darauf achten). Maßeinlagen brauchen oft einige Wochen Eingewöhnungszeit.

Jede Überlegung zur Schuhversorgung muß beim stehenden, also belastenden Patienten die „Gretchen-Frage" der Schuhversorgung beantworten: Sollen Einlagen korrigierend angepaßt werden, oder sollen sie – da die Fehlstellungen nicht mehr korrigierbar sind – abstützend, also schmerzlindernd angelegt sein?

Arthritiden der Metatarsophalangealgelenke verursachen an den Schleimbeuteln an der Fußsohle pralle, manchmal auch gerötete Schwellungen direkt unter dem Mittelfußköpfchen. Unter Belastung entstehende Schmerzen werden durch eine *retrokapitale Abstützung* vermindert. Eine *„vordere" Rolle* (sie muß unmittelbar hinter den Grundgelenken angebracht sein) verringert die Abrollbeschwerden und entlastet die Mittelfußköpfchen und die Zehengrundgelenke funktionsmechanisch. Befund und Schwere der Veränderung an allen genannten Gelenken bestimmen die Verbreiterung/Verlagerung des Absatzes zur Seite bei Fersenfehlstellung *(Flügelabsatz),* den Flügelabsatz bei chronischer Instabilität im oberen Sprunggelenk und die *seitliche Absatzerhöhung* bei Instabilität im oberen Sprunggelenk.

Lagerung, Sonstiges

Müdigkeit oder Mangel an Ausdauer sind häufige Probleme von RA-Patienten. Ihre Ursachen können zum einen in Angst oder Depression, zum anderen in einer Dekonditionierung (aufgrund der Inaktivität oder verschriebener Bettruhe) bestehen. Auch *Schlafstörungen* tragen dazu bei. Die RA führt häufig zu Schlafstörungen. Sie reduzieren die Lebensqualität, vermindern das Selbstbewußtsein und können zu fibromyalgieähnlichen Symptomen führen. Ihre Ursachen sind Gelenkschmerzen, Schmerzen z. B. durch Karpaltunnelsyndrom, Schlafapnoe (Beteiligung der Krikoarytänoidgelenke), Depression und Ängstlichkeit.

Die Matratzen sollten fest sein, der Patient sollte ein schmales Kissen unter dem Kopf und Nacken nützen. Nie sollten die Knie mit Kissen unterlegt werden.

Ungünstig ist das Durchbiegen der Wirbelsäule beim Liegen auf einer zu weichen Matratze. Durch eine Bauchlage mit gespreizten Beinen – beide Füße hängen links bzw. rechts vom Bettrand herunter – kann man einer Einschränkung der Hüftabduktion vorbeugen. In Seitenlage sollte immer ein dickes Kissen zwischen die Beine genommen werden. Die Beine nie gekreuzt übereinanderlegen! Überhaupt sollte sich ein RA-Patient 2mal täglich auf den Bauch legen – zwischen 10 und 15 Minuten – um Hüft- und Kniekontrakturen vorzubeugen.

Schmerzen im Halswirbelsäulenbereich können durch ein Schmetterlingskissen (eine Binde teilt das Kopfkissen in zwei Teile) gelindert werden.

13 Operative orthopädische Therapiestrategien bei der rheumatoiden Arthritis

J. Zacher*

Bei den chronisch entzündlichen Gelenkerkrankungen, allen voran der rheumatoiden Arthritis kommt es auf dem Boden der immunologischen Systembeteiligung zu einer Proliferation der synovialen Auskleidung von Gelenken, Sehnenscheiden und Bursen. Diese bewirkt über die intraartikuläre Volumenzunahme eine Überdehnung der fibrösen Strukturen des Gelenkes. Der zell- und gefäßreiche Pannus zerstört aktiv den Knochen und Knorpel. Enzymatische Faktoren spielen zusätzlich eine Rolle bei der Degradation des Gelenkknorpels.

Die medikamentöse und sonstige konservative Therapie soll diesen Spontanverlauf der Erkrankung positiv beeinflussen. Gelingt dies nicht, ist der Zeitpunkt für operative Maßnahmen gekommen.

Allgemeine Vorbemerkungen

In der Indikationsstellung zu operativen Maßnahmen in der Rheumatologie ist zwischen
- unbedingt erforderlichen (Dringlichkeit 1),
- dringlichen (Dringlichkeit 2) und
- empfehlenswerten (Dringlichkeit 3)

Operationen zu unterscheiden.

Unbedingt erforderlich sind Eingriffe immer dann, wenn das Leben der Patienten gefährdet ist oder vergleichbare Krankheitszustände drohen.

Für alle weiteren Operationsindikationen gilt, daß sie bei nicht lebensgefährlichen Zuständen gelten. Hauptziel dieser Eingriffe ist die *Verbesserung der Lebensqualität* bei den betroffenen Patienten. Diese Tatsache müssen sich alle an der Entscheidung Beteiligten – Patient wie Betreuer – immer wieder vor Augen führen. Die *Indikation* ist *trotz aller Dringlichkeit relativ.* Argumente für den operativen Eingriff müssen Gegenargumenten gegenübergestellt und abgewogen werden. Das Risiko des Eingriffs, seine Erfolgsaussichten, das Ausmaß der bestehenden Funktionseinbußen oder Behinderung wie der erwartete präventive Erfolg müssen mit den Erwartungen des Patienten in Einklang gebracht werrden.

Die *Dringlichkeit* zu einer Operation *kann vom Patienten ausgehen.* Hier sind es meist Schmerz und Funktionseinschränkung an den unteren Extremitäten, die den Patienten zum Operateur führen mit der Fragestellung, ein ganz spezielles Problem zu beseitigen.

Je größer der funktionelle Verlust und die daraus resultierende Schmerzhaftigkeit oder Abhängigkeit von Hilfspersonen, um so dringlicher die Indikation und um so eher wird man ein erhöhtes Operationsrisiko in Kauf nehmen können. Je präventiver die Indikation, um so mehr muß auf das allgemeine Operationsrisiko geachtet werden.

* Die Nomenklatur (Synovialitis, Synovialektomie usw.) wurde vom Herausgeber aus Gründen des einheitlichen Sprachgebrauchs angepaßt.

Aktivität der rheumatischen Erkrankung, Wirkung der angesetzten Medikation, Begleiterkrankungen, Motive und Motivation des Patienten, soziales und familiäres Umfeld, Alter, geistige Leistungsfähigkeit, die Einschätzung des Spontanverlaufs der Erkrankung wie auch die eigenen operativen Möglichkeiten und Fähigkeiten müssen bei der Indikationsstellung berücksichtigt werden. Aus diesem Grunde ist der Operateur weit mehr als bei anderen orthopädischen oder traumatologischen Krankheitsbildern gefordert, sich im Sinne einer *Ganzheitsmedizin* mit dem Rheumapatienten gesamthaft zu befassen und unter Berücksichtigung dieser Vielzahl von Faktoren seine Empfehlung für oder gegen eine operative Maßnahme auszusprechen (1263).

Dringlichkeit 1

Es gibt nur wenige rheumaorthopädische Indikationen dieser Dringlichkeitsstufe.

> Dazu gehören die drohende oder akute Querschnittsymptomatik bei atlantoaxialer Dislokation oder pseudobasilärer Impression (ggf. mit massiver peridentaler Synovialitis), frische Frakturen und drohende oder bestehende Bettlägerigkeit.

Dringlichkeit 2

Hierzu gehören alle operativen Maßnahmen, die die Gehunfähigkeit bzw. die Abhängigkeit von Hilfspersonen vermeiden helfen oder verhindern:
- Ersatz der Hüft- und Kniegelenke,
- Nervendekompressionen,
- Rekonstruktion von Sehnenrupturen,
- Auffüllung und Stabilisierung großer, frakturgefährdeter gelenknaher Zysten,

Dringlichkeit 3

In diese Dringlichkeitsstufe sind alle präventiven Maßnahmen wie Synovialektomien und Tendosynovialektomien, Sehnenverlagerung, der Gelenkersatz nichtgewichttragender Gelenke und Arthrodesen sowie Arthroplastiken einzustufen.

Diese Eingriffe sind dazu geeignet, Funktionen dauerhaft zu erhalten oder verlorengegangene Funktionen wiederherzustellen. Sie stellen dennoch elektive Maßnahmen dar.

Gelenkeingriffe

Als weitgehend präventiv sind operative Maßnahmen anzusehen, wenn sie in den frühen Erkrankungsstadien (Larsen 0, I) zur Anwendung kommen.

Der typische präventive Gelenkeingriff ist die *Frühsynovialektomie*, d. h. die operative, möglichst vollständige Entfernung der entzündlich veränderten Synovialmembran in einem frühen Krankheitsstadium des Gelenks, wenn noch keine Zerstörungen am Knochen, Knorpel und Kapselbandapparat bzw. an den Menisken aufgetreten sind.

Palliative bzw. rekonstruktive Eingriffe sind die *Spätsynovialektomie* und die nicht gelenkersetzenden plastischen Maßnahmen.

Synovialektomie

Die *Indikation* zur Synovialektomie sollte spätestens dann gestellt werden, wenn die massive synoviale Schwellung über mehr als 3–6 Monate durch eine medikamentöse Therapie bzw. durch lokale Maßnahmen (Glucocorticoidinjektion oder Synoviorthese) unbeeinflußt geblieben ist oder wenn bereits knöcherne Destruktionen in den bildgebenden Verfahren darstellbar sind.

Die *Wirkung* der Synovialektomie besteht zum einen in der mechanischen Entfernung der das Gelenk zerstörenden Synovialitis und des Pannusgewebes. Zum anderen kommt es zu einer postoperativen synovialen Narbe mit Fibrosierung des synovialen Stromas, die – wohl über eine Behinderung des Lymphtransports – verhindert, daß dieses Gelenk an dem systemischen Entzündungsprozeß weiter teilnimmt. Dieser „Abschottungsprozeß" des Gelenks scheint aber zeitlich limitiert zu sein. Je höher die Entzündungsaktivität und je häufiger wieder Schübe auftreten, um so eher gelingt es dem systemischen Prozeß, sich des operierten Gelenks wieder zu bemächtigen.

Arthroskopische Synovialektomie

Am *Kniegelenk* ist die arthroskopische Synovialektomie heute in der klinischen Anwendung bereits zum Routineeingriff geworden und verdrängt zunehmend die offene chirurgische Synovialektomie (932). In Einzelfällen kann diese aber auch am Kniegelenk durchaus noch erforderlich werden. Am Kniegelenk sind meistens 4–6 Zugänge erforderlich, um die Radikalität der Synovialektomie auch arthroskopisch zu gewährleisten. Manche Autoren schließen an die arthroskopische Synovialektomie nach 4–6 Wochen eine *Radiosynoviorthese* mit Yttrium 90 an. Mehrere Untersuchungen konnten keine statistisch signifikanten Unterschiede zwischen der offenen, der allein arthroskopischen und dem arthroskopischen Verfahren in Kombination mit der Synoviorthese finden (576, 993), wenngleich eine Tendenz zum Auftreten besserer Ergebnisse im kurzfristigen Krankheitsverlauf für die *Kombinationstherapie* besteht. Aufgrund der geringeren Traumatisierung durch den Eingriff und damit Erhalt der Propriozeption sowie der Verkürzung der stationären Verweildauer werden die arthroskopischen Verfahren am Kniegelenk zunehmend eingesetzt.

Am *Schulter-, Hüft-, oberen Sprung-* und *Ellbogengelenk* sind die arthroskopischen Techniken inzwischen zwar weiterentwickelt worden, so daß an einzelnen Zentren der orthopädischen Rheumatologie auch diese Gelenke zunehmend arthroskopisch unterstützt synovialektomiert werden können. Die wenigen vorliegenden Studien können derzeit jedoch die Überlegenheit des minimal invasiven gegenüber dem offenen Verfahren noch nicht belegen, sind aber in der Hand des Erfahrenen wohl gleichwertig.

Erste Berichte über die arthroskopische Synovialektomie an Hand- und Fingergelenken liegen vor und belegen bisher die technische Machbarkeit.

Die *Vorteile* der arthroskopischen Synovialektomie liegen auf der Hand: geringere Traumatisierung durch den minimalen operativen Zugang, kürzere stationäre Liegedauern, geringere Störung der gelenk- und muskelbezogenen Propriozeption, weniger postoperative Schmerzen und damit insgesamt geringere Schwelle der Indikation und bessere Akzeptanz beim Patienten und behandelnden Arzt. Es liegen derzeit keine Studien vor, die belegen, daß durch das arthroskopische Verfahren die Arbeitsunfähigkeitszeiten kürzer sind.

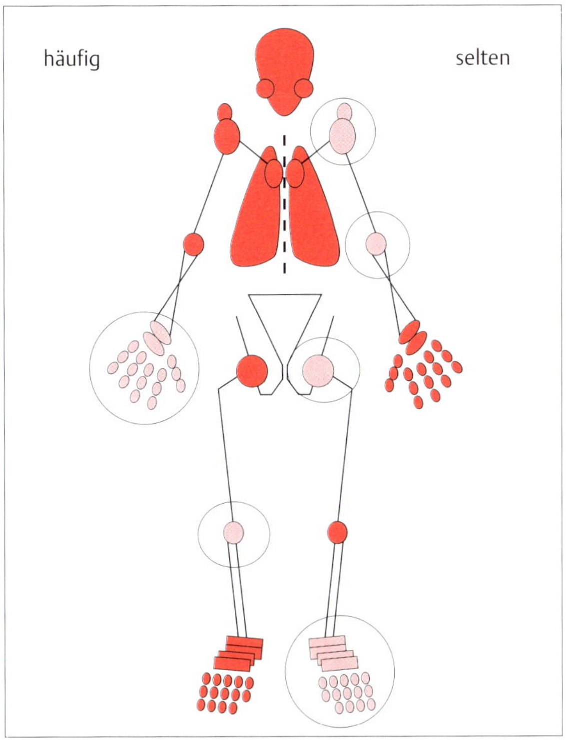

Abb. 13.1 **Indikation zur Synovialektomie.**

Offene Synovialektomie

An allen anderen außer dem Kniegelenk ist die offene Synovialektomie nach wie vor der „Goldstandard".

Zahlenmäßig überwiegen die Eingriffe an den *Hand-* und *Fingergelenken* (Abb. 13.**1**). Hier kann durch den Eingriff der Entwicklung der typischen Deformitäten der Langfinger und des Daumens vorgebeugt werden, die ihre Ursache in kapsulären Instabilitäten haben: Volar- und Ulnarluxation der MCP, Knopflochdeformierung der Langfinger und des Daumens. Am *Handgelenk* wird der Eingriff meist mit einer Tendosynovialektomie der Strecksehnen, einer dorsalen Kapselverstärkung zur Vorbeugung des radialen Shifts und einer vorbeugenden Abtragung des Processus styloideus ulnae (Prävention von Sehnenrupturen) kombiniert.

Am *Ellbogengelenk* kann die Beweglichkeit, die bei aktiver Synovialitis sehr schnell verlorengeht, durch den Eingriff deutlich verbessert werden. Auch Spätsynovialektomien, ggf. mit Verkleinerung oder Resektion des Radiusköpfchens, sind wegen der langanhaltenden Besserung der Beweglichkeit und Schmerzhaftigkeit sinnvoll.

Das *Schultergelenk* kommt leider meist sehr spät zur operativen Therapie, da andere Gelenke für den Patienten und den betreuenden Arzt überwiegen und funktionelle Kompensationsmechanismen zur Verfügung stehen. Problematisch ist, daß die Entzündung dann relativ ungehindert die Rotatorenmanschette und die lange Bizepssehne, d. h. die Motoren des Gelenks, zerstören kann. Wir erhoffen uns von der Möglichkeit der arthroskopischen Synovialektomie, daß dadurch die „Hemmschwelle" der Indikationsstellung sinkt und die Patienten eher und damit *rechtzeitig* zur gelenkerhaltenden Operation, der *frühen Synovialektomie*, kommen.

Am *Hüftgelenk* ist der klinische Befund der tastenden Hand und dem Auge primär verborgen. Die Schmerzsymptomatik ist aber sehr klar. Die Entscheidung zur Operation fällt meist sehr spät. Sonographie und vor allem die Kernspintomographie können helfen, den Operationszeitpunkt nicht zu verpassen.

Am *oberen* und *unteren Sprunggelenk* liegt neben der Synovialitis des Gelenks häufig auch eine Tendosynovialitis der fibularen bzw. tibialen, seltener der ventralen Sehnengruppe vor. Der Tendosynovialektomie kommt für den Erhalt der Stützfunktion des Längsgewölbes eine wichtige Funktion zu.

Synovialektomien an den *Zehengelenken* werden eher selten vorgenommen, da nichtoperative Verfahren, insbesondere die i.a. Injektion, ausreichend gute Ergebnisse bringen. Die eigenen Erfahrungen mit relativ wenigen Fällen bestätigen aber die langanhaltenden klinischen Besserungen. Schmerzarme Subluxationen und Luxationen der Zehengrundgelenke können nach Jahren auftreten.

Entfernung von synovialen Gelenkzysten

Durch den erhöhten Gelenkbinnendruck kommt es meist in präformierte Bursen hinein zu den typischen gelenknahen Zystenbildungen. Am häufigsten werden sie am *Kniegelenk* und hier in der dorsomedialen Region (Bursa gastrocnemio-semimembranosa) und bei Männern gefunden. Sie kommen aber auch an der *Schulter*, dem *Ellbogen-* und *Hüftgelenk* vor. Meistens sind sie lediglich mit entzündlichem Gelenkerguß gefüllt. Sie weisen meist keine proliferative Synovialitis auf, sondern sind lediglich von einer einschichtigen synovialen Deckschicht ausgekleidet. Bei einer massiven Fibrinausfällung kann sich dieses an der Zystenwandung anlagern und eine Synovialitis vortäuschen.

Durch die sonographische Untersuchung kann eine Information über den Zysteninhalt gewonnen werden. Zysten mit einem größeren Durchmesser, fibringefüllte Zysten oder Zysten, die Beschwerden oder gar Nervenirritationen verursachen, werden entfernt. Nach unserer Erfahrung können kleinere Zysten (unter 6 cm Durchmesser) ohne Fibrinfüllung belassen werden. Sie bilden sich nach der Synovialektomie von selbst zurück.

Gelenktoilette

Im Rahmen der Spätsynovialektomie an den unterschiedlichen Gelenken werden alle diejenigen Strukturen, die im Gelenk die *Mechanik behindern* können, operativ entfernt. Am Kniegelenk sind dies Briden, Meniskusanteile, freie Gelenkkörper, große Fibrinmassen oder große funktionsbehindernde Osteophyten. Diese Gelenktoilette ist insbesondere bei Eingriffen an der oberen Extremität für die Wiederherstellung der ungehinderten Beweglichkeit sehr entscheidend.

An den unbelasteten Gelenken der oberen Extremität lassen sich in Kombination mit der Synovialektomie dadurch *langanhaltende funktionelle Verbesserungen* erzielen. Die Kombinationseingriffe an den unteren Extremitäten werden heute wegen der verbesserten Ergebnisse des Gelenkersatzes zunehmend verlassen,

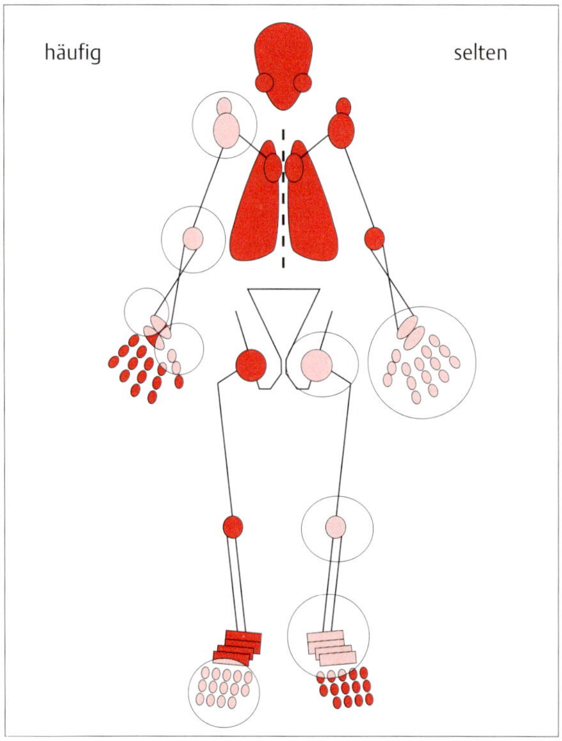

Abb. 13.2 **Indikation zur Arthroplastik.**

da meist nur kurzfristige funktionelle Besserungen möglich sind und die sich entwickelnde *Sekundärarthrose* mit ihrem eigenständigen Krankheitsverlauf die Patienten mit dem Ergebnis des Eingriffs unzufrieden werden läßt.

Arthroplastik

Als Arthroplastik bezeichnen wir einen operativen Eingriff, wenn durch Umformung oder Wegnahme von Gelenkanteilen eine Verbesserung der Beweglichkeit und der Schmerzen, allerdings unter Inkaufnahme einer gewissen Instabilität des Gelenks erreicht werden soll. Dieser Eingriff ist rein funktionsverbessernd gedacht und hat wegen der *unvermeidlichen Instabilität* seine Indikation vor allem an den Gelenken der oberen Extremität sowie an den Zehengelenken (Abb. 13.**2**).

Am *Schultergelenk* hatte die Arthroplastik in der Vergangenheit eine wichtige Bedeutung. Durch die Verbesserung der endoprothetischen Möglichkeiten und die Erkenntnis, daß es wichtig ist, das Rotationszentrum des Schultergelenkes zu erhalten, nimmt die Indikation zur Arthroplastik eher wieder ab.

Am *Ellbogen* ist die Teilarthroplastik als *Radiusköpfchenresektion* bei den Spätsynovialektomien weit verbreitet. Sie ermöglicht eine schmerzfreie Beweglichkeit des Gelenks. Bei jüngeren Patienten hat auch die das gesamte Ellbogengelenk betreffende Arthroplastik durchaus ihre Berechtigung zur Vermeidung des Gelenkersatzes. Sie ist auch angezeigt nach Versagen einer Endoprothese als palliative Rückzugsoperation.

Am *Handgelenk* wird als ein Teil der operativen Sanierung bei fortgeschrittenen Veränderungen das *Ulnaköpfchen* arthroplastisch *verkleinert*. Die früher häufig geübte komplette Resektion des Ulnaköpfchens ist wegen der Gefahr der ulnaren Instabilität eher nur noch bei der partiellen oder totalen Handgelenkversteifung angezeigt.

An den *Fingergelenken* gibt es durchaus noch Indikationen für die Arthroplastik. Sie wird aber zunehmend seltener durchgeführt und zugunsten des Gelenkersatzes verlassen. Eine sehr gute Indikation mit anhaltenden Erfolgen besteht bei der Destruktion des *Daumensattelgelenks*. Nach Resektion des Multangulum majus wird eine Fesselungsoperation der Basis des Metacarpale I an II mit der halbierten Sehne des M. flexor carpi radialis vorgenommen. Dies erlaubt einen stabilen Spitzgriff bei wieder möglicher Abduktions- und Oppositionsfähigkeit des Daumens.

Für *Hüft-*, *Knie-* und *Sprunggelenke* wird die Arthroplastik als absolute Ausnahme- und Spezialindikation bei jugendlichen Patienten und Ablehnung eines künstlichen Gelenkersatzes angesehen. Kontrollierte positive Langzeitergebnisse liegen nicht vor. Einzelberichte bestätigen aber durchaus die Möglichkeit eines positiven Verlaufs.

Eine der häufigsten Indikationen zur Durchführung einer Arthroplastik liegt beim *Vollbild des rheumatischen Vorfußes* vor. Dieser ist gekennzeichnet durch die (Sub-)Luxation aller Zehengrundgelenke mit entzündlichem Hallux valgus, seltener Hallux varus, häufig in Kombination mit Hammer- oder Krallenzehenbildung. Unter den durchgetretenenen Mittelfußköpfchen entwickeln sich massive Bursabildungen und Schwielen.

Die Indikation ist gegeben, wenn eine schmerzhafte Funktionseinschränkung besteht, die Fußabwinkelung beim Gehen erheblich beeinträchtigt ist und dies durch eine korrekte Einlagenversorgung und zugerichtete Konfektionsschuhe oder orthopädische Maßschuhe nicht mehr kompensiert werden kann. Gerade am *rheumatischen Fuß* ist die Indikationsstellung sehr von den *Vorstellungen und Wünschen des Patienten* geprägt. Eine Reihe von Patienten kommt ausreichend zufriedenstellend mit massivsten und grotesken Veränderungen zurecht, während bei anderen Patienten selbst bei geringgradig ausgeprägten Veränderungen bereits ein erheblicher „Leidensdruck" besteht, der den Wunsch nach operativer Korrektur aufkommen läßt.

Die Therapie besteht am Großzeh in der *Resektion des Mittelfußköpfchens*, seltener der Grundgliedbasis mit rekonstruktiven Maßnahmen an den Sehnen und der Gelenkkapsel. Die Sesambeine werden mobilisiert und evtl. sogar partiell entfernt. An den Zehenstrahlen steht bei langdauernd schon luxierten Zehengrundgelenken die Resektion der Metatarsalköpfchen in der Technik nach Hoffmann und der Modifikation nach Tillmann von plantar mit Rezentrierung der subluxierten Beugesehnen und Rekonstruktion des Kapselbandapparats im Vordergrund der Bemühungen (Abb. 13.**3**). Als partiell gelenkerhaltende Maßnahme wird in den letzten Jahren bei geeigneter Indikation die das Alignement verbessernde Weil-Osteotomie mit nur teilweiser Gelenkresektion durchgeführt (69). Erste eigene Nachuntersuchungen auf dem Laufband und mit der Fuß-

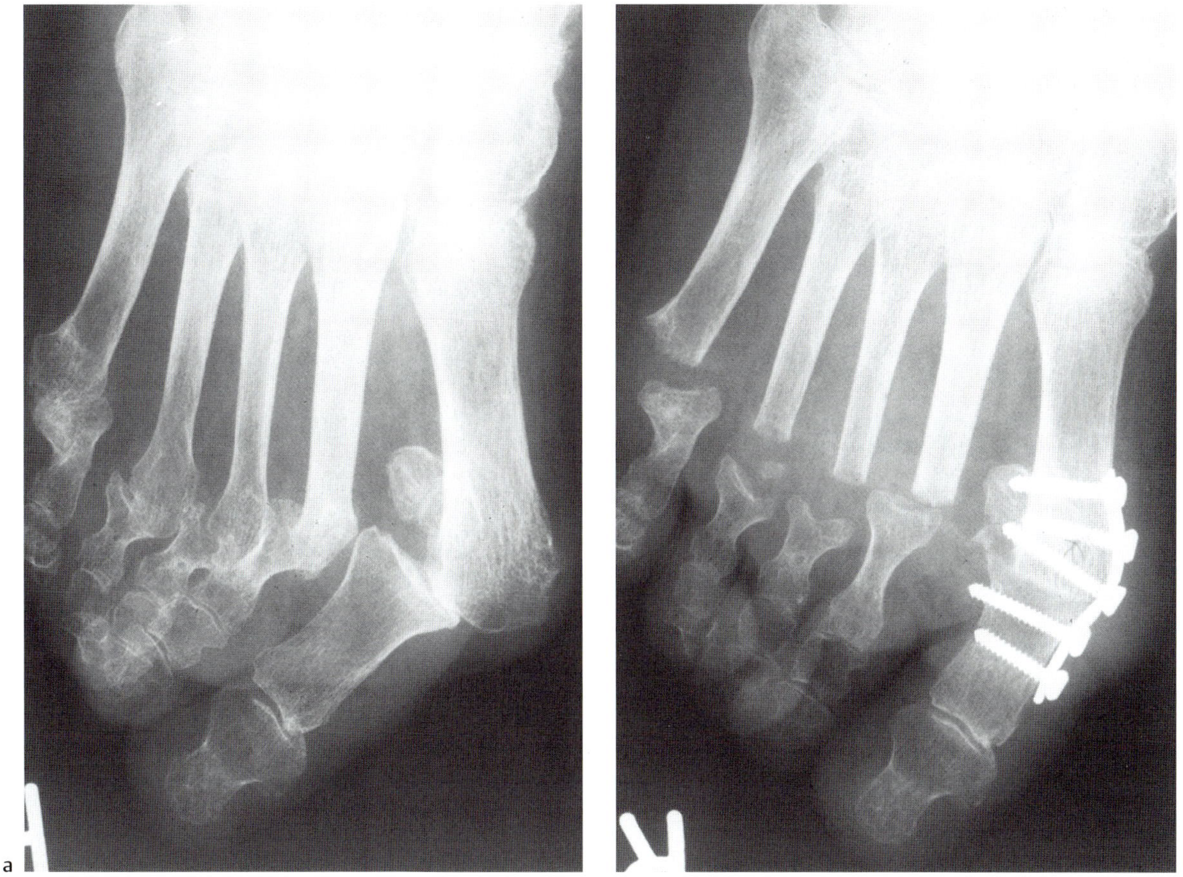

Abb. 13.3 **Resektionsarthroplastik nach Hoffmann in der Modifikation nach Tillmann** an den Metatarsalgelenken II–V und Arthrodese des Großzehengrundgelenkes. 61jährige Frau mit maximaler rheumatischer Fußdeformierung. **a** Präoperativ, **b** postoperativ.

druckpunktmessung ergeben Hinweise darauf, daß mit dieser Methode der physiologische Abrollvorgang besser wiederhergestellt werden kann als mit den reinen Resektionsverfahren.

Bei den typischen arthrogen fixierten *Hammer-* und *Krallenzehen* erfolgt die Resektion des Grund- bzw. Mittelgliedköpfchens mit sehnenplastischen Maßnahmen.

Die Ergebnisse der komplexen operativen Eingriffe am maximal deformierten rheumatischen Vorfuß werden in *mehr als 90%* der Fälle von den Patienten als *gut und sehr gut* eingestuft. Postoperativ ist eine Versorgung mit *Hallux-valgus-Nachtschienen* und einer neuen Einlagenversorgung mit retrokapitaler Querabstützung, Vorfußweichbettung sowie Zurichtungen am Konfektionsschuh (meist Ballenrolle und Sohlenversteifung) erforderlich. Nur im Ausnahmefall ist die Verordnung von orthopädischen Maßschuhen nach einer Zehenarthroplastik wirklich indiziert (1262, 1264).

Korrekturosteotomie

Korrigierende Osteotomien sind an Femur und Tibia immer dann angezeigt, wenn es durch Fehlwachstum zu einer Achsabweichung gekommen ist, die korrigiert werden muß, um die schnelle Progredienz einer Gelenkdestruktion aufzuhalten. Die Kombination einer Achsfehlstellung mit Synovialitis führt nämlich sonst zu einer rapiden Dekompensation des betroffenen Gelenks.

Am *Hüftgelenk* werden *Pfannendysplasien* bei juveniler chronischer Arthritis durch *Pfannenschwenkoperationen* in einen physiologischen Bereich hinein korrigiert. Selten kann eine intertrochantäre varisierende, ggf. derotierende Korrekturosteotomie am proximalen Femur erforderlich werden, um die druckaufnehmende Zone der Hüftgelenkpfanne zu verbessern (1134).

Am *Kniegelenk* besteht die Indikation zur varisierenden *Tibiakopfosteotomie* auch im späteren Lebensalter bei vorbestehender Varusarthrose. Durch eine suprakondyläre Extensionsosteotomie kann eine knöchern fixierte Beugekontraktur beseitigt werden. Alle Verfahren können nötigenfalls mit einer Synovialektomie kombiniert werden. Die erforderliche Osteosynthese muß übungsstabil erfolgen. Dies ist bei der Indikationsstellung zu berücksichtigen (cave Osteoporose).

Korrigierende Osteotomien an den *kleinen Röhrenknochen des Fußes* sind vor allem bei der Weil-Osteotomie angezeigt (s. oben). Sie erfolgen ggf. in Kombination mit anderen rekonstruktiven Maßnahmen bei maximaler Spreizfußdeformierung (Intermetatarsalwinkel zwischen I und II größer als 15 Grad).

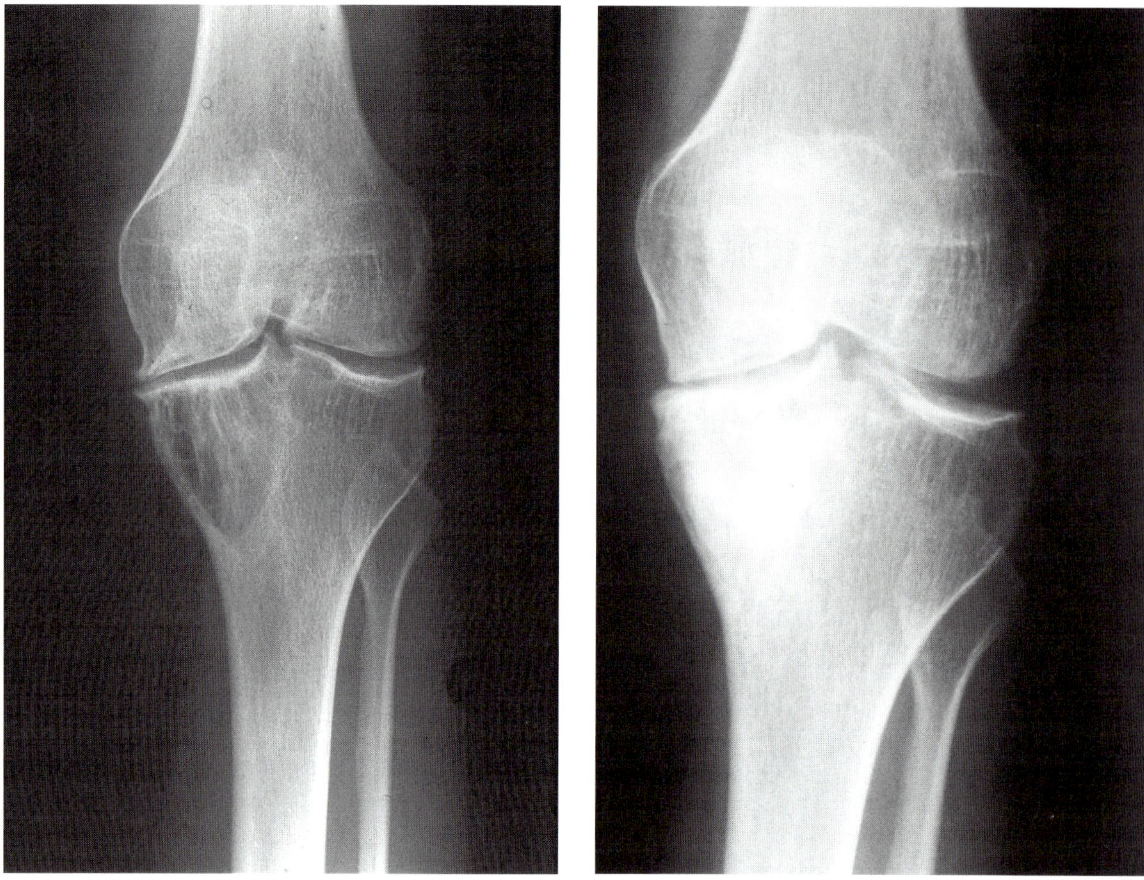

a b

Abb. 13.4 **Große Zyste im medialen Tibiakopf.** 32jährige Frau mit rheumatoider Arthritis mit medial betonter Sekundärarthrose und Synovialitis. Es erfolgte die Synovialektomie des Kniegelenks mit Debridement (Entfernung von Osteophyten) sowie Auffüllung der Zyste mit autologer Spongiosa aus dem Beckenkamm. **a** Präoperativ, **b** postoperativ.

Knochenzysten

Eine Reihe von Patienten neigt zur Ausbildung gelenknaher Knochenzysten. Diese bilden eine Stabilitätsgefährdung. Typische Lokalisationen sind der distale Radius (sog. Mannerfelt-Krypte), das Olekranon, die Femurkondylen, der Tibia- (Abb. 13.**4**) und der Humeruskopf.

Die Dringlichkeit der Indikation zur Operation (Ausräumung und Auffüllung mit auto-/homologer Spongiosa, ggf. Osteosynthese) hängt von der *Einschätzung der Stabilitätsgefährdung*, aber auch von der *Progredienz der Größenzunahme* dieser Zysten ab. Diese wird u. a. beeinflußt von der Krankheitsaktivität, der Belastung auf dem betroffenen Gelenkabschnitt und weiteren nicht genau zu determinierenden Faktoren. Nicht selten ist zur Abklärung der Stabilitätsgefährdung eine Computertomographie erforderlich.

Sehneneingriffe

Die Beteiligung der Sehnen und Sehnenscheiden bei den entzündlich rheumatischen Gelenkerkrankungen ist auf mehrere Weisen möglich. Es kann eine entzündliche Sehnenscheidenbeteiligung mit Proliferation meist des parietalen Blatts der synovialen Umscheidung der Sehnen auftreten; es werden aber auch direkte Sehnenpannusformationen beobachtet, die vergleichbar dem Gelenkpannus aktiv die Sehnen zerstören und zur Ruptur führen. Die Funktion der Sehnen kann durch die *Verschlechterung des Gleitverhaltens* soweit abnehmen, daß die Sehnen mit ihrem osteofibrösen Gleitkanal oder gegeneinander verkleben.

Innerhalb des Pannus können sich intratendinöse *Rheumaknoten* ausbilden, die einerseits mechanisch irritieren, andererseits bei Nekrose eine Sehnenruptur verursachen. Typische Lokalisation dafür sind die Fingerbeugesehnen, die Sehnen des Fußes und die Achillessehne.

Zuletzt können die Sehnen an *scharfen Knochenkanten*, die sich als Folge der Usurierung ausbilden, mechanisch durchgescheuert werden (699) und reißen (attrition rupture).

Die rheumatische Entzündung der Sehnenscheiden führt häufig zu einer schmerzbedingten Schonung des betroffenen Muskels, was funktionelle Ungleichgewichte nach sich ziehen kann. Als Beispiel mag das Auftreten des rheumatischen Plattfußes gelten, wo durch die tendosynovialitische Schwächung des M. tibialis posterior, ggf. auch des M. tibialis anterior die aktiv stabilisierende Steigbügelfunktion dieser beiden Muskel geschwächt wird und dadurch das Längsgewölbe nicht mehr ausreichend gehalten werden kann.

Zusammenfassend ist bei länger bestehender Tendosynovialitis der Funktionsverlust durch *Verklebung oder Sehnenruptur* zu befürchten. Als Folge dieses Funktionsverlustes können Beeinträchtigungen auch der Gelenkfunktionen auftreten. Gerade an der rheumatischen Hand gibt es ein komplexes Zusammenwirken von Schäden an den Sehnen und Gelenken, die schließlich in der klassischen „complex hand" des RA-Patienten münden können.

Tendosynovialektomie

Eine rheumatische Entzündung der Sehnenscheiden kann sich anatomisch-pathologisch nur in den Bereichen vor allem an Hand und Fuß, aber auch an der langen Bizepssehne ausbilden, wo die Sehnen beim Durchtritt durch Engstellen (meist unter Retinakula) von einer Sehnenscheide umgeben sind.

Die operative Entfernung der Tendosynovialitis ist bereits angezeigt, wenn diese länger als 4–6 Monate trotz adäquater symptomatischer Therapie, ggf. mit lokaler peritendinöser Glucocorticoidapplikation bestehen bleibt oder wenn es bereits zu nicht mehr ausgleichbaren Funktionsbeeinträchtigungen (z. B. schnellende Finger, blockierte schnellende Finger oder Sehnenverklebungen) gekommen ist.

Bei der Tendosynovialektomie an der *Dorsalseite des Handgelenks* werden meist alle betroffenen sechs Strecksehnenfächer eröffnet und von der anhaftenden, teilweise infiltrierend wachsenden Tendosynovialitis befreit. Das Radiokarpal- und das Ulnokarpalgelenk werden meist in derselben operativen Sitzung inspiziert und falls erforderlich synovialektomiert. Rezidive der Tendosynovialitis am Handgelenk sind sehr selten, kommen aber bei hochaktiven Verlaufsformen in Einzelfällen durchaus vor.

An der *Beugeseite der Hand* liegt eine spezielle Lokalisation der Sehnenscheiden vor. Die Sehnenscheiden von Daumen und Kleinfinger stehen über die Karpalregion V-förmig miteinander in Verbindung. An den Fingern II–IV ist die Sehnenscheide lediglich im Anularligamentbereich der Finger ausgebildet. Entsprechend dieser anatomischen Regionen erfolgt die Tendosynovialektomie im Bereich des Karpaltunnels bzw. in der Region der Anularligamente vor allem an der Beugeseite der Grundgelenke. Dieser präventiven operativen Maßnahme kommt eine wichtige vorbeugende Funktion zur Verhinderung von Sehnenadhäsionen und -rupturen zu.

Wichtig ist die sofort und unmittelbar postoperativ einsetzende *aktive Übungsbehandlung*, die eine Sehnenverklebung mit ihrem Gleitlager oder mit den Nachbarsehnen verhindert. Auch hier ist die engmaschige Kooperation des Operateurs mit dem nachbehandelnden Physiotherapeuten unabdingbare Voraussetzung für das Gelingen der Operation.

Am *Fußgelenk* besteht die Indikation zur Operation bei anhaltender Tendosynovialitis vor allem der fibularen und tibialen Sehnengruppen, welche isoliert oder kombiniert mit der Synovialitis des oberen und unteren Sprunggelenks auftreten kann. Durch die sonographische Untersuchung kann zwischen indurierten Ödemen, der Tendosynovialitis und der Synovialitis des oberen/unteren Sprunggelenks meist gut unterschieden werden. Unbehandelt ist als Folge der Tendosynovialitis eine Schwächung der die Fußgewölbe stabilisierenden Muskulatur zu erwarten. Der Tendosynovialektomie kommt also eine wichtige vorbeugende Aufgabe für den Erhalt der Fußform und -statik zu.

Sehnen-Balance-Operationen

An den Fingern kommt es durch das komplexe Zusammenwirken von Überdehnungen des Kapselbandapparates an den betroffenen Gelenken und der Beteiligung der Sehnen zu einem Sehnenungleichgewicht mit Verlagerung des Sehnenverlaufs oder Kontrakturen vor allem der kurzen Handbinnenmuskeln.

Bei der Synovialektomie der Fingergrundgelenke kann durch die Rezentrierung der nach ulnar abgeglittenen Strecksehnen, ggf. kombiniert mit einer subkutanen Transposition der jeweils ulnaren Intrinsicsehne auf die radiale Sehne des benachbarten ulnaren Fingers (intrinsic release oder transfer) und Abtrennung der kontrakten, die Ulnardeviation verstärkenden Sehne des M. abductor digiti minimi verhindert werden, daß die Ulnardeviation weiter zunimmt.

Die typische Fehlstellung der *Schwanenhalsdeformität* – fixierte Beugung im Grundgelenk, Überstreckung im Mittel- und Beugung im Fingerendgelenk – wird durch Exzision von Sehnenanteilen oder Verlagerung von Sehnen behandelt, um das weitere Fortschreiten zu verhindern und die Funktion zu verbessern.

In der postoperativen Behandlung sind *ergotherapeutische Maßnahmen* (vor allem funktionelle Schienen) zum Erhalt der Funktion und Stabilisierung des Operationsergebnisses erforderlich.

Behandlung der Sehnenabrisse

Aufgrund der oben beschriebenen Mechanismen treten Sehnenrupturen an der rheumatischen Hand sehr häufig auf. Sie stellen aus Sicht des Operateurs eine *dringliche Operationsindikation* dar, da zum einen nur bei baldiger (aber nicht notfallmäßiger) operativer Therapie ein ausreichend gutes Ergebnis erzielt werden kann. Zum anderen besteht die Gefahr, daß nach der ersten Ruptur weitere Sehnenrupturen manifest werden. Über diese Tatsache sind die Patienten zu belehren, um wei-

Tabelle 13.1 Diagnose und Therapie der Strecksehnenrupturen der Hand

Rupturierte Sehne	Therapiemöglichkeit
M. extensor pollicis longus	– M.-indicis-proprius-Transfer
M. extensor communis II und/oder III	– M.-indicis-proprius-Transfer – Koppelung an Nachbarstrecksehne – freies Interponat (z. B. aus den radialen Handgelenkstreckern)
M. extensor communis IV und/oder V	– Koppelung an Nachbarstrecksehne – Transfer des M. extensor digiti quinti – freies Interponat (z. B. aus den radialen Handgelenkstreckern bzw. Palmarissehne)
Mehrere Strecksehnenrupturen	– freies Interponat (z. B. aus den radialen Handgelenkstreckern und ggf. Palmarissehne)
Alle Fingerstrecksehnen	– Arthrodese des Handgelenks und Transposition der beiden radialen, ggf. des ulnaren Handgelenkstreckers

tere dauerhafte Funktionseinbußen bis hin zur Abhängigkeit von Hilfspersonen zu vermeiden.

Da die Sehnenruptur nur in den seltensten Fällen akute Beschwerden verursacht und die meist an multiplem Gelenkbefall leidenden älteren RA-Patienten einer Operation eher ablehnend gegenüberstehen, darf die häufig gehörte Formel „das lohnt sich bei mir gar nicht mehr" nicht ohne weiteres akzeptiert werden.

Strecksehnen der Hand

An der Dorsalseite der Hand rupturieren zahlenmäßig die ulnaren Strecksehnen (Mm. extensores digiti quinti communis et proprius) am *scharfkantigen Ulnaköpfchen* gleich häufig wie die Sehnen des M. extensor pollicis longus am Tuberculum Listeri. Der Funktionsausfall für den Patienten ist in Abhängigkeit von den Anforderungen meist gering. Als „Warnzeichen" geht der Ruptur häufig eine *Episode von Schmerzen* bei sonst schmerzloser Tendosynovialitis voraus.

Die operative Therapie (Tab. 13.**1**) beinhaltet neben der Sehnenrekonstruktion durch freies Transplantat oder Sehnentransposition (z. B. Indizisplastik = Transfer des M. extensor indicis proprius auf den M. extensor pollicis longus) die *Beseitigung der Ursache*, die zur Ruptur geführt hat (scharfe Knochenkanten, massive Tendosynovialitis etc.).

Die funktionellen Ergebnisse der Strecksehnenrekonstruktion sind ausreichend gut. Besserungen der Sehnenkraft können noch bis zu einem Jahr nach der Operation erwartet werden.

Beugesehnen der Hand

An der Beugeseite rupturieren die Sehnen, vor allem radial in Höhe des Handgelenks meist an dem nach palmar in den Karpalkanal eingedrungenen scharfkantigen Os scaphoideum bei Zerstörung des Bandes zwischen Radius, Os scaphoideum und Os lunatum (699). Betroffen sind vor allem die lange *Daumenbeugesehne* sowie der oberflächliche und tiefe *Beuger des Zeigefingers*. Die lange Daumenbeugesehne kann weitgehend problemlos durch ein freies Transplantat wiederhergestellt werden. Bei distaler Ruptur am Endglied erfolgt die transossäre Ausziehnaht.

Die Wiederherstellung der rupturierten oberflächlichen und/oder tiefen Beugesehne hängt von der Lokalisation der Ruptur ab (Tab. 13.**2**). Im Bereich der Anularligamente ist eine Wiederherstellung meist nicht sinnvoll, so daß ggf. bei Ruptur der oberflächlichen Sehne

Tabelle 13.2 Diagnose und Therapie der Beugesehnenrupturen der Hand

Rupturierte Sehne	Therapiemöglichkeit
M. flexor pollicis longus	– End-zu-End-Naht (?) – freies Interponat der Palmarissehne
M. flexor profundus	– Resektion der Profundussehne und Arthrodese/Tenodese des Endgelenks in Funktionsstellung – Transfer der Superfizialissehne auf die rupturierte Profundussehne
M. flexor superficialis	– Resektion der Sehne
M. flexor superficialis und profundus	– Transfer der Superfizialissehne auf die rupturierte Profundussehne oder – zweizeitige Rekonstruktion der tiefen Beugesehne durch freie Transplantation der Palmarissehne

die Resektion der Sehne erfolgt. Bei Ruptur der tiefen Sehne kann ebenfalls die Resektion mit Arthrodese im Endgelenk eine ausreichende Wiederherstellung der Fingerfunktion bewirken. Eine Transposition des proximalen oberflächlichen auf die tiefe Sehne ist bei Ruptur beider Sehnen möglich.

Die Ergebnisse der Rekonstruktion der Beugesehnenrupturen sind weniger vorhersagbar und meist schlechter als die der Strecksehnen. Dies betont die *Wichtigkeit* der präventiv wirksamen, *rechtzeitigen Tendosynovialektomie*.

Nerveneingriffe

Eine Reihe von Nerven laufen in anatomisch vorgegebenen Engstellen und können aufgrund der rheumatischen Tendosynovialitis bzw. auch der Synovialitis der Gelenke komprimiert werden. Aus medizinischer Sicht stellt ein *Nervenkompressionssyndrom* eine sehr dringliche Indikation dar (Schmerzen, aber auch drohende bleibende Sensibilitätsminderung). Erstaunlicherweise wird dies von vielen Patienten (und teilweise auch ihren behandelnden Ärzten) nicht immer so gesehen.

Karpaltunnelsyndrom

Durch die Knochen der Handwurzel und das Lig. carpi transversum wird ein Tunnel gebildet, in dem der N. medianus mit den Beugesehnen der Finger verläuft. Die massive Tendosynovialitis der Beugesehnen, aber auch die Synovialitis der Handwurzelgelenke oder die Dislokation des Os scaphoideum nach palmar können eine Volumenvermehrung und damit Druck im Karpaltunnel verursachen. Der *N. medianus* erleidet dadurch eine *Druckschädigung* unter dem Lig. carpi transversum. Klinische Zeichen sind vor allem der *nächtlich zunehmende Schmerz* (Brachialgia paraesthetica nocturna), der die Patienten manchmal mehrfach aus dem Bett treibt. Die sensiblen Ausfälle betreffen die radialen 3 1/2 Finger. In fortgeschrittenen Fällen sind Bandverletzungen nicht selten. Motorisch ist der Daumenballen betroffen. Es tritt eine Schwäche der Daumenabduktion auf. In den Spätstadien kommt es zur Störung der taktilen Gnosis (Fähigkeit, Gegenstände mit dem Tastsinn zu erkennen).

Die Sicherung der Diagnose erfolgt durch die Messung der sensiblen und motorischen Leitgeschwindigkeit des Nervs und durch die Elektromyographie.

Ein konservativer Behandlungsversuch mit Schienen ist beim RA-Patienten nur selten erfolgreich. Die Therapie muß in einer Behandlung der Ursache, d. h. meist der Synovialitis bestehen. Dies kann durch eine (ggf. wiederholte) Glucocorticoidinjektion (paratendinös!) in den Karpalkanal erfolgen.

Bei Versagen der konservativen Möglichkeiten besteht die Indikation zur Operation. Diese besteht in einer Revision des Karpalkanals, *Dekompression des N. medianus* und seines motorischen Daumenballenastes, ggf. in einer *Neurolyse*. In fast allen Fällen ist zusätzlich die Tendosynovialektomie der Beugesehnen, selten auch der Karpalgelenke von volar notwendig. Wegen der erforderlichen Begleiteingriffe an den Beugesehnen sollte beim RA-Patienten der Eingriff nicht als alleinige (oder gar nur endoskopische) Ligamentspaltung durchgeführt werden.

Die Ergebnisse des Eingriffs beim RA-Patienten sind sehr gut, der Schmerzrückgang fast immer unmittelbar. Sensible Störungen brauchen längere Zeit zur Rückbildung. Die motorischen Schäden bleiben meist auf Dauer bestehen. Rezidive werden unter 5% gefunden (1113).

Ulnaris-Kompressionssyndrome

Der N. ulnaris hat zwei anatomische Engstellen, an denen er komprimiert werden kann: der Sulcus n. ulnaris am Ellbogengelenk und die Loge du Guyon am volaren Handgelenk.

Proximales Ulnariskompressionssyndrom

Am Ellbogengelenk verläuft der *N. ulnaris* knochennah im Sulcus n. ulnaris. Durch eine aktive Synovialitis, die sich sogar durch die Gelenkkapsel in den Sulkus vorwölben kann, oder durch sekundärarthrotisch entstandene Randwulstbildungen kann der N. ulnaris komprimiert werden. Die klinischen Zeichen sind lokalisierte Schmerzen am Ellbogen und in der ulnaren Handseite, sensible Ausfälle distal am Unterarm, an der ulnaren Handkante und den Beugeseiten der ulnaren 1 1/2 Finger sowie eine Schwäche der Intrinsicmuskulatur, die sich in einer Behinderung der Fingerspreizung äußert. Das sog. *Froment-Zeichen* ist positiv: Beim Versuch, einen kraftvollen Spitzgriff auszuführen, ist dies an der betroffenen Hand nur unter Einsatz des M. flexor pollicis longus (bei fehlender Innervation des M. flexor pollicis brevis) möglich, d. h. das Festhalten z. B. eines Blattes gelingt nur unter maximaler Flexion im Endgelenk.

Das Ausmaß des Schadens am Nerv kann durch die Messung der Nervenleitgeschwindigkeit und die Elektromyographie verifiziert werden.

Auch hier bedeutet das Fehlschlagen der konservativen Behandlung die Indikation zur operativen Behandlung. Der Sulkus und der N. ulnaris werden revidiert und der Nerv ggf. nach ventral in das Subkutangewebe verlagert.

Distales Ulnariskompressionssyndrom

Der N. ulnaris verläuft am Handgelenk zusammen mit den ulnaren Gefäßen in einer Duplikatur des Lig. carpi transversum. Auch hier kann es durch rheumatische Veränderungen zu einer Kompression kommen. Die klinischen Zeichen gleichen denen des proximalen Ulnarissyndroms. Die Differentialdiagnostik proximal oder distal erfolgt durch das Elektromyogramm und die Messung der Nervenleitgeschwindigkeit.

Die Therapie besteht nach Sicherung der Diagnose in der operativen *Dekompression* und *Spaltung des Ligamentes*.

Tarsaltunnelsyndrom

An der Innenseite des oberen Sprunggelenks verläuft der N. tibialis zusammen mit der tibialen Sehnengruppe im sog. Tarsaltunnel. Bei massiver Tendosynovialitis oder einer Synovialitis im oberen und/oder unteren Sprunggelenk kann es zur *Nervenkompression* kommen. Die klinischen Zeichen sind meist nicht eindeutig und bestehen in einer *sensiblen Störung mit Schmerzen* an der *Fußsohle*. Das *Hoffmann-Tinell-Zeichen* kann positiv sein. Die Messung der Nervenleitgeschwindigkeit und das Elektromyogramm sind nicht immer beweisend.

Die Indikation zur operativen Revision besteht bei klinischer Symptomatik und synovialen Veränderungen. Der Nerv wird weit nach distal freigelegt und die begleitenden synovialen Veränderungen operativ beseitigt.

Arthrodese

Der Begriff „Gelenkversteifung" ist gerade für Patienten mit Problemen an vielen Gelenken negativ besetzt. Aus medizinischer Sicht ist es aber ein sehr dankbarer, die Funktion häufig entscheidend verbessernder Eingriff.

Die Indikation besteht vor allem an den Gelenken, wo die durch Schmerzen eingeschränkte Belastbarkeit den Einsatz der gesamten Extremität gefährdet und die Beweglichkeit ohne wesentliche funktionelle Einbußen zugunsten der wiederhergestellten schmerzfreien Belastbarkeit geopfert werden kann (Abb. 13.**5**).

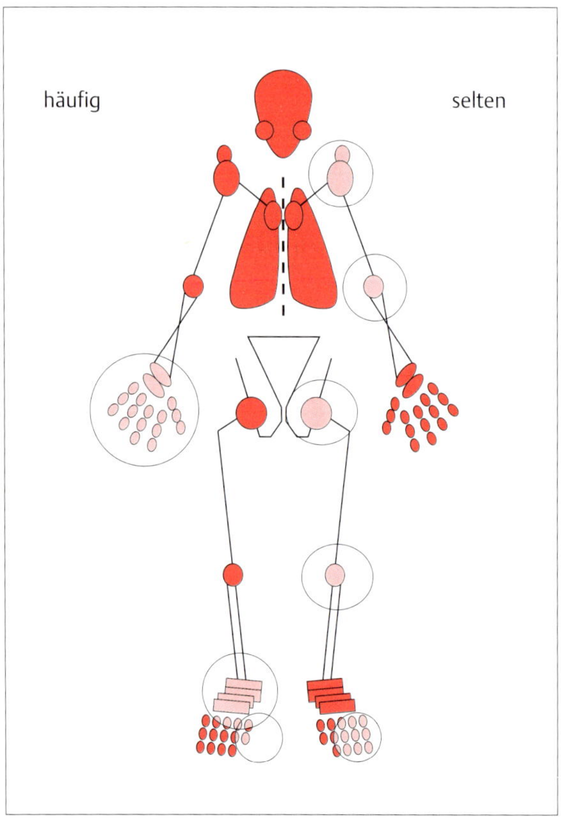

Abb. 13.5 **Indikation zur Arthrodese.**

Obere Extremität

An den oberen Extremitäten kann aufgrund der großen Beweglichkeit einer Vielzahl von Gelenken der Ausfall eines Gelenks nicht selten durch die benachbarten Gelenke ausreichend kompensiert werden. Die Arthrodese muß hier die *Bandinstabilität* oder nicht *beherrschbare Schmerzzustände* beseitigen.

Schultergelenk

Am Schultergelenk besteht die Problematik bei Gelenkdestruktion in der *schmerzhaft eingeschränkten Beweglichkeit*. Nicht selten ist bei totaler Destruktion des Gelenks auch die Rotatorenmanschette zerstört. Kommt aufgrund knöcherner Schäden und der *Rotatorenmanschetteninsuffizienz* eine Endoprothese nicht mehr in Betracht, kann durch die Arthrodese der Schmerz beseitigt und eine ausreichende funktionelle Kompensation über das Thorakoskapulargelenk erreicht werden.

Handgelenk

Das Handgelenk des RA-Patienten kann verschiedene Destruktionstypen aufweisen. Durch die Instabilität der Bandverbindung zwischen Radius und proximaler Handwurzelreihe kommt es zur *skapholunären Dissoziation mit karpalem Kollaps*. Die vollständige Desintegration der Handwurzel kann in diesem Stadium durch die limitierte Arthrodese zwischen *Radius* und dem *Os lunatum* aufgehalten werden. Nach diesem Eingriff ist eine eingeschränkte Handgelenkbeweglichkeit meist im Umfang von Flexion/Extension 20–0–20 möglich. Die weitere Volar- und Ulnarluxation der Hand kann so zuverlässig verhindert werden (1027).

Besteht eine *totale Zerstörung* der Handwurzel mit Luxation oder ein Infekt des Gelenks, so daß eine Endoprothese nicht möglich scheint, so kann die Indikation zur Handgelenkarthrodese bestehen. Diese ist auch bei Schwerarbeitern angezeigt.

Technisch kann die Versteifung nach den Regeln der AO (Arbeitsgemeinschaft für Osteosynthesefragen) durch eine Plattenosteosynthese oder nach Mannerfeldt durch einen vom Metacarpale III her in den Radius eingebrachten Rush-Pin mit Verklammerung des Karpus erfolgen.

Die Operation hat zwar den Verlust der Flexion und Extension zur Folge, aber auch eine Wiederherstellung des kraftvollen Einsatzes der Hand. Eine bedeutende Rolle spielt dabei die Stellung der Hand zum Unterarm. Eine geringe Flexionsstellung ermöglicht die Selbstversorgung im hygienischen Bereich, schwächt aber die Handkraft. Eine geringe Dorsalextension stärkt die Handkraft, macht aber ggf. die hygienische Versorgung im Intimbereich unmöglich. Diese Probleme und die vom Patienten an die Einsetzbarkeit der Hand gestellten Anforderungen müssen unbedingt vor der Operation geklärt, mit dem Patienten besprochen und bei der Wahl der Arthrodesenstellung berücksichtigt werden.

Langfingergelenke

Die Indikation zu Versteifungen an Gelenken der Langfinger ist gegeben bei fixierten Knopfloch- oder Schwanenhalsdeformitäten oder schmerzhaften Instabilitäten der Fingermittel- und -endgelenke. Die Versteifung an einem Langfingergrundgelenk ist praktisch nie angezeigt, da hier beweglichkeitserhaltenden Eingriffen der Vorzug zu geben ist.

Technisch erfolgt die Stabilisierung durch Schraubenosteosynthese, Drahtzuggurtung oder Titanklammern. Der knöcherne Durchbau dauert mindestens 4 Wochen.

Daumengelenke

Am Daumen kann es durch die Synovialitis und die instabilitätsfördernde Belastung zur Luxation im Grund- und Endgelenk kommen. Die *Knopflochdeformierung* am Daumen heißt auch *90/90-Daumen*.

Die Indikation zur Arthrodese steht bei der *schmerzhaften Instabilität* oder bei der ausgeprägten *Funktionsbehinderung*, wenn der Daumen durch die Fehlstellung in die Hohlhand eingeschlagen ist und die Fingerspitzen nicht mehr erreichen kann.

Der Funktionsgewinn der Daumengrundgelenkarthrodese ist sehr hoch.

Untere Extremität

Für die großen Gelenke der unteren Extremität steht heute der Ersatz durch *Kunstgelenke* weit im Vordergrund, so daß die Indikation zur Arthrodese nur noch als absolute Ausnahme gestellt wird. Die kleinen Gelenke der unteren Extremität stellen die Hauptindikation dar, da hier keine geeigneten anderen gelenkersetzenden Verfahren zur Verfügung stehen.

Hüftgelenk

Am Hüftgelenk kann die Arthrodese allenfalls diskutiert werden, wenn es bei *posttraumatischen* oder *dysplastischen Veränderungen*, die unabhängig zur rheumatischen Erkankung bestehen, nicht möglich oder sinnvoll ist, ein künstliches Gelenk stabil und dauerhaft zu verankern. Die Versteifung erfolgt durch eine Kreuzplattenarthrodese.

Kniegelenk

Auch am Kniegelenk ist beim RA-Patienten die Versteifung nicht als Primäreingriff angezeigt. Sie wird durchgeführt, wenn es nach *Gelenkinfekt* oder *infiziertem Gelenkimplantat* zur Wiederherstellung einer belastungsfähigen unteren Extremität nicht zu umgehen ist.

Sie werden in Form einer Doppelplattenosteosynthese (nach den Regeln der AO), durch übergreifende transartikuläre Nagelung oder mit einem individuellen Arthrodesenimplantat durchgeführt.

Sprunggelenke und Fußwurzel

Die Destruktion des oberen und/oder unteren Sprunggelenks kann dazu führen, daß ein schmerzfreies Belasten unmöglich wird. Meist ist dies am unteren Sprunggelenk kombiniert mit einer *Valgus*-, seltener mit einer *Varusfehlstellung*.

Die Indikation zur operativen Versteifung wird gestellt, wenn konservative Maßnahmen inklusive der orthopädischen Schuhversorgung nicht mehr ausreichend sind, um ein schmerzloses oder ausreichend schmerzarmes Belasten zu ermöglichen. Auch funktionelle Gesichtspunkte müssen bei der Indikationsstellung berücksichtigt werden. So kann eine Valgusfehlstellung des Sprunggelenks die stabile Verankerung eines Oberflächenersatzknies gefährden.

Die Ausdehnung der Versteifung an den Sprunggelenken hängt vom Befall und Ausmaß der Fehlstellung ab. *Isolierte Versteifungen* einzelner Rückfußgelenke bringen das Risiko der *Überlastungsarthrose* oder später auftretenden Destruktion der Nachbargelenke mit sich.

Das untere Sprunggelenk (talokalkanear, talonavicular und kalkaneokuboidal) wird am häufigsten versteift. Dazu werden meist Schrauben und Klammern benutzt (Abb. 13.**6**).

Die Indikation zur isolierten Versteifung des oberen Sprunggelenks ist meist bei *Sekundärarthrosen* gegeben. Die Versteifung des oberen und unteren Sprunggelenks ist technisch aufwendig und aus biomechanischen Gründen durch das Auftreten von *Pseudarthrosen* (vor allem bei Rauchern) in einem der vier betroffenen Gelenkabschnitte gekennzeichnet.

Postoperativ ist eine *ausreichend lange Immobilisierung* im Gips mit anschließender orthopädischer Schuhversorgung (z. B. bei pantalarer Arthrodese 18 cm hoher Feststellabrollschuh mit Berliner Kappe) mindestens für die Dauer eines Jahres erforderlich.

Einzelne destruierte Gelenke der Fußwurzel (meist Gelenk zwischen Os naviculare und Os cuneiforme mediale) können operativ versteift werden, wenn die dadurch verursachten Schmerzen durch konservative Maßnahmen nicht zu beherrschen sind. Sehr selten ist bei entsprechender Destruktion die Versteifung der medialen Tarsometatarsalgelenke erforderlich.

Großzehengrundgelenk

Die maximale Vorfußdeformierung im Verlauf der RA ist u. a. gekennzeichnet durch eine ausgeprägte *Hallux-valgus-Bildung*. Die lange Zeit bevorzugten Verfahren der Resektionsarthroplastik zeigten im Langzeitergeb-

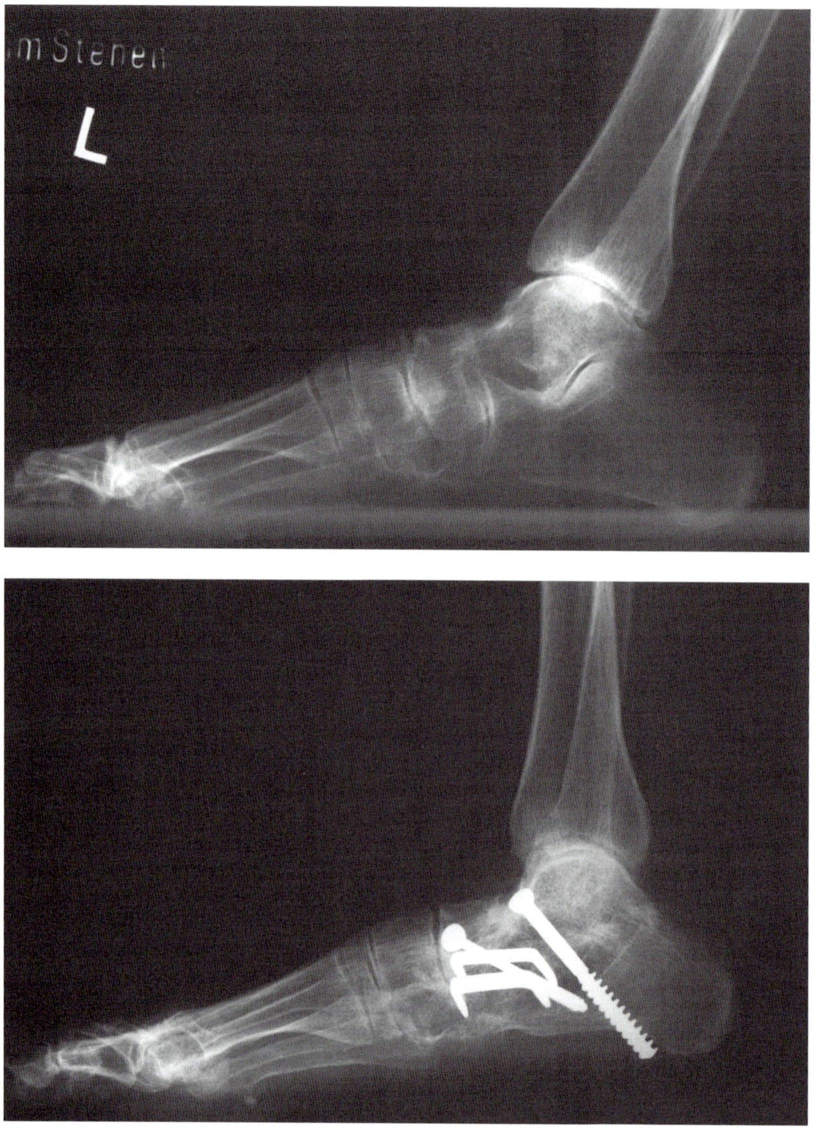

a

b

Abb. 13.6 **Arthrodese des unteren Sprunggelenks.** 54jährige Frau mit mehrjährigem hochaktivem Verlauf der rheumatoiden Arthritis. **a** Präoperativ, **b** postoperativ.

nis nicht selten Rezidive des Hallux valgus, kraftlose Instabilitäten bei zu ausgiebiger Resektion oder schmerzhafte Einsteifungen bei zu geringer Resektion. Die Versteifung des Großzehengrundgelenks bietet die Möglichkeit der Wiederherstellung der kraftvollen Vorfußabwinkelung mit der Sicherheit, daß kein Rezidiv des Hallux auftreten wird (Abb. 13.**3b**, S. 217). Aus diesem Grunde wird vor allem bei maximalen Halluxabweichungen von über 45 Grad zunehmend der Versteifung des Gelenks der Vorzug gegeben (376).

Eigene Untersuchungen auf dem Laufband und mit Fußdruckpunktmessungen beim rheumatischen Fuß bestätigen die Überlegenheit der Arthrodese gegenüber der Resektionsarthroplastik bei der Wiederherstellung des kraftvollen Abrollens.

Zehenmittelgelenke

Die fibröse oder knöchern fixierte *Krallen-* oder *Hammerzehenfehlstellung* entwickelt sich als Folge der rheumatischen Vorfußdeformierung. Durch eine Pin-in-hole-Arthrodese (das angespitzte Ende des Grundgliedes wird durch ein Loch in der Mittelgliedbasis versenkt) kann diese Problematik dauerhaft angegangen werden (1082).

Halswirbelsäule

Die Halswirbelsäule des RA-Patienten wird wegen der Häufigkeit ihres Befalls als *fünfte Extremität* bezeichnet. Von der klinischen Bedeutung sind es folgende typische Veränderungen, die an der rheumatischen Halswirbelsäule auftreten:

- atlantoaxiale Dislokation,
- Destruktion der Atlantookzipitalgelenke,
- pseudobasiläre Impression,
- subaxiale Instabilitäten,
- Osteolysen der Dornfortsätze von C6 und C7.

Die Brisanz der beschriebenen Veränderungen liegt vor allem in der Möglichkeit der Beeinträchtigung des Halsmarkes durch die Instabilität, einen gleichzeitig vorhandenen synovialen Pannus um den Dens axis und durch passive bzw. unkontrollierte Extrembewegungen wie sie grundsätzlich beim Nachtschlaf, bei Beschleunigungsverletzungen und letztlich auch während einer Narkose denkbar sind.

Die klinischen Zeichen sind in den frühen Stadien relativ unspezifisch. Die radiologischen Veränderungen müssen durch Funktionsaufnahmen im seitlichen Strahlengang und letztlich durch die Kernspintomographie ergänzt werden.

Atlantoaxiale Dislokation (AAD)

Die Synovialitis des peridentalen Raumes bewirkt eine *Insuffizienz* bis *völlige Strukturzerstörung* des Lig. transversum atlantis und der Ligg. alaria. Dadurch kann der Kopf mit dem 1. Halswirbel nach ventral luxieren. Die grenzwertige atlantoaxiale Distanz liegt bei 4–6 mm. Ab dieser Distanz muß von einer völligen Insuffizienz der ligamentären Stabilisierung ausgegangen werden.

Eine Beeinträchtigung des Halsmarkes ist möglich, wenn der dorsale Abstand zwischen Vorderseite des hinteren Atlasbogens und Rückseite des Dens axis unter 14 mm beträgt. Da die peridentale Synovialitis in den konventionellen Röntgenaufnahmen nicht eingeschätzt werden kann, ist bei entsprechender klinischer Symptomatik und radiologischen Zeichen der Instabilität die kernspintomographische Untersuchung angezeigt.

Die Indikation zur operativen Stabilisierung besteht bei neurologischen Ausfällen, zunehmender klinischer Symptomatik und ggf. bei erheblicher radiologischer Instabilität in den Funktionsaufnahmen. Art und Ausmaß der Stabilisierung hängen vom Befall weiterer Strukturen ab.

Bei alleiniger AAD erfolgt die Fusion von dorsal meist in der Kombination von *stabiler Osteosynthese* (transpedikuläre Verschraubung, Drahtcerclagen oder Klammersysteme) mit einer *autologen Spanplastik*. In Abhängigkeit von der erzielbaren Primärstabilität der Spondylodese ist postoperativ zusätzlich eine mehr oder minder immobilisierende externe Ruhigstellung erforderlich.

Destruktion der Atlantookzipitalgelenke

Die Synovialitis der Gelenke zwischen Atlas und Okziput kann auf Dauer zum *Knorpelverlust* und schließlich zur *knöchernen Destruktion* führen. Knackende Geräusche bei der Kopfneigung und schmerzhafte Bewegungseinschränkung sowie Hinterhauptschmerzen sind die klinischen Zeichen. Die Atlantookzipitalgelenke sind – insbesondere bei Rotationsfehlstellung – nicht immer korrekt konventionell radiologisch darstellbar. Im Rahmen der präoperativen Kernspintomographie kann aber entschieden werden, ob hier weitgehendere Zerstörungen der Knochensubstanz mit Defekten vorliegen, die es erforderlich machen, zusätzlich zur Spondylodese von Atlas und Axis auch dieses Gelenk zu fusionieren.

Technisch erfolgt die Fusion von C0–C2 meist über *spezielle Platten* oder *Okzipitalschrauben* mit Drahtcerclagen. Auch hier ist eine *autologe Knochentransplantation* zur dauerhaften knöchernen Überbrückung erforderlich.

Bei Komplikationen der Wundheilung (z. B. nach längerdauernder Intensivtherapie) mit Offenliegen der Okzipitalplatten kommen Rotationsplastiken der Kopfhaut in Betracht.

Pseudobasiläre Impression

Die Insuffizienz des Bandapparates zwischen Hinterhaupt, C1 und C2 sowie die Zerstörung der Atlantookzipitalgelenke können zu einem relativen Höhertreten der Densspitze führen. Der Dens kann sogar in das Foramen magnum eindringen. Diese pseudobasiläre oder sogar basiläre Impression kann Druck auf das Stammhirn ausüben.

Die operative Therapie der Wahl besteht in der ventralen transoralen Resektion des Dens mit dorsaler Spondylodese zwischen C0 und C2.

Bei einer akuten Querschnittsituation, die durch eine pseudobasiläre Impression bei massiver peridentaler Synovialitis (gesichert durch die Kernspintomographie) verursacht ist, kann eine akute Verbesserung der Symptomatik durch eine transorale bildwandlergesicherte Glucocorticoidinjektion in den peridentalen Raum in Narkose erfolgen. Im Intervall ist dann die erforderliche Densresektion mit Spondylodese möglich (Niehaus 1997, persönliche Mitteilung).

Subaxiale Instabilitäten

Durch die Synovialitis der ligamentären Verbindungen der Wirbelgelenke kommt es auch dort zur Instabilität, die in der anteflektierten Funktionsaufnahme durch die *typische treppenförmige Versetzung* der *Wirbelkörperhinterkanten* gekennzeichnet ist. Die klinischen Zeichen sind bei fehlender Irritation des Halsmarkes lokale Halswirbelsäulenbeschwerden ohne Ausstrahlung in die Arme. Bei Druckerscheinungen auf das Halsmark sind neurologische Ausfälle möglich. Die Problematik und Brisanz der Veränderungen liegt auch hier in der Instabilität. Die operative Therapie ist bei kontinuierlichem Fortschreiten oder bei neurologischen Ausfällen angezeigt und besteht in der Spondylodese, die je nach Höhe von ventral bzw. dorsal durchgeführt wird.

Osteolysen der Dornfortsätze von C6 und C7

Diese Veränderungen sind zwar typisch, stellen aber keine Operationsindikation dar.

Gelenkersatz

Gerade an den vielfach zerstörten Gelenken des RA-Patienten ist es durch den Gelenkersatz möglich, spektakuläre Erfolge in der Rekonstruktion und Wiedererlangung verlorengegangener Funktionen und Beseitigung von Schmerzen zu erzielen (Abb. 13.**7**). Diese spektakulären Ergebnisse verleiten häufig (Patienten und Ärzte!) dazu, gelenkerhaltende oder präventive operative Maßnahmen in den Hintergrund zu drängen. Davor kann nur gewarnt werden. Bei aller Freude als Rheumaorthopäde über die heute praktisch an fast allen Gelenken mögliche Ersatzlösung können die *Langzeitergebnisse* des Gelenkersatzes nicht als optimale, sondern eben nur als *Ersatzlösung* angesehen werden.

Für den RA-Patienten ergibt sich eine Reihe von negativen Faktoren, die sich auf die Haltbarkeit des Kunstgelenks im Vergleich zum Nichtrheumatiker auswirken, vor allem folgende:

- jüngeres Lebensalter,
- schlechteres Knochenlager,
- ausgeprägte knöcherne Destruktionen,
- ligamentäre Insuffizienz,
- Sehnenimbalancen,
- fehlende Kompensierbarkeit durch Nachbargelenke,
- mögliche Fehlstellung anderer Gelenke,
- mangelnde Muskelkraft usw.

Es stellt sich bei bestehenden multiplen Gelenkdeformierungen an oberen und unteren Extremitäten immer wieder die Frage, in welcher *Reihenfolge* mit welcher *Dringlichkeit* welches Gelenk operiert werden soll.

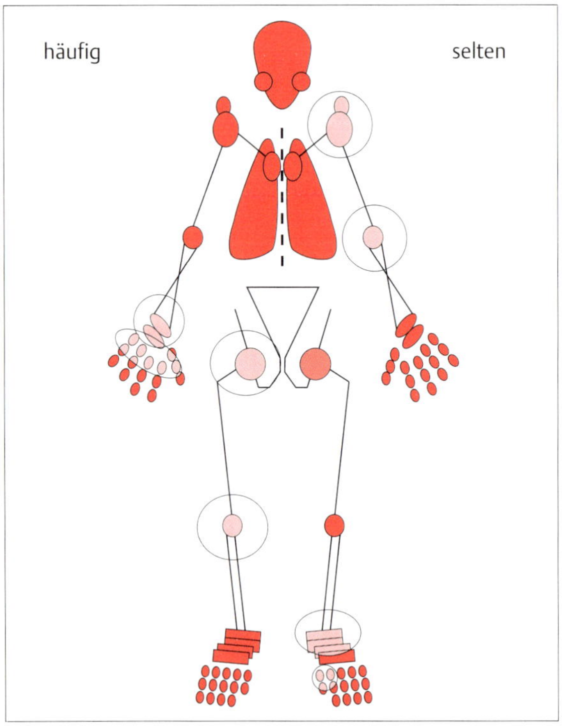

Abb. 13.7 **Indikation zum Gelenkersatz.**

Hierzu gibt es eine Reihe von Gesichtspunkten, die für die Entscheidungsfindung eine Rolle spielen können. Das oberste und wichtigste Kriterium ist, daß das für den Patienten am meisten beeinträchtigende, schmerzhafte und störende Gelenk (ggf. beidseitiger oder Mehretageneingriff in einer operativen Sitzung) zu allererst saniert wird. „Start with a winner!" ist das Motto. Dies ist im Sinne auch einer vertrauensbildenden Maßnahme zu sehen, wenn neben rein rekonstruktiven, schmerzlindernden und funktionsverbessernden Eingriffen auch elektive präventive Operationen anstehen.

Neben dieser Einschätzung der Dringlichkeit operativer Eingriffe aus Patientensicht sind medizinische Kriterien zu berücksichtigen, die sich aus der Kenntnis des Spontanverlaufs der Erkrankung, den negativen Auswirkungen der Synovialitis auf Struktur von Sehnen und Gelenken sowie biomechanischen Auswirkungen von Fehlstellungen ergeben.

Die Wiederherstellung der *Gehfähigkeit* und der *Eigenversorgung* sind vordringliche Therapieziele. Alle operativen Eingriffe, die diesem Ziel dienen, haben eine sehr hohe Präferenz in der Rangfolge zu planender Eingriffe.

Als nächstes folgen Eingriffe, bei denen mit hoher Zuverlässigkeit das Auftreten von *Sehnenrupturen*, von *Spontanfrakturen, Gehunfähigkeit* usw. *verhindert* werden kann. Im weiteren kommen alle anderen funktionsverbessernden bzw. rein präventiven Eingriffe in Betracht.

Üblicherweise sind die Patienten durch die Zerstörung der Gelenke der unteren Extremität in ihrer Gehfähigkeit und Mobilität so beeinträchtigt, daß diese – auch im Sinne einer Winner-Operation – zuerst versorgt werden müssen. Erfahrungen und Studien der letzten Jahre bestätigen, daß einzeitige Ersatzoperationen großer Gelenke (vor allem beide Kniegelenke in einer Sitzung) durchaus auch beim RA-Patienten sinnvoll sein können, um eine schnelle Remobilisierung mit Ersparnis von Zeit und Narkosen zu ermöglichen. Die Ergebnisse unterscheiden sich nicht wesentlich von denen der zweizeitigen Eingriffe (546).

Obere Extremität

An der oberen Extremität kann selbst die massive Destruktion der Gelenke häufig durch intakte und funktionsfähige Nebengelenke *ausgeglichen* werden. Aus diesem Grunde kommen die Patienten nur selten rechtzeitig zur operativen Versorgung. Rechtzeitig heißt vor allem, daß noch ausreichend intakte knöcherne Verhältnisse vorliegen, um Endoprothesen dauerhaft stabil zu verankern. Zusätzlich müssen die Sehnenverhältnisse noch eine weitgehend normale Funktion ermöglichen.

Schultergelenk

Das Schultergelenk ist ein Stiefkind der operativen Behandlung. Aus diesem Grunde kommen die Patienten häufig erst bei weitgehender Zerstörung der Gelenkflächen, insbesondere des *Glenoids*, und bei Aufbrauch der *Rotatorenmanschette* zum endoprothetischen Gelenkersatz. Dieser ist dann zwar immer noch möglich, bietet aber meist nur noch die Chance der *Schmerzlinderung*. Eine vollständige Wiederherstellung der Funktion ist meist nicht mehr möglich. Als gutes Ergebnis bei nicht rekonstruierbarer Rotatorenmanschettensituation kann man ein Bewegungsausmaß bis zur Horizontalen ansehen.

Der *ideale Zeitpunkt* zur Gelenkersatzoperation besteht dann, wenn zwar das Gelenk bereits destruiert, evtl. der Kopf gesintert oder durch große Zysten zerstört ist, die Rotatorenmanschette (Sonographie, ggf. MRT) aber funktionell und anatomisch noch intakt oder bei der Operation noch rekonstruierbar ist.

In den meisten Fällen wird es möglich sein, ohne den Ersatz des Glenoids auszukommen. Der Glenoidersatz ist in den vorliegenden Studien durch eine relativ hohe *Lockerungsrate* aufgrund der problematischen knöchernen Verankerungssituation gekennzeichnet. Im übrigen sind die Ergebnisse des Gelenkersatzes an der Schulter abhängig von den Möglichkeiten der Weichteilrekonstruktion.

Ellbogengelenk

Am Ellbogengelenk kann die rheumatoide Arthritis in den einzelnen Gelenkabschnitten Zerstörungen hervorrufen, die auch ohne Ersatz operativ zu behandeln sind (vor allem Radiusköpfchenresektion bis zur Arthroplastik). Die Indikation zum Ersatz des Ellbogengelenks besteht vor allem bei Verlust des Gelenkknopels bei sonst weitgehend intakten Knochenverhältnissen. Hier stehen die *Schmerzen* bei der Funktion im Vordergrund. Als Ausnahmeindikation kann durch die Endoprothese ein bandinstabiles oder mutiliertes Gelenk ersetzt werden.

Je nach Anforderung und zugrundeliegender Indikation wird der Ersatz durch eine nichtgekoppelte oder gekoppelte Prothese vorgenommen. Die Endoprothesensysteme liegen in zementfreier und zementierter Form vor.

Bei nichtgekoppelten Prothesen ist die *Lockerungsrate* sehr gering. Als *Komplikation* können bei Bandinstabilität Luxationen auftreten. Nicht starr gekoppelte (semiconstrained) Endoprothesen bieten eine größere Stabilität, sind aber eher gefährdet, locker zu werden.

Die vorliegenden guten funktionellen Ergebnisse mit neueren Endoprothesenmodellen bestätigen die Indikation (1007). Sie stellen eine hervorragende Möglichkeit dar, Schmerzen zu beseitigen und die stabile Gelenkfunktion wiederherzustellen. Die Komplikationsmöglichkeiten sind aber nicht gering. Aus diesem Grunde sollte versucht werden, in Abhängigkeit von den vorliegenden knöchernen Zerstörungen und funktionellen Defiziten den Ersatz bei jüngeren RA-Patienten als Ausnahmeindikation und sonst eher bei älteren RA-Patienten durchzuführen.

Handgelenk

Das Handgelenk ist ein Schlüsselgelenk für den Einsatz der oberen Extremität. Der Befall ist häufig. Deshalb sind Destruktionen mit Subluxation nach jahrzehntelangem Verlauf oder bei hoher Krankheitsaktivität nicht selten. Die therapeutische Option ist in diesen Fällen der Ersatz oder die Arthrodese.

Aus funktionellen Gründen bevorzugen wir für unsere Patienten, insbesondere bei beidseitigem Befall, den Gelenkersatz. Es stehen nur wenige *langzeiterprobte Endoprothesensysteme* zur Verfügung. Die längste Erfahrung liegt mit der Swanson-Endoprothese (Silicon-Spacer) vor.

Die *klinischen Ergebnisse* von mittel- und langfristigen Nachuntersuchungen belegen einen deutlichen Gewinn an Funktion, Kraft und Reduktion der Schmerzen an der betroffenen Hand. Durch die Möglichkeit, weiterhin Bewegungen im Handgelenk auszuführen, sind vor allem viele Tätigkeiten des Alltags wieder möglich.

Die *Dauerhaftigkeit der Ergebnisse* hängt auch hier von der Möglichkeit der Wiederherstellung der Sehnen- und Weichteilbalance ab. Als Folge des Siliconabriebs oder Bruches der Prothese kann es zu Osteolysen kommen, die eine Revisionsoperation erfordern.

Fingergelenke

Der Gelenkersatz an den Fingergelenken wird ebenfalls meist durch Swanson-Spacer vorgenommen. Die Indikation besteht aus unserer Sicht nur bei der schmerzhaften Destruktion der *Langfingergrundgelenke*. Die alleinige Ulnardeviation der Langfinger ohne Schmerzen bei vollem Faustschluß ist in der Regel keine Indikation, da postoperativ auf Dauer nur ein Bewegungsumfang von etwa 30–40 Grad im operierten Gelenk erwartet werden kann (994).

Der Rezentrierung der nach ulnar abgerutschten Strecksehnen, der Rekonstruktion des radialen Bandapparats und ggf. der Verbesserung des Zuges der Intrinsicmuskulatur kommt der wesentliche Part der Operation zu, um die Fehlstellung dauerhaft zu korrigieren.

An den *Fingermittelgelenken* sollte der Gelenkersatz allenfalls bei Destruktionen bzw. Knopfloch- und Schwanenhalsdeformität an den weniger belasteten, aber funktionell wichtigen Fingern IV und V vorgenommen werden. Fehlstellungen und Instabilitäten dieser Gelenke sind üblicherweise eher keine Indikation für den Gelenkersatz. Sehnenimbalancen müssen rekonstruiert bzw. ausgeglichen werden.

An *Zeige-* und *Mittelfinger* ist durch den Spitzgriff die Bandbelastung nach ulnar so groß, daß der Gelenkersatz im Fingermittelgelenk eher nicht vorgenommen werden sollte.

Für den Ersatz des *Daumensattelgelenks* stehen Endoprothesen zur Verfügung. Hier müssen die Vor- und Nachteile der Resektionsarthroplastik gegen die des Gelenkersatzes abgewogen werden. Der Gelenkersatz ermöglicht eine stabile und schmerzfreie Rekonstruktion des Gelenks (mit dem Risiko der Lockerung). In unseren Händen wird die Resektions-Suspensions-Arthroplastik bevorzugt.

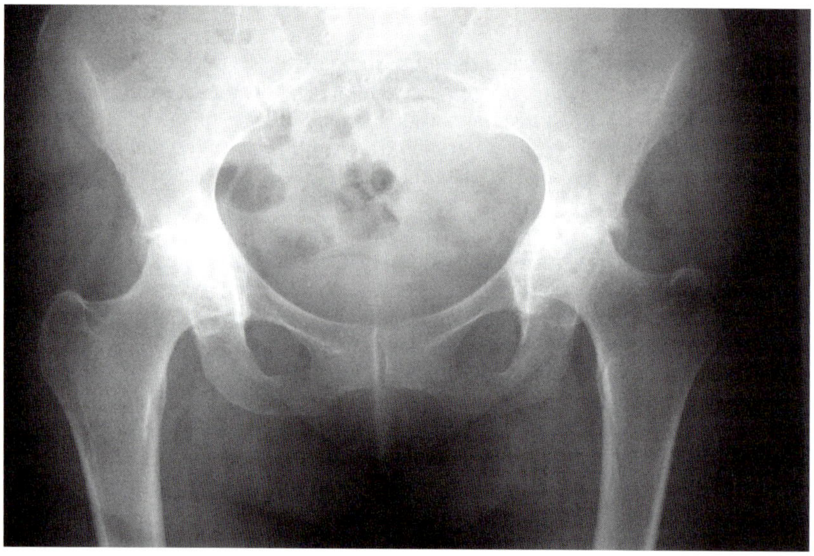

a

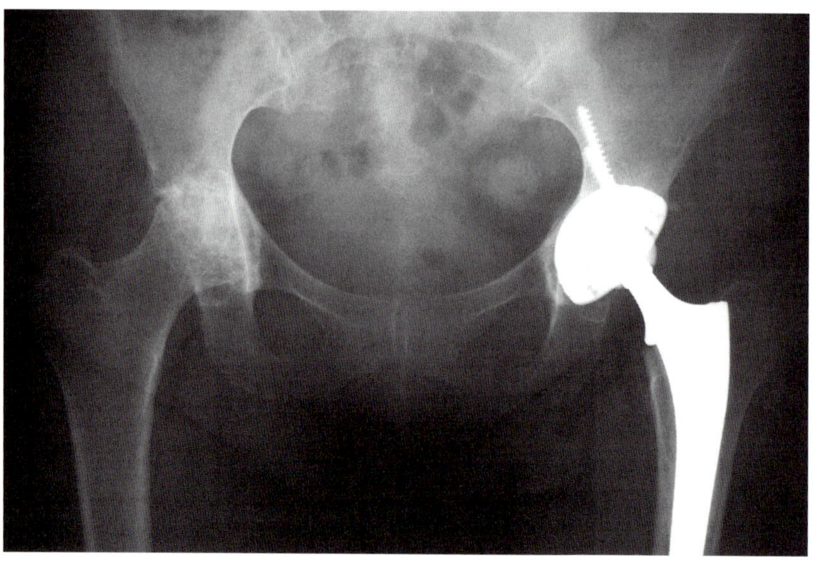

b

Abb. 13.8 **Ersatz des Hüftgelenks.** 54jährige Frau mit mehrjährigem hochaktivem Verlauf der rheumatoiden Arthritis. **a** Präoperativ, **b** postoperativ.

Untere Extremität

Rein zahlenmäßig überwiegt der Gelenkersatz der großen Gelenke der unteren Extremität die an der oberen bei weitem. Durch die technischen Fortschritte der Endoprothetik an Hüft- und Kniegelenken ist es heute durchaus möglich und ethisch vertretbar, auch beim jüngeren RA-Patienten bei entsprechender Gelenkdestruktion das Gelenk zu ersetzen.

Die Revisions- und Lockerungsraten sind beim RA-Patienten meist nicht erhöht, da zwar ein reduziertes knöchernes Lager vorliegt, dies aber durch eine verminderte Belastung und damit weniger Abrieb der Gelenkflächen kompensiert wird.

Hüftgelenk

Der Gelenkersatz am Hüftgelenk unterscheidet sich bei RA-Patienten von dem anderer Indikation dadurch, daß das Knochenlager insbesondere der Pfanne meist weniger stabil ist (rheumatische Protrusio acetabuli) und das Durchschnittsalter der Patienten um 10 Jahre niedriger liegt.

Die Indikation wird in Abhängigkeit von den Schmerzen aufgrund der *Gelenkdestruktion* bzw. der *Hüftkopfnekrose* gestellt (Abb. 13.**8**). Bei hoher Entzündungsaktivität und zunehmender Destruktion sollte der Eingriff eher schnell erfolgen, bevor ausgedehnte Knochenverluste im Pfannenbereich auftreten, die den Gelenkersatz technisch erschweren.

Es steht eine *Vielzahl von Endoprothesensystemen* zur Verfügung. In Abhängigkeit von Alter und knöchernem Lager werden die Endoprothesen zementfrei, zementiert oder als Hybridvariante (ein Teil, meist die Pfanne, zementfrei; der andere Teil zementiert) implantiert. Der „Goldstandard", an dem sich alle Prothesen messen lassen müssen, ist nach wie vor die zementierte Endoprothese. In Europa werden die Endoprothesen bevorzugt zementfrei oder als Hybridvariante eingesetzt. In Amerika werden, auch bei jüngeren Patienten zementierte Prothesen bevorzugt.

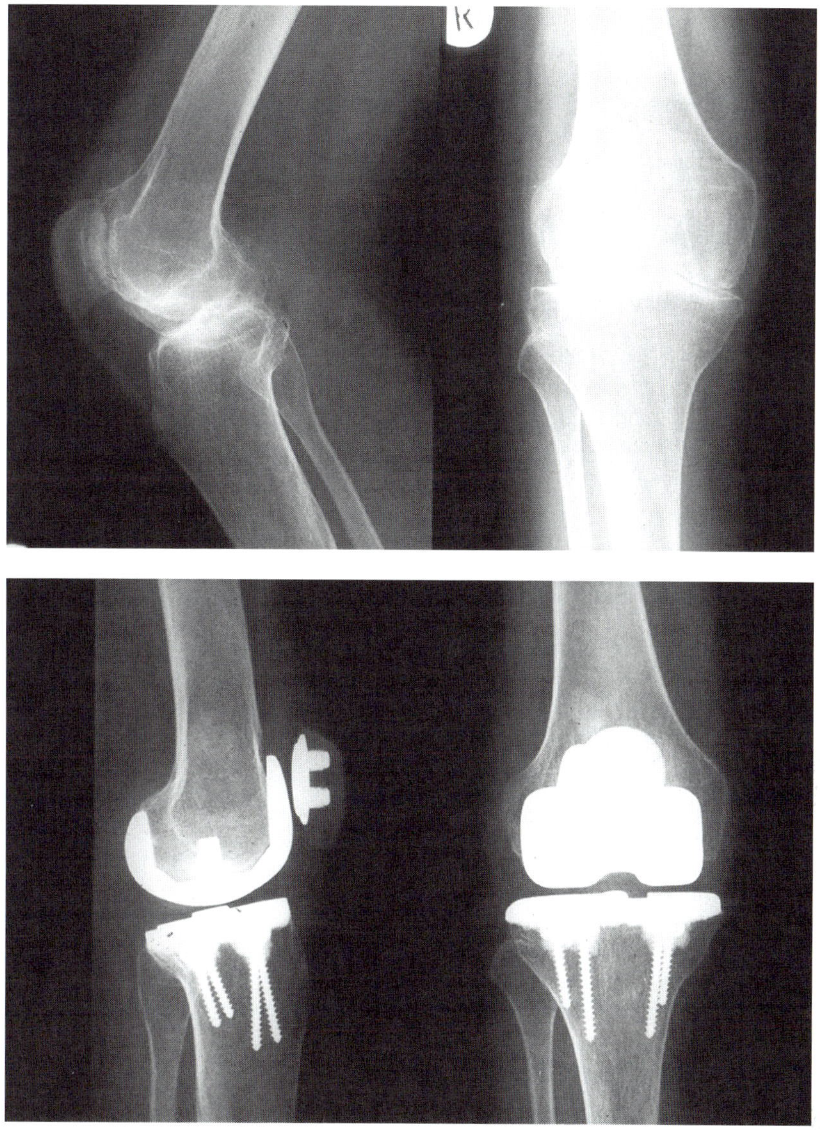

a

b

Abb. 13.9 **Hybridgelenkersatz des Knies.** 22jährige Frau mit rheumatoider Arthritis. Bei der Patientin, die seit mehreren Jahren gehunfähig war, konnte die Remobilisierung erreicht werden. **a** Präoperativ, **b** postoperativ.

Bei einer *Pfannenprotrusion* ist nicht selten die Rekonstruktion durch Knochentransplantation oder die Verwendung spezieller Abstützpfannen erforderlich.

Die *klinischen* und *radiologischen Ergebnisse* nach Hüftgelenkersatz sind auch beim RA-Patienten als hervorragend anzusehen. Die Revisions- bzw. Lockerungsraten erfolgreicher Endoprothesensysteme liegen auch langfristig in einer Größenordnung von unter 5% in 10 Jahren (697). Durch die Verbesserung der Designs der zementfreien Systeme und der Zementiertechnik bei den zementierten Systemen können auch beim RA-Patienten langfristig gute Ergebnisse erzielt werden.

Wegen der Problematik der *Prothesenlockerung* sind regelmäßige radiologische Kontrollen der implantierten Endoprothesensysteme erforderlich. Aufgrund der Kenntnisse über das Auftreten von Lockerungen und die dadurch resultierenden Defizite am Knochen sollte dies am ehesten jährlich bzw. bei einer Verschlechterung der klinischen Symptomatik erfolgen.

Kniegelenk

Am Kniegelenk ist die konzentrische *Gelenkspaltverschmälerung* Zeichen der das gesamte Gelenk betreffenden *Knorpelschädigung*. Sehr späte Synovialektomien werden heute zugunsten des Gelenkersatzes eher verlassen.

Die Indikation zum Gelenkersatz wird gestellt, wenn der *Schmerz*, die *Fehlstellung* oder andere knöcherne Veränderungen eine ausreichende Funktion und Belastbarkeit nicht mehr erlauben (Abb. 13.**9**). Die *Valgusfehlstellung* ist bei RA-Patienten häufiger.

In Abhängigkeit von den betroffenen Gelenkabschnitten kann nur ein Kompartiment (z. B. unikondylär) oder beide Kompartimente (bikondylär) oder auch das Retropatellargelenk ersetzt werden. Es gibt aus diesem Grunde monokondyläre (sog. Monoschlitten) und bikondyläre Prothesen. Die bikondylären Prothesen können ungekoppelt (non constrained), halbgekoppelt (semiconstrained) oder achsgeführt (constrained) sein und wahlweise mit retropatellarem Ersatz implantiert werden.

Auch am Kniegelenk gibt es zementfreie und zementierte Prothesensysteme. Rein zahlenmäßig wird den Hybridvarianten beim RA-Patienten der Vorzug gegeben (Femur zementfrei, Tibiaanteil zementiert). Der retropatellare Ersatz wird aus technischen Gründen heute meist als zementierte *Polyäthylenprothese* eingesetzt.

Unikondyläre *Schlittenprothesen* werden beim RA-Patienten eher zurückhaltender eingesetzt, da es innerhalb weniger Jahre zum Befall des gegenseitigen Kompartiments kommen und damit eine Revision erforderlich werden kann.

Der *Standard der Versorgung* sind heute die ungekoppelten *Oberflächenersatzprothesen*, meist in der Hybridvariante. Diese zeigen in Langzeituntersuchungen die geringsten Probleme hinsichtlich Lockerung der Tibiakomponente. Viele Autoren und Operateure verwenden primär in Abhängigkeit vom intraoperativen Befund keinen Retropatellarersatz. Die kurz- und mittelfristigen klinischen Ergebnisse unterscheiden sich nicht (455). Damit können die nicht seltenen Probleme mit dem retropatellaren Ersatz vermieden werden.

Halbgekoppelte oder achsgeführte Knieendoprothesensysteme werden bei groben Achsfehlern, ausgeprägter Bewegungseinschränkung oder Bandinstabilitäten und knöchernden Defiziten oder auch bei Revisionen eingesetzt. Die klinischen Ergebnisse sind auch bei schwierigen Fällen vorhersehbar gut und ermöglichen eine schnelle Rehabilitation (111).

Im Sinne eines *abgestuften Therapiekonzeptes* wird der Operateur das zur vorgegebenen Gelenk- und Erkrankungspathologie passende Implantat und die entsprechende Implantationstechnik wählen.

Die *Lockerungsraten* sind in großen internationalen Studien für alle verwendeten Prothesensysteme gering und liegen in einer Größenordnung von 0,5% pro Jahr in den ersten 10 Jahren (598). Die RA-Patienten unterscheiden sich hinsichtlich der aseptischen Lockerungen nicht wesentlich. Die Langzeit-Infektionsquote liegt bei den RA-Patienten aber signifikant höher.

Oberes Sprunggelenk

Bei isolierter Destruktion des oberen Sprunggelenks oder bereits versteiftem unteren Sprunggelenk kann grundsätzlich der Ersatz des Gelenks durch ein Implantat vorgenommen werden. Ausreichend stabile Knochenverhältnisse sind unverzichtbare Voraussetzung für die Implantation des Sprunggelenkersatzes (1133). Als Kontraindikationen müssen eine ausgeprägte Osteoporose, nicht ausgeglichene Fehlstellungen im unteren Sprunggelenk von mehr als 10 Grad Varus oder Valgus oder eine Talusnekrose angesehen werden.

Es gibt eine eher begrenzte Erfahrung mit dem Gelenkersatz des oberen Sprunggelenks mit unterschiedlichen Prothesentypen beim RA-Patienten. Es kommen zementierte und nichtzementierte Implantate zum Einsatz. In Übersichtsarbeiten zeigt sich, daß die *Komplikations-* und *Revisionsraten* selbst in der Hand der erfahrenen Operateure langfristig wegen *Lockerung* und *Infekt* nicht gering sind und nach 12jährigem Verlauf über 20% betragen können. Mit modernen zementfreien Endoprothesensystemen sind kumulierte Überlebensraten von 94,3% nach 6 Jahren beschrieben (984).

Trotz dieser ermutigenden Erfahrungen aus neuerer Zeit empfehlen wir, die *Indikation* zu diesem Eingriff jeweils *individuell* und *nicht routinemäßig* zu stellen, wobei mögliche Risiken den Erfolgsaussichten realistisch gegenübergestellt werden müssen. Die Indikation ist aber durchaus vor allem beim bereits erfolgten Mehretagengelenkersatz und/oder einer Versteifung des unteren Sprunggelenks bei entsprechender Knochenqualität zu prüfen.

Zehengrundgelenk

Für das Zehengrundgelenk stehen vor allem Swanson-Spacer zur Verfügung. Wegen der Probleme der *hohen Belastungsdrücke* und der nur *geringen Belastbarkeit* dieser Endoprothesen sind Prothesenbrüche und daraus resultierende Probleme nicht selten.

Eine standardmäßige Anwendung für den Hallux valgus, der bei RA entsteht, kann derzeit nicht empfohlen werden. Einzelindikationen sind zu überprüfen und mit den Erfolgsaussichten der bekannten Verfahren der Resektionsarthroplastik bzw. der Arthrodese abzustimmen.

Anästhesiologische Probleme

Aufgrund unserer langjährigen Erfahrungen mit der operativen Behandlung von RA-Patienten gibt es nur wenige, aber typische Probleme:

- Intubationsprobleme,
- Langzeitglucocorticoide.

Intubationsprobleme

Die Versteifung der Halswirbelsäule oder eine Beteiligung der Krikoarytenoidgelenke kann eine normale Intubation unmöglich machen, so daß eine nasale endoskopisch unterstützte Intubation erforderlich werden kann. Diese sollte auch in Betracht gezogen werden, wenn Versteifungsoperationen an der Halswirbelsäule oder am okzipitozervikalen Übergang vorausgegangen sind oder die typischen schwerwiegenden Probleme der Halswirbelsäule des RA-Patienten vorliegen (pseudobasiläre Impression, atlantoaxiale Dislokation oder subaxiale Instabilitäten). Da in diesen Fällen vor allem die Ventralflexion zur *Myelonkompression* führen könnte, besteht normalerweise keine Gefahr, da diese Bewegungsrichtung im Rahmen der Narkose nicht ausgeführt wird. Bedeutsamer ist die *korrekte Kopfpositionierung* (eventuell in einer Halskrawatte) während einer normalen Intubationsnarkose, da es sonst zu postoperativen Halswirbelsäulenbeschwerden kommen kann.

Langzeit-Glucocorticoideinnehmer

Dem RA-Patienten, der längerfristig höherdosierte Mengen an Glucocorticoiden genommen hat, droht eine *Nebennierenrindeninsuffizienz* mit der Unfähigkeit, im perioperativen Streß ausreichend körpereigene Glucocorticoide zu produzieren. Es besteht das Risiko einer potentiell letalen Addison-Krise. Aus diesem Grunde setzen wir routinemäßig bei Patienten, die in den letzten 6 Monaten einen Cortisonstoß oder dauerhaft Medikamente genommen haben, ein sogenanntes Cortison-Cover-Schema ein:

- präoperativ am Vorabend: 100 mg Hydrocortison
- präoperativ am Morgen: 100 mg Hydrocortison
- intraoperativ: 100 mg Hydrocortison
- 1. postoperativer Tag: 100 mg Hydrocortison
- dann ausschleichend bis zur Erhaltungsdosis.

14 Psychologische Therapiestrategien

Es gibt unterschiedliche Möglichkeiten, Schmerz zu empfinden: körperlich – aber auch seelisch. Je nach Situation und Problemen erlebt jeder Mensch Schmerzen individuell und hat auch eine nur ihm eigene Schmerzschwelle. Das Schmerzempfinden setzt sich also aus absolut persönlichen körperlichen und seelischen Vorgängen und Reaktionen zusammen.

> Die aus der eigenen Persönlichkeitsstruktur stammende Fähigkeit zur Schmerzverarbeitung und die psychische Belastung durch unsere Umwelt beeinflussen die Schmerzerfahrung qualitativ und quantitativ entscheidend mit. Die Veränderung dieser Faktoren kann zur Verminderung des Schmerzes führen.

Ziel jeder psychologischen Schmerztherapie wird es also sein, diese Bereiche therapeutisch zu beeinflussen.

Depression, Angst und soziale Unsicherheit können Schmerzen auslösen oder sie verstärken, spielen also eine entscheidende Rolle in der Schmerzwahrnehmung. Verhaltens- und Entspannungstherapie, Schmerzimmunisierungs- und Bewältigungstraining wollen erreichen, daß der chronische Schmerzpatient besser mit seinem individuellen Schmerzproblem umzugehen lernt. So ist für den RA-Patienten neben einer lückenlosen ärztlichen und physikalisch-therapeutischen Behandlung das möglichst *frühe Einwirken* auf psychische Probleme für den Erfolg jeder Therapie wesentlich. Er muß besonders in der Anfangsphase seiner Erkrankung lernen, sich nicht angesichts der unausweichlichen Realität seiner Krankheit der Angst und Depression zu überlassen, sondern sich aktiv damit auseinanderzusetzen. Häufig begleitet auf psychischer Ebene die Phase der Verweigerung, des Nichtakzeptierens, des Wegschiebens oder Verdrängens die rheumatoide Arthritis – gerade zu Beginn. Die RA zu „akzeptieren“, dadurch freiwerdende Kräfte gegen sie einzusetzen, ist erstes psychisches Ziel. Selbstentwickelte Anpassungsstrategien (Verleugnen oder Herunterspielen der Schwere der RA, Suche nach emotionaler Hilfe durch die Familie, nach wichtiger Information über die Erkrankung, das praktische Anpassen an den neuen Lebenslauf usw.) helfen meist nicht ausreichend.

In einer breit angelegten Untersuchung wurden unterschiedliche Variable von RA-Patienten (Geschlecht, Alter, sozioökonomischer Status, soziale Unterstützung, Schwere und Dauer der Erkrankung, Stadien der Adaptation, Antwort auf verschiedene Copingstrategien usw.) mit bestehendem „psychologischem Distreß“ verschiedener Formen (Depression, Furcht, Angst, Neurosen, Psychosen usw.) korreliert (887).
Die Patienten schilderten ihre zahlreichen und schweren Erfahrungen: Furcht, Angst, Schuldgefühl, suizidale Überlegungen und Depressionen. Während Furcht eng mit Schmerz verknüpft war, zeigte die damit unkorrelierende Depression einen engen Zusammenhang mit der Hoffnung auf schmerzkontrollierende Einflüsse und der Meinung über die medikamentöse Therapie.
Überraschenderweise korrelierten weder das Wissen um die Krankheit noch der Glaube an bestimmte Therapieformen bzw. die Kenntnis der Prognose der eigenen Krankheit mit „psychologischem Distreß“. Andererseits zeigte sich ein enger Zusammenhang zwischen der Einschätzung der Patienten hinsichtlich der Nützlichkeit ihrer medikamentösen Therapie (vor allem des Einsatzes langwirkender Medikamente) mit „psychischem Distreß“.

Zweifellos hat das vertiefte psychosomatische Verständnis des Arztes eine wesentliche und praktische Bedeutung für den RA-Patienten. Auf schmerzhafte Gebrauchs-, Bewegungs- und Haltungsbehinderungen reagieren diese Patienten oft mit Niedergeschlagenheit und der Sorge, durch fortschreitende Gelenkzerstörung zu verkrüppeln und von anderen Menschen abhängig zu werden. Depressive Verstimmungen und Schmerzen stehen in einer Wechselbeziehung zueinander – Schmerzen drücken die Stimmung. Depressive Verstimmungen oder Störungen können die Schmerzschwelle senken und bestehende Beschwerden verstärken (454). Viele Autoren beobachteten bei RA-Patienten einen ausgeprägten Drang zur körperlichen Aktivität (z.B. [20]). Ein gleichförmiges Verhaltensmuster wurde beschrieben: Selbstbeherrschung versus Selbstlosigkeit (904). In verschiedenen Studien wurden unterdurchschnittlich spontane Aggressivität, Erregbarkeit und Offenheit bei RA-Patienten nachgewiesen (z.B. [714]). Der Einfluß von Lebenskrisen (live events) auf den Ausbruch der Erkrankung wurde intensiv untersucht. Es ist nicht gesichert, daß akute lebensverändernde Ereignisse dem Ausbruch einer RA als unspezifisch präzipitierende Faktoren überzufällig häufig vorausgehen (904).

Patienten mit einer länger andauernden RA entwickelten häufiger neurotische Züge als gesunde Kontrollpersonen (431).

Nach einleitenden balneophysikalischen Maßnahmen könnten

- das Erlernen aktiver Bewältigungsmöglichkeiten (z. B. Körperwahrnehmungsübungen),
- Schmerzprotokolle zur differenzierten Selbstbeobachtung,
- weitere Therapiebausteine wie Selbstbehauptungstraining, Streßbewältigungstraining,
- Entspannungsverfahren wie progressive Relaxation oder EMG-Biofeedback sowie
- psychologische Strategien der Schmerzbewältigung

zur Besserung der RA führen (280).

> Um die Wirksamkeit eines verhaltenskognitiv bestimmten Schmerzprogramms an RA-Patienten zu prüfen, wurden drei Patientengruppen untersucht. Eine Kontrollgruppe, eine Gruppe, die „Beachtungsplazebo" enthielt, und eine Gruppe, die über 12 Monate ein kognitives Verhaltensprogramm durchführte. Dieses Programm enthielt Copingstrategien wie Problemlösungstechniken, Entspannungstraining, Training bei familiären und gesellschaftlichen Interaktionen usw. Gemessen wurde Schmerz, ein psychologischer und funktioneller Status und der Zustand der Erkrankung. Die nach 12 Monaten erhaltenen Daten zeigten Vorteile für die kognitiv-verhaltenstherapierte Gruppe. Ihre Patienten nützten die Copingstrategien häufiger und hatten weit größeres Vertrauen in ihre Fähigkeiten, mit dem Schmerz zu leben (842).

Das Training, um den Schmerz besser „in den Griff zu bekommen", läßt sich in drei Bereiche einteilen: Entspannung, Bewältigung von Schmerz und Streß. Als *Entspannungsverfahren* eignet sich die progressive Relaxation nach Jakobson. Jakobson-Übungen können allerdings bei RA-Patienten nicht unmodifiziert angewendet werden, da diese Patienten häufig unter Gelenkveränderungen leiden, die es ihnen unmöglich machen, den standardisierten Anweisungen zu folgen. *Verhaltenstherapeutisch* orientierte kognitive *Übungen zur Schmerzbewältigung* vermitteln unterschiedliche Strategien, um mit schmerzbezogenen Vorstellungen besser umgehen zu können. Mentale Techniken sollen das Denken des Patienten, das sich mehr und mehr den eigenen Schmerzempfindungen zuwendet, wieder auf Umweltreize lenken. Wichtig ist es, Belastungen und die Fähigkeit zur *Bewältigung von Streß* zu identifizieren.

Für Patienten, die schnell und unmittelbar auf Schmerzlinderung hoffen und/oder die nicht bereit sind, in der häuslichen Umgebung gelernte Verhaltensweisen regelmäßig zu üben und zu proben, sowie depressive Kranke sind Schmerzbewältigungsprogramme nicht indiziert (1148).

> Für den RA-Patienten von besonderer Bedeutung ist das Erlebnis des Kontrollverlusts über Konstellationen, die den Schmerz verstärken oder ihn hemmen.

Chronischer Schmerz kann das Entstehen von Hilflosigkeit und Hoffnungslosigkeit bis hin zum absoluten Kontrollverlust begünstigen. Daraus wiederum können negative Emotionen wie Angst und Depression resultieren.

Die *kognitiv behavoriale Therapie* strebt an, den RA-Patienten eine zunehmende Kontrolle über den Schmerz zu ermöglichen, indem Fertigkeiten zur Schmerzbewältigung trainiert werden. Positive Auswirkungen eines solchen Programms schildern zum Beispiel Rehfisch u. Mitarb. (912).

Für den RA-Patienten ist ein „bedingtes Gesundsein" anzustreben. Er muß – als chronisch Kranker – ein neues individuelles Gleichgewicht finden, das es ihm erlaubt, trotz Schmerzen und Behinderung ein erfülltes Leben zu führen.

Wie kann ein Patient zu aktiver Mitarbeit gewonnen werden? Entscheidend ist einerseits die *medizinische Aufklärung,* andererseits das *Eingehen auf die Vorstellungen des Patienten:*

- Was spielt sich in seinen Gedanken ab?
- Woher kommt die Krankheit?
- Wie geht es weiter?

Häufig läßt sich aus den Antworten des Patienten ein *bestimmter Copingstil* ablesen. Es wird zum einen als *katastrophisierend* bezeichnet („das hört ja nie mehr auf; ich bin ein hoffnungsloser Fall; wann wird es wieder schlimmer") und gilt zum anderen als *aktives Coping* („ich kann gegen meine Schmerzen selbst etwas tun; ich schaffe das schon; Ablenkung hilft am besten") (357).

- Ein mögliches Mittel zum aktiven Coping ist die RA-Schule.
- Information = Motivation.
- RA-Patienten haben viele Fragen.

Je informierter RA-Patienten sind, um so besser können sie ihre Krankheit bewältigen (643) – auch über therapeutische Kooperation (medikamentöse Therapie, Krankheitsverlauf, Krankengymnastik usw.). Informationsmängel (1056), Compliance-Probleme im Rahmen der Medikamenteneinnahme (84, 264), der stetigen Durchführung der Krankengymnastik (841) und der Akzeptanz ergotherapeutischer Unterstützung (801) sowie mangelndes Wissen um die eigene Krankheit (642) sind für das Ziel „Krankheitsbewältigung" ein schlechtes Fundament!

Den RA-Patienten zu „schulen", ihm diese Grundlagen zu vermitteln, ist die gedankliche Basis der „RA-Schule". Ein *Grundkurs,* der folgende 6 Module beinhaltet, umfaßt

1. Krankheitsbild, -verlauf, -ursachen, Diagnostik.
2. Medikamentöse und operative Therapie.
3. Krankengymnastik.
4. Psychologische Schmerzbewältigung.
5. Ergotherapie.
6. Alltagsbewältigung – mit der Krankheit leben lernen.

In diesem Grundkurs wird versucht, ein *gutes Fundament* für alle angesprochenen Patienten zu schaffen (641). Dieses Schulungsprogramm wurde um weitere 6 Module erweitert (715):

Teil I Persönliche Betroffenheit:

1. Der Umgang mit einer chronischen Erkrankung.
2. Der Umgang mit den eigenen Fähigkeiten.
3. Der Umgang mit Anforderungen und Hilfe.

Teil II Soziale Bedingungen:

4. Die Begegnung mit anderen.
5. Die Betroffenheit der Angehörigen.
6. Die Situation am Arbeitsplatz, im Haushalt und in der Freizeit.

Die im Verlauf oder nach diesem Programm erfragten Ergebnisse sind sehr interessant und wichtig.

Die teilnehmenden 82 RA-Kranken wurden nach der Brauchbarkeit der Schulungsthemen für die persönliche Situation, der Wichtigkeit der Themen für den einzelnen, dem Interesse an Informationen über krankheitsbezogene Themen und weitere Angebote und der Darstellung der Schulungsthemen durch die Referenten befragt.
Der beurteilte Themenkatalog umfaßte Krankheitsbild/-verlauf, medikamentöse Therapie, Schmerzbewältigung, Krankengymnastik, persönliche Betroffenheit, soziale Bedingungen, Ergotherapie, Alltags- und Selbsthilfen, Psychologie und Sozialrecht. Zusätzlich wurde das Interesse an weiteren Informationsangeboten in Form eines Aufbaukurses, einer Gesprächsgruppe und psychologischer Gruppen bewertet (715).

Faßt man alle Antwortergebnisse zusammen, führen *Information* über das *Krankheitsbild* und den *Verlauf* der RA sowie das *Wissen* um die *medikamentöse Therapie* mit deutlichem Abstand.

Es folgen – interessensavid etwa gleich – die *Schmerzbewältigungsstrategien* und die *Krankengymnastik.*

Erst deutlich danach werden Informationen über persönliche Betroffenheit (!), soziale Bedingungen, Sozialrecht, Psychologie und abgeschlagen die Ergotherapie eingeschätzt.

Auch wenn es sich „nur“ um eine Pilotstudie mit überdurchschnittlich informierten RA-Patienten handelt, lassen diese Ergebnisse einige Folgerungen zu:

Gruppenleiter sollte – analog den Interessensschwerpunkten – ein *Rheumatologe* oder *rheumatologisch* gut *geschulter Psychologe* sein. Bestätigen sich diese Ergebnisse, müßten die einzelnen Module, vom Zeitaufwand, der Intensität und Tiefe der Informationen, den Interessen der RA-Patienten angepaßt werden. Und nicht zuletzt: die in der Teamarbeit wichtige Ergotherapie muß neue Wege gehen, um für die RA-Patienten transparenter und damit akzeptabler zu werden.

15 Unkonventionelle Therapieformen

Ist der Satz „Wer heilt hat recht“ wirklich richtig? Oder sollte es nicht besser heißen: „Wer (mindestens) zweimal heilt, hat recht“? Galen sagte: „Alle, die dieses Heilmittel einnehmen, werden geheilt, mit Ausnahme derer, die sterben. Von letzteren abgesehen, ist dieses Heilmittel also effektiv.“ Nicht nur in der Rheumatologie wird ein „Zurück zu den überlieferten, nichtnaturwissenschaftlichen Therapieformen“, häufig gefordert. Die Presse wirbt täglich für verschiedenen Teesorten, Baunscheidtismus, für Kupferbänder, magnetische Schuhabsätze und viele andere, überwiegend durch „Magie und Zauber“ charakterisierte Methoden und Substanzen. Außerschulische, alternative oder paramedizinische Methoden sind nur ein Teil des möglichen terminologischen Inventars, das zur Charakterisierung der außerhalb der Schulmedizin eingesetzten Substanzen/Methoden gebraucht wird.

> Am vernünftigsten scheint die Nomenklatur zu sein, die im begrifflichen Sinn „konventionell gegen unkonventionell“ setzt, da sie als gleichbedeutend mit gesichert und ungesichert gewertet werden kann und ungesicherte Methoden immerhin die Möglichkeiten offenlassen, eines Tages als gesichert zu gelten.

Auch polarisieren Begriffe wie außerschulische oder paramedizinische Methoden sehr stark, was zu „immunologischen“ Reaktionen im Sinn von „Antigen-Antikörper-Reaktionen“ führen kann.

Welche Gruppe von RA-Patienten nützt häufig bzw. bevorzugt diese unkonventionelle, im Stil häufig zweifelhaft angepriesene Medizin? Gibt es Arzt-Patienten-Interaktionen, die den Patienten in die unkonventionelle Medizin treiben? Und nicht zuletzt: Spielt die Natur der rheumatoiden Arthritis bzw. spielten unsere heutigen, noch nicht perfekten Möglichkeiten der Therapie mit eventuell auftretenden Nebenwirkungen für diese Entscheidung ebenfalls eine Rolle? Da die wissenschaftlich orientierte Medizin die RA (noch) nicht heilen kann, flüchten diese Patienten in die unkonventionelle Medizin. Kein Arzt sollte diesen Ausflug, diesen Umweg übelnehmen, solange er dem Patienten nicht schadet und das Gesetz des Primum nil nocere nicht verletzt.

> Der häufig postulierte Paradigmenwandel von der mono- zur multifaktoriellen Therapie ist in der Schulmedizin nicht neu. Jeder Arzt, der seinen Patienten helfen will, muß für *neue therapeutische Ansätze* – seien sie zunächst umstritten oder folgen sie einem Paradigmenwandel – immer *offen sein* und bleiben.

„Tomato-Effekt“

Im 16. Jahrhundert wurden der Tomate aphrodisierende Eigenschaften zugeschrieben. Sie wurde 1560 in Europa eingeführt und revolutionierte die europäischen Eßgewohnheiten. Zur gleichen Zeit wurde sie in Nordamerika verdrängt/vergessen. Der Grund: Jeder „wußte“, daß sie giftig war, zumindest jeder in Nordamerika. Tomaten gehören zu den Nachtschattengewächsen, und das Wort Nachtschatten ist meist, aus gutem Grund, mit dem Adjektiv tödlich verbunden. Erst 1820, als R. G. Johnson auf den Treppen seines Landhauses in Salem, New Jersey, eine Tomate aß und überlebte, begannen die Amerikaner langsam wieder, Tomaten zu konsumieren.

Der „Tomato-Effekt“ in der Medizin tritt immer dann auf, wenn eine wirksame Therapie einer bestimmten Krankheit ignoriert oder zurückgestoßen wird, weil sie nicht den akzeptierten Theorien von Ätiologie und Pathogenese der verschiedenen Krankheiten und der jeweiligen Medikamentenwirkungsmechanismen entspricht (406).

Medizingeschichtlich hat es viele Tomato-Effekte gegeben:

Colchicin verschwand als Gichttherapeutikum nach über 400 Jahren des erfolgreichen Einsatzes während der Renaissance von der medizinischen Bildfläche (in dieser Zeit lehrten Mediziner, die alle Erfahrungs- und Publikationswerte ignorierten, bevor sie sie nicht selbst beobachtet hatten).

Solange man davon ausging, daß *Gold* tuberkulostatisch wirkte und die RA eine infektiöse Erkrankung sei, wurde Gold als Therapeutikum eingesetzt. Etwa zwischen 1945 und 1950 gab es einen Wechsel in der medizinischen Meinung; die infektiöse Ätiologie der RA, auf die die Goldtherapie aufbaute, wurde verdrängt und damit auch das Gold.

Die *Acetylsalicylsäure* erlitt kurzfristig das gleiche Schicksal. Ein Mittel gegen Fieber und Schmerzen konnte doch nicht gegen eine infektiöse Erkrankung helfen.

Es ist nicht auszuschließen, daß auch die moderne Medizin besonders empfindlich und verletzbar gegenüber dem Tomato-Effekt reagiert (406).

Als gesichert kann gelten, daß die *Akupunktur* beim entzündlichen Rheumatismus nicht empfohlen werden kann (S. 242). Dort führt sie zu Exazerbationen der Grundkrankheit. Sie scheint adjuvant schmerzlindernd zu sein. Die *Homöopathie* ist eine Methode mit einem geringen unspezifischen Effekt bei geringem Risiko (Tab. 15.**1**). Sie wird – auch von einigen schulmedizinisch Orientierten – als Erweiterung der üblichen Behandlungskonzepte interpretiert. Bei möglichst

Tabelle 15.1 Unkonventionelle und paramedizinische Therapiemethoden (Auswahl)

Partiell akzeptiert, weitere wissenschaftliche Beweise müssen folgen
– unterschiedliche Diätformen – Vitamine (B, E) – Enzymgemische – niedrigdosierte pflanzliche Analgetika – Weihrauch, Brennessel
Methoden mit ungünstigem Nutzen-Risiko-Index
– Baunscheidtismus – Ozontherapie – Zelltherapie – Neuraltherapie – Akupunktur
Methoden mit sehr geringem Effekt (Plazebo?) bei geringem Risiko und hohem Aufwand
– Homöopathie – Lasertherapie – pflanzliche „Immunmodulatoren"
Nicht mehr zeitgemäße, entbehrliche Methoden
– Schröpfen – Blutegelbehandlung – Eigenharnbehandlung
Abzulehnende Methoden
– grünlippige Neuseelandmuschel – Substitution von Spurenelementen – Zink – Aminosäuren – Histidin – Vitamin C – Sitosterine und Kupferbänder

genauer Übereinstimmung zwischen Krankheitsbild und Arzneimittelbild ist das Homöopathikum indiziert. Dieses *individualisierende Vorgehen* ist eine der *Haupterklärungen* für die Wirkungen der Homöopathie. Ein großer Teil der Erfolge der Homöopathie beruht zweifellos auf der Fähigkeit homöopathisch geschulter Ärzte zur sorgfältigen Beobachtung, zur weitgehenden Differenzierung der Symptome, zur individuellen Charakterisierung des Patienten und der sich daraus ergebenden Konsequenzen für die Behandlung. In der Diskussion stehen Therapieformen mit Enzymgemischen, Vitaminen, Spurenelementen (S. 240). Auch die Lasertherapie gilt zur Zeit als unkonventionell. Experimentell sind „sanfte" antiinflammatorische Effekte nachgewiesen worden. Es ist wichtig zu wissen, daß jede Art von Laser nur wenige Millimeter in die Haut eindringt. Deshalb kann mit einem Softlaser nur ein kleines Gelenk behandelt werden. Berichte von Softlaser-Therapieerfolgen (z. B. am Knie), müssen mit äußerster Zurückhaltung betrachtet werden. Abzulehnen sind Muschelextrakte, Kupferbänder, β-Sitosterine, makromolekulare Organextrakte oder die Therapie in Form der Gegensensibilisierung bzw. der Antikörperfragmente. Auch sind Wirkungen von Schlangen- und Insektengiften, Megadosen von Vitaminen (S. 240) und Spurenelementen, manchen pflanzlichen „Heilmitteln" sowie Antibiotika bei der RA nicht bewiesen. Besonders Antibiotika, wie Tetracycline, werden hartnäckig zur Therapie der RA empfohlen (973). Interessanterweise wird ein Tetracyclin (Minocyclin) im Augenblick als „LAR" gegen die RA experimentell wissenschaftlich erprobt.

Gesundes Essen ist für sehr viele Krankheiten des internistischen Formenkreises (wie auch für das normale Leben) keine „unkonventionelle" Therapieform. Da die Diät aber für stetigen Gesprächsstoff zwischen Arzt und RA-Patient sorgt, soll sie – da im engen Sinn des Begriffes noch unkonventionell – dennoch in diesem Abschnitt des Buches aufgeführt werden.

Diät bei rheumatoider Arthritis

Grundlagen für die Aussagen über die Diät im Rahmen der RA müssen das Wissen um Ätiologie und Pathogenese sowie die gegebenen diätetisch-therapeutischen Eingriffsmöglichkeiten sein. Definiert man Diät als eine von der normalen Ernährung deutlich abweichende Kostform, die gezielt zur *Stoffwechselbeeinflussung* eingesetzt wird, stellen sich folgende Fragen:

- Wo liegen in Ätiologie und Pathogenese der RA Ansatzpunkte bzw. Eingreifmöglichkeiten für eine diätetische Therapie?
- Welche Nahrungsmittel können in Ätiologie und Pathogenese der RA eine Rolle spielen?

Es gibt sehr viele Kasuistiken und „Beobachtungen", wie eine Übersicht „Verursacht oder heilt unsere Nahrung Arthritiden?" beweist (838). Allein zwischen 1928 und 1990 wurden 48 Studien über Zusammenhänge von Nahrung und entzündlich-rheumatischen Erkrankungen publiziert. Ihr weitaus größter Teil besteht aus unkontrollierten Beobachtungen, Reviews und Einzelfallschilderungen. Von 14 kontrollierten Untersuchungen waren lediglich 8 teils einfach-, teils doppelblind angelegt.

Das ausgeprägte (physiologische) immunogene und immunpathogenetische Potential unserer Ernährung führt dazu, daß RA-Kranke zu einem hohen Prozentsatz mehrere Arten von Nahrungsmitteln nicht vertragen. Zwischen 17 und 56% der „Rheumatiker" reagierten mit Symptomen auf Getreide, Weizen, Schinken, Schweinefleisch (enthält viel Arachidonsäure; Adam 1993, persönl. Mitteilung), Orangen, Milch, Hafer, Roggen, Eier, Rindfleisch, Kaffee, Malz, Käse, Grapefruit, Tomaten, Erdnüsse, Zucker, Butter, Sojabohnen, Zitrone und Lammfleisch (244).

Mögliche Zusammenhänge zwischen rheumatoider Arthritis, Nahrung und Allergie sind denkbar:

- durch eine Modifikation der Immunantwort durch Nahrungsbestandteile,
- durch die Nahrungsintoleranz einzelner RA-Patienten,
- durch veränderte Antigenverarbeitung des Darms von RA-Patienten und
- durch Mastzellinfiltrationen der Synovialis von RA-Patienten, Eosinophilien im Verlauf der RA, erhöhtes IgE und nachweisbaren RF-IgE bei der RA (631).

Zusammenhänge zwischen Nahrungsallergenen und Systemerkrankungen werden unter anderem beim palindromen Rheumatismus, der Panarteriitis nodosa, der juvenilen Arthritis, dem Morbus Behçet und dem systemischen Lupus erythematodes diskutiert (nach [838]).

HLA-Antige der Klasse II binden und präsentieren Antigene gegenüber T-Helferzellen, die dann eine Immunantwort initiieren, die direkt gegen diese Antigene gerichtet ist. Diese Verhältnisse bieten eine Erklärungsmöglichkeit für die Rolle von Immunreaktionen auf Nahrung bei RA-Patienten.

„Richtiges und falsches Essen" werden im Gespräch zwischen Arzt und Patient immer ein „Dauerbrenner" bleiben. Fettarm, vegetarisch, kein Schweinefleisch, ohne Industriezucker usw. – das ist nur eine kleine Auswahl aller Möglichkeiten.

Noch im Jahr 1981 aßen in einem Rheumazentrum 65% von 300 Patienten Normalkost, der Rest erhielt Sonderkosten (Reduktion, vegetarisch, andere). Im Jahr 1991 sank der Prozentsatz der Patienten mit normaler Kost auf 41%; über 48% aßen reduziert und in steigendem Maß vegetarisch bzw. verlangten andere Sonderkosten. Diese Zahlen signalisieren den Trend unserer Zeit.

Ein Beispiel, das sich in den nächsten Jahren sicher vervielfachen wird: „Im Juli 1990 erkrankte der Kläger an einer schweren chronischen Polyarthritis ... Neben naturheilkundlichen, homöopathischen und anthroposophischen medizinischen Elementen ... wurde bei gleichzeitiger Elimination der durch Testung nachgewiesenen Lebensmittelallergene eine konsequente Vollwerternährung ohne tierisches Eiweiß begonnen ... Da die Rheumaklinik B und die Rheumaklinik C die in der Klinik A eingeleiteten Ernährungsmethoden nicht fortsetzen wollten/konnten ... ist der Kläger der Meinung, seine Erkrankung sei nicht in normalen Rheumakliniken, sondern – um einen Rückfall zu vermeiden – nur mit dieser strengen Diät zu behandeln ... Deshalb wird die Beklagte (der Kostenträger) verpflichtet, dem Kläger eine Gesundheitsmaßnahme in der Klinik A zu bewilligen und die Kosten zu erstatten. Die in dieser Klinik A eingeleitete Diät, die frei ist von tierischem Eiweiß, nur frisches Getreide enthält, nur Gemüse aus biologischem Anbau verwendet, keinerlei Zuckerprodukte enthält, kein Auszugsmehl einsetzt, nur kaltgeschlagenes Sonnenblumenöl – dagegen keine Kartoffeln, Tomaten, Südfrüchte, Linsen, Pfeffer, Weizenprodukte, Fleisch, Wurst, Fisch, Käse und keine Eier verwenden darf, führte zu einer erstaunlichen Verbesserung."

Klassische *Diätindikationen* bei Arthritiden bieten die Hyperurikämie, eine Adipositas und als systemische Symptome Appetitlosigkeit und Untergewicht. Diskutierte Diätformen sind Eliminationsdiäten, Substitutionen, Fasten (+ Modifikationen), vegetarische Ernährung (+ Modifikation) und die Vollwerternährung (+ Modifikation).

Schon lange wird versucht, über Allergenaustestung und Allergenelimination im Rahmen der sogenannten *Eliminationsdiät* den Spontanverlauf der RA positiv zu beeinflussen. Ein Weg diätetischer Elimination besteht darin, zunächst über das Essensangebot zu ermitteln, welche Nahrungsmittel Symptome verursachen, und diese dann zu eliminieren. Auch der initiale Ausschluß (Elimination) und die anschließende Verabreichung (erneute Zufuhr) kann Aufschluß über Nahrungsmittelunverträglichkeiten bzw. den Einfluß auf das Entzündungsgeschehen geben (244).

Auf die Elimination allergener Substanzen, evaluiert durch eine Eliminationsdiät, reagierten RA-Patienten in einem weiten Antwortspektrum (komplette Remission bis hin zur Verschlechterung). Nahrungsmittelsensitivitäten juveniler und adulter RA-Patienten sind beobachtet worden. 30% aller RA-Patienten zeigten nahrungsmittelbezogene Arthritiden (840).

27 RA-Patienten, die keine Basistherapie in der letzten Zeit erhalten hatten, wurden diätetisch behandelt.

Vor Diätbeginn durchliefen Patienten mit einer NSA-Therapie eine 2 Wochen anhaltende Wash-out-Periode. Erlaubt waren in diesem Zeitraum eine normale Diät und, wenn erforderlich, 500 mg Paracetamol. Vor Therapiebeginn wurden komplette klinische und Laboruntersuchungen durchgeführt.

In den ersten beiden Wochen der diätetischen Therapie durften die Patienten eine isokalorische Diät, die reich an Früchten, Gemüse, Zucker und Refined-Öl war, essen. Danach wurden die BSG, klinische Variable usw. untersucht. Der zweite diätetische Schritt enthielt über die erste Diät hinaus alle nur denkbaren Hülsenfrüchte. Nach Ende dieses Abschnitts folgten wiederum Untersuchungen. Zwei weitere Diätformen, die eine bestehend aus der Grunddiät plus Weizen und weißen Produkten, die andere plus Reis und Reisprodukten, wurden danach über eine Zeit von 2 Wochen gegeben. Danach wiederum eine Untersuchung. Dieser Diät folgten dann schrittweise (2mal wöchentlich) die Gabe von Milch und Milchprodukten und als letzte Diät Eier, Fleisch, Fisch und Hühnerfleisch.

Von 27 Patienten konnten nur 14 über den ersten Schritt hinaus an der Studie teilnehmen. Von diesen 14, die die Diätanforderungen vollständig befolgen konnten, zeigten 10 (71%) eine signifikante *klinische Besserung*. Von diesen 10 Patienten antwortete einer positiv allein auf die Elimination von Hülsenfrüchten, 4 auf die Elimination von Weizen- und Reisprodukten und 2 auf den Ausschluß von Reis und Reisprodukten. Die Besserung bei den noch übrigen 3 Patienten wurde nur nach der Elimination multipler Gerichte/Substanzen wie Hülsenfrüchte, Weizen, Milch, Milchprodukte usw. beobachtet (96).

Man vermutet eine allergische Empfindlichkeit auf Nahrungsmittel. Nach 3 Tagen, z. B. lediglich Reis- oder Kartoffeldiät (+ Mineralwasser) folgt ein vorsichtiger Nahrungsaufbau mit 3 Grundnahrungsmitteln, die jeweils über 2 Tage zugeführt und in 2tägigen Abständen durch ein neues Lebensmittel erweitert werden. Täglich gaben Patienten Schmerz- und Wohlbefindenspunkte auf einer Skala an, die Dauer der Morgensteife wurde bestimmt. Nebenwirkungen (Ausnahme Gewichtsabnahme): keine (244). Modifikation durch Elimination einerseits, Veränderung durch Substitution andererseits – sind das die Eckpfeiler jedes Diätangebots für den RA-Patienten?

Fastenkuren, eines der ältesten Heilmittel der RA, werden auch heute noch als besondere Diätform neben vielen anderen (zum Teil extremen) Diätvorschlägen empfohlen. *Fasten* heißt totaler Verzicht auf feste Nahrung und energiehaltige Getränke (Wasserfasten). Es gibt eine Fülle modifizierter Fastenformen (Heilfasten usw.).

Fasten wirkt multifaktoriell. Alle Immun- und Entzündungssysteme werden durch *Nahrungsentzug verändert:*

- Die Serumspiegel von Akute-Phase-Proteinen werden um fast 75% der Spiegel vor dem Fasten gedrückt.
- Fasten reduziert die Stimulationsfähigkeit der Neutrophilen (LTB_4 sinkt).
- Fasten verändert die Fettsäureverhältnisse.

Mehrfache intensive Ernährungsanamnesen der Jahre vor Ausbruch der Krankheit von Patienten mit RA ergeben keine verwertbaren Unterschiede gegenüber Gesunden, Arthrotikern oder anderen chronisch Kranken (80, 296). Schon 1935 fand Bauer keinerlei Anhalt dafür, daß eiweiß- oder kalorienarme Kost, Weglassen von saurem Gemüse, sauren Früchten, von allergisierenden Lebensmitteln, Abwechslung im Säure-Basen-Gleichgewicht der Diät oder die Einnahme einer einzigen Form von Nahrung (Kohlenhydrate, Fette, Eiweiß) den Gesamtverlauf der RA positiv beeinflussen (77).

Therapeutisches Fasten, das heißt die Zufuhr von maximal 200–330 kcal pro Tag in Form einer Tee- oder Saftdiät, wurde untersucht (221). 16 Patienten mit klassischer RA fasteten 7–10 Tage lang und ernährten sich anschließend 9 Wochen laktovegetabil. Unmittelbar nach dem Fasten ließen sich bei 5 von 15 Patienten objektive Anzeichen klinischer Besserung wie geringere Schmerzen und Morgensteife sowie reduzierte Analgetikaeinnahme feststellen, verglichen mit nur einem Patienten aus der Kontrollgruppe. Während des Fastens waren die Akute-Phase-Proteine erniedrigt. Nicht auszuschließen war, daß die Begleitumstände des Fastens zumindest teilweise für die positiven Effekte in der Fastenperiode verantwortlich waren. Am Ende der *laktovegetabilen Kost* war allerdings nur ein einziger der Diätpatienten deutlich gebessert.

11 RA-Patienten ernährten sich 10 Wochen lang fleisch-, obst-, gewürz-, milch-, alkoholfrei und verzichteten außerdem auf Nahrungsmittel mit Konservierungsmitteln und/oder anderen chemischen Zusatzstoffen. Eine Plazebodiät schloß sauren Rahm, Truthahn, Kohl, Bananen, Erdbeeren, Cornflakes und Coca Cola aus. Alle Patienten nahmen zusätzlich ein Multivitaminpräparat. Röntgenologische, biochemische und immunologische Parameter wurden vor Beginn und nach Ende der Studie überprüft. Nach 10 Wochen waren zwar etlich Patienten gebessert, es konnte jedoch kein signifikanter Unterschied zwischen der experimentellen und der Kontrollgruppe festgestellt werden (839).

5 von 15 Patienten mit klassischer RA, die über 7–10 Tagen fasteten, zeigten (gegenüber nur einem von zehn Kontrollpatienten) einen Rückgang ihrer Gelenkentzündungen, weniger Schmerzen, weniger Morgensteife, die Möglichkeit zur Medikamentenreduktion und den Rückgang der Schwellungen sowie niedrigere Ritchie-Indizes. Die Autoren führen diese Besserung auf eine reduzierte gastrointestinale Permeabilität, die reduzierte Funktion neutrophiler Zellen, die reduzierte Mitogenantwort der Lymphozyten oder einen erhöhten Serumcortisolspiegel zurück (829, 1065).

12 RA-Patienten wurden 14–23 Tage ausschließlich durch Flüssigkeit und Vitamin- und Mineralstoffgabe ernährt. An diese Periode schloß sich eine Nachbehandlung von 12 Monaten an, die aus einer *Diät mit Basenüberschuß* bestand. 11 von 12 Patienten erlebten 5 Wochen nach Beginn der Therapie eine Besserung der Gelenkfunktion und des Gelenkstatus. Bei 6 von 9 Patienten war am Ende der Untersuchung, nach einem Jahr, der Gesamtzustand im Verhältnis zur Ausgangssituation noch gebessert, der „Verbrauch antirheumatischer Medikamente" gesenkt (668).

Die klinischen Resultate während der Fastenperioden von 7–10 Tagen sind in der Literatur durchweg positiv akzentuiert: Die Morgensteife reduziert sich, die Zahl der geschwollenen Gelenke nimmt ab, die Senkungsbeschleunigung geht zurück usw. Diese Erfolge treten relativ schnell ein. Nach Ende des Fastens, meist schon am Tag darauf, kommt es allerdings wieder zu einer Rückkehr zu den Ausgangsbefunden.

Eine Ernährung ohne Fleisch, Wurst und Fisch, bei der tierische Produkte nur in Form von Eiern, Milch und Milchprodukten gegessen werden, nennt man *vegetarisch* (auch *ovolaktovegetabil*). Sie besteht aus Vollkornprodukten, Rohkost, Obst, Soja und Nüssen. Bei der *laktovegetabilen* Kost sind zusätzlich nur Milchprodukte erlaubt, die *veganische* Kost besteht aus reinen pflanzlichen Nahrungsmitteln (die wenig Arachidonsäure enthalten) und enthält keinerlei tierische Produkte.

Vollwertkost ist Frischkost (Gemüse, Obst, Getreide, Milchprodukte), die alle für den Körper notwendigen Stoffe enthalten. Fleisch und Eier sind nicht verboten, dürfen aber nicht Hauptbestandteil der Ernährung sein. Wichtiges Grundprinzip: Qualitativ hochwertige, möglichst frische und naturbelassene Nahrungsmittel.

Alle Höhen und Niederungen einer „Diätkarriere" haben *Substitutionstherapien* im Rahmen der RA durchlaufen. Diese Therapien versuchen immer, unterschiedliche Defizite von Vitaminen, Spurenelementen usw. auszugleichen, und verwechseln dabei den kausalen Ansatz: *Immer* sind diese Defizite Folgen, nie Ursachen der RA. So sind unter anderem Folsäure, Zink, Histidin, Schwefel, Vitamin C und Eisen substituiert worden.

Eine andere Form diätetischer Behandlung, die ebenfalls eine Art Substitutionscharakter hat, ist folgende:

Omega-3-Fettsäuren

Die Zusammensetzung der Gewebephospholipide wird durch den Anteil hochungesättigter Fettsäuren unserer Nahrung bestimmt. Die Zufuhr von *hochungesättigten Omega-3-Fettsäuren,* im besonderen von Eicosapentaensäuren (Fischöl) anstelle von Arachidonsäure, moduliert die Produktion von Eicosanoiden, die direkt von der Arachidonsäure abstammen. Ersetzt man die *Arachidonsäure* durch *Eicosapentaensäuren,* wird weniger Thromboxan A_2 synthetisiert. Es kommt zu einer vermehrten Bildung von Prostaglandinen der Dreierklasse, die weit weniger entzündungsvermittelnd wirken als die Prostaglandine der Zweierklasse. Neben Thromboxan A_2 wird auch der plättcheninduzierende Faktor (PAF) vermindert gebildet.

Die Behandlung mit dem Öl der Abendprimel, die *γ-Linolsäure* enthält, führt zur vermehrten Synthese der Einserserie der Prostaglandine, so z. B. PGE_1, die weniger entzündungsfördernd wirken. Die Produktion von Leukotrienen wird gehemmt. Die Eicosapentaensäurenbehandlung enthält Substrate für Prostaglandine und Leukotriene, die ebensowenig Entzündungen fördern.

16 RA-Patienten erhielten täglich 540 mg γ-Linolensäure (aus der Primrose), 15 Patienten Eicosapentaensäuren und 450 mg γ-Linolensäure, 18 Patienten erhielten ein inertes Öl (Plazebo). 12monatiger Behandlung folgte ein 3monatiger Nachbeobachtungszeitraum, in dem alle Plazebo erhielten. Die Resultate nach 12 Monaten zeigten eine signifikante subjektive Verbesserung für die Gruppen, die die mit Primrosenöl bzw. der Kombination aus diesem Öl und Fischöl angereicherte Diät erhalten hatten, verglichen mit Plazebo. Zusätzlich konnten die mit Verum behandelten Patienten ihren Verbrauch an NSA deutlich senken (83).

Man kann Fischöl sowohl als Nahrung als auch als Medikament betrachten. Ein besonderer Vorteil ist seine absolute Abwesenheit von Nebenwirkungen und die Verträglichkeit. Eine mit Fischöl angereicherte Diät entfaltet antientzündliche Effekte, da sie die 5-Lipoxygenase-Entwicklung in Neutrophilen und Monozyten hemmt und Leukotrien B neutralisiert. Allerdings enthalten Fischöle neben n3-Fettsäuren sehr viel Arachidonsäure, deren gleichzeitige Zufuhr die hemmende Wirkung auf Eicosanoide beeinträchtigt.

Plasmacholesterin- und Triglyceridspiegel sowohl normaler als auch hyperlipämischer Patienten werden durch eine Diät, die reich an Fischölen ist, gesenkt. Fischöl spielt vielleicht eine kardioprotektive Rolle.

Eine zusammenfassende Wertung kommt zum Urteil, daß hochungesättigte Fettsäuren zur Zeit noch kein fester Bestandteil des Therapiespektrums der RA sind (718). Auf höhere (nötige) Dosen von Fischöl reagierten die Patienten häufig mit der Verweigerung ihrer Compliance. Es scheint vernünftiger, Fischöl in Form von entsprechenden Nahrungsmitteln zu empfehlen.

16 RA-Patienten wurden über 12 Wochen in einer randomisierten doppelblinden plazebokontrollierten Studie beobachtet. Sie erhielten entweder hochungesättigte Fettsäuren (Fischöl) oder Kokosnußöl. Die Therapie mit NSA und LAR wurde während der Untersuchung fortgesetzt. Fischöl schnitt besser ab als Plazebo. Die Dauer der morgendlichen Steife und die Zahl der geschwollenen Gelenke gingen statistisch signifikant zurück (1165).
Der therapeutische Einfluß von 10 g Fischöl auf den Verlauf der rheumatoiden Arthritis wurde in einer randomisierten kontrollierten doppelblinden Studie untersucht. 43 Patienten, die vor Beginn, nach 3 und 6 Monaten nach Beginn der Studie untersucht wurden, beendeten die Studie. In der Gruppe, die Fischöl erhielt, stieg der Anteil von n3-Fettsäuren erheblich an. In dieser Gruppe war eine signifikante Reduktion von NSA im 3. und 6. Monat möglich. Die Kontrollpatienten zeigten eine erhöhte Aktivität ihrer Arthritis nach 6 Monaten. Es fand sich jedoch kein Unterschied in der Patientenbeurteilung des Schmerzes, der Morgensteife oder der Funktionskapazität (1066).

Noch besser ist es, statt der auch Arachidonsäure enthaltenden Fischöle pflanzliche n3-Fettsäuren (mit α-Linolensäure) zu geben. Ein Verhältnis von Linolensäure zu α-Linolensäure wie zum Beispiel 2:1 wäre optimal. In Form von Margarine wird diese Mischung auch sicher eher vom Patienten akzeptiert als Fischöl (Adam 1993, persönl. Mitteilung).

Die im Rahmen der RA veränderte Stoffwechsellage und auch systemisch erzwungene Ausgangssituationen stellen gedankliche Grundlagen für das Nahrungsangebot des RA-Patienten dar. So muß die Nahrung modifiziert werden (qualitativ und/oder quantitativ), wenn durch eine Leber-Pankreas-Miterkrankung eine *Malnutrition* besteht. Die Arthritis der Kiefergelenke kann – mangels Kauvermögen – zu einer Gastritis führen. Begleiten die RA Xerostomie, Stomatitis und Ösophagitis, können ebenfalls gastrointestinale Turbulenzen entstehen. Nicht zuletzt spielen *Medikamente* (NSA, orales Gold) eine Rolle in der Induktion gastrointestinaler Situationen, die dann wiederum das Nahrungsangebot beeinflussen.

Aus der im Verlauf der RA meistens bestehenden katabolen Stoffwechselsituation resultiert erhöhter Energiebedarf, vermehrter Proteinabbau und erhöhter Kohlenhydratbedarf. Untergewicht und hypotrophe Muskulatur sind die Folge. In hochakuten/akuten Phasen zwingt die katabole Stoffwechsellage zu einer vermehrten Eiweißzufuhr. Calciummangel induziert die Gabe von Milch und Milchprodukten. Eiweißverluste durch die Niere (viszerale Manifestationen!) erfordern ebenfalls eine erhöhte Eiweißzufuhr. Der nicht seltene progrediente Gewichtsverlust muß durch ein Mehr an Kohlenhydraten und Fetten aufgefangen werden.
Die meisten bekannten Diäten bedeuten in diesen Situationen mangelhafte Ernährung und führen zu einer ernährungsbedingten Verschlechterung der RA.

Trotz des in der Vergangenheit und auch in der Gegenwart sowohl im wissenschaftlichen Bereich als auch und vor allem bei unseren Patienten stets aktuellen und wachen Interesse an der Frage „Diät und rheumatoide Arthritis", trotz einer großen Zahl von Einzelbeschreibungen, unkontrollierten Studien und in letzter Zeit zunehmend auch prüfungsqualitativ besseren Studien kann *nicht postuliert* werden, daß der Verlauf der RA *diätetisch entscheidend beeinflußt* werden kann. Das gilt für die angesprochene Eliminationsdiät, (modifiziertes) Fasten, Vollwertkost, vegetarische Kost (weniger Arachidonsäure; Adam 1993, persönl. Mitteilung) und andere überwiegend pseudowissenschaftliche Diätformen.

Antientzündlich wirksames Fasten ist zeitlich limitiert – und RA-Patienten sind ohnehin häufig untergewichtig. Der Beweis, daß *wiederholte kurzfristige Fastenepisoden* den Verlauf der RA positiv beeinflussen, ist bisher nicht erbracht. Vegetarische Kost bzw. Vollwertkost konnten, abgesehen von Einzelfallbeschreibungen, den für die generelle Empfehlung notwendigen wissenschaftlichen Wirkungsnachweis bisher ebenfalls nicht erbringen. Auch der Zusammenhang zwischen Entstehung und Verlauf der RA und Nahrungsallergenen bzw. nahrungsausgelösten Immunantworten (Verlaufsverbesserung, -verschlechterung; Auslösung) ist bisher nicht gesichert.

Allergenelimination wirkt nicht spezifisch auf die RA und bedeutet letztlich nichts anderes, als daß es eine „Herr-Müller-und-Frau-Schulze-Diät" für jeden gibt. Inwieweit sich Therapiekonzepte mit hochungesättigten Fettsäuren durchsetzen, wird die nähere Zukunft zeigen.

Dennoch darf diese ernüchternde, teils naturwissenschaftlich, teils empirisch gewonnene Bilanz nicht dazu führen, den Patienten mit der Aussage „es bestehen keinerlei Zusammenhang und keinerlei Therapiemöglichkeiten; essen und trinken Sie, was Sie wollen" aus der gerade für chronisch Kranke wesentlichen Lebensdisziplin zu entlassen. Das diätetische Auf und Ab in der Medizin zeigt einige durchgehende rote Fäden (Zucker? Überwiegend basische Ernährung? Übergewicht!), die sich mit dem Rat zu gesundem vollwertigem Essen – jeweils krankheitsspezifisch modifiziert – verbinden lassen.

Die Kombination von archidonsäurearmer Nahrung (vegetarisch) mit sojareicher Nahrung und die langfristige Zufuhr von hochungesättigten Fettsäuren, die letztlich potente Entzündungsmediatoren verringern, muß in der Zukunft noch erforscht werden.

Enzyme, Vitamine und andere Substitutionstherapien

Die Häufigkeit zirkulierender Immunkomplexe (CIC) im Verlauf der RA wird unterschiedlich angegeben: zwischen 28 und 71% (333). Ob sich Immunkomplexe in das ätiologisch-hypothetische Konzept oder in die Pathogenese jeder (?) RA einordnen lassen, wird kontrovers diskutiert (S. 76).

Enzympräparate

Der postulierte Wirkungsmechanismus verschiedener Enzympräparate umfaßt differenzierend (!) entzündungshemmende und abschwellende Wirkungen sowie den enzymatischen Abbau von Immunkomplexen. „Mutterpräparat" aller gegen die RA empfohlenen Enzymmischungen ist Wobenzym. Aus Wobenzym entstand Mulsal (Mulsal = Wobenzym – Rutin), bestehend aus 100 mg Pankreatin, 10 mg Lipase, 60 mg Papain, 10 mg Amylase, 45 mg Bromelaine, 1 mg Chymotrypsin und 24 mg Trypsin. Daraus entwickelte sich Mulsal-N, das die Enzyme Trypsin (24 mg), Bromelaine (45 mg) und Papain (60 mg) enthält. Eine weitere Variante stellt Phlogenzym dar, das Bromelaine (90 mg) und Trypsin (48 mg) sowie das Flavonoid Rutin (100 mg) enthält.

Dokumentationen älterer Genese (492, 913, 1216) belegen die kurz- und langfristige Wirksamkeit von Wobenzym/Mulsal nicht. Der theoretische Ansatz, daß „alle entzündlichen rheumatischen Erkrankungen" mit Wobenzym/Mulsal behandelt werden können, daß „Prophylaxe (!)", Langzeit- und Dauertherapie möglich seien (913), kann nicht richtig sein.

Enzymgemische depolymerisieren Fibrin und andere pathogenetische Eiweißkörper sowie giftige Entzündungsprodukte am Entzündungsherd. Allerdings werden gewebelokalisierte Immunkomplexe allenfalls im Überschuß erfaßt (1093, 1094).

Empfohlen wird die Einnahme von 3mal 5–10 Drg./Tag. Diese Dosis ist verständlich, da die CIC-Typenkombinationen im Verlauf verschiedener rheumatoider Arthritiden unbekannt sind und deshalb vielleicht (nur) eine höhere „streuende" Dosis wirken kann. Beeinflußt werden die im Blut zirkulierenden Immunkomplexe, jedoch *nicht gewebelokalisierte Immunkomplexe.* Auch können Immunkomplexe – ebenso wie z. B. Rheumafaktoren – nur Epiphänomene im Verlauf einer RA darstellen. Der Indikationsbereich dieser Enzympräparate umfaßt sehr viele Krankheiten, von denen einige mit Sicherheit keine Immunkomplexerkrankungen darstellen; so z. B. den extraartikulären Rheumatismus (1168), die aktivierte Arthrose (1061) und auch die Spondylitis ankylosans (401).

Die in den Enzymmischungen Phlogenzym und Mulsal-N enthaltenen Bromelaine und Papain sind pflanzlicher Herkunft (aus der Ananas und dem Milchsaft unreifer Früchte des tropischen Melonenbaums Carcica papaya); Trypsin ist ein tierisches Produkt, das aus dem Pankreas von Schweinen stammt.

Für *Phlogenzym* wird postuliert, daß es Schwellungen und Schmerz beseitige, die *Beweglichkeit wiederherstelle* (?), die körpereigenen Abwehr- und Reparaturmechanismen unterstütze und hervorragend verträglich sei. Als durchschnittliche Dosis werden 6 Filmtabletten/Tag, bei schwerem Krankheitsverlauf bis zu 12 Tabletten empfohlen.

Durch *Mulsal-N* sollen insbesondere gewebegebundene *Immunkomplexe mobilisiert* (!) und zirkulierende pathogene Immunkomplexe eliminiert werden. Die übermäßige Komplementaktivierung wird vermindert (702, 1095). Für die Langzeittherapie mit Mulsal-N werden Tagesdosen von 9–12 Dragées empfohlen.

Die Resorption der Enzymgemische soll gesichert sein (589).

Beide Präparate sind gut verträglich, allergische Reaktionen werden nur selten beobachtet.

> Für beide Enzympräparate gilt, daß sie bei schweren angeborenen Gerinnungsstörungen (Hämophilie), bei schweren Leberschäden und bei Dialysepatienten nur mit Vorsicht und nur unter sorgfältiger klinischer Überwachung eingesetzt werden dürfen. Vor Operationen ist die fibrinolytische Aktivität dieser Präparate zu berücksichtigen. Kontraindiziert sind beide Präparate bei vermuteter Eiweißallergie in der Schwangerschaft und Stillzeit.

52 Patienten mit rheumatoider Arthritis wurden mindestens 4 Wochen lang mit einem Enzymgemisch (4–8 Dragées Wobenzym täglich) behandelt. Unter dieser Therapie zeigten 26 Patienten eine Besserung, bei je 13 Patienten änderte sich der Krankheitszustand nicht nennenswert (1096). RA-Patienten mit initial hohem Titer zirkulierender Immunkomplexe zeigten parallel zum Titerabfall dieser Immunkomplexe eine wesentliche klinische Besserung (751).

51 RA-Patienten erhielten in einer randomisierten Studie entweder *Wobenzym* oder *Ridaura*. Parallel zu dieser Basistherapie wurden akute Exazerbationen der RA initial 2–3 Wochen lang mit *Glucocorticoiden* oder ACTH behandelt (!). Danach bestand die Weiterbehandlung nur noch aus den Enzymgemischen oder oralen Goldpräparaten. Nach einem Therapiemonat sank die BSG aller Patienten signifikant, der Ruheschmerz ging zurück und die Morgensteife reduzierte sich. Alle diese Parameter stiegen dann wieder bis zum 6. Monat an. Schwellungen, Druckschmerz und Ruheschmerz waren nach 8 Monaten Therapie in beiden Gruppen gebessert (587).

Im Rahmen einer doppelblinden randomisierten 12monatigen Untersuchung wurden Wobenzym und Ridaura an 50 RA-Patienten geprüft. Bei Studienende konnte kein statistisch gesicherter Unterschied zwischen der Wirksamkeit des Enzymgemisches und Auranofin festgestellt werden (586, 588).

Ebenfalls im Rahmen einer 12monatigen Studie wurde der Einfluß von oralen hydrolytischen Enzymen (Wobenzym) und oralem Gold (Ridaura) auf zirkulierende Immunkomplexe und das Komplementspaltprodukt iC3b geprüft. Von 19 RA-Kranken erhielten neun 2mal 3 mg Ridaura, zehn 3 Meßbecher Wobenzym. Ausgehend von in beiden Gruppen erhöhten CIC-Werten vor Therapie reduzierte das Enzymgemisch CIC (nach 12 Monaten mit Cq1-Festphasentest gemessen) signifikant; Auranofin senkte zwar ebenfalls CIC, aber nicht signifikant. iC3b ließ sich durch beide Präparate, untersucht nach 12 Monaten, nicht signifikant beeinflussen (627).

Vitamin C (Ascorbinsäure) besitzt interessante, immunstimulierende Wirkmechanismen. Bei RA-Patienten mit beeinträchtigter Immunantwort ist der Vitamin-C-Anteil in den Gelenken und im Blut erniedrigt. Dennoch ist der *therapeutische Wert* einer Vitamin-C-Behandlung der RA klinisch *nicht erwiesen* (837).

Für die *B-Vitamine* werden antiödematöse und kurareartige Wirkungen (hochdosiertes B_1), die Biosynthese vieler Neutrotransmitter beeinflussende Wirkmechanismen (Vitamin B_6: Serotonin, Histamin) sowie die Linderung von Polyneuropathien (Vitamin-B_{12}-Mangel) postuliert. Auch wird ihnen ein psychotroper, den Schmerz dämpfender Effekt zugeschrieben. Eine *suboptimale Vitamin-B-Versorgung* besteht bei 5–10% der Bevölkerung, führt aber nicht zu Mangelsymptomen. Für Vitamin B ist eine Einsparung von Diclofenac im Rahmen einer randomisierten Doppelblindprüfung bei akuten Lendenwirbelsäulensyndromen nachgewiesen (625). Der Einsatz von B-Vitaminen als Adjuvans in der Behandlung der RA wird vor allem dann als sinnvoll betrachtet, wenn im Rahmen der RA Polyneuropathien, ein Karpaltunnel- oder ein Ulnarissyndrom bestehen (204, 547).

Vitamin E

Der wirksame Bestandteil handelsüblicher *Vitamin-E-Präparate* ist RRR-α-Tocopherol. Biochemische und physikalische Eigenschaften des α-Tocopherols: Antioxidansschutz, Beeinflussung des Arachidonsäuremetabolismus und der Membranfluidität.

Hochreaktive Sauerstoffmoleküle werden intrazellulär durch körpereigene Systeme, extrazellulär z. B. durch das Enzym Superoxiddismutase (370) neutralisiert. Vitamin E ist ein natürliches neomolekulares Antioxidans. Es lagert sich, da lipophil, direkt in die Zellmembran ein und kann die Zellen auf diese Art vor einer oxidativen Schädigung schützen (273). Vitamin E kann nicht nur Superoxidradikale abfangen, sondern auch Peroxide, die als Folge der Superoxiddismutasereaktion entstehen (107). Vitamin E hemmt die Thromboxanbiosynthese und erhöht hochdosiert die Prostaglandinbiosynthese (PGI_2) (836). Hohe Vitamin-E-Konzentrationen erhöhen die Fluidität von Thrombozyten und Erythrozyten (318).

Vitamin E hemmt dosisabhängig die Phagozytose angeregter isolierter, polymorphkerniger menschlicher Granulozyten (55). In-vivo-Studien am Tier belegen, daß – dosisabhängig – chronische Entzündung und Ödembildung, Granulombildung und Bindegewebsproliferation durch Vitamin E gehemmt werden können (98, 271).

Vitamin E wird vermutlich im mittleren Bereich des Dünndarms nach oraler Gabe zu ca. 25–85% resorbiert (568). Höchste Vitamin-E-Konzentrationen finden sich im Fettgewebe und in den Nebennierenrinden, mittlere Konzentrationen in der Hypophyse, den Hoden und den Thrombozyten.

Vitamin E ist weder toxisch noch teratogen (1144).

Indikationen zur Vitamin-E-Applikation sind Vitamin-E-Mangel (der bei physiologischer mitteleuropäischer Ernährung nicht auftritt), verminderte Absorption (z. B. bei chronisch entzündlichen Darmerkrankungen) und erhöhter Bedarf z. B. bei Schwangerschaft und Stillzeit. Auch entzündliche und proliferative Bindegewebserkrankungen (wie die RA und die Spondylitis ankylosans) und die aktivierte Arthrose werden als Indikationen beansprucht (107, 590, 1048).

Empfohlen wird eine hohe initiale Dosierung: täglich 1200 mg (3mal 400 mg). Als Erhaltungsdosis gelten 400 mg/Tag. Die gleichzeitige Einnahme von Eisen- und Nitratpräparaten vermindert die Wirkung.

In einer randomisierten doppelblinden 3wöchigen Studie wurde 85 RA-Patienten bezüglich der analgetischen und antiphlogistischen Wirkung von 3mal 400 mg Vitamin E gegen 3mal 50 mg Diclofenac untersucht. Alle Wirkungsvariablen (Griffstärke, Ritchie-Index, Dauer der Morgensteife, Schweregrad der Schmerzen, beurteilt durch eine 10 cm lange visuelle Analogskala) veränderten sich sowohl unter Vitamin E als auch unter Diclofenactherapie positiv. Statistisch signifikante Unterschiede in der Veränderung der Wirkungsvariablen zwischen beiden Therapiegruppen bestanden nicht – bei allerdings etwas ausgeprägterer analgetischer Wirkung von Diclofenac (120).

Wenn auch kontrollierte klinische Studien den schmerz- und entzündungshemmenden Effekt von Vitamin E teilweise belegen, ein quantitativer „Anteil" an der Entzündungshemmung steht bisher nicht fest. Die durchaus attraktive Hypothese „Antioxidansschutz, Entzündungshemmung, Ergänzung der extrazellulären Superoxiddismutasewirkung" bedarf auch (Dosisfindung) noch weiterer Untersuchungen.

Da die RA den *Zinkserumspiegel* erniedrigt (571), wurde eine Therapie mit oralen Zinkpräparaten entwikkelt – mit sehr widersprüchlichen Ergebnissen. Frühere Arbeiten beobachteten positive Wirkungen (1057); eine neuere Publikation wies die positive Beeinflussung der Arthritis psoriatica durch Zinksulfate nach (210). Offene Studien (572, 901) sowie Doppelblindstudien (532, 713, 731) bei insgesamt 98 RA-Kranken verneinen jeden positiven Einfluß von Zinksulfat auf den RA-Verlauf. So ließen klinische Kriterien (Ritchie-Index) und Laborbefunde nach 4 und 8 Monaten keine statistisch signifikanten Veränderungen erkennen (731). Zinkpräparate stehen als Zinkaspartat (1 Drg. enthält 0,15 μmol $Zink^{2+}$) und Zinkorotat (1 Tabl. enthält 40 mg Zinkorotat) zur Verfügung.

Im jetzigen Erkenntnisstadium ist Zinksulfat keine geeignete Therapie für die RA.

Kupfermangel führt ebenso zur Anämie wie Eisenmangel. Milano und Conform (nach 473) sprechen von einer Schlüsselrolle von Kupfer bei der Modellierung des Entzündungsprozesses. Unter dieser Prämisse ergibt sich die Indikation zu einer kontrollierten Supplementierung der genannten Mineralstoffe (473).

Akupunktur, Lasertherapie, Sonstiges

Unter *Akupunktur* versteht man eine Hautreiztherapie, die einerseits einen lokalen, durchblutungsfördernden, andererseits einen nerval weitergeleiteten allgemeinen Reiz verursacht.

Zwei Akupunkturmechanismen werden diskutiert:

- Die Auslöschung neuraler Impulse im Sinn der Gate-control-Theorie durch spinalsegmentale antinozizeptive Mechanismen und
- die Stimulation antinozizeptiv wirksamer Neurotransmitter und Neurohormone (Endorphine, Enkephaline).

Möglicherweise stellt die Akupunktur eine adjuvant-analgetische Therapie dar. Mit Einschränkungen kann der sogenannte Weichteilrheumatismus als Indikation angegeben werden. Man kennt z. B. die *Laser-Akupunktur*, die *Akupressur* und als Varianten die *Moxibustion* und die Elektroakupunktur.

Bei der *Elektroakupunktur* mißt der an einen Computer angeschlossene segmentale Elektrograph den *Hautwiderstand* an 8 Akupunkturpunkten. Dieser Test hat den unschätzbaren Vorteil, daß die Ergebnisse nie normal sein können. Es gibt kein normales segmentales Elektrogramm, da jeder Mensch unter vielen vergangenen und gegenwärtigen pathologischen Störungen verschiedenster Art leidet (1070).

Es gibt nur wenige doppelblindkontrollierte Studien über den Einfluß der Akupunktur auf die RA. Eine Analyse von 8 Studien zeigte, daß sich in fünf dieser Untersuchungen die Schmerzen erheblich verringerten. Zwei Untersuchungen ergaben, daß es keinen signifikanten Unterschied zwischen einer Verum- und einer Plazeboakupunktur bei der RA gebe, eine Studie beansprucht antiinflammatorische Wirkungen für die Akupunktur (100). Beim „entzündlichen Rheumatismus" wurde bei einigen Patienten nach Akupunktur eine Schubsituation beobachtet (617).

Laser

Laser hoher Leistungsdichte werden von Lasern niedriger Leistungsdichte – thermische von athermischen Lasern unterschieden.

Laser hoher Leistungsdichte (Argon, CO_2 und Nd): YAG-Laser werden in der Angiologie, Dermatologie, Chirurgie und Ophthalmologie eingesetzt. Softlaser sind Helium-Neon-Laser (He-Ne) mit einer Wellenlänge von ca. 632 mm, können (der Begriff „soft" ist irreführend) durchaus zu Schäden, z. B. an Augen führen. MID-Laser sind entweder He-Ne-Laser mit Ausgangsleistungen bis 30 mWatt oder geputzte Halbleiterlaser, die infrarotes Licht im Spektralbereich 850–950 nm aussenden (312).

In einer Studie wurde ein Q-Switch-Neodynium Laser verwendet (405). Seine Ausstrahlung pulsiert mit einem sehr hohen Output in UV-Spektrum bei 1060 nm, der potentiell gefährlich für die Augen ist. Im Gegensatz zu dieser doppelblinden, plazebokontrollierten Studie benützten Bliddal u. Mitarb. (108) einen sogenannten Softlaser in ihrer He-Ne-Soft-Laser-Therapie der RA. 18 Patienten mit symmetrischem Befall der Fingergrundgelenke wurden mit Laser behandelt. Nach Randomisierung wurde an 3 alternierenden Tagen pro Woche über 3 Wochen hinweg gelasert (9mal wurde mit einem He-Ne-Laser 6 J/cm^2 die eine Hand behandelt, die andere mit einer Plazebobestrahlung). Eine Beobachtungsphase von 4 Wochen schloß sich an. Registriert wurde vor, jeden Tag während der Therapie und 4 Wochen danach der Schmerz durch eine Pain-Visual-Scale, die Dauer der Morgensteife und andere Effekte der Therapie (Labor). Sowohl die laser- als auch die plazebobehandelten Gelenke zeigten, ohne statistische Signifikanz zu erreichen, eine Tendenz zur Besserung. Die Laborwerte veränderten sich nicht. Nebenwirkungen (alle in der laserbehandelten Gruppe) traten bei 3 Patienten auf – brennende Parästhesien der gelaserten Gelenke! Dauer der Wirkung meist nicht über 1 Monat. Die Autoren schließen, daß die Lasertherapie von sehr bedingtem Wert bei der rheumatoiden Arthritis sei (108).

34 RA-Patienten wurden neben einer üblichen klassischen Therapie mit einem kontinuierlich oder mit einem pulsierend emittierenden MID-Laser an symmetrisch befallenen PIP-Gelenken im Rahmen einer kontrollierten Studie behandelt. Bei 13 Patienten wurden die proximalen Interphalangealgelenke der einen Hand mit He-Ne-Laser und die kontralateralen PIP derselben Patienten mit He-Ne-Laser + Infrarot-(IR-)-Laser bestrahlt. Eine signifikante Besserung eines oder mehrerer Parameter wurde bei keinem der gewählten Lasertherapieverfahren gefunden (1124).

Der therapeutische Nutzen aller Laser ist vergleichsweise gering und einer Plazebowirkung gleichzusetzen (312).

Zusammenfassend ist es vorstellbar, daß sehr milde (Typ I, vielleicht Typ II; S. 18) Verläufe der RA (wesentliche Voraussetzung auch hier durchgehend Krankengymnastik) durch den „vereinten" Einsatz einer spezifischen Diät, von Vitamin E und hochdosierten Enzymgemischen auf der Ebene ihrer Verlaufsform gehalten werden können. Andererseits stellt die häufige Empfehlung dieser Substanzen und der anderen gerade beschriebenen Methoden (Laser, Akupunktur, Zink usw.) keinen guten Kompromiß im Therapiespektrum der RA dar: zu viele enttäuschte Hoffnungen der Patienten, zu großer Aufwand, zu hohe Kosten. Nur weil eine Therapie dem Patienten nicht schadet, ist sie deshalb noch nicht zu empfehlen. Der chronisch progrediente RA-Kranke „profitiert" von diesen Substanzen/Methoden nicht; er braucht dringend die bewiesene und deutlich wirksame Therapie.

16 Prognose

Vergleicht man bisherige *Klassifikationsversuche* (S. 104f), so wird deutlich, daß die Prognose entscheidend von der Art der Klassifikationskriterien abhängt: Erlauben sie ein weites Zuordnungsspektrum („mögliche" – „wahrscheinliche" RA), resultierte daraus in den vergangenen Jahrzehnten die Einschätzung der RA als benigne Krankheit. Je fokussierender und differenzierender die Kriterien für eine RA-Klassifikation sind, um so exakter kann auch die Prognose sein.

> Eine Prognose für alle rheumatoiden Arthritiden gibt es nicht (Syndrom RA). Das gilt für den frühen und auch den weiteren Verlauf.

Meist entscheidet sich die Prognose einer RA bereits in den *ersten drei Jahren* nach Krankheitsbeginn. Bereits in diesem Zeitraum signalisieren Funktionsuntersuchungen, radiologische Progression sowie Dauer und Art der Remissionen den Verlauf. Dabei lassen sich die „Extremvarianten" am einfachsten einschätzen:

Die RA *mit allen „guten" Verlaufsgrundlagen:*

- initial und im weiteren Verlauf erhaltene Funktionen,
- Rheumafaktor und Rheumafaktorisotypen immer negativ,
- initial und im weiteren Verlauf keine Erosionen,
- vielleicht arrosiv oder zystoid,
- viele kurze und/oder lange Remissionen,
- keine immunologische Prägung,
- günstigstes genetisches Terrain (fehlende HLA-DRB1*-Allele),
- ein persistierend niedriges humorales Profil sowie
- Entwicklung viszeraler Manifestationen usw.

oder die RA *mit allen „schlechten" Verlaufsgrundlagen:*

- initialer Funktionsverlust,
- Rheumafaktor und Rheumafaktorisotypen initial hochtitrig nachweisbar,
- schnelle Erosionsentwicklung,
- keine oder nur sehr kurze Remissionen,
- deutliche immunologische Prägung,
- ungünstiges genetisches Terrain (HLA-DRB1*-Allele),
- persistierend hohes humorales Entzündungsprofil,
- Entwicklung viszeraler Manifestationen usw.

Während die erste Gruppe 10–25% aller RA-Verläufe ausmacht, umfaßt die zweite ca. 25–40%. Schwierigkeiten der prognostischen Einschätzung bereiten also etwa 50% aller rheumatoiden Arthritiden.

Prognose der frühen RA

Verlaufsbeobachtungen frühester, durch eine *undifferenzierte Synovialitis* geprägter Phasen von Arthritiden beweisen, daß sich aus ihnen letztlich nur zu einem Drittel eine RA entwickelt. Viele initial seronegative Mon-, Olig- und Polyarthritiden „entpuppen" sich später – vor allem bei HLA-B27-Trägern – als Spondarthritiden oder sind in Wirklichkeit reaktive Arthritiden. Je länger seronegative rheumatoide Arthritiden untersucht und beobachtet werden, um so häufiger stellt sich heraus, daß die Patienten unter anderen, zum Teil *nicht identifizierbaren* rheumatischen Erkrankungen leiden.

Eine frühe, RF-negative RA mit mildem, durch „Miniremissionen" gekennzeichnetem pauci- bis oligartikulärem Verlauf, mit niedrigem unspezifischem Entzündungsprofil ohne radiologische Zeichen hat ebenso eine *günstige Prognose* wie die RA mit initial diskreten radiologischen Zeichen, ohne Funktionsverlust sowie günstiger genetischer Disposition.

Dagegen ist der systemisch-symmetrisch schleichend geprägte Beginn mit ausgeprägtem unspezifischem Entzündungsprofil, ohne Remissionen, bereits früh entstehenden Erosionen und mäßigem, aber doch faßbarem Funktionsverlust prognostisch ungünstig.

Frühe rheumatoide Arthritiden wurden 5 Jahre nach Krankheitsbeginn untersucht. Die Krankheitsprogression wurde durch die Parameter der Erosion, von zwei oder mehr geschwollenen Gelenken der oberen Extremitäten, der Griffstärke und der Zahl druckschmerzhafter Gelenke festgelegt. 36 von 50 dieser Patienten erlebten zum Untersuchungszeitpunkt eine Remission (336, 708).

Ein besonderes Augenmerk gilt im Verlauf der frühen RA der *radiologischen Progression.* Da sie bei der Mehrzahl der rheumatoiden Arthritiden in den ersten zwei/drei Jahren am ausgeprägtesten ist und sich danach verlangsamt, signalisieren die früh erosive, mutilierende bzw. rapid mutilierende Verlaufsformen einen *schlechten,* die nichterosiven und zystoiden Verlaufsformen dagegen einen *guten* weiteren Verlauf.

Jedes Laborprogramm wird versuchen, prognostische Aussagewerte zu erhalten. Das gilt für ein in den Anfangsjahren einer RA persistierend hohes unspezifisches *Entzündungsprofil* als prognostisch ungünstiger Konstellation ebenso wie für den im frühen Verlauf einer RA objektivierten *IgM-Rheumafaktor* und/oder *Rheumafaktorisotypen*, besonders wenn sie in großen Mengen nachweisbar sind (763). Im Gegensatz dazu ist die über mehrere Jahre RF-negative RA prognostisch als bedeutend günstiger einzustufen.

Rheumatoide Arthritiden, die früh Symptome eines *Overlap-Syndroms* manifestieren, sind prognostisch ebenfalls ungünstig. Inwieweit das genetische Terrain – die HLA-DRB1*-Allele (homozygot/heterozygot: 0401, 0404, 0408, 0101) – prognostische Bedeutung im positiven wie im negativen Sinn hat, ist im Augenblick Gegenstand intensiver Untersuchungen. Viele Autoren haben gefunden, daß es *genetische Marker*, wie z. B. HLA-DR2, gibt, die einen *protektiven Einfluß* auf den Verlauf der rheumatoiden Arthritis haben.

Die Prognose der frühen RA wird auch durch die *Therapie* beeinflußt. Unbestritten sind positive Effekte *langsamwirkender Antirheumatika* auf den Verlauf der RA über kurze bis mittlere Zeiträume. Langzeitbeobachtungen dokumentieren jedoch, daß keine dieser Substanzen eine RA über einen längeren Zeitraum vollständig kontrollieren kann. Das gilt insbesondere für ihren Einfluß auf die radiologische Progression.

Inwieweit spät im frühen Verlauf eingesetztes Methotrexat als äußerst potentes langwirkendes Antiphlogistikum durch die Suppression der Entzündungsaktivität letztlich auch die langfristige radiologische Krankheitsaktivität und damit die Prognose beeinflußt, ist nicht völlig geklärt, deutet sich aber im positiven Sinn durch eine steigende Zahl langer Untersuchungszeiträume (bis zu 20 Jahren) an. Das ist auch für die Low-dose-Therapie mit Cyclosporin A, Glucocorticoiden und manchen experimentellen Behandlungsformen (S. 188) nicht auszuschließen.

Prognostischen Einfluß hat zweifellos *jede Medikation*, die dem Patienten Schmerzen nimmt und ihn dadurch *in Bewegung hält*. Patienten mit weiten Bewegungsspielräumen und Bereitschaft zur Aktivität (durch Glucocorticoide oder NSA ermöglicht?) zeigen eine langsamere radiologische Progression, bessere Funktionen und können entsprechend schmerzfreier *funktionserhaltende* Krankengymnastik durchführen. Der Stellenwert der *Synovialektomie* für die Prognose operierter Gelenke in der Phase der frühen RA wird *positiv* beurteilt. Langzeituntersuchungen früh erfaßter rheumatoider Arthritiden über intensive und durchdachte *krankengymnastische Behandlungen* und ihren Einfluß auf den Verlauf der RA gibt es bisher nicht. Das gilt auch für frühe *ergotherapeutische Behandlungen* mit Gelenkschutz und Schienenanpassung.

Bereits im ersten Jahr, im Mittel nach 4 Monaten erfaßte rheumatoide Arthritiden wurden über 20 Jahre beobachtet. Der initial erhobene *Funktionsstatus* korrelierte mit der Mortalität und den späteren, in den Jahren 11 oder 15 nach Krankheitsbeginn erhobenen Funktionsdaten. Die Anzahl erkrankter Gelenke, demographische Daten, Komorbidität und vor allem Funktionsmessungen (Selbstfragebögen der Patienten) sind zur Zeit die effektivsten Möglichkeiten, die Mortalität der RA vorauszusagen (867, 1244).

Zusammenfassend sind trotz zahlreicher Untersuchungsergebnisse viele den Verlauf auf unterschiedlichen Ebenen prägende Voraussagewerte sehr umstritten. Verbindliche Prognosefaktoren während des frühen RA-Verlaufs sind spärlich.

Eine symmetrisch-polyartikulär schleichend beginnende, die proximalen Interphalangealgelenke erfassende und/oder die Gelenke der oberen Extremität involvierende Ausgangssituation, ebenso wie frühe Funktionseinbußen (HAQ, AIMS, MHAQ), ein im weiteren Verlauf persistierend hohes CRP, verknüpft mit bereits früh objektivierbaren Erosionen sind *prognostisch ungünstig*. Das gilt auch für den in Frühstadien einer RA nachweisbaren hochtitrigen Rheumafaktor, sich früh entwickelnde Rheumaknoten und im Frühstadium bestehende raynaudähnliche Symptome. Auch frühe viszerale Manifestationen (Vaskulitis, Organbeteiligung) und die Erkrankung der oberen Halswirbelsäule wirken sich negativ auf die Prognose aus.

Die sowohl initial als auch später ohne Rheumafaktor verlaufende RA mit mon- oder pauci-/oligartikulärem Beginn, die in den ersten Jahren nach Krankheitsbeginn keine oder nur diskrete Funktionseinbußen entwickelt und die radiologisch auch nach 2 Jahren nicht erosiv verläuft, hat dagegen eine *gute Prognose*.

Prognose der RA im weiteren Verlauf

Aktivitäts- oder Krankheitsparameter sind von Verlaufsparametern und deren negativer Summe (Mortalität, psychischer Abbau, finale funktionelle Einschätzung Outcome-Prognose) abzugrenzen.

112 Patienten wurden – Dauer der RA zwischen 1,5 und 10 Jahren – über 20 Jahre beobachtet. Eine BSG von ≥60 mm/Std. und die Funktionseinstufung in die Klasse IV (Nach Steinbrocker) korrelierten mit einem schlechten weiteren Verlauf (1012).

405 RA-Kranke wurden über 15 Jahre untersucht. Initiale BSG-Beschleunigungen über 50 mm/Std. ließen den funktionellen Verlauf nach 5 Jahren, nicht aber nach 10 oder 15 Jahren voraussagen. Radiologische Erosionen, die sich bei der Erstuntersuchung fanden, korrelierten mit dem funktionellen Verlauf nach 10 und 15, jedoch nicht nach 5 Jahren (696).

Bei im Mittel 8,8 Jahren bestehenden rheumatoiden Arthritiden fanden sich keine Verknüpfungen zwischen den Erstwerten von Griffstärke, der Zahl der schmerzenden Gelenke, von radiologischen Erosionen und der BSG und später folgenden klinischen Remissionen (1245).
Keine Assoziation wurde zwischen initialer BSG und am Schluß gemessenen Funktionsstadien bei 110 RA nach 11jähriger Beobachtung gefunden (524).
Die Zahl geschwollener Gelenke und der HAQ-Funktionsscore waren mit einem deutlichen Anstieg des Risikos, den Beruf aufgeben zu müssen oder zu verlieren, verknüpft. Dagegen gab es diese Beziehungen nicht zu den Parametern Erosionen und BSG (1253).

Die Prognose der RA ist ungünstiger, als in den letzten Jahrzehnten postuliert wurde. Jede rheumatoide Arthritis, die 2 Jahre lang andauert, wird kaum noch remittieren und wird so zur schweren Krankheit. Die Prognosen der seronegativen und seropositiven Verläufe müssen getrennt betrachtet werden.

Die *aktuelle Aktivität* der RA, die *Entzündungskomponente*, wird durch die BSG, das CRP, das Hb, die Thrombozyten, den Ritchie-Index, die Zahl geschwollener Gelenke, die Morgensteife und die Griffstärke objektiviert.

Grundlage aller Negativentwicklungen bei der RA ist wahrscheinlich eine *persistierende Entzündungsaktivität*. Die Hoffnung, daß die Kontrolle dieser Entzündungsaktivität die Prognose der RA verbessere, kann allerdings zu falschen Schlüssen führen (Entkopplungsphänomene! S. 156), *Longitudinalmessungen* sind die entscheidenden Prädiktoren des endgültigen Verlaufs. Nicht so verläßlich sind initiale oder einzelne Messungen (sei es bei der frühen RA oder im späteren Verlauf der Krankheit). Longitudinalbestimmungen, die Mittelwerte einer bestimmten Meßanzahl in einer bestimmten Zeit, oder „Area under the curve"-Werte sind aussagekräftig.

„Outcome-measures" reflektieren die Ergebnisse persistierender Entzündungsaktivität und umfassen Verluste der funktionellen Kapazität, die Arbeitsfähigkeit, Schmerz und Mortalität. Auch Therapiewirkungen, radiologische Veränderungen und viszerale Manifestationen tragen zur Langzeitprognose bei. Die Summe dieser Werte führt über eine definierte Progression zum „Endergebnis".

Die Minderung der Funktionskapazität und der Schmerz gehören zu beiden Beurteilungsspektren: Schmerz – sowohl physischer als auch psychischer – ist ein Zeichen der aktuellen Krankheitsaktivität, nach langem Verlauf kann er kumulativ als „Area under the curve"-Parameter betrachtet werden. Von großer Bedeutung ist die Zeitspanne, in der eine RA „ihr Endstadium" erreicht: Studienergebnisse nach drei Jahren müssen von denen nach 20 Jahren unterschieden werden.

Der beste Voraussagewert für den weiteren Verlauf einer RA ist der Funktionsverlust, wie er zum Beispiel durch den HAQ, den MHAQ oder den AIMS gemessen wird. Viele rheumatoide Arthritiden sind durch den Begriff der unerbittlichen *radiologischen Progression* gekennzeichnet.

Der Einfluß unterschiedlicher *Behandlungsformen* auf die Langzeitprognose der RA wird kontrovers diskutiert. Meist haben Patienten am Ende ihres Krankheitsverlaufs mehrere langsamwirkende Langzeittherapeutika, NSA und Glucocorticoide eingenommen, physiotherapeutische Behandlungen erhalten und häufig auch chirurgische Eingriffe erlebt. Nur wenige spezifische Studien erstreckten sich über 2 bis 3 Jahre, keine über den Zeitraum von 5 Jahren. Bei allen Langzeitstudien therapeutischer Methoden fehlen Kontrollen; die Beurteilung dieser Untersuchungen wird zudem durch Plazeboeffekte, Krankheitsschwere und Behandlungsausfälle kompliziert.

Generell (obwohl nicht bewiesen) beeinflussen *NSA* die Langzeitprognose der RA nicht. Vorliegende Daten und laufende Untersuchungen lassen für *Glucocorticoide* eine eindeutige Aussage ebenfalls (noch) nicht zu. Untersuchungen mit *langsamwirkenden Langzeittherapeutika* zeigen, daß diese Substanzen Plazebo überlegen sind, beweisen jedoch nicht ihre krankheitsmodifizierende Wirkung über längere Zeiträume. Folgende Fragen entstehen:

- Können diese Substanzen die Progression der RA länger als über kurze Perioden (z. B. für 1–2 Jahre) aufhalten?
- Kann und will der Patient diese Therapie über einen bestimmten Zeitraum durchhalten?

Unabhängig von der Art des langsamwirkenden Langzeittherapeutikums unterbrechen/beenden die meisten Patienten die Therapie mit diesen Substanzen schon vor Ablauf von 1 1/2 Jahren nach ihrem Beginn (919, 1247).

Während für die Synovialektomie nicht bewiesen ist, daß sie die Langzeitprognose der RA entscheidend beeinflußt, gilt das für den *totalen Gelenkersatz* der Hüft- und Kniegelenke.

Es gibt keine Langzeituntersuchungen, die allein die Wirkung der *physikalischen* oder *krankengymnastischen Therapie* beschreiben. Daten aus Kurzzeituntersuchungen zeigen unterschiedlich positive Effekte. Patientenerziehung und Selbstbehandlungsprogramme – das wachsende Patientenwissen um die RA und ihre Behandlung – können Schmerzen und Funktionsverluste reduzieren.

Ohne Zweifel ist die RA mit einer *erhöhten Mortalität* verbunden. Die mittlere Lebenserwartung ist um 5 Jahre bei Männern und bis zu 15 Jahre bei Frauen verkürzt (1244). Die Häufigkeit kardiovaskulärer Erkrankungen und nichtlymphoider Malignome unterscheidet sich bei RA-Kranken nicht von derjenigen der allgemeinen Bevölkerung. Jedoch erhöht sich das Risiko *lymphoproliferativer Malignome*. Sowohl männliche als auch weiblich RA-Patienten haben ein höheres Risiko, an einem Hodgkin-, einem Non-Hodgkin-Lymphom, einer Leukämie oder einem Myelom zu sterben – unabhängig von der Therapie (756).

Pulmonale Infektionen oder eine generelle Sepsis – besonders im Alter zwischen 50 und 70 Jahren – können zum Tod führen. Ein Drittel aller Todesfälle wird durch RA-immanente Gründe wie die Vaskulitis, die Amyloidose und zervikale Subluxation verursacht. Auch Hautulzerationen, Neuropathien und Skleritiden sind mit *erhöhter Sterblichkeit* verknüpft. Etwa 10% der Todesfälle basieren vermutlich auf Nebenwirkungen von Medikamenten. Viele Ärzte realisieren nicht, daß die verkürzte Überlebenszeit von RA-Patienten der von Patienten, die unter einem Morbus Hodgkin, einem Diabetes mellitus und einem (altersadaptierten) Schlaganfall dokumentiert ist, gleicht.

Korrelation Ausbildungs-Verlauf

Eine intensive und lange berufliche Ausbildung ist für einen RA-Kranken eine prognostisch günstige Ausgangssituation. Das läßt sich nicht durch die Behandlung, das Alter, die Dauer der Erkrankung oder Funktionsmessungen erklären. Menschen mit weniger intensiver und kurzer Ausbildung haben bei allen Parametern – Zahl der betroffenen Gelenke, BSG, Griffstärke, Gehzeit und Funktionsschäden – prognostisch wesentlich schlechtere Verläufe. Auch diese Korrelationen sind nicht durch das Alter, die Dauer der Erkrankung oder eine Rassenzugehörigkeit erklärbar. Diese Fakten gleichen denen der kardiovaskulär Erkrankten.

Möglicherweise ist der Ausbildungsstatus eine Ersatzvariable, die positive oder negative Verhaltensfaktoren repräsentiert, die zur Ätiologie und zum bestimmten Verlauf vieler Krankheiten führt. Einige dieser Faktoren sind die Art des Essens, der Kooperation, das Rauchen, die Art und Weise, wie die Medizin beansprucht wird, die Problemlösungskapazität, das Gefühl für die eigene Verantwortung und die Fähigkeiten, Lebensstreß, soziale Isolation und den jeweiligen Gesundheitszustand zu bewältigen (868).

Zusammenfassend prägen Gelenkschmerzen (besonders in Ruhe), Ausmaß und Dauer der Morgensteife, Gewichtsverlust, die Anzahl druckempfindlicher Gelenke und die Intensität der Schwellungen, Gelenkfunktionen wie z. B. Griffstärke und Gehzeit, das Entzündungsprofil (z. B. BSG und CRP), die Anämie im Rahmen des Verlaufs, die radiologische Progression erosiver Gelenkveränderungen und die Evolution extraartikulärer Manifestationen im Querschnitt den Begriff der Krankheitsaktivität.

Eine körperweit aktive Polyarthritis mit mehr als 10–12 gleichzeitig geschwollenen und empfindlichen Gelenken, subkutanen Knoten, hohen Rheumafaktortitern, (früh-)erosiven Gelenkveränderungen und einer rapiden radiologischen Progression, antinukleären Antikörpern, zirkulierenden Immunkomplexen und der Art und Zeitphase der Ausbildung (?) führen zum *Längsschnitt* und letztlich zum Ergebnis *(„outcome")* jeder rheumatoiden Arthritis. Sie repräsentieren damit in Teilen oder der Summe Möglichkeiten zu prognostischen Aussagen.

Die rheumatoide Arthritis verkürzt – bei Frauen ausgeprägter als bei Männern – die Lebenserwartungszeit. *Zusätzliche Krankheiten* (Hochdruck, Allergien, Magengeschwüre, Diabetes, chronische Bronchitis usw.) verschlechtern die Prognose und erhöhen die *Mortalität* der RA-Patienten. Das ist besonders im Rahmen der Kombinationen „rheumatoide Arthritis und Allergien, Nierenerkrankungen, chronische Bronchitis, koronare Herzerkrankung bzw. Bluthochdruck und Diabetes" der Fall. Die individuelle, vom Patienten selbst festgehaltene *Funktionskapazität* hat eine größere prognostische Bedeutung als radiologische und laborchemische Parameter. Offene Langzeitbeobachtungen sind möglicherweise besser geeignet, die Prognose der RA einzustufen, als klinische Kurzzeituntersuchungen. Das gilt insbesondere für den verlaufsmodifizierenden Einfluß von Medikamenten wie z. B. der langsamwirkenden Antirheumatika.

Wie schon erwähnt, ist die gewählte RA-Klassifikation entscheidend für die Langzeitprognose. Umspannt sie ein weites Spektrum (wie die „alten" ARA-Kriterien), sind darin sehr viele „Borderline-Polyarthritiden" und viele Gelenkerkrankungen, die letztlich nicht zum Formenkreis der RA gehören. Im Gegensatz zur klassifikationsbedingten Bildung von RA-Untergruppen, mit ungünstiger Prognose, entsteht dann das Bild der „benignen RA", die freundlich verläuft und nicht lebensbedrohend ist.

Literatur

1. Abdou, N.I., C. Napombejara, L. Balentine, N.L. Abdou: Suppressor cell-mediated neutropenie in Felty's syndrome. J. Clin. Invest. 61 (1978) 738–743
2. Adachi, J.D., W.G. Bensen, Y. Kassam, P.J. Powers, F.A. Bianchi, A. Cividino, W.F. Kean, P.J. Rooney, G.L. Craig, W.W. Buchanan, P.X. Tugwell, D.A. Gordon, A. Lucarelli, D.P. Singal: Gold induced thrombocytopenia: 12 cases and a review of the literature. Sem. Arthr. Rheum. 16, (1987) 287–293
3. Adam, G., K. Bohndorf, M. Nägele, E. Genth, R.W. Günther: Magnetresonanztomographie (MRT) bei rheumatischen Erkrankungen. Akt. Rheum. 18 (1993) 203–211
4. Adorini, L., Z.A. Nagy: Peptide competition for antigen presentation. Immunol. Today 11 (1990) 21–24
5. Ahern, M., J. Lever, J.A. Cosh: Rheumatoid heart block. Ann. Rheum. Dis. (1983) 389–397
6. Aho, K., T. Palosuo, V. Raunio, P. Puska, A. Aromaa, J.T. Salonen: When does rheumatoid disease start? Arthr. Rheum. 28 (1985) 485–489
7. Aho, K., T. Tuomi, T. Palosuo, K. Kaarela, R. v. Essen, H. Isomäki: Is seropositive rheumatoid arthritis becoming less severe? Clin. Exp. Rheumatol. 7 (1989) 287–290
8. Aho, K., M. Heliovaara, J. Maatela, T. Tuomi, T. Palosuo: Rheumatoid factors antedating clinical rheumatoid arthritis. J. Rheumatol. 18 (1991) 1282–1284
9. Aisen, A.M., W. Martel, J.H. Ellis, W.J. McCune: Cervical spine involvement in rheumatoid arthritis: MR imaging. Radiology, 165 (1987) 159–162
10. Alarcon, G.S., W.J. Koopman, R.T. Acton, B.O. Barger: Seronegative rheumatoid arthritis: a distinct immunogenetic disease? Arthr. Rheum. 25 (1982) 502–507
11. Alarcon, G.S., W.D. Blackburn Jr., A. Calvo, O. Castaneda.: Evaluation of the American Rheumatism Association. Preliminaria criteria for remission in rheumatoid arthritis: A prospective study. J. Rheumatol. 14: 1 (1987) 93–96
12. Alarcon, G.S., O. Castaneda, M. Ferrandez, C.L. Krumdieck, W.J. Koopman: Efficacy and safety of 10-deazaaminopterin in the treatment of rheumatoid arthritis. A one-year continuation, double-blind study. Arthritis Rheum. 35, 11 (1992a) 1318–1321
13. Alarcon, G.S., O. Castaneda, M.G. Nair, M. Ferrandez, W.J. Koopman, C.L. Krumdieck: A controlled trial of methotrexate versus 10-deazaaminopterin in the treatment of rheumatoid arthritis. Ann. Rheum. Dis. 51 (1992b) 600–603
14. Alarcon, G.S., R.E. Schohenloher, J. Morgan, M. Egger, J. Ward, W. Koopman: IGM-rheumatoid factor (RF) as predictor of the occurrence of RA in a group of patients with unexplained polyarthritis (UPA) from the cooperative systematic studies of the rheumatoid disease program. Arth. Rheum. Vol. 35, No. 5 (Suppl.) (1993) 10–21
15. Alarcon, G.S., I.C. Tracy, G.M. Strand, K. Singh, M. Macaluso: Survival and drug discontinuation analyses in a large cohort of methotrexate treated rheumatoid arthritis patients. Ann. Rheum. Dis. 54 (1995) 708–712
16. Albani, S., J.E. Tuckwell, L. Esparza: The susceptibility sequence to rheumatoid arthritis is a cross-reactive B cell epitope shared by the Escherichia coli heat shock protein dnaJ and the histocompatibility leukocyte antigen DRB 1* 0401 molecule. J. Clin. Invest. 89 (1992a) 327–331
17. Albani, S., D.A. Carson, J. Roudier, J.: Genetic and environmental factors in the immune pathogenesis of rheumatoid arthritis. In: Rheumatic disease clinics of North America. Genetic Factors (Ed. Nepom, G.T.), pp. 719–728, Saunders Company, Philadelphia – London – Toronto – Montreal – Sydney – Tokyo 1992 b
18. Albrecht, H.J., J. Ernst, K.W. Westerburg: Diagnostik mit bildgebenden Verfahren. In: Rheumatologie in Praxis und Klinik. pp. 5.79–5.104 (Ed. Fehr, K., Miehle, W., Schattenkirchner, M., Tillmann, K.). Thieme New York – Stuttgart 1989
19. Alexander, E.L., K. Nalinkow, J.E. Lijewski, M.S. Jorden, T.T. Provost, G.E. Alexander: Primary Sjögren's syndrome with central nervous system dysfunction mimicking multiple sclerosis. Ann. Intern. Med. 104 (1986) 323–238
20. Alexander, F.: Psychosomatische Medizin. Grundlagen und Anwendungsgebiete. 3. unveränderte Auflage. Walter de Gruyter, Berlin, 1977
21. Alfes, A.: Ergebnisse der Radiosynoviorthese. Dissertation (in Vorbereitung), Köln (1995)
22. Algra P.R., F.C. Breedveld, I.L. Bloem: Magnetic resonance imaging of rheumatoid arthritis of the cervical spine. In: MRI and CT of the musculoskeletal system. A Text Atlas. pp. 603–608, Williams u. Wilkins. Baltimore Hongkong London Munich Philadelphia Sydney Toronto 1992
23.* Al-Humidan, A.K., D. Qi, K.M. Reilly, M.R.G. Leeming, R.G.G. Russell: Tenidap – a new and potent inhibitor of bone resorption. Scientific Workshops (Abstract) 1993
24. Allander, E.: Rheumatic disorders in society. Report for a WHO scientific group meeting on rheumatic diseases, 26–30 June, 1989, WHO, Geneva
25. Allebeck, P., A. Ahlbom, E. Allander: Increased mortality among persons with rheumatoid arthritis, but where RA does not appear on death certificate: 11 year follow up of an epidemiological study. Scand. J. Rheumatol. (1981) 301–306
26. Allebeck, P., A. Ahlbom, K. Ljungstrom, E. Allander: Do oral contraceptives reduce the incidence of rheumatoid arthritis? Scand. J. Rheumatol. (1984) 140–146
27. Allegra, C.J., J.C. Drakes, J. Jolivet, B.A. Chabner; Inhibition of AICAR by methotrexate and dihydrofolic acid polyglutamates. proc. Natl. Acad. Sci. USA, 82 (1985) 4881–4885
28. Allen, J.C., H.G. Kunkel: Hidden rheumatoid factor with specifity for native gammaglobulins. Arthr. Rheum. 9 (1966) 758–768
29. Allolio, B.: Steroidtherapie. In: Therapiehandbuch (Ed. Krück, F., Kaufmann, W., Bünte, H., Gadtke, E., Tölle, R., Wilmanns, W.) pp. B3–1–19, 1992
30. Alonso-Ruiz, A., F. Perez-Ruiz, M. Calabozo, E. Ruiz-Lucea, J.C. Fombellida: Efficacy and safety of radiosynovectomy (RS) of the knee joint. Arthritis Rheum. Vol. 36, 9 (Suppl.) (1993) Abstr. D219, S268
31. Alspaugh, M.A., E.M. Tan: Antibodies to cellular antigens in Sjögren's syndrome. J. Clin. Invest. 55 (1975) 1067–1074
32. Altenbockum von, C., M. Hibler, M. Spamer, H. Truckenbrodt: Juvenile chronische Arthritis: Entwicklung von Achsenfehlstellungen an Hand, Knie und Fuß und ihre krankengymnastische Behandlung. Marsielle München, 1993

33. Altman, R.D., G.O. Perez, G.N. Sfakianakis: Interaction of ciclosporin A and non-steroidal antiinflammatory drugs on renal function in patients with rheumatoid arthritis. The American Journal of Medicine, Vol. 93 (1992) 396–402
34. American College of Rheumatology ad Hoc Committee on Clinical Guidelines: Guidelines for Monitoring drug therapy in rheumatoid arthritis. Arthritis Rheum. 39, 5 (1996) 723–731
35. Amis, A.A., S.J. Huges, J.H. Miller, V. Wright: A functional study of the rheumatoid elbow. Rheumatol. Rehab. 21 (1982) 151–159
36. Amor, B., D. Herson, A. Cherot, F. Delbarre: Polyarthritis rhumatoid évoluant depuis plus de 10 dans (1966–1978). Ann. Med. Interne 132 (Paris) (1981) 168–173
37. Amos, R.S., T.J. Constable, A.-P. Crockson: Rheumatoid arthritis: relation of serum c-reactive protein and erythrocyte sedimentation rates to radiographic changes. Br. Med. J. 1 (1977) 195–197
38. Anderson, P.A., S.A. West, J.R. O'Dell, C.S. Vis, R.G. Claypool, B.L. Lotzin: Weekly pulse methotrexate in rheumatoid arthritis. Ann.Intern. Med. 103 (1985) 489–496
39. de Andrade, J.R., C. Grant, A.St. Dixon: Joint distension and reflex muscle inhibition in the knee. The Journal of Bone and Joint Surgery 47A (1965) 313–322
40. Andreis, M., E.R. Hurd, J. Lospalluto, M. Ziff: Comparison of the presence of immune complexes in Felty's syndrome and rheumatoid arthritis. Arthritis 21 (1978) 310–315
41. Angel, J., F. Berenbaum, C. le Denmat, T. Nevalainen, J. Masliah, C. Fournier: Interleukin-1-induced prostaglandin E2 biosynthesis in human synovial cells involves the activation of cytosolic phospholipase A2 and cyclooxygenase-2. Eur. J. Biochem. 226 (1994) 125–131
42. Ansar Ahmed, S., W.J. Penhale, N. Talal: Sex hormones, immune responses, and autoimmune diseases: Mechanisms of sex hormone action. Am. J. Pathol. (1985). 531–551
43. ARAMIS Rare Disease Databank: A controlled study of the long-term prognosis of adult Still's disease. Arthritis Rheum. Vol. 36, 9 (Suppl.) (1993) Abstr. A110, S116
44. Armenti, V.T., K.M. Ahlswede, B.A. Ahlswede, B.E. Jarrell, M.J.Moritz, J.F. Burke: National transplantion pregnancy registry: outcomes of 154 pregnancies in cyclosporine-treated female kidney transplant recipients. Tranplantation 57 (1994) 502–506
45. Arnason, J.A., Th. Jonsson, A. Brekkan, K. Sigur Jonsson, H. Valdimarsson: Relation between bone erosions and rheumatoid factor isotypes. Ann. Rheum. Dis. 46 (1987) 380–384
46. Arnett, F.C.: Revised criteria for the classification of rheumatoid arthritis. Bull. Rheum. Dis. 38 (1989) 1–6
47. Arnett, F.C., S.M. Edworthy, D.A. Bloch: The american rheumatism association 1987 revised criteria for the classification of rheumatoid arthritis. Arthr. rheum. 31 (1988) 315–324
48. Artandi, S.E., S.M. Canfield, M.H. Tao, K.L. Calame, S.L. Morrison, V.R. Bonagura: Molecular analysis of IgM rheumatoid factor binding to chimeric IgG. J. Immunol. 146 (2) (1991) 603–610
49. Arthritis Foundation Committee on Evaluation of Synovectomy. Multicenter evaluation of synovectomy in the treatment of rheumatoid arthritis. Arthritis Rheum. 20 (1977) 765–771
50. Austin, H.A. 3rd, J.H. Klippel, J.E. Balow, N.G. Le Riche: Therapy of lupus nephritis. Controlled trial of prednisone and cytotoxic drugs. N. Engl. J. Med. 314 (1986) 614–619
51. Avina-Zubieta, J.A., E.S. Johnson, M.E. Suarez Almazor, A.S. Russell: Incidence of myopathy in patients treated with antimalarials. A report of three cases and a review of the literature. Brit. J. Rheumatol. 34 (1995) 166–170
52. Awad, M., V.M. Corrigall, J.M. Dayer: Effects of gold salts on monocytes maturation and their pattern of cytokine secretion. Br. J. Rheumatol. 34 (Suppl. 1) (1995) 288
53. Awerbuch, M.S., E. Shepard, B. Vernon-Roberts: Morton's metatarsalgia due to intermetatarsophalangeal bursitis as an early manifestation of rheumatoid arthritis. Clin. Orth. Rel. Res. 167 (1982) 214–222
54. Aylward, J.M.: Hydroxychloroquine and chloroquine: Assessing the risk of retinal toxicity. J. Am. Optom. Assoc. 64 (1993) 878–797
55. Baader, W., V. Ullrich: Pers. Mitt. 1986
56. Bach, J.F., M. Dardenne: Antigen recognition by T-lymphocytes. II. Similiar effects of azathioprine antilymphocyte serum and anti-thetaserum on rosette-forming lymphocytes in normal and neonatally thymectomized mice. Cell. Immunol. 3 (1972) 11–21
57. Bach, G.L., U. Haberl, A. Adler, B. Blickle, N. Heitzer: Das klinische Bild der chronischen Polyarthritis im Alter. Zeit. Geront. 6, 3 (1973) 146–152
58. Bachrach, W.H.: Sulfasalazine: I. An historical perspective. Am. J. Gastroenterol. 83 (5) (1988) 487–496
59. Bacon, P.A., D.E. Gibson: Cardiac involvement in rheumatoid arthritis. Echocardiographic Study of 22 RA-patients with nodules and 22 without. Ann. Rheum. Dis. 33 (1974) 20–24
60. Bacon, P.A., M. Salmon: Modes of action of second-line agents. Scand. J. Rheum., Suppl. 64 (1987) 17–24
61. Bacon, P.A., C.R. Tribe, P. Harrison, J.C. Mackenzie: Rheumatoid disease, amyloidosis and its treatment with penicillamine. Europ. J. Rheumatol. Inflamm. 3 (1979) 70–74
62. Bacon, P.A., B. Cadge, P. Harrison, C.R. Tribe: Treatment regimes for AA amyloidosis. In: Proceedings of the European Amyloidosis Research Symposium. Chertsey (England), Reed Books 1984
63. Baenkler, W.: Immunglobuline: Physiologische und pathophysiologische Bedeutung, Indikation zur Bestimmung bei entzündlich-rheumatischen Erkrankungen, pp 71–79. In: Immunbefunde in der Rheumatologie (Ed. W. Miehle), 1992
64. Baer, A.N., E.N. Desspris, S.B. Krantz: The pathogenesis of anaemia in rheumatoid arthritis: a clinical and laboratory analysis. Sem. Arthr. Rheum. 19, 4 (1990) 209–223
65. Balis, F.M., J. Mirro Jr., G.H. Reaman: Pharmacokinetics of subcutaneous methotrexate. J. Clin. Oncol. 6 (1988) 1882–1886
66. Ball, J., J.S. Lawrence: Relationship of rheumatoid factor to rheumatoid arthritis. Am. Rheum. Dis. 22 (1963) 311–318
67. Baltus, J.A., J.W. Boersma, A.P. Hartman, J.P. Vandenbroucke: The occurrence of malignancies in patients with rheumatoid arthritis treated with cyclophosphamide: a controlled retrospective follow-up. Ann. Rheum. Dis. 32 (1983) 368–373
68. Barkley, D., S.A. Allard, M. Feldmann, R.N. Maini: Increased expression of HLA-DRQ antigens by interstitial cells and endothelium in the synovial membrane of rheumatoid arthritis patients compared with reactive arthritis patients. Arth. Rheum. 32 (1989) 955–963
69. Barouk, L.S.: Die Metatarsalosteotomie nach Weil zur Behandlung der Metatarsalgie. Orthopädie 25 (1996) 338–344
70.* Barre, J., N. Simon, J.P. Tillement: Mycophenolate mofetil, a new immunosuppressiv agent. Is pharmacokinetic monitoring justified? Therapie 52 (2) (1997) 139–142
71. Barrera, P., A.M. Th. Boerbooms, E.M. Janssen, R.W. Sauerwein, H. Gallati, J. Mulder" T. de Boo, P.N.M. Demacker, L.B.A. van de Putte, J.W.M. van der Meer: Circulating soluble tumor necrosis factor receptors, interleukin-2 receptors, tumor necrosis factor alpha, and interleukin-6 levels in rheumatoid arthritis. Longitudinal evaluation during

methotrexate and azathioprine therapy. Arth. Rheum. 36, 8 (1993) 1070–1079
72. Barrera P., A.M.Th. Boerbooms, R.W. Sauerwein: Interference of circulating azathioprine but not methotrexate or sulfasalazine with measurements of interleukin-6 bioactivity. Lymphokine Cytokine Res. 13 (1994) 155–159
73. Barrera, P., A.M. Boerbooms, L.B.A. van de Putte, J.W.M. van der Meer: Effects of antirheumatic agents on cytokines. Sem. Arthritis Rheum. 25, 4 (1996) 234–253
74. Barthel, H.R., L.G. Meier, D.J. Wallace: Antimalariamittel bei rheumatischen Erkrankungen: Neue Therapieaspekte alter Medikamente. Dtsch. med. Wschr. 121 (1996) 1576–1582
75. Barton, J.C., E.F. Prasthofer, M.L. Egan, L.W. Heck, W.J. Koopman, C.E. Grossi: Rheumatoid arthritis associated with expanded populations of granular lymphocytes. Ann. Int. Med. 104 (1986) 314–323
76. Bathon, J.M., L.W. Moreland, A.G. DiBartolomeo: Inflammatory central nervous system involvement in rheumatoid arthritis. Sem. Arth. Rheum. Vol. 18, No. 4 (1989) 258–266
77. Bauer, W.: What should the patient with arthritis eat? J. Amer. Med. ASS. (1935) 1–8
78. Baumgartner, S., L.W. Moreland, M.H. Schift: Double blind, placebo-controlled trial of tumor necrosis factor receptor (p 80) fusion protein (TNFS: Fc) in active rheumatoid arthritis. (Abstr.). Arthritis Rheum. 39 (Suppl. 9) (1996) 74
79. Bax, D.E., R.S. Amos: Sulphasalazine: a safe, effective agent for prolonged control of rheumatoid arthritis. A comparison with sodium aurothiomalate. Ann. Rheum. Dis. 44 (1985) 194–198
80. Bayles, T.B., H. Richardson, F.C. Hall: Nutritional background of patients with rheumatoid arthritis. New Engl. J. Med. 299 (1943) 319–324
81. Behrend, T., J.S. Lawrence: Die Epidemiologie der rheumatischen Erkrankungen. pp. 84–111. In: Blohmke M., Ferber Ch. v., Kistker, K.P., Schäfer, (Hrsg.) Handbuch der Sozialmedizin, Band II Epidemiologie und präventive Medizin. Enke, Stuttgart 1977
82. Beighton, P., L. Solomon, H.A. Valkenburg: Rheumatoid arthritis in a rural South African negro population. Ann. Rheum. Dis. 34 (1975) 136
83. Belch, J.J.F., D. Ansell, R. Madhok.: Effects of altering dietary essential fatty acids on requirements for non-steroidal anti-inflammatory drugs in patients with rheumatoid arthritis: a double blind placebo controlled study. Ann. Rheum. Dis. 47 (1988) 96–104
84. Belcon, M.C., R.B. Haynes, P. Tugwell, P.: A critical review of compliance studies in rheumatoid arthritis. Arth. Rheum. 27 (1984) 1227–1233
85. Bély, M., A. Apathy: Herzveränderungen bei chronischer Polyarthritis. Zbl. allg. Pathol. pathol. Anat. 137 (1991) 325–336
86. Bély, M., A. Apathy: Generalisierte (systemische) Vaskulitis bei chronischer Polyarthritis. Untersuchung am Autopsie-Material. Akt. Rheum. 17 (1992) 145–154
87. Bély, M., I. Ratko, L. Hodinka, I. Markus, D. Tanka, S. Bozsoky: Clinical and histological evaluation of synovial needle-biopsies in patients suffering from rheumatoid arthritis. I. Relationship between clinical activity and histological pattern. Acta morphol. hung. 32 (1984a) 57–65
88. Bèly, M., I. Ratko, L. Hodinka, I. Markus, D. Tanka, S. Bozsoky: Clinical and histological evaluation of synovial needle-biopsies in rheumatoid arthritis. II. Relationship between local clinical activity and histological pattern. Acta morphol. hung. 32 (1984b) 133–142
89. Bendix, G., A. Bjelle: Adding low-dose cyclosporin A to parenteral gold therapy in rheumatoid arthritis: a double-blind placebo-controlled study. Brit. J. Rheumatol. 35 (11) (1996) 1142–1149
90. Beneke, G.: Die Reaktion des Muskelbindegewebes bei rheumatischen Erkrankungen. Z. Rheumaforsch. (Suppl. 2) 31 (1972) 142–163
91. Benjamin, R.J., S.X. Qin, M.P. Wise, S.P. Cobbold, H. Waldmann: Mechanism of monoclonal antibody-facilitated tolerance induction: a possible role for the CD4 (L3T4) and CD11a (LFA1) molecules in self-non-self-discrimination. Eur. J. Immunol. 18 (1988) 1079–1088
92. Bennett, P.H., T.A. Burch: New York symposium on population studies in the rheumatic diseases: New diagnostic criteria. Bull. Rheum.Dis. 17 (1967) 453–458
93. Bennett, P.H., T.A. Burch: The distribution of rheumatoid factor and rheumatoid arthritis in the families of Blackfeet and Pima Indians. Arthritis Rheum. 11 (1968) 546
94. Bennett, P.H., P.H.N. Wood: Population studies of the rheumatic diseases. Excerpta Medica, Amsterdam (1968) 477–478
95. Bentley, D.P., P. Williams, P.: Serum ferritin concentration as an index of storage iron in rheumatoid arthritis. J. Clin. Path. 27 (1964) 786–792
96. Beri, D., A.N. Malaviya, R. Shandilya, R.R. Singh: Effect of dietary restrictions on disease activity in rheumatoid arthritis. Ann. Rheum. Dis. (1988) 69–72
97. Bernstein, H.N.: Ocular safety of hydroxychloroquine sulfate (plaquenil). Ann. Ophthalmol. 23 (1991) 292–296
98. Bertolini, A., R. Poggioli, P. Zanoli: Vitamin E enhanced the activity of non-steroidal anti-inflammatory drugs. Rivista di farmacologia e Terapia 13 (1982) 27–34
99. Betson, J.R. jr., R.V. Dorn: Forty cases of arthritis and pregnancy. Journal of the International College of Surgery 42 (1964) 521–526
100. Bhatt-Sanders, D.: Acupuncture for rheumatoid arthritis: an analysis of the literature. Sem. Arth. Rheum. Vol. 14, 4 (1985) 225–231
101. Biemond, P., A.J.G. Swaak, H.G. van Eijk, J.F. Koster: Intraarticular ferritin-bound iron in rheumatoid arthritis. A factor that increases oxygen free radical-induced tissue destruction. Arthr. Rheum. Vol. 29, No. 10 (1986) 1187–1193
102. Bijlsma, J.W., Y. Schenk, A.C. Ramsellar: Methylprednisolone pulse therapy in conjunction with azathioprine in rheumatoid arthritis. Clin. Rheumatol. 5 (1986) 499–504
103. Bird, H.A.: Disease modifying drugs for rheumatoid arthritis: asset or liability? Editorial. Clin. Rheumatol. 6 (1987) 486–488
104. Bird, H.A., P. Le Gallez, J.s. Dixon, M.a. Catalano, A. Traficante, L. Liany, H. Sussman, H. Rotman, V. Wright: A clinical and biochemical assessment of a non-thiol ACE inhibitor (pentopril; CGS-13945) in active rheumatoid arthritis. J. Rheumatol. 17 (1990) 603–608
105. Björkengren, A.G., M.N. Pathria, D.J. Sartoris, D.J., R. Terkeltaub, R., J.M. Esdaile, M. Weisman, D. Resnick: Carpal alterations in adult-onset Still disease, juvenile chronic arthritis, and adult-onset rheumatoid arthritis: comparative study. Radiology 165 (1987) 545–548
106. Blanche, P., P.C.J. Menkes: Die immunsuppressive Behandlung der Amyloidose nach chronischer Polyarthritis und Still-Syndrom (übersetzt in: EULAR-Bull. 1993, 101–104) Original in: Rev. de Rhum. 59 (12) (1992) 784–789
107. Blankenhorn, G.: Klinische Wirksamkeit von Spondyvit® (Vitamin E) bei aktivierten Arthrosen. Eine multicentrische placebokontrollierte Doppelblindstudie. Z. Orthop. 124 (1986) 340–343
108. Bliddal, H., C. Hellesen, P. Ditlevsen, J. Asselberghs, L. Yager: Soft-laser therapy of rheumatoid arthritis. Scand. J. Rheumatol. 16 (1987) 225–228
109. Bloem, I.L., D.I. Sartoris: MRI and CT of the musculoskeletal system. A Text Atlas. Williams u. Wilkins. Baltimore Hongkong London Munich Philadelphia Sydney Toronto 1992

110. Bluestein, H.G., F. Hasler: Epstein-Barr virus and rheumatoid arthritis. Surv. Immunolog. Res. (1984) 70–77
111. Böhm, P., T. Holy: Is there a future for hinged prostheses in primary total knee arthroplasty? J. Bone Jt. Surg. 80B (1998) 302–309
112. Böni, A.: Die progrediente chronische Polyarthritis. In: Schön, E., A. Böni, K. Miehlke. Klinik der rheumatischen Erkrankungen. pp. 139–180, Springer, Berlin 1970
113. Borg, G., E. Allander, B. Lund, E. Berg, U. Brodin, H. Pettersson, L. Trang: Auranofin improves outcome in early rheumatoid arthritis. Results from a 2-year, double blind, placebo controlled study. J. Rheumatol. 15 (1988) 1747–1754
114. Borg, A.A., M.J. Davis, P.D. Fowler, M.F. Shadforth, P.T. Dawes: Rifampicin in early rheumatoid arthritis. Scand. J. Rheumatol. 22 (1993) 39–42
115. Borne, B.E.E.M. van den, R.B.M. Landewe, H.S. Goei The: Relative bio-availability of a new oral form of cyclosporin A in patients with rheumatoid arthritis. Brit. J. Clin. Pharmacol. 39 (1995) 172–175
116. Borne, van den, B., R.B.M. Landewé, H.S. Goei The, J. Rietveld, A.H. Zwinderman, G.A.W. Bruyn, F.C. Breedveld, B.A.C. Dijkmans: Combination therapy in recent onset rheumatoid arthritis. Br. J. Rheumatol. 36 (Suppl. 1) (1997) 181
117. Borstlap, M.A.P.J., H.J. VanDeLAAR, M. Bernelott, J.K. VanDer-Korst: Onset and outcome of rheumatoid arthritis, the influence of age and rheumatoid factor. Arthr. Rheum. 34 (Suppl) (1991): Abstract D 90
118. Bosmansky, K.,T. Urbanek: Acta rheumatologica et balneologica pistiniana. Studia epidemiol. rheum. 2 (1975) 20–26
119. Boumpas, D.T.: A novel action of glucocorticoids-NF-Kappa B inhibition (editorial). Br. J. Rheumatol. 35 (1996) 709–710
120. Brabant, T., A. Wittenborg: Antiphlogistische und analgetische Wirksamkeit von Vitamin E (D-alpha-tocopherolacetat, Spondyvit®) im Vergleich zu Diclofenac-Natrium in der Behandlung von Patienten mit chronischer Polyarthritis. Z. Rheumatol. 52, 5, Abstract 61E (1993) 40
121. Brackertz, D.: Welche Relevanz haben HLA-Antigen-Bestimmungen in der Diagnostik rheumatischer Erkrankungen? EULAR-Bulletin 1 (1987) 6–14
122. Brackertz, D., T.L. Vischer: OM-8980 in rheumatoid arthritis: a 6-month double blind placebo controlled multicenter Study. J. Rheumatol. 16 (1989) 19–23
123. Bradley, J.D., K.D. Brandt, B.P. Katz: Infectious complications of cyclophosphamide treatment for vasculitis. Arthritis Rheum. 32 (1989) 45–53
124. Bradus, R.J., P. Hybarger, G.A.W. Gooding: Parotid glands: US findings in Sjögren syndrome. Radiology 169 (1988) 749–751
125. Brandt, K., E.S. Cathcart, S. Cohen: A clinical analysis of the course and prognosis of 42 patients with amyloidosis. Amer. J. Med. 44 (1968) 955–962
126. Branemark, P.I., J. Lindstrom, I. Jonsson: Capillary structure and function in rheumatoid arthritis. A vital microscopic study of conjunctival and surgically exposed joint tissues. Acta Rheumatol. Scand. 9 (1963) 284–292
127. Braun, J.J., D.H. Birkenhäger-Frenkel, All. Rictveld, J.R. Jullmann, T.J. Vissor, J.C. Birkenhäger: Influence of I alpha (OH) D_3 administration on bone and bone mineral metabolism in patients on chronic glucocorticoid treatment; a double blind controlled study. Clin. Ednocrinol. 18 (1983) 65–73
128. Breedveld, F.C., R.R.P. de Vries: T-cell vaccination – a prospect. In: Rheumatoid Arthritis (Eds. Smolen, I., I.-R. Kalden, R.N. Maini), pp. 385–393, Springer- Verlag Berlin, Heidelberg, 1992
129. Breedveld, F.C., P.R. Algra, C.J. Vielvoye, A. Cats: Magnetic resonance imaging in the evaluation of patients with rheumatoid arthritis and subluxations of the cervical spine. Arthritis Rheum. 30 (1987) 624–629
130. Breedveld, F.C., B.A.C. Dijkmans, H. Mattie: Minocycline treatment for RA. J. Rheumatol. 17 (1990) 43–46
131. Breithaupt, H.: Besonderheiten der Pharmakotherapie rheumatischer Erkrankungen im höheren Lebensalter. Z. Rheumatol. 51 (1992) 301–304
132. Brennan, P., B. Harrison, E. Barrett: A simple algorithm to predict the development of radiological erosions in patients with early rheumatoid arthritis. British Medical Journal 313 (1996) 471–476
133. Brewer, E.J., E.H. Giannini, N. Kuzmina: Penicillamine and hydroxychloroquine in the treatment of severe juvenile rheumatoid arthritis. Results of the USA-USSR double-blind placebo-controlled trial. N. Engl. J. Med. 14 (1986) 1269–76
134. Brewerton, B.A.: Hand deformities in rheumatoid disease. Ann. Rheum. Dis. (1957) 183
135. Brick, J.E., L.W. Moreland, F. Al-Kawas: Prospective analysis liver biopsies before and after methotrexate therapy in rheumatoid arthritis. Semin. Arthritis Rheum. 19 (1989) 31–44
136. O'Brien, W.N.: The genetics of rheumatoid arthritis. Clin. Ex. Immunol. 2 (1957) 785–802
137. Brody M., I. Bohm, R. Bauer: Mechanisms of action of methotrexate: experimental evidence that methotrexate blocks the binding of interleukin-1 β to the interleukin-1 receptor on target cells. Eur. J. Clin. Chem. Clin. Biochem 31 (1993) 667–674
138. Bronisch, F.W.: Erkrankungen im Bereich der oberen Halswirbelsäule aus klinisch-neurologischer Sicht: Med. Welt 25 (1974) 1741–1748
139. Brook, A., M. Corbett: Radiographic changes in early rheumatoid disease. Ann. Rheum. Dis. 26 (1977) 71–73
140. Brostoff, J., G.K. Scadding, D. Male, I.M. Roitt: Klinische Immunologie. Verlagsgesellschaft GmbH Weinheim, pp. 2.1–2.10 und 5.1–5.12, 1993
141. Brügger, A.: Die Funktionskrankheiten des Bewegungsapparates: Ein neues Konzept für häufige Schmerzsyndrome. Akt. Rheumatol. 12 (1987) 314–321
142. Bruhin, A.: Die radiologischen Veränderungen an der Halswirbelsäule bei der progredient chronischen Polyarthritis. p. 1–58. Diss. Zürich 1969
143. De Brum-Fernandes, A.J., S. Laporte, M. Heroux, M. Lora, C. Patry, H.A. Ménard, R. Dumais, R. Leduc: Expression of prostaglandin endoperoxide synthase-1 and prostaglandin endoperoxide synthase-2 in human osteoblasts. Biochem. Biophys. Res. Commun 198 (1994) 955–960
144. Brune, K.: Grundzüge der Arzneimitteltherapie rheumatischer Krankheiten. Aesopus, Basel, 1983
145. Brune, K.: Neue Erkenntnisse zum Wirkmechanismus der entzündungshemmenden Effekte der Glukokortikoide. In: Immunbefunde in der Rheumatologie. Stellenwert der Diagnosehilfe? Sinn und Unsinn einzelner Bestimmungen? (Ed. Miehle), pp. 149–152 (1992)
146. Brune, K., B. Hinz: Zum aktuellen Stand der Zyklooxygenase-Forschung. Dtsch. Ärzteblatt 95, 7 (1998) A-343–346
147. Buchanan, W.W., R.M. Murdoch: Hypothesis: that rheumatoid arthritis will disappear. J. Rheumatol. 6 (1979) 324–329
148. Buchberger, W., W. Judmaier, G. Birbamer, K. Hasenöhrl, Ch. Schmidauer: Der Stellenwert von Sonographie und MR-Tomographie in Diagnose und Therapiekontrolle des Karpaltunnelsyndroms. Fortschr. Röntgenstr. 159, 2 (1993) 138–143
149. Buckland-Wright, J.C., G.S. Clarke, I.C. Chikanza, R. Grahame: Quantitative microfocal radiography detects changes in erosion area in patients with early rheumatoid arthritis treated with myocrisine. J. Rheumatol. 20: 2 (1993) 243–247

150. Buckley, L.M., E.S. Leib, K.S. Cartularo, P.M. Vacek, S.M. Cooper: Effects of low dose corticosteroids on the bone mineral density of patients with rheumatoid arthritis. J. Rheumatol. 22 (1995) 1055–1059
151.* Bullingham, R., S. Monroe, A. Ncholls, M. Hale: Pharmacokinetics and bioavailability of mycophenolate mofetil in healthy subjects after single-dose oral and intravenous administration. J. Clin. Pharmacol. 36 (4) (1996a) 315–324
152.* Bullingham, R., J. Shah, R. Goldblum, M. Schiff: Effects of food and antacid on the pharmacokinetics of single doses of mycophenolate mofetil in rheumatoid arthritis patients. Br. J. Clin. Pharmacol. 41 (6) (1996b) 513–516
153. Bulmash, J.M.: Rheumatoid arthritis and pregnancy. Obstetrics and Gynecology 8 (1985) 223–276
154. Bunch, T.W., J.D. O'Duffy, R.B. Tompkins: Controlled trial of hydroxychloroquine and D-penicillamine single and in combination in the treatment of rheumatoid arthritis. Arthritis Rheum. 27 (1984) 267–276
155. Bunker, T.D., W.A. Wallace: Schulterarthroskopie. Georg Thieme Verlag Stuttgart – New York 1992
156. Burastero, S.E., P. Casali, R.L. Wilder, A.L. Notkins: Monoreactive high affinity and polyreactive low affinity rheumatoid factors are produced by CD5 + B cells from patients with rheumatoid arthritis. J. Exp. Med. 168 (1988) 1979–1992
157. Burmester, G.R.: Reaktive Arthritiden und andere extraartikuläre Entzündungen begleitende Gelenkerkrankungen. In: Klinische Rheumatologie (Hrsg. Kalden, J.-R.), pp. 177–214, Springer Verlag, Berlin – Heidelberg – New York – London – Paris Tokyo 1988
158. Burmester, G.R.: Zytokine: Indikation zur Bestimmung, pathophysiologische Bedeutung, therapeutische Ansätze. In: Immunbefunde in der Rheumatologie (Eds. W. Miehle), pp. 82–92, Bad Aibling, 1992
159. Burmester, G.R., F. Emmerich: Anti-CD4 therapy in rheumatoid arthritis. Clin. Exp. Rheumatol. 11 (Suppl. 81) (1993) 139–145
160. Burmester, GR., D.T.Y. Yu, A.-M. Irani, G. Kunkel, R.J. Winchester: Ia + T-cells in synovial fluid and tissues of patients with rheumatoid arthritis. Arthritis Rheum. 24 (1981) 1370–1376
161. Burmester, G.R., P. Locher, B. Koch, R.J. Winchester, A. Dimitriu-Bona, J.R. Kalden, W. Mohr: The tissue architecture of synovial membranes in inflammatory and noninflammatory joint diseases. I. The localization of the major synovial cell populations as detected by monoclonal reagents directed toward Ia and monocyte-macrophage antigens. Rheumatology Int. 3 (1983) 173–181
162. Burry, H.C., B.L.J. Treadwell, J.M. Tweed, W.J. Weston: Lateral subluxation of atlanto-axial joint in rheumatoid arthritis. Vortrag auf dem XIV. Internationalen Kongreß der Rheumatologie. 26. 6.–1. 7. 1977, San Francisco – California/USA 1977
163. Butman, S., L.R. Espinoza, J. del Carpio, C.K. Osterland: Rheumatoid pericarditis. Rapid deterioration with evidence of local vasculitis. J. Am. Med. Asc. 238 (1977) 2394–2396
164. Byron, M.A., J.R. Kirwan: Corticosteroids in rheumatoid arthritis: Is a trial of their "disease modifying„ potential feasible? Ann. Rheum. Dis. 46 (1986) 171–173
165. Bywaters, E.G.L.: Peripheral vascular obstruction in rheumatoid arthritis and its relationship to other vascular lesions. Ann. Rheum. Dis. 16 (1957) 84–103
166. Bywaters, E.G.L.: Still's disease in the adult. Ann. Rheum. Dis. 30 (1971) 121–131
167. Cade, R., G. Stein, M. Pickering, E. Schlein, F. Spooner: Low dose, longterm treatment of rheumatoid arthritis with azathioprine. South Med. J. 69 (1976) 388–392
168. Calabresi, P.. R.J. Parks, Jr.: Antiproliferative agents and drugs used for immunsuppression. In: The pharmacologic basis of therapeutics (Eds.: Goodman, I.S., A. Gilman), pp. 1348–1396. The Macmillan Company London, Toronto 1980
169. Calabresi, P., R.J. Parks Jr.: Antiproliferative agents and drugs used for immunosuppression. In: The Pharmacological Basis of Therapeutics. 7th Ed. Edited by A.G. Gilman, L.S. Goodman, T.W. Rall, and F. Murad. pp. 1240–1278. New York, Macmillan Publishing Co., 1985
170. Caldwell, J.R., P.D. Saville, G.D. Bedsole, W.W. Pleskow, C.L. Young: Therafectin (amiprilose HCl) in rheumatoid arthritis: a 6-month double blind, placebo-controlled study, followed by a 6-month open extension. Arthritis Rheum. 30 (1987) S57
171. Caldwell, J.R., R. Bonebrake, W. Gruhn, H.H. McIlwain: Long-term efficacy and safety of amiprilose hydrochloride (AM) in a double-blind, randomized withdrawal study in PTS. With rheumatoid arthritis (RA). Arthritis Rheum. Vol. 36, No. 9 (Suppl.) (1993) Abstr. C168, S215
172. Calin, A., I. Elswood, P.T. Klouda: Destructive arthritis, rheumatoid factor and HLA-DR4: susceptibility versus severity, a case-control study. Arthritis Rheum. 32 (1989) 1221–1225
173. O'Callaghan, J.W., M.J. Forrest, P.M., Brooks: Inhibition of neutrophil chemotaxis in methotrexate-treated rheumatoid arthritis patients. Rheumatol. Int. 8 (1988) 41–45
174. Campana, C., M.B. Regazzi, I. Buggia, M. Molinaro: Clinical significant drug interactions with Cyclosporin. An Update. Clin. Pharmacokinet. 30 (1996) 141–179
175. Campbell, P.M., E.C. LeRoy: Raynaud phenomenon. Semin. Arthritis Rheum. 16 (1996) 92–103
176. Campion, G., P.J. Maddison, N. Goulding, I. James, M.J. Ahern, I. Watt, D. Samsom: The Felty syndrome: a case-matched study of clinical manifestations and outcome, serologic features, and immunogenetic associations. Medicine 69 (1990) 69–80
177. Campion, G., I. Löw-Friedrich, Ch. Oed, H. Seifert: Comparison of different dosing regimes of leflunomide in the treatment of active rheumatoid arthritis. 25th Scandinavian Congress of Rheumatology. Scand. J. Rheumatol. Suppl. 98 (1994) Abstr. 140
178. Cannon, G.W., S.H. Pincus, R.D. Emkey, A. Denes, S.A. Cohen, F. Wolfe, P.A. Saway, A.M. Jaffer, A.L. Weaver, L. Cogen, J.D. Schindler: Double-blind trial of recombinant gamma-interferon versus placebo in the treatment of rheumatoid arthritis. Arthritis Rheum. 32 (1989) 964–973
179. Cao, C., K. Matsumura, K. Yamagata, Y. Watanabe: Endothelial cells of the rat brain vasculature express cyclooxygenase-2 mRNA in response to systemic interleukin-1β: a possible site of prostaglandin synthesis responsible for fever. Brain Res. 733 (1996) 263–272
180. Capell, H.A., D.R. Porter, R. Madhok, J.A. Hunter: Second line (disease modifying) treatment in rheumatoid arthritis: which drug for which patient? Ann. Rheum. Dis. 52 (1993) 423–428
181. Caplan, A.: Certain unusual radiological appearances in the chest of coal- miners suffering from rheumatoid arthritis. Thorax 8: (1953) 29–36
182. Cargill, D.I., D.E. Furst: Clinical pharmacokinetics of low dose methotrexate. pp. 5–15. In: Methotrexate for Rheumatoid Arthritis. (Ed. M. Yaron). Tel Aviv, Zofan Ltd., 1990
183. Carlin, G., A.K. Nymar, A. Grönberg: Effects of sulfasalazine on cytokine production by mitogen-stimulated human T-cells. Arthritis Rheum. 37 (Suppl. 9) (1994) S383
184. Carroll, G.J., K. Withers, C.E. Bayliss: The prevalence of Raynaud's syndrome in rheumatoid arthritis. Ann. Rheum. Dis. 40 (1981) 567–570
185. Carson, C.W., G.W. Cannon, J.J. Egger: Pulmonary disease during the treatment of rheumatoid arthritis with low-dose

pulse methotrexate. Semin. Arthritis Rheum. 16 (1987) 186–195
186. Caruso, I., S. Santandrea, P.S. Puttini: Clinical, laboratory and radiographic features in early rheumatoid arthritis. J. Rheumatol. 17 (1990) 1263–1267
187. Carvalho de A., H. Graudal: The course of atlanto-axial involvement and his narrowing of the cervical spine in rheumatoid arthritis. Fortschr. Röntgenstr. 135 (1981) 32–37
188. Carvalho, A. de, H. Graudal, B. Jorgens: Evaluation of the progression of rheumatoid arthritis. Significance of age at onset and sex. Act. Radiol. Diag. 21 (1980) 545–550
189. Case, J.P., H. Lorberboum-Galski, R. Lafyatis, D. Fitzgerald, R.L. Wilder, I. Pastan: Chimeric cytotoxin 142-PE40 delays and mitigates adjuvant-induced arthritis in rats. Proc. Natl. Acad. Sci USA 86 (1989); 287–291
190. Cash, J.M., J.H. Klippel: Is malignancy a major concern in rheumatoid arthritis patients? J. Clin. Rheum. 1 (1995) 14–22
191. Caspi, D., M. Tishler, M. Yaron: Association between gold included skin rush and remission in patients with rheumatoid arthritis. Ann. Rheum. Dis. 48 (1989) 730–732
192. Cassidy, J.T.: Juvenile rheumatoid arthritis. In: Kelly, W.N., Harris, E.P., Ruddy, S., Sledge, C.B.: Textbook of Rheumatology. pp. 279–1305. Saunders, Philadelphia, 1981
193. Cathcart, E.S., J.B. O'Sullivan, J.B.: Rheumatoid arthritis in a New England town: a prevalence study in Sudbury, Massachusetts, New Engl. J. Med. 282 (1970) 421–424
194. Cayla, J., T. Rosey, J. Rondier, J.: Résultats à 5 ans et à 8 ans des synoviorthèses isotopiques du genou dans la polyarthrite rhumatoide. Rev. Rhum. Mal. Ostéoartic. 47 (1980) 303–307
195. Cecere, F.A., R.H. Persellin, R.H.: The interaction of pregnancy and the rheumatoid diseases. Clinics in Rheumatic Diseases 7 (1981) 747–768
196. Chalmers, I.M., G.S. Blair: Rheumatoid arthritis of the temporomandibular joint: a clinical and radiological study using circular tomography. Q. J. Med. 42 (1979) 369
197. Chalmers, I.M., D.S. Sitar, T. Hunter: A one year, open, prospective study of sulfasalazine in the treatment of rheumatoid arthritis: adverse reactions and clinical response in relation to laboratory variables, drug and metabolite serum levels, and acetylator status. J. Rheumatol 17 (1990) 764–770
198. Chan, S.Y.: Function of COX-1 and COX-2. ILAR-Congress of Rheumatology. 8–13 Juni 1997. Proceedings (1997) 426–427
199. Chang, D.M., P. Baptiste, P.H. Schur: The effect of antirheumatic drugs on Interleukin-1 (IL-1) activity and IL-1 inhibitor production by human monocytes. J. Rheumatol. 17 (1990) 1148–1157
200. de la Chapelle, A., M. Oka, A. Rekonen, A. Ruotsi: Chromosome damage after intraarticular injections of radioactive yttrium. Effect of immobilization on the biological dose. Ann. Rheum. Dis. 31 (1972) 508–515
201. Chapman, R.M.: Cyclical combination chemotherapy and gonodal dysfunction. Retrospective study in males. Lancet 1 (1979) 285–289
202. Charcot, J.M.: Études pour servir a l'histoire de l'affection décrite sous les noms de goutte asthénique primitive, nodosités des jointures, rheumatisme articulare chronique. Thèse, Paris
203. Chiocchia, G., M.C. Boissier, C. Fournier: Therapy against murine collagen-induced arthritis with T cell receptor V β-specific antibodies. Eur. J. Immunol. 21 (1991) 2899–2905
204. Chlud, K., H. Schmellenkamp: B-Vitamine – Ihre Bedeutung in der Behandlung rheumatischer Erkrankungen. EULAR-Bulletin Nr. 1, Seperatum 1, 1987
205. Choy, E.H.S., C. Pitzalis, J.A. Bijl, G.J.H. Kingsley, G.S. Panayi: The importance of dose and dosing regimen of anti-CD4 monoclonal antibody (mAB) in the treatment of rheumatoid arthritis (RA). Arthritis Rheum. Vol. 36, 9 (Suppl.) (1993) Abstr. A191, S129
206. Choy, E.H.S., G.S. Panayi, G.H. Kingsley: Therapeutic monoclonal antibodies. Brit. J. Rheumatol. 34 (1995) 707–715
207. Clark, P., P. Tugwell, K. Bennett.: Meta-analysis of injectable gold in rheumatoid arthritis. J. Rheumatol. 16 (1989) 442–447
208. Clegg, D.O.: Sulfasalazine. In: Arthritis and Allied Conditions. A Textbook of Rheumatology. Ed. McCarty. pp. 637–643. Lea & Febiger Philadelphia London (1993 a)
209. Clegg, D.O.: Combination Hydroxychloroquine and Methotrexate in the treatment of rheumatoid arthritis: Arthritis Rheum. 36 (Suppl.) (1993b): Abstr. 87
210. Clemensen, O.J., K. Sigaard-Andersen, A.M. Worm, D. Stehal, F. Forst, I. Bloch: Psoriatic arthritis treated with oral zink sulphate. Brit. J. Derm. 103 (1980) 411–415
211. Clements, P.J., J. Davis: Cytotoxic drugs: their clinical application to the rheumatic diseases. Sem. Arthritis Rheum. 15 (1986) 231–254
212. Clementz, G.L., B.J. Dolin: Sulfasalazine-induced lupus erythematosus. Am. J. Med. 84 (1988) 535–538
213. Clerck de, L.S., M.L. Wested, A. Cats, B.J. Vermeer, E.F. Weltevreden, C.H. Bridts, W.J. Stevens: IgE deposition in normal skin of patients with rheumatoid arthritis in relation to clinical and laboratory findings. Ann. Rheum. Dis. 44 (1985) 772–777
214. Cline, M.J., G. Opelz, A. Saxon, J.J. Fahey.: Autoimmune panleukopenia. Engl. J. Med. 295 (1976) 1489–1493
215. Cockburn, I.: Assessment of the risks of malignancy and lymphomas developing in patients using sandimmune. Transplant Proc. 19 (1987) 1804–1807
216. Cohen, M.G., J. Webb: Antihistone antibodies in rheumatoid arthritis and Felty's syndrome. Arthr. Rheum. Vol. 32, No. 10 (1989) 1319–1324
217. Combe, B., R.M. Pope, M. Filchback: Interleukin-2 in rheumatoid arthritis: Production of and response to interleukin-2 in rheumatoid synovial fluid, synovial tissue and peripheral blood. Clin. Exp. Immunol. 59 (1985a) 520–528
218. Combe, B., B. Cosso, J., Clot, M. Bonneau, J. Sany.: Human placenta-eluated gamma globulins in rheumatoid arthritis. Am. J. Med. 78 (1985b) 920–928
219. Comer, S.S., H.E. Jasin: In vitro immunomodulatory effects of sulfasalazine and its metabolites. J. Rheumatol. 15 (4) (1988) 580–586
220. Conlon, P.W., I.C. Isdale, B.S. Rose: Rheumatoid arthritis of the cervical spine. An analysis of 333 cases. Ann. Rheum. Dis. 25 (1966) 120–126
221. Conradi, E., M.L. Conradi: Zur Indikation klinischer Fastenbehandlungen. Zschr. Ärztl. Fortbild. 63 (1970) 1284–1288
222. Cooke, T.D., E.R. Hurd, H.E. Jasin, J. Bienenstock, M. Ziff: Identification of immunoglobulins and complement in rheumatoid articular collagenous tissues. Arthr. Rheum. 18 (1975) 541–551
223. Cooperating Clinics Committee of the American Rheumatism Association: A seven-day variability study of 499 patients with peripheral rheumatoid arthritis. Arthritis Rheum. 8 (1965) 302–335
224. Cooperating Clinics Committee of the American Rheumatism Association: A controlled trial of cyclophosphamide in rheumatoid arthritis. N. Engl. J. Med. 283 (1970) 883–889
225. Cooperating Clinics Committee of the American Rheumatism Association: A controlled trial of gold salt therapy in rheumatoid arthritis. Arthritis Rheum. 16 (1973) 353–358

226. Corkill, M.M., B.W. Kirkham, D.O. Haskard, C. Barbatis, T. Gibson, G.S. Panayi: Gold treatment of rheumatoid arthritis decreases synovial expression of the endothelial leukocyte adhesion receptor ELAM-1. J. Rheumatol. 18 (1991) 1453–1459
227. Corrigan, A.B.: Radiological changes in rheumatoid cervical spines. Australas Radiol. 13 (1969) 370–375
228. Corvetta, A., M.N. Luchetti, G. Pomponio, P.J. Spaeth, G. Danieli: Effect of high dose intravenous immunoglobulin in rheumatoid arthritis. In: Immunotherapy with intravenous immunoglobulins. Editorial-Board by Imbach P. Acaemic Press: San Diego (1991) 283–295
229. Cosh, J.A., J.V. Lever: Herz und rheumatische Erkrankungen (Kurzfassung) (übersetzt: Miehle, W.) pp. 29–40, EULAR Basel, 1984
230. Cox, N.L., M.V. Prowse, M.C. Maddison, P.J. Maddison.: Treatment of early rheumatoid arthritis with rifampicin. Ann. Rheum. Dis. 51 (1992) 32–34
231. Craig, G.L., R.T. Hoffmeister, J.W. Harrison, D. Wilson: Follow-up of patients started on methotrexate prior to 1975. Arthritis Rheum. Vol. 35, No. 5 (Suppl.) (1993) 46–R13
232. Crellin, R.O., J.J. Maccabe, E.B.D. Hamilton: Severe subluxation of the cervical spine in rheumatoid arthritis. J. Bone Joint Surg. (Br.) 52 (1970) 244–251
233. Crilly, A., S. Kolta, M. Dougados: Effect of cyclosporin A on interleukin-6 and soluble interleukin-2 receptor in patients with rheumatoid arthritis. Ann. Rheum. Dis. 54 (1995) 137–139
234. Cronstein, B.N., G. Weissmann: The adhesion molecules of inflammation. Arthritis Rheum. 36, 2 (1993) 147–157
235. Cronstein, B.N., M.E. Eberle, H.E. Gruber, R.I. Levin: Methotrexate inhibits neutrophil function by stimulating adenosine release from connective tissue cells. Proc. Natl. Acad. Sci. USA 88 (1991) 2441–2445
236. Cronstein, B.N.: Molecular therapeutics. Methotrexate and its mechanisms of action. Arthritis Rheum. 39, 12 (1996) 1951–1960
237. Cseuz, R., J. Zimmerman, G.S. Panayi: Daily and alternate-day azathioprine treatment in rheumatoid arthritis: a twelve-week controlled clinical trial. Br. J. Rheumatol. 31 (1992) 501–502
238. Cuperus, R.A., A.O. Muijsers, R. Wever: Antiarthritic drugs containing thiol groups scavenge hypochlorite and inhibit its formation by myeloperoxidase from human leukocytes. A therapeutic mechanism of these drugs in rheumatoid arthritis? Arthritis Rheum. 28 (11) (1985) 1228–1233
239. Curran, J.J.: Long term safety and efficacy of methotrexate in the elderly rheumatoid population. Arthritis Rheum. Vol. 36, 9 (Suppl.) (1993) Abstr. 254, S81
240. Dambacher, M.A., E. Schacht: Osteoporose. Informationen über Risikoabschätzung, Prävention und Therapie. 1993
241. Daniels, T.E.: Labial salivary gland biopsy in Sjögren's syndrome. Arthritis Rheum. 27 (1984) 147–156
242. Danis, V.A., G.M. Franic, P.M. Brooks: The effect of slow-acting anti-rheumatic drugs (SAARDs) and combination of SAARDs on monokine production in vitro. Drugs Exp. Clin. Res. 17 (1991) 549–554
243. Danis, V.A., G.M. Franic, D.A. Rathjen, R.M. Laurent, P.M. Brooks: Circulating cytokine levels in patients with rheumatoid arthritis: results of a double blind trial with sulphasalazine. Ann. Rheum. Dis. 51 (1992) 946–950
244. Darlington, L.G.: Dietary therapy for arthritis. Rheumatic Disease Clinics of North America, Vol. 17, 2 (1991) 273–285
245. Darmawan, J.: Rheumatic conditions in the northern part of central Java. An epidemiological survey. Dissertation, Erasmus University, Rotterdam, Holland, Indonesia, 1988
246. Das, K.M.: Pharmacotherapy of inflammatory bowel disease: Part I. Sulfasalazine. Postgrad. Med. J., 74 (6) (1989) 141–151
247. Davidson, J.R., F.M. Graziano, R.J. Rothenberg: Methotrexate therapy for severe systemic lupus erythematosus. Arthritis Rheum. 30 (1987) 1195–1196
248. Davis, L.S., A.F. Kavanaugh, L.A. Nichols, P.E. Lipsky: Induction of persistent T-cell hyporesponsiveness in vivo by monoclonal antibody to ICAM-1 in patients with rheumatoid arthritis. J. Immunol. 154 (1995) 3525–3537
249. Dawes, P.T., P.D. Fowler, S. Clarke: Rheumatoid arthritis: Treatment which controls the C-reactive protein and erythrocyte sedimentation rate reduces radiological progression. Br. J. Rheumatol. 25 (1) (1986) 44–49
250. Dayer, J.M.: Zytokine, lösliche Zytokin-Rezeptoren und Zytokin-Rezeptorantagonisten. In: Biologische Substanzen: Neue Therapien bei rheumatoider Arthritis. Symposiums-Bericht, EULAR-Kongreß Budapest 2. Juli 1991, Eular-Bulletin Vol. XXI, No. 1 (1992) 6–12
251. Dayer, J.M.: Cytokines with conflicting biological activities. In: Congress Reports. Eular-Publishers 2 (1992) 31–32
252. Debeyre, N., A. Djian, R. Manuel, S. de Seze: Étude radiologique du rachis dorsal et lombaire dans la polyarthrite rhumatoide. Rev. Rhum. Mal. Osteoartic 32 (1965) 161–166
253. Deleuran, B.W.: Localization of TNF receptors in the synovial tissue and cartilage pannus junction in rheumatoid arthritis: impliciations for local action of TNF alpha. Arthritis Rheum. 35 (1992) 1170–1178
254. Deleuran B., M. Kristensen, K. Paludan: The effect of second-line antirheumatic drugs on interleukin-8 mRNA synthesis and protein secretion in human endothelial cells. Cytokine 4 (1992) 403–409
255. Dell, H.D.: Pharmakokinetik der perkutanen Therapie. Swiss Med. 12, 11 (1989) 12–20
256. O'Dell, J., C.E. Haire, N. Erikson, W. Drymalski, W. Palmer, P.J. Eckhoff, V. Garwood, P. Maloley, L. Klassen, S. Wees, H. Klein, G. Moore: Treatment of rheumatoid arthritis with methotrexate alone, sulfasalazine and hydroxychloroquine, or a combination of all three medications. New Engl. J. Med. 344 (1996a) 1287–1291
257. O'Dell, J.R., C.E. Haire, W. Palmer, W. Drymalski, S. Wees, K. Blakely, M. Churchill, P.J. Eckhoff, A. Weaver, D. Doud, N. Erikson, F. Dietz, R. Olson, P. Maloley, L.W. Klassen, G.F. Moore: Treatment of early rheumatoid arthritis with minocycline or placebo. Arthritis Rheum. 40, 5 (1997) 942–949
258. Del Puente, A., W.C. Knowler, D.J. Pettitt, P.H. Bennett: The incidence of rheumatoid arthritis is predicted by rheumatoid factor titer in longitudinal population study. Arthr. Rheum. 31 (1988) 1239–1244
259. Dequeker, J.: Kortikoide, Knochenmasse und Frakturen bei rheumatischen Erkrankungen. Akt. Rheumatol. 18 (1993) 14–17
260. Derry, C.L., T.L. Schwinghammer: Agranulocytosis associated with sulfasalazine. Drug Intell. Clin. Pharm. 22 (1988) 139–142
261. de Vries, C.R., F.S. Freiha: Hemorrhagic cystitis: A review. J. Urol. 143 (1990) 1–9
262. de Witt, D.L., O. Lanenville, M. Lecomte, T. Hla, C. Funk, M. Smith: Selective inhibition of the human PGH-synthase-1 and -2 (cyclooxygenase) isoenzymes by aspirin and other nonsteroidal anti-inflammatory drugs. In: World Congress Inflammation '93, IAIS, Vienna, October 10–15, 1993 (Abstract), pp. 154
263. de Witt, D.L., W.L. Smith: Yes, but do they still get headaches? Cell 83 (1995) 345–348
264. Deyo, R.A.: Compliance with therapeutic regimens in arthritis: Issues, current status, and a future agenda. Sem. Arth. Rheum. 12 (1992) 233–244

265. Diaz, C.J., E.L. Garcia, A. Mechante: Treatment of rheumatoid arthritis with nitrogen mustard. Preliminary report. JAMA, 147 (1951) 1418–1419
266. Dihlmann, W.: Ein röntgenologisches Frühzeichen der Arthritis. Der Schwund der subchondralen Grenzlamelle. Z. Rheumaforsch. 27 (1968) 129–13
267. Dihlmann, W.: Bildgebende Verfahren in der Rheumatologie. Internist 34 (1993) 825–830
267a Dihlmann, W., J. Bandick: Die Gelenksilhouette. Springer, Berlin 1995 (pp. 459)
268. Dijkmans, B.A.C., E. de Vries, T.M. Vreede: Synergistic and additive effects of disease modifying antirheumatic drugs combined with chloroquine on the mitogen-driven stimulation of mononuclear cells. Clin. Exp. Rheumatol. 8 (1990) 455–459
269. Dijkmans, B.A.C., A.W.A.M. Van Rijthoven, H.S. Goeithe, M. Boers, A. Cats: Cyclosporine in rheumatoid arthritis. Sem. Arthr. Rheum. 22 (1992) 30–60
270. Dijkstra, P.F., F.M. Gubler, M. Maas: The cystic form of rheumatoid arthritis. Fortschr. Röntgenstr. 149, 4 (1988) 383–385
271. Dillard, C., K.-J. Kunert, A.L. Tappel: Lipid peroxidation during chronic inflammation induced in rats by Freund's Adjuvant: Effect of vitamin E as Measured by experied pentane. Res. Comm. Chem. Path. Pharm. 37 (1982) 143–146
272. Dinchuk, J.E., B.D. Car, R.J. Focht, J.J. Johnston, B.D. Jaffe, M.B. Covington, N.R. Contel, V.M. Eng, R.J. Collins, P.M. Czerniak, S.A. Gorry, J.M. Trzaskos: Renal abnormalities and an altered inflammatory response in mice lacking cyclooxygenase II. Nature 378 (1995) 406–409
273. Diplock, A.T.: Vitamin E. In: A.T. Diplock, ed., Fat-soluble Vitamins, their biochemistry and applications. Heinemann, London (1985) 154–224
274. Dirheimer, Y.: The craniovertebral region in chronic inflammatory rheumatic diseases. Springer, Berlin – Heidelberg – New York, 1977
275. Di Rosa, M., M. Radomski, R. Carnuccio, S. Moncada: Glucocorticoids inhibit the induction of nitric oxide synthase in macrophages. Biochem. Biophys. Res. Commun. 172 (1990) 1246–1252
276. Dixon, A., St.J.J. Graber: Lokale Injektionstherapie bei rheumatischen Krankheiten. EULAR-Monographieserie Nr. 4 (Ed. Dürrigl) EULAR, Basel 1981
277. Domijan, Z., M. Popovic, V. Miadehovic, B. Rozman, D. Mihaijlovic, I. Jalic, M. Zzivkovic, Leflunomide Study Group, Croatia, Slovenia and Yugoslavia, V. Strand, I. Low-Friedrich, Ch. Oed, P. Muskic, H. Seifert: Efficacy and safety of Leflunomide in the treatment of patients with rheumatoid arthritis (RA). Arthritis Rheum. Vol. 36, No. 9 (Suppl.)(1993) Abstr. 108, 556
278. Donnelly, M.T., C.J. Hawkey: Therapie und Prävention der NSAR-induzierten Gastropathie. Rheumatol. in Europa 26/2 (1997) 71–73
279.* Dooley, M.A., P.H. Nachman, K.K. Satterly, J.R. Aiello, J.C. Jennette, R.J. Falk forthe Glomerular Disease Collaborative Network (GDCN): Mycophenylate mofetil therapy in resi stant or relapsing diffuse proliferative lupus nephritis (SLE-DPGN) following cyclophosphamide (CyP) therapy. Arthritis Rheum. Abstract Suppl. Vol. 40, No. 9 (1997) Abstr. 165
280. Doubrawa, R.: Verhaltenstherapeutische Ansätze in der stationären Behandlung psychosomatischer Rückenschmerzpatienten. In: VDR (Hrsg.): Band 4, Klinische Psychologie in der Rehabilitationsklinik. Referate und Berichte von der Tagung des Arbeitskreises Klinische Psycholog(inn)en in Reha-Kliniken, Bad Wildungen. VDR, Frankfurt 1991
281. Dougados, M., B. Amor: Cyclosporin A in rheumatoid arthritis: preliminary results of an open trial. Arthritis Rheum. 30 (1987) 83–87
282. Dougados, M., A. Cantagrel, P. Goupille, M. Schattenkircher, S. Meusser, L. Paimela, R. Rau, H. Zeidler, Leirisalo-Repom, K. Peldan, B. Combe: Sulfasalazine (SASP) Methotrexate (MTX) and the combination (Combi) in early rheumatoid arthritis (RA): a double blind randomized study. Regionaltagung der Deutschen Gesellschaft für Rheumatologie Düsseldorf. 19.–21. September 1997. Abstr. V 17
283. Dreyfus, J.N., T.J. Schnitzer: Pathogenesis and differential diagnosis of the swan-neck deformity. Semin. Arthritis. Rheum. 13 (1983) 200–206
284. Drosos, A.A., P.V. Voulgari, I. Papadopoulos, E.N. Politi, P. Georgiou, A.K. Zkou: Cyclosporine-A in the treatment of early rheumatoid arthritis. A prospective randomized 24 month study. ILAR-Congress of Rheumatology. 8–13 Juni 1997. Book of Abstracts 51
285. Duthie, J.J.R., P.E. Brown, L.H. Truelove: Course and prognosis in rheumatoid arthritis: A further report. Ann. Rheum. Dis. 23 (1964) 193–204
286. Easterbrook, M.: Ocular effects and safety of antimalarial agents. Amer. J. Med. 85, Suppl. 4a (1988) 23–29
287. Eberhardt, K.B., B. Svensson, L. Tuedsson, F.A. Wolheim: The occurrence of rheumatoid factor isotypes in early definite rheumatoid arthritis: no relationship with erosions or disease activity. J. Rheumatol. 15 (1988) 1070–1074
288. Eberhardt, K., L.C. Rydgen, H. Petterson, F.A. Wollheim: Early rheumatoid arthritis – onset, course, and outcome over 2-years. Rheumatol. Int. (1990) 135–142
289. Eberl, D.R., V. Fasching, V. Rahlfs, I. Schleyer, R. Wolf: Repeatability and objectivity of various measurements in rheumatoid arthritis. A comparative study. Arthr. Rheum. Vol. 19, No. 6 (1976) 1278–1286
290. Edmonds, J.P., D.L. Scott, D.E. Furst, P. Brooks, H.E. Paulus: Antirheumatic drugs: a proposed new classification. Arthritis Rheum. 36, 3 (1993a) 336–339
291. Edmonds, J.P., D.L., Scott, D.E. Furst, H.E. Paulus: New classification of antirheumatic drugs. The evolution of a concept. J. Rheumatol. 20: 3 (1993b) 585–587
292. Eggelmeijer, F., H.G. Otten, H.H. de Rooy, M.R. Daha, F.C. Breedveld: Significance of rheumatoid factor isotypes in seronegative rheumatoid arthritis. Rheumatol. Int. 10 (1990) 43–46
293. Ehlert, A., G. Josenhans: Die neuen ARA-Kriterien: höhere Spezifität – jedoch spätere Zuordnungsmöglichkeit. Dtsch. med. Wschr. 114 (1989) 735–737
294. Ehresman, G.R., K.E. Maclaughlin, D.A. Horwitz: Dose-related clinical efficacy of therafectin (ampirilose HCl) in rheumatoid arthritis. Arthritis Rheum. 30 (1987) S34
295. Ehrich, E., T.S., A. Kivitz, A. Weaver, F. Wolle, B. Morrison, Q. Zeng, J. Bolognese, B. Seidenberg: MK-966, a highly selective COX-2 inhibitor, was effective in the treatment of osteoarthritis (OA) of the knee and hip in a 6-week placebo controlled study. Arthritis Rheum. 40, 9 (Suppl.)(1997) Abstr. 330, S85
296. Eising, L.: Dietary intake in patients with arthritis and other chronic diseases. J. Bone Jt. Surg. 45A (1963) 69–75
297. Ekblom, B., O. Lövgren, M. Alderin, M. Fridström, G. Sätterström: Physical performance in patients with rheumatoid arthritis. Scand. J. Rheumatol. 3 (1974) 121–127
298. Ekblom, B., O. Löfgren, M. Alderin, M. Fridström, G. Sätterström: Effect of short-term physical training on patients with rheumatoid arthritis. Scand. J. Rheumatol. 4 (1975) 80
299. El-Khoury, G.Y., M.H. Wener, A.H. Menezes, K.D. Dolan, M.E.H. Katol: Cranial settling in rheumatoid arthritis. Radiology 137 (1980) 637–642
300. Elkon, K.B., G.R.V. Hughes, E.G.L. Bywaters, et al.: Adult-onset Still's disease: twenty-year followup and further studies of patients with active disease. Arthritis Rheum. 25 (1982) 647–654

301. Elkon, K.B., A.E. Charavi, G.R.V. Hughes, H.M. Moutsopoulos: Autoantibodies in the sicca syndrome (primary Sjögren's syndrome). Ann. Rheum. Dis. 43 (1984) 243
302. Elliot, M.J., R.N. Maini, M. Feldmann, A. Long-Fox, P. Charles, P. Katsikis, M. Brennan, J. Walker, H. Bijl, J. Ghrayeb, J.N. Woody: Treatment of rheumatoid arthritis with chimeric monoclonal antibodies to tumor necrosis factor alpha. Arthritis Rheum. 36, 12 (1993) 1681–1690
303. Elliot, M.J., R.N. Maini, M. Feldmann: Repeated therapy with monoclonal antibody to tumor necrosis factor α (cA2) in patients with rheumatoid arthritis. Lancet 344 (1994a) 1125–1127
304. Elliot, M.J., R.N. Maini, M. Feldmann: Randomised double-blind comparison of chimeric monoclonal antibody to tumor necrosis factorα (cA2) versus placebo in rheumatoid arthritis. Lancet 344 (1994b) 1105–1110
305. Elman, A., R. Gulleberg E. Nilsson, I. Rendahl, L. Wachtmeister: Chloroquine retinopathy in patients with rheumatoid arthritis. Scand. J. Rheumatol. 5 (1976) 161–166
306. Emery, P.: Monotherapy in rheumatoid arthritis. Br. J. Rheumatol. 32 (Suppl. 1) (1993) 21–23
307. Emery P.: The Roche Rheumatology Prize Lecture. The optimal management of early rheumatoid disease: the key to preventing disability. British Journal of Rheumatology 33 (1994) 765–768
307a. Emery, P.: Treatment of early synovitis. 25th Scandinavian Congress of Rheumatolgy. Scand. J. Rheumatol. Suppl. 98 (1994) Abstr. 137
308. Emery, P., D.P.M. Symmons: What is early rheumatoid arthritis?: Definition and diagnosis. Baillièrre's Clinical Rheumatolgy – Vol. 11, No. 1 (1997) 13–26
309. Endres, W.: D-Penicillamine in pregnancy – to ban or not to ban? Klin. Wschr. 59 (1981) 535–537
310. Engel, A.: RA in US adults, population studies of the rheumatic diseases. Edited by P.H. Bennett, P.H.N. Wood. Amsterdam, Excerpta Medica, 1968
311. Engel, J.-M.: Rheumaschub – was ist das? Brief an die Herausgeber. Akt. Rheumatol. 17 (1992) 36–37
312. Engel J.-M., G. Ströbel: Rheumatherapie I, pp. 2.125–2.126, Edition Medizin 1990
313. Engelhardt, G., R. Bögel, Chr. Schnitzer, R. Utzmann: Meloxicam: Influence on arachidonic acid metabolism. Part I. in vitro findings. Biochemical Pharmacology 51 (1996a) 21–28
314. Engelhardt, G.: Pharmacology of meloxicam, an new non-steroidal anti-inflammatory drug with an improved safety profile through preferential inhibition of COX-2. Br. J. Rheumatol. 35 (Suppl. 1) (1996b) 4–12
315. Epstein, W.V.: Parenteral gold therapy for rheumatoid arthritis: A treatment whose time has gone. J. Rheumatol. 16 (1989) 1291–1294
316. Epstein, W.V., C.J. Henke, E.H. Yelin.: Effect of parenterally administered gold therapy on the course of adult rheumatoid arthritis. Ann. Intern. Med. 114 (6) (1991) 437–444
317. Ericson, S., M. Lundberd: Alteration in the temporomandibular joint at various stages of rheumatoid arthritis. Acta Rheum. Scand. 13 (1967) 257–267
318. Ernst, E., Matrai, A.: Einfluß von alpha Tocopherol (Vitamin E) auf die Fließeigenschaften des Blutes. Therapiewoche 35 (1985) 5701–5702
319. Ernst, J.: Rheumatologie. In: Sonographie am Stütz- und Bewegungsapparat bei Erwachsenen und Kindern. Lehrbuch und Atlas (Eds. Graf, R.; Schulter, P.) pp. 375–422, Edition Medizin VCH, Weinheim 1988
320. Ernst, J.: Ultraschalldiagnostik der Gelenke und des Gleitgewebes in der Körperperipherie bei entzündlich-rheumatischen Erkrankungen. Z. Rheumatol. 52 (1993) 97–104
321. Faarvang, K.L., C. Egsmose, P. Kryger, J. P. Ødenphant, M. Ingeman-Nielsen, T.M. Hansen: Hydroxychloroquine and sulphasalazine alone and in combination in rheumatoid arthritis: a randomised double blind trial. Ann. Rheum. Dis. 52 (1993) 711–715
322. Fahrer, H., Ch.W. Hess, H.U. Rentsch: Kniegelenkerguß und Quadrizeps-Innervation: Ein Handikap für die muskuläre Rehabilitation? Akt. Rheum. 13, (1988) 85–90
323. Falck, H.M., O. Wegelius: Treatment of secondary renal amyloidosis with dimethylsulphoxide. In: Proceedings of the European Amyloidosis Research Symposium. Reed Books, Chertsey (England) (1984)
324. Farber, S., L.K. Diamond, R.D. Mercer.: Temporary remissions in acute leukemia in children produced by folic antagonist 4-amethopteroylglutonic acid (ametopterin). N. Engl. J. Med., 238 (1948) 787–793
325. Farr, M., L. Waterhouse, G.D. Kitas, P.A. Bacon: Assessing the outcome of sulphasalazine therapy in rheumatoid arthritis. Br. J. Rheumatolg. XXVI (1987) 2, 3
326. Farr, M., G.D. Kitas, E.I. Tunn, P.A. Bacon: Immunodeficances associated with sulphasalazine therapy in inflammatory arthritis. Brit. J. Rheumatol. 30 (1991) 413–417
327. Farr, M., L. Waterhouse, A.E. Johnson, P.A. Bacon: Sulphasalazine (SASP) in rheumatoid arthitis (RA): a 5-year prospective study. ILAR-Congress of Rheumatology. 8–13 Juni 1997. Book of Abstracts 52
328. Fassbender, H.G.: Pathologie rheumatischer Erkrankungen. Springer, Berlin Heidelberg New York 1975
329. Fassbender, H.G., M. Simmling-Annefeld: The potential aggressiveness of Synovial tissue in rheumatoid arthritis. J. Pathol. 139 (1983) 399–406
330. Fauci, A.S., B. Haynes, P. Katz, S. Wolff: Wegener's granulomatosis: prospective clinical and therapeutic experience with 85 patients for 21 years. Ann. Intern. Med. 98 (1983) 76–85
331. Fehlauer, C.S., C.W. Carson, G.W. Cannon: Methotrexate therapy in rheumatoid arthritis: 2-year retrospective follow-up study. J. Rheumatol. 16 (1989) 307–312
332. Fehr, K.: Gefäßbeteiligung bei progredient-chronischer Polyarthritis. Akt. Prob. Angiol. 17 (1972) 108–118
333. Fehr, K.: Ätiologie und Pathogenese der chronischen Polyarthritis. In: Rheumatologie in Klinik und Praxis (Eds. Fehr, K., Miehle, W., Schattenkirchner, M., Tillmann, K.) 7.1–7.68, Georg Thieme Stuttgart – New York 1989
334. Fehr, K., A. Böni: Chronische Polyarthritis. In: Vorlaender, K.-O. Immmunologie, Grundlagen, Klinik, Praxis, pp. 465–499, 2. Auflage Thieme Stuttgart 1983
335. Fehsel, K., A. Jalowy, S. Qi, V. Burkart, B. Hartmann, H. Kolb: Islet cell DNA is a target of inflammatory attack by nitric oxide. Diabetes 42 (1993) 496–500
336. Feigenbaum, S.L., A.T. Masi, S.B. Kaplan: Prognosis in rheumatoid arthritis. A. longitudinal study of newly diagnosed younger adult patients. Am. Med. 66 (1979) 377–384
337. Feigenbaum, S.L., A.T. Masi, S.B. Kaplan: Prognosis in rheumatoid arthritis. A. longitudinal study of newly diagnosed younger adult patients. Am. Med. 66 (1979) 377–384
338. Felson, D.T., J.J. Anderson, M. Boers, C. Bombardier, M. Chernoff, B. Fried, D. Furst, Ch. Goldsmith, St. Kieszak, R. Lightfoot, H. Paulus, P. Tugwell, M. Weinblatt, R. Widmark, H.J. Williams, F. Wolfe: The American College of Rheumatology preliminary core set of disease activity measures for rheumatoid arthritis clinical trials. Arth. Rheum., 36, 6 (1993) 729–740
339. Feltkamp, T.E.W., J.A. Janssens, C.G.M. Kallenberg, A.J.G. Swaak, T.H The, S. van der Linden, N.G. Verwey-Burke: Antinuclear antibody determination in daily practice. In: Kalden, J.R., Feltkamp, T.E.W.: Antibodies to nuclear antigenes, pp. 11–19, Excepta Medica Amsterdam 1982

340. Felty, A.R.: Chronic arthritis in the adult, associated with splenomegaly and leucopenia. Johns Hopkins Hosp. Bull. 35 (1924) 16
341. Fenner, H.: Antizytokine: Ein neues Konzept der therapeutischen Interventionen bei rheumatoider Arthritis? In: Biologische Substanzen: Neue Therapien bei rheumatoider Arthritis. Symposiums-Bericht, EULAR-Kongreß Budapest 2. Juli 1991, Eular-Bulletin Vol. XXI, No. 1 (1992) 12–16
342. Fenner, H.: Differentiating among nonsteroidal antiinflammatory drugs by pharmacokinetic and pharmacodynamic profiles. Semin. Arthritis Rheum. 26 (1997) 28–33
343. Ferguson, R.H., C.H. Slocumb: Peripheral neuropathy in rheumatoid arthritis. Bull. rheum. Dis. 11 (1961) 251–254
344. Fernandez-Herlihy, L.: Requiem for gold. Ann. Intern. Med. 114 (1991) 993–994
345. Fernandez-Vina, M.A., Ch.W. Fink, P. Stastny: HLA-antigens in juvenile arthritis. Pauciarticular and polyarticular juvenile arthritis are immunogenetically distinct. Arth. Rheum. Vol. 33, No. 12 (1990) 1787–1794
346. Ferraccioli, G.F., F. Cavalieri, M. Nercadanti, G. Conti, P. Viviano, U. Ambanelli: Clinical features, scintiscan characteristics and X-ray progression of late onset rheumatoid arthritis. Clin. Exper. Rheumatol. 2 (1984) 157–161
347. Ferraccioli, G.,E. Bartoli, F. Salaffi, M. Peroni: The chronic arthritis systemic index: a nomogram to assess the activity and severity of chronic arthritis. Arthritis Rheum. 36, 8 (1993) 1180–1181
348. Ferraccioli, G.F., L.M. Bambara, M. Ferraris, G. Perpignano, R. Cattaneo, F. Porzio, S. Accardo, L. Mattara, A. Zoppini, M. Benucci, P.A. Ostuni, G. Pasero: Effects of cyclosporin on joint damage in rheumatoid arthritis. Clin. Exp. Rheum. 15 (Suppl. 17) (1997) 83–89
349. Ferraz, M.B., G.R.C. Pinheiro, S.C. Silvia, E. Albuquerque, L. Roimicher, C. Rezende, M. Helfenstein, E. Atra: Combination therapy with methotrexate (MTX) and Chloroquine (CQ) in rheumatoid arthritis (RA): A randomized double-blind controlled trial. Arthritis Rheum. 35 (Suppl.): (1992) Abstract 56
350. Ferraz, M.B., G.R.C: Pinheiro, M. Helfenstein, E. Albuquerque, C. Rezende, L. Roimicher, L. Brandao, S.C. Silva, G.H. Pinheiro, E. Atra: Combination therapy with methotrexate and chloroquine in rheumatoid arthritis. Scand. J. Rheumatol. 23 (1994) 231–236
351. Feutren, G., B. von Graffenried: Ciclosporin A pharmacology and therapeutic use in autoimmun disease. In: Rugstad, H.E., Endresen, L., Forre, O. (Eds.): Immunopharmacology in autoimmune diseases and transplantation. pp. 159–173, New York: Plenum Press, 1992
352. Firestein, G.S., M.M. Paine, D.L. Boyle: Mechanisms of methotrexate action in rheumatoid arthritis. Selective decrease in collagenase gene expression. Arthritis Rheum. 37 (1994) 193–200
353. Fischer, E.: Früharthrose der Fingergelenke. Ergebnisse nach Weichstrahlaufnahmen in 3 Ebenen. RÖFO 140 (1984) 566–574
354. Fischer, E.: Die Weichteilveränderungen am Handgelenk bei der chronischen Polyarthritis. Ergebnisse nach Weichstrahlaufnahmen in drei Ebenen. Radiologe 25 (1985) 562–572
355. Flechtenmacher, J., K. Rohe, H. Cotta: Ist die pathohistologische Untersuchung bei der klinischen Differentialdiagnose chronischer Arthritiden hilfreich? Z. Orthop. 131 (1993) 32–36
356. Flipo, R.-M., P.-M. Danze, V. Castelain, I. Fajardy, E. Houvenagel, P. Coquerel, B. Duquesnov, J. Rousseaux, B. Delcambre: Extra-articular manifestations of rheumatoid arthritis: Signifikant association with HLA DRB1*0405 allele. Arthritis Rheum. 36, 9 (Suppl.) (1993) Abstr. B213, S177
357. Flor, H., T. Fydrich, D.C. Turk: Efficacy of multidisciplinary pain treatment centers: a metaanalytic review. Pain, 1991
358. Forre, O.: Ciclosporin A (Sandimmun) in rheumatoid arthritis: a double-blind placebo-controlled study. Scand. J. Rheumatol. Suppl. 85 (1990) 57–72
359. Forre, O.: Radiologic evidence of disease modification in rheumatoid arthritis patients treated with cyclosporine. Results of a 48-week multi centre study comparing low-dose cyclosporine with placebo. Norwegian Arthritis Study Group.Ar. Rheum. 37 (10) (1994) 1506–1512
360. Forster, P.J.G., B. McConkey, B.: The effect of antirheumatic drugs on circulating immune complexes in rheumatoid arthritis. Quarterly Journal of Medicine, New Series 58, No. 225 (1986) 29–42
361. Fort, J.G., J.L. Abruzzo: Nitritoid reaction following initiation of ACE inhibitors in patients with rheumatoid arthritis treated with i.m. gold (Abstract). Arthritis Rheum. 35 (1992) (Suppl.) R10
362. Fosdick, W.M., J.L. Parsons, D.F. Hill: Long-term cyclophosphamide therapy in rheumatoid arthritis. Arthritis Rheum. 11 (1968) 151–160
363. Fox, R.I., F.V. Howell, R.C. Bone, P. Michelson: Primary Sjögren's syndrome: clinical and immunopathologic features. Semin. Arthritis Rheum. 14 (1984) 77
364. Fox, R.I., C.A. Robinson, J.G. Curd, F. Kozin, F.V. Howell, F.V.: Sjögren's syndrome: criteria for classification. Arthritis Rheum. 29 (1986) 577
365. Fox, R.I.: Mechanism of action of hydroxychloroquine as an antirheumatic drug. Semin. Arthritis Rheum. 23, Suppl. 1 (1993) 82–91
366. Frank, O., K. Klemmaier: Die alkalische Serumphosphatase bei Erkrankungen des rheumatischen Formenkreises und ihre Beeinflussung durch Kortikosteroide. Z. Rheumaf. 27 (1968) 142–149
367. Frank, O., K. Klemmaier, W. Lorenz, K. Merth: Die Entzündliche Affektion der Halswirbelsäule bei progredient-chronischer Polyarthritis. Wien Med. Wochenschr. 124 (1974) 598–600
368. Franklin, E.C.: The role of cryoglobulins and immune complexes in vasculitis. J. Allergy Clin. Immunol. 66 (1980) 269–273
369. Franklin, E.C., H.G. Kunkel, J.R. Ward: Clinical studies of seven patients with rheumatoid arthritis and uniquely large amounts of rheumatoid factor. Arthritis Rheum 1 (1958) 400–409
370. Fridovich, I.: The biology of oxygen radicals. Science 201 (1978) 875–880
371. Fries, J.F., P.W. Spitz, R.G. Kraines, H.R. Holman: Measurement of patient outcome in arthritis. Arthritis Rheum. 23 (1980) 137–145
372. Fries, J.F., S. Gurkipal, L. Lenert, D. Furst: Aspirin, hydroxychloroquine and hepatic enzyme abnormalities with methotrexate in rheumatoid arthritis. Arthritis Rheum. 33 (1990) 1611–1618
373. Frölich, J.C.: Prostaglandin endoperoxide synthetase isoenzymes: the clinical relevance of selective inhibition. Ann. Rheum. Dis. 54 (1995) 942–943
374. Frölich, J.C.: A classification of NSAIDs according to the relative inhibition of cyclooxygenase isoenzymes. TiPS 18 (1997) 30–34
375. Fuchs, H.A., J.J. Kaye, L.F. Callahan: Evidence of significant radiographic damage in rheumatoid arthritis within the first 2-years of disease. J. Rheumatol. 16 (1989) 585–591
376. Fuhrmann, R., I. Abramowski, R. Venbrocks: Spätergebnisse nach Operationen am rheuamtischen Vorfuß und Analyse der Fehlschläge. Akt. Rheumatol. 20 (1995) 227–233
377. Fujisawa, Y., H. Asahara, K. Okamoto, H. Aono, T. Hasunuma, T. Kobata, Y. Iwakura, S. Yonehara, T. Sumida, K. Nishioka:

Therapeutic effect of the anti-fas antibody on arthritis in HTLV-1 tax transgenic mice. J. Clin. Invest. 98 (1996) 271–278

378. Furst, D.E.: Single dose pharmacokinetics of gold compounds. International Gold Workshop. Munich. Karger, Basel 1983
379. Furst, D.E., R. Koehnke, L.F. Burmeister: Increasing methotrexate effect with increasing dose in the treatment of resistant rheumatoid arthritis. J. Rheumatol. 16 (1989) 313–320
380. Furst, D.E.: Methotrexate in the rheumatic diseases. ILAR-Congress of Rheumatology. 8–13 Juni 1997. Proceedings (1997) 255–257
381. Gabriel, S.E., H.S. Luthra: Rheumatoid arthritis: can the long-term outcome be altered? Mayo Clin. Proc. 63 (1989) 58–68
382. Garrett, R., H. Paulus: Complications of intravenous methylprednisolone pulse therapy. Arthritis Rheum. 23 (1980) (abstr) 677
383. Garrod, A.B.: Treatise on Gout, 3rd ed. Walton & Maberly, London 1876
384. Gaston, J.S.H., S. Strober, J.J. Solovera: Dissection of the mechanisms of immune injury in rheumatoid arthritis, using total lymphoid irradiation. Arthritis Rheum. 321 (1988) 21–30
385. Gatter, R.A.: Arthrocentesis technique and intrasynovial therapy. In: Arthritis and Allied Conditions. A Textbook of Rheumatology. 11th Edition (Ed. McCarty) pp. 711–720. Lea & Febiger Philadelphia London 1989
386. Gatter, R.A.: Arthrocentesis technique and intrasynovial therapy. In: Arthritis and Allied Conditions. A Textbook of Rheumatology. 12th Edition (Ed. McCarty), pp. 748–757. Lea & Febiger Philadelphia London 1993
387. Geirsson, A.J., G. Sturfelt, L. Truedsson: Clinical and serological features of severe vasculitis and rheumatoid arthritis: Prognostic implications. Ann. Rheum. Dis. 46 (1987) 727–733
388. Geisslinger, G., K. Brune, M. Goppelt-Strübe: Cox-1- und Cox-2-Hemmung: Wunsch und Wirklichkeit einer spezifischeren Therapie mit nichtsteroidalen Antirheumatika. Akt. Rheumatol. 21 (1996) 1–7
389. Geller, D.A., A.K. Nussler, M. Di Silvio.: Cytokines, endotoxin, and glucocorticoids regulate the expression of inducible nitric oxide synthase in hepatocytes. Proc. Natl. Acad. Sci. USA 90 (1993) 522–526
390. Genth, E.: Antinukleäre Antikörper: Vorkommen, pathophysiologische Bedeutung und Indikation zur Bestimmung. In: Immunbefunde in der Rheumatologie. Stellenwert der Diagnosehilfe? Sinn und Unsinn einzelner Bestimmungen (eds. W. Miehle), pp. 47–59, 1992
391. Genth, E.: Labormedizinische Diagnostik rheumatischer Erkrankungen. Internist 34 (1993) 817–824
392. George, E., J.R. Kirwan, J.R.: Corticosteroid therapy in rheumatoid arthritis. Clin. Rheumat. 4 (1990) 621–647
393. Georgescu, L., G.C. Quinn, S. Schwartzman, St.A. Paget: Lymphoma in patients with rheumatoid arthritis: Association with the disease state or Methotrexate treatment. Sem. Arth. Rheum. Vol. 26, No. 6 (1997) 794–804
394. Gershwin, M.E., P.I. Terasaki, R. Graw: Increased frequency of HLA-B8 in Sjögren's syndrome. Tissue Antigens 6 (1975) 342
395. Giannini, E.H., E.J. Brewer, Jr., N. Kuzmina: Auranofin in the treatment of juvenile rheumatoid arthritis. Arth. Rheum. 33 (1990) 466–76
396. Giannini, E.H., E.J. Brewer, N. Kuzmina, A. Shaikov, A. Maximov, I. Vorontsov, C.W. Fink, A.J. Newman, J.T. Cassidy: Methotrexate in resistant juvenile rheumatoid arthritis. Results of the USA–UdSSR. double-blind, placebo-controlled trial. The New England Journal of Medicine, Vol. 326, No. 16 (1992) 1043–1049
397. Gibson, T., P. Emery, R.D. Armstrong, J.J. Crisp, G.S. Panayi: Combined D-penicillamine and chloroquine treatment of rheumatoid arthritis – a comparative study. Br. J. Rheumatol. 26 (1987) 279–284
398. Gilkeson, G., R. Polisson, H. Sinclair, J. Vogler, J., Rice, D. Caldwell, Ch. Spritzer, S. Martinez: Early detection of carpal erosions in patients with rheumatoid arthritis: a pilot study of magnetic resonance imaging. J. Rheumatol. 15: 9 (1988) 1361–1366
399. Gioud-Paquet, M., M. Auvinet, T. Raffin, P. Girard, M. Bouvier, E. Lejeune, J.C. Monier: Igm rheumatoid factor (RF), IgA RF, IgE RF, and IgG RF detected by ELISA in rheumatoid arthritis. Ann. Rheum. Dis. 46 (1987) 65–71
400. Girard, D., R.M. Aloisi, M.L. Bliven: Cyclophosphamide and 15(S)-15 methyl PGE1 correct the T/B lymphocyte ratios of NZB/NZW mice. Agents Actions 29 (1990) 333–341
401. Goebel, K.M.: Vergleich der Wirksamkeit und Verträglichkeit von hydrolytischen Enzymen gegenüber Indometacin bei einer 6monatigen Behandlung der Spondylitis ankylosans: eine kontrollierte, doppelblinde prospektive Studie. Im Druck
402. Goenendal, H., F.H.J. Ramper: Methotrexate and trimethoprin sulphamethoxazole – A potentially hazardous combination. Clin. Exp. Dermatol. 15 (1990) 358–360
403*. Goldblum, R.: Therapy of rheumatoid arthritis with mycophenolate mofetil. Clin. Exp. Rheumatol. 11 (Suppl. 8) (1993) 117–119
404. Golden, M.R., R.S. Katz, R.A. Balk: The relationship of preexisting lung disease (PELD) to the occurrence of methotrexate pneumonitis (MP) in rheumatoid arthritis (RA) patients (PTS). Arthritis Rheum. 33 (Suppl. 9) S40, 1990
405. Goldman, J.A., J. Chiapella, H. Casey, N. Bass, J. Gahan, W. McClattchey, R. Dronavalli, V. Brown, W.J. Bennett, S.B. Miller, C.H. Wilson, B. Pearson, C. Hagn, L. Persinski, H. Huey, M. Mückerheide: Laser therapy of rheumatoid arthritis. Lasers Surg. Med. 1 (1980) 93–101
406. Goodwin, J.S., J.M. Goodwin: The tomato-effect rejection of highly efficacious therapies. JAMA 11, 251, 18 (1984) 2387–2390
407. Goronzy, I.I., C.M. Weyand: Interplay of T-lymphozytes and HLA-DR-molecules in rheumatoid arthritis. Curr. Op. in Rheumatol. 5 (1993) 169–177
408. Gough, A., V. Arthrus, G. Panayi, P. Emery: Steroids in early rheumatoid disease: no long term impact when given with sulphasalazine. Br. J. Rheumatol. 30 (Suppl.) (1991) 140–145
409. Gough, A., J. Faint, A. Huissoon, M. Salmon, P. Emery: The HLA-DR locus has no association with early rheumatoid arthritis. Abstract 1992
410. Gourley, M.F., M.F. Seldin, A.D. Steinberg: Immunoregulatory Agents. In: Inflammation: Basic Principles and Clinical Correlates (Eds. Gallin, J.I., Goldstein, I.M., Snyderman, R.), pp. 1103–1126, Raven Press, LTD., New York, 1992
411. Govert, A.J., S. Patton, R.L. Fine: Pancytopenia from urinary trimethoprim and methotrexate. Ann. Intern. Med. 117 (1992) 877–878
412. Graham, L.D., W.L. Myones, R.F. Rivas-Chacon, L.M. Pachman: Morbidity associated with long-term methotrexate therapy in juvenile rheumatoid arthritis. J. Pediatr. 120 (1992) 468–473
413. Gray, R.G., N.L. Gottlieb: Hand flexor tenosynovitis in rheumatoid arthritis. Arthritis Rheum. 20 (1977) 1003–1007
414. Gregersen, P.K., W.L. Silver, R.J. Winchester: The shared epitope hypothesis: an approach to understanding the molecular genetics of susceptibility to rheumatoid arthritis. Arthritis Rheum. 30 (1987) 1205–1211

415. Grönberg, A., P. Isaksson, G. Smedegard: Inhibitory effect of sulfasalazine on production of IL-1β, IL-6 and TNFα. Arthritis Rheum. 37 (Suppl. 9) (1994) S383
416. Gross, D.: Die progredient chronische Polyarthritis. Folia Rheumatol. 11, 12 (1966); J.R. Geigy S.A. Basel
417. Gross, W.L., P.M. Rob: Ciclosporin A bei entzündlich-rheumatischen Erkrankungen. Internist 37 (1996) 91–97
418. Gschwend, N.: Die operative Behandlung der chronischen Polyarthritis. 2. Aufl. Thieme, Stuttgart 1977
419. Gschwend, N.: Spätergebnisse der Synovektomie. In: Langzeitresultate in der Orthopädie (Ed. Debrunner, A.M.), pp. 349–351, Ferdinand-Enke-Verlag Stuttgart 1990
420. Guerne, P.A., B.L. Zuraw, J.H. Vaughan, D.A. Carson, M. Lotz: Synovium as a source of interleukin-6 in vitro. Contribution to local and systemic manifestations of arthritis. J. Clin. Invest. (N.Y.) 83 (1989) 585–592
421. Guéry, J.C., A. Sette, J. Leighton: Selective immunosuppression by administration of major histocompatibility complex (MHC) class II binding peptides. Evidence for in vivo MHC blockade preventing T-cell activation. J. Exp. Med. 175 (1992) 1345–1352
422. Guillemin, F., S. Briancon, J. Pourel: Functional disability in rheumatoid arthritis: Two different models in early and established disease. J. Rheumatol. 19 (1992) 366–369
423. Gupta,A.K., M.T. Goldfarb, C.E. Ellis, E.L. Matteson, J. McCune, J.J. Voorhees: Ciclosporine A in the treatment of psoriatic arthritis. In: Psoriasis. pp. 195–200, (Eds. Roenigk H.H.). Dekker, New York, 1991
424. Gyllenhammar, H., G. Lärfars, J. Bratt, J. Palmblad: Antirheumatic gold salts inhibit production of nitric oxide in murine macrophages activated with lipopolysaccharide. J. Invest. Med. 44 (1996) 298A
425. Haagsma, C., L. van de Putte, P. van Riel: Sulfasalazin (SASP), Methotrexate (MTX) and the combination (COMBI) in early RA, a double blind randomized study. Arthritis Rheum. Vol. 38, No. 9 (Suppl.) (1995) Abstr. 1290, S368
426. Haberhauer, G.: Induction of anticentromere antibody in patients receiving treatment with D-penicillamine. Klin. Wochenschr. 67/10 (1989) 535–537
427. Häfner, R., H. Truckenbrodt: Verlauf und Prognose der Arthritis bei systemischer juveniler chronischer Arthritis. Akt. Rheumatol. 11 (1986) 111–115
428. Häfner, R., H. Truckenbrodt: Juvenile chronische Arthritis. Dt. Ärztebl. Heft 36 (1991) B1958–1964
429. Häfner, R., H. Truckenbrodt, H. Michels, C. von Altenbokkum: Therapie der juvenilen chronischen Arthritis. Dt. Ärztebl. 88, Heft 43 (1991) A3622–A3633
430. Häfner, R., H. Truckenbrodt, H. Michels, C. von Altenbokkum: Therapie der juvenilen chronischen Arthritis. Dt. Ärztebl. 88, Heft 43 (1991) B2402–B2407
431. Härter, M.: Psychosomatische Aspekte bei rheumatischen Erkrankungen. Psychother. Psychosom. med. Psychol. 43 (1993) 100–109
432. Hajnos, G., M. Felder, F.J. Wagenhäuser.: Vaskulitische Polyneuropathie als Komplikation der chronischen Polyarthritis. Schweiz. med. Wschr. 116 (1986) 1830–1833
433. Hakulinen, T., H. Isomäki, P. Knekt: Rheumatoid arthritis and cancer. Studies based on linking nationwide registries in Finland. Am. J. Med. 78 (Suppl. 1A) (1985) 29
434. Halberg, P., M.W. Bentzon, O. Crohn, I. Gad, O. Halskov, J. Heyn, M. Ingemann, P. Junker, I. Lorenzen, I. Moller, T.M. Hansen, N. Olsen, G. Pedersen, S.F. Sorensen, P. Stage: Double-blind trial of levamisone, penicillamine and azathioprine in rheumatoid arthritis. Clinical, biochemical, radiological and scintigraphic studies. Dan. Med. Bull. 31 (1984) 403–409
435. Hall, C.L.: The natural course of gold and penicillamine nephropathy: A longterm study of 54 patients. Adv. Exp. Med. Biol. 252 (1989) 247–256
436. Halla, J.T., R.E. Schrohenloher, J.E. Volanakis: Immune complexes and other laboratory features of pleural effusions. A comparison of rheumatoid arthritis, systemic lupus erythematosus, and other diseases. Ann. Int. Med. 92 (1980) 748–752
437. Halla, J.T., S. Fallahi, J.G. Hardin: Small joint involvement: a systematic roentgenographic study in rheumatoid arthritis. Ann. Rheum. Dis. 45 (1986) 327–330
438. Halla, J.T., J.G. Hardin, S.Fallahi: The nature of the onset of rheumatoid arthritis: a rear assessment. Rheumatol. Int. 7 (1987) 169–171
439. Halsted, C.H., G. Gandhi, T. Tamura: Sulfasalazine inhibits the absorption of folates in ulcerative colitis. N. Engl. J. Med. 305 (1981) 1513–1514
440. Hancock, D.: The cervical spine in chronic rheumatoid arthritis. Clin. Rheum. Dis. 4 (1978) 443–459
441. Hanly, J.G., J. Hassan, A. Whelan, C. Feighery, B. Bresnihan: Effects of gold therapy on the synthesis and quantity of serum and synovial fluid IgM, IgG, and IgA rheumatoid factors in rheumatoid arthritis patients. Arthritis Rheum. 29 (1986) 480–487
442. Haraoui, B., E.J.-M.A. Thonar, J. Martel-Pelletier, J.-R. Goulet, J.-P. Raynauld, M. Ouellet, J.-P. Pelletier: Serum keratan sulfate levels in rheumatoid arthritis: Inverse correlation with radiographic staging. Arthritis Rheum. Vol. 36, 9 (Suppl.) (1993) Abstr. A157, S125
443. Hardy, R.R., K. Hayakawa, M. Shimizu, et al.: Rheumatoid factor secretion from human Leu-1 + B cells. Science 236 (1987) 81–89
444. Harkcom, T.M., R.M. Lampman, B.F. Banwell, C.W. Castor: Therapeutic value of graded aerobic exercise training in rheumatoid arthritis. Arthritis Rheum. 28 (1985) 32–39
445. Harland, U., H. Sattler: Ultraschallfibel Orthopädie Traumatologie Rheumatologie. pp. 87–91. Springer, Heidelberg 1991
446. Harley, J.B., M. Reichlin, F.C. Arnett: Gene interaction at HLA-DQ enhances autoantibody production in primary Sjögren's snydrome. Science, 232 (1986) 1145–1147
447. Harris, E.D.: Pathogenesis, clinical features and management of rheumatoid arthritis. p. 943. In Kelly, W.N., Harris, E.D., Ruddy, S., Sledge, C. (eds): Textbook of Rheumatology. 3rd ed., WB Saunders, Philadelphia, 1989
448. Harris, E., P.A. McCroskery: The influence of temperature and febril stability on degradation of cartilage collagen by rheumatoid synovial collagenase. N. Engl. J. Med. 290 (1974) 1–6
449. Harris, E.D., H.G. Parker; E.L. Radin, S.M. Krane: Effects of proteolytic enzymes on structural and mechanical properties of cartilage. Arthritis Rheum. 15 (1972) 497–503
450. Harris, R.C., J.A. McKanna, Y. Akai, et al: Cyclooxygenase-2 is associated with the macula densa of rat kidney and increases with salt restriction. J. Clin. Invest. 94 (1994) 2504–2510
451. Hart, F.D., J.R. Golding: Rheumatoid neuropathy. Brit. med. J. 1960/I, 1564–1600
452. Harth, M.: Serum-gold-levels during chrysotherapy with relation to urinary and fecal excretion. Clin. Pharmacol. Therapeutisch 15 (1974) 354–360
453. Harth, M., G.A. McCain, K. Cousin: The modulation of interleukin-1 production by interferon gamma, and the inhibitory effects of gold compounds. Immunopharmacology 20 (1990) 125–134

454. Hartmann, F.: Grundlagen rheumatischer Erkrankungen. In: Hartmann, F., Wittenborg, A., Zeidler, H. (Hrsg.): Praktische Rheumatologie. Grundlagen – Allgemeine Diagnostik – Therapie. Urban & Schwarzenberg, München, 1989
455. Hartwig, C.-H., J. Beyer, J. Zacher: Das Miller-Galante Knieendoprothesensystem ohne alloarthroplastischen Ersatz der Kniescheibenrückfläche – erste klinische Ergebnisse. Akt. Rheumatol. 21 (1996) 144–148
456. Hashimoto, K., P.E. Lipsky: Effects of gold compounds on protein kinase C activity of T-cells. FAEB J. 5 (Suppl.) (1991) A990
457. Haslock, I: Arthritis in old age: drug treatment. In: Wright, V.: Bone and Joint Disease in the Elderly. pp. 181–196 Churchill-Livingstone, Edinburgh 1983
458. Hausegger, K.W., H. Krasa, W. Pelzmann, R.K. Grasser, Ch. Frisch, H. Simon, H.: Sonographie der Speicheldrüsen. Ultraschall in Med. 14 (1993) 68–74
459. Hauzeur, J.P.: Long-term open study and follow-up with OM-8980 after a double-blind placebo-conrolled study of OM-8980 in rheumatoid arthritis; conducted in Belgium and Luxemburg. Clin. Study Report (1990)
460. Hauzeur, J.P., T. Appelboom.: Double-blind, placebo-controlled study of OM-8980 in rheumatoid arthritis. Rheumatol. Int. 9 (1989) 71–76
461. Hazes, J.M.W., A.J. Silman, R. Brand, T.D. Spector, D.J. Walker, J.P. van Denbroucke: Influence of oral contraception on the occurrence of rheumatoid arthritis in female sibs. Scand. J. Rheumatol. 19 (1990) 306–310
462. Healey, L.A.: Rheumatoid arthritis of the elderly. Clinics in rheumatoid diseases. Vol. 12, No. 1 (1986) 173–179
463. Healey, L.A., R.F. Willkens: Tarsal arthritis with ankylosis in late onset Still's disease. Arthritis Rheum. 24 (1982) 1254–1256
464. Healey, L.A., M.B. Backes: Nitritoid reactions and angiotensin-converting-enzyme inhibitors (letter). N. Engl. J. Med. 321 (11) (1989) 763
465. Heberden, W.: Commentaries on the History and Cure of Disease. London 1802
466. Heering, P.: Untersuchungen zur Pathophysiologie der Ciclosporin induzierten Nephrotoxizität. Thieme Stuttgart, New York 1993
467. van der Heijde, D.M.F.M., P.L.C.M. van Riel, H.H. Nuver-Zwart, F.W.J. Gribnau, L.B.A. van de Putte: Effects of hydroxychloroquine and sulfasalazine on progression of joint damage in rheumatoid arthritis. Lancet 1 (1989) 1036–1038
468. van der Heijde, D.M., P.L. van Riel, I.H. Nuver-Zwart, L.B.A. van de Putte: Sulphasalazine versus hydroxychloroquine in rheumatoid arthritis: 3-year follow-up. (Letter) Lancet 1 (1990) 335
469. van der Heijde, D.M.F.M., M.A. van Leeuwen, P.L.C. van Riel, A.M. Koster, M.A. van't Hof, M.H. van Rijswijk, L.B.A. van de Putte: Biannual radiographic assessments of hands and feet in a three-year prospective follow up of patients with early rheumatoid arthritis. Arth. and Rheum. Vol. 35: 1 (1992a) 26–33
470. van der Heijde, D.M.F.M., P.L.C.M. van Riel, M.A. van Leeuwen, M.A. van't Hof, M.H. van Rijswijk, L.B.A. van de Putte: Prognostic factors for radiographic damage and physical disability in early rheumatoid arthritis: a prospective follow-up study of 147 patients. Br. J. Rheumatol. 31 (1992b) 519–525
471. van der Heijde, D.M.F.M., M.A. van't Hof, P.L.C.M. van Riel, M.A. van Leeuwen, M.H. van Rijswijk, L.B.A. van de Putte: Validity of single variables and composite indices for measuring disease activity in rheumatoid arthritis. Ann. Rheum. Dis. 512 (1992c) 177–181
472. van der Heijde, E. A., Jacobs, J.W.G., Dinant, H.J., Bijlsma, J.W.J.: The impact of endpoint measures in rheumatoid arthritis clinical trials. Semin. Arthritis Rheum. 21 (1992) 287–294
473. Heinitz, M.: Mineralstofftherapie bei rheumatoider Arthritis. Kausaler, antiinflammatorischer oder supplementärer Therapieansatz? Rheuma 12, 6 (1992) 211–215
474. Helfgott, S.M.K.: Total lymphoid radiation. In: Rheumatic disease clinics of North America. New directions in antirheumatic therapy (Ed. Trentham, D.E.) pp. 577. Saunders, Philadelphia, 1989
475. Hellgren, L.: The prevalence of rheumatoid arthritis in occupational groups. Acta Rheum. Scand. 16 (1970) 106–113
476. Helmke, K.: Heutige Anwendungsbereiche der Immunglobulintherapie. Fortschr. Med. 112, 15 (1994) 39–47
477. Hench, P.S.: Ameliorating effect of pregnancy on chronic atrophic (infectious) rheumatoid arthritis, fibrositis and intermittent hydroarthrosis. Proceedings of the Staff Meetings of the Mayo Clinic 13 (1938) 161–167
478. Hendel, L., T., Ammitzbll F. Kreuzig: Bioavailability of D-penicillamine in a patient with gastrointestinal progressive systemic sclerosis. Scand. J. Rheumatol. 15 (1986) 91–94
479. Henderson, D.R.: Vertical atlanto-axial subluxation in rheumatoid arthritis. Rheumatol. Rehabil. 14 (1975) 31–38
480. Herborn, G., R. Rau, H. Menninger, D. Elhardt, J. Schmitt: Zweijahresdaten der Vergleichsstudie Methotrexat/Aurothiomalat von 102 Patienten. Z. Rheumatol. 51 (1992) 163–171
481. Herman, R.A., P. van Pedersen, J. Hoffman, D.E. Furst: Pharmacokinetics of low dose methotrexate in rheumatoid arthritis patients. J. Pharm. Sci., 78 (1989) 165–171
482. Highton, J., P.A. Hessian, B. Small, D.G. Palmer: An assessment of the diagnostic value of quantitative measurement of IgA rheumatoid factor. J. Rheumatol. 12 (1985) 854–858
483. Hillson, J., D.E. Furst: Pharmacology and pharmacokinetics of methotrexate in rheumatic disease. Rheum. Dis. Cl. of NA, 1997, in press
484. Hirohata, S., S. Shinohara, T. Inoue, T. Miyamoto, P.E. Lipsky: Regulation of B cell function by lobenzarit, a novel disease-modifying antirheumatic drug. Arthritis Rheum. 35, 2 (1992) 168–175
485. Hirsch, M., J.F. Eliaou, B. Combe, J. Clot, J. Sany: HLA class II antigens and remission in rheumatoid arthritis (RA). Arthritis Rheum. Vol. 36, 9 (Suppl.) (1993) Abstr. D174, S260
486. Hirzova, E., D. Ivanyi, K. Sula, J. Horejs, C. Dostal, I. Drizhal, I.: HLA-DW3 in Sjögren's syndrome. Tissue Antigens 9 (1977) 8–14
487. Ho, V.C., H.B. Stein, R.A. Ongley, W.A. McLeod: Penicillamine induced pemphigus. J. Rheumatol. 12 (3) (1985) 583–586
488. Hoa, T.T.M., T. Hasunuma, H. Aono, K. Masuko, T. Kobata, K. Yamamoto, T. Sumida, K. Nishioka: Novel mechanisms of selective apoptosis in synovial T-cells of patients with rheumatoid arthritis. J. Rheumatol. 23 (1996) 1332–1337
489. Hochberg, M.C., T.D. Spector: Epidemiology of rheumatoid arthritis: Up date. Epidemiol. Rev. 12 (1990) 247–252
490. Hochberg, M.C., R.W. Chang, I. Dwosh, S. Lindsey, T. Pincus, F. Wolfe: The American College of Rheumatology 1991 revised criteria for the classification of global functional status in rheumatoid arthritis. Arth. Rheum. 35 (1992) 498–502
491. Hodis, H.N., F.P. Quismorio, E. Wickham, D.H. Blankenhorn: The lipid, lipoprotein and apolipoprotein effects of hydroxychloroquine in patients with systemic lupus erythematosus. J. Rheumatol. 29 (1993) 661–665
492. Hörger, I., W. Werk: Enzyme, eine neue Behandlungsmöglichkeit der rheumatoiden Arthritis. EHK-Vortragsveranstaltung 13 (1980) 1969–1970
493. Hoffmeister, R.T.: Methotrexate therapy in rheumatoid arthritis: 15 years experience. Am. J. Med. 75 (6A) (1983) 69–73

494.* Hood, K.A., D.G. Zarembski: Mycophenolate mofetil: a unique immunosuppressive agent. Am. J. Health Syst. Pharm. 54 (3) (1997) 285–294

495. Horneff, G., G.R. Burmester, G. Strobel, M. Gramatzki, J.R. Kalden, F. Emmrich: Therapie der chronischen Polyarthritis mit einem monoklonalen Antikörper gegen das CD4-Antigen auf T-Helferzellen (Abstract). Akt. Rheumatol. 14 (1989) 232

496. Horneff, G.R. Burmester, F. Emmerich, J.R. Kalden: Treatment of rheumatoid arthritis with anti-CD4 monoclonal antibody. Arthritis Rheum. 34, 2 (1991) 129–140

497. Horvath, S.M., J.L. Hollander: Intra-articular temperature as a measure of joint reaction. J. Clin. Invest. 28 (1949) 469–473

498. Horwitz, D.A., M. Linker-Israeli, J.E. Gray, G.R. Ehresmann: Therafectin, (amiprilose HCL) in rheumatoid arthritis: correlation between clinical improvement and connection of immune dysfunction. Arthritis Rheum. 30 (1987) S57

499. Hough, A.J., L. Sokoloff: Pathology. In: Utsinger P.D., Zvaifler N.J., Ehrlich, G.E. (eds): Rheumatoid Arthritis. pp. 49–69. Philadelphia. J.B. Lippincott, 1985

500. Houssiau, F.A., J.P. Devogelaer, J. van Damme, C.N. de Deuxchaisnes, J. van Snick: Interleukin-6 in synovial fluid and serum of patients with rheumatoid arthritis and other inflammatory arthritides. Arthritis Rheum. 31 (1988) 784–788

501. Hrycaj, P., W. Müller: N-Glykosylierung der Proteine bei rheumatischen Erkrankungen. Z. Rheumatol. 51 (1992) 51–54

502. Hubbard, R.C., R. Koepp, S.S. Yu, S. Talwalker, G.St. Geis, G.D. Searle & Co: Pilot efficacy of SC-58635, a COX-2-selective inhibitor, in rheumatoid arthritis. Arthritis Rheum. Abstr. Suppl. Vol. 40, No. 9 (1997) Abstr. 125

503. Huffman, D.H., S.H. Wan, D.C. Azarnoff.: Pharmacokinetics of methotrexate. Clin. Pharmacol. Ther. 14 (1973) 572–579

504. Hunder, G.G., L. Emmerson, J.C. Ivins: Rheumatoid granulomatous lesion simulating malignancy in the head and neck of the femur. Mayo Clin. Proc. 40 (1965) 766–770

505. Hunt, R.E., R.M. Phillips, W.J. Shergy: Role of folic acid in limiting methotrexate related side effects. Arthritis Rheum. Abstr. No. 561 1995

506. Hunter, T., M.B. Urowitz, D.A. Gordon, H.A. Smythe, M.A. Orgyzlo: Azathioprine in rheumatoid arthritis. A long-term follow-up study. Arthritis Rheum. 18 (1975) 15–20

507. Hurd, E.R.: Presence of leucozyte inclusions in spleen and bone marrow of patients with feltys syndrome. J. Rheumatol. 5 (1978) 26–31

508. Hurd, E.R.: Extraarticular manifestations of rheumatoid arthritis. Sem. Arthr. Rheum. VIII, 3 (1979) 151–176

509. Hurd, E.R., V.J. Giuliano: The effect of cyclophosphamide on B and T lymphocytes in patients with connective tissue diseases. Arthritis Rheum. 18 (1975) 67–74

510. Husby, G., J.T. Gran: The differentiation between seronegative rheumatoid arthritis and other forms of seronegative polyarthritis. A review with suggested criteria. Clin. Exp. Rheumatol. 5 (1987) 97–100

511. Huskisson, E.C.: Azathioprine. In: Clinics in rheumatic diseases, 10 (1984)

512. Huskisson, E.C., F.D. Hart: Joint disease: all the arthropathies. Wright, Bristol 1978

513. Iannuzzi, I., N. Dawson, N. Zein, I. Kishner: Does drug therapy slow radiographic deterioration in rheumatoid arthritis? N. Engl. J. Med. 309 (1983) 1023–1028

514. Inam, R.D., B. Chiu, S. Rabinovich, W. Marshall: Neuromodulation of synovitis: Capsaicin effect on severity of experimental arthritis. J. Neuroimmunol. 24 (1989) 17–22

515. Ingrand, J.: Characteristics of radioisotopes for intra-articular therapy. Ann. Rheum. Dis. 32 (1973) 3–9

516. Ishikawa, H., J.D. Smiley, M. Ziff: Electron microscopic demonstration of immunoglobulin deposition in rheumatoid cartilage. Arthritis Rheum. 18 (1975) 563–576

517. Isomäki, H.: An epidemiologically based follow-up study of recent arthritis. Incidence, outcome and classification. Clin. Rheumatol. 6 (Suppl.) (1987) 53–59

518. Isomäki, H.A., T. Hakulinen, U. Jontzenlahti: Excess risk of lymphomas, leukemia and myeloma in patients with rheumatoid arthritis. J. Chron. Dis. 31 (1978) 69

519. Isomäki, H., R. von Essen, I. Martio, M. Nissila: Arthritis in HLA-B27 positive patients. Scand. J. Rheumatol. (1980) Suppl. 32, 174–177

520. Isomäki, H., K. Kaarela, J. Martio: Are hand radiographs the most suitable over the diagnosis of rheumatoid arthritis? Arthritis Rheum. 31 (1988) 1452–1453

521. Itoh, K., K. Kosaka, S. Shintqani, T. Takahashi, K. Kumagai: The effect of lobenzarit disodium, CCA on functions of macrophages, Ia antigen expression and interleukin-1 production. (1) Effect on peripheral blood monocytes of rheumatoid arthritis patients and healthy people. Rinsho Meneki (Clin. Immunol.) 19 (1987) 343–351

522. Jacobs, J.C.: Pediatric Rheumatology. Springer, Berlin 1982

523 Jacobson, I.M., P.B. Kelsey, G.T. Blyden: Sulfasalazine-induced agranulocytosis. Am. J. Gastroenterol. 80 (2) (1985) 118–121

524. Jacoby, R.K., M.I.V. Jayson, J.A. Cosh: Onset, early stages, and prognosis of rheumatoid arthritis: a clinical study of 100 patients with 11-year follow up. Brit. Med. J. 14 (1973) 96–103

525. Jaffe, I.A.: Comparison of the effect of plasmapheresis and penicillamine on the level of circulating rheumatoid factor. Ann. Rheum. Dis. 22 (1963) 71–76

526. Jain, J., P.G. McCaffrey, Z. Miner: The T-cell transcription factor NFATp is a substrate for calcineurin and interacts with Fos and Jum. Nature 365 (1993) 352–355

527. Jakle, C., D.W. Feigal, D.L. Robbins et al.: Serum IgG and IgM rheumatoid factors and complement activation in extra-articular rheumatoid disease. J. Rheumatol. 12 (1985) 227–232

528. Jalava, S., B. Virsheimo: Triamcinolone hexacetonide in the treatment of therapy-refractory gonitis. J. Int. Med. Res. 10 (1982) 53–58

529. Jasin, H.E., J. Lospalluto, M. Ziff: Rheumatoid hyperviscosity syndrome. Am. J. Med. 49 (1970) 484–493

530. Jerosch, J., A. Lahm, W.H.M. Castro, J. Assheuer: Intravenöse Anwendung von Gadolinium DPTA bei der Kernspintomographie des Kniegelenkes. Z. Orthop. 131 (1993) 173–178

531. Jeurissen, M.E.C., A.M.T.H. Boerbooms, L.B.A. van de Putte: Superiority of methotrexate to azathioprine in advanced rheumatoid arthritis. Results of a randomized double blind trial. Arthritis Rheum. 33 (Suppl. 9) (1990) S. 39

532. Job, C., C.J. Menkes, F. Delbarre: Zink sulfate in the treatment of rheumatoid arthritis (Letter to the editor). Arthr. and Rheum. 23 (1980) 1408–1409

533. Johnson, C.A., A.S. Russell, T. Kovithavongs, M. Dasgupta: Measurement of immunologic and inflammatory responses in vitro in rheumatoid arthritis patients treated with methotrexate. J. Rheumatol. 13 (1986) 986–994

534. Johnson, B.A., G.K. Haines, L.A. Harlow, A.E. Koch: Adhesion molecule expression in human synovial tissue. Arth. Rheum. 36, No. 2 (1993) 137–146

535. Joint Committee of the Medical Research Council and Nuffield Foundation: A comparison of prednisolone and aspirin or other analgetics in the treatment of rheumatoid arthritis. Ann. Rheum. Dis. 18 (1959) 173–188

536. Joint Committee of the Medical Research Council and Niffield Foundation. A comparison of prednisolone with aspirine or other analgetics in the treatment of arthritis. Ann. Rheum. Dis. 19 (1960) 331–337

537. Jones, V.E., R.K. Jacoby, T. Wallington, P. Holt: Immune complexes in early arthritis I. detection of immune complexes before rheumatoid arthritis is definite. Clin. Exp. Immun. 44 (1981) 512–517
538. Jonsson, T., H. Valdimarsson: Clinical significance of rheumatoid factor isotypes in seropositive arthritis. Rheumatol. Int. 12 (1992) 111–113
539. Jouzeau, J.Y., B. Terlain, A. Abid, E. Nédélec, P. Netter: Cyclooxygenase isoenzymes. How recent findings affect thinking about nonsteroidal anti-inflammatory drugs. Drugs 53 (4) (1997) 563–582
540. Joyce, D.A., R.K. Will, D.M. Hoffman, B. Laing, S.J. Blockbourn: Exacerbation of rheumatoid arthritis in patients treated with methotrexate after administration of folinic acid. Ann. Rheum. Dis. 50 (1991) 913–914
541. Del Junco, D.J., J.F. Annegers, H.S. Luthtra, C.B. Coulam, L.T. Kurland: Do oral contraceptives prevent rheumatoid arthritis? JAMA 254 (1985) 1938–1941
542. Jurik, A.G., H. Grazdal: Pericarditis in rheumatoid arthritis. Rheumatology Int. 6 (1986) 37–42
543. Kahan, B.D.: Individualization of cyclosporine therapy using pharmacokinetic and pharmacodynamic parameters. Transplantation 40 (1985) 457–476
544. Kainberger, F., W. Graninger, J. Kramer, G. Seidl, H. Imhof: Sonographische Diagnostik von Erkrankungen des rheumatischen Formenkreises. Akt. Rheum. 18 (1993) 173–180
545. Kaiser, H., H.K. Kley: Cortisontherapie. 9. Aufl. Thieme Stuttgart – New York 1992
546. Kajino, A., S. Yoshino, S. Kameyama, M. Kohda, S. Nagashima: Comparison of the results of bilateral total knee arthroplasty with and without patellar replacement for rheumatoid arthritis. A follow-up note. J. Bone Jg. Surg. 79A (1997) 570–574
547. Kalbhen, D.A.: Beeinflussung des Neurotransmitterstoffwechsels durch B-Vitamine. In: B-Vitamine – Ihre Bedeutung in der Behandlung rheumatischer Erkrankungen. EULAR-Bulletin Nr. 1, Seperatum 1, 1987
548. Kalden, J.R.: Physiologie und Pathophysiologie des Immunsystems. Internist (Berl.) 25 (1984) 3–10
549. Kalden, J.R.: Die Relevanz von Laboruntersuchungen in der Diagnose und Differentialdiagnose rheumatologischer Erkrankungen. In: Klinische Rheumatologie (Hrsg. Kalden, J.R.) pp. 515–537. Springer Verlag, Berlin – Heidelberg – New York – London – Paris – Tokyo 1988
550. Kalden, J.R.: Sjögren-Syndrom. In: Klinische Rheumatologie (Hrsg. Kalden, J.R.), pp. 374–379. Springer Verlag, Berlin – Heidelberg – New York – London – Paris – Tokyo 1988
551. Kalden, J.-R.: Progress in the therapy of rheumatoid arthritis. In: Rheumatoid arthritis (Eds. Smolen, J.S., J.-R. Kalden, R.N. Maini), pp. 365–384. Springer Verlag, Berlin – Heidelberg – New York – London – Paris – Tokyo 1992
552. Kalden, J.R., T.E.W. Feltkamp: Antibodies to antigens. Immunological specifity and clinical correlations. Paris, 21st–27th June 1981. Excerpta Medica, Amsterdam 1982
553. Kalla, A.A., T.J. Kotze, O.L. Meyers, N.D. Parkyn: Clinical assessment of disease activity in rheumatoid arthritis: evaluation of a functional test. Ann. Rheum. Dis. 47 (1988) 773–779
554. Kaltwasser, I.P., E. Werner: Die radioimmunologische Messung von Ferritin im Serum und ihre klinische Bedeutung. Klin. Wschr. 55 (1977) 1103–1110
555. Kantor, S.M., B.A. Wallin, C.G. Grier, J.P. McCafferty, J.D. Wetherington, M.J. Fox and the Auranofin Cooperating Group: Combination of Auranofin and Methotrexate as initial DMARD therapy in RA. 55th Annual Meeting, American College of Rheumatology, Seattle (Wash), Oct 27th–Nov 1st, 1990: Arthritis Rheum. 33 (Suppl.): (1990) Abstract A109
556. Karsh, I.: The role of immune complexes in the pathogenesis of rheumatoid arthritis and the genesis of its complications. In: Circulating immune complexes. Their clinical significance (Eds. Espinoza, L.R., Osterland, C.K.), pp. 87–104, Futura Publishing Company Mount Kisco, New York 1983
557. Karten, I.: Arteritis, myocardial infarction and rheumatoid arthritis. JAMA 210 (1969) 1717–1720
558. Kaur, H., B. Halliwell: Evidence for nitric oxide-mediated damage in chronic inflammation – Nitrotyrosine in serum and synovial fluid from rheumatoid patients. FEBS Lett. 350 (1994) 9–12
559. Kavanaugh, A.F., L.S. Davis, L.A. Nichols: Treatment of refractory rheumatoid arthritis with a monoclonal antibody to intercellular adhesion molecule. 1. Arthritis Rheum. 37 (1994) 992–999
560. Kavanaugh, A., L. Davis, L. Nichols, P. Lipsky: Retreatment of rheumatoid arthritis patients with an anti-ICAM-1 monoclonal antibody (Abstract). Arthritis Rheum. (Suppl. 9) (1995) 38: S280
561. Kay , E.A., M.I.V. Jayson: Risk factors that may influence development of side effects of gold sodium thiomalate. Scand. J. Rheumatol. 16 (1987) 241–245
562.* Kean, W.F., N. Bellamy, P.M. Brooks: Gold therapy in the elderly rheumatoid arthritis patient. Arthritis Rheum. 26 (1983) 705–711
563. Keitel, W.: Differentialdiagnostik der Gelenkerkrankungen. Fischer, Jena, 1979
564. Keitel, W.: Die Rolle der Ergotherapie bei der Rehabilitation in der Rheumatologie. Akt. Rheumatol. 17 (1992) 139–144
565. Keitel, W.: Verlauf der Rheumatoid-Arthritis bei Beginn im höheren Lebensalter. Z. Rheumatol. 52/3 (1993) 138–141
566. Keitel, W.: Differentialdiagnostik der Gelenkerkrankungen. pp. 84–88, Gustav Fischer Verlag Jena, Stuttgart 1993
567. Keitel, W., H. Hoffmann, G. Weber, U. Krieger: Ermittlung der prozentualen Funktionsminderung der Gelenke durch einen Bewegungsfunktionstest in der Rheumatologie. Dtsch. Gesundheitsw. 26 (1971) 1901–1903
568. Kelleher, J., M.S. Lossowsky: The adsorption of alpha-tocopherol in man. Br. J. Nutr. 24 (1970) 1033–1074
569. Kellner, H., W.G. Zoller: Sonographische Diagnostik entzündlich-rheumatischer Erkrankungen. Z. Rheumatol. 52 (1993) 80–89
570. Kelsey, J.L., M.C. Hochberg: Epidemiology of chronic musculoskeletal disorders. Ann. Rev. Publ. Health 9 (1988) 379–401
571. Kennedy, A.C., G.S. Fell, P.S. Rooney: Zinc, its relationship to osteoporosis in rheumatoid arthritis. Scand. J. Rheumat. 4 (1975) 243–245
572. Kennedy, A.C., R.G. Bessent, P.M. Reynolds: Effects of oral zinc sulphate and penicillamine on zinc metabolism in patients with rheumatoid arthritis. J. Rheumatol. 7 (1980) 639–644
573. van Kerckhove, C., L. Luyrink, J. Taylor, H. Melin-Aldana, K. Balakrishnan, W. Maksymowych, M. Elma, D. Lovell, E. Choi, D.N. Glass: HLA-DQA1*0101 haplotypes and disease outcome in early onset pauciarticular juvenile arthritis. J. Rheumatol. 18 (1991) 874–879
574. Kerschbaumer, F., R. Bauer: Langzeitergebnisse nach Yttrium-90-Behandlung des Kniegelenks. Z. Rheumatol. 39 (1980) 127–132
575. Kerschbaumer, F., R. Bauer, N. Falser: Untersuchungen über Nebenwirkungen von Yttrium 90 am Knorpel des menschlichen Kniegelenks. In Müller, W., Tillmann, K., Wilhelm, E.: Synovektomie, II. Synoviorthese. Monographie-Reihe Nr. 2. Eular, Basel 1978 (pp. 216–224)
576. Kerschbaumer, F., F. Kandziora, J. Herresthal, A. Hertel, G. Hör: Synovektomie und Synoviorthese als Kombinations-

therapie bei rheumatoider Arthritis. Orthopäde 27 (1998) 188–196
577. Kidd, B.L.: Neurogenic influences in arthritis. Ann. Rheum. Dis. 49 (1990) 649–652
578. Kimberly, A.S., A.H. Mackenzie, J.D. Clough, W.S. Wilke: Folate supplementation in methotrexate-treated rheumatoid arthritis patients. Sem. Arthritis Rheum. Vol. 20, No. 5 (1991) 332–338
579. Kingsley, G.H., J. Verwilghen: T-cell vaccinations in humans. Clin. Exp. Rheumatol. 11 (1993) S63–S64
580. Kirk, J., J.A. Cosh: The pericarditis of rheumatoid arthritis. Q. J. Med. 38 (1969) 397–423
581. Kirkham, B.W., F. Thien, B.K. Pelton, C. Pitzalis, P. Amlot, A.M. Denman: Chimeric CD7 monoclonal antibody therapy in rheumatoid arthritis. J. Rheumatol. 19 (1992) 1348–1352
582. Kirwan, J.R., H.L.F. Currey: Rheumatoid arthritis: disease modifying antirheumatic drugs. Clin. Rheum. Dis. 9 (1984) 581–588
583. Kirwan, J.R. and the Arthritis and Rheumatism Council Low Dose Glucocorticoid Study Group: The effect of glucocorticoids on joint destruction in rheumatoid arthritis. N. Engl. J. Med. 333 (1995) 142–146
584. Kishimoto, T.: The biology of interleukin-6. Blood 74 (1989) 1–10
585. Kitas, G.D., M. Farr, L. Waterhouse, P.A. Bacon: Influence of accetylator status on sulphasalacine efficacy and toxicity in patients with rheumatoid arthritis. Scand. J. Rheumatol. 21 (1992) 220–225
586. Klein, G.: Doppelblinde, randomisierte Einjahresstudie zur Wirksamkeit und Verträglichkeit von oralen Enzymen versus orales Gold bei Patienten mit chronischer Polyarthritis. 16. Arbeitstagung „Systemische Enzymtherapie", Prag, 1991
587. Klein, G., H. Schwann: Enzymtherapie bei chronischer Polyarthritis. Erfahrungsheilkunde 37, 3a (1988) 8–10
588. Klein, G., W. Kullich, H. Schwann: Doppelblinde, randomisierte Einjahresstudie zur Wirksamkeit und Verträglichkeit von oralen Enzymen versus Gold bei Patienten mit chronischer Polyarthritis. Im Druck.
589. Klein, K. In: Medizinische Enzymforschungsgesellschaft e.V. (ed.): Systemische Enzymtherapie, 17. Arbeitstagung, Wien 1991
590. Klein, K.-G., G. Blankenhorn: Vergleich der klinischen Wirksamkeit von Vitamin E und Diclofenac-Natrium bei Spondylitis ankylosans (Morbus Bechterew). VitaMinSpur 2 (1987) 133–138
591. Kleiner, R.C., I.M. Raber, F.C. Passero: Scleritis, pericarditis, and aortic insufficiency in a patient with rheumatoid arthritis. Ophthalmology 91 (1984) 941–945
592. Kley, H.K.: Probleme bei operativen Eingriffen. In: Cortisontherapie (Hrsg. H. Kaiser, H.K. Kley) pp. 326–330. Thieme Stuttgart – New York 1992
593. Klippel, I.H.: Winning the battle, losing the war? Another editorial about rheumatoid arthritis. J. Rheumatol. 17 (1990) 1118–1122
594. Klipple, G.L., F.A. Cecere: Rheumatoid arthritis and pregnancy. Rheumatic Diseases Clinics of North America 15 (1989) 213–239
595. Kloppenburg, M., F.C. Breedveld, J.Ph. Terwiel, C. Maallee, B.A.C. Dijkmans: Minocycline in active rheumatoid arthritis (RA): A double-blind placebo-controlled trial. Arthritis Rheum. Vol. 36, No. 9 (Suppl.) (1993) Abstr. 49, p 47
596. Klotz, U.: Clinical pharmacokinetics of sulphasalazine, its metabolites, and other prodrugs of 5-aminosalicylic acid. Clin. Pharmacokinet., 10 (1985) 285–302
597. Knott, I., M. Dieu, M. Burton, A. Houbion, J. Remacle, M. Raes: Induction of cyclooxygenase by interleukin-1 1: comparative study between human synovial cells and chondrocytes. J. Rheumatol. 21 (1994) 462–466
598. Knutson, K., S. Lewold, O. Robertsson, L. Lidgren: The Swedish knee arthroplasty register: a nationwide study of 30003 knees 1976–1992. Acta Orthop. Scand. 65 (1994) 375–386
599. Kohler, P.F., M.E. Winter: A quantitative test for xerostomia. The saxon-test, an oral equivalent of the Schirmer-Test. Arth. Rheum. 28 (1985) 1128–1132
600. Kondoh, T., Y. Hidaka, H. Katoh, N. Inoue, S. Aito: Evaluation of a filtration lymphocytapheresis (LCP) device for use in the treatment of patients with rheumatoid arthritis. Artificial Organs 15 (3) (1991) 180–188
601. Konttinen, Y.S., S. Reitamo, A. Ranki, P. Häyry, U. Kankaanapää, O. Wegelius: Characterization of the immunocompetent cells of rheumatoid synovium from tissue sections and eluates. Arthritis Rheum. 24 (1981) 71–79
602. Korman, A.J., J.M. Boss, T. Spies, R. Sorrentino, K. Okada, J.L. Strominger: Genetic complexity and expression of human class II histocompatibility genes. Immunol. Rev. 85 (1985) 45–86
603. Kotaniemi, A.: Knochendichte unter Glukokortikoiden in niedriger Dosierung bei rheumatoider Arthritis. Akt. Rheumatol. 18 (1993) 18–21
604. Kotzin, B.L., S. Strober, G.S. Kansas: Suppression of pokeweed mitogen-stimulated immunoglobulin production in patients with rheumatoid arthritis after treatment with total lymphoid irradiation. J. Immunol. 2 (1984) 1049–1055
605. Kovarik, J.M., P. Kurkki, E. Mueller, M. Guerret, E. Markert, R. Alten, H. Zeidler, S. Genth-Stolzenburg: Diclofenac combined with cyclosporine in treatment refractory rheumatoid arthritis: Longitudinal safety assessment and evidence of a pharmacokinetic/dynamic interaction. J. Rheumatol. 23 (1996) 2033–2038
606. Kovarsky, J.: Clinical pharmacology and toxicology of cyclophosphamide: Emphasis on use in rheumatic disease. Semin. Arthritis Rheum. 12 (1983) 359–372
607. Kraus, A., C. Alvarado, Y. Richaud-Patin, L. Llorrente: Treatment of primary Sjögren's syndrome with cyclosporine A: Improvement of xerostomia, keratokonjunctivitis sicca and normalization of hypergammaglobulinemia, autoantibody production and IL-10 levels. Arthritis Rheum. 40, Suppl. (1997) 1034
608. Kremer, J.M.: Long-term prospective methotrexate (MTX) therapy in patients with rheumatoid arthritis (RA); update after a mean of 89 months (M). Arthritis Rheum. 33 (Suppl. 9) (1990): S40
609. Kremer, J.M.: The mechanism of action of methotrexate in rheumatoid arthritis: the search continues. J. Rheumatol. 21 (1994) 1–5
610. Kremer, J.M., J.K. Lee: A long-term prospective study of the use of methotrexate in rheumatoid arthritis. Arthritis Rheum. 31 (1988) 577–584
611. Kremer, J.M., C.T. Phelps: Long-term prospective study of the use of Methotrexate in the treatment of rheumatoid arthritis. Update after a mean of 90 month. Arthritis Rheum. 35 (1992) 138–154
612. Kremer, J.M., W. Jubiz, A. Michalek, R.I. Rynes, L.E. Bartholomew, J. Bigaouette, M. Timchalk, D. Beeler, L. Lininger: Fish-oil fatty acid supplementation in active rheumatoid arthritis: a double-blinded, controlled, crossover study. Ann.Intern. Med. 106 (1987) 497–503
613. Kremer, J.M., D.A. Lawrence, W. Jubiz, R. DiGiacomo, R. Rynes, L.E. Bartholomew, M. Sherman: Dietary fish oil and olive oil supplementation in patients with rheumatoid arthritis: clinical and immunologic effects. Arthritis Rheum. 33 (1990) 810–820

614. Kremer, J.M., G.F. Petrillo, D.A. Lawrence: Methotrexate (MTX) induces significant changes in IL-1, IL-2, IL-6 and IL-8 not lymphocyte markers in patients (PTS) with rheumatoid arthritis (RA). Arthritis Rheum. Vol. 36, No. 9 (Suppl.) (1993) Abstr. 234, p. 771

615. Kriegel, G., V. John, J. Oppermann, E. Haltrich, W. Rumler: Sonographische Beurteilung der Synovialmembran am Kniegelenk bei juveniler chronischer Arthritis (jcA): Welchen Beitrag vermag sie zur Indikationsstellung der Synovialektomie zu leisten? Akt. Rheum. 18 (1993)

616. Kröger, H.: Einfluß einer niedrigdosierten Glukokortikoidtherapie auf den Knochenstoffwechsel bei rheumatoider Arthritis. Akt. Rheumatol. 18 (1993) 19–20

617. Krötlinger, M.: Entzündlicher Rheumatismus und Akupunktur. In: Außerschulische Methoden bei rheumatischen Erkrankungen (Hrsg. Josenhans, G., Miehle, W.), pp. 87–96, Verlag für Medizin Dr. Ewald Fischer, Heidelberg 1981

618. Krogstad, D.J., P.H. Schlesinger: Acid-vesicle function, intracellular pathogens, and the action of chloroquine against plasmodium falciparum. New Engl. J. Med. 317 (1979) 542–549

619. Krüger, K.: Der Einsatz von CyA bei der chronischen Polyarthritis. In: Cyclosporin A: Wirkungsmechanismus und klinischer Einsatz (Ed. Trenn, G.), pp. 139–154, Fischer Stuttgart – New York 1991

620. Krüger, K.: Hypothesen zur Immunpathogenese des Sjögrens-Syndroms. Z. Rheumatol. 52, 5, Abstract 57 (1993) 15

621. Krüger, K.: Der Einsatz von Cyclosporin A bei der chronischen Polyarthritis und weiteren rheumatischen Krankheiten. Z. Rheumatol. 54 (1995) 89–95

622. Krüger, K.: Die Behandlung der rheumatoiden Arthritis und weiterer entzündlich-rheumatischer Erkrankungen mit Cyclosporin A. Update 1997. Akt. Rheumat. (1998)

623. Krüger, K., K.U. Bube, M. Schattenkirchner: Untersuchungen zur Langzeitcompliance von Basistherapeutika in der Therapie der chronischen Polyarthritis. Akt. Rheumatol. 18 (1993) 120–126

624. Krüger, K., A.-G. Schmidt and the OIR 302 study group: Neoral in severe active rheumatoid arthritis of long disease duration. Extended Abstract (1997) Proc.XIX ILAR Congr. Rheumatol.

625. Kuhlwein, A., H.J. Meyer, C.O. Koehler: Einsparung von Diclofenac durch B-Vitamine: Ergebnisse einer randomisierten Doppelblindprüfung mit reduzierten Tagesdosierungen von Diclofenac (75 mg Diclofenac versus 75 mg Diclofenac plus B-Vitamine) bei akuten Lendenwirbelsäulensyndromen. In: Die Bedeutung von Vitamin B_1, B_6, B_{12} in der Schmerztherapie (Eds. Zöllner, N., Forth, W. Klin. Wochschr. 68 (1990) 107–115

626. Kuipers, J.G., Zeidler, H.: Das Felty-Syndrom: Aktuelle Aspekte der Diagnose, Differentialdiagnose und Therapie. Akt. Rheum. 18, 3 (1993) 77–84

627. Kullich, W., H. Schwann: Zirkulierende Immunkomplexe und das Komplementfragment iC3b bei chronischer Polyarthritis während einer 12monatigen Therapie mit oralen Enzymen im Vergleich zu oralem Gold. WMW 142 (1992) 493–497

628. Kumar, R., L.D. Biggart, I. McEvoy, M.G. McGeown: Cyclophosphamide and reproductive function. Lancet 1 (1972) 1212–1214

629. Kushner, I., N.V. Dawson: Aggressive therapy does not substantially alter the long-term course of rheumatoid arthritis. So what else is new?, pp. 163–172. In: Controversies in Clinical Rheumatology, Vol. 19, No. 1, 1993

630. Kwon, N.S., C.F. Nathan, D.J. Stuehr: Reduced biopterin as a cofactor in the generation of nitrogen oxides by murine macrophages. J. Biol.Chem. 264 (1989) 20496–20501

631. van de Laar, M.A.F.J., J.K. van der Korst: Rheumatoid arthritis, food, and allergy. Sem. Arth. Rheum. Vol. 21, 1 (1991) 12–23

632. Lake, B., G. Andrews: Rheumatoid arthritis with secondary amyloidosis and malabsorption syndrome. Amer. J. Med. 44 (1968) 105–115

633. Lakhanpal, S., D.L. Conn, J.T. Lie.: Clinical and prognostic significance of vasculitis as an early manifestation of connective tissue disease syndromes. Ann. intern. Med. 101 (1984) 743–748

634. Lakhanpal, S., Ch.Y. Li, M.A. Gertz, R.A. Kyle, G.G. Hunder: Synovial fluid analysis for diagnosis of amyloid arthropathy. Arthr. Rheum. 30, 4 (1987) 419–423

635. Lam, F.Y., W.R. Ferrell: Capsaicin suppresses substance P-induced joint inflammation in the rat. Neurosci. Lett. 105 (1989) 155–158

636. Lanchbury, J.S.S.: The HLA association with rheumatoid arthritis. Clin. Exp. Rheumatol. 10 (1992) 301–304

637. Lanchbury, J.S.S., L.I. Sakkas, G.S. Panayi: Genetic Factors in Rheumatoid Arthritis. In: Rheumatoid Arthritis (Eds. Smolen J.S., Kalden, J.R., Maini, R.N.), pp. 17–27, Springer Verlag Berlin – Heidelberg 1992

638. Landré-Beauvais, A.J.: Doit-on admettre une nouvelle espèce de goutte sous la dénomination de goutte asthenique primitive? Thèse, Paris 1800

639. Lang, B., I. Melchers, H.H. Peter: Das HLA-System und die rheumatoide Arthritis. Z. Rheum. 49 (1990) 197–207

640. Langenbach, R., S.G. Morham, H.F. Tiano, C.D. Loftin, B.I. Ghanayem, P.C. Chulada, J.F. Mahler, C.A. Lee, E.H. Goulding, K.D. Kluckman, H.S. Kim, O. Smithies: Prostaglandin synthase 1 gene disruption in mice reduces arachidonic acid-induced inflammation and indomethacin-induced gastric ulceration. Cell 83 (1995) 483–492

641. Langer, H.E.: Patientenschulung in der Rheumatologie. Durch Motivation zur therapeutischen Mitarbeit. Therapiewoche 42 (1992) 19–1949

642. Langer, H.E., U. Birth: Krankheitsaufklärung bei chronischer Polyarthritis. 2. Organisatorisches und curriculares Konzept von Patientenseminaren für RA-Kranke. Zeitschrift Rheumatologie 46 (1987) 333–338

643. Langer, H.E., S. Mattussek: Patientenschulung in der Rheumatologie. Wiener Medizinische Wochenschrift 12 (1990) 349–351

644. Langevitz, P., Bank, D. Zemer: Treatment of resistent rheumatoid arthritis with minocyline: An open study. J. Rheumatol. 19 (1992) 1502–1504

645. Lansbury, J.: A numerical method for evaluating the status of rheumatoid arthritis. Ann. Rheum. Dis. 17 (1958) 101–104

646. Lanza, F.L., D.A. Callison, R.C. Hubbard, S.S. Yu, S. Talwalker, G.S. Geis: A Pilot endoscopic study of the gastroduodenal effects of SC-58635, a COX-2-selective inhibitor. Arthritis Rheum. 40, 9 (Suppl.) (1997), Abstr. 373, S93

647. Larsen, A.: The value of individual joints for radiological assessment of rheumatoid arthritis. Scand. J. Rheumatol. (1976) 5, 119

648. Larsen, A., J. Thoen: Hand radiography of 200 patients with rheumatoid arthritis repeated after an interval of one year. Scand. J. Rheumatol. 16 (1987) 395–401

649. Larson, E.B.: Adult Still's disease. Evoluation of a clinical syndrome and diagnosis, treatment, and follow up of 17 patients. Medicine 63 (1984) 82–91

650. Laszlo, J., R. Jones, H.R. Silberman, P.M. Banks: Splenectomy for Felty's syndrome: Clinicopathological study of 27 patients. Arch. Intern. Med. 138 (1978) 597–664

651.* Laurent, A.F., S. Dumont, P. Poindron, C.D. Muller: Mycophenolic acid suppresses protein N-linked glycosylation in human monocytes and their adhesion to endothelial cells and to some substrates. Exp. Hematol. 24 (1) (1996) 59–67

652. Lawrence, J.S.: Prevalence of rheumatoid arthritis. Ann. rheum. Dis. 20 (1961) 11–17
653. Lawrence, J.S.: Genetics of rheumatoid factor and rheumatoid arthritis. Clin. Ex. Immunol. 2 (1967) 769–783
654. Lawrence, J.S.: Rheumatism in populations. Heinemann London 1977
655. Lawrence III., J.M., T.L. Moore, T.G. Osborn, G. Nesher, K.L. Madson, M.B. Kinsella: Autoantibody studies in juvenile rheumatoid arthritis. Sem. Arth. Rheum. 22, 4 (1993) 265–274
656. Lawry, G.V., M.L. Finerman, W.N. Hanafee: Laryngeal involvement in rheumatoid arthritis. Arthritis Rheum. 27 (1984) 873–881
657. Lazarus, H.M., S.B. Cohen, D.O. Clegg, J.E. Menitove, S.B. Sorin, S. Hinkle, J.A. Markenson, S. Saal, L.T. Goodnough, R.M. Fleischmann: Selective in vivo removal of rheumatoid factor by an extracorporal treatment device in rheumatoid arthritis patients. Transfusion 31 (1990) 122–128
658. Le, J., J. Vilcek: Biology of disease. Tumor necrosis factor and interleukin 1: Cytokines with multiple overlapping biological activities. Lab. Invest. 56 (1987) 234–248
659. Leak, A.: Autoantibody profile in juvenile chronic arthritis. Ann. Rheum. Dis. 47 (1988) 178–182
660. Lebowitz, W.B.: The heart in rheumatoid arthritis (Rheumatoid disease). A clinical and pathological study of sixty-two cases. Ann. intern. Med. 58 (1963) 102–123
661. Leden, I.: Digoxin-hydroxychloroquine interaction. Acta Med. Scand. 211 (1982) 411–412
662. Lehmann, J.F., B.J. de Lateur: Cryotherapy: in Lehmann, J.F. (ed): Therapeutic heat and cold, ed 3, pp. 563–602, Williamx & Wilkins, Baltimore, 1982
663. Lehtinen, K., H. Isomäki: Intramuscular gold therapy is associated with long survival in patients with rheumatoid arthritis. J. Rheumatol. 18 (1991) 524–529
664. Levine, J.D.: Intraneuronal substance P contributes to the severity of experimental arthritis. Science 226 (1984) 547–549
665. Levy, G.D., S.J. Munz, J. Paschal, H.B. Cohen, K.J. Pince, T. Peterson: Incidence of hydroxychloroquine retinopathy in 1,207 patients in a large multicenter outpatient practice. Arth. Rheum. Vol. 40, 8 (1997) 1482–1486
666. Lewis, P., B.L. Hazleman, R. Hanka: Cause of death in patients with rheumatoid arthritis with particular reference to azathioprine. Ann. Rheum. Dis. 39 (1980) 457–469
667. Liang, M.H., M.K. Logigian: Rehabilitation of early rheumatoid arthritis. Little, Brown and Company, Boston – Toronto – London, 1992
668. Lindberg, E.: Können Ernährungsfaktoren die chronische Polyarthritis beeinflussen? Z. Physiother. 25 (1979) 119–129
669. Lingg, G., K. Herrmann: Möglichkeiten der Computer-Tomographie in der Rheumatologie. Akt. Rheum. 18 (1993) 181–193
670. Lingg, G., K. Herrmann: Im Stellenwert der Computer-Tomographie der Sakroiliacalgelenke in der Rheumatologie. Akt. Rheum. 18 (1993) 194–202
671. Linos, A., J.W. Worthington, W.M. O'Fallon, L.T. Kurland: The epidemiology of rheumatoid arthritis in Rochester, Minnesota: a study of incidence, prevalence and mortality. Am. J. Epidemiol. 111 (1980) 87–98
672. Linos, A., J.W. Worthington, W.M. O'Fallon, L.T. Kurland: Case-control study of rheumatoid arthritis and prior use of oral contraceptives. Lancet 1 (1983) 1299–1300
673. Linos, A., J.W. Worthing, W.M. O'Fallon, L.T. Kurland: The epidemiology of rheumatoid arthritis in Rochester, Minnesota: a study of ist incidence, prevalence and mortality. Am. J. Epidemiol. 111 (1989) 87–98
674. Lockie, L.M., D.M. Smith: Forty seven years experience with gold therapy in 1,019 rheumatoid arthritis patients. Semin. Arthritis Rheum. 14 (1985) 238–246
675. Löw, A., A. Hotze, F. Krapf, W. Schranz, B.J. Manger, J. Mahlstedt, F. Wolf, J.R. Kalden: The nonspecific clearance function of the reticuloendothelial system in patients with immune complex mediated diseases before and after therapeutic plasmapheresis. Rheumatol. Int. 5 (1985) 69–72
676.* Loose, L.D., J.D. Sipe, D.S. Kirby, A.R. Kraska, E.S. Weiner, W.R. Shanahan, M.R.G. Leeming, P. Farrow, C.B. Stack, N. Ting: Reduction of acute-phase proteins with tenidap sodium, a cytokine-modulating anti-rheumatic drug. Br. J. Rheumatol. 32 (Suppl. 3) (1993) 19–25
677. Lorenz, H-M., C. Antoni, T. Valerius, R. Repp, M. Grünke, N. Schwerdtner, H. Nüßlein, J. Woody, J.R. Kalden, B. Manger: In vivo blockade of TNF-α by intravenous infusion of a chimeric monoclonal TNF-α antibody in patients with rheumatoid arthritis: short-term cellular and molecular effects. J. Immunol. 156 (1996) 1646–1653
678. Lotz, M., D.A. Carson, J.H. Vaughan: Substance P activation of rheumatoid synoviocytes: Neural pathway in pathogenesis of arthritis. Science 235 (1987) 893–895
679. Loudon, J.R.: Hydroxychloroquine and postoperative thromboembolism after total hip replacement. Amer. J. Med. 85, Suppl. 4a (1988) 57–61
680. Lovell, C.R., P.J. Maddison, G.V. Campiun: The skin in rheumatic disease. pp. 83–91, Chapmann a. Hall Medical, London – New York – Tokyo – Melbourne – Madras 1990
681. Lueders, C., M. Kopec, K. Morstin, T. Schmitz, L.E. Feinendegen: Die Radiosynoviorthese. Anwendung und Durchführung unter besonderer Berücksichtigung dosimetrischer Aspekte. Akt. Rheumatol. 17 (1992) 74–81
682. Lukowsky, A.: Rheumafaktoren/Rheumafaktor-Isotypen: Definition, Entstehung, Spezifität, pathophysiologische Bedeutung und Indikation zur Bestimmung. In: Immunbefunde in der Rheumatologie (Ed. W. Miehle), pp 101–114, 1992
683. Lundberg, M.S., G.W. Cannon, J.R. Ward: Peripheral lymphocyte depletion in gold sodium thiomalate-treated rheumatoid arthritis patients. Arthritis Rheum. 31 (1988) 909–913
684. Luthra, H.S., F.C. MacDuffie, G.G. Under, E.A. Samayoa: Immune complexes in sera and synovial fluids with rheumatoid arthritis. Radioimmunassay with monoclonal rheumatoid factor. J. Clin. Invest. 56 (1975) 458–471
685. Luukkainen, R.: Chrysotherapy in rheumatoid arthritis with particular emphasis on the effect of chrysotherapy on radiographical changes and on the optimal time of initiation of therapy. Scand. J. Rheumatol. Suppl. 34 (1980) 1–56
686. Luukkainen, R., H. Isomäki, A. Kajander, A.: Effect of gold treatment on the progression of erosions in RA patients. Scand. J. Rheumatol. 6 (1977a) 123–127
687. Luukkainen, R., A. Kajander, H. Isomäki: Effects of gold on the progression of erosions in rheumatoid arthritis. Scand. J. Rheumatol. 6 (1977b) 189–192
688. Mackiewicz, A., R. Marcinkowska-Pieta, S. Ballou, S. Mackiewicz, I. Kushner: Microheterogenity of alpha-1-acid glycoprotein in the detection of intercurrent infection in systemic lupus erythematosus. Arthritis Rheum. 30 (1987) 513–518
689. Mackinnon, S.K., G. Starkebaum, R.F. Willkens: Pancytopenia associated with low dose pulse methotrexate in the treatment of rheumatoid arthritis. Sem. Arthritis Rheum. 15 (1985) 119–126
690. MacSween, R.N.M., T.K. Dalakos, M.K. Jasani, W.W. Buchanan: Rheumatoid factor in serum and synovial fluid. Scand. J. Rheumatol. 1 (1972) 177–180
691. Madhok, R., E.Wijelath, J. Smith, J. Watson, R.D. Sturrock, H.A. Capell: Is the beneficial effect of sulfasalazine due to inhibition of synovial neovascularization? J. Rheumatol. 18 (1991a) 199–202

692. Madhok, R., H.I. Torley, H.A. Capell: A study of the long-term efficacy and toxicity of ciclosporin A in rheumatoid arthritis. J. Rheumatol. 18 (1991 b) 1485–1489

693. Magsaam, J., P. Ferjencik, M. Tempels, J. Dippell: A new method for the detection of hidden IgM rheumafactor in patients with juvenile rheumatoid arthritis. J. Rheumatol. 14 (1987) 964–967

694. Mahrle, G., H.J. Schulze, M. Bräutigem, P. Mischer, R. Schopf, E.G. Jung, G. Weidinger, L. Farber: Anti-inflammatory efficacy of low-dose cyclosporine A in psoriatic arthritis. A prospective multicentre study. Br. J. Dermatol. 135 (1996) 669–675

695. Maini, R.N.: Monoclonal anti-TNFα antibody (cA2) in the treatment of rheumatoid arthritis. ILAR-Congress of Rheumatology. 8–13 Juni 1997. Proceedings (1997) 459–464

695a. Maini, R.N., M. Feldmann: Immunopathogenesis of rheumatoid arthritis. pp. 621–638. In: Oxford Textbook of Rheumatology (Eds. Maddison, P.I., Isenberg, D.A., Woo, P., Glass, D.N.), Vol. 2 Oxford Medical Publications Oxford, New York, Tokyo 1993

696. Makisara, G.L., P. Makisara: Prognosis of fictioned capacity and work capacity in rheumatoid arthritis. Clin. Rheumatol. 1 (1982) 117–125

697. Malchau, H., P. Herberts: Prognosis of total hip replacement. Revision and re-revision rate in THR. A revision-risk study of 148, 359 primary operations. Scientific exhibition at the 65th Annual mettig of the AAOS, February 19–23, 1998, New Orleans USA.

698. Mallya, R.K., B.E. Mace: The assessment of disease activity in rheumatoid arthritis using a multivariate analysis. Rheum. Rehab. 20 (1981) 14–17

699. Mannerfelt, L., O. Norman: Attrition ruptures of flecor tendon in rheumatoid arthritis caused by bony spurs in the carpal tunel. J. Bone Jt. Surg. 51 B (1969) 270–277

700. Marchesoni, A., G.P. Ceravolo, N. Battafarano, A. Rossetti, S. Tosi, F. Fantini: Cyclosporin A in the treatment of adult onset Still's disease. J. Rheumatol. 24 (1997) 1582–1587

701. Marks, J.S.: Chloroquine retinopathy: Is there a safe daily dose? Ann. rheum. Dis. 41 (1982) 52–58

702. Marloffstein, H., B. Rathsberg: Systemische Enzymtherapie in der Rheumatologie. Arthritis + Rheuma 12, 3 (1992) 53–56

703. Marshall, K.W., B. Chiu, R.D. Inman: Substance P and arthritis: Analysis of plasma and synovial fluid levels. Arthritis Rheum. 33 (1990) 87–90

704. Martel, W.: The occipito-atlanto-axial joints in rheumatoid arthritis and ankylosing spondylitis. Am. J. Roentgenol. 86 (1961) 223–240

705. Martin, M.F.R., F. McKenna, H.A. Bird, K.E. Surrall, J.S. Dixon, V. Wright: Captopril: a new treatment for rheumatoid arthritis. Lancet 16 (1984) 1325–1327

706. Masferrer, J.L., B.S. Zweifel, K. Seibert, P. Needleman: Selective regulation of cellular cyclooxygenase by dexamethasone and endotoxin in mice. J. Clin. Invest. 86 (1990) 1375–1379

707. Masferrer, J.L., K. Seibert, B.S. Zweifel, P. Needleman: Endogenous glucocorticoids regulate an inducible cyclooxygenase enzyme. Proc. Natl. Acad. Sci USA 89 (1992) 3917–3921

708. Masi, A.T., J.A. Maldonado-Cocco, St.B. Kaplan, S.L. Feigenbaum, R.W. Chandler: Prospective study of the early course of rheumatoid arthritis in young adults: comparison of patients with and without rheumatoid factor positivity at entry and identification of variables correlating with outcome. Sem. Arth. Rheum. 5, 4 (1976) 299–326

709. Masi, A.T., S.L. Feigenbaum, S.B. Kaplan: Articular patterns in the early course of rheumatoid arthritis. Am. J. Med. 75 (Suppl. 6A) (1983) 16–26

710. Mathies, H.: Azathioprin in der Rheumatologie. Fortschr. Med. 97/48 (1979) 2211–2250

711. Mathies, H., W. Miehle: Medikamentöse Therapie. In: Rheumatologie in Praxis und Klinik (Hrsg. Fehr, K., W. Miehle, M. Schattenkirchner, K. Tillmann), pp. 6.40–6.89. Thieme Stuttgart New York 1989

712. Matsubara, T., R. Saura, K. Hirohata: Inhibition of human endothelial cell proliferation in vitro and neovascularization in vivo by D-penicillamine. J. Clin. Invest. 83 (1989) 158–167

713. Mattingly, P.C., A.G. Mowat: Zinc sulphate in rheumatoid arthritis. Ann. Rheum. Dis. 11 (1982) 456–457

714. Mattussek, S., H.-H. Raspe: Psychometrische Untersuchungen zur Aggressivität von Patienten mit chronischer Polyarthritis. Akt. Rheumatol. 13 (1988) 18–24

715. Mattussek, S., M. Schulte: Erweiterung des Schulungskurses "Chronische Polyarthritis„ durch die Deutsche Rheuma-Liga und erste Ergebnisse eines ambulant durchgeführten Pilotprojekts. Akt. Rheum. 19, 1 (1994)

716. Maury, C.P.J., A.M. Teppi, F. Wafin, O. Wegelius, C. Friman, S. Koskimies: Class-specific rheumatoid factors, DR-antigens and amyloidosis in patients with rheumatoid arthritis. Ann. Rheum. Dis. 47 (1988) 546–552

717. Maziasz, T., K. Seibert, N. Khan, S. Paulson, P. Isakson: Preclinical pharmacology of celecoxib and demonstration of superior GI safety compared with NSAIDs in Dogs. Arthritis Rheum. 40, 9 (Suppl.) (1997) Abstr. 983

718. McCarthy, G.M., D. Kenny: Dietary fish oil and rheumatoid diseases. Sem. Arth. Rheum. Vol. 21, 6 (1992) 368–375

719. McCarthy, G.M., J.J. Goronzy, C.M. Weyand: Immunogenetic differences in seronegative and seropositive patients with rheumatoid arthritis. Arthritis Rheum. Vol. 36, 9 (Suppl.) (1993) Abstr. 301, S89

720 .McCarty, J., G.F. Carrera: Intractable rheumatoid arthritis: Treatment with combined cyclophosphamide, azathioprine and hydroxychloroquine. JAMA 248 (1992) 1718–1723

721. McConcey, B., R.S. Amos, S. Durham: Sulphasalazine in rheumatoid arthritis. Br. Med. J. 280 (1980) 442–444

722. McGeehan, J.D. Becherer, R.C. Bast: Regulation of tumour necrosis factor-alpha processing by a metalloproteinase inhibitor. Nature 370 (1994) 558–561

723. McKenna, F., R. Hopkins, K.P. Hinchcliffe, H.A. Bird, V. Wright: Gold and penicillamine, alone and in combination in active rheumatoid arthritis (Abstract), Sixteenth International Congress of Rheumatology. Sydney, May 1985

723a. Medi-Fax™ Express Report from data presented at the American College of Rheumatology. 61st. National Meeting (1997)

724. Medsger, T.A., W.C. Christy: Carpalarthritis with ancylosis in late onset Still's disease. Arthr. Rheum. Vol. 19, No. 2 (1976) 232–242

725. Meenan, R.F.: Commentary to Abstract 138 - 96 - 2 - 24. In: Yeark book of rheumatology 1996. P. 58. Mosby New York – London 1996

726. Meenan, R.F., P.M. Gertman, J.H. Mason: Measuring health status in arthritis: The arthritis impact measurement scales. Arthritis Rheum. 23 (1980) 146–152

727. Meenan, R.F., E.H. Yelin, M. Nevitt, et al.: The impact of chronic disease: A sociomedical profile of rheumatoid arthritis. Arthritis Rheum. 24 (1981) 544–549

728. Meenan, R.F., P.M. Gertman, J.H. Mason, R. Dunaif: The arthritis impact measurement scales. Arthritis Rheum. 25 (1982) 1048–1053

729. Melin-Aldana, H., E.H. Giannini, J. Taylor, D.J. Lovell, J.E. Levinson, M.H. Passo, J. Ginsberg, M.J. Burke, D.N. Glass: HLA-DRB1*1104 in chronic iridocyclitis of early onset pauciarticular juvenile rheumatoid arthritis (Abstract). Arthr. Rheum. 34 (Suppl. 9) (1991): S36–42

730. Mengle-Gaw, L., R.C. Hubbard, A. Karim, S.S. Yu, S. Talwalker, P.C. Isakson, G.S. Geis, B.D. Schwartz: Study of the platelet effects of SC-58635, a novel COX-2-selective inhibitor. Arthritis Rheum. 40, 9 (Suppl.) (1997) Abstr. 374, S93
731. Menkes, C.J., Ch. Job, F. Buneaux, F. Delbarre: Traitement de la Polyarthrite Rhumatoide par le sulfate de Zhinc. Résultat d'un essai en double aveugle. Rev. Rhum. 48 (1981) 223-228
732. Menninger, H., F.J. Wagenhäuser: Die radiologische Diagnostik der Halswirbelsäule. Therapiewoche 27 (1977) 2745-2764
733. Menninger, H., F. Hartmann, W. Behringer: Medikamentöse Therapie. In: Klinikleitfaden Rheumatologie (Ed. Bitsch, Th.) pp. 490-448 Jungjohann Verlagsgesellschaft Neckarsulm Lübeck Ulm 1995
734. Menninger, H., C. Meixner, W. Behringer, F. Hartmann, W. Söndgen: Radiologische Heilungsphänomene bei chronischer Polyarthritis unter Behandlung mit Methotrexat oder Natriumaurothiomalat. Z. Rheumatol. 55 (1996) 241-248
735. Metzler, C., A. Schnabel, W.L. Gross: Langzeitverträglichkeit von Methotrexat bei der Rheumatoiden Arthritis, eine prospektive Untersuchung über 5 Jahre. Regionaltagung der Deutschen Gesellschaft für Rheumatologie Düsseldorf. 19.-21. September 1997a. Abstr. P21
736. Metzler, C., E. Reinhold-Keller, W. Schmitt, W.L. Gross: Maintenance of remission with leflunomide in 11 patients with Wegeners granulomatosis (WG). Arthritis Rheum. Abstract Suppl. Vol. 40, No. 9 (1997b) Abstr. 808
737. Michaels, R.M., D.H. Beezhold, Z.L. Chang: Phospholipase A2 activity in peripheral blood cells of rheumatoid arthritis patients treated with methotrexate. Arthritis Rheum. Vol. 35, No. 5 (Suppl.) (1993) 16-18
738. Miehle, W.: Goldbehandlung bei chronischer Polyarthritis. Dissertation 1972
739. Miehle, W.: Wirbelsäulenmanifestation bei der chronischen Polyarthritis. pp. 122-139. In: Mathies (Hrsg.) Handbuch der inneren Medizin Bd. VI/2 C: Rheumatologie Springer, Berlin - Heidelberg (1983) 122-139
740. Miehle, W.: Medikamentöse Therapie rheumatischer Krankheiten. Thieme Stuttgart - New York 1985
741. Miehle, W.: Klinisches Bild, Verlauf und HLA-Bestimmungen bei der chronischen Polyarthritis. Akt. Rheumatol. 13, 4 (1988) 161-165
742. Miehle, W.: Die chronische Polyarthritis - Syndrom oder Entität? Internist 30 (1989) 650-655
743. Miehle, W.: HLA und chronische Polyarthritis - Röntgenprogression allgemeiner Verlauf, HLA und Sonderkonstellationen - Vasculitis, extraartikuläre Manifestationen bei RA-Schwangerschaft und Raynaud-Syndrom. pp.34-40. In: Immunbefunde in der Rheumatologie (Ed. Miehle, W.) 1992a
744. Miehle, W.: Chronische Polyarthritis und andere Gelenkentzündungen. EULAR-Verlag, Basel 1992b
745. Miehle, W.: Nicht-steroidale Antiphlogistika und langsamwirkende Antirheumatika. In: Therapiehandbuch (Eds. Krück, F., Kaufmann, W., Bünte, H., Gladke, E., Tölle, R., Wilmans, W.) B4-B4-22. Urban & Schwarzenberg, München - Wien - Baltimore 1992c
746. Miehle, W.: Chronische Polyarthritis: 5-Jahresbeobachtung an 653 Patienten. Korrelation von HLA-Antigenen mit Erfolg/Mißerfolg (Nebenwirkungen) von langsamwirksamen Antirheumatika. Subsetklassifikation. Im Druck
747. Miehle, W.: Chronische Polyarthritis - Diagnose und Therapie. Eular-Verlag Basel 1994b
748. Miehle, W., K. Tillmann: Klinische Untersuchung. In: Rheumatologie in Praxis und Klinik (Eds. Fehr, K., Miehle, W., Schattenkirchner, M., Tillmann, K.) pp. 5.1-5.20, Thieme New York - Stuttgart, 1989
749. Miehle, W., H. Streibl: Induziert Methotrexat „Rheumaknoten". FdM 22 (1994) 459-462
750. Miehle, W., M. Schattenkirchner, K. Lattermann: Veränderungen der Halswirbelsäule bei chronischer Polyarthritis. Fortschritte Röntgenstr. 142, 2 (1985) 173-178
751. Miehlke, K.: Enzymtherapie bei rheumatoider Arthritis. Natur- und Ganzheitsmedizin 3 (1988) 103-111
752. Miehlke, G., A. Brandrup-Lukanow, K. Bandilla, D. Berg, P. Hilger, E.G. Loch: Sonographie des Kniegelenks: Normalbefunde und Veränderungen bei rheumatoider Arthritis. Ultraschall Med. 11 (1) (1990) 40-43
753. Mihatsch, M.J., Ryffel, B., Gudat, F., Thiel, G.: Cyclosporine nephropathy. In: Renal pathology with clinical and functional correlations. (Tisher, C.C., Brenner, B. M., eds). pp. 1555-1586. Philadelphia: Lippincott, 1990
754. Miller, M.L., S. Aaron, J. Jackson, P. Fraser, L. Cairns, S. Hoch, Y. Borel, M. Larson, D.N. Glass: HLA gene frequencies in children and adults with systemic onset juvenile rheumatoid arthritis. Arth. Rheum. Vol. 28, No. 2 (1985) 146-150
755. Mills, P.V., M. Beck, B.J. Power: Assessment of the retinal toxicity of hydroxychloroquine. Trans. Ophthalmol. Soc. UK 101 (1983) 109-113
756. Mitchell, J.M., R.V. Burkhauser, T. Pincus: The importance of age, education, and comorbidity in the substantial earnings losses of individuals with symmetric polyarthritis. Arthritis Rheum. 31 (1988) 348-357
757. Mitchison, A., J. Sieper: Immunological basis of oral tolerance. Z. Rheumatol. 54 (1995) 141-144
758. Miyasaka, N., K. Sato, M. Goto, M. Sasano, M. Natsuyama, K. Inoue, K. Nishioka: Augmented interleukin-1 production and HLA-DR expression in the synovium of rheumatoid arthritis patients. Possible involvement in joint destruction. Arthritis Rheum. 31 (1988) 480-486
759. Mladenovic, V., Z. Domljan, B. Rozman, I. Jajic, D. Mihajlovic, J. Dordevic, M. Popovic, M. Dimitrijevic, M. Zivkovic, G. Campion, P. Musikic, I. Löw-Friedrich, C. Oed, H. Seifert, V. Strand: Safety and effectiveness of leflunomide in the treatment of patients with active rheumatoid arthritis. Arthritis Rheum. Vol. 38, 11 (1995) 1595-1603
760. Mody, G.M., O.L. Meyers: Rheumatoid arthritis in blacks in South Africa. Ann. Rheum. Dis. 48 (1989) 69-72
761. Moens, H.J., B.J. Ament., B.W. Feltkamp, J.K. van der Korst: Longterm follow up of treatment with D-penicillamine for rheumatoid arthritis: Effectivity and toxicity in relation to HLA antigens. J. Rheumatol. 14 (6) (1987) 1115-1119
762. Möttönen, T.: Prediction of erosiveness and rate of development of new erosions in early rheumatoid arthritis. Ann. Rheum. Dis. 47 (1988) 648-653
763. Möttönen, T., L. Paimela, T. Helve, J. Ilonen, S. Koskimies, P. Hannonen, M. Leirisalo-Repo: Rheumatoid factor but not HLA-DR4 contributes to the prognosis of early rheumatoid arthritis. Arthritis Rheum. Vol. 36, No. 9 (Suppl.) (1993) Abstr. D176, S261
764. Mohler, K.M., D.S. Torrance, C.A. Smith, R.G. Goodwin, K.E. Stremler, V.P. Fung, H. Madani, M.B. Widmer: Soluble tumor necrosis factor (TNF) receptors are effective therapeutic agents in lethal endotoxemia and function simultaneously as both TNF carriers and TNF antagonists. J. Immunol. 151 (1993) 1548-1561
765. Mohr, W.: Zur Pathogenese der entzündlichen Knorpelzerstörung bei der chronischen Polyarthritis. Dtsch. Med. Wochenschr. 105 (1980) 868-872
766. Mohr, W.: Morphologie der Knorpeldestruktion bei der chronischen Polyarthritis. In: Otte P. (Hrsg.) Gelenkdestruktion bei Polyarthritis. pp. 126-138. Steinkopff Darmstadt 1982

767. Mohr, W.: Morphologie. In: Handbuch der Inneren Medizin. Band 6/Rheumatologie (Ed. H. Mathies) pp. 29–55, Springer Berlin Heidelberg New York, 1983

768. Mohr, W., A. Wild, K. Paulini: Proliferation of synovial tissue cells in rats with adjuvant disease. Pathol. Microbiol. 43 (1975) 1–9

769.* Moilanen, E., J. Alanko, M.Z. Asmawi, H. Vapaatalo: CP-66,248, a new anti-inflammatory agent, is a potent inhibitor of leukotrien B4 and prostanoid synthesis in human polymorphonuclear leucocytes in vitro. Eicosanoids 1 (1988) 35–39

770. Mongan, E.S., R.M. Cass, R.F. Jacox, J.H. Vaughan: A study of the relation of seronegative and seropositive rheumatoid arthritis to each other and to necrotizing vasculitis. Am. J. Med. 47 (1969) 23–35

771. Moore, P.C., R.F. Willkens: The subcutaneous nodule: Its significance in the diagnosis of rheumatic disease. Sem. Arth. Rheum. 7 (1977) 63–79

772. Moore, T.L., R.W. Dorner, T.D. Weiss, A.R. Baldassare, J. Zuckner.: Hidden 19SIgM-rheumatoid factor in juvenile rheumatoid arthritis. Pediatr. Res. 14 (1980) 1135–1138

773. Moore, T.L., R.W. Dorner, T.G. Osborn: Hidden 19SIgM rheumatoid factors. Semin. Arthritis Rheum. 18 (1988) 72–75

774. Moreland, L.W., R.P. Bucy, A. Tilden, P.W. Pratt, A.F. Lobuglio, M. Khazaeli, M.P. Everson, P. Daddona, J. Ghrayeb, C. Kilgarriff, M.E. Sanders, W.J. Koopman: Use of a chimeric monoclonal anti-CD4 antibody in patients with refractory rheumatoid arthritis. Arthritis Rheum. 36, 3 (1993) 307–318

774a. Moreland, L.W., G.R. Margolies, I.W. Heck: Soluble tumor necrosis factor receptor. Results of phase I dose-escalation study in patients with rheumatoid arthritis. Arthritis Rheum. 37 (1994) S295

775. Moreland, L.W., P.W. Pratt, M.D. Mayes, A. Postlethwaite, M.H. Weisman, T.S. Schnitzer, R. Lightfoot, L. Calabrese, D.J. Zelinger, J.N. Woody, W.J. Koopman: Double-blind, placebo-controlled multicenter trial using chimeric monoclonal anti-CD4 antibody, Cm-T412, in rheumatoid arthritis patients receiving concomitant methotrexate. Arthritis Rheum. Vol. 38, 11 (1995) 1581–1588

776. Moreland, L.W., L.W. Jeck Jr., W.J. Koopman: Biologic agents for treating rheumatoid arthritis. Concepts and Progress. Arthritis Rheum. 40, 3 (1997) 397–409

776a. Moreland, L.W., S.W. Baumgartner, M.H. Schiff, E.A. Tindall, R.M. Fleischmann, A.L. Weaver, R.F. Ettlinger, S. Cohen, W.J. Koopman, K. Mohler, M.B. Widmer, C.M. Blosch: Treatment of rheumatoid arthritis with a recombinant human tumor necrosis factor receptor (p75) – Fe fusion protein. New Engl. J. Med. 337 (1997) 141–147

777. Morgan, S.L., J.E. Baggott, W.H. Vaugh: The effect of folic acid supplementation on the toxicity of low-dose methotrexate in patients with rheumatoid arthritis. Arthritis Rheum. 33 (1990) 9–18

778. Morgan, S.L., J.E. Baggott, W.H. Vaughn, J.S. Austin, T.A. Veitch, J.Y. Lee, W., I. Koopman, C.L. Krumdieck, G.S. Alarcòn: Supplementation with folic acid during methotrexate therapy for rheumatoid arthritis: A double blind, placebo-controlled trial. Am. Intern. Med. (1994) 833–841

779. Morgan, S.L., J.E. Baggott, W.H. Vaughn, J.S. Austin, G.S. Alarcón, C.L. Krumdieck, W.J. Koopman: 5 mg or 50 mg/week of folic acid (FA) supplementation does not alter the efficacy of methotrexate (MTX) treated rheumatoid arthritis (RA) patients. Arthritis Rheum. Abstr. 61 S (1995)

780. Morham, S.G., R. Langenbach, C.D. Loftin, H.F. Tiano, N. Vouloumanos, J.C. Jennette, J.F. Mahler, K.D. Kluckman, A. Ledford, C.A. Lee, O. Smithies: Prostaglandin synthase-2 gene disruption causes severe renal pathology in the mouse. Cell 83 (1995) 473–482

781. Morrison, C.J., P.Gordon, T. Hashimoto: Enhanced killing of Candida albicans by cultured peritoneal exsudate cells treated with SM-1213, a synthetic immunomodulator. Antimicrob. Agents Chemotherap. 26 (1984) 74–77

782. Moynier, M., B. Cosso, J. Brochier, J. Clot: Identification of class-II HLA alloantibodies in placenta-eluated gamma globulins used for treating rheumatoid arthritis. Arthritis Rheum. 30 (1987) 375–381

783. Müller, W.: Die Synoviorthese. Documenta Geigy, Folia rheumatologica, Basel 1979

784. Müller, W.: Dauermedikation der chronischen Polyarthritis. In: Fortschritte der Rheumatologie (Eds. Otte, P., Wagenhäuser, F.J.), pp. 90–121, Steinkopff, Darmstadt 1981

785. Müller-Brand, J.: Grundlagen der Radiosynoviorthese. Schweiz. Med. Wschr. 120 (1990) 676–679

786. Muirden, K.D., C.B. Senator: Iron in the synovial membrane in rheumatoid arthritis and other joint diseases. Ann. Rheum. Dis. 27 (1968) 38–46

787. Mundinger, A., E. Moser, M. Langer: Bildgebung bei rheumatoider Arthritis. Immun. Infekt 21 (1993) 64–68

788. Munro, R.A.L., R.D. Sturrock: Slow-acting antirheumatic drugs. Drug interactions of clinical significance. Drug Safety 13:1 (1995) 25–30

789. Muzellec, Y., P. LeGoff, J. Jouquan: Antibodies to histones in rheumatoid arthritis. Diagn. Clin. Immunol. 5 (6) (1988) 326–331

790. Nägele, M., V. Kunze, R. Brüning, B. Wöll, M. Reiser: MRT entzündlicher Kniegelenkerkrankungen. In: Aktuelle Gelenkdiagnostik (Ed. Reiser, M., Nägele, M.), pp. 45–49, Thieme-Verlag Stuttgart, New York 1992

791. Nakamura, M., A.L. Burastero, A.L. Notkins: Human monoclonal rheumatoid factorlike antibodies from CD4 (Leu-1) + B cells are polyreactive. J. Immunol. 140 (1988) 4180–4192

792. Nath, A., R.R. Webel, D. Kay: Training effect of aerobic exercise in arthritis patients (Abstract). Clin. Res. 35 (1987) 566

793. Nechay, B.R.: Inhibition of adenosine triphophatases by gold. Arthritis Rheum. 23 (1980) 464–470

794. O'Neill, G.P., A.W. Ford-Hutchinson: Expression of mRNA for cyclooxygenase-1 and cyclooxygenase-2 in human tissues. FEBS Lett 330 (1993) 156–160

795. Nelson, J.L., E.M. Mickelson, S.A. Masewicz: Dw14 (DRB1*0404) is a Dw4-dependent risk factor for rheumatoid arthritis. Tissue Antigens 38 (1991) 145–151

796. Nepom, G.T., B.S. Nepom: Prediction of susceptibility to rheumatoid arthritis by human leukocyte antigen genotyping. In: Rheumatic disease clinics of North America. Genetic Factors (Ed. Nepom, G.T.), pp. 775–792, Saunders Company, Philadelphia – London – Toronto – Montreal – Sydney – Tokyo 1992

797. Nepom, G.T., R. Byers, C. Seyfried, L.A. Healey, K.R. Wilske, D. Stage, B.S. Nepom: HLA-genes associated with rheumatoid arthritis. Identification of susceptibility alleles using specific oligonucleotide probes. Arthritis Rheum. 32 (1989) 15–21

798. Neuhold, A., I. Fezoulidis, F. Frühwald, G. Seidl, B. Schwaighofer, K. Wicke, J. Smolen: Magnetresonanztomographie des kranio-zervikalen Überganges bei chronischer Polyarthritis. Fortschr. Röntgenstr. 150, 4 (1989) 413–416

799. Neumann, V., R. Hopkins, I. Dixon: Combination therapy with pulsed methylprednisolone in rheumatoid arthritis. Ann. Rheum. 44 (1985) 747–751

800. Nicassio, P.M., K.A. Wallston, L.F. Callahahn, M. Herbert, T. Pincus: The measurement of helplessness in rheumatoid arthritis. The development of the arthritis helplessness index. J. Rheumatol. 12 (1985) 462–467

801. Nicholas, J.J., H. Gruen, G. Winer, C. Crawshaw, F. Taylor: Splinting in rheumatoid arthritis. I. Factors affecting patient

compliance. Archives Physical Medicine Rehabilitation 63 (1982) 92–94
802. Nissila, M., H. Isomäki, K. Kaarela, P. Kiviniemi, J. Martio, S. Sarna: Prognosis of inflammatory joint diseases. A three-year follow-up study. Scand. J. Rheumatol., 12 (1983) 33–38
803. Nissila, M., K. Lehtinen, M. Leirisalo-Repo: Sulfasalazine in the treatment of ankylosing spondylitis. A twenty-six week, placebo-controlled clinical trial. Arthritis Rheum. 31 (1988) 1111–1116
804. Nomeir, A.M., R.A. Turner, L.E. Watts: Cardiac involvement in rheumatoid arthritis. Arthr. Rheum. 22, 6 (1979) 561–564
805. Nordemar, R., B. Ekblan, L. Zacharisson, K. Lundqvist: Physical training in rheumatoid arthritis: a controlled long-term study. Scand. J. Rheumatol. 10 (1981) 17–26
806. Nyfors, A.: Liver biopsies from psoriasis related to methotrexate therapy. Acta Pathol. Microbiol. Immunol. Scand. 85 (Sect. A) (1977) 511–518
807. O'Banion, M.K., J.C. Dusel, J.W. Chang, M.D. Kaplan, P.D. Coleman: Interleukin-1β induces prostaglandin G/H synthase-2 (cyclooxygenase-2) in primary murine astrocyte cultures. J. Neurochem. 66 (1996) 2532–2540
808. Ochsendorf, F.R., U. Runne, G. Goerz, E. Zrenner: Chloroquin-Retinopathie. Durch individuelle Tagesdosis vermeidbar. Dtsch. med. Wschr. 118 (1993) 1895–1898
809. Ohosone, Y., Y. Okano, H. Kameda, N. Hama, M. Hirakata, T. Mimori, M. Akizuki, Y. Ikeda: Clinical characteristics associated with methotrexate-induced pneumonitis in patients treated for rheumatoid arthritis. ILAR-Congress of Rheumatology. 8–13 Juni 1997. Book of Abstracts 62
810. Okamoto, M., M. Sasano, M. Goto: Suppressive effect of antirheumatic drugs on interleukin-1β release from human peripheral blood monocytes. Int. J. Immunopharmac. 13 (1991) 39–43
811. Okubo, S., K. Lehtinen, H. Isomäki: Sensitivity of radiographic changes of hand and foot joints as a diagnostic criterion in patients with rheumatoid arthritis. Scand. J. Rheumatol. 21 (1992) 145–147
812. Olivieri, I., C. Salvarani, F. Cantini, L. Macchioni, A. Padula, L. Niccoli, L. Boiardi, I. Portioli: Therapy with cyclosporine in psoriatic arthritis. Semin. Arthritis Rheum. 27 (1997) 36–43
813. Ollier, W., W. Thomson: Population genetics of rheumatoid arthritis. In: Rheumatic disease clinics of North America. Genetic Factors (Ed. Nepom, G.T.), pp. 741–760, Saunders Company, Philadelphia – London – Toronto – Montreal – Sydney – Tokyo 1992
814. Ollier, W., P.J.W. Venables, P.A. Mumford, R.N. Maini, J. Awad, D. Jaraquemada, J. D'Amaro, H. Festenstein: HLA antigen associations with extra-articular rheumatoid arthritis. Tissue Antigens 24 (1984) 279–291
815. Ollier, B., A. McGregor, W. Thompson, D. Jawaheer, A.S. Rigby, A. Silman: HLA DRB1*0401/0404 genotype on rheumatoid arthritis: Increased association in males, young age at onset and disease severity. Arthritis Rheum. Vol. 26, 9 (Suppl.) (1993) Abstr. 288, S86
816. Olsen, N.J., L.E. Callahan, R.H. Brooks, E.P. Nance, J.J. Kaye, P. Stastny, T. Pincus: Associations of HLA-DR4 with rheumatoid factor and radiographic severity in rheumatoid arthritis. Am. J. Med. 84 (1988) 257–264
817. Olsen, N.J., G.P. Teal, R.H. Brooks: IgM-rheumatoid factor and responses to second-line drugs in rheumatoid arthritis. Agents Actions 34 (1991) 169–171
818. Olsen, N.J., J.J. Cush, P.E. Lipsky: Multicenter trial of an anti-CD5 immunoconjugate in rheumatoid arthritis (RA). Arthritis Rheum. 37 (Suppl.) (1994) S295
819. Olsen, N.J., R.H. Brooks, J.J. Cush, P.E. Lipsky, E.W. St. Clair, E.L. Matteson, K.N. Gold, G.W. Cannon, C.G. Jackson, W.J. McCune, D.A. Fox, the Xoma RA Investigator Group B. Nelson, T. Lorenz, V. Strand: A double-blind, placebo-controlled study of anti-CD5 immunoconjugate in patients with rheumatoid arthriis. Arthritis Rheum. 39 (1996) 1102–1108
820. Osman, M.A., R.B. Patel, A. Schuna: Reduction in oral penicillamine absorption by food, antacid and ferrous sulphate. Clin. Pharmacol. Ther. 33 (1983) 465–470
821. Østensen, M.: Treatment with immunosuppressive and disease-modifying drugs during pregnancy and lactation. pp. 24–28. In: Rheumatology. News and trends. International Conference on Rheumatic Diseases in Pregnancy. Suppl. 1 (1993)
822. Ott, H., I. Boussina, G.H. Fallet: La synoviorthèse des articulations digitales de la main à L'erbium-169. Schweiz. med. Wschr. 107 (1977) 1366–1371
823.* Otterness, I.G., P.P. Pazoles, P.F. Moore, M.B. Pepys: C-reactive protein as an index of disease activity. Comparison of tenidap, cyclophosphamide and dexamethasone in rat adjuvant arthritis. J. Rheumatol. 18 (1991a) 505–511
824.* Otterness, I.G., M.L. Bliven, J.T. Downs, E.J. Natoli, D.C. Hanson: Inhibition of interleukin-1 synthesis by tenidap: a new drug for arthritis. Cytokine 3, 4 (1991b) 277–283
825. Pahipa, S.S., J.S. Lanchbury, B. Pal: Genetic structure of a population with rheumatoid arthritis in North East England: A genetic approach to define different subtypes. Ann. Rheum. Dis. 45 (1986) 881–891
826. Paimela, L.: The radiographic criterion in the 1987 revised criteria for rheumatoid arthritis. Reassessment in a prospective study of early disease. Arthritis Rheum. Vol. 35, 3 (1992) 255–258
827. Paleolog, E.M., M. Hun, M.J. Elliott, M. Feldmann, R.N. Maini, J.N. Woody: Deactivation of vascular endothelium by monoclonal anti-tumor necrosis factor-α antibody in rheumatoid arthritis. Arthritis Rheum. 39 (1996) 1082–1091
828. Pallies, C.A., J.T. Scott: Peripheral neuropathy in rheumatoid arthritis. Brit. med. J. (1965) 1141–1147
829. Palmblad, J., I. Hafström, B. Ringertz: Antirheumatic effects of fasting. In: Nutrition and rheumatic diseases. Rheumatic Disease Clinics of North America, Vol. 17, No. 2 (1991) 351–362
830. Palmer, D.G.: Synovial cysts in rheumatoid arthritis. Ann. Intern. Med. 70 (1969) 61–68
831. Palmer, H.F., C.J. Moran, M.L. Snaith, J.D.M. Richards, A.H. Goldstone, L.J. Nineham, F.C. Hay, W.J.W. Morrow, I.M. Roitt: Plasma exchange in systemic lupus erythematosus. Ann. Rheum. Dis. 40 (1988) 224–228
832. Panayi, G.S.: T-Zellen – ein möglicher Angriffspunkt bei therapeutischen Interventionen. In: Biologische Substanzen: Neue Therapien bei rheumatoider Arthritis. Eular Bulletin Vol. XXI, 1 (1992) 4–6
833. Panayi, G.S., P. Tugwell: The use of cyclosporin A in rheumatoid arthritis: conclusions of an international review. Br. J. Rheumatol. 33 (10) (1994) 967–969
834. Panayi, G.S., P. Tugwell: The use of cyclosporin A microemulsion in rheumatoid arthritis: conclusions of an international review. Br. J. Rheumatol. 36 (1997) 808–811
835. Panayi, G.S., E. Celinska, P. Emery, J. Griffin, K.I. Welsh, R. Grahame, T. Gibson: Seronegative and seropositive rheumatoid arthritis: similar diseases. Br. J. Rheumatol. 26 (1987) 172–180
836. Panganamala, R.V., D.G. Cornwell: The effects of vitamin E on arachidonic acid metabolism. Ann. Acad. Sci 393 (1982) 376–391
837. Panush, R.S.: Kontroversen um Rheumamittel. Eular-Bulletin 1 (1986) 4–11
838. Panush, R.S.: Does food cause or cure arthritis. In: Nutrition and rheumatic disease (Ed. Panush, R.S.), Rheumatic Diseases Clinics of North America (1991) 259–272

839. Panush, R.S., R.L. Carter, P. Katz: Diet therapy for rheumatoid arthritis. Arthr. Rheum. 26, 4 (1983) 462–471
840. Panush, R.S., S.M. Webster, L.P. Endo: Food induced „allergic" arthritis: Inflammatory synovitis in rabbits. J. Rheum. 17 (1990) 285–290
841. Parker, L.B., L.F. Bender: Problems of home treatment in arthritis. Archives Physical Medicine Reh. 38 (1957) 392–394
842. Parker, J.C., R.G. Frank, R.G., Beck, N.C., Smarr, K.L., Buescher, K.L., L.R. Phillips, E.I. Smith, S.K. Anderson, S.E. Walker: Pain management in rheumatoid arthritis patients. A cognitive-behavioral approach. Arthritis Rheum. 31, 5 (1988) 593–600
843. Parnham, M.J.: Inflammation: Mechanisms and therapeutics. Drug News Perspect 9 (1996) 631–639
844. Partanan, J., H.W. Assendelft, S. Koskimies, S. Forsberg, M. Hakala, J. Ilonen: Patients with rheumatoid arthritis and gold-induced pneumonitis express two high-risk major histocompatibility complex patterns. Chest 92,2 (1987) 277–281
845. Pasero, G., F. Priolo, E. Marubini, F. Fantini, G. Ferraccioli, M. Magaro, R. Marcolongo, P. Oriente, V. Pipitone, I. Portioli, G. Tirri, F. Trotta, O. Della Casa-Alberighi: Slow progression of joint damage in early rheumatoid arthritis treated with cyclosporin A. Arthritis Rheum. Vol. 39, No. 6 (1996) 1006–1015
846. Patrignani, P., G. Santini, M.R. Panara, M.G. Sciulli, A. Greco, M.T. Rotonod, M. Giamberardino, J. Maclouf, G. Ciabattoni, C. Patrono: Induction of prostaglandin endoperoxide synthase-2 in human monocytes associated with cyclooxygenase-dependent F2-isoprostane formation. Brit. J. Pharmacol. 118 (1996) 1285–1293
847. Paulus, H.E., H.J. Williams, J.R. Ward, J.C. Reading, M.J. Egger, M.L. Coleman, C.O. Samuelson Jr., R.F. Willkens, M. Guttadauria, G.S. Alarcon, S.B. Kaplan, E.J. MacLaughlin, A. Weinstein, R.L. Wilder, M.A. Solsky, R.F. Meenan: Azathioprine versus D-penicillamine in rheumatoid arthritis patients who have been treated unsuccessfully with gold. Arthritis Rheum. 27 (1984) 721–727
848. Paulus, H.E., M.J. Egger, J.R. Ward, H.J. Williams, the Cooperative Systematic Studies of the Rheumatic Diseases Group: Analysis of improvement in individual rheumatoid arthritis patients treated with disease-modifying antirheumatic drugs, based on the findings in patients treated with placebo. Arthritis Rheum. 33 (1990) 477–484
849. Pawlowski, T., S.H. Mackiewicz, A. Mackiewicz: Microheterogeneity of alpha-1-acid glycoprotein in the detection of intercurrent infection in patients with rheumatoid arthritis. Arthritis Rheum. 32 (1989) 347–351
850. Pawlowski, T., A. Aeschlimann, M.F. Kahn, P. Vaith, S.H. Makkiewicz, W. Müller: Microheterogeneity of acute phase proteins in the differentiation of polymyalgia rheumatica from polymyositis. J. Rheumatol. 17 (9) (1990) 1187–1192
851. Peckham, C.H., R.W. King: Study of intercurrent conditions observed during pregnancy. American Journal of Obstetrics and Gynecology 87 (1963) 609–616
852. Penning, T.D., J.J. Talley, S.R. Bertenshaw: Synthesis and biological evaluation of the 1,5-diarylpyrazole class of cyclooxygenase-2-inhibitors: Identification of 4-5-(4-methylphenyl)-3-(trifluoromethyl)-1H-pyrazol-1-yl benzenesulfonamide (SC-58635, celecoxib). J. Med. Chem. 40 (1997) 1347–1365
853. Perhala, R.S., W.S. Wilke, J.D. Clough, A.M. Segal: Local infectious complications following large joint replacements in rheumatoid arthritis patients treated with methotrexate versus those not treated with methotrexate. Arthritis Rheum. 34 (1991) 146–152
854. Perrier, P., C. Faffoux, P.H. Thomas, J.N. Tamisier, M. Busson, A. Gaucher, F. Streiff: HLA antigens and toxic reactions to sodium aurothiopropanol sulphonate and D-penicillamine in patients with rheumatoid arthritis. Ann. Rheum. Dis. 44 (1985) 621–624
855. Persellin, R.H.: Inhibitors of inflammatory and immune responses in pregnancy serum. Clinics in Rheumatic Diseases 7 (1981) 769–780
856. Peskar, B.M., T. Schlenker, H. Weiler: Effect of sulphasalazine (SASP) and 5-aminosalicylic acid (5-ASA) on the human colonic prostaglandin system. (Abstract) Gut 23 (1982) A444
857. Peter, H.H.: Rheumatoide Arthritis – aktuelle Forschungsperspektiven. Immun. Infekte 21/3 (1993) 57–58
858. Petri, M., C. Lakatta, L. Magder, D. Goldman: Effect of prednisone and hydroxychloroquine on coronary artery disease risk factors in systemic lupus erythematosus. A longitudinal data analysis. Amer. J. Med. 96 (1994) 254–259
859. Pflaum, S., A. Schnabel, W.L. Gross: Effektivität und Nebenwirkungen von Methotrexat (MTX) plus Cyclosporin A (CyA) bei therapierefraktärer rheumatoider Arthritis (RA). Regionaltagung der Deutschen Gesellschaft für Rheumatologie Düsseldorf. 19.–21. September 1997. Abstr. P 23
860. Pforr H.: Häufigkeit und Lokalisation der Rheumaknoten bei progressiv chronischer Polyarthritis. Beitr. Rheumatol. 20 (1973) 49–55
861. Picot S., F. Peyron, A. Donadille: Chloroquine-induced inhibition of the production of TNF, but not of IL-6, is affected by disruption of iron metabolism. Immunology 80 (1993) 127–133
862. Pile, K.D., B.P. Wordsworth, J.S.S. Lanchbury, W. Ollier, J.L. Bell: HLA-DR heterozygosity contributes susceptibility to severe rheumatoid arthritis. Abstract 1992
863. Pinals, R.S. Felty's syndrome. In: Textbook of Rheumatology. pp. 993–998. Ed.: W.N. Kelley, E.D. Harris, Jr., S. Ruddy, C.B. Sledge. 3rd edition, W.B. Saunders Company, 1989
864. Pinals, R.S., A.T. Masi, R.A. Larsen: Preliminary criteria for clinical remission in rheumatoid arthritis. Arth. Rheum. 24, 10 (1981) 1308–1315
865. Pinals, R.S., S.B. Kaplan, J.G. Lawson: Sulfasalazine in rheumatoid arthritis. A double-blind, placebo-controlled trial. Arthritis Rheum. 29 (1986) 1427–1434
866. Pincus, T.: Is mortality increased in rheumatoid arthritis (RA)? Journal of Musculoskeletal Medicine 5 (1988) 27–46
867. Pincus, T.: New concepts in prognosis of rheumatic diseases for the 1990s. In Bellamy N (ed): Prognosis in Rheumatoid Diseases: pp. 451–492. Dorchrecht, Kluwer Academic Publishers, 1991
868. Pincus, T., L.F. Callahan: Formal education as a marker for increased mortality and morbidity in rheumatoid arthritis: J. Chronic Dis. 38 (1985) 973–974
869. Pincus, T., L.F. Callahan: What is the natural history of rheumatoid arthritis? Rheumatic Disease Clinics of North America. Controversies in Clinical Rheumatology Vol. 19, No. 1 (1993) 123–151
870. Pincus, T., J.A. Summey, S.A. Soraci Jr., K.A. Wallston, N.P. Hummon: Assessment of patient satisfaction in activities of daily living using a modified Stanford Health Assessment Questionnaire. Arthritis Rheum. 26 (1983) 1346–1353
871. Pincus, T., L.F. Callahan, W.G. Sale: Severe functional declines, work disability, and increased mortality in seventy-five rheumatoid arthritis patients studies over nine years. Arthritis Rheum. 27 (1984) 864–872
872. Pincus, T., L.F. Callahan, W.K. Vaughn: Questionnaire, walking time and button test measures of functional capacity as predictive markers for mortality in rheumatoid arthritis. J. Rheumatol. 14 (1987) 240–251
873. Pincus, T., L.F. Callahan, R.H. Brooks: Self-report questionnaire scores in rheumatoid arthritis compared with traditio-

nal physical, radiographic, and laboratory measures. Ann. Intern. Med. 110 (1989) 259–266

874. Pincus, T., S.B. Marcum, L.F. Callahan: Long-term drug therapy for rheumatoid arthritis in seven rheumatology private practices. II. Second- line drugs and prednisone. J. Rheumatol. 19 (1992) 1885–1894

875. Pioro, M.H., J.M. Cash: Treatment of refractory psoriatic arthritis. Rheum. Dis. Clin. North Am. 21 (1995) 129–149

876. Plant, M.J., P.W. Jones, P.T. Dawes: Patterns of radiological progression in rheumatoid arthritis. Arthritis Rheum. Vol. 36, 9 (Suppl.) (1993) Abstr. 159, S65

877. Plater-Zyberk, C., R.N. Maini, K. Lam: A rheumatoid arthritis B cell subset expresses a phenotype similar to that in chronic lymphocytic leukemia. Arthritis Rheum. 28 (1985) 971

878. Ploski, R., O. Vinje, K.S. Ronningen, A. Spurkland, D. Sorskaar, F. Vartdal, O. Forre: HLA-class II alleles and heterogeneity of juvenile rheumatoid arthritis. DRB1*0101 may define a novel subset of the disease. Arthr. Rheum. 36, 4 (1993) 465–572

879. Poole, P., S. Yeoman, D. Caughey: Methotrexate in older patients with rheumatoid arthritis. Br. J. Rheumatol. Vol. 31, No. 12 (1993) 860

880. Portanova, J.P., Y. Zhang, G.D. Anderson, S.D. Hauser, J.L. Masferrer, K. Seibert, S.A. Gregory, P.C. Isakson: Selective neutralization of prostaglandin E2 blocks inflammation, hyperalgesia, and interleukin-6 production in vivo. J. Exp. Med. 184 (1996) 883–891

881. Porter, J.M., R.L. Snider, E.M. Bardana: The diagnosis and treatment of Raynaud's phenomenon. Surgery 77 (1975) 11–23

882. Porter, D.R., H.A. Capell, J. Hunter: Combination therapy in rheumatoid arthritis – No benefit of addition of hydroxychloroquine to patients with a suboptimal response to intramuscular gold therapy. J. Rheumatol. 20 (1993) 645–649

883. Prasit, P.: From a selective to a specific COX-2 inhibitor. William Harvey Research Conferences on selective COX-2 inhibitors. 17.–19. September 1997. Phuket. Abstract book 27

884. Pratt, W., L. Heck, L. Moreland, W. Koopman, T. Parkhill, G. Pratt, S. Hanavan, N. Wehner, J.Holcenberg, J. Winkelhake: Safety and immunogenecity of a single intramuscular injection of a synthetic HLA-DR4/1-peptide vaccine with alum adjuvant in rheumatoid arthritis patients (Abstract). Arthritis Rheum. 38 (Suppl. 9) (1995) S281

885. Prete, P.E., N.E. Sadler, P.C. Chien: Cutaneous disease in rheumatoid arthritis. (1987) 7–20

886. Prince, H.E., R.B. Ettenger, F.J. Dorey, R.N. Fine, J.L. Fahey: Azathioprine suppression of natural killer activity and antibody-dependent cellular cytotoxicity in renal transplant recipients. Transpl. Proc. 16 (1984) 1475–1477

887. Pritchard, M.L.: Psychological aspects of rheumatoid arthritis. Springer, New York, Berlin, Heidelberg, London, Paris, Tokyo, Hongkong, 1989

888. Provost, T., N. Talal, W. Bias: Ro(ss-A) positive Sjögren's/lupus erythematosus (SC/LE) overlap patients are associated with the HLA-DR3 and/or DRw6 phenotypes. J. invest. Dermatol. 91 (1988) 369–371

889. Prokop, M., H. Milbradt: Sonographische Diagnostik des Kniegelenks. pp. 13–23. In: Aktuelle Gelenkdiagnostik (Eds. Reiser, M., Nägele, M.), Thieme, Stuttgart – New York 1992

890. Del Puente, A., W.C. Knowler, D.J. Pettitt, P.H. Bennett: The incidence of rheumatoid arthritis is predicted by rheumatoid factor titer in longitudinal population study. Arthritis Rheum. 31 (1988) 1239–1244

891. Püschel, W.: Sektionsstatistische Untersuchungen bei der Rheumatoid- Arthritis. Dtsch. Gesundh.-Wesen 2 (1972) 754–756

892. Pullar, T., J.A. Hunter, H.A. Cappell: Sulphasalazine in rheumatoid arthritis: A double blind comparison of sulphasalazine with placebo and sodium aurothiomalate. Br. Med. J., 287 (1983) 1102–1104

893. Pullar, T., J.A. Hunter, H.A. Cappell: Does second-line therapy affect the radiological progression of rheumatoid arthritis? Ann. Rheum. Dis. 43 (1984) 18–23

894. Pullar, T., J.A. Hunter, H.A. Capell: Effect of sulphasalazine on radiological progression of rheumatoid arthritis. Ann. Rheum. Dis. 46 (1987) 398–402

895. Punzi, L., C. Maggio, A. Mazzi, D. Paresacco, A. Ruffatti, A. Pellegrini, S. Todesco: Lésions radiologiques des mains dans la polyarthrite rhumatoide avec facteurs rhumatoides et anticorps antinucliaires. Rev. du Rhum. 54 (7–9) (1987) 563–566

896. Qualitätssicherung in der Rheumatologie (Hrsg.: Deutsche Gesellschaft für Rheumatologie; Kommission für Qualitätssicherung), 5.7 Medikamentöse Schmerztherapie (1995). 5.7.1–5.7.7

897. Qualitätssicherung in der Rheumatologie (Hrsg.: Deutsche Gesellschaft für Rheumatologie; Kommission für Qualitätssicherung), Cyclophosphamid (1995). 5.3.3.9.1–5.3.3.9.3

898. Radis, C.D., C.K. Kwoh, M.C. Morgan, J.M. Cash, A. Gallatin, B.L. Stolzer: Risk of malignancy in cyclophosphamide-treated patients with rheumatoid arthritis. A 20-year follow-up study. Arthritis Rheum. Vol. 36, 9 (Suppl.) (1993) Abstr. 159, S65

899. Ragan, C., E. Farrington: The clinical features of rheumatoid arthritis: prognostic indices. J. Med. Assoc. 181 (1962) 663–667

900. Rapoport, R.J., F. Kozin, S.E. Mackel, R.E. Jordan: Cutaneous vascular immunofluorescence in rheumatoid arthritis. Am. J. Med. 68 (1980) 325–331

901. Rasker, J.J., S.H. Kardaun: Lack of beneficial effect of zinc sulphate in rheumatoid arthritis. Scand. J. Rheumatol. 11 (1982) 168–170

902. Rasker, J.J., J.A. Cosh: The natural history of rheumatoid arthritis: A fifteen year follow-up study. The prognostic significance of features noted in the first year. Clin. Rheumatol. 3 (1984) 11–20

903. Rasker, J.J., J.A. Cosh: The natural history of rheumatoid arthritis over years. Clinical symptoms, radiological signs, treatment, mortality and prognostic significance of early features. Clin. Rheumatol. 6 (1987) 5–11

904. Raspe, H.-H.: Erkrankungen des Bewegungsapparates. Chronische Polyarthritis. In: Uexküll, Th. v. (Hrsg.): Psychosomatische Medizin, 4. Auflage. Urban & Schwarzenberg, München, 1990

905. Rau, R.: Die Gamma-Glutamyltranspeptidase bei der chronischen Polyarthritis. Z. Rheumatol. 36 (1977) 36–48

906. Rau, R.: Die Leber bei entzündlichen rheumatischen Erkrankungen. Steinkopff 1978

907. Rau, R., H. Schütte: Ergebnisse der Radiosynoviorthese mit Yttrium-90 bei chronischen Synovitiden. Eine prospektive Langzeituntersuchung. Z. Rheumatol. 42 (1983) 265–270

908. Rau, R., G. Herborn, B. Schleusser, D. Elhard: Prospective open longterm observation of RA-patients (PAT) treated with Methotrexate (MTX) or MTX and Gold. In: Invitatio ad scientiam (Hrsg. R. Rau) pp. 19–33, Futuramed Verlag Band 2-1, 1992

909. Rau, R., G. Herborn, H. Menninger: Early RA patients withdrawn from gold treatment show sustained improvement 16 months after discontinuation. 25th Scandinavian Congress of Rheumatology. Scand. J. Rheumatol. Suppl. 98 (1994) Abstr. 139

910. Ravid, M., L. Kedar, E. Sohar: Effect of single dose of dimethylsulphoxide on renal amyloidosis. Lancet 1977/I, 730–731

911. Rayburn, W.F.: Glucocorticoid therapy for rheumatic diseases: maternal, fetal, and breast-feeding considerations. In: Rheumatology. News and trends. International Conference on Rheumatic Diseases in Pregnancy. Suppl. 1 (1993) 29–31

912. Rehfisch, H.P., H.-D. Basler, H. Semann: Psychologische Schmerzbehandlung bei Rheuma. Unter Mitarbeit von H.-H. Raspe u. S. Mattussek, Springer, Berlin, 1989
913. Reinbold, H.: Zur Therapie des Morbus Bechterew mit Enzymen. Erfahrungsheilkunde 28 (1980) 828–829
914. Reinhardt, S., J. Schmitt, W. Söntgen, H. Menninger: Triamcinolonhexaacetonid und Natriummorrhuat in der intraartikulären Lokalbehandlung der Kniegelenkssynovitis bei der chronischen Polyarthritis. Akt. Rheum. 18, 2 (1993) 50–61
915. Reiser, M., G.P. Bongratz, R. Erleman, M. Schneider, T. Pauly, H. Sittek, P.E. Peters: Gadolinum-DTPA in rheumatoid and related diseases: first results with dynamic magnetic resonance imaging. Skeletal Radiol. 18 (1989) 591–597
916. Research sub-committee of the Empire Rheumatism Council: Gold therapy in rheumatoid arthritis: Report of multicentre controlled trial. Ann. Rheum. Dis. 19 (1960) 95–119
917. Reuther, G.: MRT der Hand. In: Aktuelle Gelenkdiagnostik (Ed. Reiser, M., Nägele, M.), pp. 95–110, Thieme Stuttgart – New York 1992
918. Reyes, P.A., E.A. Delgado, X. Lopez-Karpovitch: Ferritin measurement in synovial tissue and fluid in patients with inflammatory joint disease. La Rev. Invest. Clin. (Mex.) 38 (1986) 135–138
919. Richter, J.A., L.A. Renge, R.S. Pinals, R.P. Gates: Analysis of treatment termination with gold and antimalarial compounds in rheumatoid arthritis. J. Rheumatol. 7 (1980) 153–159
920. Ridley, M.G., C.S. Wolfe, J.A. Mathews: Life threatening acute pneumonitis during low-dose methotrexate treatment for rheumatoid arthritis. A case report and review of the literature. Ann. Rheum. Dis. 47 (1988) 784–788
921. van Riel, P.L.C.M., A. Larsen, L.B.A. van de Putte, F.W.J. Gribnau: Effects of aurothioglucose and auranofin on radiographic progression in rheumatoid arthritis. Clin. Rheumatol. 5, 3 (1986) 359–364
922. van Rijwijk, M.P.: Management of systemic AA and AL amyloidosis. Z. Rheumatol. 52, 5, Abstract 14 (1993) 6
923. Riley, S.A.: Sulfasalazine-induced abnormal sperm penetration. Dig. Dis. Sci. 33 (11) (1988) 1498
924. Ringe, J.D.: Pathogenese der Kortikoidosteoporose. Fortschr. Med. 108 (1990) 393–396
925. Ringe, J.D., E. Schacht: Alfacalcidol in der Osteoporosetherapie. Grundlagen, Behandlungsergebnisse und Perspektiven. Arzneimitteltherapie 1, 2 (1994) 69–73
926. Rippey, I.H.: Tests for rheumatoid factor. Lab. Med. 10 (1979) 97–100
927. Riskin, W.G., D.B. Gillings, J.A. Scarlett: Amiprilose hydrochloride for rheumatoid arthritis. Ann. Intern. Med. 111 (6) (1989) 455–465
928. Ritchie, D.M., J.A. Boyle, J.M. McInnes: Clinical studies with an articular index for the assessment of joint tenderness in patients with rheumatoid arthritis. Q. J. Med. 37 (1968) 393–406
929. Robbins, D.L., D.W. Feigal, Jr., J.C. Leek: Relationship of serum IgG rheumatoid factor to IgM rheumatoid factor and disease activity in rheumatoid arthritis. J. Rheumatol. 13 (1986) 259–262
930. Roberts, S.D., J. Gillespie: Effect of immobilization on retention of 90 Y. Ann. Rheum. Dis. 32 (1973) 46–53
931. Robinson, D.R.: Regulation of prostaglandin synthesis by antiinflammatory drugs. J. Rheumatol. 24 (Suppl. 47) (1997) 32–39
932. Roggenbuck, Ch., J. Zacher: Zur arthroskopischen Synovektomie des Kniegelenkes bei der Rheumatoiden Arthritis.Z. Rheumatol. 56 (1997) 190–199
933. Rooney, M.: Review: Is there a disease-modifying drug for juvenile chronic arthritis? Brit. J. Rheumatol. 31 (1992) 635–641
934. Rooney, T.W., D.E. Furst: Methotrexate. In: Arthritis and Allied Conditions. A Textbook of Rheumatology. Ed. McCarty. pp. 621–636. Lea & Febiger Philadelphia London 1993
935. Ropes, M.W., G.A. Bennett, S. Cobb: 1958 revision of diagnostic criteria for rheumatoid arthritis. Bull. Rheum. Dis. 316 (1958) 450–455
936. Rosa, C., M. Alves, M.V. Queiros, F. Morgado, A. de Mendonca: Neurologic involvement in patients with rheumatoid arthritis with atlantoaxial subluxation – A clinical and neurophysiological study. J. Rheumatol. 20 (1993) 248–252
937. Roschmann, R.A., R.J. Rothenberg.: Pulmonary fibrosis in rheumatoid arthritis: a review of clinical features and therapy. Semin. Arthr. Rheum. 16 (1987) 174–185
938. Rose, H.M., C. Ragan, E. Pearce, M.O. Lipman: Differential agglutination of normal and sensitized sheep erythrocyte by sera of patients with rheumatoid arthritis. Proc. Soc. Ex. Exp. Biol. Med. 68 (1948) 1–7
939. Rosenberg, A.M.: The clinical associations of antinuclear antibodies in juvenile rheumatoid arthritis. Clin. Immunol. Immunopathol. 49 (1988) 19–27
940. Rosenberger, K.: Vaskuläre Polyneuropathien bei primär chronischer Polyarthritis. Fortschr. Neurol. Psychiat. 45 (1977) 536–544
941. Rosenstein, E.D., N. Kramer: Felty's and Pseudo-Felty's syndromes. Sem. Arthritis. Rheum. 21 (1991) 129–142
942. Rosenthal, M., I. Bahous, G. Ambrosini: Longterm treatment of rheumatoid arthritis with OM-8980. A retrospective study. The Journal of Rheumatology 18, 12 (1991) 1790–1793
943. Rossberg, T.: Die Subgruppe der frühkindlichen Oligoarthritis Typ I innerhalb der juvenilen chronischen Arthritis. Eine retrospektive Untersuchung an 101 Kindern aus der Rheumakinderklinik Garmisch-Partenkirchen. Inaugurale Dissertation Ludwig-Maximilians-Universität, München, 1986
944. Rothfield, N.: Efficacy of antimalarials in SLE. Amer. J. Med. 85, Suppl. 4a (1988) 53–56
945. Rothko, K., T.S. Kickler, M.E. Clay, R.J. Johson, S.F. Stroncek: Immunoblotting characterization of neutrophil antigenic targets in autoimmune neutropenia. Blood 74 (1989) 1698–1703
946. Rothschild, B.M., R.J. Woods: La polyarthrite rhumatoide vient-elle du nouveau monde? Rev. du Rhum. (1990) 271–274
947. Rothschild, B.M., R.I. Woods, Ch. Rothschild, J.I. Sebes.: Geographic distribution of rheumatoid arthritis in ancient North America: Implications for pathgenesis. Sem. Arthr. Rheum. Vol. 22, No. 3 (1992) 181–187
948. Roudier, J., J. Petersen, G.H. Rhoedes, et al.: Susceptibility to rheumatoid arthritis maps to a T-cell epitope shared by the HLA-Dw4 DR á-1 chain and the Epstein-Barr-virus glycoprotein gp 110. Proc. Natl. Acad. Sci. USA 86 (1989) 5104–5108
949. Rubbert, A., G.R. Burmester: Neue therapeutische Möglichkeiten. Internist 34 (1993) 841–851
950. Rudge, S.R., J.D. Pound, D.H. Bossingham, R.I. Powell.: Class-specific rheumatoid factors in rheumatoid arthritis: Response to chrysotherapy and relationship to disease activity. J. Rheumatol. 12 (1985) 432–436
951. Runge, L.A.: Antimalarials. In: Arthritis and Allied Conditions. A Textbook of Rheumatology. pp. 612–631, Vol. 1, 11th Edition (Ed. McCarty) Lea & Febiger Philadelphia London 1989
952. Runge, L.A.: Antimalarials. In: Arthritis and Allied Conditions. A Textbook of Rheumatology. pp. 615–619. Vol. 1, 12th Edition (Ed. McCarty) Lea & Febiger Philadelphia London 1993
953. Russell, A.S., C. Miller: The augmentation of human NK-cell activity by auranofin compared to interferon. Int. Immunopharmacol 6 (1984) 451–431

954. Ryffel, B.: Pharmakologie von Cyclosporin (Sandimmun). Z. Hautkr. 66 (Suppl.) (1991) 11-14
955. Rynes, R.I., H.H. Bernstein: Ophthalmologic safety profile of antimalarial drugs, Lupus 2, Suppl. 1 (1993) S17-S19
956. Saal, I.G.: Medikamentöse Therapie der rheumatoiden Arthritis mit langsamwirkenden Antirheumatika. Internist 34 (1993) 9-17
957. Sack, U., R.W. Kinne, T. Marx, P. Heppt, S. Bender, F. Emmrich: Interleukin-6 in synovial fluid is closely associated with chronic synovitis in rheumatoid arthritis. Rheumatol. Int. 13 (2) (1993) 45-51
958. Salaffi, F., M. Carotti, C. Cervini: Combination therapy of cyclosporine A with methotrexate or hydroxychloroquine in refractory rheumatoid arthritis. Scandinavian Journal of Rheumatology 25 (1) (1996) 16-23
959. Salmon, S.E., W.S. Dalton: Relevance of multidrug resistance to rheumatoid arthritis: Development of a new therapeutic hypothesis. J. Rheumatol. 23, Suppl. 44 (1996) 97-101
960. Sambrook, P.N., L. McGuigan, D. Champion, J. Edmonds, A. Fleming, I. Portek: Clinical features and follow up Study of HLA-B27 positive patients presenting with peripheral arthritis. J. Rheumatol. 12 (1985) 526-528
961. Sambrook, P., J. Birmingham, P. Kelly, S. Kempler, T. Nguyne, N. Pocock, J. Eisman: Prevention of corticosteroid osteoporosis. A comparison of calcium, calcitriol and calcitonin. N. Engl. J. Med. 329 (1991) 1747-1752
962. Samsoe, B., L.T. Risum, M. Telling: The effect of water exercise therapy given to patients with rheumatoid arthritis. Scand. J. Rheumatol. 19 (1987) 31-37
963. Samuels, B., J.C. Lee, E.P. Engleman, J. Hopper jr.: Membranous nephropathy in patients with rheumatoid arthritis: Relationship to gold therapy. Medicine 57 (1978) 319-327
964. Sander, O., G. Hübner, D. Türck, F. Degner, R. Rau: Meloxicam pharmacokinetics in elderly compared to younger male and female patients with rheumatoid arthritis. Rheumatol. Eur. 24 (Suppl. 3) (1995) 221
965. Sanders, K.M., P.L. Carlson, B.H. Littman: Effects of gold sodium thiomalate on interferon stimulation of C2 synthesis and HLA-DR expression by human monocytes. Arthritis Rheum. 30 (1987) 1032-1039
966. Sanna, P.: Langzeitergebnisse der Radiosynoviorthese bei entzündlich-rheumatischen Affektionen. Dissertation, Basel, 1990
967. Sany, J., J. Clot, M. Bonneau, M. Andara: Immunomodulating effect of human placenta-eluated gamma globulins in rheumatoid arthritis. Arthritis Rheum. (1982) 17-24
968. Sany, K., S. Kaliski, M. Couret: Radiologic progression during methotrexate (MTX) treatment of rheumatoid arthritis (RA). Arthritis Rheum. 33 (Suppl. 9) (1990) S6
969. Sasso, E.H.: Immunglobulin V genes in rheumatoid arthritis. In: Rheumatic disease clinics of North America. Genetic Factors (Ed. Nepom, G.T.) pp. 809-836, Saunders Company, Philadelphia - London - Toronto - Montreal - Sydney - Tokyo 1992
970. Sattler, H.: Zum Stellenwert der Arthrosonographie der Schulter in der rheumatologischen Diagnostik. Z. Rheumatol. 52 (1993) 90-96
971. Sattler, H., U. Harland: Arthrosonographie. Springer Verlag Berlin - Heidelberg - New York - London - Paris - Tokyo 1988
972. Saway, P.A., E.F. Prasthoffer; J.C. Barton: Prevalence of granular lymphocyte proliferation in patients with rheumatoid arthritis and neutropenia. Am. J. Med. 86 (1989) 303-307
973. Scammell, H.: The arthritis breakthrough. M. Evands and Company, New York 1993
974. Schacherl, M.: Röntgendiagnostik der Halswirbelsäule bei der chronisch-rheumatischen Polyarthritis. In: Fromhold, W., Gerhardt, T. (Hrsg.). Klinisch-radiologisches Seminar, Bd. 3: Entzündliche und degenerative Erkrankungen der Gelenke und der Wirbelsäule, pp. 99-114, Thieme Stuttgart 1974
975. Schäffer, M., M. Witte, T. Gottwald, G. Köveker, H.D. Becker: Stickstoffmonoxid: Mediator der Gewebsreparation? Dtsch. med. Wschr. 122 (1997) 339-345
976. Schattenkirchner, M.: Das HLA-System. In: Das rheumatische Gelenk (Eds. Dihlmann, W., Mathies, H.). MSD, München 1976
977. Schattenkirchner, M.: Die Goldbehandlung der chronischen Polyarthritis. Eular, Basel 1978
978. Schattenkirchner, M.: Sulfasalazin (Azulfidine-RA) versus Aurothioglykose in der Therapie der chronischen Polyarthritis - Statusreport über eine offene vergleichende, multizentrische Langzeitstudie. Z. Rheumatol. 46 (1987) 67-70
979. Schattenkirchner, M.: Arthropathie bei der idiopathischen Hämochromatose. In: Rheumatologie in Praxis und Klinik (Eds. Fehr, K., Miehle, W., Schattenkirchner, M., Tillmann, K.), pp. 9.38-9.43, Georg Thieme Verlag, Stuttgart - New York 1989
980. Schattenkirchner, M.: HLA und Ätiopathogenese verschiedener rheumatischer Krankheiten und die damit verknüpfte Hypothesenvielfalt. pp. 26-33. In: Immunbefunde in der Rheumatologie (Ed. Miehle, W.), 1992
981. Schattenkirchner, M., W. Gröbner: Arthropathia urica. In: Rheumatologie in Praxis und Klinik (Eds. Fehr, K., Miehle, W., Schattenkirchner, M., Tillmann, K.), pp. 9.1-9.18, Georg Thieme Verlag, Stuttgart - New York 1989
982. Schattenkirchner, M., B. Kaik, H. Müller-Fassbender, R. Rau, H. Zeidler: Auroanofin and sodiumaurothiomalate in the treatment of rheumatoid arthritis, a double-blind comparative multicentre study. J. Rheumatol. Suppl. 9 (1982) 184-189
983.* Schiff, M., G. Stein, B. Leishman: Cellcept (mycophenolate mofetil - MMF), an new treatment for RA: a 9-month, randomized, double-blind trial comparing 1 g bid and 2 g bid. Arthritis Rheum. Abstract Suppl. Vol. 40, No. 9 (1997) Abstr. 980
984. Schill, S., C. Biehl, H. Thabe: Prothetische Versorgung des Sprunggelenkes. Mittelfristige Ergebnisse nach Thompson-Richards- und STAR-Prothesen. Orthopäde 27 (1998) 183-187
985. Schilling, F.: Röntgendiagnostik. In: Chronische Polyarthritis. In: Handbuch der inneren Medizin Rheumatologie B. Spezieller Teil I Gelenke (Ed. H. Mathies), pp. 128-176 Springer Berlin - Heidelberg - New York - Tokyo 1984
986. Schilling, F., J.P. Haas, M. Schacherl: Die spontante atlantoaxiale Dislocation (Ventralluxation des Atlas) bei chronischer Polyarthritis und Spondylitis ankylopoetica. ROEFO 99 (1963) 518
987. Schilling, F., M. Schacherl, A. Bopp, A. Gamp, J.P. Haas.: Veränderungen der Halswirbelsäule (Spondylitis cervicalis) bei der chronischen rheumatischen Polyarthritis und bei der Spondylitis ankylopoetica. Radiologe 3 (1963) 483-501
988. Schirmer, O.: Studien zur Physiologie und Pathologie der Tränenabsonderung und Tränenabfluss. Arch. Ophthalmol. 56 (1903) 197
989. Schlaghecke, R., P. Ridderskamp, F.L. Degner, E. Juli: Corticotropin-releasing-Hormon (CRH)-Test bei der Überwachung der Glukokortikoidtherapie. DMW 115 (1990) 1136-1140
990. Schlaghecke, R., E. Kornely, R. Santen, P. Ridderskamp: The effect of long term glucocorticoidtherapy on pituitary - adrenal responses to exogenous corticotropin-releasing-hormone. N. Engl. J. Med. 325 (1992) 226-230
991. Schlapbach, P., V. Im Hof, N. Gerber: Pleuropulmonale Manifestationen bei chronischer Polyarthritis. Schweiz. med. Wschr. 117 (1987) 315-321

992. Schlegel, B., S. Hoch: Katamnestische Untersuchungen zur primär chronischen Polyarthritis. Unif-Druck München, 1967
993. Schmidt, K., R.K. Miehlke, R. Rupprecht: Zur Frage der offenen oder arthroskopischen Synovektomie des Kniegelenkes bei chronischer Polyarthritis. Akt. Rheumatol. 20 (1995) 212–220
994. Schmidt, K., K. Witt, A. Ossowski, R.K. Miehlke: Die Therapie des rheumatisch destruierten Langfingergrundgelenkes mit durch das Silastik®-Interponat nach Swanson stabilisierten Resektionsarthroplastik: Vergleichende Studie lang- und mittelfristiger Ergebnisse mit und ohne Einsatz von Titangrommets. Z. Rheumatol. 56 (1997) 287–297
995. Schmidt, K.L.: Grundlagen der physikalischen Therapie. In: Rheumatologie, entzündliche Gelenk- und Wirbelsäulenerkrankungen. Lehrbuch für Krankengymnastik und Ergotherapie (Eds. Donhauser-Gruber, U., Mathies, H., Gruber, A.). pp. 60–76, Pflaum-Verlag München 1988
996. Schmidt, K.L.: Die Therapie der rheumatoiden Arthritis an der Jahrtausendwende. Internist 34 (1993) 831–840
997. Schnabel, A., K. Herlyn, C. Burchardi, E. Reinhold-Keller, W.L. Gross: Long-term tolerability of methotrexate at doses exceeding 15 mg per week in rheumatoid arthritis. Rheumatol. Int. 15 (1996) 195–200
998. Schneider, H.A., R.A. Yonker, P. Katz, S. Longley, R.S. Panush: Rheumatoid vasculitis: experience with 13 patients and review of the literature. Semin. Arthr. Rheum. 14 (1985) 280–286
999. Schneider, M.: Plasma- und Lymphopherese bei Autoimmunopathien. Z. Rheumatol. 55 (1996) 90–104
1000.* Schneider, M.: Neue Aspekte in der Therapie der rheumatoiden Arthritis. Jatros Ortho 12 (1997) 2–9
1001. Schnitzer, T.J., B.M. Ansell: Amyloidosis in juvenile chronic polyarthritis. Arthritis Rheum. 20 (1977) 245–252
1002. Schoenfeld, A., Y. Bar, P. Merlob, Y. Ovadia: NSAIDs: Maternal and fetal considerations. In: Rheumatology. News and trends. International Conference on Rheumatoid Diseases in Pregnancy. Suppl. 1 (1993) 16–20
1003. Schroder, H.: Methotrexate pharmacokinetics in age-fractional erythrocytes. Cancer Chemother. Pharm. 28 (1986) 203–207
1004. Schultz, D.R., P.I. Arnold.: Heat shock (stress) proteins and autoimmunity in rheumatic diseases. Sem. Arth. Rheum. Vol. 22, No. 6 (1993) 357–374
1005. Schumacher, H.R.: Synovial membrane and fluid morphologic alterations in early rheumatoid arthritis: microvascular injury and virus like particles. Ann. NY Acad. Sci. 256 (1975) 39–64
1006. Schumacher, H.R., R.C. Kitridou: Synovitis of recent onset. A clinicopathologic study during the first month of disease. Arthr. Rheum. 15 (1972) 465–487
1007. Schwyzer, H.-K., N. Gschwend, J. Loehr, B. Simmen: Die Alloarthroplastik des Ellbogengelenks. Operat. Orthop. Traumatol. 10 (1998) 10–25
1008. Scott, D.G.I., P.A. Bacon, J.E. Bothamley, J.E., C. Allen, C.J. Elson, T.B. Wallington: Plasma exchange in rheumatoid vasculitis. J. Rheumatol. 8 (1981) 433–439
1009. Scott, D.G.I., P.A. Bacon, C. Allen: IgG rheumatoid factor, complement, and immune complexes in rheumatoid synovitis and vasculitis: Comparative and serial studies during cytotoxic therapy. Clin. Exp. Immunol. 43 (1981) 54–63
1010. Scott, D.L., P.A. Bacon, C.R. Tribe: Systemic rheumatoid vasculitis: A clinical and laboratory study of 50 cases. Mecicine 60 (1981) 288–297
1011. Scott, D.L., B.L. Coulton, P.A. Bacon: Methods of x-ray assessment in rheumatoid arthritis: A re-evaluation. Br. J. Rheumatol. 24 (1985) 31–39
1012. Scott, D.L., D.P. Symmons, B.L. Coulton, A.J. Popert: Long-term outcome of treating rheumatoid arthritis: results after 20 years. Lancet 1 (1987) 1108–1111
1013. Scott, D.L., P.T. Dawes, M. Collins, R. Stone: ELISA assays for IgM and IgG rheumatoid factors: their clinical correlations during therapy with slow-acting anti-rheumatic drugs. Clin. Rheum. 6, 3 (1987) 358–368
1014. Scott, D.L., P.T. Dawes, E. Tunn: Combination therapy with gold and hydroxychloroquine in rheumatoid arthritis: a prospective, randomized, placebo-controlled study. Br. J. Rheumatol. 28 (1989) 128–133
1015. Scott, D.L., G.S. Panayi, P.L.C.M. van Riel, J. Smolen, L.B.A. van de Putte, and the Consensus Study Group of the European Workshop for Rheumatology: Disease activity in rheumatoid arthritis preliminary report of the Consensus Study Group of the European Workshop for Rheumatology Research. Clin. Exp. Rheumatol. 10 (1992) 521–525
1016. Seaman, W.E., D. Wofsy: Selective manipulation of the immune response in vivo by monoclonal antibodies. Ann. Rev. Med. 39 (1988) 231–241
1017. Searles, G., R. McKendry: Methotrexate pneumonitis in rheumatoid arthritis: Potential risk factors. Four cases and a review of the literature. J. Rheumatol. 14 (1987) 1164–1171
1018. Segal, A.M., A.P. Koo, L.H. Calabresi, D. Macanec, J. Steinbrunner, C. Wrabel, S.V. Medendorp, W. Wilke: Twenty-year experience of methotrexate (MTX) toxicity in rheumatoid arthritis (RA). Arthritis Rheum. 30 (Suppl. 4): Abstr. B15, S59 (1987)
1019. Segal, R., D. Caspi, M. Tishler: Short term effects of low dose methotrexate on the acute phase reaction in patients with rheumatoid arthritis. Rheumatol. 16 (1989a) 913–916
1020. Segal, R., E. Mozes, M. Yaron, B. Tartakovsky: The effects of methotrexate on the proliferation and activity of interleukin-1. Arthritis Rheum. 32 (1989b) 370–377
1021. Seideman, P., F. Albertioni, O. Beck, S. Eksborg, C. Peterson: Chloroquine reduces the bioavailability of methotrexate in patients with rheumatoid arthritis. Arthritis Rheum. 37, 6 (1994) 830–833
1022. Seidman, P., B. Lindström: Pharmacokinetic interactions of penicillamine in rheumatoid arthritis. J. Rheumatol. 16 (1989) 473–474
1023. Seitz, M., B. Dewald, M. Ceska: Interleukin-8 in inflammatory rheumatic diseases: synovial fluid levels, relation to rheumatoid factors, production by mononuclear cells, and effects of gold sodium thiomalate and methotrexate. Rheumatol. Int. 12 (1992) 159–164
1024. Sell, S., J. Zacher, W. Küsswetter: Sonographische Untersuchung der Hand bei Patienten mit entzündlich-rheumatischen Gelenkerkrankungen – sinnvolle Ergänzung des Untersuchungsganges oder diagnostische Spielerei? Akt. Rheum. 17 (1992) 1–6
1025. Sell, S., I. Gutsche, W. Konermann, J. Zacher: Sonographisch gesteuerte Punktionen bei chronisch entzündlichen Gelenkerkrankungen. Akt. Rheum. 18, 2 (1993), 44–49
1026. Sell, S., J. Zacher, S. König, S. Goethe: Sonographie bei entzündlich-rheumatischen Gelenkerkrankungen. Ultraschall in Med. 14 (1993) 63–67
1027. Sell, S., St. König: Ultraschallstandardebenen: Stützorgane und Bewegungsorgane. Thieme, Stuttgart 1992
1028. Senn, E.: Physikalische Therapie. In: Rheumatologie in Praxis und Klinik (Eds. Fehr, K., Miehle, W., Schattenkirchner, M., Tillmann, K.), pp. 6.1–6.29. Thieme-Verlag Stuttgart, New York 1989
1029. Senn, E.: The meaning of sportive elements for physiotherapeutic treatment of rheumatic disease. In: Rheumatic disease and sport (Ed. Baenkler, H.-W.), pp. 160–170, Karger, Basel – München – Paris – London – New York –

New Delhi - Bangkok - Singapore - Tokyo - Sydney 1992
1030. Sewell, K.L.,: Treatment of elderly-onset rheumatoid arthritis. Jags, Vol. 39, No. 10 (1991) 1043-1044
1031. Seyfried, A.: Pathophysiologische Grundlagen der Bewegungstherapie chronisch-entzündlicher Gelenk- und Wirbelsäulenerkrankungen. EULAR, Basel, 1984
1032. Shalita, A.R.: Mucocutaneous and systemic toxicity of retinoids: Monitoring and management. Dermatologica, 175 (Suppl. 1) (1987) 151-157
1033. Sharif, G.E., M. Young, J.R. Kirwan: Clinical effects of intraarticular yttrium-90 and steroid in knee arthritis. Arthritis Rheum. Vol. 36, No. 9 (Suppl.) (1993) Abstr. D218, p. 268
1034. Sharon, P., W.F. Stenson: Enhanced synthesis of leukotriene B4 by colonic mucosa in inflammatory bowel disease. Gastroenterology, 86 (1984) 453-460
1035. Sharp, J.T., G.B. Bluhm, A. Brook: Reproducibility of multiple-observe scoring of radiologic abnormalities in the hands and wrists of patients with rheumatoid arthritis. Arthr. Rheum. 28 (1985) 16-24
1036. Sheldon, P., C. Webb, S. Roy, F. Nichol, J. McKenzie, N. Williams, G. Zaphiropoulos: Treatment of chronic knee effusions with 90 Yttrium-correlation of in vitro radiation and chemical effects with clinical results at three and six month. Rheumatol. Int. 6 (1986) 193-197
1037. Shen, D., D. Azamoff: Clinical pharmacokinetics of methotrexate. Clin. Pharmacokinet. 3 (1978) 1-13
1038. Sherrer, Y.S., D.A. Bloch, D.M. Mitchell, D.Y. Young, J.F. Fries: The development of disability in rheumatoid arthritis. Arthritis Rheum. 29 (1986) 494-500
1039. Sherrer, Y.S., D.A. Bloch, S. Storber, J.F. Fries: Comparative toxicity of total lymphoid irradiation and immunosuppressive drug-treated patients with intractable rheumatoid arthritis. J. Rheumatol. 14 (1987) 46-51
1040. Shichikawa, K., Y. Takenaka, A. Maeda: A longitudinal population survey of rheumatoid arthritis in a rural district in Wakayama. The Ryumachi 21, Suppl. (1981) 35-43
1041. Shingu, M., I. Ezaki, M. Nobunaga: Complement-activating properties of immune complexes are suppressed by IgM rheumatoid factor and enhanced by IgG rheumatoid factor. Rheumatol. Int. 8 (1988) 95-100
1042. Shiokawa, Y., Y. Horiuchi, Y. Mizushima, T. Kageyama, K. Shichikawa, T. Ofuji, M. Honma, H. Yoshizawa, C. Abe, N. Ogawa: A multicenter double-blind controlled study of lobenzarit, a novel immunomodulator, in rheumatoid arthritis. J. Rheumatol. 11 (1984) 615-623
1043. Shiozawa, S., K. Shiozawa, M. Kita, T. Kishida, T. Fujita, S. Imura: Preliminary report. A preliminary study on the effect of alpha-interferon treatment on the joint inflammation and serum calcium in rheumatoid arthritis. Br. J. Rheumatol. 31 (1992) 405-408
1044. Shiozawa, S., I. Morimoto, Y. Tanaka, K. Shiozawa: A preliminary study on the interferon-alpha treatment for xerostomia of sjögrens-syndrome. Br. J. Rheumatol. 32 (1993) 52-54
1045. Short, C.L.: Long remissions in rheumatoid arthritis. Medicine 43 (1964) 401-406
1046. Short, C.L.: The antiquity of rheumatoid arthritis. Arth. Rheum. 17 (1974) 193-205
1047. Sibley, J.T., M. Haga, D.A. Visram, D.M. Mitchell: The clinical course of Felty's syndrome compared to matched controls. J. Rheumatol. 18 (1991) 1163-1167
1048. Siegmund, H.: Vitamin E in der Therapie entzündlich-rheumatischer Erkrankungen. In: Böhlau, V., Reinmann, J. (Hrsg.), Freie Radikale - Vitamin E: Therapeutische Bedeutung. Otto-Hoffmanns-Verlag, München (1986) 67-70
1049. Sienknecht, C.W., M.B. Urowitz, W. Pruzanski, H.B. Stein: Felty's syndrome. Clinical and serological analysis of 34 cases. Ann. Rheum. Dis. 36 (1977) 500-507
1050. Sieper, J., S. Kary, H. Sörensen, R. Alten, U. Eggens, W. Hüge, F. Hiepe, A. Kühne, J. Listing, N. Ulbrich, J. Braun, A. Zink, N.A. Mitchison: Oral typeII collagen treatment in early rheumatoid arthritis. Arthritis Rheum. Vol. 39, 1(1996)41-51
1051. Sigler, J.W., G.B. Bluhm, H. Duncan, J.T. Sharp, D.C. Ensign, W.R. McCrum: Gold salts in the treatment of rheumatoid arthritis: a double-blind study. Ann. Intern. Med. 80 (1974) 21-26
1052. Sileghem, A., P. Geusens, J. Dequeker: Intranasal calcitonin for the prevention of bone erosion and bone loss in rheumatoid arthritis. Ann. Rheum. Dis. 51 (1992) 761-764
1053. Silman, A.J.: Is rheumatoid arthritis a disappearing disease? In: Rheumatoid Arthritis (Eds. Smolen, J.S., Kalden, J.R., Maini, R.N.) pp. 3-13, Springer Berlin - Heidelberg 1992
1054. Silman, A.J., J.P. Vandenbroucke: Female sex hormones and rheumatoid arthritis. Brit. J. Rheumatol. 28 (Suppl.1) (1989) 1-73
1055. Silman, A.J., J. Reeback, D. Jaraquemada: HLA-DR4 as a predictor of outcome 3-years of the onset of rheumatoid arthritis. Rheumatol. Int. 6 (1986) 233-235
1056. Silvers, I.J., M.F. Howell, M.H. Weisman, M.R. Mueller: Assessing physician/patient perceptions in rheumatoid arthritis. A vital component in patient education. Arthritis Rheum. 28 (1985) 300-307
1057. Simkin, P.A.: Oral zinc sulphate in rheumatoid arthritis. Lancet II (1976) 539-542
1058. Simkin, P.A., W.J. Wallis: Microvascular physiology of the rheumatoid synovium. In: Utsinger P.D., Zvaifler, N.J., Ehrlich, G.E. (eds): Rheumatoid Arthritis. Philadelphia, J.B. Lippincott, 1985
1059. Simon, L.S. Biologic effects of non-steroidal anti-inflammatory drugs. In: Current Opinion in Rheumatology. Vol. 9, 3 (Ed. G. Hunder). pp. 178-182. Rapid Science Publishes. Philadelphia 1997
1060. Sinclair, R.J.G., J.J.R. Duthie: Salazopyrin in the treatment of rheumatoid arthritis. Ann. Rheum. Dis. 8 (1949) 226-231
1061. Singer, F.: Therapie bei aktivierter Arthrose: Diclofenac oder Enzyme? Eine doppelblinde randomisierte Studie. Allgemeinarzt, im Druck
1062. Singleton, P.L., A.G. Cervantes: Concomitant gold and hydroxychloroquine therapy for second remission of rheumatoid arthritis (Abstract). Meeting of the Southeast Asia and Pacific Area League Against Rheumatism. Bangkok, Thailand, 1984
1063.* Sipe, J.D., L.M. Bartle, L.D. Loose: Modification of proinflammatory cytokine production by the antirheumatic agents tenidap and naproxen. A possible correlate with clinical acute phase response. J. Immunol. 148 (1992) 480-484
1064. Situnayake, R.D., K.A. Grindulis, B. McConkey: Long term treatment of rheumatoid arthritis with sulphasalazine, gold, or penicillamine: a comparison using life-table methods. Ann. Rheum. Dis. 46 (1987) 177-183
1065. Sköldstam, L., K.E. Magnusson: Fasting, intestinal permeability and rheumatoid arthritis. In: Nutrition and rheumatic disease (Ed. Panush, R.S.), Rheumatic Diseases Clinics of North America (1991) 363-372
1066. Sköldstam, L., O. Börjesson, A. Kjällman, B. Seiving, B. Akesson: Effect of six month of fish oil supplementation in stable rheumatoid arthritis. A double-blind, controlled study. Scand. J. Rheumatol. 21 (1992) 178-185
1067. Skopouli, F.P., A.P. Andonopoulos, H.M. Amoutsopoulos: Clinical implications of the presence of anti-Ro (SSA) antibodies in patients with rheumatoid arthritis. J. Autoimmunol. 1 (4) (1988) 381-388

1068. Skosey, I.L.: Gold compounds. In: Arthritis and Allied Conditions, pp. 544–555, 11th Ed., Edited by D.J., McCarty. Lea & Febiger, 1989
1069. Skosey, I.L.: Gold compounds and D-Penicillamine. In: Arthritis and Allied Conditions. A Textbook of Rheumatology. Vol. 1 (Ed. McCarty), pp. 603–614. 12th Ed. Lea & Febiger Philadelphia London 1993
1070. Skrabanek, P., J. McCormick: Torheiten und Trugschlüsse in der Medizin. Kirchheim, Mainz 1993
1071. Slatosch, D.-U.: Ergotherapie bei der chronischen Polyarthritis. In: Rheumatologie, entzündliche Gelenk- und Wirbelsäulenerkrankungen. Lehrbuch für Krankengymnastik und Ergotherapie (Eds. Donhauser-Gruber, U., Mathies, H., Gruber, A.). pp. 216–284, Pflaum-Verlag München 1988
1072. Smith, M.D., J.V. Bertouch, A.M. Smith: The clinical and immunological effects of pulse methylprednisolone therapy in rheumatoid arthritis. I. Clinical effects. J. Rheumatol. 15 (1988) 229–232
1073. Smith, P.H., R.T. Benn, J. Sharp: Natural history of rheumatoid cervical luxations. Ann. Rheum. Dis. 31 (1972) 431–439
1074. Smith, W.L., E.A. Meade, D.L. DeWitt: Interactions of PGH synthase isozymes-1 and -2 with NSAIDs, in cellular generation, transport, and effects of eicosanoids. Goetzl, E.J., Lewis, R.A., Rola-Pleszczynski, M., Eds., Ann. N.Y. Acad. Sci., 1994, 744
1075. Smith, W.L., D.L. DeWitt: Prostaglandin endoperoxide H synthases-1 and -2. Adv. Immunol. 62 (1996) 167–215
1076. Smolen, J.: HLA und Medikamente. pp. 120–123. In: Immunbefunde in der Rheumatologie (Ed.: Miehle, W.) 1992
1077. Smyth, C.J., B.A. Bartholomew, D.M. Mills, I.C. Steigerwald, S.I. Strong, S. Recart: Cyclophosphamide therapy for rheumatoid arthritis. Arch. Intern. Med. 135 (1975) 789–793
1078. Soulillou, J.-P.: Randomized controlled trial of a monoclonal antibody against the interleukin-2 receptor (33B3.1) as compared with rabbit antithymocyte globulin for prophylaxis against rejection of renal allografts. Engl. J. Med. 322 (1990) 1175–1182
1079. Southwood, T.R., P.N. Malleson: Antinuclear antibodies and juvenile chronic arthritis (JCA): Search for a specific autoantibody associated with JCA. Ann. Rheum. Dis. 50 (1991) 595–598
1080. Späth, M., M. Berkl, W. Miehle: Mammahyperplasie und D-Penicillamin. Akt. Rheumatol. 16 (1991) 214–126
1081. Späth, M., K.L. Krüger, S. Dresel, G. Grevers, T. Vogl, M. Schattenkirchner: Magnetic resonance imaging of the parotid gland in patients with Sjögren's syndrome. J. Rheumatol. 18 (1991) 1372–1378
1082. Sparmann, M., P. Krabbe: Die Peg-in-Hole-Arthrodese (der proximalen Interphalangealgelenke) als Ergänzung zur Tillmannschen Vorfußrekonstruktion. Akt. Rheumatol. 21 (1996) 257–261
1083. Spector, T.D., J.A.P. De Silva.: Pregnancy and rheumatoid arthritis: an overview. In: Rheumatology News and Trends. Suppl. 1 (1993) 2–4
1084. Spector, T.D., E. Roman, A.J. Silman: The pill, parity and rheumatoid arthritis. Arthritis Rheum. 33 (1990) 782–789
1085. Speed, C.: Monitoring ciclosporin treatment. BMJ Vol. 306 (1993) 396–401
1086. Sperber, K., H. Quraishi, T.H. Kalb: Selective regulation of cytokine secretion by hydroxychloroquine: inhibition of interleukin-1 alpha (IL-1-α) and IL-6 in human monocytes and T-cells. J. Rheumatol. 20 (1993) 803–808
1087. Sperling, R.I., A.I. Benincaso, R.J. Anderson, J.S. Coblyn, K.F. Austen, M.E. Weinblatt: Acute and chronic suppression of leukotriene B4 synthesis ex vivo in neutrophils from patients with rheumatoid arthritis beginning treatment with methotrexate. Arthritis Rheum. 35 (1992) 376–384
1088. Spieler; P., M. Hell: Rheumatische Körperhöhlenergüsse im Verlauf von chronischer Polyarthritis. Schweiz. med. Wschr. 114 (1984) 1110–1117
1089. Spitz, P.W., J.F. Fries: The present and future of comprehensive outcome measures for rheumatic diseases. Clin. Rheumatol. 6, 2 (1987) 105–111
1090. Stastny, P.: Aassociation of the B-cell alloantigen Drw4 with rheumatoid arthritis. N. Engl. J. Med. 298 (1978) 869–871
1091. Steen, V.D., S. Blair, T.A. Medsger Jr.: The toxicity of D-penicillamine in systemic sclerosis. Ann. Intern. Med. 104(5) (1986) 699–705
1092. Stefanovic-Racic, M., J. Stadler, C.H. Evans: Nitric oxide and arthritis. Arthritis Rheum. 36 (1993) 1036–1044
1093. Steffen, C.: Enzymtherapie. Vortrag 21. Tagung der Deutschen Gesellschaft für Rheumatologie, München, 1984
1094. Steffen, C., I. Menzel: Enzymabbau von Immunkomplexen. Z. Rheumatol. 42 (1983) 249–255
1095. Steffen, C., J. Menzel: In-vivo-Abbau von Immunkomplexen in der Niere durch oral applizierte Enzyme. Wien. klin. Wschr. 88 (15) (1987) 525–531
1096. Steffen, C., J. Smolen, K. Miehlke, I. Hörger, J. Menzel: Enzymtherapie im Vergleich mit Immunkomplex-Bestimmungen bei chronischer Polyarthritis. Z. Rheumatolog. 44 (1985) 51–56
1097. Stein, C.M., T. Pincus, D. Yocum, P. Tugwell, G. Wells, O. Gluck, G. Kraag, H. Torley, J. Tesser, R. McKendry, R.H. Brooks: Combination treatment of severe rheumatoid arthritis with cyclosporine and methotrexate for forty-eight weeks. Arthritis Rheum. 40 (1997) 1843–1851
1098. Steinbrocker, O., C.H. Traeger, R.C. Butterman: Therapeutic criteria in rheumatoid arthritis. J. Am. Med. Assoc. 140 (1949) 659–662
1099. Stepan, J., I. Stepan, A. Susta: The clinical significance of serum alkaline phosphatase isoenzymes in locomotor diseases. Z. Rheumaforsch. 34 (1975) 261–269
1100. Stevens, J.C., N.E.F. Cartilidge, M. Saunders, A. Appeley, M. Hall, D.A. Shaw: Atlanto-axial subluxation and cervical myelopathy in rheumatoid arthritis. J. Med. 40 (1971) 391–408
1101. Stichtenoth, D.O., J.C. Frölich: Stickstoffmonoxid und entzündliche Gelenkerkrankungen. Akt. Rheumatol. 6, 21 (1996) 272–278
1102. Stichtenoth, D., J. Frölich: Avoidance of renal side effects of NSAIDs. William Harvey Research Conferences on selective COX-2 inhibitors. 17.–19. September 1997. Phuket. Abstract book 23–24
1103. Still, G.F.: On a form of chronic joint disease in children. Med. – Chir. TRANS 80 (1897) 47–59
1104. Stockman, A., P.J. Zilko, G.A. Major: Genetic markers in rheumatoid arthritis relationship to toxicity from D-penicillamine. J. Rheumatol. 13 (2) (1986) 269–273
1105. Stockman, G.D.: Differential effects of cyclophosphamide on the B and T-cell compartments of adult mice. J. Immunol. 110 (1973) 277–282
1106. Stoer, G., E. Stoeber: Die Subluxation der Kniegelenke bei primär chronischer Polyarthritis (rheumatoide Arthritis) im Kindesalter. Mschr. Kinder heilk. 108 (1960) 246–251
1107. Stokes, M., A. Young: The contribution of reflex inhibition to arthrogenous muscle weakness. Clinical Science 67 (1984) 7–14
1108. Strand, V., D. Fishwild and the XOMA Rheumatoid Arthritis Investigators Group. Treatment of rheumatoid arthritis with an anti-CD5 immunoconjugate: Clinical and immunologic findings and preliminary results of re-treatment. Arthritis Rheum. (Suppl.) 33 (1990) 25–33
1109. Strand, V., P.E. Lipsky, G.W. Cannon, L.H. Calabrese, C. Wiesenhutter, S.B. Cohen, N.J. Olsen, M.L. Lee, T.J. Lorenz, B. Nelson and the CD5 plus rheumatid arthritis investigators

group: Effects of administration of an anti-CD5 plus immunoconjugate in rheumatoid arthritis. Arthritis Rheum. 36, 5 (1993) 620–630

1110.* Strand, V.: Approaches to the management of systemic lupus erythematosus. Curr. Opin. Rheumatol. 9 (5) (1997) 410–420

1111.* Strand, V.: The future use of biologic therapies in combination for the treatment of rheumatoid arthritis. J. Rheumatol. Suppl. 44 (1996) 91–96

1112. Stucki, G., P. Bozzone, E. Treuer, P. Wassmer, M. Felder: Efficacy and safety of radiation synovectomy with Yttrium-90. A retrospective longterm analysis of 164 applications in 82 patients. Br. J. Rheum. (in press)

1113. Sturm, T., E. Kisslinger, D. Wessinghage, M. Bayer: Chronische Polyarthritis und Carpaltunnelsyndrom. Z. Rheumatol. 54 (1995) 54–62

1114. O'Sullivan, J.B., E.S. Cathcart: Follow-up evaluation of the effect of criteria on rates in Sudbury, Massachusetts. Ann. Intern. Med. 76 (1972) 573–577

1115. Sumar, N., D.A. Isenberg, K.B. Bodman, A. Soltys, A. Young, A.M. Leak, J. Round, F.C. Hay, I.M. Roitt: Reduction in IgG galactose in juvenile and adult onset rheumatoid arthritis measured by a lectin binding method and its relation to rheumatoid factor. Ann. Rheum. Dis. 50 (9) (1991) 607–610

1116. Suzuki, K., M. Hara, M. Harigai, T. Ishizuka, T. Hirose, Y. Matsuki, Y. Kawaguchi, A. Kitani, M. Kawagoe, H. Nakamura: Continuous removal of anti-DNA antibody, using a new extracorporal immunoadsorption system, in patients with systemic lupus erythematosus. Arthritis Rheu.m 34 (1991) 1546–1552

1117. Svartz, N.: Salazopyrin, a new sulfonilamide preparation. Acta Med. Scand. 110 (1942) 577–598

1118. Svartz, N.: The treatment of rheumatic polyarthritis with acid azo compounds. Rheumatism 56–60 (1948) 1–6

1119. Swinson, C., J. Perry, M. Lumb, A.J. Levi: Role of sulphasalazine in the aetiology of folate deficiency in ulcerative colitis. Gut. 22 (1981) 456–461

1120. Symmons, D.P.M., P. Prior, D.L. Scott, R. Brown, C.F. Hawkins: Factors influencing mortality in rheumatoid arthritis. J. Chron. Dis. 39 (1986) 137–145

1121. Szer, W., H. Sierakowska, I.S. Szer: Antinuclear antibody profile in juvenile rheumatoid arthritis. J. Rheumatol. 18 (1991) 401–407

1122. Taffet, S.L., K.M. Das: Sulfasalazine: Adverse effects and desensitization. Dig. Dis. Sci., 28 (9) (1983) 833–842

1123. Taggart, A.J., J. Hill, C. Astbury, J.S. Dixon, H.A. Bird, V. Wright: Sulphasalazine alone and in combination with D-penicillamine in rheumatoid arthritis. Br. J. Rheumatol. 26 (1987) 32–36

1124. Taghawinejad, M., R. Fricke: Lasertherapie in der Behandlung kleiner Gelenke bei chronischer Polyarthritis. Z. Phys. Med. Baln. Med. Klim. 14 (1985) 402–408

1125. Tak, P.P., P.C. Taylor, F.C. Breedveld, T.J.M. Smeets, M.R. Daha, P.M. Kluin, A.E. Meinders, R.N. Maini: Decrease in cellularity and expression of adhesion molecules by anti-tumor necrosis factor-α monoclonal antibody treatment in patients with rheumatoid arthritis. Arthritis Rheum. 39 (1996) 1077–1081

1126. Talal, N. Sjögren's syndrome and connective tissue disease associated with other immunologic disorders. In: Arthritis and allied conditions. pp. 1197–1213. 11th Ed. Edited by D.J. McCarty. Philadelphia, Lea & Febiger, 1989

1127. Talal, N., L. Sokoloff, W.F. Barth: Extrasalivary lymphoid abnormalities in Sjögren's syndrome (reticulum cell sarcoma, „pseudolymphoma", macroglobulinemia). Am. J. Med. 43 (1967) 50–62

1128. Talal, N., M. Dauphinee, H. Dang: Detection of serum antibodies to retroviral proteins in patients with primary Sjögren's syndrome (autoimmune exocrinopathy). Arthritis Rheum. 33 (1990) 774–781

1129. Tegeder, I., H. Wenkel, K. Erb: Okuläre Komplikationen einer antirheumatischen Pharmakotherapie. Arthritis und Rheuma 16:1 (1996) 36–43

1130. Teodorescu, M., M. McAfee, J.L. Skosey: Covalent disulfide binding of human IL-1 beta to alpha 2-macroglobulin: Inhibition by D-penicillamine. Mol. Immunol. 28 (4–5) (1991) 323–331

1131. Terkeltaub, R., J.M. Esdaile, F. Decary, M. Harth, J. Lister., N. Lapointe and Cooperating Centers: HLA-Bw35 and prognosis in adult Still's disease. Arth. Rheum. Vol. 24, No. 12 (1981) 1469–1472

1132. Tett, S.E., C.J. Cutler, R.O. Day, K.F. Brown: Bioavailability of hydroxychloroquine tablets in healthy volunteers. Br. J. Clin. Pharmacol. 27 (1989) 771

1133. Thabe, H.: Die endoprothetische Versorgung des oberen Sprunggelenkes bei rheumatoider Arthritis. Akt. Rheumatol. 12 (1987) 38–40

1134. Thabe, H.: Praktische Rheumaorthopädie. Chapmann & Hall, Weinheim 1997.

1135. Thiru, S.: Pathological effects of cyclosporine A in clinical practice. In: Sandimmun. Mode of action and clinical application (Ed. Thomson, A.W.), pp. 76, Kluwer, London 1989

1136. Thomas, M.H., L.A. Gutterman: Methotrexate toxicity in a patient receiving trimethoprim-sulfamethoxazole. J. Rheumatol. 13 (1986) 440–441

1137. Thompson, M., G. Douglas, E.P. Davison: Evaluation of synovectomy in rheumatoid arthritis. Proc. R. Soc. Med. 66 (1973) 197–200

1138. Thompson, R.N., C. Watts, J. Edelman, A.S. Russell: A controlled two-centre trial of parenteral methotrexate therapy for refractory rheumatoid arthritis. J. Rheumatol. 11 (1984) 760–762

1139. Thomson, W., T. Paylon, W. Ollier, D.P.M. Symmons, E.M. Barrett, A.J. Silman, A.J.: The frequency of DR4 and DR1 in newly diagnosed cases of rheumatoid arthritis and inflammatory arthritis found in a population survey. Abstract, 1992

1140. Thould, A.K., G. Simon: Assessment of radiological changes in the hands and feet in rheumatoid arthritis: Their correlation with prognosis. Ann. Rheum. Dis. 25 (1966) 220–228

1141. Tiliakos, N.A.: Low-dose cytotoxic drug combination therapy in intractable rheumatoid arthritis: Two years later. Arthritis Rheum. 29 (1986) (Suppl.) S79

1142. Tishler, M., D. Caspi, M. Yaron: Methotrexate treatment of rheumatoid arthritis: is a fortnightly maintenance schedule enough? Ann. Rheum. Dis. (1992) 1330–1331

1143. Tishler, M., D. Caspi, M. Yaron: Long-term experience with low dose methotrexate in rheumatoid arthritis. Rheumatol. Int. 13 (1993) 103–106

1144. Tomassi, G., V. Silano: An assessment of the safety of tocopherols as food additives. Fd. Chem. Toxic 24 (1986) 1051–1061

1145. Torrigiani, G., I.M. Roitt: Anti-globulin factors in sera from patients with rheumatoid arthritis and normal subjects: quantitative estimation in different immunoglobulin classes. Ann. Rheum. Dis. 26 (1967) 334–340

1146. Townes, A.S., J.M. Sowa, L.E. Shulman: Controlled trial of cyclophosphamide in rheumatoid arthritis. Arthritis Rheum. 19 (1976) 563–573

1147. Trabandt, A., R.E. Gay, G. Sransky, W.K. Aicher, S. Gay: Cellular and molecular basis of rheumatoid joint destruction. pp. 233–245. In: Molecular autoimmunity (Ed. N. Talal). Academic Press, London 1991

1148. Traue, H.C., M. Kessler: Schmerzbewältigung für Rheumapatienten. Der Schmerz 2 (1988) 164–166

1149. Trentham, D.E., R.A. Dynesius-Trentham, E.J. Orav, D. Combitch, C. Lorenzo, K.L. Sewell, D.A. Hafler, H.L. Weiner: Effects of oral administration of Type II collagen on rheumatoid arthritis. Science, Vol. 261 (1993) 1727–1720
1150. Tribe, Cr.R., D.G.I. Scott, P.A. Bacon: Rectal biopsy in the diagnosis of systemic vasculitis. J. Clin. Pathol. 34 (1981) 843–850
1151. Truckenbrodt; H., C. von Altenbockum: Gelenkfehlstellungen bei juveniler chronischer Arthritis. Therapiewoche 39 (1989) 2886–2895
1152. Truckenbrodt, H., C. von Altenbockum: Zum Schmerz beim Kleinkind mit juveniler chronischer Arthritis. Kinderrheumatologie 4 (1991) 4–13
1153. Tschirdewahn, B.: Auftreten von Rheumaknötchen während einer Therapie mit Methotrexat. Akt. Rheumatol. 18 (1993) M35–M3
1154. Türck, D., U. Busch, G. Heinzel, H. Narjes: Clinical pharmacokinetics of meloxicam. Eur. J. Rheumatol. Inflamm. 15 (1995) 22–34
1155. Türck, D., U. Busch, G. Heinzel, H. Narjes: Clinical pharmacokinetics of meloxicam. Eur. J. Rheumatol. Inflam. 15 (1) (1996a) 23–30
1156. Türck, D., W. Roth, U. Busch: A review of the clinical pharmacokinetics of meloxicam. Br. J. Rheumatol. 35 (Suppl. 1) (1996b) 13–16
1157. Tugwell, P., C. Bombardier, M. Gent, K. Bennett, W.G. Bensen, S. Carette, A. Chalmers, J.M. Esdaile, A.V. Klinkhoff, G.R. Kraag, D. Ludwin, R.S. Roberts: Low dose cyclosporin versus placebo in patients with rheumatoid arthritis. Lancet 335 (1990) 1051–1055
1158. Tugwell, P.: Combination therapy with ciclosporine and methotrexate in severe rheumatoid arthritis. N. Engl. J. Med. 333 (1995) 137–141
1159. Tugwell, P., Z. Ortiz, B. Shea, M.S. Almazor, D. Moher, G. Wells: The efficacy of folic acid (FA) and folinic acid (FNA) reducting methotrexate (MTX) side effects in rheumatoid arthritis (RA): a cochrane review. ILAR-Congress of Rheumatology. 8–13 Juni 1997. Book of Abstracts 67
1160. Tugwell, P., D. Ludwig, M. Gent, R. Roberts, W. Bensen, E. Grace, P. Baker: Interaction between cyclosporine A and nonsteroidal antiinflammatory drugs. J. Rheumatol. 24 (1997) 1122–1125
1161. Tumiati, B., P. Casoli, M. Veneziani, G. Rinaldi: High-dose immunoglobulin therapy as an immunomodulatory treatment of rheumatoid arthritis. Arthritis Rheum. 35, 10 (1992) 1126–1133
1162. Tunn, E.D., P.A. Bacon: Differentiating persistent from self-limiting symmetrical synovitis in an early arthritis clinic. British Journal of Rheumatology 32 (1993) 97–103
1163. Tuomi, T., K. Aho, T. Palosuo, K. Kaarela, R. von Essen, H. Isomaki, M. Leirisalo-Repo, S. Sarna: Significance of rheumatoid factors in an eight-year longitudinal study on arthritis. Rheumatol. Int. 8 (1988) 21–26
1164. Turner-Stokes, L.: Haematology. In: Oxford Textbook of Rheumatology, Vol. 1 (Eds. Maddison P.I., Isenberg, P.A., Woo, P. u. Glass, D.N.), pp. 367–375, Oxford University Press Oxford – New York – Tokyo 1993
1165. van der Tempel, H., J.E. Tulleken, P.C. Limburg, F.A.J. Muskiet, M.H. van Rijswijk: Effects of fish oil supplementation in rheumatoid arthritis. Ann. Rheum. Dis. 49 (1990) 76–80
1166. Uehlinger, E.: Skelettveränderungen bei entzündlich-rheumatischen Erkrankungen vom pathologisch-anatomischen Standpunkt. Verh. Dtsch. Ges. Rheumatol. 3 (1974) 157–162
1167. Ueo, T., H. Okumaura, K. Shimizu, T. Yamamuro: Changes of IL-2 recteptor expression of lymphocytes in the peripheral blood and synovial fluid of patients with rheumatoid arthritis treated by a new immunomodulator, disodium-4-chloro 2-2'iminodibenzoate. Int. J. Immunother. 4 (1988) 145–150
1168. Uffelmann, K., W. Vogler, C. Fruth: Der Einsatz hydrolytischer Enzyme beim extraartikulären Rheumatismus. Allgemeinmedizin 19 (1990) 151–153
1169. Utsinger, P.D., F. Bonner, N. Hogan: Efficacy of cryotherapy and thermotherapy in the management of rheumatoid arthritis pain: evidence for an endorphin effect. Arthritis Rheum. 25 (Suppl.) (1982) 113–121
1170. Vahlensiek, M.: Arthrographie des Schultergelenks. In: Aktuelle Gelenkdiagnostik (Ed. Reiser, M., Nägele, M.) pp. 50–56, Thieme Stuttgart, New York 1992
1171. Vandenbroucke, J.P., H.A. Valkenburg, J.W. Boersma, S. Cats, J.J.M. Festn, O. Huber-Bruning, J.J. Rasker: Oral contraceptives and rheumatoid arthritis: further evidence for a protective effect. Lancet II (1982) 839–842
1172. Vandenbroucke, J.P., J.C.M. Witteman, H.A.. Valkenburg, J.W. Boersma, A.. Cats, J.J.M. Festen, A.P. Hartman, O. Huber-Bruning, J.J. Rasker, J. Weber: Noncontraceptive hormones and rheumatoid arthritis in perimenopausal and postmenopausal women. JAMA 255 (1986) 1299–1303
1173. Vane, J.R., R.M. Botting: New insights into the mode of action of anti-inflammatory drugs. Inflamm. Res. 44 (1995) 1–10
1174. Vapra, A., L. Pokk: Analyse der Todesursachen bei Rheumatoid-Arthritis- Kranken. Z. Gesamte Inn. Med. 34 (1979) 262–264
1175. Vaughan, J.H.: Rheumatoid arthritis: Evidence for a defect in T-cell- function. Hosp. Pract. May (1984) 101–107
1176. Vaughan, J.H.: Pathogenetic concepts and origins of rheumatoid factor in rheumatoid arthritis. Arthr. Rheum. Vol. 36, No. 1 (1993) 1–6
1177. Vaughan, J.H., E.V. Barnett, M.V. Sobel, R.F. Jacox: Intracytoplasmic inclusions of immunoglobulins in rheumatoid arthritis and other diseases. Arthritis Rheum. 11 (1968) 125–134
1178. Vaughan, J.H., R.F. Jacox, P. Noell: Relation of intracytoplasmic inclusions in joint fluid leukocytes to anti-IgG globulins. Arthritis Rheum. 11 (1968) 135–144
1179. Vener, K.J., A. Reddy.: Timed treatment of the arthritic diseases: a review and hypothesis. Sem. Arthritis Rheum. 22, 2 (1992) 83–97
1180. Verstraeten, A., A. Sileghem, J. Dequeker: OM-8980 und D-penicillamine in the treatment of rheumatoid arthritis. A 12-month double-blind randomized study. Scand. J. Rheumatol. 19 (1990) 422–431
1181. Veys, E.M., C.J. Menkes, P. Emery: A randomized, double-blind study comparing twenty-four-week treatment with recombinant interferon-γ versus placebo in the treatment of rheumatoid arthritis. Arthritis Rheum. 40, 1 (1997) 62–68
1182. Viermetz, M., G. Rothdauscher, B. Allgayer: Kann die MR-Tomographie das Spektrum der Diagnostik entzündlich-rheumatischer Erkrankungen erweitern? 13 Fallbeispiele bei Arthritiden der Hand. Akt. Rheum. 17 (1992) 1–5
1183. Vischer, Th.L.: Spontanverlauf der chronischen Polyarthritis. In: Spontanverlauf und Therapiebeurteilung rheumatischer Erkrankungen (Eds. M. Franke, W. Müller), pp. 1–5, Steinkopff-Verlag, Darmstadt 1983
1184. Vischer, T.L.: A double blind multicentre study of OM-8980 and auranofin in rheumatoid arthritis. Annals of the Rheumatic diseases 47 (1988) 582–587
1185. Vischer, T.L.: Follow-up with OM-8980 after a double-blind study of OM-8980 and auranofin in rheumatoid arthritis. Clin. Rheumatol. 9, 3 (1990) 356–361
1186. Vitali, C., S. Bombardieri, H.H. Moutsopoulos: Preliminary criteria for the classification of Sjögren' syndrome. Arthritis Rheum. 36 (1993) 340–347

1187. Vogelsang, S.A., S.G. West, J.D. Singleton, R.J. Enzenauer: Long term toxicity and efficacy of methotrexate (MTX) in rheumatoid arthritis (RA) patients. Arthritis Rheum. 33 (Suppl. 9) (1990) 62

1188. Vojtsek, O.: Einige klinische Beobachtungen und Laborbefunde mit Rücksicht auf die Frühdiagnose der primär chronischen Polyarthritis. Beitr. Rheum. 13 (1968) 21–28

1189. Vollertsen, R.S., D.L. Conn, D.J. Ballard, D.M. Ilstrup, R.E. Kazmar, J.C. Silverfield: Rheumatoid vasculitis: survival and associated risk factors. Medicine 65 (1986) 365–375

1190. Waage, A., C. Kaufmann, T. Espevik, G. Husby: Interleukin-6 in synovial fluid from patients with arthritis. Clin. Immunol. Immunopathol. 50 (1989) 394–398

1191. Waaler, E.: On the occurrence of a factor in human serum activating the specific agglutination of sheep blood corpuscles. Acta Pathol. Microbiol. Scand. 17 (1940) 172

1192. Wagener, P., H. Münch, D. Junker: Szintigraphische Untersuchungen zur Gonadenbelastung bei Radiosynoviorthesen des Kniegelenks mit Yttrium-90. Z. Rheumatol. 47 (1988) 201–204

1193. Wagenhäuser, F.J.: Frühformen der chronischen Polyarthritis. Therapiewoche (1984) 1067–1102

1194. Walker, S.M., D.K. McCurdy, B. Shaham, et al.: High prevalence of IgA rheumatoid factor in severe polyarticular-onset juvenile rheumatoid arthritis, but not in systemic-onset or pauciarticular-onset disease. Arthritis Rheum. 33 (1990) 199–204

1195. Wallner, B.P., R.J. Mattaliano, C. Hession, R.L. Cate, R. Tizard, L.K. Sinclair, C. Foeller, E.P. Chow, J.L. Browning, K.L. Ramachandran, R.B. Pepinsky: Cloning and expression of human lipocortin, a phospholipase A2 inhibitor with potent antiinflammatory activity. Nature 320 (1986) 77–81

1196. Walters, M.T., M.I. Cawley: Combined suppressive drug treatment in severe refractory rheumatoid disease: An analysis of the relative effects of parenteral methylprednisolone, cyclophosphamide, and sodium aurothiomalate. Ann. Rheum. Dis. 47 (1988) 149–162

1197. Walters, M.T., F.K. Stevenson, R. Goswami: Comparison of serum and synovial fluid concentrations of beta 2-microglobulin and C reactive protein in relation to clinical disease activity and synovial inflammation in rheumatoid arthritis. Ann. Rheum. Dis. 48 (1989) 905–911

1198. Walton, K., P.A. Dryer, B.H. Grennan, M. Haeny, R. Harris: Clinical features, auto-antibodies and HLA-DR antigens in rheumatoid arthritis. J. Rheumatol. 12 (1985) 223–226

1199. Warnatz, H.: Rheumatoide Arthritis und Cyclosporin A: Eigene Erfahrungen und Übersicht. In: Cyclosporin A: Wirkungsmechanismus und klinischer Einsatz (Ed. Trenn, G.), pp. 155–160, Fischer Stuttgart – New York 1991

1200. Waterhouse, L., M. Farr, N. Viner, P.A. Bacon: Does sulphasalazine improve the quality of life of rheumatoid patients? Br. J. Rheumatol. 29, Suppl. 1 (1990) 52–57

1201. Webb, J., A. Zoma, J. Veitch, K. Whaley: Isotypes of rheumatoid factors in patients with Sjögren's syndrome. Aust. N. Z. J. Med. 16 (1986) 445–453

1202. Weber, M.: Lokale Gelenkbehandlung bei chronischer Polyarthritis (cP): intraartikuläre Kortikosteroide und radioaktive Isotope. Schweiz. Rundschau Med. (PRAXIS) 82, Nr. 12 (1993) 353–358

1203. Weinblatt, M.E., P.A. Fraser: Elevated mean corpuscular volume as a predictor of hematologic toxicity due to methotrexate therapy. Arthritis Rheum. (1989) 1592–1596

1204. Weinblatt, M.E., J.S. Coblyn, P.A. Fraser, R.J. Anderson, J. Spragg, D.E. Trentham, K.F. Austen: Cyclosporin A treatment of refractory rheumatoid arthritis. Arthritis Rheum. 30 (1987) 11–17

1205. Weinblatt, M.E., D.E. Trentham, P.A. Fraser: Long-term prospective trial of low-dose methotrexate in rheumatoid arthritis. Arthritis Rheum. 31 (1988) 167–175

1206. Weinblatt, M.E., H. Kaplan, B.F. Germain: Methotrexate in rheumatoid arthritis: Effects on disease activity in a multicenter prospective study. J. Rheumatol. 18 (1991) 334–338

1207. Weinblatt, M.E., B.N. Weisman, D.E. Holdsworth, P.A. Fraser, A.L. Maier, K.R. Falchuk, J.S. Coblyn: Long-term prospective study of methotrexate in the treatment of rheumatoid arthritis. 84-month update. Arthr. Rheum. 35 (1992) 129–137

1208. Weinblatt, M.E., R. Polisson, S.T. Blotner, J.L. Sosman, P. Aliabadi, N. Baker, B.N. Weisman: The effects of drug therapy on radiographic progression of rheumatoid arthritis. Results of a 36-week randomized trial comparing methotrexate and auranofin. Arthritis Rheum. 36, 5 (1993) 613–619

1209. Weinblatt, M.E., A.L. Maier, S. Blotner, J.S. Coblyn: Long term prospective study of methotrexate (MTX) in rheumatoid arthritis (RA): Update at 11 years. Arthritis Rheum. Vol. 38, 5 (Suppl.) (1995) Abstr. 675, p. 265

1210. Weinblatt, M.E., J.M. Kremer, J.S. Coblyn, A.L. Maier, S. Helfgott, M. Morrell, V. Byrne, M. Kaymakcian, V. Strand: Leflunomide plus methotrexate in refractory rheumatoid arthritis: a pilot studie. Arthritis Rheum. Abstract Suppl. Vol. 40, No. 9 (1997) Abstr. 974

1211. Weisman, M., N.J. Zvaifler: Cryoimmunoglobulinaemia in rheumatoid arthritis. Significance in serum of patients with rheumatoid vasculitis. J. Clin. Invest. 56 (1975) 725–739

1212. Weissmann, G.: The mediation of rheumatoid inflammation by lysosomes. Adv. Clin. Pharmacol. 6 (1974) 51–63

1213. Wells, G., P. Tugwell: Ciclosporin A in rheumatoid arthritis: overview of efficacy. B. J. Rheumatol. 32, Suppl.1 (1993) 51–56

1214. Wendling, D., E. Racadot, J. Wijdenes: Treatment of severe rheumatoid arthritis by anti-interleukin-6 monoclonal antibody. J. Rheumatol. 20 (1993) 259–262

1215. Wendling, D., E. Racadot, J. Wijdenes: Serum levels of IL6, CRP, IL6 receptor and cortisol under anti-IL6 monoclonal antibody therapy in rheumatoid arthritis. Arthritis Rheum. 37 (Suppl.) (1994) S382

1216. Werk, W.: Über die Therapie der rheumatoiden Arthritis. Das Seminar 2 (1980) 79–100

1217. Wernick, R., D.L. Smith: Central nervous system toxicity associated with weekly low-dose methotrexate therapy. Arthritis Rheum. 32 (1989) 770–775

1218.* Werth, V.P., J.P. Dutz, R.D. Sontheimer: Pathogenetic mechanisms and treatment of cutaneous lupus erythematosus. Curr. Opin. Rheumatol. 9 (5) (1997) 400–409

1219. Weseloh, G.: Degenerative Gelenkerkrankungen (Arthrosen). In: Klinische Rheumatologie (Hrsg. Kalden, J.R.) pp. 450–580, Springer Verlag Berlin – Heidelberg – New York – London – Paris – Tokyo 1988

1220. Weseloh, G.: Hämophile Arthropathie. In: Rheumatologie in Praxis und Klinik (Eds. Fehr, K., Miehle, W., Schattenkirchner, M., Tillmann, K.), pp. 9.54–9.57. Georg Thieme Verlag Stuttgart, New York 1989

1221. Weseloh, G., P. Swoboda: Die unklare Monarthritis des Handgelenkes. Akt. Rheum. 17 (1992) 113–117

1222. Westedt, M.L., L.P. Herbrink, I.L. Molenaar, E. de Vries, P. Verlaan, T. Stynin, A. Cats, J. Lindeman: Rheumatoid factors in rheumatoid arthritis and vasculitis. Rheumatology Int. 5 (1985) 209–214

1223. Westedt, M.L., M.R. Daha, E. de Vries, R.M. Valentijn, A. Cats: IgA containing immune complexes in rheumatoid vasculitis and in active rheumatoid disease. J. Rheumatol. 12, 3 (1985) 449–455

1224. Westhovens, R., J. Verwilghen, J. Dequeker: Total lymphoid irradiation in rheumatoid arthritis. Arthritis Rheum. 40, 3 (1997) 426–429

1225. Weusten, B.L.A.M., J.W.G. Jacobs, J.W.J. Bijlsma: Corticosteroid pulse therapy in active rheumatoid arthritis. Sem. Arthritis Rheum. Vol. 23, No. 3 (1993) 183–192

1226. Weyand, C.M., K.C. Hicok, D.L. Conn, J.J. Goronzy: The influence of HLA-DRB1 genes on disease severity in rheumatoid arthritis. Ann. Intern. Med. 117 (1992) 801–806

1227. White, P.H., B.M. Ansell: Methotrexate for juvenile rheumatoid arthritis. N. Engl. J. Med. 326 (1992) 1077–1078

1228. Wienands, K., G. Luttke, Th. Meier, H.J. Albrecht.: Klinische Aspekte der Indikationsfindung zur MRT-Untersuchung bei entzündlich-rheumatischen Erkrankungen. Akt. Rheum. 17 (1992) 1–7

1229. Wiggington, S.M., B.C.F. Chu, M.H. Wiseman, S.B. Howell: Methotrexate pharmacokinetics after intra-articular injection in patients with rheumatoid arthritis. Arthritis Rheum. 23 (1980) 119–122

1230. De Wilde, P.C.M., L. Kater, J.P.A. Baak, J.C. van Houwelingen, J.C. Hené, P.J. Slootweg: A new and highly sensitive immunohistologic diagnostic criterion for Sjögren's syndrome. Arthrit. and Rheum. Vol. 32, No. 10 (1989) 1214–1219

1231. Wilke, W.S., L.H. Calabrese, A.L. Scherbel: Methotrexate in the treatment of rheumatoid arthritis. Cleve. Clin. Q. 47 (1980) 305–309

1232. Williams, B.D.: Immune-complex detection. In: Oxford Textbook of Rheumatology Vol. 1 (Eds. Maddison, P.I., Isenberg, D.A., Woo, P., Glass, D.N.), pp. 416–423, Oxford Medical Publications Oxford – New York – Tokyo 1993

1233. Williams, H.J., I.C. Reading, I.R. Ward, W.M. O'Brien, W.M.: Comparison of high and low dose cyclophosphamide therapy in rheumatoid arthritis. Arthritis Rheum. 23 (1980) 521–527

1234. Williams, H.J., R.F. Wilkens, C. O. Samuelson: Comparison of low-dose oral pulse methotrexate and placebo in the treatment of rheumatoid arthritis – A controlled clinical trial. Arthritis Rheum. 28 (1985) 721–729

1235. Williams, H.J., J.R. Ward, S.L. Dahl: A controlled trial comparing sulfasalazine, gold sodium thiomalate, and placebo in rheumatoid arthritis. Arthritis Rheum. 31 (6) (1988) 702–713

1236. Williams, H.J., J.R. Ward, J.C. Reading, R.H. Brooks, D.O. Clegg, J.L. Skosey, M.N. Weisman, R.F. Willkens, J.Z. Singer, G.S. Alarcon, E.H. Field, P.J. Clements, I.J. Russell, R.F. Hochman, D.T. Boumpas, D.A. Marble: Comparison of auranofin, methotrexate, and the combination of both in the treatment of rheumatoid arthritis. A controlled clinical trial. Arthritis Rheum. 35, 3 (1992) 259–269

1237. Williams, R.C.: Clinical picture of rheumatoid arthritis. In McCarty, D.J.: Arthritis and allied conditions, 9th ed. Lea & Febiger, Philadelphia (1979) p. 458

1238. Willkens, R.F., M.A. Watson, C.S. Paxson: Low dose pulse methotrexate therapy in rheumatoid arthritis. J. Rheumatol. 7 (1980) 501–505

1239. Willkens, R.F., M.E. Urowitz, J.E. Sharp, D.M. Stablein: Combination therapy of RA with methotrexate and azathioprine: 48 week results. Arthritis Rheum. 36 (Suppl.) (1993): Abstract 86

1240 Willkens, R.F., J.T. Sharp, D. Stablein, C. Marks, R. Wortmann: Comparison of azathioprine, methotrexate, and the combination of the two in the treatment of rheumatoid arthritis. Arthritis Rheum. Vol. 38, 12 (1995) 1799–1806

1241. Wilske, K.R., L.A. Healey: The need for aggressive therapy of rheumatoid arthritis. In: Rheumatic disease clinics of North America. Current controversies in clinical rheumatology (Eds. Sergment, J.S., Panush, R.S.), pp. 153–161, 1993

1242. Wilske, K.R.: Rheumatoid arthritis: combination therapy. ILAR-Congress of Rheumatology. 8–13 Juni 1997. Proceedings (1997) 252–254

1243. Winfield, I., J.M. Gumpel: An evaluation of repeated intra-articular injections of yttrium 90 colloids in persistent synovitis of the knee. Ann. Rheum. Dis. 38 (1979) 145–147

1244. Wolfe, F.: Rheumatoid arthritis. In: Prognosis in the rheumatic diseases (Ed. N. Bellamy), pp. 37–82. Kluwer Academic Publishers. Dordrecht – Boston – London 1991

1245. Wolfe, F., D.J. Hawley: Remission in rheumatoid arthritis. J. Rheumatol. (1985) 245–252

1246. Wolfe, F., S.M. Kleinheksel, M.A. Cathey, D.J. Hawley, P.W. Spitz, J.F. Fries: The clinical value of the Stanford Health Assessment Questionnaire Functional Disability Index in patients with rheumatoid arthritis. J. Rheumatol. 15 (1988) 1480–1488

1247. Wolfe, F., D.J. Hawley, M.A. Cathey: Termination of slow acting antirheumatic therapy in rheumatoid arthritis: A 14-year prospective evaluation of 1017 consecutive starts. J. Rheumatol. 17 (1990) 994–1002

1248. Wolman, L., C.S. Darke, A. Young: The larynx in rheumatoid arthritis. J. Laryngol. Otol. 79 (1965) 403–434

1249. Woods, R.J., B.M. Rothschild: Population analysis of symmetrical erosive arthritis in Ohio Woodland Indians (1200 years before the present time). J. Rheum. 15 (1988) 1258–1263

1250. Wordsworth, B.P., J.S.S. Lanchbury, IL.I. Sakkas, K.Ll. Welsh, G.S. Panayi, J.I. Bell: HLA-DR4 subtype frequencies in rheumatoid arthritis indicate that DRB1 ist the major susceptibility locus within the human leucocyte antigen class II region. Proc. Natl. Acad. Sci. USA 86 (1989) 10049–10053

1251. Xiaowen H.E., J.J. Goronzy, C.W. Weyand: The repertoire of rheumatoid factor-producing B cells in normal subjects and patients with rheumatoid arthritis. Arth. Rheum. 36, 8 (1993) 1061–1069

1252. Yelin, E., R. Meenan, M. Nevitt: Work disability in rheumatoid arthritis: Effects of disease, social, and work factors. Ann. Intern. Med. 93 (1980) 551–556

1253. Yelin, E., C. Henke, W. Epstein: The work dynamics of the person with rheumatic arthritis. Arthritis Rheum. 30 (1987) 507–512

1254. Yocum, D., R. Wilder, S. Wahl, L. Gerber, H. Austin, J. Minor, L. Lesko, S. Dougherty, C. Yarboro, C. Berkebile, J. Klippel: A doubleblind randomized trial of high dose and low dose cyclosporin A in rheumatoid arthritis. Arthritis Rheum. 30 (1987) Suppl. S58

1255.* Yocum, D.E.: The use of immunomodulators in early rheumatoid arthritis. Semin. Arthritis Rheum. 23 (6 Suppl. 2) (1994) 44–49

1256.* Yocum, D.D.: Cyclosporine, FK-506, rapamycin, and other immunomodulators. Rheum. Dis. Clin. North Am. 22 (1) (1996) 133–154

1257. Youinou, P., P. Fauquert, Y.L. Pennec, B. Bendaoud, P. Katsikis, P. le Goff: Raised C-reactive protein response in rheumatoid arthritis patients with secondary Sjögren's syndrome. Rheumatol. Int. 10 (1990) (39–41

1258. Young, A., C. Bielawsk, M. Corbett, I. Roitt: A prospective study of early onset rheumatoid arthritis over fifteen years: prognostic features and outcome. Clin. Rheumatol. (Suppl.) 6 (1987) 12–19

1259. Young, A., M. Corbett, J. Winfield.: A prognostic index for erosive changes in the hands, feet and sceletal spins in early rheumatoid arthritis. Br. J. Rheum. 27 (1988) 94–101

1260. Young, H.H., L.E. Ward, E.D. Henderson: The use of hydrocortisone acetate (compound F acetate) in the treatment of some common orthopaedic conditions. J. Bone Joint Surg. (Am) 36 (1954) 602–608

1261. Yu, D.T., P.J. Clements, J.B. Peter: Lymphocyte characteristics in rheumatic patients and response to therapy. Arthritis Rheum. 17 (1974) 37–45

1262. Zacher, J.: Die orthopädietechnische Versorgung bei rheumatischen Gelenkerkrankungen. Jahrbuch der Orthopädie 1995 – Rheumatoide Arthritis. Herausg. v. R. Venbrocks u. G. Salis-Soglio, Biermann, Zülpich 1995, pp. 89–98.

1263. Zacher, J., T. Pauly, K. Schmidt, R. Wetzel: Orthopädische Therapie rheumatischer Erkrankungen. Fortschr. Med. 115 (1997) 34–36

1264. Zacher, J., S. Sell: Der rheumatische Fuß und seine orthopädietechnische Versorgung. Orthop. Praxis 27 (1991) 726–31

1265. van Zeben, D., J.M.W. Hazes, A.H. Zwinderman, A. Cats, E.A.M. van der Voort, F.G. Breedveld: Clinical significance of rheumatoid factors in early rheumatoid arthritis: results of a follow-up study. Ann. Rheum. Dis. (1992) 1029–1035

1266. Zeidler, H.: Früherkennung der chronischen Polyarthritis. Internist 27 (1986) 185–191

1267. Zeidler, H.: The 1987 revised American Rheumatism Association criteria for rheumatoid arthritis. pp. 93–107. In: Trends in RA-reasearch (Eds. P. Hedqvist, J.R. Kalden, R. Müller-Peddinghaus, D.R. Robinson), EULAR, Basel, 1991

1268. Zeidler, H.: Symptom- und problemorientierte Behandlung des Rheumakranken. In: Therapiehandbuch (Eds. Krück, F., Kaufmann, W., Bünte, H., Gladtke, E., Tölle, R., Wilmanns, W.), pp. N1-1–N1-9, Urban & Schwarzenberg, München – Wien – Baltimore 1992

1269. Zeidler, H.: Kortikoid-Low-Dose-Therapie aus rheumatologischer Sicht. Akt. Rheumatol. 18 (1993) 5–7

1270. Zeidler, H., D. Werdier, A. Klauder: Undifferentiated arthritis and spondylarthropathy as a challenge for prospective follow up. Clin. Rheumatol. (Suppl.) 6 (1987) 112–120

1271. Zenz, M., I. Jurna: Lehrbuch der Schmerztherapie: Grundlagen, Theorie und Praxis für Aus- und Weiterbildung. Wissenschaftliche Verlagsgesellschaft, Stuttgart 1993

1272. Zenz, M.: Taschenbuch der Schmerztherapie. Wissenschaftliche Verlagsgesellschaft, Stuttgart 1995

1273. Zlabinger, G.J., H. Bröll: Vergleichende Untersuchungen bei Patienten mit seropositiver und seronegativer chronischer Polyarthritis mittels eines Festphasen-Elisa-Tests zur Bestimmung von Rheumafaktoren der Klassen IgM, IgG und IgA. Z. Rheumatol. 47 (1988) 107–112

1274. Zuckerbrod, M., B. Rosenberg, J.H. Hayden.: Renal insufficiency and hypertension associated with secondary amyloidosis. Amer. J. Med. 21(1956) 227–231

Aktuelle Literatur kurz vor Redaktionsschluß

1275. Depré, M., E. Ehrich, I. DeLepeleire, A. Dallob, A. van Hecken, D. Hilliard, W. Tanaka, P. Wong, A. Buntinx, B.J. Gertz, P. DeScheppper: Demonstration of specific COX-2 inhibition by MK-966 (Vioxx™) in humans with supratherapeutic doses Eular J. 27, Suppl. 2 (1998) S118, Abstr. 196

1276. Ehrich, E., J. Bolognese, D.J. Watson, S. X. Kong, S. Stern, P. Mease, Q. Zeng, B. Seidenberg: The effect of MK-966 (Vioxx), a COX-2 specific inhibitor, on health-related quality-of-life in osteoarthritis patients. Eular J. 27, Suppl 2 (1998) S198, Abstr. 197

1277. Ehrich, E., T. Schnitzer, A. Weaver, A McKay Brabham, M. Schiff, A. Ko, C. Brett, J. Bolognese, B. Seidenberg: Treatment with MK-966 (Vioxx), a specific COX-2 inhibitor, resulted in clinical improvement in osteoarthritis (OA) of the knee and hip, that was sustained over six month. Eular J. 27, Suppl. 2 (1998) S198, Abstr. 198

1278. Fox, R.I.: Mechanisms of action of leflunomide in rheumatoid arthritis. J. Rheumatol. 25, Suppl. 53 (1998) 20–26

1279. Geis, G.S., R.C. Hubbard, D.A. Callison, S.Yu, W. Zhao: Safety and efficacy of celecoxib, a specific COX-2-inhibitor, in patients with rheumatoid arthritis. Eular J. 27, Suppl. 2 (1998) S118, Abstr. 195

1280. Geis, G.S., H. Stead, S.V. Morant, R. Naudin, R.C. Hubbard: Efficacy of celecoxib, a specific COX-2-inhibitor, in patients with rheumatoid arthritis. Eular J. 27, Suppl. 2 (1998) S117, Abstr. 192

1281. Geis, G.S., H. Stead, S.V. Morant, R. Naudin, R.C., Hubbard: Endoscopic and tolerability results from a study of celecoxib, a specific COX-2-inhibitor, in patients with rheumatoid arthritis. Eular J. 27, Suppl. 2 (1998) S117, Abstr. 193

1282. Hubbard, R.C., G.S. Geis, E.M. Woods, S. Yu, W. Zhao: Efficacy, tolerability, and safety of celecoxib, a specific COX-2-inhibitor, in osteoarthritis. Eular J. 27, Suppl. 2 (1998) S118, Abstr. 194

1283.* Hummel, M.: Mycophenolatmofetil – ein potentes Immunsuppressivum in der Herztransplantation. Notabene Med. 7 (1998) 355–357

1284. Kalden, J.R., B.D. Williams, T.K. Kvien, R. Rosenburg, I. Löw-Friedrich for the European Leflunomide Study Group: Rapid onset of action of leflunomide, a novel immunomodulatory agent for rheumatoid arthritis. 11th Eular Symposium 5.–8. 9. 1998, S. 110, Nr. 157

1285. Karim, A., D. Tolbert, A. Piergies, T. Hunt, R. Hubbard, K. Harper, M. Slater, S. Geis: Celecoxib, a specific COX-2-inhibitor, lacks significant drug-drug interactions with methotrexate or warfarin, two medications commonly used by arthritis patients. Eular J. 27, Suppl. 2 (1998) S117, Abstr. 191

1286. Maini, R.N., M. Feldmann: Immunomodulation of cytokines and T cells by biologicals in rheumatoid arthritis. In Kresina, T.F.: Immune Modulating Agents. Dekker, New York 1977 (pp. 507–528)

1287. Moreland, L.W., S.W. Baumgartner, M.H. Schiff, E.A. Tindall, R.M. Fleischmann, A.L. Weaver, R.F. Ettlinger, S. Cohen, W.J. Koopman, K. Mohler, M.B. Widmer, C.M. Blosch: Treatment of rheumatoid arthritis with a recombinant human tumor necrosis factor receptor (p75) – Fc fusion protein. New Engl. J. Med. 337 (1997) 141–147

1288. Moreland, L.W., S.W. Baumgartner, E.A. Tindall, M.H. Schiff, R.M. Fleischmann, A. Weaver, P. Mease, E. Ruderman, R. Ettlinger, B.L. Gruber, R.B. Lies, C.M. Blosch, D.J. Burge: Long-term treatment of DMARD failing rheumatoid arthritis patients with TNF receptor p75 FC fusion protein (TNFR:Fc, Enbrel™) Eular J. 27, Suppl. 2 (1998) S107, Abstr. 144

1289. Moreland, L.W., M.H. Schiff, S.W. Baumgartner, E. Tindall, R.M. Fleischmann, K.J. Bulpitt, A. Weaver, E.C., Keystone, M. Weinblatt, D. Furst, P. Mease, E. Ruderman, D.G. Arkfeld, C.M. Blosch: Phase III trial of DMARD-failing rheumatoid arthritis patients with TNF receptor p75 fusion protein (TNFR:FC, Enbrel™). Eular J. 27, Suppl. 2 (1998) S106, Abstr. 142

1290. Paulus, H.E., M.J. Egger, J.R. Ward, H.J. Williams, the Cooperative Systematic Studies of the Rheumatic Diseases Group: Analysis of improvement in individual rheumatoid arthritis patients treated with disease-modifying antirheumatic drugs, based on the findings in patients treated with placebo. Arthritis Rheum. 33 (1990) 477–484

1291. Schiff, M.: CellCept (Mycophenolate mofetil): Dose-finding studies for a new treatment of rheumatoid arthritis (RA). 3rd International conference on new trends in clinical and experimental immunosuppression. 1998

1292. Schiff, M., J. Kaine for the Leflunomide RA Investigators Group, J. Sharp, V. Strand: X-ray analysis of 12 months treatment of active rheumatoid arthritis with leflunomide compared to placebo and methotrexate. Arthritis Rheum. 40, Suppl. (1998) S154, Abstr. 732

1293. Schiff, M.H., L.W. Moreland, S.W. Baumgartner, E.A. Tindall, R.M. Fleischmann, K. Bulpitt, A. Weaver, E. Keystone, M. Weinblatt, D. Furst, P. Mease, E. Ruderman, D.G. Arkfeld, M. Lange, D.J. Burge, L. Wanke: Quality of life (QOL) in a phase III trial of TNF-receptor (p75): FC fusion protein (TNFR:Fc, Enbrel™) in DMARD failing rheumatoid arthritis. Eular J. 27, Suppl. 2 (1998) S107, Abstr. 145

1294. Schiff, M.H., L.W. Moreland, S.W. Baumgartner, E.A. Tindall, R.M. Fleischmann, K. Bulpitt, A. Weaver, E. Keystone, M. Weinblatt, D. Furst, P. Mease, E.M. Rudeman, D.G. Arkfeld, N. McDonnell, D.J. Burge: TNF receptor (p75): Fc Fusion protein (TNFR:Fc, Enbrel™) results in improvement in clinical laboratory parameters in patients with rheumatoid arthritis (RA). Eular J. 27, Suppl. 2 (1998) S107, Abstr. 143

1295. Smolen, J.S., J.R. Kalden, D.L. Scott, B. Rozman, T.K. Kvien, A. Larsen, I. Loew-Friedrich, Ch. Oed, R. Rosenburg, and the European Leflunomide Study Group: Efficacy and safety of leflunomide compared with placebo and sulphasalazine in active rheumatoid arthritis: a double-blind, randomised, multicentre trial. Lancet 353 (1999) 259–266

1296. Weaver, A., J. Caldwell, N. Olsen, S. Cohen for the Leflunomide Investigators Group: Treatment of active rheumatoid arthritis with leflunomide, placebo or methotrexate. American College of Rheumatology. 62nd National Scientific Meeting. November 8–12 (1998) S131, Abstr. 593

1297. Weber, W., L. Harnisch: Use of a population pharmacokinetic model to predict clinical outcome of leflunomide, a new DMARD, in the treatment of rheumatoid arthritis. In Aarons, L., L.P. Balant, M. Danhof et al.: European Cooperation in the Field of Scientific and Technical Research. European Commission Directorate-General Science, Research and Development, Brussels 1997 (pp. 239–244)

1298. Weinblatt, M.E., J.M. Kremer, J.S. Coblyn, A.L. Maier, S. Helfgott, M. Morrell, V. Byrne, M. Kaymakcian, V. Strand: Leflunomide plus methotrexate in refractory rheumatoid arthritis: a pilot studie. Arthritis Rheum. 40, Suppl. (1997) Abstr. 974

* Diese Präparate wurden als Medikamente für die Behandlung der RA während der Drucklegung nicht weiterentwikkelt.

Sachverzeichnis

A

O

P

Q

R

S